实用
康复健康教育

主　编　郑彩娥　李秀云
副主编　贾　勤　霍文璟　滕立英

人民卫生出版社
·北京·

图书在版编目（CIP）数据

实用康复健康教育 / 郑彩娥，李秀云主编. — 北京：
人民卫生出版社，2021.9
ISBN 978-7-117-31923-2

Ⅰ.①实…　Ⅱ.①郑…　②李…　Ⅲ.①康复医学 – 健
康教育　Ⅳ.①R49

中国版本图书馆 CIP 数据核字（2021）第 163997 号

人卫智网	**www.ipmph.com**	医学教育、学术、考试、健康， 购书智慧智能综合服务平台
人卫官网	**www.pmph.com**	人卫官方资讯发布平台

实用康复健康教育
Shiyong Kangfu Jiankang Jiaoyu

主　　编：郑彩娥　李秀云
出版发行：人民卫生出版社（中继线 010-59780011）
地　　址：北京市朝阳区潘家园南里 19 号
邮　　编：100021
E - mail：pmph @ pmph.com
购书热线：010-59787592　010-59787584　010-65264830
印　　刷：人卫印务（北京）有限公司
经　　销：新华书店
开　　本：787×1092　1/16　　印张：42
字　　数：812 千字
版　　次：2021 年 9 月第 1 版
印　　次：2021 年 9 月第 1 次印刷
标准书号：ISBN 978-7-117-31923-2
定　　价：118.00 元

打击盗版举报电话：010-59787491　E-mail：WQ @ pmph.com
质量问题联系电话：010-59787234　E-mail：zhiliang @ pmph.com

康复健康教育是康复医学与健康教育学相结合的一门综合应用学科，它以康复患者及其家属为研究对象，利用康复医学和健康教育学的基本理论和基本方法，通过对康复患者及其家属进行有目的、有计划、有评估的教育活动，促进康复患者对康复理论、康复知识、康复技术、康复治疗方法的了解掌握，提高康复患者康复意识，积极参与康复全过程，达到预防疾病、建立健康行为、掌握康复技能、促进身心全面康复、减轻功能障碍、提高生存质量的目标。

康复健康教育是康复医学中的重要组成部分，康复患者教育是康复医学中的重要内容，也是康复医学中重要的治疗手段之一。

康复健康教育是一种康复治疗方法，尤其对康复知识缺乏和不知道如何进行康复治疗的患者，通过康复健康教育，明确康复意义和目标，学会康复训练技巧，早日康复。另外，心、脑血管意外等患者不但要对其进行康复训练指导教育，同时要让其认识原发疾病与不良生活方式有密切关系，要治疗这些疾病，除了康复治疗外，最根本就是要改变不良生活方式。要改变不良生活方式，药物治疗没有良方，解决这类问题的方法就是科学、严谨的康复健康教育。因此，康复健康教育也是一种康复治疗方法。

康复医疗的主要对象是功能障碍者，有些功能障碍是伴随终身的，各种原因又可形成他们自卑、孤独等特有的心理特点。在康复医务人员的指导、训练、帮助下，康复对象减轻功能障碍、重返社会是一个长期的过程。康复治疗是多专业、跨学科的医学，横的方面存在着各学科间关系需协调；纵的方面从功能障碍者开始康复到重返社会，需要协调医疗康复、教育康复、职业康复、社会康复的关系。为此，康复全过程中的健康教育均需团队协作、共同参与才能做好工作。

在全面康复中，患者要争取早日重返社会，就要共同参与康复。

患者不仅要主动配合康复治疗，还要参与对自己康复方案的讨论，是双向型关系，是高层次、高质量的现代医患关系。康复医学是在医疗服务中医患互动最多的医学，健康教育不仅要告知患者做什么，还要教会患者学会如何做。共同参与是康复中最主要、最有效的医患关系模式。要通过健康教育，使患者了解康复中"共同参与模式"的重要性、必要性，共同为达到早日康复的目标而积极合作。同时，康复健康教育具有减少医疗纠纷的潜在功能。通过健康教育不仅可以让患者了解康复治疗、护理的目的和意义，同时还可以取得患者对医护人员的信任，从而对医护人员提供的康复医疗信息产生思想上的听、信和行为上的服从，减少医疗纠纷，医患共同努力，争取早日康复。

随着康复医学的发展，康复健康教育正在起步，正在引起广大康复医务工作者的重视。为此，祝愿本书的编写出版能为康复临床健康教育提供指导。

美国医学科学院国际院士
南京医科大学第一附属医院康复医学中心主任

2020 年 9 月

　　根据党中央精神和国务院决策部署，实施《健康中国行动（2019—2030 年）》，牢固树立"大卫生、大健康"理念，采取有效干预措施，努力使群众不生病、少生病，提高生活质量，延长健康寿命，是摆在我们面前的重要使命。健康教育是以较低成本取得较高健康绩效的有效方法，是解决当前健康问题的现实途径，是落实健康中国战略的重要举措。

　　在康复医学中开展健康教育是现代康复医学发展的必然趋势。随着现代医学模式的转变，单纯的生物医学模式向生物 - 心理 - 社会医学模式转变，"以健康为中心"的康复医学观念得到确立，康复患者的健康教育也日益受到重视。

　　康复健康教育指对特殊人群，即带有伤、残、病、亚健康的人，在疾病康复阶段进行的康复医学理论、知识和技能的教育。同时，与对普通人群进行的预防疾病、增进健康的教育一道，共同构成了康复健康教育的完整概念。

　　康复医学在我国起步相对较晚，近几年虽发展较快，但人们对康复医学的概念、理论知识及技术还是知之甚少。医务工作者有责任将康复健康教育贯穿到患者从入院到出院的各个环节，使健康教育与系统的康复治疗程序相结合，让患者正确对待残疾、病痛，重塑自尊、自强，减轻心理负担，调动主观能动性，积极主动配合和参与康复治疗全过程，减轻并发症和二次损伤的发生，增强自我意识，提高生活质量。

　　康复医学的目的与治疗医学不尽相同。治疗医学对象是患者，患者的疾病治愈或好转即可出院，因此出院往往就意味着治疗医学阶段的结束。而康复医学治疗的目的，不仅要使各类残疾人的身体功能恢复到可能达到的最大限度，而且还要使他们重返社会生活，能像健全人一样参与社会活动。康复是一个渐进的过程，需要持久的治疗和训练。通过康复健康教育可以使患者和家属认识到康复的特殊性、艰巨性、漫长性，帮助他们树立起长期进行康复训练的思想观念及信心。

做好临床康复健康教育，不仅是康复护士的责任，康复医师、康复治疗师、康复工程师等均是康复健康教育者。康复医务工作者不仅要有明确的认识及深刻的理解，还应不断更新知识，熟练掌握临床康复教育知识、方法及技巧，在临床康复医学中更好地开展康复教育，有效地发挥康复医务工作者健康教育的职能与作用。

我们真心地希望《实用康复健康教育》的出版能为我国的康复工作者及临床医务工作者开展康复健康教育建立理论依据，同时能在大家开展康复健康教育工作中起指导作用。

本书的目标是编写一本适合康复医学学科的实用的康复健康教育专著，鉴于经验和水平有限，不足之处在所难免，恳请不吝指正。本书的编写得到了美国医学科学院国际院士、康复医学专家励建安教授的支持，并欣然作序，同时也得到了中国康复医学会康复护理专业委员会的支持，在此一并表示感谢！

郑彩娥　李秀云

2021 年 5 月

第一篇　概论

第 一 章　健康的基本概念　002
第一节　健康与疾病的概念　002
第二节　新的健康理念与现代健康国策　003

第 二 章　健康教育的基本概念　006
第一节　健康教育的起源　006
第二节　健康教育在国内外的发展情况　007
第三节　我国健康教育的起步　008
第四节　健康教育的模式　008

第二篇　康复健康教育

第 三 章　康复健康教育的性质　012
第一节　康复健康教育是现代康复医学发展的产物　012
第二节　康复健康教育是康复医学的重要内容　012

第 四 章　康复健康教育的必要性　014
第一节　康复健康教育是康复医学中重要治疗手段　014
第二节　康复健康教育的适用环境　014
第三节　康复教育改善医患关系、降低医疗费用　016
第四节　疾病预防与康复健康教育　018

第 五 章　康复健康教育的含义与基本原则　021
第一节　康复健康教育的含义　021
第二节　康复健康教育的基本原则　021

第 六 章　康复健康教育相关理论　023
第一节　康复医学理论　023

第二节　预防医学理论　　025

第三节　行为科学理论　　026

第四节　传播学理论　　026

第 七 章　康复医学健康教育与临床医学健康教育　　028

第一节　临床医学的健康教育　　028

第二节　康复医学的健康教育　　028

第三节　康复健康教育的内容　　029

第四节　康复健康教育程序　　031

第五节　康复健康教育评估　　033

第六节　康复健康教育方法　　040

第三篇　常用康复评定中的康复健康教育

第 八 章　运动能力评定的康复健康教育　　048

第一节　肌力评定的康复健康教育　　048

第二节　肌张力评定的康复健康教育　　058

第三节　关节活动度评定的康复健康教育　　060

第四节　肢体功能评定的康复健康教育　　064

第五节　心肺功能评定的康复健康教育　　072

第 九 章　平衡协调评定的康复健康教育　　087

第一节　平衡评定的康复健康教育　　087

第二节　协调评定的康复健康教育　　093

第 十 章　日常生活活动能力评定的康复健康教育　　098

第四篇　康复治疗相关技术及康复健康教育

第十一章　物理治疗的技术及健康教育　　108

第一节　电疗法的康复健康教育　　108

第二节　光疗法的康复健康教育　　130

第三节　超声波疗法的康复健康教育　　137

第四节　磁疗法的康复健康教育　　140

第五节　温热疗法的康复健康教育　　144

第六节　水疗法的康复健康教育　　147

第七节　运动疗法的康复健康教育　　149

第十二章　作业治疗相关技术及健康教育　　163

第一节　日常生活能力训练的康复健康教育　　163

第二节　运动与感知觉训练的康复健康教育　　166

第三节　休闲活动训练和指导康复健康教育　　168

第四节　增强社会交流的康复健康教育　　169

第十三章　传统康复疗法相关技术及健康教育　　170

第一节　针灸疗法的康复健康教育　　170

第二节　推拿疗法的康复健康教育　　174

第三节　中医中药疗法的康复健康教育　　179

第四节　饮食疗法的康复健康教育　　186

第五节　运动疗法　　196

第五篇　康复护理训练项目及临床症状训练康复健康教育

第十四章　康复及护理常用训练项目的康复健康教育　　202

第一节　有氧训练的康复健康教育　　202

第二节　转移训练的康复健康教育　　206

第三节　站立步行训练的康复健康教育　　212

第四节　体位摆放训练的康复健康教育　　214

第五节　有效咳嗽和体位排痰的康复健康教育　　217

第六节　呼吸功能训练的康复健康教育　　220

第七节　轮椅应用训练的康复健康教育　　222

第八节　助行器应用训练的康复健康教育　　225

第十五章　康复临床常见症状训练的康复健康教育　228

　　第一节　盆底功能障碍性疾病患者的康复健康教育　228

　　第二节　神经源性肠患者的康复健康教育　235

　　第三节　神经源性膀胱患者的康复健康教育　240

　　第四节　清洁间歇导尿患者的康复健康教育　246

　　第五节　吞咽障碍患者的康复健康教育　252

　　第六节　疼痛患者的康复健康教育　265

　　第七节　压疮患者的康复健康教育　272

第六篇　常见疾病康复健康教育

第十六章　呼吸系统疾病患者的康复健康教育　282

　　第一节　慢性阻塞性肺疾病患者的康复健康教育　282

　　第二节　支气管哮喘患者的康复健康教育　288

　　第三节　急性呼吸窘迫综合征患者的康复健康教育　295

　　第四节　慢性呼吸衰竭患者的康复健康教育　300

　　第五节　肺炎患者的康复健康教育　307

第十七章　心血管系统疾病患者的康复健康教育　314

　　第一节　冠心病患者的康复健康教育　314

　　第二节　急性心肌梗死患者的康复健康教育　321

　　第三节　慢性心力衰竭患者的康复健康教育　329

　　第四节　原发性高血压病患者的康复健康教育　337

　　第五节　冠状动脉支架植入患者的康复健康教育　344

　　第六节　冠状动脉旁路移植术后患者的康复健康教育　350

　　第七节　心脏瓣膜置换术后患者的康复健康教育　358

第十八章　骨及骨关节系统疾病患者的康复健康教育　368

　　第一节　颈椎病患者的康复健康教育　368

　　第二节　肩关节周围炎患者的康复健康教育　376

　　第三节　类风湿关节炎患者的康复健康教育　382

第四节　髋关节置换术后患者的康复健康教育　387

第五节　全膝关节置换术后患者的康复健康教育　394

第六节　腰椎间盘突出症患者的康复健康教育　400

第七节　四肢骨折患者的康复健康教育　407

第八节　骨质疏松症患者的康复健康教育　416

第九节　骨科围术期患者快速康复健康教育　422

第十九章　神经系统疾病患者的康复健康教育　427

第一节　脑卒中患者的康复健康教育　427

第二节　帕金森病患者的康复健康教育　436

第三节　周围神经损伤患者的康复健康教育　442

第四节　脊髓损伤患者的康复健康教育　448

第二十章　老年及内分泌代谢等疾病患者的康复健康教育　459

第一节　老年患者的康复健康教育　459

第二节　糖尿病患者的康复健康教育　463

第三节　肥胖症患者的康复健康教育　470

第四节　良性前列腺增生症患者的康复健康教育　476

第二十一章　外伤及手术后患者的康复健康教育　482

第一节　颅脑损伤患者的康复健康教育　482

第二节　截肢后患者的康复健康教育　491

第三节　断肢（指）再植患者的康复健康教育　499

第四节　手外伤患者的康复健康教育　506

第五节　烧伤患者的康复健康教育　512

第六节　重症监护患者的康复健康教育　523

第二十二章　恶性肿瘤术后患者的康复健康教育　534

第一节　乳腺癌术后患者的康复健康教育　534

第二节　喉癌术后患者的康复健康教育　542

第三节　结直肠癌术后患者的康复健康教育　549

第四节　肺癌术后患者的康复健康教育　555

第二十三章　儿科疾病患者的康复健康教育　562

第一节　腹泻患儿的康复健康教育　562

第二节　肺炎患儿的康复健康教育　566

第三节　支气管哮喘患儿的健康教育　571

第四节　1 型糖尿病患儿的康复健康教育　576

第五节　先天性心脏病患儿的康复健康教育　582

第六节　脑性瘫痪患儿的康复健康教育　587

第七节　孤独症谱系障碍患儿的康复健康教育　595

第二十四章　心理疾病患者的康复健康教育　602

第一节　心理疾病康复健康教育的目的　602

第二节　康复对象常见心理　603

第三节　常见心理评定　605

第四节　常见心理疗法及康复健康教育　610

第五节　常见心理疾病患者的康复健康教育　614

第七篇　常见疾病饮食管理康复健康教育

第二十五章　常见特殊饮食和膳食　622

第一节　常见特殊饮食　622

第二节　常见特殊膳食　631

第二十六章　常见疾病康复患者的饮食管理及教育　633

第一节　充血性心力衰竭康复患者的饮食管理及教育　633

第二节　脑卒中康复患者的饮食管理及教育　640

第三节　肿瘤康复患者的饮食管理及教育　646

参考文献　655

第一篇

概论

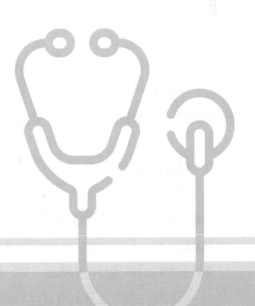

第一章
健康的基本概念

第一节 健康与疾病的概念

》一、健康的概念

健康指身体健康、心理健康和具有良好的社会适应能力。

健康是促进人的全面发展的必然要求，是经济社会发展的基础条件。实现国民健康长寿，是国家富强、民族振兴的重要标志，也是全国各族人民的共同愿望。推进健康中国建设，是全面建成小康社会、基本实现社会主义现代化的重要基础，是全面提升中华民族健康素质、实现人民健康与经济社会协调发展的国家战略，是积极参与全球健康治理、履行2030年可持续发展议程国际承诺的重大举措。

世界卫生组织（WHO）在1946年将健康的定义为：健康不仅指没有疾病或虚弱现象，而且指一个人在生理上、心理上和社会适应上的完好状态。WHO又在《阿拉木图宣言》中重申"健康不仅是疾病与体弱的匿迹，而且是身心健康社会幸福的完美状态"。再次提出了"健康是基本人权，达到尽可能高的健康水平是世界范围内的一项重要的社会性目标"。

WHO对健康的定义指出健康不仅是没有疾病，纠正了"健康就是没有疾病"这一定义的许多漏洞；这一定义指出了健康应该包括精神和身体两个方面，克服了那种把身体、心理、社会诸方面机械分割开的传统观念，为医学模式的转变提供了依据；这一定义把"健康"放入人类社会生活的广阔背景之中，指出健康不仅是医务工作者的目标，而且也是国家和社会的责任。应该说，这一健康定义反映了人类对自身健康的理想追求。

根据这个定义，我们可以把健康的标准概括为三条，即身体健康、心理健康和良好的社会适应性。一个人只有同时具备了上述三个条件，才称得上是理想的、健康的人。这个定义从现代医学模式出发，既考虑了人的自然属性，又侧重于人的社会属性，把人看成既是生物的人，又是心理的人、社会的人。就人的个体而言，躯体健康是生理基础，心理健康是促进躯体健康的必要条件，而良好的社会适应性则可以有效地调整和平衡人与自然、社会环境之间复杂多变的关系，使人处于最为理想的健康状态。就人的群体而言 WHO 最近又提出"道德健康"的概念，强调从社会公共道德出发，维护人类的健康，要求生活在社会中的每一个人不仅要为自己的健康承担责任，而且也要对他人的群体健康承担社会公德。WHO 对健康所下的定义已成为世界上每一个国家，每一个公民都努力为之奋斗的目标。

》》二、健康与疾病的概念

对于健康与疾病的概念，应该从两个方面来理解：一是健康不仅仅指身体方面的健康，还包括心理方面和社会适应等方面的健康。许多人认为，只要自己身体没有疾病就是健康的，把心理健康排除在健康之外。实际上，心理健康问题，不仅导致身心痛苦，而且影响其学习和工作，产生社会适应的问题，而且心理健康还可以通过自主神经、内分泌、免疫和行为的中介作用，影响到躯体的健康，导致一些心身疾病、慢性疾病、癌症等严重的躯体健康问题。心理和身体是一个统一的整体，二者相互联系、相互影响，心理的健康会影响到身体的健康，身体的健康会影响到心理的健康。无论是身体或心理的健康问题，都会影响到社会的适应。其次，健康和疾病之间不是对立的关系，健康和疾病之间没有截然的界限，不是说没有疾病就是健康，不健康就是有疾病。健康和疾病之间是一条连续带，从疾病最严重一端到健康的顶峰，中间还有很宽的移行带或中间地带，每一个人都处在这条带的某一点上，大多数人处在中间"正常"的一般健康的位置。你可能没有疾病，但你可能并不健康，你可能处在亚健康状态。亚健康是一种离疾病很近的状态，如不注意调养，就可能发展成疾病。所以，我们大多数人都还可以进一步提高自己的健康水平，还可以更健康。

第二节　新的健康理念与现代健康国策

2016 年，中共中央、国务院印发了《"健康中国 2030"规划纲要》，从国家层面上对健康作出规划，体现了国家对人民健康的重视与对现存健康问题的担忧。

实现"共建共享、全民健康"，是建设健康中国的战略主题。核心是以人民健康为中心，坚持以基层为重点，以改革创新为动力；预防为主，中西医并重；把健康融入所有政策，坚持人民共建共享的卫生与健康工作方针；针对生活行为方式、生产生活环境以及医疗卫生服务等健康影响因素，坚持政府主导与调动社会、个人的积极性相结合，推动人人参与、人人尽力、人人享有；落实预防为主，推行健康生活方式，减少疾病发生；强化早诊断、早治疗、早康复，实现全民健康。

全方位、全生命周期保障人民健康，需要加强对人民健康的管理。何谓健康管理？健康管理指对个体或群体的健康进行全面监测、分析、评估，提供健康咨询和指导以及对健康危险因素进行干预的全过程。健康管理是以健康为中心，长期连续、周而复始、螺旋上升的全人、全程、全方位的健康服务。健康管理是一个理念，也是一种方法，更是一套完善的、周密的服务程序，其目的在于使健康人群、亚健康人群及慢性病患者更好地拥有健康、恢复健康，少得病、不得病，造福更多人民，推动全民健康的发展！

国务院办公厅印发的《中国防治慢性病中长期规划（2017—2025年）》指出，要坚持正确的卫生与健康工作方针，以提高人民健康水平为核心，以深化医药卫生体制改革为动力，以控制慢性病危险因素、建设健康支持性环境为重点，以健康促进和健康管理为手段，提升全民健康素质，降低高危人群发病风险，提高患者生存质量，减少可预防的慢性病发病、残疾和死亡，促进全生命周期健康，为推进健康中国建设奠定坚实基础。全生命周期健康管理要重视生命孕育期健康管理、儿童少年期健康管理、成年期健康管理、老年期健康管理及临终关怀的管理。全生命周期健康管理是从人的整体出发，将查体、预防、诊疗、调理融为一体，利用医疗和各种服务手段进行健康维护与管理，是一个全方位的健康管理体系。

健康管理指一种对个人或人群的健康危险因素进行全面管理的过程。其宗旨是调动个人及集体的积极性，有效地利用有限的资源来达到最大的健康效果。在我国，健康管理服务由具有执业资格的"健康管理师"来提供。我国"十三五"之后提出"大健康"建设，把提高全民健康管理水平放在国家战略高度。根据《中国防治慢性病中长期规划（2017—2025年）》，群众健康将从医疗转向预防为主，不断提高民众的自我健康管理意识。

健康中国战略的重大决策部署，充分体现了对维护人民健康的坚定决心。为积极应对当前突出健康问题，必须关口前移，采取有效干预措施，努力使群众不生病、少生病，提高生活质量，延长健康寿命。这是以较低成本取得较高健康绩效的有效策略，是解决当前健康问题的现实途径，是落实健康中国战略的重要举措。

人民健康是民族昌盛和国家富强的重要标志，习近平总书记"没有全民健康，就没有全面小康"的重要论述，赢得了全社会的强烈共鸣。党的十九大进一步做出了实施健康中国战略的重大决策部署，强调坚持预防为主，倡导健康文明生活方式，预防控制重大疾病。国务院印发的《关于实施健康中国行动的意见》，从国家层面对未来十余年疾病预防和健康促进提出了具体的行动方案。《健康中国行动（2019—2030年）》强调："每个人是自己健康的第一责任人对家庭和社会都负有健康责任。"本行动旨在帮助每个人学习、了解、掌握有关预防疾病、早期发现、紧急救援、及时就医、合理用药等维护健康的知识与技能，增强自我主动健康意识，不断提高健康管理能力。

（李秀云）

第二章

健康教育的基本概念

健康教育的起源

一、健康教育概念

健康教育是通过信息传播和行为干预，帮助个人和群体掌握卫生保健知识、树立健康观念，采纳有利于健康行为和生活方式的教育活动与过程。

二、健康教育的起源

健康教育是在人们对健康认识发展的基础上形成和成熟起来的学科，它是一门以传授健康知识、明确健康行为规范的课程。我国有关专家一般都认为1988年第13次世界健康教育大会提出的关于健康教育的定义比较贴切，即健康教育是一门"研究传播健康知识和技术、影响个体和群体行为、预防疾病、消除危险因素、促进健康的科学"。

健康教育是一门多学科交叉的边缘学科，它涉及预防医学、卫生学、临床医学、康复医学以及教育学和体育学等多个学科。常规健康教育活动的手段：利用各种卫生宣传日，如艾滋病日、爱牙日、无烟日等，通过电视、广播、报纸等媒体以及医院、街道、学校等定期或不定期地开办宣传栏、板报、义务咨询。

近年来，随着社会健康需求的提高，一是注重了大众传播与人际传播的结合应用（这种方式在洪灾、震灾等突发事件地区表现得尤其明显）；二是加大健康教育宣传的力度，在一个地区乃至全社会造成了声势、规模和影响。这些活动对于普及卫生常识，增强公民健康意识，引起政府和社会广泛关注是非常必要和重要的。

第二节　健康教育在国内外的发展情况

一、国内健康教育发展情况

我国的健康教育事业已经走过半个世纪的历程，经历了卫生宣传与爱国卫生运动时期、健康教育学科的建立时期、健康教育与健康教育促进时期。

1. 20 世纪初，随着西方医学知识的传入，健康教育学科理论开始引进我国。中华人民共和国成立初期（50~60 年代），全国开展了以"除四害、讲卫生"为宣传教育重点的"爱国卫生运动"，动员全民参与除害灭病工作，消灭和基本消灭了天花、鼠疫、丝虫病等传染病，有效地控制了吸虫病、性病、吸毒等，取得了举世瞩目的成就。

2. 进入 20 世纪 80 年代，各级卫生防疫站的卫生宣传工作进一步加强。1986 年成立了中国健康教育研究所，自此以后，各省、自治区、直辖市健康教育研究所相继成立。据1997 年调查，全国健康教育机构达 2 654 个，健康教育专职人员近 2 万名。

3. 进入 20 世纪 90 年代以来，健康教育的概念得到了进一步延伸，已从原来单纯通过传播、教育、增进人们的卫生知识行为，扩延到通过以健康教育为核心，制定相应的公共卫生政策，创立支持性环境，社区行动与调整卫生服务方向等健康促进策略来协同促进健康。随着健康教育向健康促进转变的进程，21 世纪我国将步入一个全新的健康促进时代。

二、国外健康教育的发展情况

世界上的发达国家，如美国、法国、英国、德国都在 20 世纪 60 年代开始研究和推广包含健康教育理念在内的终身体育，他们更重视课程的多功能特点，而非只强调运动技能的传授。

美国自 20 世纪 70 年代以来，就开始注意到体育与健康教育的结合。美国在体质研究方面有很长的历史，学科发展完善，基本完成了由测试"运动技术指标"向测试"健康指标"过渡。在美国比较普遍使用的健康体质测试方法，可以归纳为 4 个方面：①心肺功能；②肌肉力量与肌耐力；③身体柔韧性；④身体组成。

第三节　我国健康教育的起步

我国健康教育起步于20世纪30年代。专业机构和学术团体的出现是健康教育事业兴起的重要标志。1935年7月，由胡定安、邵象伊等发起成立了中国卫生教育社。1936年，中华健康教育学会在南京成立，推选朱章康为理事长。这两个全国性健康教育群众性学术团体的成立，为促进当时健康教育事业的发展起到了积极的作用。这一时期的健康教育学术思想主要有以下几个特点：

1. 带有鲜明的救国救民进步意识。

2. 具有显著的中国特色，许多学术论文都从当时中国的实际出发，探讨普及健康教育的目标、任务和实施方法。

3. 理论研究具有一定的深度和广度。

4. 20世纪30年代健康教育开拓者无论从理论和实践方面都为我国健康教育的发展开了先河。近年来我国在临床医学中开展健康教育已取得较好效果。

随着康复医学的发展，康复健康教育正在起步，正在引起广大康复医务工作者重视。康复健康教育是康复医学中的一项重要工作，直接关系到康复的效果和质量。康复健康教育可以使康复患者掌握一些康复知识，学会自己确定自己的健康问题，认识现存机体功能及缺损、残损并正视自己的残损、缺损，激发主动积极参与康复治疗、功能训练，最大限度地减轻残疾影响，恢复功能、提高生存质量。

第四节　健康教育的模式

》》一、健康教育模式

健康教育——通过有计划、有组织、有系统的社会教育活动，使人们自觉地采纳有益于健康的行为和生活方式，消除或减轻影响健康的危险因素，预防疾病，促进健康，提高生活质量，并对教育效果做出评价。健康教育的核心是教育人们树立健康意识、促使人们改变不健康的行为生活方式，养成良好的行为生活方式，以减少或消除影响健康的危险因素。健康中国国策是将健康教育纳入国民教育体系，把健康教育作为所有教育阶段素质教育的重要内容。加强心理健康服务体系建设和规范化管理。加大全民心理健康科普宣传力度，提升心理健康素养。优化健康服务。到 2030 年，实现全人群、全生命周期的慢性病健康管理，促进健康老龄化，维护残疾人健康，健全医疗保障体系，发展健康产业，推进健康医疗大数据应用。

二、传播途径

当下最热门的话题是健康问题。在我国已经彻底进入小康社会的阶段，健康教育的意义显得格外重要。健康教育能够使得人们拥有更好的健康意识，有意识的调整自己的生活方式，让自己的身体变得更加健康。健康教育的方式主要有知识传播和行为干预两个方面。根据健康信息传递的特点，传播途径通常有以下几种类型：

1. **口头传播**　如演讲、报告、座谈、咨询等。

2. **文字传播**　如报纸、杂志、书籍、传单等。

3. **形象化传播**　如图画、标本、实物、模型、照片等。

4. **电子媒介传播**　如电影、电视、广播、录像、投影等。

5. **综合传播**　如行政立法、展览、文艺演出、卫生宣传日活动等。

三、现代健康教育的形式

1. **语言教育法**　语言教育法是通过面对面的口头语言进行直接教育的方法。主要通过讲课、谈话、讨论、咨询、鼓励、宣泄等形式。

2. **文字教育法**　文字教育法是以文字或图片为工具，将疾病知识制作成报纸、宣传卡片或宣传手册等，通过简明、形象、生动的文字描述使人们易于接受和掌握，从而达到健康教育目的的一种方法。

3. **形象化教育法**　形象化教育法是以各种形式的艺术造型直接作用于人的视觉器官，以及生动的文字说明或口头解释，通过人的视觉及听觉而作用于人的大脑的教育方法，如标本模型等。通过形象化教育法可以使患者更加直观地认识疾病，从而更能配合治疗。

4. **视听教育法**　视听教育法是利用现代化的视听系统（声、光、电）来进行的健康教育形式。主要包括录音、投影、幻灯、电视、电影等。

四、康复医、护、治在健康教育中的遵循的原则

在医、护、治与学员的教与学的过程中，必须遵循健康教育的原则。

1. 护士与学员之间必须建立融洽的关系。在健康教育过程中，护士与学员之间彼此

了解，相互信任和尊重，对于教育效果有很大的影响。护士在进行正式健康教育之前应先了解学员，与学员建立良好的关系，赢得学员的信任及配合。

2. 在健康教育中护士能清楚、准确地表达健康知识，保证学员能完全理解和掌握。

3. 护士与学员共同制订学习目标，并通过健康教育帮助其达到预定目标。

4. 健康教育中要选用学员乐于接受的教学方法，可使用现代化的教具，增强教学的生动感。

5. 护士应全面了解学员，并根据每个学员的不同情况制订个性化的教学计划。

（李秀云）

第二篇

康复健康教育

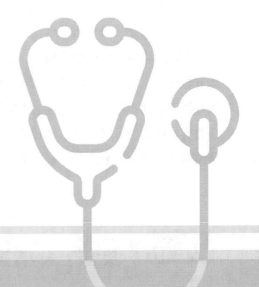

第三章

康复健康教育的性质

第一节 康复健康教育是现代康复医学发展的产物

康复健康教育是康复医学与健康教育学相结合的一门综合应用学科，它以康复患者及其家属为研究对象，利用康复医学和健康教育学的基本理论和基本方法，通过对康复患者及其家属进行有目的、有计划、有评估的教育活动，促进康复患者对康复理论、康复知识、康复技术、康复治疗方法的了解掌握，提高康复患者康复意识，积极参与康复全过程，达到预防疾病，建立健康行为，掌握康复技能，促进身心康复，减轻残疾，提高生存质量的目的。

康复是一个再学习的过程。再学习中，康复医务工作者有职责教育患者，同时患者在康复治疗中须学习康复相关理论知识、技术，共同参与康复全过程。康复医学在我国起步相对较晚，康复医学的理论知识，康复医疗的程序、技术等在人们心目中还较陌生。随着康复医学的发展，特别是《"健康中国 2030"规划纲要》提出"大卫生、大健康"的卫生医疗国策，离不开大康复。社会对康复的认知度的提高需通过康复医务工作者开展康复健康教育，使人们了解康复医学独特的观念与技术，认识到康复医学的重要性，接受或理解康复医学，能使康复患者、家属主动积极投入康复全过程，医患共同努力达到目标。

第二节 康复健康教育是康复医学的重要内容

》》一、患者教育是医院卫生工作的首要环节

1982 年卫生部在《全国医院工作条例》中明确规定："加强对患者的宣传教育，为患

者创造一个整洁、肃静、舒适、安全的医疗环境"。为此，医院不仅具有抢救诊疗患者的神圣职责，同时还应担负起向广大群众传播健康知识和技能的责任。但长期以来，人们普遍认为，医院是看病的地方，只有当人们患病时才有求于医院，似乎"健康人"与医院无关。然而，随着健康观念的转变，那种认为"医院只是照顾患者的地方"的传统观念已在消失，医院的角色和职能作用在无形中也发生了转变，医院已成为健康促进和预防医学的中心，目前更需要的是"防未病、治已病"，人们对疾病的预防教育亦成为医院卫生工作的首要环节。

》》二、康复患者教育是康复医学的重要内容

随着医学模式的发展，医院的卫生观念发生根本的转变，医院的服务模式开始从单纯的医疗型向医疗、预防、康复、保健相结合型转变，在促进医院职能转变中，患者教育发挥着重要作用。同样康复患者的教育是康复医学的重要内容，是医院健康教育的重要组成部分。

》》三、康复健康教育使康复医务工作者角色多元化

康复医学由多个专业和跨学科人员组成，由各专业共同组成康复治疗组，在以康复医师的领导下，各专业和学科各抒己见，对患者的功能障碍、性质、部位、严重程度、发展趋势、预后、转归充分发表意见，各自提出对策，然后由康复医师归纳总结为一个完整的治疗计划，多学科合作，由各专业分头付诸实施，中途召开小组会对执行结果进行评价、修改、补充，然后再对康复效果进行评价、总结，为下阶段康复治疗或出院提出意见。

康复治疗的所有成员共同承担着教育的职责：①入院后通过康复评定的结果要告知患者及家属。②康复治疗计划要交给患者及家属。③康复治疗训练过程中康复技能要教会患者及家属。为此康复医师、治疗师、护士等在患者康复全过程中还应是康复健康教育者。在康复医学中开展康复健康教育使康复专业组成员角色多元化。

第四章

康复健康教育的必要性

第一节 康复健康教育是康复医学中重要治疗手段

在医院健康教育活动中，大多数人都认识到健康教育对各种治疗具有增效作用，却没有认识到健康教育本身就是一种治疗方法。从临床患者的教育效果看，健康教育具有提高患者依从性，可以起到减轻患者的并发症和心理负担的治疗作用。康复健康教育是一种提高康复效果的治疗方法，尤其对康复知识缺乏和不知道如何进行康复治疗的患者，通过康复健康教育，明确康复意义和目标，学会康复训练技巧，可以促进早日康复；另外，心、脑血管疾病发生意外等致残患者不但要对其康复训练指导教育，同时让其认识疾病与不良生活方式有密切关系，要治疗这些疾病，除了康复治疗训练外，最根本就是要改变不良生活方式。改变不良生活方式药物治疗没有良方，解决这类问题的方法就是科学、严密的康复健康教育。因此，康复健康教育也是一种康复治疗方法。目前在一些疾病康复中（如呼吸系统疾病、心血管疾病、脑血管疾病、糖尿病、骨关节疾病）已开始利用"康复健康教育"治疗手段作为治疗疾病方法之一。

第二节 康复健康教育的适用环境

》 一、康复对象的复杂性与多样性需要开展康复健康教育

康复治疗的患者中既包括躯体的肢体残疾和内脏残疾，又有精神和智力残疾，此外还有慢性病患者、生理功能衰退的老年患者。康复对象的复杂性及需要各不相同，康复治疗的手段多样性，除了必要的医疗、药物外，还有物理治疗、作业治疗、言语治疗、心理治

疗、康复工程、职业康复等。康复治疗是多专业、跨学科的医学，横的方面存在着各学科间关系需协调；纵的方面从残疾人开始康复到重返社会，存在着医疗康复、教育康复、职业康复、社会康复的关系也需要协调。尽管康复治疗手段多样性决定了专业门类的多样性，但目标是一致的：使患者早日康复。由于康复治疗复杂性、多样性及团体协作性，为此康复全过程中的健康教育均需团体协作组成员共同参与做好工作。

》》二、服务对象的特殊性需要开展康复健康教育

康复治疗的对象是残疾人而不是普通患者。患者的疾病经过医疗有痊愈的机会，而大多数残疾人的残疾是永久的，虽经过各种康复治疗可以减轻残疾程度，改善或恢复功能，消除一些不利影响，但许多已形成的残疾不能根治，有些残疾是伴随终身的。由此给康复患者造成的肉体及精神上的痛苦是常人难以想象的。残疾人无论在工作、生活、婚姻等方面都有很大困难，各种原因形成他们自卑、孤独等特有的心理特点。康复对象要在康复医务人员指导、训练、帮助下减轻残疾，重返社会不是一个简单容易和短期就能完成的进程。鉴于服务对象的特殊性，健康教育显得更为重要。康复治疗团体的康复工作者对康复患者要有深厚的同情心，要有崇高的人道主义精神，了解他们的痛苦、困难和各种功能障碍程度，尊重他们的人格，帮助鼓励他们去发现自身还存在着的巨大潜力，树立自尊、自强信心，最大限度地恢复各种功能，达到身心全面康复的目标。

》》三、康复治疗的艰巨性与漫长性需要开展康复健康教育

康复医学的目的与治疗医学不尽相同，治疗医学对象是患者，患者的疾病被治愈或好转即可出院，因此出院往往就意味着治疗医学阶段的结束。而康复医学治疗的目的，不仅要使各类残疾人的身体功能恢复到可能达到的最大限度，而且还要使他们重返社会生活，可以像健全人一样参与社会活动。使其身体功能恢复到最大限度已十分困难，还要使他们重返社会难度就更大。所以，康复目标的实现有很大的艰巨性。从某种意义上来说康复实际上是一个过程，而且是一个漫长不能终止的过程。康复不可以像临床患者经过某些常规治疗之后很快收效，它是一个渐进的过程，需要持久的治疗训练。为此，在康复治疗艰巨、漫长的进程中，康复医务人员要以高度的责任心、同情心、耐心、细心，坚持不懈地努力，同时通过康复健康教育使患者和家属认识康复的特殊性、艰巨性、漫长性，帮助他们树立起长期进行康复训练的思想观念及信心。

》》四、医患关系特殊性需要开展康复健康教育

在康复医学中，康复早期医患关系多为主动 - 被动型。因残疾后，患者处于严重的功能障碍，迫切需要同情、关心和治疗，而他们多处于被动接受治疗的状态。在康复中期医患关系转变为指导（医）- 合作（残）的模式。此期以医患双方互动为前提的医患关系，医务工作者是指导者、协作者的角色，其行为模式是教会患者做什么、怎么做，患者以主动配合康复治疗为前提，形成指导 - 合作型关系。但在康复后期，特别是患者功能有了明显的恢复后，患者要争取早日重返社会。就要共同参与康复，患者不仅是主动配合康复治疗，还要参与对自己康复方案制订的讨论，是双向型关系，是高层次、高质量的现代医患关系。健康教育不仅要告知患者做什么，还要教会患者学会如何做。共同参与型是康复中最主要、最有效的一种医患关系模式。要建立这种模式，通过健康教育方法，使患者了解康复中共同参与模式的重要性、必要性，为达到早日康复的目标而共同配合、积极合作。

第三节　康复教育改善医患关系、降低医疗费用

》》一、康复教育改善医患关系、减少医疗纠纷

康复医学是在医疗服务中医患互动最多的学科。因此，医患关系在整个康复治疗过程中显得尤为重要。康复临床实践表明，医患关系的好坏是患者能不能配合康复治疗的重要因素，是康复医疗服务过程中患者感到不满意的潜在因素，也是易引起医疗护理纠纷增加的重要原因。康复健康教育具有减少医疗纠纷的潜在功能，通过健康教育不仅可以让患者了解康复治疗、护理的目的和意义，同时还可以取得患者对医护人员的信任，从而对医护人员提供的康复医疗信息产生思想上的听、信和行为上的服从。

我国在相关法律法规中明确规定患者有知情权，向患者做必要的健康教育，使患者在一种开放、坦诚、人道的情况下接受康复医疗，就会减少发生医疗纠纷的可能。即使万一有医疗纠纷发生，也有足够的证据表明患者曾接受过教育、指导。随着人们自我保健意识的提高，目前医疗纠纷问题较多，而医疗纠纷是不可完全避免的，但若通过康复健康教育，给患者更多的关心，就能使医疗纠纷相对减少。为此康复教育是密切医患关系减少医疗纠纷的重要纽带。

》二、康复健康教育能降低医疗费用

许多国家的研究都以表明，开展患者教育对节省医疗费用的开支有很大的影响。美国医药协会指出，每花1美元用于患者教育服务，就会节省6美元的医疗费用支出。因此国外医疗保险机构大力支持在医院中开展患者教育，这足以证明其效益是显而易见的。我国是一个发展中的国家，要对残疾人达到预防疾病、掌握康复技能、减轻残疾、提高生存质量的目的，就应根据国情，走出一条花费小、收益大的康复教育之路。我国目前需要康复的患者多、床位少，住院难及费用等问题仍没有得到很好的解决，如能开展康复健康教育，就可以大大降低住院天数，提高病床周转率，减少慢性病患者的重复住院率。医院在不增添设备，不增加床位的基础上，扩大服务内容，使医疗设施得到有效的利用。同时通过开展康复健康教育，将康复医学的工作扩大到社会，让更多的民众获取康复医学健康知识，让更多的民众了解康复医学，在疾病的早期进入康复治疗，降低医疗费用，提高康复疗效，使患者早日全面康复。

》三、康复健康教育提高社会对康复医学认知度

随着社会的发展人们生活水平的提高，同时也带来了现代高节奏社会生活所致的工伤事故、车祸的增加，而随着医疗水平的不断提高，患者的死亡率降低，致残后的生存率提高。众多的人希望医疗护理提供更多的康复办法，使人们幸存生命后的生活质量得以提高，减轻家庭、社会的负担。康复治疗中开展康复健康教育能降低并发症，使患者在机体、心理、社会适应、情绪、职业等方面获得良好状态，促进功能恢复，提高生活质量。同时康复健康教育，增加患者康复医学知识，也提高了康复医学的社会认知度。过去人们把康复简单地等同于针灸、推拿、理疗，而许多患者因康复知识缺乏丧失了最佳康复治疗时机。通过康复知识的普及、传播，可以使人们认识到康复医学是与其他临床医学并驾齐驱的一门学科，有着严格的适应证和治疗手段。认识康复治疗的作用意义，尤其认识到在许多药物、手术治疗无能为力的情况下，康复训练可以显著提高患者的生活质量。

（郑彩娥）

<table>
<tr><td>第四节</td><td>疾病预防与康复健康教育</td></tr>
</table>

➤➤ 一、概述

近十年来，我国主要的慢性病患病率呈现上升趋势。慢性病是指不构成传染、具有长期积累形成疾病形态损害的疾病的总称。常见的慢性病主要有心脑血管疾病、癌症、糖尿病、慢性呼吸系统疾病等。据《中国居民营养与慢性病状况报告（2020年）》显示，我国慢性循环系统疾病患者有 3.3 亿人，慢性呼吸系统疾病患者有 1.4 亿人，慢性泌尿系统疾病患者有 1.3 亿人，慢性代谢性与营养性疾病患者有 1.2 亿人，慢性消化系统疾病患者有 1.1 亿人。2019 年，我国因慢性病导致的死亡人数占总死亡的 88.5%，慢性病防控工作仍面临巨大的挑战。慢性病的早期症状往往较轻而容易被忽视，慢性病的病因在长期作用下，器官损伤逐步累积，往往症状严重时才被发现，因此，对慢性病我们要积极进行预防与控制，做到早发现、早干预、早治疗。

➤➤ 二、疾病预防

（一）一般预防

随着患者年龄不断增长，常伴随有多种慢性疾病，如心血管系统疾病、呼吸系统疾病、消化系统疾病、内分泌系统疾病等，因此需制订合理的膳食计划，保证蛋白质、维生素、纤维素、钙及各种营养物质的合理摄入，同时养成良好的生活习惯，戒烟酒，避免各种诱发因素，如感染（尤其是呼吸道感染）、过度劳累、情绪激动等，积极防治原发性疾病。加强体育锻炼，提高机体抵抗力。

（二）并发症预防

1. 急性期应绝对卧床休息，生命体征平稳后即应进行康复功能训练，康复功能训练开展越早，患者残疾程度越低。如脑卒中患者，急性期患者意识未清醒，可以为患者摆放偏瘫肢体抗痉挛体位；意识清醒可指导训练患者翻身、从卧位到坐位、床上运动等肢体功能综合训练方法；鼓励患者进行有效咳嗽、胸部叩击、体位引流，保持和改善呼吸道的通畅。预防肺部感染、下肢深静脉血栓、压疮、肌肉萎缩、关节强直等。

2. 恢复期可根据患者的心肺功能情况，为患者制订适宜的康复计划，如慢跑、快走、打太极拳等提高机体的抵抗力。指导患者进行腹式呼吸、缩唇呼吸等呼吸训练。鼓励患者进行耐寒训练，如用冷水洗脸、洗鼻等。嘱患者防寒保暖，预防各种呼吸道感染，嘱患者戒烟是防治本病的重要措施，改善环境卫生，加强防护，避免烟雾、粉尘等刺激性气体对呼吸道的影响；在呼吸道传染病流行期间，尽量少去公共场所。

3. 长期卧床患者定时翻身、叩背，被动活动肢体，做好皮肤和口腔护理，预防压疮及吸入性肺炎或坠积性肺炎的发生。

▶▶ 三、康复健康教育

（一）用药指导

1. 需要进行长期的药物治疗，向患者讲解各类药的不良反应，指导患者按时按量正确服药，不可随意增量、减量、停药，注意不同药物之间的不良反应。

2. 指导高血压患者长期服用降压药，避免使血压骤然升高的各种因素，如保持情绪稳定和心态平和，避免过分喜悦、愤怒、焦虑等不良情绪等刺激。用药期间避免饮浓茶、咖啡等，以免降低药物作用。

3. 定期检查药品的有效期，以确保疗效。

（二）康复指导

1. 鼓励患者维持和培养兴趣爱好，坚持适当的运动和体育锻炼，做力所能及的家务劳动，可以延缓身体功能障碍的发生和发展，提高患者生活质量，树立康复信心。

2. **指导患者进行日常生活活动**（activities of daily living，ADL）　患者肢体功能障碍较重者，应指导患者改变生活方式，指导患者单手穿衣、进食。并指导患者将 ADL 贯穿生活中，完成替代护理到自我护理的过渡，提高患者的运动功能及日常生活能力。使患者最大限度地恢复生活自理能力，降低致残率和复发率，提高生活质量，尽早由医院回归家庭、重返社会。

3. 根据心、肺功能及体力情况进行适当的体育锻炼和呼吸功能锻炼，以低至中等强度的有氧运动为主，一般选择患者感兴趣、简单、易坚持的项目，如散步、慢跑、骑自行车、做广播操、太极拳、球类活动等。最佳运动时间以餐后 1h 后为宜。

4. **防未病**　许多疾病的发生与不良的生活方式紧密相关。通过健康教育告知人们健康的生活方式的重要性，从饮食、锻炼、劳逸结合、平衡心态等方面养成健康的生活方式，防未病、预防疾病的发生、发展。

（三）心理指导

1. 对于术后及长期卧床且活动不方便者因急于求成，易急躁、发脾气，我们要耐心倾听患者及家属的诉说，以消除不安与顾虑；安慰和鼓励患者，分析其产生心理问题的原因，讲解康复锻炼的目的、方法和注意事项，指导患者合适的锻炼方法，学会心理调节，如听音乐、看报、看书，在允许范围内做一些力所能及的事。对患者的进步给予肯定，以增强康复训练的信心。

2. 指导患者避免精神紧张和过度劳累，树立正确的生活态度，以积极乐观的情绪对待生活。当患者出现对事物不感兴趣、自我评价过低、绝望感时，给予积极的关注和关爱，一起与患者分析出现不适的原因，指导患者重视自己的优点和成就，对所取得的点滴成绩给予肯定和鼓励。激励患者向亲人、医护人员倾诉内心想法，同时协同家属一起做好患者工作，讲解病情的发展、预后及患者保持的稳定情绪对疾病康复具有的重要意义。

3. 争取获得有效的社会支持系统，包括家庭、朋友、同事、单位等社会支持；通过健康教育，使患者对疾病康复有进一步的认识，增强康复治疗的信心，调动患者及家属的积极性，使患者在良好的精神状态下积极、主动地接受治疗。

（四）定期复查

遵医嘱定期复诊。及时进行康复效果的评定，适时调整康复治疗方案。发现症状加重时，应及时到医院完善进一步的检查和治疗。

（丁　玲）

第五章
康复健康教育的含义与基本原则

第一节　康复健康教育的含义

康复健康教育指对特殊人群，如有伤、残、病的患者，在疾病康复阶段时进行的康复医学理论、知识、技能的教育。同时向普通人群进行疾病预防、增进健康的教育，共同构成了康复健康教育完整的概念。

康复健康教育的重点是要使康复患者不仅认识康复有关理论知识，重塑自尊、自强、自信，还要学会掌握按康复程序进行康复训练相关的技能，达到最大限度地恢复身心社会功能，提高生活质量的康复目标。康复患者最初的缺陷是由临床医学来确诊和治疗的，继之的缺陷则要由教育来补偿和康复。

第二节　康复健康教育的基本原则

康复医学工作者在康复健康教育中，既是组织者，又是教育者，必须遵循一定的健康教育活动原则，以适应服务范围不断扩大、服务对象状况复杂、教育渠道多样、工作关系复杂等状况，从而达到康复健康教育的目标，使受教育者获取康复知识和技能，增加自信、自强，提高生活质量。

1. **科学性原则**　康复健康教育是一项科学性较强的工作，教育者应科学地将专业知识和康复知识变为人们易接受和理解的知识，并正确进行传授，同时要激发受教育者的兴趣，保证教育效果。注意观点的正确性，较客观地反映康复的预期目标，不能随意夸大康复的实际功效。同时还应注意保持康复医师、治疗师和护士间观点的一致性，以免因导向不一，致使康复对象误解或无所适从。

2. **实质性原则**　康复是一个再学习的过程。健康教育内容较多，且教育形式多样。随着社会的进步和发展，人们生活水平的提高，已具备了一定的健康保健知识。康复患者不仅需要了解基础的康复理论知识，还须在康复教育中得到康复治疗和康复训练的技能，掌握如何进行康复训练，怎样达到康复目的。同时训练中如何监测运动量、时间、频率等，均要在康复健康教育中加以阐述。而不同的康复教育对象，由于疾病的不同，康复治疗内容的不同，对康复知识需求的不同，接受能力及行为习惯的不同，应针对受教育者的需要，选择教育内容和教育手段，使受教育者容易接受，并获得较好的教育效果。

3. **阶段性原则**　康复患者从入院到出院，要经历疾病康复治疗不同阶段及心理调适过程。康复健康教育中要根据疾病不同阶段及身心适应的不同阶段，对康复患者及其家属开展适时相应的康复健康教育。如脑卒中偏瘫患者，早期康复中要着重心理调整，正确对待后遗症、残疾，并指导早期康复介入，保持抗痉挛体位、预防并发症等；中期着重教育康复治疗、康复训练重要意义、目标，并指导如何进行康复训练，预防二次损伤；后期着重教育康复训练的持续性，并指导出院后康复训练内容及注意事项。阶段性原则使康复健康教育期具有针对性、适时性。

4. **程序性原则**　康复健康教育与全面康复程序一样，必须贯彻康复健康教育程序，即通过全面评估、认定需求、制订计划、教育实施、效果评价的过程。保证康复健康教育的及时、有效及连续性，避免随意性。贯彻康复健康教育程序是开展康复健康教育的重要保证。

5. **整体性原则**　要达到康复健康教育的目的，康复医师、治疗师、护士进行健康教育时，应注意教育的整体性，在教育内容上应围绕康复的主题，将疾病康复的理论知识、心理卫生知识、教育与行为干预相结合；注意患者教育与家属教育相结合；围绕全面康复的目标，保持中医和康复医、治、护整体性指导，教会其家属家庭照料的知识和技能，以使康复患者达到最大限度的生活自理，提高生存质量。

（郑彩娥）

第六章

康复健康教育相关理论

康复健康教育学是一门应用学科，其研究工作还在起步阶段，理论体系尚未完善，实践基础也相对薄弱。它所利用的相关理论来自康复医学、康复护理学、教育学、传播学、预防学、行为学及社会学等学科领域。根据世界卫生组织对健康的定义和生物 - 心理 - 社会医学模式的要求，康复医学、预防医学、行为学、传播学、教育学应成为康复健康教育的主要基础学科。

第一节　康复医学理论

康复医学是一门有关促进残疾人和伤病员康复的临床医学学科。它的任务是研究和处理残疾和功能障碍的预防、诊断、评估和康复治疗；它的研究对象主要是由于损伤以及急慢性疾病和老龄带来的功能障碍者、先天发育不良的残疾者；它的目的是减轻或消除功能障碍及其影响，帮助伤患者和残疾人根据实际需要和身体潜力，最大限度地恢复其生理、心理、职业和社会活动功能，提高其独立生活、学习和工作能力，改善生活质量，促进融入社会。康复医学与其他临床医学学科不同，具有独特的专业特点。

》 一、功能取向

康复医学是一个跨器官系统、跨年龄、跨性别的学科。它即不以疾病为中心，也不以器官为目标，而是以功能为基础或以功能为中心，面向各类功能障碍患者，帮助患者改善功能，提高生活质量。从功能取向性出发，康复治疗着眼于功能治疗、功能评估、功能训练、功能补偿、功能增强、功能替代和功能适应等。

≫ 二、多学科干预

康复治疗的各种干预要由多学科合作、协同完成，需采用跨科性工作方法。在患者康复全过程中，从功能评估、康复目标拟定、理疗训练、复查、修订方案到最后总结，均采用协作组工作方法。协作组成员有康复医生、康复护士、物理治疗师、作业治疗师、言语治疗师、心理治疗师、假肢矫形器师、社会工作者等。各学科发挥自己专长，围绕康复共同目标，相互配合、沟通、协调，完成自己应尽的职责。

≫ 三、社会性强

康复医学既有很强的技术性，也有很强的社会性。康复工作不仅依靠技术，更重要的是要依靠人们的爱心和人道主义精神，以及社会的支持、帮助和鼓励，以促进残疾人改善功能、振奋精神，达到生活自理的目标，并在社会上取得平等的地位。为此医护人员不能单凭康复技术而工作，而应当具备社会观点和社会意识，才能更好地通过康复医疗促进患者全面康复。

≫ 四、康复医学工作四大原则

1. **功能训练** 采取多种方式进行功能训练。康复医学工作者着眼于保存和恢复人体的功能活动，包括运动、感知、心理、语言交流、日常生活和社会生活等方面的能力，通过功能训练，尽可能地满足残疾人和功能缺陷者对功能康复的需求，提高生存质量。

2. **全面康复** 康复对象不仅是存在功能障碍的器官和肢体，更重要的是患者整体的康复，即在医疗康复、教育康复、职业康复、社会康复等领域上全面得到康复。

3. **融入社会** 有能力参加社会生活，这是人类健康的重要标志之一。康复最重要的目的是使残疾者，通过功能的改善或环境条件的改善而能重返社会、融入社会，成为社会上有用的成员，重新参加社会生活，履行社会职责。

4. **提高生活质量** 生活质量主要反映在健康状态、职业和工作状态、经济状况、婚姻、家庭及居住环境状况、业余休闲生活状况、参与社会生活和政治生活状况、个人对生活的心理感受等。通过全面康复使残疾人、慢性病功能障碍者的日常生活方面的能力水平提高，上述生活质量状况得到改善。

第二节　预防医学理论

预防医学（preventive medicine）是从预防的观点出发，以人类健康和疾病与环境之间的关系为研究对象，以流行病学、卫生统计学和社会原理为研究方法，依靠医学预防、社会预防以及公共卫生措施，充分利用环境对健康的有益因素，控制或消除环境中对健康的有害因素，达到预防疾病、增进身心健康、提高生命质量和劳动功能目的的一门综合性医学学科。

预防医学涉及的内容十分丰富，在康复医学中康复的基本对策，首先是预防，因为如果一旦出现了残疾，需要花费很大的人力、物力、财力才有可能康复，且仍达不到原来的健康水平。康复伤残预防分为三级：

1. **一级预防**　一级预防包括旨在减少病损发生的各种措施，如进行公共卫生教育，供应净水和卫生设施；预防接种防止传染病；宣传优生优育，预防先天性疾病；进行安全教育，防止工伤车祸事故发生；采取有效措施，降低职业病危害等。一级预防的主要任务是防止疾病发生，其中重要的一项预防措施的教育内容是提高自我保健意识与能力，包括个人和群体在增进健康和疾病康复中自我负责、自我预防、自我保健的心态和行为能力，以及人的机体在生命过程中不断形成的内在的自我保健机制。康复健康教育的一项重要任务就是与患者及其家属一起建立共同参与型自我保健模式，使患者主动地对自我健康负责。

2. **二级预防**　一旦出现了病损，千方百计地避免发展为失能。重视早期康复，如早期有效地治疗骨折或伤口；早期开展重症康复，减少并发症、后遗症；早期截去无保留价值的肢体；早期用药防止精神病、肺结核加重；早期社会干预，对已有病损者防止再发生其他病损。二级预防首先要开展康复临床健康教育，使之能在出现病损时得到早期诊断、早期康复治疗，防止病损发展为失能及二次损伤的发生。

3. **三级预防**　当失能不能被逆转时，采取积极措施，防止演变为残障。方法是提供物理治疗、心理治疗、言语治疗，提供拐杖、轮椅、假肢、矫形器等辅助设备，提供合适的交通工具及改善住所环境等。

在三级预防中，康复健康教育显得尤为重要。康复健康教育的目的就是通过康复知识的灌输和康复技能行为指导，帮助患者建立遵循康复程序行为和积极配合参与行为，使患者正确对待残疾，重塑自尊、自强、提高自我护理能力，促进患者从疾病后的残疾状态，通过康复治疗，向恢复状态发展，同时减少并发症、伤残率和死亡率。

第三节　行为科学理论

行为科学（behavioral sciences）是健康教育基础理论的主课，它是运用实验和观察的方法研究在一定物质和社会环境中人的行为规律的科学，它包括心理学、社会学、人类学等学科。

康复健康教育是健康教育与系统的康复理论及康复治疗程序相结合，利用生物医学、行为科学、保健及康复知识等技术促进康复，把残疾降低到最低限度。康复健康教育所关注的是人们知识水平和行为的改变及功能恢复的状态。为达到这个目标，康复教育者不仅要考虑人们获得的康复知识、改变和转变行为的进程，而且要了解影响这种进程的因素。为此康复健康教育者应具有充实的行为理论，在实施患者教育中，学会应用行为理论，对患者进行相关康复知识的评估分析，明确影响行为的倾向因素，促成因素和强化因素，并依此确立教育目标和行为目标，为康复教育计划的实施提供依据。

第四节　传播学理论

传播学（communication）形成于 20 世纪 40 年代，是在社会学、政治学、新闻学、信息学等多种学科基础上发展起来的一门新兴的边缘学科。传播学是健康教育者实践的理论基础，是研究人类一切传播活动，研究人与人之间分享信息关系的一门学科。传播学研究对象是人的传播行为，其传播过程由五个因素组成：传播者—信息—媒介—受众—效果。

健康教育者扮演的角色即为传播者。作为传播者首先应具备健康教育意识和康复医学学科知识。康复健康传播活动传播的是相关康复健康信息，康复健康信息泛指一切有关健康知识、技术、观念和行为模式，一套完整的康复健康信息能有效地指导患者的健康行为。因此完整的康复信息内容不仅要包括是什么（what）、为什么（why），还要告诉人们如何做（how to do）。在患者康复教育中，要利用媒体进行康复教育知识的传播，扩大传播影响，提高传播效果。传播中包括传递信息、沟通交谈、咨询指导、宣教手册、康复健康知识讲座、讨论会、演讲、宣传栏、视频等。康复健康教育的对象为患者、家属或陪伴，要充分了解受教育者的需求，根据不同疾病、不同康复需求特点选择传播媒介。

　　康复健康教育要具有明确的目的性，传播应达到的效果可分为 4 个层次：知道康复信息、康复观念认同、康复信念转变、采纳康复行为。上述四个层次对患者康复教育程序的实施有重要的指导意义。

（郑彩娥）

第七章

康复医学健康教育与临床医学健康教育

第一节　临床医学的健康教育

　　临床医学的研究对象是患者及其疾病，治疗的目的是治愈疾病，治疗方法是药物、手术、辅以其他治疗；其参与治疗人员有临床各类医、护、技人员。在许多情况下，单纯的临床治疗对功能的恢复有很大的局限性，需要大量使用专门的康复技术，进行功能的训练、补偿、代替、适应。

　　临床医学中的健康教育工作，大部分由临床护士承担。临床护士在临床医学中，主要以患者及家属为对象，利用护理学和健康教育学的基本理论和基本方法，通过对患者及其家属进行有目的、有计划、有评价的教育活动使其获得疾病相关知识，建立健康行为方式，提高患者有自我保健能力，促进患者全面康复。

第二节　康复医学的健康教育

　　康复医学的对象主要是由于损伤或急、慢性疾病和老龄化带来的残疾者、功能障碍者、先天发育不良的残疾者、防未病的广大人群。康复医学的目的是最大限度地恢复功能，为患者重返社会创造基本条件。治疗方法以物理疗法（physical therapy，PT）、作业疗法（occupational therapy，OT）、言语治疗（speech therapy，ST）、康复工程等功能恢复训练方法为主，假肢、矫形器等补偿和取代方法为辅，再补充以必要的药物和手术。其参与治疗人员有康复医生、护士、治疗师和康复工程人员。防未病的广大人群的健康教育主题是掌握预防疾病的知识和建立良好的生活方式。

康复治疗的各种干预要由有关功能康复的学科进行多学科合作，在学科之间围绕康复的共同目标，完成自己应尽的职责。由于康复医学是团队协作工作模式，在康复健康教育中，康复协作组的所有康复医疗成员均是教育者，有职责开展康复健康教育，应用康复健康教育的方式，使患者和家属获得相关康复医学的理论、知识、技能。了解掌握康复程序，主动参与康复全过程，才能最大限度地恢复各种功能，提高生活质量，早日融入社会。

第三节　康复健康教育的内容

▶▶ 一、康复健康教育的内容根据以下目的设置

1. 患者和家属能了解、认识康复医学理论及技术。

2. 患者和家属能掌握康复程序及康复训练中注意事项。

3. 患者和家属都能积极参与康复训练中。

4. 让患者学会自我健康的维护，掌握健康的生活方式，为回归家庭和社会、提高生活质量奠定良好的基础。

▶▶ 二、根据住院的不同阶段制订不同的康复健康教育内容

开展康复健康教育包括疾病防治知识、康复医学知识、心理康复知识的教育和健康相关行为干预等方面教育内容。具体内容分类如下：

（一）入院教育

入院教育是康复住院患者健康教育的最基础内容之一，主要包括康复团体如医、护、治人员，以及住院环境、生活设施、安全防护等内容的介绍。其目的是使康复患者积极调整心理状态，尽快适应医院康复环境，主动配合康复治疗、训练，促进身心全面康复。

（二）康复治疗初期阶段

1. 对本身疾病或功能障碍的认识教育。

2. 对身体残疾后不适应的心理调整教育。

3. 康复训练的目的及训练中的注意事项、安全措施教育。

4. 康复饮食的指导教育。

5. **作息及训练指导**　包括训练与疾病的关系、活动的强度、活动频率、活动持续时间、活动的范围等教育。合理安排活动和休息有助于疾病的康复等教育。

6. 床上各种正确卧位的指导训练，如抗痉挛体位的如何摆放等教育指导。

（三）康复治疗的中期阶段

1. 对日常生活活动能力训练指导，如进食、穿脱衣服、清洁、修饰和如厕。

2. 对可能出现的并发症的预防和处理，如直立性低血压、压疮、泌尿系感染和跌倒。

3. 对自我健康维护的指导，如皮肤的自我护理、膀胱训练、间歇导尿的方法。

4. 对康复训练中应掌握的各种康复技术的指导与教育。

（四）康复治疗后期阶段

1. 对回归家庭的指导。如情绪的稳定、排泄的通畅、足够的休息和营养及在家中训练时的安全发生情况时与医院联络的信号和方法等。

2. 帮助指导家属掌握日常生活自理方面的护理技能。如自我间歇导尿、集尿器的清洁和消毒方式、皮肤的护理及检查方法、各种器具的操作程序和保管方法等。

3. 帮助患者和家属制订自我健康维护方面的计划和要求。如预防疾病的复发、康复训练、ADL 训练的持续，定期到医院评定、复查等。

》》 三、对患者家属的教育

康复患者因生活不能自理，大部分有家属陪同，康复患者的康复需要家庭的支持和协助。患者入院康复，同时要对家属进行有关康复知识的教育，并且要教会家属康复训练操作技能，如肢体的被动活动，各种肢体正确摆放及体位转移方法，患者在康复训练、日常生活中的安全保护方法。同时还要指导家属如何做好患者的营养膳食和心理疏导。

康复患者能较好地达到康复目标，支持型的家庭环境影响很大。家属的支持与协助可以增加康复患者的信心和动力。另外康复患者回归家庭后，家庭是康复患者继续康复的场所，家属又是患者的主要指导及照顾者。把家属纳入教育对象，使他们同时了解康复相关知识，掌握康复护理相关操作、技巧很有必要。对家属进行康复健康教育拓宽康复医学内容，同时也使家属认识到康复的重要性，能给自己亲人带来许多益处，使亲人伤、残、病后能尽最大限度恢复，能减轻家属劳累和家庭负担，从而使患者、家属、医护更好配合，目标一致为功能障碍者服务。另外康复患者的康复往往是长期的，甚至是终身的，在这种情况下，无论从人力上、经济上都不可能长期或终身求助于医护人员。日常生活活动及主动的康复训练除了由患者自己主观努力完成外，一些日常的、不复杂的康复辅助和训练，由亲人家属继续执行是最为现实、可靠的。

1. **教育家属帮助患者改变对伤残的态度**　当患者从过去非常健康、具有一定工作能力情况下，突然转变为肢体功能障碍、需要他人照顾，这给患者以极大的精神打击，往往表现出消沉、抑郁、悲观，甚至产生轻生的念头。因此，家属要给患者精神鼓励，共同面对现实，用积极的态度配合康复治疗，并根据其伤残前的个性、智能水平和社会地位等来激发其精神贮备力，尽快消除其消极情绪，使患者相信，经过自己和康复人员的共同努力完全可以调整和代偿其失去的功能，并仍能取得一定的社会地位。

2. 教家人治疗技术时，要用系统的方法阐明治疗技术及目的，训练时应先演示，然后教他们练习。向他们提供简单明了的写好或绘好的训练材料，以便他们必要时参考，如有可能用视频及实况模型向他们演示就更直观。回归家庭后家人是延续康复的指导老师。

3. 重要的是要家人记住，他们的作用仍是患者的家人，而不是治疗师，要始终保持他们独有的、为治疗人员无法达到的与患者之间的那种亲密关系。家属能经常提供那些对治疗和训练最有用的信息，以便康复医生能及时调整康复训练程序和计划。

4. 通过康复健康教育使家属明确，康复训练过程艰苦而漫长可能终生伴随，需要有爱心、信心、耐心、恒心，同时应在康复医护人员的指导下循序渐进，持之以恒。

第四节　康复健康教育程序

康复健康教育是一种有计划、有目标、有评价的系统教育活动，它包括 5 个步骤：康复知识评估、需求确定、制订计划、实施计划、评价效果。只有严格按照康复健康教育程序，才能有效地向患者及其家属传播康复知识、建立健康行为、达到早日康复的目标。

》 一、康复健康教育评估

评估是系统地收集患者及其家属有关康复知识学习需求资料以及身体、心理、社会、文化等各个方面信息，并加以分析和评价的过程。资料的收集可从患者及家属的谈话中直接获得，也可通过观察患者的反应、阅读病历、分析病史以及健康问题的影响因素而间接获得。评估内容的重点是：患者的学习兴趣、学习能力、学习方法、生理和心理状态、需要哪些康复知识、需要形成或改变哪些态度或知识、需要学习哪些康复技能、周围有哪些障碍因素影响着患者的康复等。评估还包括对患者家属的态度和需求评估。通过这些评估资料，有助于建立符合实际情况的康复教育需求诊断。

》》 二、康复健康教育需求确定

康复健康教育需求确认是对患者及家属所需康复健康知识和帮助的一种判断，它建立在评估之上，是制订教育计划活动的前提，并作为制订康复健康教育计划的依据。重点是确认患者及家属的康复健康知识、技能的不足与缺乏。康复教育需求的诊断和确认应该是正确可靠的。

》》 三、制订康复健康教育计划

计划是进行康复健康教育活动的指南，是康复健康教育实施和评价的基础，其核心是确定教育目标。由于每一患者的文化水平、学习能力、对疾病的了解程度、对自身健康的责任感、对康复的目标等不尽相同，因此即使是同一病种的患者，对其制订的教育目标也可能大不相同。根据健康教育的知、信、行 3 级目标，患者的学习目标可大致分为 3 类：

1. **知识目标**　对所需康复健康知识的理解和认可。

2. **态度目标**　对康复目标相关态度的形成或改变。

3. **技能目标**　学习和掌握康复技能及其正确、熟练程度。

制订目标时须注意：教育目标是通过教育活动和教育后，患者能够达到的结果。它应是有明确的针对性，并且切实可行，是具体的、可测量的、可观察到的改变。

》》 四、康复健康教育计划实施

实施是将康复健康教育计划中的各项教育措施落实于教育活动中的过程，是患者健康教育程序中最重要的一个环节。它是一个在康复教育者的指导下，患者及其家属积极主动的学习过程。能否激发患者的学习动机，使其准确理解和认真接受健康信息，自愿地采纳康复治疗中的指导和建议，是落实好计划的关键。为此医、护、治人员掌握健康教育基本技巧将起重要作用。

》》 五、康复健康教育效果评价

评价是检验教育活动的结果，对教育目标的达标率和教育活动取得的效果做出客观判断的过程。如评价康复健康教育的内容教学是否合乎患者的需要；评价教学方法、教学的时机是否适合，医、护、治人员是否共同参与；教育者是否称职；教学材料是否适宜（准确、通俗）；教学方法是否得法；患者及家属的康复健康知识、技能有否提高；教育目标是否实现。

康复健康教育评估

评估是对学习者及康复对象进行全面的评估,是实施健康教育的重要基础。全面评估指对康复对象个体及家庭或群体的学习需求、学习能力及社会生活能力、康复相关知识掌握程度、生活质量、心理状况等的评估。在制订健康教育计划之前,有必要了解患者在机构康复中,是否具有相关康复的知识、技能。开展新的教育应建立在原有水平的基础上,才能使健康教育更加有效,更具有针对性,避免盲目和重复。

》》 一、学习需求的评估

1. 对个体、家庭及群体对康复具体知识、技能、态度和行为掌握不足的评估。

2. 是学习者对自己学习的重要性认识的评估。

3. 教育者评估教育对象的健康教育需求

(1)学习者了解并承认自身的学习需要。

(2)学习者的需要能通过学习而满足。

(3)学习者需要学习康复的技能和知识以改变其现有的状况。

患者学习由于受个人经历、疾病特征、学习能力和治疗因素等影响,对需求的应答是动态多变的。相同的疾病可能有不同的学习需求,不同的疾病也可能有相同的学习需求,在疾病发展的不同阶段也会不断产生新的学习需求。因此,教育者应根据患者对住院康复不同阶段康复治疗训练的特点,适时评估患者的学习需求。重点评估患者在入院时、康复治疗早期、中期、恢复期、特殊检查治疗前、出院前的学习需求。了解患者需求最直接的方法是向患者提问,通过患者的回答可判断出患者缺乏哪些健康知识、康复知识,从而确定患者的学习需求。

》》 二、学习能力及社会生活能力的评估

1. **学习能力的评估** 对康复患者学习能力的评估也是十分重要的。康复对象存在着不同程度的病、伤、残等情况,其认知、感觉或运动、心理功能方面存在着某些问题,均会影响教学的过程和结果。因此要明白康复对象个体、家庭、群体在学习能力上的差异,然后才能制订适合个体要求的措施。在评估学习者的学习能力时,也要考虑学习者的文化程度、年龄、生长发育阶段状况,这些也是影响其学习能力的重要因素。通过评估可确定患者是否能够学习和有无学习能力,以指导制订学习计划。

2. 社会生活能力的评估 社会生活能力指一个人在社会生活中生存、创造和发展的能力，或者说是获得并支配人类所创造的一切物质财富和精神财富的能力。物质财富是通过物质生活来体现的，通常包括衣、食、住、行等方面；精神财富是通过精神生活来体现的，主要以看、听、说、写、表情、行为举止等来表达。社会生活中的能力包括个人角色的表现能力和社会交往的活动能力两个方面。

（1）社会角色与社会交往：社会角色指一个作为社会上某一类人物所应有的表现和行为，这些表现和行为符合社会对于这一类人物相应的期望或应有的规范。社会交往是人与人之间的联系和相互影响的关系，包括自己与别人接触，同别人一起与社会有关方面接触，参与各种社会活动等，这种社会交往是人们社会生活的重要方面。

（2）社会生活能力的内涵：构成社会生活能力的成分，包括生活基本技巧、交往能力、环境适应能力和对社会生活的意识。

1）生活基本技巧：是一个人参与社会生活能力的基础，包括与别人打招呼和应酬的能力、保持社会交往中应有的仪表的能力、表现言谈举止礼貌的能力、言语（包括文字）的沟通能力。

2）交往能力：指一个人对家庭、社区、人际关系、学习、生活和工作环境的适应能力。

3）社会生活的意识：是一个人意识到家庭对自己的期望，社会对自己的期望，并能做出相应的反应，也能意识到自己对家庭和社会负有的责任，并能采取相应的行动。

社会生活能力是由智能、心理、体质、精神和情绪状态决定的，由于病、伤、残者参与社会生活的能力存在不同程度的困难，因此社会生活能力测定是心理-社会诊断的一个重要组成部分。

（3）社会生活能力评估内容与方法

1）社会生活能力评估内容：包括患者的年龄、视力、听力、记忆力、反应速度、疾病状态等。老人、康复患者、有视听缺陷者，接受教育能力差，在很大程度上影响患者的学习。康复患者如某种疾病所致的循环血量不足、意识障碍、机体部分功能丧失、体能不佳、疼痛及某些药物（如镇静药物）的使用等均可影响患者的学习及社会生活能力。尤其在剧烈疼痛、极度疲劳和意识丧失、社会生活能力低下的情况下，患者不可能接受教育，对此，应推迟施教时间直至患者健康状况许可时再进行教育。

2）社会文化背景的评估：对社会生活能力评估要考虑社会文化背景，评估患者的生活方式，因为生活方式将决定其如何看待住院康复、生活和学习。评估内容包括患者的职业、文化程度、经济收入、住房条件、居住地区（农村、城市）、饮食习惯、睡眠习惯、烟酒嗜好、运动情况、性生活等。

3）回归家庭和回归社会条件的评估：评估其是否具备回归家庭和回归社会的条件。对不同类型、不同年龄以及不同的病、伤、残者，要采取不同的测定方法，使用不同的表格和评估标准。

4）社会生活能力评估方法：在评估残疾人的社会生活能力时，通常采用个案会谈、小组调查和直接观察、询问家属等方法。对于有言语、听力障碍的病伤残者，只能用后两种方法。

三、康复相关知识掌握程度的评估

1. 以往学习经历评估　重点询问患者有无住院史，以往住院时是否接受过健康教育；教育的效果如何；对个体健康行为的影响是积极的，还是消极的；以往是否阅读过与其疾病有关的资料。教育者了解患者以往的学习经历，将有利于教育者自己明确应从哪里开始施教，使教学更具有针对性。此外，教育者还应重视消除以往学习经历给患者造成的消极影响，对有抵触和消极态度的患者，教育者应特别注意对患者采取热情、接纳的态度和灵活的教学技巧，帮助患者转变观念，消除影响，建立学习信心。

2. 本次患病对康复相关知识掌握程度的评估　患者学习是一个增进和修订个人已有知识、技巧和态度的过程。教学上的一个基本座右铭是：从学生所知道的内容开始教起。通过对康复相关知识掌握程度的评估，了解患者对康复相关知识掌握情况，可制订针对性康复相关知识教育内容。对康复相关知识掌握程度的评估可采取问卷调查方式进行。

四、生活质量的评估

（一）生活质量的概念

生活质量又称为生命质量。世界卫生组织认为，生活质量指生活于不同文化和价值体系中的个人对于其目标、期望、标准以及所关注问题有关联的生存状况的体验，包括了个体的生理健康、心理状态、独立能力、社会关系、个人信仰以及与周围环境的关系。在康复医学领域，生活质量指个人的一种生存的水平和体验，这种水平和体验反映了致残性疾患的患者或残疾人在不同程度的伤残情况下，维持身体活动、精神活动和社会活动处于良好状态的能力和素质。

生活质量评价是以人为中心的，人们不再只被视为生物的人，而是被视为一个社会的人。因此，它非常注意疾病所造成的躯体功能、心理状态及社会能力等方面的改变，更注重人的主观感受及受试对象对健康需求的评估。

（二）生活质量评估的意义

社会进步及医学的发展，以往用来反映健康状况的指标已不能完全适应这种新的情况。同时，由于医学模式的转变，知识水平的提高，健康内涵的深化，使人们对生命活动本质有了进一步认识，许多人宁愿要一个高质量的短暂生命，而不愿意长期极端痛苦地生存。对生活质量的评价，能更全面地反映人体的健康状况，并能充分体现积极的健康观，康复患者预期可达到的康复目标，可以帮助我们判断不同治疗方案的效果，充分提高患者的健康水平、最大限度地全面康复。

（三）生活质量评估内容、方法、要求

1. 生活质量评估内容　①躯体状态；②心理状态；③社会关系；④环境；⑤独立程度；⑥体适能；⑦精神/宗教/个人信仰。

2. 生活质量测量的方法　常见的有量表法（分类评分法）、数量估计法、配对比较法和目测或图示类比分级法。目前，量表评估法广泛应用于临床和康复医学工作中，量表指标的设置极为重要。应用标准化量表，时常采用访谈法、自我报告和观察法、调查记录等。

3. 常用的生活质量评定量表

（1）Nottingham 健康量表（Nottingham health profile，NHP）：NHP 是由 J.McEwen 于 1970 年在 Nottingham 市建立的一个量表。该量表可用于评价全体人群，包括健康人和患者，其内容更接近正常人所面临的问题。由健康问题和个人生活问题两部分组成：第 1 部分包括 38 个条目，可归纳为 6 个健康方面，即睡眠、生活活动、精力、疼痛、情绪反应和社会孤独感；第 2 部分包括 7 个条目，可归纳为 7 个日常生活方面，即就业问题、操持家务、社会生活、家庭生活、性生活、兴趣爱好以及度假等。

（2）生活质量指数（quality of life index，QL-index）简明生存质量指数由 Spitzer、Dobson 和 Hall 于 1981 年建立，用于肿瘤及一些慢性疾病患者。内容包括 5 个方面 15 个项目，这五个方面主要有活动能力、日常生活、健康的感觉、家庭及朋友的支持及对整个生活的认识。其题目类型由有序等级和线性模拟两种组成。每个条目由 3 个不同有序等级构成，最高 2 分，最低 0 分。总分为 10 分。主观心理方面的测试用一个 10cm 长的线段模拟。该问卷经不同语言及文化背景的人群测试证明，有很高的信度和效度。完成时间仅需要 2~3min。

4. 生活质量测量量表的应用及注意事项　经过几十年的发展，目前，国外已形成许多具有良好信度和效度的生活质量测定量表。不能盲目地照搬国外的测量量表，在应用前应根据我国实际情况进行适当的修订。同时在选择、修订或制订量表时应该注意生存质量

评价的量表要根据不同对象、不同疾病、不同时期以及不同目的来确定。随着生存质量测定方法的改进和完善，它在临床医学、临床药学、康复医学、老年医学、预防医学及卫生事业管理等领域都会有更深的应用。

（1）在生活质量测量的过程结束后，应首先对问卷的信度和效度即调查结果的稳定性和有效性进行评价，而不应急于对资料进行分析，过早地下结论。

（2）生活质量由许多指标构成，而每一指标又可通过许多不同的量表来反映，如功能、健康状态的测量工具就有 40 种之多。且量表内容、判断准确程度及获取资料的方式也不同，这使得不同调查者对不同测量工具所测定的结果缺乏可比性。生活质量评价时尽量采用有一定信度的问卷，而不要自行设计。

》》五、心理状况评估

重点评估患者对于疾病的心理适应模式和对学习的认知能力。如对突如其来的患病、伤残，是恐惧还是绝望。康复患者的心理反应较一般患者强烈。通常疾病所致的焦虑情绪，使患者较病前任何时候都更关心自己的健康问题，渴望获得有关的健康知识、康复知识，产生强烈的学习愿望，但过分焦虑则适得其反。此外，还应注意评估影响患者的心理因素，如患者的个性特征、对疾病的适应模式、对健康和疾病的价值观、对学习的态度和学习动机等，这些都将影响其对疾病的适应和对学习的认知。教育者应及时发现患者的不良心理因素，有针对性地开展心理健康教育，提高患者对疾病的适应能力和对学习的认知能力，为学习创造良好的心理条件（心理状况评估及心理状况评估量表详见心理康复章节）。

》》六、日常生活活动能力的评估

日常生活活动指人们为维持独立生活而每天所必须反复进行的、最基本的一系列身体动作，即进行衣、食、住、行、个人卫生等的基本活动。对于健康人来说日常生活无需作多大努力即可完成，但对于伤、残、病患者来说却极为困难。要了解他们在日常生活活动方面存在的问题及原因，必须对患者日常生活活动能力进行评定。日常生活活动能力的评定工作应该从康复初期开始，至末期评定结束，贯穿于康复全过程。康复的目的就是要达到生活自理，重返家庭、社会。通过对日常生活活动能力的评估，了解生活自理障碍，开展日常生活训练中的健康教育。

日常生活活动评定详见第三篇第十章。

》》七、对康复家庭的评估

康复健康教育不仅需要患者的积极参与，而且还需其家属的积极参与学习。评估的重点是患者及其家属参与学习的情况，如患者身体状况是否允许其参与学习；家属是否准备参与学习；患者及其家属是否知道入院后教育的内容；患者家属对学习的态度及其焦虑程度如何；患者自我护理能力如何；家属能否承担督促与指导患者建立健康的行为、延续回归家庭后的康复训练及进行家庭护理的责任等。患者及其家属的积极参与是实施教育计划的必要保证。

家庭是以婚姻和血缘关系为纽带的社会生活组织形式，是社会的基本单位。从康复医学观点来看，家庭是个开放、发展的社会系统。康复患者能较好地达到康复目标，支持型的家庭环境影响很大，家属的支持与协助可以增加康复患者的信心和动力。另外，康复患者回归家庭，家庭是康复患者继续康复的场所，家属又是患者的主要指导者及照顾者。

1. **家庭资源** 一个人或一个家庭在其发展过程中，总会遇到困难、压力等事件，甚至处于危机状态。此时，个体或家庭便会开始寻求足够的支持，以克服困难、度过危机。个体除动用个人力量外，位于二线的支持者便是其家庭，三线的则为外部支持，常是来自社区服务团体、医务工作者、邻居等。这种家庭为了维持基本功能、应对压力事件或危机状态所必需的物质和精神上的支持，称为家庭资源。家庭资源充足与否，直接关系到家庭及其成员对压力及危机的适应能力。

家庭资源为家庭面临问题或压力时用以协助解决问题之工具，使家庭能维持内在与外在环境互动的稳定，可分为家庭内在资源与家庭外在资源。

（1）家庭内在资源

1）经济支持：家庭的财力支持非常重要，尤其是有家人生病时，由谁负担医疗费用，由全民健康保险给付还是由其他家庭成员资助，或有其他的保险。

2）精神支持：家庭发生任何生活改变事件，即有压力时，家庭成员精神上的安慰与支持是最需要也最有效的资源。爱与关心是家庭资源的根基，只要能有适当与适度的表达，便不会发生溺爱或漠视的情形；爱，对个体的自我照顾及独立是相当重要的一项资源。

3）医疗处理：家庭有人生病时，家庭往往需负担大部分的医疗照护工作，若家庭有适合的提供照护者，并能适当地照护患者不仅可以促进患者早日康复，亦可减少家庭混乱的现象。

（2）家庭外在资源

1）社会资源：家庭以外的社会群体如朋友、邻居、同事等提供的精神支持，政府及社会福利机构提供金钱、物资、设备或医疗帮助等。

2）经济资源：家庭从外界获得的经济资源稳定，可使家庭有能力负担日常生活事件经济需要，使成员对生活能够满意。目前家庭从外界获得的经济资源就是医疗费用的保障。

3）教育资源：无论正式或非正式的教育训练，均能提升家庭成员的教育水准，提高家庭解决生活压力或问题的能力。

4）环境资源：生活的环境能符合安全卫生的标准，工作、学习、休闲、娱乐等家庭活动所需的生活空间足够，便能减少疾病与意外的发生，能间接减少家庭的压力。

5）医疗资源：完备的医疗照护体系应符合居民易接近、易获得、易使用的原则，使家庭成员于罹患疾病或有健康需求时，能方便而有效地获得医疗照护。

2. 患者家庭健康教育需求 康复患者因生活不能自理，大部分有家属陪同，康复患者的康复需要家庭的支持和协助。康复健康教育要把家属纳入教育对象，要了解家属康复教育需求。患者入院康复，同时要对家属进行有关康复知识的教育，并且要教会家属康复训练操作技能，如肢体的被动活动，各种肢体正确摆放及体位转移方法，患者在康复训练、日常生活中安全保护法。同时还要指导家属如何做好患者的营养膳食、心理疏导等。

把家属纳入教育对象，使他们同时了解康复相关知识，掌握康复相关操作、技巧很有必要。对家属进行康复健康教育拓宽康复内容，同时也使家属认识到康复的重要性，能给自己亲人带来许多益处，使亲人伤、残、病后能得到最大限度恢复，能减轻家属劳累、家庭负担，从而使患者、家属、医护更好配合，目标一致地为功能障碍者服务。

》》八、评估方法及注意事项

（一）评估的方法

1. 收集与患者学习有关的资料

（1）患者资料分类：患者资料可分主观资料和客观资料两类。主观资料是通过患者及其家属的自诉或提问而获得对康复知识学习的想法、需求和愿望。客观资料是教育者通过查询、对话、体检而检查出的患者康复知识缺乏的临床表现。

（2）获取资料的途径：主要是患者、家属或关系亲密的人、医疗记录、护理记录和康复工作者及营养师、心理治疗师等获取。

（3）获得资料的方法

1）直接接触法：指通过直接询问获得资料的方法。

2）观察法：指教育者自己进行观察的方法。

两种方法重要的是在接触患者时，应仔细倾听，同时也可以通过观察对方的态度反应和表情来收集所需的资料。

（4）对资料的处理：首先应经过综合分析思考，找出资料之间的联系，明确资料所提供的线索和意义。在此基础上筛选出有参考价值的资料和现象，将引起这种现象和预测的因素进行联系，最后确定患者的学习需求以及患者的学习能力、学习态度和学习准备情况如何。

2. **问卷调查**　针对患者在不同治疗阶段可能出现的学习需求，设计开放式或封闭式调查问卷，可以提出一些相关康复最基本的知识，列出患者需学习项目，让患者按指导语要求选择。还可针对不同疾病设计调查问卷表，利于制订不同疾病针对性健康教育计划。教育者收集问卷后，对患者选择的需求项目进行归纳、整理，最后确定患者的优势需求，为制订学习计划提供依据。此法适用于有一定文化水平的成年患者。其优点是需求评估项目系统，便于患者选择，且节省教育者的评估时间。

在对学习者进行调查之后，就可对学习者学习需求进行评估，明确学习者应该学会什么内容，制订教育计划，实施教育方案，再评估、计划、实施，达到教育目标。

（二）评估的注意事项

1. 学习需求评估不是一次性的，它贯穿于患者康复的全过程。因此，评估学习需求不能仅限于入院时，收集资料也不仅限于入院资料，而应在患者住院康复的不同阶段，根据患者疾病康复的各个进程和个体特征适时进行评估，及时满足患者的学习需求。

2. 评估方法力求科学、可靠，不能仅凭自己的主观判断来确定患者的学习需求。此外，评估的内容亦应全面、系统。

3. 收集资料最好采用系统式表格，可将学习需求评估表与整体入院病情资料评估、住院资料评估配合在一起编制使用，这样可在收集患者资料时同步收集学习需求资料，既节省时间，又便于综合分析患者的学习需求、制订教育计划。

第六节　康复健康教育方法

健康教育的方法多种多样，如大众媒介、专题讲座、小组讨论、个别指导、行为矫正等。每一种方法不一定都能对行为产生明显的效果，有些方法对某些人的效果可能好，而对另一些人就不一定好，对同一种人在某些情况下效果很好，而在另一些情况下可能不好，关键是要根据特定的场合选用合适的方法。教育方法应随教育对象的特点和环境变化而变化。总之方法应多样化、系统化、科学化。

应该认识到，仅采用一种教育方法，很少能对人们行为发生明显的持久的影响。采用面对面交谈或采用多种教育方法，就可能达到较大的、比较长期的效果。同时必须强调教育的艰巨性和长期性，只有通过长期的反复的教育，特别是要通过教育者、社区、朋友和家庭的不断强化，才能达到知识的掌握、行为的改变、康复疗效的提高。在计划开展的早期采用媒介、不同形式的宣传栏、情况介绍等方法，宣传康复医学最基本的一些知识，来提高人们对康复医学的认同及康复相关理论知识的了解。

》》一、教育资料

教育资料主要有两大类，一类是视听教材，包括电影、电视录像、VCD、视频等，另一类是阅读资料。无论哪一类资料都必须强调科学性、针对性、思想性、趣味性，应用通俗易懂、图文并茂的资料向人们传播康复理论、技能知识。康复理论、技能知识一旦为患者和家属了解和掌握，不仅可大大提高人们对康复医学的认知度，而且使患者和家属明确自己的康复目标、康复程序，以积极心态参与康复活动。

》》二、康复健康教育基本方式

康复健康教育是沟通患者及家属的康复健康知识、技能及健康信息了解与实践之间的桥梁，健康教育基本技能则是构建这架桥梁的技术和工具。医、护、治只有熟练掌握并运用健康教育方式、方法、人际传播技巧等基本技能，才能不断提高康复健康教育的水平，确保康复健康教育计划的有效落实并取得较好效果。

康复健康教育的对象是患者及其家属。教育者有医、护、治、康复工程人员等，康复健康教育方式可分以下几方面。

1. **入院康复健康教育** 人们去医院看病有许多经历，对大部分患者而言进入康复住院、康复治疗、康复训练往往是第一次，为此，在整个康复过程中，患者心理康复、康复技能的掌握、康复注意事项、饮食等方面知识及问题需通过康复健康教育来答疑和解决。所以入院教育是康复住院患者健康教育的最基础内容之一，包括主要康复团体医、护、治人员以及康复环境、生活设施、安全防护等内容的介绍。其目的是使康复患者积极调整心理状态，尽快适应医院康复环境，配合康复治疗，促进患者全面康复。入院康复健康教育主要由医生、护士完成。

2. **康复全过程中的健康教育** 做好临床康复健康教育，不仅是康复护士的责任，康复医师、康复治疗师、康复工程师等均是康复教育者。在康复全过程中，康复医师通过康复评定、诊断，要将患者功能存在的问题、康复目标、康复程序、并发症的预防和处理等告知患者和家属，康复中的要点及要求均须与患者和家属交代及沟通；康复治疗师、康复工程师等在康复全过程中，特别是在康复训练中不但要完成整个康复训练内容，而且要指导、教会患者和家属掌握康复技能，还要明确告知患者和家属在康复训练中的要领及注意事项；康复护士是与患者和家属互动最多的，患者回病房后康复训练的延续、日常生活活动的指导、训练等康复护理内容均须与患者、家属沟通和指导。为此，在康复全过程中康复护士、康复医师、康复治疗师、康复工程师等均须适时做好康复健康教育。

3. 出院前康复健康教育 康复护士、康复医师、康复治疗师、康复工程师应做好回归家庭的指导工作，帮助患者和家属制订回归家庭的训练计划；在家中训练时，告知患者和家属如发生意外情况与医院联络的方法；同时要告知预防疾病的复发、康复训练、坚持ADL 训练的重要性；定期到医院复查和进行功能性评定等。康复护士要帮助患者及家属掌握日常生活自理方面的自我护理技能，如自我间歇导尿、集尿的清洁和消毒方式、皮肤的护理及检查方法、各种器具的操作程序和保管方法等，做好出院前阶段的康复健康教育。

（一）常用的康复知识灌输技巧

康复知识灌输是健康教育的主要方法，康复知识对形成积极参与康复训练行为十分重要。患者康复健康知识的获得主要依赖于教育者的健康教育服务。因此，掌握康复知识灌输技巧对满足患者康复需要，提高康复健康教育效率十分必要。

1. 讲授 指教育者通过循序渐进的叙述、描绘、解释等向学习者传递信息、传授知识、阐明概念，以帮助学习者理解和认识健康问题，树立积极参与康复的态度和信念。讲授的主要技巧是讲述、讲解。

（1）讲述：是教育者用口述的方法，将康复知识传达给学习者。教育者可通过讲述，对学习者有重点、有条理并详细地说明教学的内容。一场正式的讲述，时间一般为 15 ~ 30min，讲述的基本模式是有一个明确的开场白，首先介绍讲述者要讲述的主题、大纲的简介，然后详细介绍讲述的内容和要求。讲述的基本要求是突出重点，注意启发、鼓励患者参与教学，提出问题，引导患者分析和思考，激发患者的学习兴趣，使之能自觉地领悟康复知识。

（2）讲解：是教育者向学习者对康复技术的要领、原理、怎样做等进行的解释。讲述与讲解各有侧重，在患者教学中常结合使用。如在为患者做康复训练前教育时，教育者可先讲述康复训练前准备的基本内容，然后再具体解释某一训练前准备的方法、要求和配合要点。使患者不仅了解康复训练有哪些项目，而且还明确了各种训练的意义和配合要点，做好充分的心理准备。向患者进行讲解时要避免使用医学术语，尽量采用患者能理解和接受的大众化、口语化词语。如向患者描述一些操作性医学术语，在讲解时尽量通俗易懂。

2. **阅读指导** 是教育者指导患者通过阅读教育手册和参考书以获得知识或巩固知识的方法。患者健康知识的获得，固然有赖于教育者的讲授，但要领会、消化、巩固和扩大知识还必须靠他们自己去阅读，教育者应善于利用成人学习的特点，帮助患者掌握读书方法，提高自学能力。

指导阅读康复教育材料：康复教育材料是患者了解专科疾病知识的基础教材，它包括康复教育手册、示意图、挂图、图片、墙报等。这些图文并茂的教育材料与讲述法并用，可收到事半功倍的效果。如教育者给患者康复训练前教育时，可先指导患者阅读有关康复训练教育手册，让患者事先了解康复训练的过程、内容，待教育者进行具体讲解时，可通过直接提问法了解患者对康复训练目的理解程度，针对患者尚未了解或理解错误的问题进行专项指导。这不仅能调动患者参与学习的积极性，而且还节省了教育时间，提高了教育效率。阅读指导是一种行之有效的教育方法。但指导阅读的前提是必须对患者学习能力、身心状态进行评估。每次阅读的内容不易太多，并应针对患者当前需要了解的问题，指导其有针对性地阅读相关材料。

（二）常用的康复健康教育方法

为达到预期的目的，康复健康教育应有系统、有组织地进行。应使康复健康教育的内容得到恰如其分的表现，使受教育者易于接受，产生良好的教育效果。康复健康教育方法种类繁多，且各具特色。可参考临床健康教育方法，根据不同的健康教育手段，开展康复健康教育。常用的教育方法有：

1. **语言教育** 又称口头教育。为最基本也是最主要的教育方法。它是通过语言的交流与沟通，讲解及宣传健康、康复知识，增加受教育者对健康、康复知识的理性认识。通过查房、个别谈话、咨询、讲座、讨论、座谈会等进行。其特点是以语言为工具，直接交流，简便易行，灵活性大，针对性强，经济有效。语言交流对健康教育者的自身素质有较高要求，要掌握人际交流的技巧，要与受教育者有共同的语言。

2. **康复训练教育** 也称示范培训。通过指导受教育者的实践操作，患者达到掌握一定的康复技能，并用于自我或家庭护理的一种教育方法。如治疗师在一对一的康复训练中，同时要指导、教会患者肌肉、关节、肢体等的运动方法。注意事项：护士指导肢体功能障碍患者如何完成生活自理，如穿衣的技巧、进食的方法、个人卫生处理的技能等。手术前指导患者训练术后的卧位、排痰、咳嗽、手语的方法等。

3. **图文宣传** 又称文字教育。它是通过一定的文字传播媒介和受教育者的阅读能力来达到康复健康教育目标。如采用宣传栏、健康教育小册、传单、科普读物、报纸等，将教育内容交给患者自己阅读。其特点是教育内容较系统全面，教育范围广，方便实用而经济，材料可反复使用。但要求受教育者具有一定文化水平和阅读能力，而且教育者尚需给予必要的解释，使受教育者正确理解教育的内容。

4. **形象化教育** 通过实物、标本、图画、模型、照片、康复患者的现身说法等形式，传递康复健康信息。如观看其他康复患者的训练，是怎样完成康复训练全过程。其特点是生动、形象、直观，如与健康教育文字材料配合使用，可增强理解和加深印象。要求教学耐心、安全，粗糙的形象会影响康复健康教育的效果。

5. **电化教育** 运用现代化的声、光设备，如采用电视、幻灯及广播等进行康复理论、技能健康宣教。如康复患者如何进行康复治疗、如何使用矫形器的录像等，其特点是发挥了视听并存的优势，形式新颖，形象逼真，可提高健康教育效果，适合于进行带有共性的康复健康教育内容。

6. **综合性教育** 综合使用上述健康教育方法。如运用综合的方法举办康复理论、技能知识讲座，这种反复大量的信息刺激，可起到潜移默化的强化作用。既传播康复知识又提高对康复认可度。

7. **工作坊教育** 目前康复治疗、康复护理均开展了工作坊形式的康复训练指导，在工作坊进行健康教育，为教育者提供了场所、内容、对象。

（三）对康复健康教育者的要求

依靠什么力量开展康复健康教育，并组织落实，这是个关键问题。除康复健康教育者和基层、社区教育力量外，应广泛发挥宣传部门的作用，利用传播媒介参与群众的健康促进和康复健康教育工作。在医院康复健康教育工作中，健康教育的目标主要是通过受教育者的全面康复来实现的，因此教育者的素质、康复医学的理论、知识、技能水平影响受教育者的行为，所以教育者应要：

1. 充分认识康复健康教育工作的目的及自己的职责。

2. 掌握教育的技能，如沟通技巧、人际交往能力。

3. 学会如何处理那些与受教育者联系时所遇到问题的能力。

4. 知道怎样评定受教育者的需求并及时修改教育计划。

（四）提高康复健康教育层次与水平对策

1. **要提高康复健康教育层次与水平** 首先要提高教育者素质，主要是专业素质及心理素质。康复教育者除了有丰富的临床康复经验外，还要有扎实的康复医学、康复护理理论及操作技术，才能对康复患者进行教育及指导；还要有良好的心理素质，因康复教育计划实施是一个较长时期的艰苦工作，不像临床治疗那样能收到立竿见影效果，教育者要有较好的心理素质，有爱心、耐心。

2. **教育者的培训**　目前康复健康教育一方面教育者要通过培训、自学等提高自身业务素质；同时要建立一套有量化指标的评估、评价标准，通过实践探讨、科学评价、专题研究应用于康复健康教育。另外，要进行康复健康教育方法、形式探讨。

3. **康复健康教育**　视患者为一个整体，以最大限度功能恢复、提高生活质量为目标，教育中体现人文精神，教育计划非常有个性，简单扼要，一目了然，突出重点，实实在在反映患者教育需求，可实行计划性教育、随机性教育、书面辅导、多媒体图文并茂教育等形式，在共性教育的同时还需个性教育。实践证明，教育的关键是效果而不是形式。

（郑彩娥）

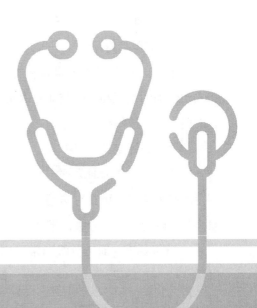

第三篇

常用康复评定中的康复健康教育

第八章

运动能力评定的康复健康教育

第一节　肌力评定的康复健康教育

》一、概述

肌力（muscle power）指肌肉收缩时产生的最大力量。肌力评定是肌肉功能评定的重要方法，尤其是对肌肉骨骼系统病损及周围神经病损患者的功能评定十分重要。同时，肌力评定也是评定康复治疗疗效的重要指标之一。常用的肌力评定方法有徒手肌力评定（manual muscle testing，MMT）、简单器械的肌力评定、等速肌力测试和肌肉耐力测试。

》二、肌力评定方法

（一）徒手肌力评定

1. **特点**　徒手肌力评定是在特定体位下让患者做标准动作，通过触摸肌腹、观察肌肉主动运动的幅度和对抗肢体自身重力或评定者施加阻力后完成动作的能力，从而评定患者的肌力大小或等级。

徒手肌力评定具有以下特点：不需特殊的检查器具，所以不受检查场所的限制；以自身各肢体的重量作为肌力评定基准，能够表示出各肢体相对应的力量，比用测力计等方法测得的肌力绝对值更具有实用价值。但是，徒手肌力评定只能表明肌力的大小，不能表明肌肉收缩耐力，定量分级标准较粗略，难以排除检查者主观评定的误差。

2. **分级标准**　肌力分级通常采用六级法。各级肌力的具体标准见表 8-1，每一级都可以用"+"和"～"号进一步细分。如测得的肌力比某级稍强时可在该级的右上角加"+"号，稍差时则在右上角加"～"号，以补充分级的不足。

3. **主要肌肉的检查**　上肢徒手肌力评定、下肢徒手肌力评定和躯干徒手肌力评定分别见表 8-2、表 8-3 和表 8-4。

表 8-1 肌力评定标准

级别	名称	标准
0	零(zero,O)	无任何肌肉收缩
1	微缩(trace,T)	可扪及肌肉轻微收缩,但无关节活动
2	差(poor,P)	在去重力条件下,能完成关节全范围运动
3	尚可(fair,F)	能抗重力完成关节全范围运动,但不能抗阻力
4	良好(good,G)	能抗重力及部分阻力完成全范围运动
5	正常(normal,N)	能抗重力及全部阻力完成全范围运动

表 8-2 上肢徒手肌力评定

运动	肌肉	检查方法与评定		
		1级	2级	3、4、5级
肩前屈	三角肌前部 喙肱肌	仰卧,尝试屈曲肩关节时可触及三角肌前部收缩	向对侧侧卧,受检上肢放滑板上,肩可主动屈曲	坐位,肩内旋,肘屈,掌心向下,肩屈曲,阻力加于上臂远端
肩后伸	三角肌后部 大圆肌 背阔肌	俯卧,尝试后伸肩关节时,可触及大圆肌、背阔肌收缩	向对侧侧卧,受检上肢放于滑板上,肩可主动伸展	俯卧,肩伸展30°~40°,阻力加于上臂远端
肩外展	三角肌中部 冈上肌	仰卧,尝试肩外展时,可触及三角肌收缩	仰卧,上肢放滑板上,肩可主动外展	坐位,肘屈,肩外展至90°,阻力加于上臂远端
肩外旋	冈下肌 小圆肌	俯卧,上肢在床沿外下垂,试图肩外旋时,在肩胛骨外缘可触及肌收缩	俯卧,肩可主动外旋	俯卧,肩外展,肘屈,前臂在床沿外下垂,肩外旋,阻力加于前臂远端
肩内旋	肩胛下肌 大圆肌 胸大肌 背阔肌	俯卧,上肢在床沿外下垂,试图肩内旋时在腋窝前、后壁可触及相应肌肉收缩	俯卧,肩可主动内旋	俯卧,肩外展,肘屈,前臂在床沿外下垂,肩内旋,阻力加于前臂远端
肘屈	肱二头肌 肱肌 肱桡肌	坐位,肩外展,上肢放滑板上,试图肘屈曲时可触及相应肌肉收缩	体位同左,肘关节可主动屈曲	坐位,上肢下垂,前臂旋后(测肱二头肌)或旋前(测肱肌)或中立位(测肱桡肌),肘屈,阻力加于前臂远端

运动	肌肉	检查方法与评定		
		1 级	2 级	3、4、5 级
肘伸	肱三头肌 肘肌	坐位,肩外展,上肢放滑板上,试图肘伸展时可触及肱三头肌收缩	体位同左,肘关节可主动伸展	俯卧,肩外展,肘屈,前臂在床沿外下垂,肘伸展,阻力加于前臂远端
前臂旋后	旋后肌 肱二头肌	俯卧,肩外展,前臂在床沿外下垂,试图前臂旋后时,可于前臂上端桡侧触及肌肉收缩	体位同左,前臂可主动旋后	坐位,肘屈 90°,前臂旋前位,做旋后动作,握住腕部施加反方向阻力
前臂旋前	旋前圆肌 旋前方肌	俯卧,肩外展,前臂在床沿外下垂,试图前臂旋前时,可于肘关节下、腕上触及肌肉收缩	体位同左,前臂可主动旋前	坐位,肘屈 90°,前臂旋后位,做旋前动作,握住腕部施加反方向阻力
腕掌屈尺偏	尺侧腕屈肌	向同侧侧卧,试图做腕掌侧屈及尺侧偏时,可触及其肌腱活动	体位同左,前臂旋后 45°,腕可掌侧屈及尺侧偏	体位同左,肘屈,前臂旋后位,腕向掌侧屈并向尺侧偏,阻力加于小鱼际
腕掌屈桡偏	桡侧腕屈肌	坐位,屈肘伸腕放于滑板上,试图腕关节屈曲及桡侧偏时,可触及其肌腱活动	体位同左,前臂旋前 45°,腕可掌侧屈及桡侧偏	体位同左,去掉滑板,前臂旋后 45°,腕向掌侧屈并向桡侧偏,阻力加于鱼际
腕背伸尺偏	尺侧腕伸肌	坐位,屈肘,上肢放于滑板上,试图腕背伸及尺侧偏时,可触及其肌腱活动	体位同左,前臂旋前 45°,腕可背伸及尺侧偏	体位同左,去掉滑板,前臂旋前,腕背伸并向尺侧偏,阻力加于掌背尺侧
腕背伸桡偏	桡侧腕长、短伸肌	坐位,屈肘,上肢放于滑板上,试图腕背伸及桡侧偏时,可触及其肌腱活动	体位同左,前臂旋后 45°,腕可背伸及桡侧偏	体位同左,去掉滑板,前臂旋前 45°,腕背伸并向桡侧偏,阻力加于掌背桡侧
掌指屈	蚓状肌掌侧背侧骨间肌	试图屈掌指关节时,可触及掌心的肌腱活动	坐位,前臂中立位,手掌垂直时掌指关节可主动屈曲	肘半屈,屈掌指关节并维持指间关节伸展,阻力加于手指近节掌侧
掌指伸	指伸肌	试图伸掌指关节时,可触及掌背的肌腱活动	坐位,前臂中立位,手掌垂直时掌指关节可主动伸展	肘半屈,伸掌指关节并维持指间关节屈曲,阻力加于手指近节背侧
近侧指间屈	指浅屈肌	屈近端指间关节时,可在手指近手掌侧触及肌腱活动	坐位,有一定的近端指间关节活动	固定掌指关节,屈曲近端指间关节,阻力可于手指中节掌侧

续表

运动	肌肉	检查方法与评定		
		1 级	2 级	3、4、5 级
远侧指间屈	指深屈肌	屈远端指间关节时,可在手指中节掌侧触及肌腱活动	有一定的远端指间关节屈曲活动	固定近端指间关节,屈远端指间关节,阻力加于手指末节指腹
拇内收	拇收肌	内收拇指时,可于第1、2掌骨间触及肌肉活动	有一定的拇内收动作	拇伸直,从外展位内收,阻力加于拇指尺侧
拇外展	拇长、短展肌	外展拇指时,可于桡骨茎突远端触及肌腱活动	有一定的拇外展动作	拇伸直,从内收位外展,阻力加于第1掌骨桡侧
拇指掌指屈	拇短屈肌	屈拇指时,于第1掌骨掌侧触及肌肉活动	有一定的拇屈曲、对掌动作	手心向上,拇指掌指关节屈曲,与小指对指,阻力加于拇指近节掌侧
拇指掌指伸	拇短伸肌	伸拇指时于第1掌骨背侧触及肌肉活动	有一定的拇伸展动作	手心向下,拇指掌指关节伸展,阻力加于拇指近节背侧
拇指指间屈	拇长屈肌	屈拇指时,于拇指近节掌侧触及肌腱活动	有一定的拇指屈曲动作	手心向上,固定拇指近节、屈指间关节,阻力加于拇指远节指腹
拇指指间伸	拇长伸肌	伸拇指时,于拇指近节背侧触及肌腱活动	有一定的拇指指间关节伸展动作	手心向下,固定拇指近节,伸指间关节,阻力加于拇指远节背侧

表 8-3 下肢徒手肌力评定

运动	肌肉	检查方法与评定		
		1 级	2 级	3、4、5 级
髋屈	髂腰肌	仰卧,试图屈髋时,于腹股沟上方可触及肌活动	向同侧侧卧,托住对侧下肢,可主动屈髋	坐位或仰卧,小腿悬于床沿外,屈髋,阻力加于大腿远端前面
髋伸	臀大肌 腘绳肌	俯卧,试图伸髋时,于臀部及坐骨结节下方可触及肌活动	向同侧侧卧,托住对侧下肢,可主动伸髋	俯卧,屈膝(测臀大肌)或伸膝(测腘绳肌),伸髋10°~15°,阻力加于大腿远端后面
髋内收	长、短收肌 股薄肌 耻骨肌	仰卧,腿外展30°,试图髋内收时,于股内侧部可触及肌活动	同左,下肢放滑板上,可主动内收髋	向同侧侧卧,两腿伸直,托住对侧下肢,髋内收,阻力加于大腿远端内侧

续表

运动	肌肉	检查方法与评定		
		1级	2级	3、4、5级
髋外展	臀中、小肌阔筋膜张肌	仰卧,伸膝,试图髋外展时,于大转子上方可触及肌活动	同左,下肢放滑板上,可主动外展髋	向对侧侧卧,对侧下肢半屈,髋外展,阻力加于大腿远端外侧
髋外旋	股方肌梨状肌臀大肌上下孖肌闭孔内、外肌	仰卧,伸膝,试图髋外旋时,于大转子上方可触及肌活动	同左,可主动外旋髋	坐位或仰卧,小腿在床沿外下垂,髋外旋,小腿摆向内侧,阻力加于小腿下端内侧
髋内旋	臀小肌阔筋膜张肌	仰卧,伸膝,试图髋内旋时,于大转子上方可触及肌活动	同左,可主动内旋髋	坐位或仰卧,小腿在床沿外下垂,髋内旋,小腿摆向外侧,阻力加于小腿下端外侧
膝屈	腘绳肌	俯卧,试图屈膝时,可于腘窝两侧触及肌腱活动	向同侧侧卧,托住对侧下肢,可主动屈膝	俯卧,膝从伸直位屈曲,阻力加于小腿下端后侧
膝伸	股四头肌	仰卧,试图伸膝时,可触及髌韧带活动	向同侧侧卧,托住对侧下肢,可主动伸膝	坐位或仰卧,小腿在床沿外下垂,伸膝,阻力加于小腿下端前侧
踝跖屈	腓肠肌比目鱼肌	侧卧,试图踝跖屈时,可触及跟腱活动	同左,踝可主动跖屈	俯卧,膝伸直(测腓肠肌)或膝屈曲(测比目鱼肌),踝跖屈,阻力加于足跟
踝背屈、内翻	胫前肌	仰卧,试图踝背屈,足内翻时,可触及其肌腱活动	侧卧,可主动踝背屈、足内翻	坐位,小腿下垂,踝背屈并足内翻,阻力加于足背内缘,向外下方推
踝跖屈、内翻	胫后肌	仰卧,试图足内翻及跖屈时,于内踝后方可触及肌腱活动	同左,可主动踝跖屈、足内翻	向同侧侧卧,足在床沿外,足内翻并踝跖屈,阻力加于足内缘,向外上方推
踝跖屈、外翻	腓骨长、短肌	仰卧,试图足外翻时,于外踝后方可触及肌腱活动	同左,可主动踝跖屈、足外翻	向对侧侧卧,使跖屈的足外翻,阻力加于足外缘,向内上方推
屈趾	趾长、短屈肌	仰卧屈趾时,于趾近节跖面可触及肌腱活动	同左,有主动屈趾活动	仰卧,屈趾,阻力加于足趾近节跖面
伸趾	趾长、短伸肌	仰卧,伸趾时,于足背可触及肌腱活动	同左,有主动伸趾活动	同左,伸足趾,阻力加于足趾近节背面
伸踇	踇长伸肌	坐位,伸踇趾时,于踇趾近节背侧可触及肌腱活动	同左,有主动伸踇趾活动	同左,固定踇趾近节,伸踇趾,阻力加于踇趾近节背侧

表 8-4　躯干徒手肌力评定

运动	肌肉	检查方法与评定		
		1级	2级	3、4、5级
肩胛骨内收	斜方肌菱形肌	坐位,臂外展放桌上,试图使肩胛骨内收时可触及肌肉收缩	同左,使肩胛骨主动内收时可见运动	俯卧,两臂稍抬起,使肩胛骨内收,阻力为将肩胛骨向外推
肩胛骨内收下压	斜方肌下部	俯卧,上臂前屈、内旋,试图使肩胛骨内收及下移时,可触及斜方肌下部收缩	同左,可见有肩胛骨内收和下移运动	同左,肩胛骨内收和下移,阻力为将肩胛骨下角向外上推
耸肩	斜方肌上部肩胛提肌	俯卧,试图耸肩时,可触及斜方肌上部收缩	同左,能主动耸肩	坐位,两臂垂于体侧,耸肩,向下压的阻力加于肩锁关节上方
肩胛骨外展外旋	前锯肌	坐位,上臂前屈放桌上,肩前伸时,在肩胛骨内缘可触及肌收缩	同左,肩前伸时可见肩胛骨活动	坐位,上臂前平举,屈肘,上臂向前移动,保持屈肘,向后推的阻力加于肘部

运动	肌肉	检查方法与评定				
		1级	2级	3级	4级	5级
颈屈	斜角肌颈长肌头长肌胸锁乳突肌	仰卧,屈颈时,可触及胸锁乳突肌收缩	侧卧,托住头部时可屈颈	仰卧,能抬头,不能抗阻力	同左,能抗中等阻力	同左,抬头屈颈,能抗加于额部的较大阻力
颈伸	斜方肌颈部竖脊肌	俯卧,抬头时可触及斜方肌活动	侧卧,托住头部时可仰头	俯卧,能抬头,不能抗阻	同左,能抗中等阻力	同左,抬头时能抗加于枕部的较大阻力
躯干屈	腹直肌	仰卧,抬头时可触及上腹部腹肌收缩	仰卧,能屈颈抬头	仰卧,髋及膝屈,固定下肢能抬起头及肩胛部	同左,双手前平举,能坐起	同左,双手抱头后能坐起
躯干伸	骶棘肌腰方肌	俯卧,抬头时触及背肌收缩	俯卧位能抬头	俯卧,胸以上在床沿外下垂30°,固定下肢,能抬起上身,不能抗阻	同左,能抗中等阻力	同左,能抗较大阻力
躯干旋转	腹内斜肌腹外斜肌	坐位,试图转体时触及腹外斜肌收缩	坐位,双臂下垂,能大幅度转体	仰卧,能旋转上体至一肩离床	仰卧,屈髋屈膝,固定下肢,双手前平举能坐起并转体	同左,双手抱颈后能坐起同时向一侧转体

4. 徒手肌力评定的康复健康教育

（1）评定前应向患者说明检查目的、步骤、方法和感受，消除患者的紧张，取得最大限度的配合。

（2）选择合适的评定时机，疲劳时、运动后或饱餐后不宜进行。

（3）为了准确把握施加阻力的大小，应首先检查健侧同名肌。

（4）保持正确的检测位置，以确保正确判断肌力的级别。防止替代动作出现错误的肌力评定结果。

（5）重复检查同一块肌肉的最大收缩力时，每次检查应间隔 2min 为宜。施加阻力时，要注意阻力的方向应尽可能与肌肉或肌群牵拉力的方向相反；施加阻力的点，应在肌肉附着处的远端部位上。

（6）在消除重力影响方面，可采用让肌肉或肌群在水平而光滑的表面上活动；或用悬吊带将测试部位吊起悬空，随肌肉活动而同步地做水平运动。

（7）评定中如有疼痛、肿胀或痉挛，应在结果记录中注明。

（8）尽可能在同一体位完成所需检查的肌力情况，以减少患者因不断变换体位带来的不便。

（9）中枢神经系统疾病和损伤所致的痉挛性瘫痪不宜进行手法肌力检查。

（二）简单器械的肌力评定

在肌力较强（达 3 级以上）时，可借助一些专门简单的测力计（如握力计、捏力计、拉力计等）进行肌力评定，并可直接获得以力量、压强等为单位的定量肌力数值。

1. **等长肌力评定**　在标准姿势或体位下用不同的测力器评定一组肌群在等长收缩时所能产生的最大肌力。常用的检查方法有：

（1）握力评定：用大型握力计评定，评定时上肢在体侧下垂，握力计表面向外，将把手调节至适当宽度，患者尽可能快速、最大努力地抓握握力计，双手交替测试 2～3 次，同一手两次测试之间的时间间隔 30～60s（至少 30s），取最大值。握力的大小可用握力指数评定。握力指数 = 握力（kg）/ 体重（kg）×100%。通常握力指数 >50% 为正常。

（2）捏力评定：用捏力计评定捏力的大小。该评定反映拇指对掌肌及四指屈肌的肌力大小，评定时用拇指与其他手指相对捏压捏力计 2～3 次，取最大值。其正常值约为握力的 30%。

（3）背拉力评定：用拉力计评定。评定时双膝伸直，将把手调节到膝关节高度，两手抓住把手，然后做伸腰用力向上拉把手。背肌力的大小可用拉力指数评定。拉力指数 = 拉力（kg）/ 体重（kg）×100%。通常拉力指数正常值：男性为 150%～200%，女性为 100%～

150%。此测试方法因腰椎应力大幅度增加，易引发腰痛患者症状加重或复发，故不宜用于腰痛患者或老年人以及骨质疏松患者。

（4）四肢肌群的肌力测试：四肢肌群的肌力测试在标准姿势下通过钢丝绳与滑车装置牵拉固定的测力计，可评定四肢各组肌群（如腕、肘屈伸肌群，肩外展肌群，膝、踝屈伸肌群）的肌力。

2. 等张肌力评定　在标准姿势或体位下评定一组肌群在进行等张收缩时使关节做全幅度运动时所能克服的最大阻力。

（1）运动负荷：哑铃、沙袋、砝码、杠铃片或其他定量负重的运动器械。

（2）评定指标：做 1 次运动所能承受的最大阻力称为 1 次最大阻力（1 repetition maximum，1RM），完成 10 次连续运动所能克服的最大阻力称为 10 次最大阻力（10RM）。

3. 简单器械的肌力评定康复健康教育

（1）使用器械进行肌力评定，特别是要求最大用力的等长收缩肌力评定时，易使血压明显升高；并伴有屏气使劲，而引起 Vasalva 反应，对心脏活动造成一定影响。因此，有心脏病或高血压病患者慎用，有较严重心血管疾病者禁用。

（2）局部肢体有运动疼痛、滑膜腔积液、亚急性或慢性关节损伤时，采用器械肌力评定须小心进行，用力程度以不引起明显疼痛为度；关节活动度明显受限时，只宜做等长肌力测试。

（3）进行等张肌力评定时须对试用阻力做适当估计，若多次反复评定，宜使肌肉产生疲劳，影响评定结果。

（三）等速肌力测试

等速肌力测试运用等速测试仪器可以测定肌肉在进行等速运动时肌力大小和肌肉功能，测定范围包括四肢大关节运动肌群及腰背肌的力量大小，可提供运动功能评定、运动系统伤病的辅助诊断及疗效评价的准确指标。等速肌力测试需要用等速测试仪测试。

1. 等速肌力测试步骤

（1）准备：测试前应使受试者了解等速肌力测试的基本方法和要领，以及如何快速启动并达到最大用力。在每次开机时均需进行校准仪器。

（2）体位：安置体位时应按照测试操作说明的要求进行，对患者进行良好固定。

（3）调节仪器：根据不同测试肌群，调节仪器的动力头位置，使关节活动轴心与动力头的轴心相对应；调节动力臂的长度；设定关节解剖 0° 位和关节活动范围；必要时进行肢体称重。

（4）方式：分为等速向心测试和等速离心测试。等速向心测试指肌肉采用向心收缩方式，即肌肉收缩时纤维缩短。等速离心测试指肌肉采用离心收缩方式，即肌肉收缩时纤维被动延长。临床常用等速向心收缩方式进行测试。

（5）速度：为了反映肌群的运动功能，可选择几种不同运动速度进行测试。通常将≤60°／s称为慢速测试，主要用于肌力测试；≥180°／s为快速测试，主要用于肌肉耐力测试；在60°～180°／s为中速测试，同样用于肌力测试。为了避免测试中肌肉疲劳，通常先测肌肉的力量，再测肌肉的耐力。在选择测试速度时可根据受试对象不同，选择不同测试速度，如受试者为运动员测试速度可快一些，患者的测试速度相对要慢，等速离心收缩的测试速度要比等速向心收缩的测试速度慢，这是因为离心收缩速度过快，易损伤肌肉韧带组织。

（6）次数：在正式测试前，应先让患者进行3～4次预测试，以使患者熟悉测试方法和要领。慢速测试时，重复次数为5次；快速测试时，测试次数为20～25次。

（7）间歇时间：测试中每种测试速度之间通常间歇1min，以使肌肉有短暂休息。肌耐力测试后需要间歇1.5min以上。两侧肢体的测试应间歇3～5min。

（8）测试频率：测试频率应根据伤病的愈合情况以及训练的效果决定。一般在康复训练中，为了评价康复治疗的疗效，每月测试1次。

2. 等速肌力评定指标

（1）峰力矩（peak torque，PT）：指肌肉收缩产生的最大力矩输出，即力矩曲线上最高点处的力矩值，代表了肌肉收缩产生的最大肌力。单位为牛·米（N·m）

（2）峰力矩体重比（peak torque to body weight ratio，PT／BW）：每千克单位的峰力矩称为峰力矩体重比，代表肌肉收缩的相对肌力，可用于不同体重的个体或人群之间的肌力比较，有高度的特异性及敏感性。

（3）峰力矩角度（angle of peak torque，AOPT）：指力矩曲线中，峰力矩所对应的角度，代表肌肉收缩的最佳用力角度。

（4）总做功（total work，TW）：即力矩曲线下的总面积，表示肌肉数次收缩做功量之和。单位为焦［耳］（J）。

（5）平均功率（average power，AP）：指单位时间内肌肉的做功量，反映了肌肉做功的效率。单位为瓦（W）。

（6）力矩加速能量（torque acceleration energy，TAE）：指肌肉收缩最初1／8s的做功量，即前1／8s力矩曲线下的面积，代表肌肉收缩的暴发能力。

（7）耐力比（endurance ratio，ER）：指肌肉重复收缩时的耐疲劳能力。一般做一组20～25次最大重复运动后，最后5次肌肉做功量与最前5次肌肉做功量之比称为耐力比，耐力比的单位常用百分比表示。

（8）主动肌与拮抗肌峰力矩比（peak torque ratio）：等速肌力测试中，主动肌与拮抗肌两组肌群峰力矩的比值，主要反映了关节活动中拮抗肌群之间的肌力平衡情况，对判断关节稳定性有一定意义。

3. 等速肌力评定的康复健康教育

（1）测试前需要先行校准，以保证测试结果的可靠性。

（2）测试前摆放好患者的体位，近端肢体应妥善固定，按标准摆放体位，防止替代动作。同名肌检查时，应先健侧后患侧，以利于两侧比较。

（3）测试中应告诉患者如何正确地按测试要求进行肌肉收缩，并给予适当的预测试，使患者熟悉测试方法。

（4）测试中应给予适当鼓励的指令，提高患者用力的兴奋性，以便获得最大肌力。

（5）避免在运动后、疲劳时及饱餐后进行肌力测试。

（6）有心血管疾病者，进行肌力测试时，应注意避免屏气动作。

（四）肌肉耐力评定

肌肉耐力是肌肉持续运动进行某一项指定活动的能力，或可简单地视为肌力所能维持的时间。常用的评定方法如下：

1. 等长肌肉耐力测定　应用等长肌肉收缩形式测定肌肉在抗阻情况下能维持某一姿势的最长时间的方法。腹肌和背肌的耐力测定常采用此类方法。

（1）背肌耐力评定：患者俯卧位，两手抱头，脐部以上的上身部分在床沿外，固定双下肢，伸直后背部，使上体凌空成超过水平位，若低于水平位为终止。记录其能维持此姿势位的最长时间，一般以 1min 为正常值。

（2）腹肌耐力评定：患者仰卧位，两下肢伸直并拢，抬高 45°，记录其能维持的最长时间，也以 1min 为正常值（注意此时实际不仅评定腹肌耐力，同时还评定了髂腰肌的耐力）。

2. 四肢肌肉耐力测定　需借助等速运动装置完成，在等速测试仪上设定运动速度为 0°/s，测定肌群以最大等长收缩起始至收缩力衰减 50% 的维持时间。可选择的方案较多，通常是在高速测试角速度（≥ 180°/s）的条件下进行。

（1）耐力比值测定：在等速测试仪上以 180°/s 的运动速度连续做最大收缩 20～25 次，计最末 5 次（或 10 次）与最初 5 次（或 10 次）做功量之比，即可测定肌肉耐力比，作为判断肌肉耐力的指标。

（2）50% 衰减试验：以高速（180°/s 或 240°/s）下肌耐力，测试连续最大收缩，直至有 2～5 次不能达到最初 5 次运动平均峰力矩的 50% 为止，计算完成的运动次数。

3. 肌肉耐力测定康复健康教育

（1）在等速肌耐力测定时，协同肌与拮抗肌分别测定。

（2）为了避免测试中肌肉疲劳，通常先测肌肉的力量，再测肌肉的耐力。

（3）避免在运动后、疲劳时及饱餐后进行肌耐力测试。

（4）有心血管疾病者，进行肌耐力测试时，应注意避免屏气动作。

第二节　肌张力评定的康复健康教育

≫ 一、概述

肌张力（muscle tone）指肌肉在静息状态下的紧张度。表现为肌肉组织微小而持续不断的收缩，临床表现为肌肉被动拉长或牵伸时的阻力。

肌张力增高指肌肉组织坚实，屈伸肢体时阻力增加。肌张力增高可以分为以下两种：①痉挛（spasm）：在被动屈伸肢体时，起始阻力大，终末阻力突然减弱，又称折刀现象，为锥体系损害现象。②强直（rigidity）：屈伸肢体时，阻力始终增加，又称铅管样强直，为锥体外系损害现象。

肌张力降低指肌肉松软，屈伸肢体时阻力低，关节运动范围扩大，表现为弛缓性麻痹，见于周围神经病变、小脑病变等。

≫ 二、肌张力评定方法

（一）肌张力的手法检查

1. **视诊**　观察肢体或躯体异常的姿态。异常运动模式（异常协同）常表明存在肌张力异常，不自主的波动化运动变化表明肌张力障碍，自主运动完全缺失则表明肌张力弛缓。

2. **触诊**　触之硬表示肌张力增高，触之软表示肌张力降低。

3. **反射**　注意检查患者是否存在腱反射亢进等现象。

（1）方法：直接用指尖或标准的反射叩诊锤轻叩所要检查的肌腱导致的肌肉收缩情况。

（2）评分：可予以 0~4 级评分。其中 0 级为无反应；1+ 级为反射减退；2+ 级为正常反射；3+ 级为痉挛性张力过强、反射逾常；4+ 级为阵挛。

（3）典型的深反射检查：包括肱二头肌反射、肱三头肌反射、桡骨膜反射、膝反射、跟腱反射等。

4. **被动运动检查**　找出肌肉对牵张刺激的反应，是否存在痉挛和阵挛，肌张力是否过强以及特征变化，并与挛缩进行比较和鉴别，可按神经科分级方法（表8-5）。

表8-5　肌张力的神经科分级方法

分级	表现
0级	肌张力降低
1级	肌张力正常
2级	肌张力稍高,但肢体活动未受限
3级	肌张力高,肢体活动受限
4级	肌肉僵硬,肢体被动活动困难或不能

（二）痉挛的评定

1. **痉挛的手法快速被动关节活动范围（passive range of motion，PROM）评定法**　一般由检查者给被检者检查有关关节的被动关节活动范围，根据检查者的感觉做出判断（表8-6）。做PROM检查时，最好从被检者肌肉处于最短的位置开始，且速度要快。

表8-6　痉挛的手法快速 PROM 评定法

分级	临床表现
轻度	肌肉处于最短的位置开始做被动关节活动范围,在关节活动范围的后1/4,即肌肉位置接近最长时,才出现抵抗和阻力
中度	同上,但在关节活动范围的1/2处即出现抵抗和阻力
重度	同上,但在关节活动范围的开始的1/4内已出现明显的阻力

2. **改良 Ashworth 分级法**　此分级法是通过手法评定痉挛的一种方法。根据关节进行被动运动时所感受的阻力来分级评定的方法，是临床评定痉挛的主要手段。评定标准见表8-7。

表8-7　改良 Ashworth 分级法评定标准

级别	评定标准
0级	无肌张力的增加,被动活动患侧肢体在整个运动范围(ROM)内均无阻力

续表

级别	评定标准
1 级	肌张力稍增加,被动活动患侧肢体到终末端时有轻微的阻力
1+ 级	肌张力稍增加,被动活动患侧肢体在 1 / 2 的 ROM 时有轻微的"卡住"感觉,后 1 / 2 的 ROM 中有轻微的阻力
2 级	肌张力轻度增加,被动活动患侧肢体在大部分 ROM 内均有阻力,但仍可以活动
3 级	肌张力中度增加,被动活动患侧肢体在整个 ROM 内均有阻力,活动比较困难
4 级	肌张力高度增加,患侧肢体僵硬,阻力很大,被动活动十分困难

(三)肌张力低下评定

肌张力低下的评定根据肌张力迟缓的程度,分轻度、中~重度两级进行评定。

1. **轻度肌张力低下**　肌张力降低,肌力下降。将肢体放在可以下垂的位置并释放时,肢体只能短暂的抗重力,然后立即落下,仍存在一些功能活动。

2. **中~重度肌张力低下**　肌张力显著降低或消失,徒手肌力检查为 0 级或 1 级。将肢体放在可下垂位置上并释放时,肢体立即落下,不能进行任何功能活动。

(四)肌张力评定的康复健康教育

1. 肌张力的评定必须在温暖的环境和舒适的体位下进行,要求被检者尽量放松。

2. 检查者活动被检者肢体时,应保持固定形式和持续徒手接触,并以恒定速度和幅度来回活动,并比较两侧肢体。

3. 肌张力评定受患者的努力的程度、情感、环境温度、评定时并存的问题(如感染、膀胱充盈、便秘、压疮、静脉血栓、疼痛、局部受压等)、患者的整体健康水平(如发热、电解质紊乱)、药物、患者的体位等因素的影响。所以评定的程序要标准化。

4. 再次评定时,应尽量选择相同的时间段和评定条件。

第三节　关节活动度评定的康复健康教育

》 一、概述

关节活动度(range of movement,ROM)指关节运动时所通过的运动弧,常以度数表示,ROM 的测量包括主动和被动活动度测量。主动关节活动度(active range of movement,

AROM）指作用于关节的肌肉随意收缩，使关节运动时所通过的运动弧；被动关节活动度（passive range of movement，PROM）指由外力使关节运动时所通过的运动弧。

关节活动度异常的常见原因包括骨性病变、滑膜或软骨损伤、积血或积液、关节炎、关节的畸形；关节周围软组织损伤或粘连、瘢痕挛缩、肌痉挛；韧带断裂、韧带松弛、肌肉弛缓性麻痹等。

关节活动度评定目的：确定关节活动度受限的程度；根据整体的临床表现，大致分析可能的原因；为选择康复治疗方法提供依据；评定康复治疗效果。

》 二、关节活动度评定

（一）关节活动度评定仪器

1. **通用量角器**　由一个带有半圆量角器或全圆量角器的固定臂及一个移动臂的普通长度尺组成。手指关节用小型半圆角器测量。使用时将量角器的中心点准确对到关节活动轴中心（参照一定的骨性标志），将量角器的两臂分别放到或指向关节两端肢体上的骨性标志或与肢体长轴相平行。随着关节远端肢体的移动，在量角器刻度盘上读出关节活动度。

2. **方盘量角器**　正方形，每边长 12cm，上有圆形刻度盘的木盘，加一指针及把手构成。在木盘刻度面处于垂直位时，方盘中心的指针由于重心在下而自动指向正上方。使用时采取适当位置使关节两端肢体处于同一个垂直面上，并使一端肢体处于水平位或垂直位，以方盘的一边紧贴另一肢体，使其刻度面与肢体处于同一垂直面上，即可读得关节所处的角度。方盘边缘的选择以使 0° 点指向规定的方向为准。

3. **电子量角器**　与通用量角器相似，但固定臂和移动臂为两个电子压力传感器，刻度盘为液晶显示器，显示器可以与固定臂和移动臂固定在一起，也可以通过连接线与两臂相连，电子量角器重复性好，使用方便，精确度优于通用量角器。

4. **指关节测量器**

（1）小型半圆形量角器测量：①测量掌指关节时，将量角器的固定地放在掌骨远端，移动臂放在近端指骨上，并随之移动；②测量指间关节时，量角器的两端分别放在指骨关节的近端和远端，移动臂随远端骨移动，所以移动的弧度即为所测关节的活动度。

（2）直尺测量：测量手指外展时，将直尺横放在相邻手指的远端，测量手指外展的最大距离 [以厘米（cm）表示]；测量手指屈曲时，将直尺放在测量手指与手掌之间，测量屈曲手指指尖到手掌的垂直距离 [以厘米（cm）表示]。

（3）圆规测量拇指外展：先将圆规两脚放在拇指和示指指尖，测量两指之间的最大距离，再在直尺上测出距离 [以厘米（cm）表示]。

5. 脊柱活动测量

（1）背部活动测量仪：将测量仪放在脊柱节段的棘突上，随着躯干向前屈曲，测量仪上显示的度数即为所测节段的屈曲度数。

（2）测量指尖与地面距离：被测试对象双脚分开与肩同宽，分别进行躯干前屈、躯干后伸以及分别向两侧的躯干侧屈，通过测量中指指尖与地面的距离来评定脊柱的整体活动度 [以厘米（cm）表示]。

（二）主要关节活动度评定

1. 上肢关节活动度测定法　见表 8-8。

表 8-8　上肢关节活动度测定法

部位	运动	正常范围	量角器放置方法		
			固定臂	移动臂	轴心
肩关节(包括肩胛骨的活动)	前屈	0°～180°	与腋中线平行	与肱骨纵轴平行	肩峰
	后伸	0°～50°			
	外展	0°～180°	与身体中线平行	与肱骨纵轴平行	肩峰
	外旋	0°～90°	与地面垂直	与尺骨纵轴平行	尺骨鹰嘴
	内旋	0°～90°			
肘关节	屈曲	0°～150°	与肱骨纵轴平行	与桡骨纵轴平行	肱骨外上髁
	伸展	0°			
前臂	旋前	0°～90°	与地面垂直	腕关节背面	中指尖
	旋后	0°～90°		腕关节掌面	
腕关节	屈曲	0°～90°	与前臂纵轴平行	与第 2 掌骨纵轴平行	尺骨茎突
	伸展	0°～70°			
	桡偏	0°～25°	前臂背侧中线	第 3 掌骨纵轴	腕背侧中点
	尺偏	0°～55°			

2. 下肢关节活动度测定法 见表 8-9。

表 8-9 下肢关节活动度测定法

部位	运动	正常范围	量角器放置方法		
			固定臂	移动臂	轴心
髋关节	前屈	0° ~ 125°	与身体纵轴平行	与股骨纵轴平行	股骨大转子
	后伸	0° ~ 15°			
	外展	0° ~ 45°	左右髂前上棘连线的垂直线	髂前上棘至髌骨中心连线	髂前上棘
	内收	0° ~ 45°			
	内旋	0° ~ 45°	与地面垂直	与胫骨纵轴平行	髌骨下端
	外旋	0° ~ 45°			
膝关节	屈曲	0° ~ 150°	与股骨纵轴平行	与胫骨纵轴平行	膝关节或腓骨小头
	伸展	0°			
踝关节	背屈	0° ~ 20°	与腓骨纵轴平行	与第 5 跖骨纵轴平行	腓骨纵轴线与足外缘交叉处
	跖屈	0° ~ 45°			
足	外翻	0° ~ 25°	小腿后纵轴	轴心与足跟中点连线	踝后方两踝中点
	内翻	0° ~ 35°			

3. 脊柱关节活动度测定法 见表 8-10。

表 8-10 脊柱关节活动度测定法

部位	运动方向	正常范围	角度计的用法		
			固定臂	移动臂	轴心
颈部	前屈	0° ~ 60°	平行前额面中心线	头顶和耳孔连线	肩峰
	后伸	0° ~ 50°			
	旋转	0° ~ 70°	头顶中心矢状面	鼻梁与枕骨结节连线	头顶
	左右侧屈	0° ~ 50°	第 7 颈椎棘突与第 5 腰椎棘突的连线	头顶与第 7 颈椎棘突的连线	第 7 颈椎棘突

续表

部位	运动方向	正常范围	角度计的用法		
			固定臂	移动臂	轴心
胸腰部	前屈	0°～45°	通过第5腰椎棘突的垂线,侧卧位时为水平线	第7颈椎与第5腰椎棘突的连线	第5腰椎棘突
	后伸	0°～30°			
	左右旋转	0°～40°	双侧髂棘上缘连线的平行线	双侧肩峰连线的平行线	头顶部中点
	左右侧屈	0°～50°	双侧髂嵴连线中点上的垂线	第7颈椎与第5腰椎棘突的连线	第5腰椎棘突

（三）关节活动度评定的康复健康教育

1. 测量前要对患者详细说明，取得配合，防止出现错误的姿势和邻近关节的替代动作。

2. 暴露测量的关节，确定轴心、固定臂、移动臂，关节活动时要防止其固定臂移动。

3. 专人测量，应先主动关节活动度测量，后被动关节活动度测量。

4. 被动关节活动时手法要柔和，速度要缓慢、均匀，尤其对伴有疼痛和痉挛的患者不能做快速运动。如存在关节脱位、骨折未愈合或刚刚经历肌腱、韧带、肌肉等手术，则禁止做周围的关节活动度检查。

5. 应与健侧相应关节测量进行比较，亦应测量患部上下关节活动范围；避免在按摩、运动及其他康复治疗后立即进行测量。

6. 同器械、不同方法测得的关节活动度有差异，不宜互相比较。

第四节　肢体功能评定的康复健康教育

一、髋关节功能活动 Harris 评定

（一）评定内容及标准

Harris 评分（表 8-11）是一个评定髋关节功能的方法，用来评定保髋术后和关节置换术后的效果。

表 8-11 髋关节 Harris 评分

疼痛		
程度	表现	得分
无		44
弱	偶痛或稍痛,不影响功能	40
轻度	一般活动后不受影响,过量活动后偶有中度疼痛	30
中度	可忍受,日常活动稍受限,但能正常工作,偶服比阿司匹林强的止痛剂	20
剧烈	有时剧痛,但不必卧床;活动严重受限;经常使用比阿司匹林强的止痛剂	10
病废	因疼痛被迫卧床;卧床也有剧痛;因疼痛跛行;病废	0

功能				
			表现	得分
日常活动	楼梯		一步一阶,不用扶手	4
			一步一阶,用扶手	2
			用某种方法能上楼	1
			不能上楼	0
	交通		有能力进入公共交通工具	1
			没有能力进入公共交通工具	0
	坐		在任何椅子上坐而无不适	5
			在高椅子上坐个半小时而无不适	3
			在任何椅子均不舒服	0
	鞋袜		穿袜、系鞋方便	4
			穿袜、系鞋困难	2
			不能穿袜、系鞋带	0
步态			无跛行	11
			稍有跛行	8
			中等跛行	5
			严重跛行	0

续表

功能		
行走辅助器 平稳舒适行走	不需	11
	单手杖长距离	7
	多数时间用单手杖	5
	单拐	3
	双手杖	2
	双拐	0
	完全不能走（必须说明原因）	0
距离	不受限	11
	6 个街区	8
	2 ~ 3 个街区	5
	室内活动	2
	卧床或坐椅（轮椅）	0
畸形	无下列畸形	4
	固定的屈曲挛缩畸形小于 30°	1
	固定的内收畸形小于 10°	1
	固定的伸展内收畸形小于 10°	1
	肢体短缩小于 3.2cm	1
活动范围（指数值由活动度数与相应的指数相乘计算得分）		
前屈	0° ~ 45° ×1.0	
	45° ~ 90° ×0.6	
	90° ~ 110° ×0.3	
外展	0° ~ 15° ×0.8	
	15° ~ 20° ×0.3	5
	大于 20° ×0	
伸展外旋	0° ~ 15° ×0.4	
	大于 15° ×0	
伸展内旋	任何活动 ×0	
内收	0° ~ 15° ×0.2	
活动范围的总分为指数值的和乘以 0.05		

（二）结果判定

Harris 评分的得分在 91 分以上为优，得分在 76～90 分为良，得分在 50～75 分为尚可，得分 <49 分为差。

二、膝关节功能活动评定

（一）美国膝关节协会评分（American Knee Society Knee Score，KSS 评分）

1. 评定内容及评定标准　见表 8-12。

表 8-12　膝关节 KSS 评分

评分级别	评分项目			评分	术前	术后
		Ⅰ 临床评分				
	项目		疼痛（最高分 50 分）			
A	平地行走	a	无痛	35		
		b	轻度或偶尔疼痛	30		
		c	中度疼痛	15		
		d	重度疼痛	0		
	爬楼梯	a	无痛	15		
		b	轻度或偶尔疼痛	10		
		c	中度疼痛	5		
		d	重度疼痛	0		
	项目		稳定性（最高分 25 分）			
B	内外侧位移	a	<5mm	15		
		b	6～9mm	10		
		c	10～14mm	5		
		d	>15mm	0		
	前后方位移	a	<5mm	10		
		b	5～10mm	5		
		c	>10mm	0		

续表

评分级别		评分项目		评分	术前	术后
C	项目		活动范围（最高分 25 分）			
	评分标准为每 5° =1 分					
D	项目		缺陷（扣分）			
	过伸	a	无过伸	0		
		b	<10°	− 5		
		c	10° ~ 20°	− 10		
		d	>20°	− 15		
	屈曲挛缩	a	<5°	0		
		b	6° ~ 10°	− 2		
		c	11° ~ 15°	− 5		
		d	16° ~ 20°	− 10		
		e	>20°	− 15		
	力线畸形	a	5° ~ 10°	0		
		b	每增加 5° 内 / 外翻	− 3		
	休息时疼痛	a	轻度疼痛	− 5		
		b	中度疼痛	− 10		
		c	重度疼痛	− 15		

临床总分 A+B+C-D= 分

优□ 良□ 可□ 差□

Ⅱ功能评分						
A	项目		行走情况（最高分 50 分）			
		a	无任何限制	50		
		b	连续步行距离超过 2 公里	40		
		c	连续步行距离介于 1 ~ 2 公里	30		
		d	连续步行距离小于 1 公里	20		
		e	仅能在室内活动	10		
		f	不能步行	0		

评分级别		评分项目		评分	术前	术后
B	项目	上楼梯情况(最高分50分)				
	a	正常上下楼梯		50		
	b	正常上楼梯,下楼梯借助扶手		40		
	c	需借助扶手才能上下楼梯		30		
	d	借助扶手能上楼梯,但不能独立下楼梯		15		
	e	完全不能上下楼梯		0		
C	项目	功能缺陷(扣分)				
	a	使用单手杖行走		− 5		
	b	使用双手杖行走		− 10		
	c	需使用腋杖或助行架辅助活动		− 20		
功能总分 A+B-C= 分(如果总分为负值,则得分为 0 分) 优□ 良□ 可□ 差□						
Ⅲ 附加项目						
A	项目	实际活动范围情况				
	a	屈曲 °				
	b	伸直 °				
B	项目	肌力				
	a	屈膝 °				
	b	伸膝 °				
C	项目	畸形情况				
	a	内翻 °				
	b	外翻 °				
	c	屈曲挛缩畸形 °				

2. **结果判定** 85~100 分为优,70~84 分为良,60~69 分为尚可,<60 分为差。备注:方框内标有"分"的填具体分数;方框内标有"°"的填具体度数;方框内无任何标志的只需在相应项打"√",肌力项除外。

（二）美国特种外科医院膝关节评分（Hospital for Special Surgery Knee Score，HSS 评分）

1. 评定内容及评定标准　见表 8-13。

表 8-13　膝关节 HSS 评分

评定内容		评定标准	分值	得分
疼痛（30 分）	行走	任何时候均无疼痛	30	
		行走时无疼痛	15	
		行走时有轻度疼痛	10	
		行走时有中度疼痛	5	
		行走时有重度疼痛	0	
	休息	休息时无疼痛	15	
		休息时轻度疼痛	10	
		休息时中度疼痛	5	
		休息时重度疼痛	0	
功能（22 分）	行走	行走站立无限制	22	
		行走 2 500 ~ 5 000m，站立时间大于 30min	10	
		行走 500 ~ 2 500m，站立时间 15 ~ 30min	8	
		行走 <500m	4	
		不能行走	0	
	上楼梯	能上楼梯	5	
		能上楼梯，但需要辅助	2	
	屋内行走	屋内行走，无需辅助	5	
		屋内行走，需要辅助	2	
活动度（18 分）		每活动 8° 得 1 分，最高 18 分	18	
肌力（10 分）		优：股四头肌完全能对抗阻力	10	
		良：股四头肌能对抗部分阻力	8	
		中：股四头肌能带动关节活动	4	
		差：股四头肌不能带动关节活动	0	
屈膝畸形（10 分）		无畸形	10	
		<5° 畸形	8	
		5° ~ 10° 畸形	5	
		>10° 畸形	0	

续表

评定内容	评定标准		分值	得分
稳定性（10 分）	无		10	
	0°～5°		8	
	6°～15°		5	
	>15°		0	

得分　合计：

减分　项目	扶拐	单手杖		−1	
		单拐杖		−2	
		双拐杖		−3	
	伸直	伸直滞缺 5°		−2	
		伸直滞缺 10°		−3	
		伸直滞缺 15°		−5	
	内外翻	内翻（每 5° 减 1 分）		−1×	
		外翻（每 5° 减 1 分）		−1×	

减分　合计：

2. **结果判定**　HSS 膝关节临床功能评分总分：最高为 100 分，优：>=80 分；良：70～79 分；可：60～69 分；差：<59 分。

（三）Lysholm 评定

1. **评定内容及评定标准**　见表 8-14。

表 8-14　膝关节 Lysholm 评分

评定内容	评定标准	评分	评定内容	评定标准	评分
跛行（5）	无	5 分	疼痛（25）	无	25 分
	轻度或间歇跛行	3 分		剧烈活动中时轻微	20 分
	严重或持续跛行	0 分		剧烈活动中显著	15 分
负重（5）	无	5 分		步行 2km 后显著	10 分
	手杖或拐杖	2 分		步行 2km 内显著	5 分
	不能负重	0 分		持续疼痛	0 分

续表

评定内容	评定标准	评分	评定内容	评定标准	评分
交锁（15）	无卡感或交锁	15分	肿胀（10）	无	10分
	有卡感无交锁	10分		剧烈活动发生	6分
	交锁偶然	6分		日常活动发生	2分
	交锁经常	2分		持续发生	0分
	检查时交锁	0分	上楼梯（10）	无问题	10分
不稳定（25）	从无打软	25分		稍有问题	6分
	运动或费力时偶有打软	20分		每一步都困难	2分
	运动或费力时常有打软	15分		不能上楼	0分
	日常生活偶有	10分	下蹲（5）	无问题	5分
	日常生活常发	5分		稍有影响	4分
	每一步	0分		不能超过90°	2分
				不能下蹲	0分

2. **结果评定** Lysholm 评定量表依据患者的主观感觉及膝关节的功能状态进行评定，量表最低得分 0 分，量表最高得分为 100 分。

第五节 心肺功能评定的康复健康教育

》》 一、概述

心肺功能指人摄氧量和将氧气转化成为能量的能力。整个过程牵涉心脏泵血功能、肺部摄氧及交换气体的能力、血液循环系统携带氧气至全身各部位的效率，以及肌肉使用这些氧气的功能。心肺功能是维持人体吐故纳新、新陈代谢的基础，是人体运动耐力的基础，泛指有氧运动系统通过肺呼吸和心脏活动推动血液循环向机体输送氧气和营养物质，从而满足各种人体生命活动物质与能量代谢需要的生理学过程，与人的体质健康和竞技运动能力有着极为密切的关系。目前国际功能残疾健康分类（International Classification of Functioning，ICF）将于呼吸和心血管能力有关的适应持续体力消耗的功能称作运动耐受功能，包括身体耐力、有氧耐力、抵抗力和易疲劳的功能。心肺功能的评定主要包括心功能评定和肺功能评定。

》》二、心功能评定

心功能是以适当或所要求的量和压力将血液泵出流到全身的功能。常用的心功能评定方法包括对体力活动的主观感觉分级（如心脏功能分级、自觉用力程度分级）、心脏负荷试验（如心电运动试验、超声心动图运动试验、核素运动试验、6 分钟步行试验）等。心脏负荷试验中最常用的是心电运动试验。心电运动试验（ECG）指通过观察受试者运动时的各种反应（呼吸、血压、心率、心电图、气体代谢、临床症状与体征等），来判断其心、肺、骨骼肌等的储备功能和机体对运动的实际耐受能力。

（一）心功能分级

1. **纽约心脏病协会（NYHA）心功能 Ⅰ～Ⅳ 分级** 1928 年纽约心脏病协会（NYHA）提出，几经更新，逐步完善，临床上沿用至今。该分级适用于单纯左心衰竭、收缩性心力衰竭患者的心功能分级。

（1）Ⅰ级：患者有心脏病，但体力活动不受限制。一般体力活动不引起过度疲劳、心悸、气喘或心绞痛。

（2）Ⅱ级：患者有心脏病，以致体力活动轻度受限制。休息时无症状，一般体力活动引起过度疲劳、心悸、气喘或心绞痛。

（3）Ⅲ级：患者有心脏病，以致体力活动明显受限制。休息时无症状，但小于一般体力活动即可引起过度疲劳、心悸、气喘或心绞痛。

（4）Ⅳ级：患者有心脏病，休息时也有心功能不全或心绞痛症状，进行任何体力活动均使不适增加。

2. **NYHA 心功能 A～D 分级** 为了对心功能分级进行补充，根据客观检查结果（如心电图、运动负荷试验、X 线、心脏超声、放射学显像等）对心功能不全患者的心功能进行第二类分级。2002 美国心脏病学会（ACC）及美国心脏协会（AHA）将此分级做了更新。

（1）A 级：心力衰竭高危患者，但未发展到心脏结构改变，也无症状。

（2）B 级：已发展到心脏结构改变，但尚未引起症状。

（3）C 级：过去或现在有心力衰竭症状并伴有心脏结构损害。

（4）D 级：终末期心力衰竭，需要特殊的治疗措施。

3. **Killip 心功能分级** 急性心肌梗死引起的心功能不全采用 1967 年 Killip 等提出的分

级法（Killip 分级）。

（1）Ⅰ级：无心力衰竭，没有心功能不全的临床表现。

（2）Ⅱ级：有心力衰竭，肺部啰音范围 <50% 肺野，出现第三心音，静脉压升高。

（3）Ⅲ级：严重心力衰竭，肺部啰音范围 >50% 肺野。

（4）Ⅳ级：心源性休克，低血压、外周血管收缩的表现，如少尿、发绀和出汗。

4. 6 分钟步行心功能分级　6 分钟步行试验能较好地反映患者生理状态下的心功能，是一种无创、简单、安全的临床试验，常用的分级方法为：Ⅰ级（<300m）；Ⅱ级（300 ~ 374.9m）；Ⅲ级（375 ~ 449.9m）；Ⅳ级（ ≥ 450m）。

（二）心电运动试验的应用

1. 协助临床诊断

（1）冠心病的诊断：试验的灵敏度为 60% ~ 80%，特异度为 71% ~ 97%。试验中发生心肌缺血的运动负荷越低、心肌耗氧水平越低、其 ST 段下移程度越大，患冠心病的危险性就越高、诊断冠心病的可靠程度越大。

（2）鉴定心律失常：运动中诱发或加剧的心律失常提示器质性心脏病，应该注意休息，避免过量运动；康复治疗时应暂时停止运动或调整运动量。而心律失常在运动中减轻甚至消失多属于"良性"，平时不一定要限制或停止运动。

（3）鉴定呼吸困难或胸闷的性质：器质性疾病应在运动试验中诱发呼吸困难，并与相应的心血管异常一致。

2. 确定功能状态

（1）判断冠状动脉病变严重程度及预后：运动中发生心肌缺血的运动负荷越低、心肌耗氧水平越低、ST 段下移的程度越大，冠状动脉病变就越严重，预后也越差。运动试验阳性的无症状患者发生冠心病的危险性增大。

（2）判断心功能、体力活动能力和残疾程度：运动能力过低可作为残疾评判依据。

（3）评定康复治疗效果：运动试验时的心率、血压、运动时间、运动量、吸氧量、心肌耗氧量、心肌缺血时心电图表现和症状均可以作为康复治疗效果定量评判的依据。

3. 指导康复治疗

（1）确定患者运动的安全性：运动试验中诱发的各种异常均提示患者运动危险性增大，例如低水平运动（低运动负荷或低心肌耗氧量）时出现心肌缺血、运动诱发严重心律失常、循环不良症状或心力衰竭症状、运动能力过低等。

（2）为制订运动处方提供客观依据：运动试验可以确定患者心肌缺血阈值、最大运动能力、运动安全系数或靶运动强度，有助于提高运动训练效果和安全性。

（3）调整住院过程中的体力活动，协助患者选择必要的临床治疗，如手术。

（4）出院前评估，使患者感受实际活动能力，去除顾虑，增强参加日常活动的自信心。

（三）适应证和禁忌证

1. **适应证** 凡是有上述应用需求，同时病情稳定，无明显步态和骨关节异常，无感染及活动性疾病，患者精神正常以及主观上愿意接受检查，并能主动配合者均为适应证。

2. **禁忌证** 病情不稳定者均属于禁忌证。临床上稳定与不稳定是相对的，取决于医师和技师的经验和水平，以及实验室的设备和设施条件。

（1）绝对禁忌证：未控制的心力衰竭或急性心力衰竭、严重的左心功能障碍、血流动力学不稳的严重心律失常（室性或室上性心动过速、多源性室性期前收缩、快速型房颤、三度房室传导阻滞等）、不稳定型心绞痛、增剧型心绞痛、近期心肌梗死后非稳定期、急性心包炎、心肌炎、心内膜炎、严重的未控制的高血压、急性肺动脉栓塞或梗死、全身急性炎症、传染病和下肢功能障碍、确诊或怀疑主动脉瘤、严重主动脉瓣狭窄、血栓性脉管炎或心脏血栓、精神疾病发作期间或严重神经症。

（2）相对禁忌证：严重高血压（高于 200 / 120mmHg）、肺动脉高压、中度瓣膜病变和心肌病、明显心动过速或过缓、中重度主动脉瓣狭窄或严重阻塞型心肌病、心脏明显扩大、高度房室传导阻滞及高度窦房阻滞、严重冠状动脉左主干狭窄或类似病变、严重肝肾疾病、严重贫血及未能控制的糖尿病、甲状腺功能亢进、骨关节病等、血电解质紊乱、慢性感染性疾病、运动会导致恶化的神经肌肉疾病、骨骼肌肉疾病或风湿性疾病、晚期妊娠或妊娠有并发症者、病情稳定的心力衰竭、重症贫血、明显骨关节功能障碍，运动受限或可能由于运动而使病情恶化。

3. **安全性** 心电运动试验诱发的死亡率平均为 1 / 10 000，诱发心肌梗死为 4 / 10 000，造成住院治疗者（包括心肌梗死）为 5 / 10 000，诱发一般心血管异常者为 1 / 1 000。心血管意外与病例选择不当有关，与运动试验方法和运动量无关。因此，应当严格掌握病例选择的适应证和禁忌证。

（四）心电运动试验的检查方法

1. **运动方式**

（1）活动平板：指装有电动传送带的运动装置，患者在其上进行步行或跑步，速度和坡度可调节。优点为接近日常活动生理，可以逐步增加负荷量。各种坡度、速度时的心血管反应可以直接用于指导患者的步行锻炼。

（2）踏车运动：采用固定式功率自行车，可定量增加踏车阻力，调整运动负荷。运动时无噪声，运动中心电图记录较好，血压测量比较容易，受检者心理负担较轻，可以在卧位进行。但对于体力较好者如运动员，往往不能达到最大心脏负荷。此外，运动时受试者容易因意志而中止运动，一些老年人或不会骑车者比较难以完成运动。

（3）手摇车运动：试验原理与踏车试验相似，只是将下肢踏车改为上肢摇车。

（4）等长收缩运动：常用的方法有握力运动和自由重量运动。其诊断敏感性和特异性不够理想，但可以用于运动生理或功能评估研究。

2. 试验分类

（1）极量运动试验：运动强度逐级递增直至受试者感到筋疲力尽，或心率、摄氧量继续运动时不再增加为止，即达到生理极限。一般用于正常人和运动员最大运动能力的研究。极量运动试验可按性别和年龄推算的预计最大心率（220－年龄）作为终止试验的标准。

（2）亚（次）极量运动试验：运动至心率达到亚极量心率，即按年龄预计最大心率（220－年龄）的85%或达到（195－年龄）时结束试验。用于测定非心脏病患者的心功能和体力活动能力。

（3）低水平运动试验：运动至特定的、低水平的靶心率、血压和运动强度为止。即运动中最高心率达到130～140次/min，或与安静时比增加20次/min；最高血压达160mmHg，或与安静时比增加20～40mmHg；运功强度达3～4MET作为终止试验的标准。低水平运动试验是临床上常用的方法，适用于急性心肌梗死后或心脏手术后早期康复病例，以及其他病情较重者，作为出院评价、决定运动处方、预告危险及用药的参考。

（4）定量行走试验：让患者步行6min或12min，记录其所能行走的最长距离。对于不能进行活动平板运动试验的患者可行6min或12min行走距离测定，以判断患者的运动能力及运动中发生低氧血症的可能性。采用定距离行走，计算行走时间，也可以作为评定方式。

3. 常用试验方案

（1）活动平板试验：改良Bruce方案应用最广泛，同时增加速度和坡度来增加运动强度。Naughton方案的运动起始负荷低，每级负荷增量均为安静代谢量的1倍。Balke方案速度固定，仅依靠增加坡度来增加运动负荷。STEEP方案是通过增加速度或坡度来实现，但不同时增加速度和坡度。

（2）踏车试验：运动负荷男性以300（kg·m）/min起始，每3min增加300（kg·m）/min；女200（kg·m）/min起始，每3min增加200（kg·m）/min。

（3）手摇车试验：用于下肢功能障碍者。运动起始负荷150～200（kg·m）/min，每级负荷增量 100 ~ 150（kg·m）/ min，时间 3 ~ 6min。

（4）等长收缩试验：一般采用握力试验。常用最大收缩力的 30% ~ 50% 作为运动强度，持续收缩 2 ~ 3min。还可采用定滑车重量法，即通过一个滑轮将重力（重锤）引向受试者的手或腿，受试者进行抗阻屈肘或伸膝，并始终保持关节角度不变。受试的重力可以从 2.5kg 开始，每级持续 2 ~ 3min，负荷增加 2.5kg，直至受试者不能继续保持关节角度为止。

（5）简易运动试验

1）定时运动法：用于体力能力无法进行活动平板或踏车的患者，患者尽力行走6min，计算所走的距离。行走的距离越长，说明体力活动能力越好。这类试验的目的只是判断体力活动能力，对诊断没有帮助。

2）固定距离法：固定距离，如 20m，计算完成该距离的时间。

4. **主观用力程度分级** 主观用力程度分级（rate of perceived exertion，RPE）是根据运动者自我感觉用力程度衡量相对运动水平的半定量指标（表 8-15）。一般症状限制性运动试验要求达到 15 ~ 17min。分值乘以 10 约相当于运动时的正常心率反应。

表 8-15 主观用力程度分级

分值	7	9	11	13	15	17	19
受试者感觉	轻微用力	稍用力	轻度用力	中度用力	明显用力	非常用力	极度用力

5. **运动试验终点** 极量运动试验的终点为达到生理极限或预计最大心率；亚极量运动试验的终点为达到亚极量心率；症状限制运动试验的终点为出现必须停止运动的指征；低水平运动试验的终点为达到特定的靶心率、血压和运动强度。此外出现仪器故障应该作为试验的终止指标。试验室内应备有急救药品和设备，并对出现的严重并发症进行及时的处理。

（五）心功能评定康复健康教育

1. 用最通俗和扼要的方式向患者介绍心电运动试验的方法，取得患者的合作。

2. 试验前 2h 禁止吸烟、饮酒，不可饱餐或空腹，适当休息（0.5h）。

3. 试验前 1d 内不参加重体力活动。停用影响试验结果的药物，包括洋地黄制剂、硝酸甘油、潘生丁、咖啡因、麻黄素、普鲁卡因胺、奎尼丁、钙拮抗药、血管紧张素转换酶抑制剂、β 受体拮抗药、吩噻嗪类等。

4. 感冒或其他病毒、细菌性感染 1 周内，不宜参加试验。

三、肺功能评定

肺功能指把空气吸入肺部，空气和血液间进行气体交换，并呼出气体的功能。呼吸功能包括通气和换气两个基本部分。

（一）影响肺功能评定的因素

肺功能检查一般包括通气功能检查、呼吸力学检查和小气道功能检查等。它目前不仅用于康复治疗中，并且也用于职业评定中。在进行上述检查中必须考虑以下两个重要影响因素。

1. **精神因素** 呼吸受精神因素的直接影响较多。肺功能检查需要患者高度配合，往往由于合作程度的好坏，明显影响检测结果。因此，必须重复多次进行，取其比较恒定的值。并且一般均以 ±20% 为其正常范围。

2. **呼吸系统状态** 在不同的呼吸系统状态，肺功能改变也较明显，例如一次是在呼吸道炎症情况下，一次是在消除呼吸道炎症后的情况下进行。则两次结果往往有较大差别。此时即不能认为是肺功能的改善。这仅仅是炎症对肺功能影响的消除结果。又如肺功能检查一次在排痰前进行，一次则在排痰后进行，则其结果也只能说明是痰液对肺功能影响的消除。因此，必须注意前后动态检查中基本条件的一致性。

（二）肺功能评定内容

1. **主观症状** 通常以有无出现气短、气促症状为标准。采用 6 级制，即按日常生活中出现气短、气促症状，分成 6 级（表 8-16）。

表 8-16　主观症状 6 级

分级	主观症状
0 级	虽存在有不同程度的呼吸功能减退,但活动如常人。对日常生活能力不受影响,即和常人一样,并不过早出现气短、气促
1 级	一般劳动时出现气短,但平常时未出现气短
2 级	平地步行不气短,速度较快或登楼、上坡时,同行的同龄健康人不感到气短而自己有气短
3 级	慢走不及百步出现气短
4 级	讲话或穿衣等轻微动作时有气短
5 级	安静时也有气短,无法平卧

2. 客观检查

（1）潮气量（tidal volume，TV）：1次平静呼吸，吸入或呼出肺的气量。正常成人约500ml。

（2）深吸气量（inspiratory capacity，IC）：平静呼气末尽力吸气所吸入的最大气量，即潮气量加补吸气量。正常男性约2 600ml，女性约1 900ml。

（3）补吸气量（inspiratory reserve volume，IRV）：平静吸气后，再做最大吸气时所吸入的吸气量。正常男性约2 100ml，女性约1 550ml。

（4）补呼气量（expiratory reserve volume，ERV）：平静呼气末再用力呼气所呼出的气量。正常男性约910ml，女性约560ml。

（5）肺活量（vital capacity，VC）：最大吸气后所能用力呼出的最大气量，为潮气量、补吸气量和补呼气量之和。正常男性约3 470ml，女性约2 440ml。

（6）功能残气量（functional residual capacity，FRC）及残气量（residual volume，RV）：分别是平静呼气后和最大深呼气后残留在肺内的气量。正常FRC男性为2 270ml±809ml，女性为1 858ml±552ml，RV男性为138ml±631ml，女性为1 301ml±486ml。

（7）肺总量（total lung capacity，TLC）：最大吸气后肺内所含的气量。男性为5 400ml±970ml，女性为3 800ml±540ml。

（8）每分静息通气量（minute ventilation，MV）：指静息状态下每分钟出入肺的气量，等于潮气容积×每分钟呼吸频率。正常男性为6 663ml±200ml，女性为42 17ml±160ml。

（9）最大通气量（maximal voluntary ventilation，MVV）是以最快呼吸频率和最大呼吸幅度呼吸1min所取得的通气量，反映通气功能的最大潜力。正常男性为104L±2.71L，女性为82.5L±2.17L，实测值占预计值的百分比低于70%为异常。

（10）用力肺活量（forced vital capacity，FVC）：又称时间肺活量。是深吸气后以最大用力、最快速度所能呼出的气量。正常人的用力活量与肺活量基本相等，第1、2、3秒用力呼气量与用力肺活量之比称为1秒率、2秒率、3秒率，其正常值分别为83%、96%和99%，正常人在3s内可将肺活量全部呼出。阻塞性通气障碍患者的呼气时间延长，故每秒呼出气量及其占FVC百分率减少；限制性通气障碍患者则呼气时间往往提前，其百分率增加。临床上常用第1s用力呼出量（FEV_1）作为判定有无气道阻塞的指标。

（三）适应证和禁忌证

适应证和禁忌证与心电运动试验相似。

（四）气体代谢测定

1. 测定方法

（1）血气分析：抽取动脉血液，测定血液中的气体分压和含量，并以此推算全身的气体代谢和酸碱平衡状况。

（2）呼吸气体分析：测定通气量及呼出气中氧和二氧化碳的含量，并以此推算吸氧量、二氧化碳排出量等各项气体代谢的参数。在康复功能评定中具有较大的使用价值。

2. 运动方案 参与运动的肌群越多，所测得的最大摄氧量越高（平板运动最高），常以平板运动试验测定结果为基准，也有功率车、手臂摇轮运动、台阶试验的运动方案。

3. 代谢当量（metabolic equivalent，MET） 以安静、坐位时的能量消耗为基础，是表示相对能量代谢水平和运动强度的重要指标。健康成年人安静、坐位时，每千克体重、每分钟的耗氧量为 3.5ml /（kg·min），即 1MET。代谢当量在康复临床应用包括：

（1）判断体力活动能力和预后：一般将运动试验所能达到的最大摄氧量折算为代谢当量，或采用间接判断的方式确定代谢当量，用以判断体力活动水平和预后（表 8-17），以及是否手术治疗的选择参考。

表 8-17　判断体力活动能力和预后

代谢当量	体力活动水平、预后
小于 5MET	提示 65 岁以下的患者预后不良
5MET	提示日常生活受限，相当于急性心肌梗死恢复期的功能储备
10MET	提示正常健康水平，药物治疗预后与其他手术或介入治疗效果相当
13MET	提示即使运动试验异常，预后仍然良好
18MET	提示有氧运动员水平
22MET	提示高水平运动员

（2）用以判断心功能及相应的活动水平：由于心功能与运动能力密切相关，所以最高代谢当量的水平与心功能直接相关（表 8-18）。

表 8-18　各种心功能状态时的代谢当量及可以进行的活动

心功能	MET	可以进行的活动
Ⅰ级	≥ 7	携带 10.90kg 重物连续上 8 级台阶 携带 36.32kg 重物进行铲雪、滑雪、打篮球、回力球、手球或踢足球 慢跑或走（速度为 8.045km / h）
Ⅱ级	≥ 5，< 7	携带 10.90kg 以下的重物上 8 级台阶 性生活 养花种草类型的工作 步行（速度为 6.436km / h）
Ⅲ级	≥ 2，< 5	徒手走下 8 级台阶 可以自己淋浴、换床单、拖地、擦窗 步行（速度为 4.023km / h） 打保龄球、连续穿衣
Ⅳ级	< 2	不能进行上述活动

（3）制订运动处方：采用代谢当量表示运动强度得到广泛认可。代谢当量与能量消耗直接相关，所以在需要控制能量摄取和消耗比例的情况下（如糖尿病和肥胖患者的康复），采用代谢当量是最佳选择。在计算上可以先确定每周的能耗总量（运动总量）及运动训练次数或天数，将每周总量分解为每天总量，然后确定运动强度，查表选择适当的活动方式，并将全天总的代谢当量分解到各项活动中去，组成运动处方。

（4）区分残疾程度：将最大代谢当量小于 5 作为残疾标准。

（5）指导日常生活活动与职业活动：职业活动（每天 8h）平均能量消耗水平不应该超过患者代谢当量峰值的 40%，峰值强度不可超过代谢当量峰值的 70% ~ 80%。代谢当量与工作能力见表 8-19。心血管疾病患者不可能进行所有的日常生活活动或职业活动，因此需要在确定患者的安全运动强度之后，根据 MET 表选择合适的活动（表 8-20）。

表 8-19　代谢当量与工作能力

最高运动能力	工作强度	平均 MET	峰值 MET
≥ 7MET	重体力劳动	2.8 ~ 3.2	5.6 ~ 6.4
≥ 5MET	中度体力劳动	<2.0	<4.0
3 ~ 4MET	轻体力劳动	1.2 ~ 1.6	2.4 ~ 3.2
2 ~ 3MET	可参加坐位工作，不能跑、跪、爬、站立或走动时间不能超过工作时间的 10%		

表 8-20 常用日常生活、娱乐及工作活动的 MET

活动	MET	活动	MET
生活活动			
修面	1.0	步行 1.6km / h	1.5 ~ 2.0
自己进食	1.4	步行 2.4km / h	2.0 ~ 2.5
床上用便盆	4.0	散步 4.0km / h	3.0
坐厕	3.6	步行 5.0km / h	3.4
穿衣	2.0	步行 6.5km / h	5.6
站立	1.0	步行 8.0km / h	6.7
洗手	2.0	下楼	5.2
淋浴	3.5	上楼	9.0
坐床	1.2	骑车(慢速)	3.5
坐床边	2.0	骑车(中速)	5.7
坐椅	1.2	慢跑 9.7km / h	10.2
自我料理			
坐位自己吃饭	1.5	备饭	3.0
上下床	1.65	铺床	3.9
穿脱衣	2.5 ~ 3.5	扫地	4.5
站立热水淋浴	3.5	擦地(跪姿)	5.3
挂衣	2.4	擦窗	3.4
园艺工作	5.6	拖地	7.7
劈木	6.7		
职业活动			
秘书(坐)	1.6	焊接工	3.4
机器组装	3.4	轻的木工活	4.5
砖瓦工	3.4	油漆	4.5
挖坑	7.8	开车	2.8
织毛线	1.5 ~ 2.0	缝纫(坐)	1.6
写作(坐)	2.0		

续表

活动	MET	活动	MET
娱乐活动			
打牌	1.5 ~ 2.0	桌球	2.3
手风琴	2.3	弹钢琴	2.5
小提琴	2.6	长笛	2.0
交谊舞（慢）	2.9	击鼓	3.8
交谊舞（快）	5.5	排球（非竞赛性）	2.9
有氧舞蹈	6.0	羽毛球	5.5
跳绳	12.0	游泳（慢）	4.5
网球	6.0	游泳（快）	7.0
乒乓球	4.5		

（五）肺功能评定康复健康教育

1. 用最通俗和扼要的方式向患者交代检查过程及注意事项，必要时先做 1 次适应性练习。

2. 保证仪器在正常工作状态，保持室温在 15 ~ 25℃。

3. 评定前 2h 禁止吸烟、饮酒，不可饱餐或空腹，不参加剧烈活动。

4. 评定前 24h 内停用影响检查结果的药物。

5. 感冒或其他病毒、细菌性感染 1 周内不宜参加试验。

》》 四、心肺运动试验

心肺运动试验（cardiopulmonary exercise testing，CPET）是目前国际上普遍使用的衡量人体呼吸和循环功能水平的肺功能检查之一。它可用于功能性运动容量的评价、疾病的诊断及判断治疗。心肺功能运动试验为一种诊察手段，在负荷递增的运动中反映人体的心肺功能指标，经过对各项参数的综合分析，了解心脏、肺脏和循环系统之间的相互作用与贮备能力。

常用指标：最大摄氧量（VO_2max）、代谢当量（MET）、氧通气等量（VE / Vo_2）、无氧阈（anaerobic threshold，AT）、运动最大通气量（MVV）、心排血量（cardiac output，CO）、每搏量（stroke volume，SV）、每搏氧耗量（O_2 pulse）、二氧化碳排出量（carbon dioxide output，Vco_2）、每分通气量（VE）、终末潮气氧分压（$PETo_2$）、终末潮气 CO_2 分

压（PETco$_2$）、生理死腔（Vd / Vt）、呼吸困难指数（dyspnea index）、肺泡 - 动脉血氧分压差（PA-aDO$_2$）。

心肺功能运动试验（CPET）正常值：

（1）最大摄氧量 VO$_2$max（L / min）=0.001B×（61.45 ~ 10.7Z ~ 0.372Y），其中 B 为体重（kg），Z=1（男）或 2（女），Y 为年龄（岁）。

（2）最快心率（次数 / min）=210 ~ 0.65Y，其中 Y= 年龄（岁）。

（3）最大每搏氧量（ml / 每搏）= 最大摄氧量 VO$_2$max（ml / min）/ 最快心率（次数 / min）。

（4）VEmax / MVV（%）<70%。

（5）最快呼吸频率（次数 / min）=35 ~ 50。

（6）PA ~ aDO$_2$（kPa）<（11.4+0.43Y）0.133，其中 Y= 年龄（岁），0.133=mmHg 转换为 kPa 的系数。

（一）心肺运动试验意义

1. 鉴别呼吸困难和运动受限的原因。

2. 预测健康人在特殊条件下的风险。

3. 预测发生高血压或心肌缺血的风险。

4. 诊断冠心病。

5. 诊断和评估心功能不全。

6. 评估手术风险。

7. 指导慢病管理和康复治疗。

8. 指导运动健身。

（二）适应证与禁忌证

1. **适应证**　凡是有上述应用需求，同时病情稳定，无明显步态和骨关节异常，无感染及活动性疾病，患者精神正常以及主观上愿意接受检查，并能主动配合者均为适应证。

2. **禁忌证**　急性心肌梗死、不稳定型心绞痛严重、心律失常、急性心包炎、严重主动脉瓣狭窄、严重左心功能受损、急性肺动脉栓塞或肺梗死、严重下肢脉管炎或肢体功能障碍。

（三）操作流程

1. **试验前准备**　设备定标，任何测量工具都需要定标以保障测量的精确性；运动心肺相关的测量包括气体流量以及 O$_2$、CO$_2$ 成分。由于传感器、气体状态容易受到温度、湿度、压强的影响，也需要对环境参数定标。

2. **开始测试** 佩戴设备，开始测试静态肺功能，包括慢速肺活量、流速流量环（1秒量、峰值流速等）、每分钟最大通气量。

3. **测试负荷运动** 包括静息、空蹬、负荷递增、恢复。

（1）静息：患者保持静息状态1min以上，测定患者静息时的参数。如静息心率、静息血压、基础代谢率等。

（2）空蹬：也称为热身阶段。不加载功率或较低的恒定功率（如10w）；患者保持50转/min以上的速度（蹬功率车），或75~85/105~120步/min的踏步速度（四肢联动）；保持至少1min的空蹬阶段，并测定相关参数。如心率、血压、摄氧量等。

（3）负荷递增：患者继续保持匀速蹬车速度；运动功率递增；总的负荷递增运动试验时间维持在10min以内，宁短勿长；测试过程中密切关注患者参数：心率、ST段、血压、RER、RPE等；发现异常事件，添加标记点（如心电异常事件）。

终止负荷递增的指标：①受试者表情痛苦、面色苍白、发绀、呼吸窘迫、大汗、恐惧、眩晕、黑矇、昏厥等。②新出现或加重的心绞痛。③严重的高血压（240/140mmHg），或者收缩压或平均血压下降大于10mmHg。④出现明显的心律失常，如复杂的室性心律失常、室上性心动过速、显著的心动过缓等。⑤ST段抬高>1mm，或者压低2mm或更多。⑥受试者不能维持踏车速度40转/min。⑦严重疲劳，严重腿痛，或其他不能继续负荷运动者。⑧氧饱和度降至90%以下。⑨达到可重复的峰值VO_2。

（4）恢复：受试者继续无负荷缓慢运动1~2min，再改为静息状态；避免剧烈运动突然终止时出现血压骤降、头痛、心律失常等；受试者通过面罩呼吸至少2min；尽量让受试者各项指标恢复至接受试验前的静息状态水平。

（四）心肺运动试验健康教育

1. 心肺运动试验前受试者8h之内不能吸烟以及不能喝碳酸性饮料，因为可能会影响呼吸功能测定。

2. 心肺运动试验前要详细询问病史、用药情况以及进行必要的体格检查，了解平时活动情况以制订合适运动方案。

3. 履行告知义务，受试者必须填写书面知情同意书，内容包括告知受试者运动有关潜在的不适风险，以及鼓励试验前提出相关问题，然后做好有效医患沟通，使其依从性或者做心肺运动试验可能取得更好效果。

4. 要严密监测受试者心电图情况，如有没有频发室性期前收缩、室速、高度房室传导阻滞以及血压过高或在血压逐渐升高时突然下降，以及血氧指标有没有突然下降等。

5. 心肺运动试验时一般不建议受试者说话，告知如果不舒服可以打手势或表情暗示，要密切观察其表情或手势变化。发现患者各种不适反应，一定要及时终止试验。

6. 心肺运动试验之后，不能马上下功率车，要做 2～3min 恢复运动，观察患者运动恢复的情况，同时继续监测其血压、心率、心电图等情况，确保各种生理指标安全。主要是因为在前期心肺运动试验时，大量血液到达肢体，如果马上终止，大量血液可能迅速回流心脏，加重心脏负担，诱发严重后果。

（霍文璟）

第九章

平衡协调评定的康复健康教育

平衡评定的康复健康教育

>> 一、概述

1. **平衡** 平衡指人体所处的一种稳定状态。无论在何种位置和运动，或受到外力作用时，能自动调整并维持姿态的能力。人体重心垂线偏离稳定的支持面时，能立即由主动或反射性活动使重心垂线回到稳定的支持面内的能力。

2. **平衡功能的分类**

（1）静态平衡（static balance）指身体不动时，维持身体于某种姿势的能力，如坐、站立、单腿站立、倒立、站在平衡木上维持不动。

（2）动态平衡（dynamic balance）指运动过程中调整和控制身体姿势稳定性的能力。①自动态平衡：指的是人体在进行各种自主运动，例如由坐到站或由站到坐等各种姿势间的转换运动时，能重新获得稳定状态的能力。②他动态平衡：指的是人体对外界干扰，例如推、拉等产生反应、恢复稳定状态的能力。

>> 二、平衡功能评定

（一）评定目的

1. 确定是否存在影响行走或其他功能性活动的平衡功能障碍。

2. 确定平衡功能障碍的水平或程度。

3. 寻找和确定平衡障碍的发生原因。

4. 指导制订康复治疗计划。

5. 监测平衡功能障碍的治疗（手术、药物）和康复训练的疗效。

6. 预测跌倒风险。

（二）适应证和禁忌证

1. 适应证

（1）中枢神经系统损害：脑外伤、脑血管意外、帕金森病、多发性硬化、小脑疾患、脑肿瘤、脑瘫及脊髓损伤等。

（2）耳鼻喉科疾病：由前庭器官问题导致的眩晕症。

（3）肌肉骨骼系统疾病或损伤：骨折及骨关节疾患、截肢、关节置换、影响姿势与姿势控制的颈部与背部损伤以及各种影响平衡的运动损伤、肌肉疾患及外周神经损伤等。

（4）其他人群：老年人、运动员、飞行员及宇航员。

2. 禁忌证

急性炎症，严重的心肺疾患，下肢骨折未愈合，骨性或关节处肿瘤、结核，恶病质，严重的精神病，无法配合检查或检查会加重病情的患者。

（三）评定方法

1. 观察法

（1）在静止状态下能否保持平衡。例如：睁、闭眼坐，睁、闭眼站立（即 Romberg 征），双足靠拢站，足跟对足尖站，单足交替站等。

（2）在运动状态下能否保持平衡。例如：坐、站立时移动身体，在不同条件下行走，包括足跟着地走、足尖着地走、直线走、走标记物。

（3）侧方走、倒退走、环行走等。

2. 量表法

量表法属于主观评定后的记录方法。优点是不需要专门的设备，结果量化，评分简单，应用方便。信度和效度较好的量表有 Berg 平衡量表、Fugl-Meyer 平衡能力评定、MAS 平衡功能评定、Lindmark 平衡反应测试和 Semans 平衡障碍分级等。

（1）Berg 平衡量表（表 9-1）：1989 年由 Katherine Berg 首先报道，包括站起、坐下、独立站立、闭眼站立、上肢前伸、转身一周、双足交替踏台阶、单腿站立等 14 个项目，每项分为 5 级，最高得 4 分，最低得 0 分，总积分最高，为 56 分。

表 9-1 Berg 平衡量表评定标准

项目	评定标准	评分
坐位起立	不用手扶能够独立地站起并保持稳定	4 分
	用手扶着能够独立地站起	3 分
	几次尝试后自己用手扶着站起	2 分
	需要他人小量的帮助才能够站起或保持稳定	1 分
	需要他人中等或大量的帮助才能够站起或保持稳定	0 分

续表

项目	评定标准	评分
独立站立	能够安全地站立 2min	4 分
	在监视下能够站立 2min	3 分
	在无支持的条件下能够站立 30s	2 分
	需要若干次尝试才能无支持地站立 30s	1 分
	无帮助时不能站立 30s	0 分
独立坐位	能够安全地保持坐位 2min	4 分
	在监视下能够保持坐位 2min	3 分
	能坐 30s	2 分
	能坐 10s	1 分
	没有靠背支持不能坐 10s	0 分
站位坐下	最小量用手帮助安全地坐下	4 分
	借助于双手能够控制身体的下降	3 分
	用小腿后部顶住椅子来控制身体的下降	2 分
	独立地坐,但不能控制身体的下降	1 分
	需要他人帮助坐下	0 分
转移	稍用手扶就能够安全地转移	4 分
	绝对需要用手扶着才能够安全地转移	3 分
	需要口头提示或监视才能够转移	2 分
	需要一个人的帮助	1 分
	为了安全,需要两个人的帮助或监视	0 分
闭目独立站立	能够安全地站立 10s	4 分
	监视下能够安全地站立 10s	3 分
	能站立 3s	2 分
	闭眼不能达 3s,但站立稳定	1 分
	为了不摔倒而需要两个人帮助	0 分
并足独立站立	能够独立地将双足并拢并安全地站立支持站立 1min	4 分
	能够独立地将双足并拢并在监视下站立 1min	3 分
	能够独立地将双足并拢站立,但不能保持 30s	2 分
	需要别人帮助将双足并拢,但能够双足并拢站立 15s	1 分
	需要别人帮助将双足并拢,双足并拢站立不能保持 15s	0 分

项目	评定标准	评分
上肢前伸	上肢能够向前伸出 >25cm	4分
	上肢能够安全地向前伸出 >12cm	3分
	上肢能够安全地向前伸出 >5cm	2分
	上肢能够向前伸出,但需要监视	1分
	在上肢向前伸展时失去平衡或需要外部支持	0分
从地面拾物	能够轻易地且安全地将地面物品捡起	4分
	能够将地面物品捡起,但需要监视	3分
	伸手向下达 2 ～ 5cm,且独立地保持平衡,但不能将地面物品捡起	2分
	试着做伸手向下捡物品的动作时需要监护,但仍不能将地面物品捡起	1分
	不能试着做伸手向下捡物品的动作,或需要帮助免于失去平衡或摔倒	0分
转体从肩上向后看	可左右侧向后看,体重转移良好	4分
	仅从一侧向后看,另一侧体重转移差	3分
	仅能转向侧面,但身体的平衡可维持	2分
	转身需要监视	1分
	需要帮助以防身体失去平衡或摔倒	0分
转体 360°	在 4s 的时间内,左右侧均可安全地转身 360°	4分
	在 4s 的时间内,仅能从一个方向安全地转身 360°	3分
	能够安全地转身 360°,但动作缓慢	2分
	需要密切监视或口头提示	1分
	转身时需要帮助	0分
独立站立	能够安全且独立地站立,在 20s 内完成 8 次	4分
	能够独立地站立,完成 8 次,时间 >20s	3分
	无需辅助器具在监视下能够完成 4 次	2分
	需要少量帮助能够完成 >2 次	1分
	需要帮助以防止摔倒或完全不能站立	0分
双足前后位站立	能够独立地将双脚一前一后地排列(无间距)站立并保持 30s	4分
	能够独立地将一只脚放在另一只脚的前方(有间距)站立并保持 30s	3分
	能够独立地迈一小步并保持 30s	2分
	向前迈步需要帮助,但能够保持 15s	1分
	迈步或站立时失去平衡	0分

续表

项目	评定标准	评分
单腿站立	能够独立抬腿并保持时间 >10s	4 分
	能够独立抬腿并保持时间 5 ~ 10s	3 分
	能够独立抬腿并保持时间 >3s	2 分
	试图抬腿,不能保持 3s,但可以维持独立站立	1 分
	不能抬腿或需要帮助以防摔倒	0 分

注:结果分析:0~20 分:提示平衡功能差,患者需坐轮椅;21~40 分:提示有一定的平衡能力,患者可在辅助下步行;41~56 分:平衡功能较好,患者可独立步行;< 40 分:提示有跌倒的危险。

（2）Fugl-Meyer 平衡能力评定（表 9-2）：瑞典医生 Fugl-Meyer 等人在 Brunnstrom 评定基础上发展而来。常用于测试上运动神经元损伤的偏瘫受试者。无支撑坐位时双足应着地；检查健侧伸展防护反应时，术者要从患侧向健侧轻推患者接近失衡点，观察有无反应。同理，检查患侧，要从健侧轻推。共 7 项检查，每项分为 3 级，最高得 2 分，最低为 0 分，总积分最高为 14 分。

表 9-2　Fugl-Meyer 平衡功能评定

项目	评定标准	评分
无支撑坐位	不能保持坐位	0 分
	能坐,但少于 5min	1 分
	能坚持坐 5min 以上	2 分
健侧伸展防护反应	肩部无外展或肘关节无伸展	0 分
	反应减弱	1 分
	反应正常	2 分
患侧伸展防护反应	肩部无外展或肘关节无伸展	0 分
	反应减弱	1 分
	反应正常	2 分
支撑站立	不能支撑站立	0 分
	在他人的最大支撑下可以站立	1 分
	能平衡支撑站立 1min 以上	2 分

续表

项目	评定标准	评分
无支撑站立	不能无支撑站立	0分
	不能无支撑站立1min或身体摇晃	1分
	能平衡无支撑站立1min以上	2分
健侧单足站立	不能维持健侧单足站立1~2s	0分
	平衡站稳达4~9s	1分
	平衡站稳超过10s	2分
患侧单足站立	不能维持1~2s	0分
	平衡站稳达4~9s	1分
	平衡站稳超过10s	2分

结果分析：评分少于14分，说明平衡能力有障碍。评分越少，功能障碍程度越严重，治疗前治疗后的评分结果可作为训练前后平衡能力变化的比较。

3. **平衡仪测试法** 平衡仪测试是近来发展起来的定量评定平衡能力的一种测试方法。这类仪器采用高精度的压力传感器和电子计算机技术，整个系统由受力平台、显示器、电子计算机、专用软件构成。通过系统控制和分离各种感觉信息的输入，来评定躯体感受、视觉、前庭系统对于平衡及姿势控制的作用与影响，其结果以数据及图的形式显示。

（1）静态平衡功能评定：在睁眼、闭眼、外界光的刺激下，测定人体重心平衡状态。其主要参数包括重心位置，重心移动路径总长度和平均移动速度，左右向（X轴向）和前后向（Y轴向）重心位移平均速度，重心摆动功率谱，睁眼、闭眼重心参数比值等。

（2）动态平衡功能评定：受检者以躯体运动反应跟踪计算机荧光屏上的视觉目标，保持重心平衡，或者受检者无意识的状态下，支撑面突然发生移动（如前后水平方向，前上、后上倾斜），了解机体感觉和运动器官对外界环境变化的反应以及大脑感知觉的综合能力。

（四）平衡评定康复健康教育

1. 评定时保持环境安静，不要说话和提示。

2. 采用仪器评定时60s直立困难的病例可进行30s测试。

3. 下肢骨折未愈合、严重的心血管疾病患者，不宜进行平衡评定。

4. 受检者不能安全独立完成要求动作时，要注意予以保护和帮助以免摔倒，必要时给予帮助。

5. 对于不能站立的患者，可评定其坐位平衡功能。

第二节　协调评定的康复健康教育

一、概述

协调运动指在中枢神经系统控制下，与特定运动或动作相关的肌群以一定的时空关系共同作用，从而产生平稳、准确、有控制的运动。其特点：适当的肌力，适当的速度、节奏，准确的距离和方向。协调运动主要分为两类：粗大运动，大肌群参与的身体姿势的保持、平衡等，如翻身、坐、站、行走；精细活动，由小肌群实施的动作，如手指的灵巧性、控制细小物品的能力等。

协调运动障碍包括：以笨拙的、不平衡的和不准确的运动为特点的异常运动；不随意运动；肌肉痉挛、肌肉肌腱挛缩等造成的运动异常。协调运动障碍是由于中枢神经系统不同部位（小脑、基底节、脊髓后索）的损伤所致；前庭迷路系统、本体感觉与视觉的异常也可造成。

二、常见协调运动障碍

（一）共济失调

共济失调指随意运动的平稳性、动作的速度、范围、力量及持续时间的异常。表现为上肢重于下肢，远端重于近端，精细动作较粗大动作明显。

1. **上肢摇摆（ADL 受限）** 完成穿衣、扣纽扣、端水、写字等困难。
2. **醉汉步态** 步行跨步大，足着地轻重不等，不稳定；足间距离大而摇动。
3. **震颤** 主动肌和拮抗肌不协调，包括意向性、姿势性、静止性震颤。
4. **轮替运动障碍** 完成快速交替动作有困难、笨拙、缓慢。
5. **辨距不良** 对运动的距离、速度、力量和范围判断失误。
6. **肌张力低下** 肢体被动抬起后，突然撤除支持时，肢体发生坠落。
7. **书写障碍** 书写控制不良、画线试验（＋）、字体大小改变。
8. **运动转换障碍** 模仿画线异常。
9. **协同运动障碍** 起身试验、立位后仰试验（＋）。

10. **其他**　眼球震颤、构音障碍。

（二）不随意运动

不随意运动主要指姿势保持或运动中出现不自主和无目的的动作，运动不正常和运动时出现无法预测的肌张力变化。

1. **震颤**　固定姿势时明显，随意运动时可被抑制；精神紧张时加重，睡眠时消失；上肢震颤表现为搓丸样动作。

2. **舞蹈样运动**　一种无目的、无规则、无节律、可突然出现的动作，表现为面、舌、唇、全身或一侧肢体的远端出现无次序、不连续的突然运动，从而影响了随意运动的完成，可表现在手的操作、言语以及步态中。

3. **交替出现于相互对抗的肌群**　情绪紧张时加重，睡眠时消失。手足徐动，往往伴随痉挛、舞蹈样改变。

4. **偏身投掷症**　一种突然发生反射性、痉挛性、有力、大范围的一侧或一个肢体无目的的打鞭样动作，见于脑血管意外。

5. **舞蹈样徐动症**　介于舞蹈样运动和手足徐动之间。

6. **肌痉挛**　个别肌肉或肌群的短暂、快速、不规则、幅度不一的收缩，局限于身体一部分或数处同步或不同步出现。轻者不引起关节运动，重者可引起肢体阵挛运动。

（三）其他

1. **运动徐缓**　运动缓慢、能力低下。在直接变换运动方式时出现运动徐缓，或表现为运动停止困难，或为无动。

2. **强直**　被动活动时肌肉张力明显增高，呈齿轮样或铅管样改变。

≫ 三、协调功能评定

（一）评定目的

1. 评定肌肉或肌群共同完成一种作业或功能活动的能力。

2. 帮助制订治疗计划和确定治疗目标。

3. 为制订改善协调的运动疗法方案提供依据。

4. 帮助确立一些适应活动的方法。

5. 帮助选择能够促进行为或改善活动安全性的适应仪器。

6. 确定药物或其他治疗方法对协调运动的效果。

（二）适应证和禁忌证

1. **适应证**　除意识障碍或精神障碍所致的协调功能异常外，任何引起协调运动障碍的疾患均需评定。

（1）感觉性运动失调：传导本体感觉的纤维受损。

（2）小脑性运动失调：小脑及其向心或远心径束的损害。

（3）前庭性运动失调：前庭器官、神经和核的病变。

（4）额叶性运动失调：额叶前部的损伤。

（5）锥体外系运动失调：基底节的损害。

2. **禁忌证** 严重的心血管疾病、不能主动合作者。

（三）评定方法

1. **非平衡性协调试验** 用于评定身体不在直立位（站）时静止和运动的成分，这类试验包括对粗大和精细运动的检查。

（1）评定内容

1）指鼻试验：用自己的示指，先接触自己的鼻尖，再去接触检查者的示指。

2）指指试验：两人相对而坐，用示指去接触别人的示指。

3）肢体放置：嘱将双上肢前屈90°并保持，或将膝伸直并保持。

4）轮替试验（前臂旋前/旋后）：嘱屈肘90°，双手张开，一手向上，一手向下，交替转动。

5）还原试验：两人相对而坐（或站），双上肢先前屈90°，然后按指令将上肢继续前屈至180°，再还原到90°；或将上肢放回身体一侧（0°），在还原至90°。可分别或同时进行。

6）示指对指试验：先双肩外展90°，伸肘，再向中线移动，双手示指相对。

7）拇指对指试验：拇指依次与其他四指相对，速度可以由慢渐快。

8）握拳试验：双手握拳伸开。可以同时进行或交替进行（一手握拳，一手伸开），速度可以逐渐增加。

9）跟-膝、跟-趾试验：仰卧位，抬起一侧下肢，足跟先后放在对侧下肢的膝部和趾上。

10）跟膝胫试验：仰卧位，上抬一侧下肢用足跟碰对侧膝盖，再沿胫骨前缘向下移动。

11）旋转试验：上肢在身体一侧屈肘90°，前臂快速反复地做旋前旋后。

12）拍地试验：足跟触地，抬起足尖，做拍地动作，可以双足同时或分别进行。

13）拍膝试验：屈肘，前臂旋前，用手拍膝。可以双手同时或分别进行。

14）趾-指试验：仰卧位，抬起下肢，趾触及别人手指。

15）画圆试验：抬起上肢和下肢，在空中画出想象中的圆。

（2）评分标准

1）5分：正常。

2）4分：轻度障碍。能完成指定的活动，但速度和熟练程度比正常稍差。

3）3分：中度障碍。能完成指定的活动，但协调缺陷极明显，动作慢、笨拙和不稳定。

4）2分：重度障碍。只能发起运动而不能完成。

5）1分：不能活动。

2. 平衡性协调试验　是评定身体在直立位时的姿势、平衡以及静和动的成分。

（1）评定内容

1）在正常舒适的位置上站着。

2）两足并拢站着（窄支撑面）。

3）足趾碰及另一足足跟站着。

4）单足站。

5）站着，上肢的位置交替放在身旁、头上方、腹部等。

6）出其不意的使患者离开平衡点。

7）站着，交替的前屈躯干和返回原位。

8）站着，向每侧侧屈躯干。

9）沿直线走，一足跟直接在另一足足趾之前。

10）沿直线行走，或沿地上的标记走。

11）向侧方走和向后走。

12）行正步走。

13）行走时变换速度。

14）行走中突然停下和开始。

15）环形行走和变换方向。

16）用踵或趾行走。

（2）评分标准：

1）4分：能完成活动。

2）3分：能完成活动，但为保持平衡需要较少的身体接触加以保护。

3）2分：能完成活动，但为保持平衡需要大量的身体接触加以保护。

4）1分：不能活动。

（四）协调评定康复健康教育

1. 评定时患者必须意识清晰。

2. 评定前要向患者说明目的和检查方法，以取得患者的充分合作。

3. 评定时应注意双侧对比，注意协调障碍是一侧性的还是双侧性的。

4. 应注意被检肢体的肌力，当肌力不足 4 级时，该项评定无意义。

5. 应注意障碍最明显的部位（头、躯干、上肢、下肢）以及在睁眼、闭眼条件下障碍的差别。

（霍文璟）

第十章

日常生活活动能力评定的康复健康教育

》 一、概述

日常生活活动（activities of daily living，ADL）指人们为了维持生存适应生存环境而每天必须反复进行的最基本的具有共性的生活活动。它包括衣、食、住、行、个人卫生、独立的社区活动等内容。这些活动虽然十分基本，但对维持每天的正常生活却必不可少，缺少这些正常的日常生活活动能力，除了给残疾患者的日常生活带来很多不便，甚至还可能会损害患者的自尊心和自信心，严重影响残疾患者的生存质量。

日常生活活动分为基础性日常生活活动（basic activities of daily living，BADL）和工具性日常生活活动（instrumental activities of daily living，IADL）。BADL 指人们为了维持基本的生存、生活需要而每天必须反复进行的基本活动，包括进食、更衣、个人卫生等自理活动和转移、行走、上下楼梯等身体活动。IADL 指人们为了维持独立的社会生活所需的较高级的活动，包括购物、炊事、洗衣、交通工具的使用、处理个人事务、休闲活动等，大多需借助工具进行。IADL 是在 BADL 的基础上发展起来的体现人的社会属性的一系列活动，它的实现是以 BADL 为基础。

》 二、评定内容及评定方法

（一）评定内容

1. **体位转移能力**　体位转移能力包括：①床上体位及活动能力。②坐起及坐位平衡能力。③站立及站位平衡能力。

2. **个人卫生自理能力**　个人卫生自理能力包括：①更衣，如自己穿脱不同式样的上衣、裤子、袜子和鞋。②个人卫生，如洗脸、刷牙、修饰、洗澡、大小便及便后卫生。③进餐，如准备食物和使用餐具等。

3. **行走及乘坐交通工具能力**　行走及乘坐交通工具的能力包括：①室内行走。②室外行走。③上下楼梯。④上下汽车。⑤使用轮椅。

4. **交流能力**　交流能力包括：①阅读书报。②书写。③使用辅助交流用具，如交流板、图片、打字机、电脑等。④与他人交流。⑤理解能力。

5. **社会认知能力**　社会认知能力包括：①社会交往。②解决问题。③记忆能力。

（二）评定方法

1. **直接观察**　通过直接观察患者 ADL 各项活动的实际完成情况来进行评定。评定地点可以在患者实际生活环境中，也可以在 ADL 评定训练室内，ADL 评定训练室的设计应尽量接近患者实际生活环境，设置有卧室、浴室、厕所、厨房及家具、家用电器、餐具、炊具等。直接观察法能详细观察患者的每一项日常生活活动的完成细节，得到的结果较为可靠、准确，并且有利于针对患者的活动缺陷所在进行康复训练。评定应注意选择在合适的时间进行，例如在患者早上起床时观察其穿衣、洗漱、修饰等活动，在进餐时间观察其进食能力等。这种方法所需评定时间较长，对于体弱的患者，为避免疲劳可分次进行检查。

2. **间接评定**　通过询问的方式来收集资料和进行评定，有口头询问和问卷询问两种。除了面对面的形式外，也可以采取电话、书信等形式。尽量让患者本人接受调查，如患者不能回答问题（如体力虚弱、认知障碍等），可请患者家属或护理人员回答。

有利于评定一些不便直接观察的较私密的活动（如穿脱内衣、大小便、洗澡等）。可以在较短时间内得到评定结果，评定较为简便。其准确性不如直接观察法，可与直接观察法结合使用。

3. **量表检查法**　采用经过标准化设计、具有统一内容和统一评价标准的检查表评价 ADL，量表中规定设计了 ADL 检查项目并进行系统分类，每一项活动的完成情况被予以量化并以分数表示。量表经过信度、效度及灵敏度检验，其统一和标准化的检查与评分方法使得评价结果可以对不同患者、不同疗法以及不同的医疗机构之间进行比较。因此，量表检查是临床及科研中观察治疗前后的康复进展、研究新疗法、判断疗效等常用的手段。

（三）评定目的

1. 确定日常生活活动的独立程度。

2. 确定哪些日常生活活动需要帮助，需要何种帮助以及帮助的量。

3. 为制订康复目标和康复治疗方案提供依据。

4. 为制订环境改造方案提供依据。

5. 观察疗效，评估医疗质量。

>> 三、常用评定量表

（一）量表种类

BADL 评定常用量表：Barthel 指数、Katz 指数、PULSES、修订的 Kenny 自理评定等。IADL 常用量表有功能活动问卷（functional activities questionary，FAQ）、快速残疾评定量表（rapid disability rating scale，RDRS）等。

（二）Barthel 指数

Barthel 指数评定由美国的 Florence Mahoney 和 Dorothy Barthel 于 20 世纪 50 年代中期设计并应用于临床。于 1965 年首次发表，是康复医疗机构应用最广、研究最多的 BADL 评估方法。Barthel 指数评定方法简单，可信度、灵敏度高，不仅可以用来评定患者治疗前后的功能状态，还可以用于预测治疗效果、住院时间和预后。Barthel 指数包括 10 项内容，根据是否需要帮助及其程度分为 0 分、5 分、10 分、15 分四个功能等级，总分为 100 分，得分越高，独立性越好，依赖性越小。

1. **评定内容** 见表 10-1。

表 10-1 Barthel 指数评分表

日常生活活动项目	自理	较小帮助	较大帮助	完全依赖
进食	10	5	0	0
洗澡	5	0	0	0
修饰（洗脸、梳头、刷牙、刮脸）	5	0	0	0
穿衣（包括系鞋带等）	10	5	0	0
控制大便	10	5（偶尔失禁）	0	0
控制小便	10	5（偶尔失禁）	0	0
用厕（包括清洁、穿衣、冲洗）	10	5	0	0
床椅转移	15	10	5	0
平地行走 45m	15	10	5（用轮椅）	0
上下楼梯	10	5	0	0

2. **评定标准** 总分为 100 分。

（1）进食：10 分，能在合适的时间内独立进食各种正常食物，可使用必要的辅助器具，不包括取饭、做饭。5 分，需要部分帮助（如夹菜、切割、搅拌食物等）或需要较长时间。0分，较大或完全依赖他人。

（2）洗澡：5分，无需指导能独立完成洗澡全过程（可为浴池、盆浴或淋浴）。0分，不能独立完成，需依赖他人。

（3）修饰：5分，独立完成刷牙（包括固定义齿）、洗脸、梳头、剃须（如使用电动剃须刀者应会插插头）等。0分，不能独立完成，需依赖他人。

（4）穿衣：10分，能独立穿脱全部衣服，包括系扣、开关拉链、穿脱鞋、系鞋带、穿脱支具等。5分，需要部分帮助，但在正常时间内至少能独自完成一半。0分，较大程度或完全依赖他人。

（5）控制大便：10分，能控制，没有失禁，如需要能使用栓剂或灌肠剂。5分，偶尔失禁（每周少于1次），或需要在帮助下用栓剂或灌肠剂。0分，失禁或昏迷。

（6）控制小便：10分，能控制，没有失禁，如需要使用器具，能无需帮助自行处理。5分，偶尔失禁（每24h少于1次）。0分，失禁或昏迷。

（7）用厕：10分，能独立进出厕所或使用便盆，无助手能解穿衣裤和进行便后擦拭、冲洗或清洁便盆。5分，在保持平衡、解穿衣裤或处理卫生等方面需要帮助。0分，依赖他人。

（8）床椅转移：15分，能独立完成床到轮椅、轮椅到床的转移全过程，包括从床上坐起，锁住车闸，移开脚踏板。10分，需较小帮助（1人帮助）或语言的指导、监督。5分，可以从床上坐起，但在进行转移时需较大帮助（2人帮助）。0分，不能坐起，完全依赖他人完成转移过程。

（9）平地行走45m：15分，能独立平地行走45m，可以使用矫形器、假肢、拐杖、助行器，但不包括带轮的助行器。10分，在1人帮助（体力帮助或语言指导）下能平地行走45m。5分，如果不能走，能独立使用轮椅行进45m。0分，不能完成。

（10）上下楼梯：10分，能独立完成，可以使用辅助器械。5分，活动中需要帮助或监护。0分，不能完成。

3. **结果分析** 100分表示日常生活活动能力良好，不需要依赖他人。>40分的患者治疗效益最大。

>60分评定为良，表示有轻度功能障碍，但日常生活基本自理。

60～41分表示有中度功能障碍，日常生活需要一定的帮助。

40～21分表示有重度功能障碍，日常生活明显需要依赖他人。

<20分为完全残疾，日常生活完全依赖他人。

（三）Katz 指数

1. **评定内容**　Katz 指数（Katz index）又称日常生活活动指数，根据人体功能发育学的规律制订。有 6 项评定内容，依次为洗澡、穿着、如厕、转移、大小便控制、进食，六项评定内容按照由难到易的顺序进行排列，不宜随意改变次序。

2. **评定标准**　Katz 指数将日常生活活动功能状态分为 A～G 7 个功能等级，A 级为完全自理，G 级为完全依赖，从 A 级到 G 级独立程度依次下降。

A 级：全部 6 项活动均能独立完成。

B 级：能独立完成 6 项活动中的任意 5 项，只有 1 项不能独立完成。

C 级：只有洗澡和其他任意 1 项不能独立完成，其余 4 项活动均能独立完成。

D 级：洗澡、穿着和其他任意 1 项不能独立完成，其余 3 项活动均能独立完成。

E 级：洗澡、穿着、上厕所和其他任意 1 项不能独立完成，其余 2 项活动均能独立完成。

F 级：洗澡、穿着、上厕所、转移和其他任意 1 项不能独立完成，其余 1 项可独立完成。

G 级：所有 6 项活动均不能独立完成。

所谓"完成"，即不需指导、监督或他人帮助。但各项活动中所规定的个别特殊动作不在此列，如患者可以自己洗澡，但不能洗背部。所谓"帮助"，按其程度可分他人协助、指导和监护 3 种。

（四）PULSES 评定

PULSES 评定方法于 1957 年提出，是一种总体功能评定方法，包括躯体状况、运动功能、言语、视听、心理 6 方面的内容，可信度较高。评定内容包括 6 个方面，每方面分为 4 个功能等级，分别评为 1～4 分。

1. **评定内容**

（1）躯体状况（physical condition，P）：指内脏器官如心血管、呼吸、胃肠道、泌尿、内分泌、神经系统疾患。

（2）上肢功能及日常生活自理情况（upper limb function，U）：指进食、穿衣、穿戴假肢或矫形器、梳洗等。

（3）下肢功能及行动（lower limb function，L）：指步行、上楼梯、使用轮椅、身体从床移动至椅或从椅移动到床、用厕的情况。

（4）感觉与语言交流功能（sensory component，S）：指与语言交流（听、说）和视力有关的功能。

（5）排泄功能（excretory function，E）：指大小便自理和控制程度。

（6）精神和情感状况（mental and emotional status，S）：指智力和情绪对家庭和社会环境的适宜能力。

2. **评定标准** 每方面分为 4 个功能等级，分别评为 1～4 分，各项评分相加后得到总分。

（1）躯体状况：1 分，内科情况稳定，只需每隔 3 个月复查 1 次。2 分，内科情况尚属稳定，每隔 2～10 周需复查 1 次。3 分，内科情况不大稳定，最低限度每周需复查 1 次。4 分，内科情况不稳定，每日需严密进行医疗监护。

（2）上肢功能及日常生活自理情况：1 分，生活自理，上肢无残损。2 分，生活自理，但上肢有一定残损。3 分，生活不能自理，需要别人扶助或指导，上肢有残损或无残损。4 分，生活完全不能自理，上肢有明显残损。

（3）下肢功能及行动：1 分，独自步行移动，下肢无残损。2 分，基本上能独自行动，下肢有一定残损，需使用步行辅助器械、矫形器或假肢，或利用轮椅能在无梯级的地方充分行动。3 分，在扶助或指导下才能行动，下肢有残损或无残损，利用轮椅能做部分活动。4 分，完全不能独自行动，下肢有严重残损。

（4）感觉与语言交流功能：1 分，能独自作语言交流，视力无残损。2 分，基本上能进行语言交流，视力基本无障碍，但感官及语言交流功能有一定缺陷，例如轻度构音障碍、轻度失语，要戴眼镜或助听器，或经常要用药物治疗。3 分，在别人帮助或指导下能进行语言交流，视力严重障碍。4 分，聋、盲、哑，不能进行语言交流，无有用视力。

（5）排泄功能：1 分，大小便完全自控。2 分，基本上能控制膀胱括约肌及肛门括约肌，虽然有尿急或急于解便，但尚能控制，因此可参加社交活动或工作；或虽要插导尿管，但能自理。3 分，在别人帮助下能处理好大小便排泄问题，偶尔有尿床或溢粪。4 分，大小便失禁，常有尿床或溢粪。

（6）精神和情感状况：1 分，能完成日常任务，并能尽家庭及社会职责。2 分，基本上能适应，但需在环境上、工作性质和要求上稍做调整和改变。3 分，适应程度差，需在别人指导、帮助和鼓励下，才稍能适应家庭和社会环境，进行极小量力所能及的家务或工作。4 分，完全不适应家庭和社会环境，需长期住院治疗或休养。

总分的评判标准为：6 分为功能最佳，各项功能均基本正常。>12 分提示独立自理能力严重受限。>16 分提示有严重残疾。

（五）功能独立性评定

功能独立性评定量表（functional independent measurement，FIM）是其中的主要组成

部分，它包括供成人使用的 FIM 和供儿童使用的 WeeFIM。其信度、效度已得到大量研究的证实，具有相当的可靠性。它可用于记录入院、出院、随访时的功能评分，观察动态变化，综合反映患者功能及独立生活能力，评估各阶段治疗效果，比较不同治疗方案的优劣。

1. **评定内容** FIM 量表的评定内容包括躯体功能和认知功能两大部分，涉及日常生活功能的 6 个方面（自我照料、括约肌控制、体位转移、行走、交流、社会认知），每个方面又分为 2~6 项，总共 18 个评定项目。

（1）自我照料：①进食。②梳洗。③洗澡。④上衣穿脱。⑤裤子穿脱。⑥如厕。

（2）括约肌控制：①排尿。②排便。

（3）转移：①床→椅（轮椅）。②厕所。③浴盆、淋浴。

（4）行走：①步行/轮椅。②上下楼梯。

（5）交流：①理解。②表达。

（6）社会认知：①社会交往。②问题处理。③记忆。

2. **评分标准**

7 分：完全独立，该活动能在合理的时间内，规范地、完全地完成，无需修改活动，无需辅助设备或用具。

6 分：有条件的独立，在完成该活动中，需要辅助设备或用具；或需要较长的时间；或存在安全方面的顾虑。

6~7 分为无需他人帮助，自己独立完成。

5 分：监护或准备，需要有人在旁边监护、提示或规劝，或帮助准备必需的用品，或帮忙佩戴矫形器具。但两人间没有身体的接触。

4 分：少量帮助，需要他人接触身体帮助下的活动。但在完成活动中，自己能起到75% 的作用。

3 分：中等量帮助，需要他人接触身体的提供更多帮助下的活动。在完成活动中，自己仅能起到 50%~75% 的作用。

3~5 分属于有条件的依赖。

2 分：大量帮助，需要他人接触身体提供大量帮助，才能完成活动。在完成活动中，自己仅能起到 25%~50% 的作用。

1 分：完全依赖，几乎需在他人接触身体提供完全帮助下，才能完成活动。自己能起的作用仅在 25% 以下。

1~2 分属于完全依赖。

3. **结果判断**　FIM 的最高分为 126 分（运动功能评分 91 分，认知功能评分 35 分），最低分 18 分。根据评定结果，可分为 3 个等级：独立（126～108 分），有条件依赖（107～54 分），完全依赖（53～18 分），也可分为以下 8 级：

126 分：完全独立。

108～125 分：基本独立。

90～107 分：有条件的独立或轻度依赖。

72～89 分：轻度依赖。

54～71 分：中度依赖。

36～53 分：重度依赖。

19～35 分：极重度依赖。

18 分及以下：完全依赖。

（六）日常生活活动能力评定康复健康教育

评定前与患者交谈，让患者明确评定的目的，以取得患者的理解与合作。评定前还必须对患者的基本情况有所了解，如肌力、关节活动范围、平衡能力等，还应考虑到患者生活的社会环境、反应性、依赖性等。重复进行评定时，应尽量在同一条件或环境下进行。在分析评定结果时应考虑有关的影响因素，如患者的生活习惯，文化素养、职业、社会环境、评定时的心理状态和合作程度等。

（霍文璟）

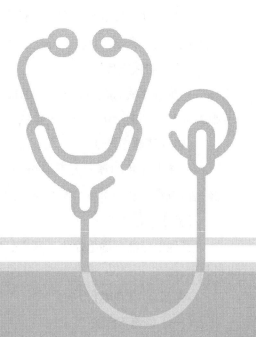

第四篇

康复治疗相关技术及康复健康教育

第十一章

物理治疗的技术及健康教育

第一节 电疗法的康复健康教育

一、电疗法分类

（一）直流电疗法

直流电疗法是将低电压的平稳直流电通过人体一定部位治疗疾病的方法，包括直流电疗法、直流电药物离子导入疗法、经颅直流电刺激。

（二）低频电疗法

低频电疗法的频率为 0 ~ 1kHz，包括神经肌肉电刺激疗法、经皮神经电刺激疗法、电体操疗法、功能性电刺激疗法、感应电疗法、电兴奋疗法、直角脉冲脊髓通电疗法、脊髓电刺激疗法、微电流疗法、高压脉冲电疗法，超低频电疗法等。

（三）中频电疗法

中频电疗法的频率为 1 ~ 100kHz，包括等幅正弦中频电疗法、正弦调制中频电疗法、脉冲调制中频电疗法、干扰电疗法、音乐电疗法、波动电疗法等。

（四）高频电疗法

高频电疗法的频率大于 100kHz，包括共鸣火花电疗法、中波电疗法、短波电疗法、超短波电疗法及分米波、厘米波、微波电疗法等。

（五）其他电疗法

其他电疗法有静电疗法、高压交变电场疗法、空气离子疗法等。

二、直流电疗法

（一）直流电疗法

直流电疗法（galvanization）是利用小强度、低电压平稳的直流电流治疗疾病的方法。

直流电疗时，正、负极间存在电位差，使人体组织内各种离子沿一定方向移动而形成电流。人体组织在直流电的作用下，产生离子移动引起组织间体液内离子浓度比例的变化。

1. 生物学效应

（1）组织兴奋性变化：阳极下钙镁离子相对较多，神经肌肉兴奋性降低，称为阳极电紧张。阴极下相反，钙镁离子相对较少，神经肌肉兴奋性增高，称为阴极电紧张。

（2）细胞通透性变化：蛋白质向阳极迁移（电泳），水分向阴极迁移（电渗）

（3）改善血液循环：阳极下产酸 HCl，阴极下产碱 $NaOH$，可使蛋白质变性、分解，释放多肽、组胺、血管活性肽等而致血管扩张。

（4）对静脉血栓作用：血栓从阳极松脱，退缩向阴极，而使血管重新开放。

（5）对骨折的作用：阴极插入骨折处，$10 \sim 20\mu A$ 电流，加速骨折愈合。

2. 适应证 神经炎、神经根炎、神经痛、自主神经功能紊乱、偏头痛、高血压病、动脉硬化、冠心病、溃疡病、慢性炎症、血栓性静脉炎、淋巴管炎、术后粘连、瘢痕、颈椎病、肩周炎、关节炎、颞下颌关节功能紊乱、功能性子宫出血、五官科疾病等。

3. 禁忌证 恶性肿瘤（局部直流电化学疗法除外）、高热、昏迷、出血倾向疾病、妊娠、急性化脓性炎症、急性湿疹、局部皮肤破损、局部金属异物、心脏起搏器及其周围、对直流电过敏者等。

4. 操作

（1）设备：直流感应电疗机。

（2）治疗方法：包括有对置法和并置法。对置法指将一个电极置于病灶的一侧，将另一个电极置于病灶的对侧，适于治疗局部和病变部位较深的疾病；并置法指将两个电极置于患者身体的同一侧，适于治疗血管、长型肌肉的病变。在治疗过程中，电流的方向和电极的位置不同，治疗效果不同，电极的面积不同也会产生不同的作用，在做直流电时，为了加强阴极和阳极的作用，可以选择两个面积大小不同的电极：小电极的电流密度大，引起的反应强，称为主电极或刺激电极，一般放在治疗的局部，大电极的电流密度小，引起的反应弱，称为负电极或无刺激电极，一般放在颈、背、腰骶部等平坦而电阻较小的皮肤上。

（3）操作方法：治疗前要检查治疗部位的皮肤感觉是否正常；治疗时选择所需的电极并用绑带固定稳妥；检查仪器"输出旋钮"置于零位，"治疗种类选择"置于直流电，"电流强 / 弱转换开关"置于与所需电流量相符，"极性转换开关"置于与所需极性相符之后再开机；缓慢匀速地调节"输出旋钮"，使电流表指针渐升至所需电流量。治疗中巡视电流量和询问患者皮肤感觉，若有异常情况及时查因处理。治疗完毕将"输出旋钮"缓慢逆转降至零位之后再关机；检查治疗部位的皮肤有无异常；冲洗电极板、擦干及压平，衬垫洗净、煮沸及晾干，备用。

（4）治疗示范：诊断，右小腿内侧血栓性静脉炎。治疗项目选择，直流电疗法。部位，右小腿部。电极和方法，2cm×100cm，放置右小腿静脉索条两端并置，近端（－）极，远端（＋）极。强度为10mA，时间为20min。疗程：每日1次，持续6d。

电流量成年人为 $0.05 \sim 0.1 \text{mA} / \text{cm}^2$，较小衬垫可增至 $0.15 \sim 0.2 \text{mA} / \text{cm}^2$，最高可达 $0.5 \text{mA} / \text{cm}^2$，小儿为 $0.02 \sim 0.03 \text{mA} / \text{cm}^2$。较大衬垫、小儿、老年人、截瘫、偏瘫、知觉障碍、瘢痕部位及反射疗法的电流量则应酌减。治疗时间每次 $15 \sim 30 \text{min}$，疗程一般为每日1次或隔日1次，持续 $5 \sim 7 \text{d}$。

5. 健康教育　治疗前对患者做好解释工作，告知疗程、治疗中自我感觉、疗效等。治疗时嘱患者勿移动体位，治疗部位的皮肤有蚁行或轻度针刺感为正常反应，若有烧灼或疼痛感为异常反应，立即告知工作人员查明原因处理。治疗时嘱患者如出现治疗部位的皮肤有知觉丧失、破损或皮肤病，则此部位不宜治疗，要及时告知治疗师。治疗部位皮肤出现瘙痒时不要抓挠，用护肤水或皮炎平软膏外涂局部皮肤；若出现皮肤电灼伤，按局部烧伤处理。

6. 注意事项　治疗时操作人员应注意：电极要求其电极板用铅片及边角圆钝，衬垫采用纯棉织品制成，厚度为1cm以上（约16层），其边缘须超过电极板 $1 \sim 2 \text{cm}$，用温水均匀浸透衬垫并拧至适中湿度做治疗。调节电流量时，切忌突然增大或减少而产生电击感。禁止电流表指针满刻度工作而损坏仪器，每次治疗完毕须关闭仪器的电源开关；勿与高频仪器用同一条电路，并保持3m以上的距离。电极要稳妥固定，防止铅片、夹子及导线的金属端滑露衬垫外，接触皮肤引起电灼伤。每季度用3%草酸溶液煮沸祛除污垢或锈迹，经过清水冲洗多遍，从衬垫挤出的水滴进10%氯化钙溶液中，呈现清澈而无浑浊乳状的溶液为清洗干净，备用。

（二）直流电药物离子导入疗法

应用直流电使药物离子导入人体内进行治疗的方法，称为直流电药物离子导入疗法。这种方法兼有直流电和药物的作用，治疗时将所需导入的药物离子放在极性与该离子的极性相同的直流电电极下，通电时，由于同性相斥，异性相吸，使离子产生定向移动，通过皮肤的汗腺、皮脂腺开口和毛囊被导入人体内。

1. 治疗作用

（1）扩张血管，促进血液循环，改善组织营养，加速神经和其他组织再生。

（2）阳极下：消散水肿，缓解疼痛，静脉血栓机化、退缩，血管重新开放。

（3）阴极下：消散炎症，松解粘连，软化瘢痕；周围神经肌肉兴奋性提高；骨折愈合加快。

（4）阳极置于头端、阴极置于远端的下行性直流电可升高血压、降低肌张力；阴级置于头端、阳级置于远端的上行性直流电可降低血压、提高肌张力。

2. **适应证**　末梢神经炎、瘢痕、术后粘连、血栓性静脉炎、神经痛、自主神经功能紊乱、神经官能症、高血压病、慢性关节炎、慢性前列腺炎、慢性咽炎、慢性盆腔炎、胸锁乳突肌血肿、骨折、脑血栓及脑出血恢复期。

3. **禁忌证**　恶性肿瘤、高热、心力衰竭、湿疹、出血倾向、高热、昏迷、妊娠、急性化脓性炎症、置有心脏起搏器、对直流电过敏、对拟导入的药物过敏者等，皮肤感觉障碍慎用，以免灼伤。

4. **操作**

（1）设备：直流感应电疗机等。

（2）治疗方法：衬垫法、体腔法、水浴法。

（3）操作方法：要求药物须能被电离，常用药配成 2%～10% 的水溶液（禁用自来水直接配制药液）；剧毒药量不宜超过注射给药的一次用量；抗生素，如青霉素、四环素导入需采用非极化电极；某些可引起过敏反应的抗生素或其他药物，疗前应做过敏试验。中、西药须有专用衬垫，并分有正、负极衬垫；带正电荷的药物从正极导入，带负电荷的药物从负极导入；放有药物的一极为作用极或两极都放药物进行治疗。治疗完毕将药物衬垫按中、西药及其极性，分别清洁煮沸。

（4）治疗示范：诊断，基底动脉型脑血栓形成。项目，10% 碘化钾离子直流电导入疗法。部位，双眼及枕部。电极和方法，眼枕法，两个眼药垫作用极（－），放置双眼；$50cm^2$ 辅助极（＋），放置枕部。强度，1～3mA。时间，10～20min。疗程，每日1次，持续 15d。

5. **健康教育**　在应用青霉素、链霉素、普鲁卡因等药物前，必须询问患者有无过敏史，并做药物过敏试验。其他与直流电疗法相同。

6. **注意事项**　与直流电疗法相同。

（三）经颅直流电刺激

经颅直流电刺激（transcranial direct current stimulation，TDCS）是一种非侵入性的，利用恒定、低强度直流电（1～2mA）调节大脑皮质神经元活动的神经调控技术，微弱的经颅直流电刺激可引起集成双向的急性依赖性的改变，目前该技术已经成为认知神经科学、神经康复医学、精神病学的研究热点。

1. 治疗作用

（1）对静息膜电位的改变：阳极是去极化、阴极是超极化。

（2）对局部脑血流量的改变：阳极增加、阴极降低。

（3）对任务相关脑区的影响：阳极激活、阴极减弱。

（4）后续效应：1～2h。

（5）调节突触微环境：改变 NMDA 受体或 GABA 的活性，从而起到调节突触可塑性的作用。

2. 适应证　运动障碍（运动、痉挛、平衡）、认知障碍（记忆、注意、执行）、言语语言障碍（失语症、构音障碍）、视觉、知觉障碍（偏侧忽略等）、意识障碍、脊髓损伤、帕金森病、耳鸣、疼痛（慢性疼痛、纤维肌痛、中枢性疼痛、偏头痛）、脑瘫、精神障碍（抑郁症、焦虑症、精神分裂症、自闭症、躁狂症等）。

3. 禁忌证　使用植入式电子装置（例如心脏起搏器）的患者；颅内有金属植入器件的患者；发热、电解质紊乱或生命体征不稳定患者；孕妇、儿童；局部皮肤损伤或炎症患者；有出血倾向的患者；有颅内压增高的患者；存在严重心脏疾病或其他内科疾病的患者；急性大面积脑梗死的患者；癫痫患者及服用可以引起癫痫药物者；治疗区域有带有金属部件的植入器件患者；刺激区域有痛觉过敏的患者。

4. 操作

（1）设备：经颅直流电刺激仪。

（2）治疗方法：tDCS 有两个不同的电极及其供电电池设备，外加一个控制软件设置刺激类型的输出。刺激方式包括 3 种，即阳极刺激、阴极刺激和伪刺激。阳极刺激通常能增强刺激部位神经元的兴奋性，阴极刺激则降低刺激部位神经元的兴奋性。伪刺激多是作为一种对照刺激。

（3）操作方法：刺激效果由刺激部位、电流的强度、电极片的面积和极性来决定。常用刺激部位有 BROCA 区（H）、WERNICKE 区（J）、前额叶背外侧 DLPFC（N）、手区（O）、口舌区（P）、小脑（R）、前额叶（S）等。选择 5cm×7cm 电极片，贴片也是相对应的，贴片黑色部分贴于厚的布袋且贴于皮肤；电解质包括清水、饱和盐水、生理盐水，用电解质浸湿作用部位、浸泡电极布套；强度调节为 1.0mA，若患者可耐受，建议调到临床经验值 1.2～1.4mA；当治疗效果不明显时，增加刺激强度或调整治疗部位；当患者不能耐受时，先下调治疗强度，待患者适应后，再往上调；一次刺激时间建议为 20min。

（4）治疗示范：诊断，脑中风后痉挛。治疗项目选择，经颅直流电刺激。部位：阴极电极位于 C_3 或者 C_4（患侧），阳极位于对侧肩部；电极面积 4.5cm×5.5cm；电流强度

0.7mA。时间：20min。疗程为每日 1 次，持续 10d。

5. **健康教育** tDCS 固定方法：头颅相对较小的，适合医用弹性绷带和一般固定带；头颅相对适中的，可选用弹力帽，压力作用相对较好；头发相对少的可选用弹力帽；头发相对较多的可选用医用弹性绷带或者一般固定带；建议做前额叶的用弹性绷带或者一般固定带相对较好。电极线的两个金属电极清洗的时候要着重清洗金属电极与塑料相连接的地方。线缆部分：可用干净的棉布蘸取 2% 的戊二醛溶液或者 10% 的次氯酸钠水溶液擦拭表面，再用棉布蘸取清水擦去溶液，最后用棉布擦干。电极部分：可将电极浸泡在 2% 的戊二醛溶液或者 10% 的次氯酸钠水溶液中，用清水冲洗后晾干。

6. **注意事项** 电池电量小于 80% 时应充电；治疗前检查电极线的外观及通断情况、电极片的外观及阻抗、电子衬垫的外观及吸水性、绑带的外观及弹力；治疗时应做好与患者的充分沟通，像轻微的反应（皮肤发痒、刺痛、被叮感等）属于正常现象；在治疗的过程中，患者如有不适（强烈刺痛或出现电击反应等）、接触电阻变大或接触不良时，应立即停止治疗，并参照操作使用及维护保养手册对电极片、电极线和刺激仪进行检测；在治疗的过程中应尽量保证电极不发生移位，避免造成灼伤；平时应做好对电极片、电极线和刺激仪的维护，具体参照操作使用及维护保养手册。

三、低频电疗法

（一）生物学效应

1. 兴奋神经肌肉。引起肌肉单收缩的较适宜的电流频率是 1～10Hz，引起肌肉完全性强直收缩的较适宜的电流频率是 50Hz。

2. 促进血液循环，机制为抑制交感神经。低频脉冲电流作用于交感神经节，可引起抑制作用，使血管扩张。兴奋交感神经的低频电流频率是 1～10Hz；降低交感神经兴奋性的低频电流频率是 100Hz。

3. 镇痛作用较好的频率为 100Hz。

4. 消散炎症。

（二）间动电疗法

间动电流是将 50Hz 正弦交流电整流后叠加在直流电上构成的一种脉冲电流。用这种电流治疗疾病的方法称为间动电疗法。

1. **治疗作用**

（1）镇痛：间动电流镇痛作用好于直流电、感应电，以间升波、疏密波的镇痛作用最强，其次为密波、疏波。

（2）促进局部血流循环，消散水肿：密波、疏密波。

（3）兴奋神经肌肉：断续波，起伏波。

2. 适应证　神经痛、扭挫伤、网球肘、肩关节周围炎、肌纤维组织炎、颞下颌关节功能紊乱、雷诺病等。

3. 禁忌证　与直流电疗法相同。

4. 操作

（1）设备：间动电疗机。

（2）治疗方法：铅片电极或导电橡胶电极和衬垫的要求与直流电疗法相同。一般多采用直径3cm或5cm的圆形杯状电极。

（3）操作方法：治疗时主极置于痛点或病患部位，接阴极；辅极接阳极，置于相应部位。先调节直流电达1～2mA，再调脉冲电流，选好波形，逐渐增加电流强度至耐受度。一般每次治疗选用1～3种波形，每种波形3～5min。每次总计治疗10～15min，每日1～2次，5～10次为一个疗程。

5. 健康教育　同直流电疗法。

6. 注意事项　同直流电疗法。

（三）神经肌肉电刺激疗法

神经肌肉电刺激疗法（neuromuscular electrical stimulation，NMES）包括失神经肌肉电刺激疗法和痉挛肌电刺激疗法。刺激失神经肌肉的疗法称失神经肌肉电刺激疗法，亦称电体操疗法。适用于下运动神经元损伤或疾病所致的肌肉失神经支配。刺激痉挛肌及拮抗肌的疗法称为痉挛肌电刺激疗法。适用于上运动神经元疾病或损伤所致的痉挛性瘫痪。

1. 失神经肌肉电刺激疗法

（1）治疗作用：电刺激可引起肌肉收缩，改善血液循环和营养代谢，从而延缓肌肉萎缩，防止纤维化和挛缩；促进神经再生，恢复神经传导功能；刺激平滑肌可提高平滑肌张力。

（2）波形选择：采用能输出三角波、方波的低频脉冲电疗仪。电流频率0.5～100Hz；方波具有兴奋正常及失神经肌肉的作用。失神经肌肉的适应能力低于正常肌肉，进行电刺激时往往需要采用强度变化率低的三角波，这样就只会引起疾患肌肉收缩，可以避免刺激正常肌肉和感觉神经。

（3）适应证：下运动神经元损伤或疾病所致的肌肉失神经支配、失用性肌萎缩、习惯性便秘、宫缩无力等；上运动神经元疾病或损伤所致的痉挛性瘫痪，如脑卒中所致的偏瘫、脑性瘫痪、多发性硬化和脊髓损伤后的痉挛性瘫痪。

（4）禁忌证：失神经肌肉电刺激禁用于置有心脏起搏器者、痉挛性瘫痪；痉挛肌电刺激禁用于肌萎缩侧索硬化症、多发性硬化进展期。其余禁忌证同直流电疗法。

（5）操作

1）设备：神经肌肉电刺激诊疗仪、多功能脉冲诊断电疗仪等。

2）治疗方法：双极法和点状电刺激疗法。

3）操作方法：对正常肌肉电刺激疗法的波形为非对称性双向方波或对称性双向方波；波宽 T=0.1～1.0ms，0.3ms 感觉最舒服；频率为 1～5Hz 引起肌肉单次收缩，10～20Hz 引起肌肉不完全收缩；40～60Hz 引起肌肉完全性强直收缩；通断比对于偏瘫可选 1：6～1：5，对于骨科制动所引起肌萎缩可选 1：4～1：3，对于增加肌力的耐力可选 1：2。对失神经支配肌肉电刺激疗法，最好根据电诊断结果，再选择适当的 T、R、通断比及电流强度；其波形为双向脉冲三角波、指数波，断续直流电等；根据神经损伤程度选择脉宽与间歇的时间，如轻度失神经 T=10～50ms、R=50～100ms；中度失神经 T=50～150ms、R=500～1 000ms；重度失神经 T=150～300ms、R=1 000～30 00ms；极重度失神经 T=400～600ms、R=1 000～5 000ms；断通比 R> T3～10 倍。还需要被动收缩和主动意向的相互配合，以加强治疗效果。

4）治疗示范：诊断，右侧面神经炎恢复期。项目，NMES 双极法。部位，右面部运动点如额肌、眼轮匝肌、面神经干、上唇方肌、口轮匝肌。电极和方法，双向脉冲指数波，点状电极，双极法，T=150ms，R=3 000ms。强度，运动阈。时间为 10min／点。疗程为每日 1 次，持续 6d。

（6）健康教育：治疗前告知患者电刺激应有的感觉以取得配合；受伤后越早治疗效果越好；个别患者皮肤对电刺激的反应敏感，不宜接受长时间的治疗。

（7）注意事项：调节输出强度时，注意从小量渐增至所需电流强度，转换极性时，先将输出旋钮调回零位，转换极性后再调输出；骨科术后需要制动的电刺激以能引起肌肉Ⅰ级收缩又不引起关节活动为宜；电极勿在颈前、伤口及瘢痕处进行刺激；对感觉异常者应控制电流剂量；癔症患者给予必要的暗示和适当增加刺激强度。仪器勿在剧烈温度变化环境、有爆炸危险的地带及水疗室工作，与其他电子仪器保持足够的距离，与高频仪器的距离应在 3m 以上，并勿用同一条电路。

2. 痉挛肌电刺激疗法 肌痉挛是肌肉强烈收缩的结果。当用电刺激痉挛肌时，通过兴奋神经、肌梭，可反射性地引起痉挛肌本身抑制；当刺激拮抗肌时，通过交互抑制，使痉挛肌松弛。

（1）适应证：脑卒中、脑瘫、脊髓损伤、多发性硬化症所致痉挛性瘫痪、帕金森病。

（2）禁忌证：肌萎缩侧索硬化症、多发性硬化症病情进展期等。

（3）操作

1）设备：痉挛肌治疗仪。

2）操作方法：A、B两路放置方法不同，其A路点状电极放置痉挛肌的两端肌腱并置；B路用点状电极放置痉挛肌的拮抗肌腹并置。调节TA：脉冲宽度（0.1～0.5ms可调）；TB：脉冲宽度（0.1～0.5ms可调）；T：脉冲周期（A路与B路均为双向不对称方波，单位：s）；T_1=延迟时间（B路比A路迟输出的时间，单位：s）。T>T_1（若T<T_1时，误调指示灯亮，此时应将T调大，或将T_1调小），因此A、B两路电流引起痉挛肌和拮抗肌呈交替收缩。强度：运动阈。时间：每对肌10～15min。疗程：每日1次或隔日1次，持续5～15d，一般不超过4周，否则可能会加重痉挛。

3）治疗示范：诊断，右侧脑梗死痉挛性偏瘫。项目，痉挛肌电刺激疗法。部位，左侧上、下肢痉挛肌和它的拮抗肌。电极和方法，点状电极，并置法。强度，运动阈。时间：15min/每对肌。疗程：每日1次，持续6d。

（4）健康教育：短期的治疗可松弛痉挛肌，若长期治疗，如每日2次，疗程4～6周，可加重痉挛。

（四）感应电疗法

应用感应线圈获得的低频交流电并应用于治疗疾病的方法称感应电疗法（faradization），又称法拉第电流。在神经和肌肉本身均无明显病变，感应电流可刺激暂时丧失运动的肌肉，使之被动收缩，从而防止肌肉萎缩。感应电刺激肌肉活动，增加组织间的相对运动，使轻度的粘连松解，改善血液和淋巴循环。还可降低神经兴奋性，产生镇痛效果。传统感应电（60～80Hz）：感应线圈产生，脉冲波尖峰部分为高尖三角形，并有无治疗作用的低平负波。新感应电（50～100Hz）：电子管或晶体管产生，波形为高尖三角形，没有负波。

1. 治疗作用

（1）兴奋神经肌肉。

（2）促进局部血液循环及防治粘连。

（3）镇痛：小剂量刺激时降低感觉神经兴奋性；大剂量刺激时抑制大脑皮质的其他病理性兴奋性。

2. 适应证　失用性肌萎缩、肌张力低下、胃下垂、迟缓性便秘、癔症性瘫痪、癔症性失语。

3. 禁忌证　痉挛性瘫痪，其余与直流电疗法相同。

4. **操作**

（1）设备：感应电疗仪。

（2）治疗方法：常用固定法、移动法和滚动法。

1）固定法：作用于面部及四肢远端的小肌肉刺激，一个直径1.5cm点状电极（衬垫可稍薄）为作用极，接负极，放置运动点肌腹处；另一50cm^{2}板状电极为辅助极，接正极，放置于运动点同一侧面的近端处或相对应的脊髓节段。治疗时间为6min／点，3min转换极性。

2）移动法：包括有双极移动法和单极移动法。双极移动法：两个手柄间断点状电极，同时移动在病灶区域内的数个运动点；单极移动法：使用一个手柄间断点状电极或金属刷式电极作为作用极，接负极，放置相关运动点或皮肤感觉的异常区域；另一100～200cm^{2}板状电极为辅助极，接正极，放置相应的神经干区或脊髓区。治疗时间数秒至数分钟。

3）滚动法：采用滚筒式电极接负极，放置患肢肌群上稍加压力匀速滚动；另一200cm^{2}板状电极接正极，放置与肌群同一侧面的近端处或相应的神经干区或脊髓区。治疗时间为10～15min／肢，刺激肌群的皮肤至充血潮红为宜。

（3）治疗示范：诊断，产后尿潴留。项目，感应点送法。部位，下腹膀胱区和腰骶部。电极和方法，两个200cm^{2}板状电极，对置法。强度，耐受量。治疗时间为15min／次。疗程：每日2次，持续2d。

5. **健康教育**　骨折部位在骨痂未完全形成时，局部不宜使用。告诉患者治疗时的感觉，弱剂量时看不出肌肉收缩反应，但有电刺激感觉；中剂量时肌肉微弱收缩；大剂量时可见肌肉强直收缩。

6. **注意事项**　与神经肌肉电刺激疗法相同。

（五）电兴奋疗法

电兴奋疗法是综合应用感应电和直流电来治疗疾病的一种方法。其作用原理基本上与感应电、直流电和其他低频脉冲电相同。

1. **治疗作用**

（1）使中枢神经兴奋过程占优势的神经症转为抑制，改善睡眠。

（2）使肌肉扭伤后的反射性肌紧张在强收缩后转为松弛，缓解疼痛。

（3）使感觉障碍的皮神经分布区兴奋性提高，恢复感觉。

2. **适应证**　缓解肌肉的紧张和痉挛，促使全身或局部肌肉放松。还可用于胆道蛔虫症、股外侧皮神经炎、神经症。

3. **操作**

（1）设备：直流电感应电疗仪。

（2）治疗方法：一般在病灶部位、神经点或穴位上，按一定的顺序、时间（3～10min/次），用强感应电，或先用强感应电再用强直流电进行断续刺激，疾病不同、刺激部位、顺序及时间亦各异。

（3）治疗示范：诊断，右颈落枕。项目，电兴奋疗法。部位，右侧颈肩痉挛区。电极和方法，双极移动法。强度，耐受阈。治疗时间为5min。疗程：每日1次，持续3d。

4. **健康教育**　治疗前将本疗法的反应告知患者得到配合治疗。向患者解释该疗法是应用感应电流的强刺激使紧张的肌肉变为松弛。用于神经衰弱患者的治疗过程中必须配合心理治疗。治疗神经官能症一般需用强剂量。

5. **注意事项**　电极用清水浸湿。禁止在第3腰椎以上，使用强直流电做并置法横贯脊髓。L_3以上用强直流电刺激时，应在脊柱两旁分别刺激，切勿使强直流电横贯脊髓。电极不宜置于心前区。

（六）温热低周波疗法

以低频电刺激和温热作用与一体的治疗方法。频率从1～1 000Hz可根据需要选择。主要作用：止痛、促进血液循环、消除疲劳等。

1. **适应证**　软组织损伤、肌劳损、颈椎病、肩周炎、坐骨神经痛、周围神经损伤等。

2. **禁忌证**　装心脏起搏器者、高热、极度衰弱、出血和出血倾向、恶性肿瘤等。

3. **操作**

（1）设备：温热式低周波治疗仪。

（2）治疗方法：治疗前先将3个导子布面用温水浸透变软以不滴水为度，按导子极性与仪器连接开机，将导子放置治疗部位固定稳妥，调节温度置于"常时"绿色档上（绿色档≈30℃/30min，橙色档≈38℃/10min，红色档≈43℃/5min），选择治疗处方，调节输出强度；治疗结束将输出旋回零位，卸下导子后再关机，清洁导子置于通风处，备用。

导子的作用为（＋）导子兴奋作用，（﹣）导子镇痛、镇静作用。治疗疼痛时，（＋）导子放置与患部相对应的脊髓上（颈椎或腰椎），（﹣）导子放置患部；治疗麻木时，（＋）导子放置患部，（﹣）导子放置与患部相对应的脊髓上（颈椎或腰椎）。根据疾病选择合适的治疗处方。

（3）治疗示范：诊断，左下肢根性坐骨神经痛。项目，温热低周波疗法。部位，腰部及左下肢。电极和方法，（＋）导子放置第4～5腰椎部位，两个（﹣）导子分别放置左下肢坐骨结节处及腓肠肌处，自动4，按摩500。强度，耐受阈。时间，30min。疗程：每日1

次，持续 6d。

4. **健康教育** 在本机规定治疗项目外的疾患、皮肤过敏者、服安眠药及醉酒者不宜使用。急性疼痛、皮肤异常、孕妇、癫痫、心脏病患者应慎用。导子勿触及身上的金属体，温度勿超过规定范围，同一个部位的治疗时间，不宜超过 30min/次。

5. **注意事项** 禁止对带有类似心脏起搏器等体内埋入型医用电子仪器的患者使用。对初次治疗者、幼儿、老人、体弱者，治疗的强度宜小且时间宜短。开机后，导子接触人体，卸下导子之后，再关机。治疗中若按任一处方钮即停电流输出，输出强度置于零位，方可继续治疗。每次治疗结束，应将输出旋钮转回零位。仪器禁止在湿度高的环境内使用，勿让湿导子摆放在仪器面上，应保持干燥及避免日光直射；禁用其他的电极代替导子治疗，须与磁疗机保持一定的距离，与高频机保持在 3m 以上的距离并分开电路。

（七）经皮神经电刺激疗法

经皮神经电刺激疗法（transcuataneous electrical nerve stimulation，TENS）：也称为周围神经粗纤维电刺激疗法，指使用频率为 2～160Hz，脉冲宽度为 0.01～0.2ms 的单相方波或双相不对称方波的低频脉冲电流，以控制疼痛的一种无损伤性的电疗法。效果一般受刺激参数、电极放置、治疗条件、急慢性程度、以前接受的治疗、实验的设计和治疗时间长短等影响。疼痛减轻率为 25%～80%。

1. **治疗作用**

（1）缓解各种急慢性疼痛；兴奋神经根纤维最适宜的电流频率是 100Hz，波宽 100μs 的方波；周围循环障碍引起的疼痛应使用类针型（针刺型）。

（2）促进局部血液循环。

（3）加速骨折愈合。

（4）加速伤口愈合。

2. **适应证** 术后伤口痛、神经痛、扭挫伤、肌痛、关节痛、头痛、截肢后残端痛、幻肢痛、分娩宫缩痛、癌痛、骨折、伤口愈合缓慢等。

3. **禁忌证** 装有人工心脏起搏器者、对电过敏者、皮肤病患者、妊娠者禁忌。颈动脉窦部位慎用。

4. **操作**

（1）设备：经皮神经电刺激治疗仪。

（2）操作方法：电极可置于疼痛区或疼痛周围，亦可置于相应的传入神经区域，或我国传统医学的针灸穴位。波形可根据病情选择，频率可调，且不断变换波形及电极放置位置，可增强治疗效果。缓慢调节电流强度，以不出现肌肉收缩的阈下强度，患者有舒适感为宜。

（3）治疗示范：诊断，左侧肩周炎。项目，TENS。部位，左侧肩疼痛区。电极和方法，双极法，疼痛区对置。强度，感觉阈。治疗时间为20min。疗程：每日1次，持续15d。

5. 健康教育　对于恐惧和不安的患者，应做好解释工作，以消除恐惧心理。对术后切口痛，在手术后即使用止痛效果好。一般每日治疗1次，有些病痛要每日多次治疗。应预防皮肤过敏反应，电流量不宜过大，以免灼伤。

6. 注意事项　如疼痛部位的皮肤有瘢痕、溃疡或皮疹时，电极应避开，以免电流集中引起灼伤。需配合其他治疗时，可先做温热疗法，再做TENS进行镇痛，可减小皮肤的电阻，提高疗效。

（八）功能性电刺激疗法

功能性电刺激疗法（functional electrical stimulation，FES）采用频率$1 \sim 100Hz$，脉宽$0.1 \sim 1ms$，电刺激作用于已丧失功能或功能不正常的器官或肢体，主要侧重于肢体功能的重建，多用于上运动神经元损伤引起的肢体障碍。一方面电刺激防止肌肉萎缩，使肌肉维持一定收缩能力，其结构和功能发生改变，神经元功能及其结构会发生相应变化；其次，电刺激肌腱感受器，神经冲动传至脊髓中枢，抑制拮抗肌的痉挛，并使皮质下中枢发生代偿作用，部分取代大脑皮质功能，促进肢体功能的重建以及心理状态的恢复。

1. 适应证　脑卒中、脊髓损伤、脑瘫所致的各种肢体瘫痪。

2. 禁忌证　体内有金属异物者、意识不清、周围神经损伤、下运动神经元损伤、神经反应性异常者等。

3. 操作

（1）设备：神经肌肉电刺激诊疗仪等。

（2）操作方法：足下垂患者可采用表面电极式或埋入式电刺激法。将电极置于胫骨前肌运动点上，当患者于步行离地瞬间给予电刺激，使胫骨前肌及时收缩，足部背屈，使步行容易；对上肢伸肌功能差者，可用微型电刺激器戴在患者上臂或肘部，当患者意欲取物品时，启动电刺激仪刺激伸腕肌、伸指肌，完成日常生活的伸腕、伸指动作。

（3）治疗示范：诊断，脊髓损伤后四肢瘫。项目：FES。部位：双上肢及双下肢。电极，双极法。强度，运动阈。治疗时间为30min。疗程：每日2次，持续15d。

4. 健康教育　与心理治疗相结合，充分调动患者的积极性，使主动锻炼与点刺激的被动活动相结合，增强其疗效。必须与运动训练相结合，才能取得较好的效果。

5. 注意事项　刺激点的准确定位，是治疗的关键。电刺激参数的选择、仪器的选用，必须因病、因人而异，循序渐进，持之以恒。

四、中频电疗法

（一）生物学效应

1. 阻抗明显较低频降低。

2. 无电解作用。

3. 神经肌肉兴奋作用。

4. 镇痛作用。

5. 改善局部血液循环。

6. 提高生物膜通透性。

7. 低中频电组合电流的生物学效应。

（二）等幅中频电疗法（音频电疗法）

等幅中频电疗法（undamped medium frequency electrotherapy）采用频率 1~20kHz 的等幅正弦电流治疗疾病的方法。由于这种电流处于音频段，因此又称音频电疗。作用是镇痛、促进局部血液循环、消炎（非特异性）、软化瘢痕、松解粘连等。

1. 治疗作用

（1）镇痛：6~8kHz 电流刺激时肌肉收缩阈值与痛觉阈值分离，肌肉收缩时无疼痛感，可应用较大电流，故镇痛治疗常采用这种较高频率的电流。

（2）促进血液循环。

（3）软化瘢痕、松解粘连：本疗法最突出的作用。

（4）消散慢性炎症，加快浸润吸收。

2. 适应证　瘢痕、关节纤维性强直、术后粘连、炎症后浸润硬化、血肿机化、狭窄性腱鞘炎、肌纤维组织炎、注射后硬结、硬皮病、阴茎海绵体硬结、肩关节周围炎、血栓性静脉炎、慢性盆腔炎、肠粘连、慢性咽喉炎、声带肥厚、关节炎、肱骨外上髁炎、神经炎、神经痛、带状疱疹后神经痛、尿潴留、肠麻痹。

3. 禁忌证　恶性肿瘤、急性炎症、出血倾向、置有心脏起搏器及心区、孕妇下腹部、对电流不能耐受者。

4. 操作

（1）设备：等幅中频电疗仪、电脑中频电疗仪等。

（2）操作方法：电极有铅片电极板、硅胶电极，套入双面纯棉绒布制成厚 3~4mm 的衬垫布套内，铅片小于衬垫 1cm，衬垫厚面贴皮肤。治疗方法有对置法、并置法和水槽法。对置法：多用板状电极，对置于头面部、颈部、躯干及肢体的深部病灶。并置法：多用条状电极并置于表浅病灶。水槽法：用于手、足部位不规则的瘢痕。将电极和温水浸湿的衬垫对置或并置于治疗部位，治疗电流强度以患者有麻、颤、刺感为度，电流密度一般为 $0.1 \sim 0.3mA / cm^2$。治疗过程中，电极下的感觉逐渐减弱时，可再增大电流强度，治疗时间为 $20 \sim 30min$，每日 1 次，$15 \sim 20$ 次为一疗程，治疗瘢痕、粘连时可延长疗程至 $30 \sim 50$ 次。

（3）治疗示范：诊断，化脓性阑尾炎术后肠粘连。项目，音频电疗法。部位，右下腹与腰骶部。电极和方法，$200cm^2$ 板状电极，对置法。强度，耐受量。时间，$20min$。疗程：每日 1 次，持续 15d。

5. **健康教育** 嘱患者在治疗中，如有刺痛或灼热感，及时告知工作人员查因处理。在治疗婴儿肌性斜颈或术后粘连时，疗程可延长至 $20 \sim 30$ 次。有类似心脏起搏器等体内埋入型医用电子仪器的患者禁止使用。心前区、孕妇的腰腹部禁止做对置法治疗。嘱患者如治疗后皮肤出现斑点状潮红时，及时涂烫伤膏，或照射紫外线预防感染。

6. **注意事项** 操作时调节输出强度，应逐渐增大或减小，避免电击感；对心脏病患者、老年人、幼儿、体弱者电流宜小；治疗时电极下不应有疼痛感；操作时，应将治疗部位的金属物品除去；导线、金属电极与夹（或金属扣）、勿触及皮肤；电极摆平坦并固定稳妥，否则会造成皮肤损伤。属微机控制的仪器，应在开机后将电极接触皮肤，电极卸下后再关机；与磁疗机保持一定距离，与高频机保持在 3m 以上距离并分开电路。

（三）干扰电疗法

两组输出频率为 4 000Hz 与 4 000Hz ± 100Hz（差频 0 ~ 100Hz）的正弦交流电通过两组电极交叉输入人体，在人体内交叉处形成干扰场，在干扰场中按无线电学上的差拍原理"内生"产生 0 ~ 100Hz 的低频点所调制的中频电流，以这种干扰电流治疗疾病的方法称为干扰电疗法（interference current therapy）。

1. 治疗作用

（1）镇痛：干扰电可抑制感觉神经，作用后痛阈明显升高，镇痛作用明显。100Hz 差频的镇痛作用最明显，90 ~ 100Hz、50 ~ 100Hz 也有较好镇痛作用。

（2）促进血液循环：干扰电作用使毛细血管与小动脉持续扩张，50 ~ 100Hz 差频电流可促进局部血液循环，加速渗出物吸收；25 ~ 50Hz 差频可引起骨骼肌强直收缩而加强局部血液循环。

（3）兴奋运动神经和肌肉：干扰电作用时可在不引起疼痛的情况下，加大电流强度引起骨骼肌明显的收缩。25 ~ 50Hz 差频可引起正常骨骼肌强直收缩，1 ~ 10Hz 差频可引起骨骼肌单收缩和失神经肌收缩。

（4）对内脏器官的作用：干扰电作用部位较深，可加强内脏器官的血液循环，提高平滑肌张力，改善内脏功能。

（5）对自主神经的作用：干扰电作用于颈或腰交感神经节，可调节上肢或下肢的神经血管功能，改善血液循环。

（6）加速骨折愈合。

2. 适应证 颈椎病、肩关节周围炎、关节炎、扭挫伤、肌纤维组织炎、坐骨神经痛、术后肠粘连、肠麻痹、迟缓性便秘、尿潴留、压迫性张力性尿失禁、胃下垂（感应电流）、失用性肌萎缩、雷诺病（间动电流）、骨折延迟愈合。

3. 禁忌证 与等幅中频电疗法相同。

4. 操作

（1）设备：电脑中频电疗仪、电脑多功能治疗仪、干扰电疗仪等。

（2）操作方法

固定法：两路电流的 4 个板状电极（电极与音频相同）以病灶处为中心，交叉固定；作用于深部的病灶，电极前后交叉对置；作用于表浅病灶，电极同侧面交叉对置。

抽吸法：用 4 个吸附电极，其他与固定法相同。两路电流在病灶处交叉，仪器调节负压为 0.1 ~ 0.6bar，负压脉冲为 10 ~ 60 次 / min。

移动法：两个手套电极，相当于两极法。由操作者的双手插入电极内与患者皮肤充分接触，带动电极在治疗区内移动，手套电极的指尖部分别放在痛点两侧，相距 2 ~ 3cm，持续 30 ~ 60s，停 5min 后重复 1 ~ 2 次。

运动法：电极放置沿着神经干肌纤维走行方向、肢体的运动点。

联合法：与超声波联合使用。其干扰电为耐受量，超声波为小剂量，每次治疗 10 ~ 15min。电流密度 $20cm^2$ 以下电极，相应为 $0.6 ~ 1mA / cm^2$；$21 ~ 50cm^2$ 电极，相应为 $0.5 ~ 0.8\ mA / cm^2$；$51 ~ 100cm^2$ 电极，相应为 $0.4 ~ 0.6\ mA / cm^2$，并参照患者的感觉或肌肉收缩的程度。剂量分为感觉阈、运动阈耐受限。

（3）治疗示范：诊断，右侧髂胫束损伤。项目，干扰电抽吸法。部位：右臀部及下肢。电极和方法，以臀部痛点为中心，4 个吸盘电极交叉固定法。差频 50 ~ 100Hz 10min，0 ~ 100Hz 10min。负压装置以每分钟 16 ~ 18 次的频率抽吸。强度，耐受限。疗程：每日 1 次，持续 15d。

5. 健康教育 与等幅中频电疗法相同。

6. 注意事项 与等幅中频电疗法相同。

（四）调制中频电疗法

应用中频电流被低频电流调制后，其幅度和频率随着低频电流的幅度和频率的变化而变化的电流治疗疾病的方法称调制中频电疗法（modulated middle frequency electrotherapy）。调制中频电流兼有低频电与中频电两种电流各自的特点和治疗作用，作用较深，不产生电解刺激作用，人体易于接受而不易产生适应性，可以镇痛，促进局部组织血液循环和淋巴回流，引起骨骼肌收缩，锻炼肌肉，防止肌肉萎缩，提高平滑肌张力，调节自主神经功能。

1. 治疗作用

（1）镇痛：调幅度 50% 的 100Hz 连调波最好，变调波也较好。

（2）促进血液循环：断调波与连调波。

（3）促进淋巴回流：间调波与变调波。

（4）锻炼骨骼肌：断调波。

（5）提高平滑肌张力：连调波与断调波。

（6）消散炎症。

（7）调节神经。

2. 适应证　颈椎病、腰肌劳损、肩关节周围炎、关节炎、腰背肌筋膜炎、周围神经损伤、神经痛、胃肠张力低下、尿潴留、术后肠粘连、术后粘连、瘢痕增生等。

3. 禁忌证　与等幅中频电疗法相同。

4. 操作

（1）设备：多功能治疗仪、高级中频电疗仪。

（2）操作方法：根据病情选择适当处方，采用全波正弦调制中频电流治疗。

（3）治疗示范

1）诊断：左膝骨关节炎。

2）项目：调制中频电疗法。

3）部位：左膝部。

4）电极和方法：双极对置法。

5）处方程序号：2#。

6）强度：耐受阈。

7）时间：20min。

8）疗程：每日 1 次，持续 15d。

5. 健康教育　与等幅中频电疗法相同。

6. 注意事项　与等幅中频电疗法相同。

》》五、高频电疗法

（一）生物学效应

1. 对人体组织的穿透深度。

2. **温热效应**

（1）作用于人体导体电解质时组织内产生传导电流、欧姆损耗产热。中波疗法。

（2）作用于人体电介质时组织内产生位移电流、介质损耗而产热。

（3）作用于人体环形组织时人体组织感应产生涡电流欧姆损耗而产热。

3. **非热效应** 频率越高的电磁波的非热效应越明显。

4. **对神经系统的作用** 小剂量短波、超短波作用可使感觉神经兴奋性下降，痛阈升高；中小剂量超短波可能出现嗜睡等中枢神经抑制现象；大剂量可能是颅内压增高。

5. **对血液和造血器官的作用** 小剂量超短波刺激骨髓造血功能。

6. **对生殖器官的作用** 使动物生育能力下降。

7. **对眼的作用** 造成白内障、角膜损伤、虹膜炎。

（二）安全防护

1. 与 200～300W 间超短波治疗仪距离应在 3m 以上。

2. 与 50W 超短波治疗仪间的距离在 1m 以上。

（三）共鸣电火花疗法

共鸣电火花是局部的长波疗法。利用火花放电产生高频电振荡，再通过共振（共鸣）和升压电路取得高压的脉冲减幅振荡的高频电流，作用于人体局部以治疗疾病的方法，又称局部达松伐电疗法。脉冲波组的断电时间为 1/100s，故通断比为 1∶500。

1. **治疗作用** 镇痛止痒、改善局部血液循环、脱敏、抑菌。

2. **适应证** 神经症、头痛、癔症性失语、癔症性瘫痪、枕大神经痛、神经性耳鸣、面肌抽搐、股外侧皮神经炎、皮肤瘙痒症、湿疹、脱发、酒渣鼻、痤疮、慢性溃疡、伤口愈合迟缓、早期冻伤、肛裂、痔、支气管哮喘、心绞痛。

3. **禁忌证** 恶性肿瘤、局部金属异物、置有心脏起搏器、活动性出血、急性化脓性炎症、传染性皮肤病、妊娠、结核。

4. **操作方法** 选择适合治疗要求的电极，安装在电极手柄上。患者暴露治疗部位，在体表上撒少许滑石粉（伤口、头发区、体腔治疗时除外），将电极置于其上。打开电源开关，调节输出，治疗仪内蜂鸣器发出规律的嗤嗤声，电极内氩气电离发生淡紫蓝色辉光，较大范围治疗时电极做直线或环状移动，较小范围治疗时电极固定不动，治疗结束时，先关闭电流输出与电源，再从患者体表取下电极，从电极手柄拔出电极将治疗部位擦拭干净，用肥皂水将电极刷洗干净，用 75% 乙醇消毒。

5. 治疗剂量分级

（1）强剂量：电极离开体表 2 ~ 5mm。

（2）中剂量：电极离开体表 1 ~ 2mm。

（3）弱剂量：使电极紧贴皮肤，电极下无明显火花与刺感。

6. 健康教育 患者与操作者取下身上一切金属物品。患者在木椅或木床上治疗，操作者站在木地板或绝缘胶板上进行操作。操作者手部与患者治疗部位应保持干燥，操作者有手汗时应戴干手套，或以干毛巾包裹电极手柄，湿手不得直接接触电极手柄。治疗时手柄电极与导线不得放在患者或操作者身上。治疗过程中若手柄发热或治疗仪发出异常响声，应立即终止治疗。

7. 注意事项 治疗时操作者与患者应与地绝缘，相互之间或与他人之间不得相互接触。电极必须在充电前插入手柄，任何人不得接触已通电的手柄口，治疗过程中不得将电极从手柄中拔出。治疗伤口应注意消毒。电极浸泡消毒时，不得使消毒液浸过电极的金属接头，更不得煮沸消毒。

（四）超短波（短波）疗法

短波波长为 10 ~ 100m，频率为 3 ~ 30MHz 的高频电磁波，又称短波透热疗法、感应热疗法。超短波波长为 1 ~ 10m，频率为 30 ~ 300Hz 的高频电磁波，采用电容场法进行治疗，又称高频电场疗法。常用的短波疗法波长为 22m（13.56MHz）及 11m（27.12MHz）。国产常用超短波波长为 7.37m（40.68MHz）和 6m（50MHz）。

1. 治疗作用

（1）改善局部血液循环。

（2）镇痛。

（3）消散炎症。

（4）加速组织再生修复。

（5）缓解痉挛。

（6）调节神经功能。

（7）调节内分泌腺和内脏器官的功能。

（8）抑制、杀灭肿瘤细胞。

2. 适应证 炎症和伤病的急性期与亚急性期，也适用于慢性期，如软组织和五官的感染、气管炎、支气管炎、肺炎、胸膜炎、胃炎、肠炎、胃肠功能紊乱、肾炎、急性肾衰竭、膀胱炎、盆腔炎、扭挫伤、肌筋膜炎、骨髓炎、关节炎、颈椎病、肩关节周围炎、骨性关节病、腰椎间盘突出症、坐骨神经痛、面神经麻痹、周围神经损伤、脊神经根炎、脊髓炎等。

3. 禁忌证　恶性肿瘤、高热、昏迷、活动性肺结核、妊娠、局部金属异物、活动性出血、心肺功能衰竭、心脏起搏器等。

4. 操作

（1）设备：短波治疗仪、脉冲超短波治疗仪等。

（2）操作方法：第一次开机预热时间为30min，以后开机预热时间为10min（进口机3min）。连续治疗状态工作2h，应关机休息30min。大功率治疗仪器应用于躯干与四肢，小功率治疗仪器应用于五官头面部。治疗部位不用裸露，电极的面积稍大于病灶。

1）对置法：作用于深部病灶，需注意间距即2个电极之间的距离不小于本电极的直径；间隙即以空气或棉毡保持电极与皮肤的距离，如大功率机应用于深病灶时的间隙为5～6cm，浅病灶时的间隙为3～4cm；小功率机应用于深病灶时的间隙为2～3cm，浅病灶时的间隙为0.5～1cm。间隙薄的电极下，作用则强；间隙厚的电极下，作用则弱；间隙相等时，作用均匀；电极不等大时即作用集中于小电极一侧；电极与皮肤表面保持平行，靠太近易形成短路；凹凸面的患部应加大间隙使作用均匀；两个膝关节或踝关节同时治疗时，两肢体骨突接触处垫以4～5cm棉质衬垫。

2）并置法：作用于表浅组织，间隙不宜过大；间距不大于本电极的直径。

3）交叉法：两对电极分别对置于相互垂直的病灶部位上，给予先后输出治疗。

4）单极法：只使用1个电极，局限于电极下中央部位的浅层组织，作用范围小而表浅。

（3）剂量分级与调谐法

1）按患者温热感觉程度分为4级：①无热量（Ⅰ级剂量），无温热感。适用于急性炎症早期、水肿明显、血液循环障碍部位。②微热量（Ⅱ级剂量），微有温热感，适用于亚急性、慢性疾病。③温热量（Ⅲ级剂量），舒适温热感，适用于慢性疾病、急性肾衰竭。④热量（Ⅳ级剂量），刚能耐受的强烈热感，适用于恶性肿瘤。

2）间隙调节：用于微热量治疗时。①小功率，电极皮肤间隙应为0.5～1cm，深作用时为2～3m。②大功率，电极皮肤间隙为3～4cm，深作用时为5～6m。

（4）治疗示范：诊断，小儿支气管肺炎。项目，脉冲式超短波（短波）疗法。部位，胸背部。电极和方法，小号电极，对置法避开心脏区。强度，脉冲，无热量。时间，6min。疗程：每日2次，持续3d。

5. 健康教育　讲解本治疗的适应证、禁忌证，嘱患者去除治疗部位的金属物品和手机。衣服和皮肤保持干燥，穿吸汗、不含金属的衣服。嘱患者治疗中不得入睡、阅读书报、任意挪动体位、触摸电极、仪器、墙体及接地的金属物，若有不适感觉，及时告诉工作人员处理，切勿在未关机状态下擅自离开，否则易发生触电以及电火灾等事故。嘱患者或陪同在婴幼儿、截瘫、偏瘫及昏迷患者要注意防止呕吐物及尿液流到治疗部位。当日进行 X 线检查或治疗部位感觉障碍，不宜进行高频治疗。

6. **注意事项** 治疗输出应调节在谐振状态，即电流表指针达最大读数，氖管辉光最亮，同时询问患者的感觉，使之符合治疗的需要。若此时患者的温度感觉超过治疗所需剂量，则加大间隙重新调整谐振点并达到治疗剂量；若此时患者的温度感觉未达到治疗所要求的剂量，则调高治疗档位进行调整。禁止对佩戴心脏起搏器者治疗；对体内置入的金属物（如气管插管、骨科固定钢钉、金属节育环等）部位的治疗应审慎进行；大功率机不宜对头部进行治疗，不宜采用单极法；感染及渗出的创面，应先清创消毒、并用干燥敷料覆盖创面后进行治疗；小儿、老年人、体弱者、敏感部位及急性病变应给予小剂量，有感觉和血循环障碍的患部，不宜以患者的感觉作为调节剂量的依据，治疗量宜小且多巡视；操作者在治疗中，注意观察电流量及询问患者的感觉，发现异常及时查因处理。治疗结束时，注意观察皮肤反应，如剂量过大引起皮肤疼痛或斑状潮红，立即涂烫伤膏处理。输出电缆平行并相距 20～30cm，不得交叉相搭及打圈，长度等长且与波长相匹配，不得任意剪短或延长，勿直接触及患者身体；不与低、中频等电疗机放在同一室内及同用一条电路，应设置专用的高频屏蔽室及专用电路；高频室内的地板、墙体、治疗床、治疗椅、仪器台及附件应是木制的或非金属的；室内通风、干燥、温度 24℃左右；治疗机外壳应接地；禁止将有故障、破损、接触不良的治疗机或附件用于治疗；到床边治疗时，注意输出电缆勿直接接触床沿的金属体；每天治疗结束，关机并将输出电缆摆平；每季度清洁机内灰尘一次。

（五）微波疗法

微波指波长在 1mm～1m，频率为 300～300 000MHz 的高频电磁波，按其波长不同又分为分米波（波长 10～l00cm）、厘米波（波长 1～10cm）和毫米波（波长 1～10mm）。常用的分米波波长为 69cm 和 33cm。习惯上将分米波厘米波的分界线定为 30cm。所以常用波长 12.24cm、频率为 2 450MHz 的电磁波归为厘米波。

分米波疗法与厘米波疗法的治疗作用近似，但分米波的作用深度深于厘米波，可达深层肌肉，而厘米波作用表浅，只达皮肤、皮下组织及浅层肌肉。二者均有较明显的温热效应，可加强局部血液循环，改善组织营养；大剂量产生的高热可抑制或杀灭肿瘤细胞；还会影响神经兴奋性、增强免疫系统功能的非热效应。毫米波只产生非热效应，无明显的温热效应，作用表浅，有镇痛、消炎、促进组织生长修复的作用。

1. **分米波、厘米波**

（1）治疗作用：与短波疗法类似。

（2）适应证：一般治疗适用于软组织、内脏、骨关节亚急性及慢性炎症感染、伤口延迟愈合、慢性溃疡、坐骨神经痛、扭挫伤、冻伤、颈椎病、腰椎间盘突出、肌纤维组织炎、肩关节周围炎、网球肘、胃十二指肠溃疡。

（3）禁忌证：与短波、超短波疗法相同，还禁用于眼部、阴囊部、小儿骨骺部等。

2. **毫米波（微波谐振疗法）**

（1）治疗作用：不产生温热效应，极高频振荡可产生非热效应。保护骨髓造血功能，增强骨髓增殖过程。

（2）适应证：胃十二指肠溃疡病、高血压病、冠心病、慢性阻塞性肺病、颈椎病、面神经炎、关节炎、骨折、癌痛等。

（3）禁忌证：局部金属异物、妊娠、置有心脏起搏器，避免眼部治疗。

3. **操作**

（1）设备：微波治疗仪、护目镜等。

（2）操作方法：按治疗需要选用合适的辐射器，调节好方向、位置及距离，给患者戴上护目镜，开机预热 3min，接通高压，调节治疗输出剂量。治疗结束时，关闭高压输出及仪器电源开关，将辐射器移开。其辐射器有，圆柱形多用于乳腺、肩及关节部位的治疗；长方形多用于肢体及脊柱部位；马鞍形多用于胸、腰、腹及双膝关节部位的治疗。辐射方法有接触辐射法，适用于接触式体表辐射器，要求辐射器口与治疗部位的皮肤紧密接触；有距离辐射法，适合于非接触式辐射器，要求调节辐射器中心垂直对准患部，一般不应超过 5～10cm 距离；隔沙辐射法：在辐射器与皮肤之间用沙子代替空气的方法，这种方法可使人体吸收功率比无沙时大一倍，故治疗时剂量也应减少一半。

治疗剂量决定于治疗仪器的特性、辐射器的类型、辐射距离、输出功率和治疗时间。以直径 15cm 圆形辐射器为例，分四级治疗量：Ⅰ级无热量 <50W；Ⅱ级微热量 50～100W；Ⅲ级温热量 100～150W；Ⅳ级热量 >150W。一般治疗时间 10～20min / 次，马鞍形辐射器 8～10min / 次。

（3）治疗程序示范：诊断，慢性腰后关节紊乱。项目，微波疗法。部位，腰部。电极和方法，马鞍形辐射器，5cm 辐射。强度，温热量。时间，15min。疗程：每日 1 次，持续 10d。

4. **健康教育**　与超短波相同。

5. **注意事项** 给患者戴防辐射护目镜；禁止辐射器空载及对着周围人员辐射；避免对眼部、男性会阴部、小儿骨骺部进行辐射；小儿慎用微波治疗；电缆切勿扭转屈曲；严格遵守各种辐射器要求的辐射距离、治疗剂量，切勿过量治疗。

第二节

光疗法的康复健康教育

光疗法指利用人工光源的辐射能或日光辐射能，作用于人体来治疗疾病的一种治疗方法。主要借助于光的热及化学作用来促进机体功能的恢复。包括红外线、可见光线、紫外线、激光。

》》一、红外线疗法

医用红外线又可分为近红外线及远红外线。近红外线（短波红外线），其波长为 $0.76 \sim 1.5\mu m$，能穿入人体约 1cm 以内的深部组织，如白炽灯发出的红外线；远红外线（长波红外线），其波长为 $1.5 \sim 400\mu m$，大部分被皮肤表层所吸收，吸收率较高。

（一）生物学效应

1. **光量子能量** 光量子能量低，具有热效应，没有光化学作用。而热的产生的生物学作用可使组织温度升高，改善局部血液循环，促使局部渗出的吸收、消肿，有镇痛作用，可解除肌痉挛及增加肌腱延伸性。

2. **皮肤反应** 红外线治疗时皮肤因热作用而充血发红，出现斑纹或线网状红斑，可以持续 $10 \sim 60min$。红外线照射后皮肤温度高达 $45 \sim 47℃$ 时，皮肤出现痛感；温度再升高，皮肤出现水疱。

（二）治疗作用

1. **皮温升高** 长波 > 短波 > 可见光。

2. 改善局部血液循环。

3. 促进肿胀消退。

4. 降低肌张力。

5. 镇痛。

6. 表面干燥。

（三）适应证

亚急性或慢性软组织损伤、肌肉劳损、关节痛、慢性关节炎、浅表性神经炎、神经痛，如面神经炎、多发性末梢神经炎、周围血液循环障碍、静脉炎、Raynaud 病、冻疮、血栓闭塞性脉管炎等，关节功能障碍做运动疗法前也配合红外线治疗。

（四）禁忌证

出血倾向、高热、急性感染性炎症、活动性肺结核、重度动脉硬化等。

（五）操作

1. **设备** 红外线灯、TDP 灯、光浴箱等。

（1）红外线灯：波长为 770nm ~ 15μm，以 2 ~ 3μm 的长波红外线为主。

（2）石英红外线灯（白炽灯）：波长为 350nm ~ 4μm，主要为 800nm ~ 1.6μm 的短波红外线。对于病灶较深的部位更好，发汗治疗首选。

（3）光浴箱：适于躯干、双下肢或全身治疗。

2. **操作方法**

（1）长波红外线：由电阻丝嵌在耐火土等物质上制成棒或板构成辐射头，发出不可见的红外线，用于表浅局部治疗。其方法为暴露局部皮肤，辐射器垂直于照射面上方，距离 30 ~ 60cm，以患者有温热的舒适感为准，可与局部外用药或针刺同时进行，时间 20 ~ 30min。

（2）短波红外线（石英红外线灯、白炽灯）：将钨丝置入于充气石英管或灯泡中构成辐射头，发出 95% 的红外线、5% 的可见光，用于局部病灶较深的治疗。

（3）光浴箱是由红外线、可见光线与干热空气三者结合而作用于人体的一种电光浴疗法。由多个白炽灯或炭化硅辐射头排列于箱内构成。局部光浴箱用于躯干或双上、下肢治疗。治疗前，应预热光浴箱 10 ~ 15min 才进行治疗。治疗过程中，控制箱内温度在 40 ~ 50℃，最高可达 60℃，用调节电位器或灯泡数目来控温。

3. **治疗示范** 诊断：落枕。项目：红外线照射。部位：颈后，距离 50cm，间接照射。强度：温热感。时间：20min。疗程：每日 1 次，持续 3d。

（六）健康教育

首次治疗前检查局部知觉，如有障碍应慎用或不予治疗。嘱患者在治疗时不要随意移动体位，防止碰触灯泡而引起烫伤。嘱患者在治疗时保护眼睛。目前有的患者家中备有红外线灯，而市售的红外线灯多为不发光型，尤其注意保护眼睛。治疗完毕，关闭灯泡 3 ~ 5min 后，治疗部位再退出辐射箱，擦干汗液，休息 5min 后离开室内，以免引起感冒。

（七）注意事项

禁止对水肿增殖的瘢痕、动脉阻塞性病变、皮炎及急性外伤约 24～48h 之内等类似的病情进行照射治疗；慎用对新鲜的创面肉芽、植皮区、瘢痕区及血循环欠佳部位；如有伤口或溃疡面应清洁干净后才进行治疗；治疗中需要调节温度，应先将灯熄灭后，再调整灯距，避免灯丝震断；治疗中和治疗后应询问和观察皮肤反应，如皮肤出现灼痛感及紫红色，考虑照射量过大，及时涂凡士林或硼酸软膏处理，防止起水疱；照射头面部时，应戴绿色护目镜或用浸湿的纱布敷于眼睛。皮炎时忌用红外线，避免加重。

》》二、可见光疗法

用可见光治疗疾病的方法为可见光疗法，可见光在光谱中位于红外线和紫外线之间，波长范围为 760～400nm，包括红光、蓝光、蓝紫光及多光谱疗法。

（一）生物学效应

1. **光量子能量**　介于红外线与紫外线之间，具有热效应。蓝、紫光靠近紫外线，光量子能量较大，具有一定的光化学作用。

2. **对神经肌肉的作用**　红光具有兴奋作用，是肌肉兴奋性提高，蓝紫光具有抑制作用。

3. **对视觉作用**　影响松果体的分泌功能。

4. **色素沉着作用**　与红外线相似。

（二）治疗作用

1. **温热作用**　可见光能被组织吸收产生热效应，其热效应较红外线深，可以改善营养代谢，促进炎症消散，特别是红光穿透较深，可引起深部组织血管扩张，血液循环加强。

2. **光化学效应**　蓝紫光具有的光化学作用可用于治疗核黄疸（新生儿黄疸）。

（三）适应证

1. **红光疗法适应证**　神经炎、软组织损伤、肌纤维组织炎、关节炎。

2. **蓝光疗法适应证**　急性湿疹、皮炎、神经痛。

3. **蓝紫光疗法适应证**　新生儿黄疸。

（四）禁忌证

禁忌证同红外线疗法。

（五）操作

1. **设备**　可在白炽灯灯头下加一滤光板，如红光治疗用红色玻璃的滤光板。

2. **操作方法**

（1）患者取适当体位，裸露照射部位。

（2）检查照射部位对温热感是否正常。

（3）将灯移至照射部位的上方或侧方。

（六）健康教育

首次治疗前检查局部知觉，如有障碍应慎用或不予治疗。嘱患者在治疗时不要随意移动体位，防止碰触灯泡而引起烫伤。嘱患者在治疗时保护眼睛，照射部位接近眼时，应戴深色防护眼镜。治疗过程中，要注意观察，经常询问患者。照射部位有创面时应先清创处理。

（七）注意事项

避免直接照射眼部，照射部位接近眼时，患者应戴深色防护眼镜。检查患者治疗部位的皮肤对温度觉是否正常，以防烫伤。慎用对新鲜的创面肉芽、植皮区、瘢痕区及血循环欠佳部位；如有伤口或溃疡面应清洁干净后才进行治疗。治疗中和治疗后应询问和观察皮肤反应，如皮肤出现灼痛感及紫红色，考虑照射量过大，及时涂凡士林或硼酸软膏处理，防止起水疱。

》》 三、紫外线疗法

（一）生物学效应

医用紫外线根据生物学特点分为三段：

1. **长波紫外线** 波长 320～400nm。生物学作用弱，色素作用较强，主要是荧光作用。

2. **中波紫外线** 波长 280～320nm。红斑反应最强，生物学作用明显，主要用于医疗。

3. **短波紫外线** 波长 180～280nm。对细菌和病毒的杀灭和抑制作用强，具有较强的杀菌作用，可用于消毒。

（二）治疗作用

1. 杀菌、消炎、增加机体防卫和免疫功能。

2. **镇痛** 通过局部病灶的治疗作用缓解疼痛，并且抑制感觉神经的兴奋性，同时红斑反应产生的反射机制具有中枢镇痛的效果。

3. **脱敏作用** 多次小剂量紫外线照射可使组织中组胺酶的活性增加。

4. **加速组织再生** 小剂量紫外线可刺激 DNA 合成和细胞分裂，促进肉芽和上皮细胞生长，加快伤口愈合；大剂量紫外线则破坏 DNA 合成，抑制细胞分裂，促使细胞死亡。

5. 促进维生素 D 生成，防治佝偻病和软骨病。

6. **光敏反应** 光作用于含有光敏剂的组织可产生光化学反应。

（三）适应证

各种感染性炎症（急性化脓性软组织炎症、急性淋巴管炎、丹毒）、静脉炎、肋软骨炎、哮喘、慢性支气管炎、肺炎、胸膜炎、关节炎、腔道感染、溃疡、牛皮癣、玫瑰糠疹、皮肤结核、带状疱疹、神经痛、神经炎、佝偻病、骨质疏松、骨折等。

（四）禁忌证

活动性肺结核、恶性肿瘤、出血倾向、红斑狼疮、光敏性皮炎、急性湿疹、色素性干皮病及有出血倾向患者、心力衰竭、心肌炎、肾炎、尿毒症。

（五）操作

1. 操作方法选择

（1）中心重叠紫外线照射法：适于肢体的急性软组织感染。

（2）乳腺照射：适用于盆腔病变。

（3）多孔照射：利用有 100～150 个直径及间距皆为 1cm 的孔巾进行照射。适于需要治疗范围超过 800cm² 的病变区的照射。

（4）孔穴照射：利用有直径 1cm 的孔巾照射穴位，治疗支气管哮喘时照射肺俞、大椎、膻中穴。

（5）分野照射法：照射面积超过 800cm²。

（6）体腔、窦道照射法：黏膜对紫外线的敏感性较皮肤低，故照射剂量宜大，一般需要增强 1 倍。

2. 设备 紫外线治疗仪。

3. 操作方法 操作人员戴墨绿色护目镜、口罩、棉线手套、穿长袖工作服，病灶面积太小或边缘不整齐，涂凡士林膏保护正常皮肤；患者裸露皮肤，取舒适体位，非照射区应使用白布遮盖好；将灯头垂直对准病灶中心最高处，调好灯距后进行照射，以秒表作计时。

每次记录照射的部位，灯距、生物剂量（MED）、照射时间及照射后的皮肤反应情况；视病情需要选择全身紫外线照射、局部紫外线照射。局部照射时，临床上剂量可分为 5 级。红斑量照射每次总面积：Ⅰ度和Ⅱ度红斑照射一般不超过 800cm²，强红斑量不超过 30cm²。全身照射时患者戴护目镜（或不照头面部），全身裸露，仅穿三角裤，女患者乳头应以棉花遮盖保护，治疗过程中皮肤不应有红斑出现。

4. 治疗示范 诊断：剖宫产术后伤口感染。项目：紫外线局部照射。部位：下腹伤口处。距离：50cm。剂量：首次 10MED，下次照射剂量的增加幅度待复诊后而定。照射范围：伤口处＋周围皮肤 1～3cm。疗程：每日 1 次，持续 3d。

（六）健康教育

治疗时患者要戴护目镜；治疗部位有分泌物、脓痂、药物等应清洗干净，或有毛发应剪去之后，方可进行治疗。治疗时嘱患者身体不要移动。第一次照射应告知患者局部皮肤反应（如皮肤发红、灼热感），照射局部 6～8h 内不做任何冷热皮肤刺激。嘱患者在治疗期间不食用无花果、茴香、芹菜、芥菜、灰菜、洋槐花、紫云英、萝卜叶、莴苣等，以免引起植物日光性皮炎。放射治疗后 1～3d 不做紫外线治疗。照射期间停用化妆品。

（七）注意事项

按病情确定剂量，局部照射的剂量一般用灯管的平均值。每次照射前，应观察上次照射后的皮肤反应情况，是否达到要求，以便调整剂量。对全身照射、内服或外用光敏药物患者，应先测其生物剂量后方可照射，不能使用平均值。灯距常用 50cm，治疗全过程应选用相同的灯距。累积照射后，患部皮肤色素沉着及脱屑明显者，应暂停照射。中断超过 3 周时间，剂量一律重新开始。误用大剂量紫外线照射时，应即刻使用红外线照射 15～20min 或热敷，使之缓解过量的反应。红斑反应过强，可用 2.5% 消炎痛霜涂于局部。定期测试紫外线灯管的生物剂量，保证治疗效果。灯管不能用手触摸，以免油垢沾污影响紫外线的透过，在灯管冷却状态下用 95% 的酒精棉球擦拭清洁。紫外线孔巾于每次用后必须用 75% 酒精浸泡消毒。

》》四、激光照射疗法

激光是受激辐射放大的光能，是将具有特定性能的物质放在光振荡器里，在外加能源的激发下，所发出的一束高强度的光。激光具方向性好、亮度高、相干性高、单色性好的特性。理疗常用的激光器有氦氖激光器、YAG 激光器、二氧化碳激光器、半导体激光等。激光治疗仪分为低强度、中强度和高强度三种。高强度激光常用于外科手术治疗，康复治疗中常用的是低强度激光。

（一）生物学效应

1. **热作用**　主要由可见光区和红外光区的激光引起，激光对组织的热作用引起组织升温是随激光能量的上升而上升的。

2. **压强作用**　激光的能量密度极高，产生的压力很大，激光本身辐射所形成的压强称为一次压强。生物组织吸收强激光出现瞬间高热和急剧升温时，因组织沸腾汽化而体积剧增，产生很大的瞬间压力，此压强称为二次压强。

3. **光化作用**　生物组织的大分子，吸收激光光子的能量被激活产生受激原子分子和自由基引起机器人一系列的化学变化，称为光化反应。

4. 电磁作用 激光是电磁波，激光与生物组织的作用实质上是电磁场与生物组织的作用。

5. 生物刺激作用 低强度激光照射可以影响机体免疫功能，起双向调节作用，可以增强白细胞吞噬作用，抑制细菌生长，促进红细胞合成，加强肠绒毛运动，促进毛发生长，加速伤口和溃疡的愈合，促进骨折的骨痂生长愈合，对神经组织损伤能加速修复作用，增强肾上腺功能，增强蛋白质的活性等。

（二）治疗作用

1. 低强度激光对组织产生刺激、激活、光化作用，可改善组织血液循环，加快代谢产物和致痛物质的排除，抑制痛觉，有镇痛效应；提高白细胞的吞噬能力，增强免疫功能，增加组织代谢与生物合成，加速组织修复。照射腧穴时有刺激腧穴、经络的作用，作用于反射区时能调节相应节段的生理功能。

2. 高强度激光对组织有高热、压强、高电磁场作用，可使蛋白质变性凝固，甚至炭化、气化，作用于组织止血、黏着、焊接或切割、分离。

（三）适应证

原发性高血压、哮喘、胃肠功能失调、神经性头痛、闭塞性脉管炎、动脉硬化、雷诺病、急性软组织炎症、慢性溃疡、肩周炎、风湿性关节炎、缺血性心脏病、急性脑卒中等。

（四）禁忌证

恶性肿瘤、皮肤结核、活动性出血、心肺肾功能衰竭等。康复治疗中低能量氦氖激光血管内照射禁用于脑出血。

（五）操作

1. 设备 半导体激光治疗仪、氦-氖激光治疗仪等。

2. 操作方法 照射方式直接照射和光导纤维照射两种。直接照射适用于体表痛点、穴位及肌肉附着点部位照射时的距离和光斑直径大小根据疾病和部位的需要而选择；经光导纤维照射：适用于口腔、鼻腔、外耳道及窦道、膀胱、血管内的照射。照射痛点、穴位每次选择 2～8 个治疗点，照射时间 3～5min/点，创面可延长至 10～15min。输出模式有，脉冲波的功率范围为 500～1 000mW，用于急性炎症；连续波的功率范围为 0～500mW，用于慢性炎症。头、颈部的照射功率一般为 100～250mW/点；躯干与四肢一般为 300～400mW/点；运动员及肥胖者 400mW 以上；腔内一般为 200～300mW。低能量 He-Ne 激光血管内照射取 1～5mW。功率选择可根据病情及患者的反应，随时做适当调整。

3. 治疗示范 诊断：右侧颞下颌关节功能紊乱。项目：半导体激光照射疗法。部位：

右侧颞面部。电极和方法：激光探头，接触法。强度：连续波，200～300mW。时间：5min/点。疗程：每日1次，持续6d。

（六）健康教育

告知患者治疗部位皮肤多为无明显反应，偶有蚁行、针刺、温热感及经络放射感；异常反应为灼热感，治疗中若有异常反应要及时告知操作人员处理，及时将功率调小。告知患者保护眼睛。头面部照射时给患者戴激光护目镜。

（七）注意事项

禁止激光直射眼睛、甲状腺、伤口的缝合线、孕妇腰腹以下及色素沉着的部位。操作人员应配戴激光护目镜进行操作，勿远离患者，多观察照射部位的准确性及治疗反应。照射部位有毛发，应剪去后再治疗。对创面须清洁干净再进行照射。仪器电源必须有良好的接地保护，室内干燥，远离高频机。治疗机面上禁放置任何物品，防止进水。使用时应小心轻放，勿碰撞、落地、加热或进水而受到损坏。半导体激光导光棒用75%酒精棉球擦拭消毒，或浸泡消毒时，将工作端垂直浸入消毒液中，不可将金属端浸入，否则将腐蚀金属端套。将导光棒用干棉球将消毒液擦拭干净再插入，避免液体流入探头内，腐蚀内部贵重元件，使用时应防止碰撞跌落以致破碎。

第三节　超声波疗法的康复健康教育

≫ 一、超声波疗法

超声波是每秒振动频率在20kHz以上的机械振动波，频率为800～2 500kHz的超声波具有一定的治疗作用。超声波能加速局部血液和淋巴循环，改善组织营养和物质代谢；刺激细胞膜的弥散过程，增强其通透性，加速新陈代谢，提高组织再生能力，刺激骨痂生长；能使药物经皮肤透入体内，加强药物的作用；超声波能通过颅骨作用于脑组织，促进脑出血的病灶吸收；使坚硬的结缔组织延长、变软，松解粘连，软化瘢痕。

（一）生物学效应

1. **机械作用**　微细按摩作用是超短波治疗疾病的最基本的机制。超声波对机体的其他作用都是在超声波的机械作用基础上产生的。

2. **温热作用**　在人体组织中，神经组织吸收声能最多，肌肉次之，脂肪较差；在不同组织的界面处产热较多，如皮下组织与肌肉组织的界面、肌肉组织与骨组织的界面。

3. **空化作用** 超声波在液态介质中传播时产生声压。当产生的声压超过液体的内聚力时，液体中出现细小空腔，即空化现象。

（二）治疗作用

1. 使神经兴奋性降低，神经传导速度减慢，较好的镇痛、解痉作用。

2. 加强组织血液循环，提高细胞通透性，改善组织营养，促进水肿吸收。

3. 提高结缔组织的弹性，使胶原纤维分解，瘢痕组织变细而松软，松解粘连、缓解挛缩。

4. 低强度或脉冲式超声波可刺激组织的生物合成和再生修复，加速骨痂的生长愈合。

5. 低强度超声波作用于神经节段可以调节其支配区神经血管和内脏器官的功能。许多实验研究发现超声波有很好的溶栓效应，可使血栓形成的血管再通恢复血流。

（三）适应证

血栓性静脉炎、雷诺病、面神经麻痹、肋间神经痛、带状疱疹、肱骨外上髁炎、软组织损伤、神经痛、神经炎、肩周炎、扭挫伤、注射后硬结、血肿机化、腱鞘炎、瘢痕增生、骨折延迟愈合、冠心病等。

（四）禁忌证

恶性肿瘤、高热、活动性肺结核、严重心脏病、血栓性静脉炎、血栓性溃疡、出血倾向、孕妇下腹部腰骶部、小儿骨骺、放化疗治疗期或治疗后6个月以内、急性软组织扭伤24h以内等。此外，心脏、眼、生殖器部位治疗时应注意剂量。

（五）操作

1. **设备** 双频超声波治疗仪等。

2. **操作方法** 直接接触法是在治疗部位涂耦合剂，使声头与皮肤直接接触，可分为移动法：移动速度要均匀并稍加压力，$1\sim2cm/s$，连续波中等剂量$1.0\sim1.2W/cm^2$，将声头做缓慢直线往返式或作均匀螺旋式移动；固定法：连续波中等剂量$0.3\sim0.4W/cm^2$，声头固定在治疗部位，用于局限性的小病灶，剂量宜小；移动和固定结合法：以移动法为主，间中停留于痛点固定$2\sim3s$；穴位法：用小面积声头固定在所需治疗的穴位上进行治疗；水下法：适用于表面不规则的手或足部位，将治疗部位放入煮沸后的温水水槽中，声头浸入水中对准病灶，距离皮肤$2\sim3cm$；水囊法：将不含气体的水囊置于体表凹凸不平的治疗部位，水囊与皮肤及声头之间均涂耦合剂，以适当压力将声头压在水囊上，按直接接触的固定法进行治疗。常规治疗时间，每个部位尽量不超过10min。

根据病情需要选择治疗剂量，其声强与时间为低强度$0.1\sim0.4W/cm^2$、中强度$0.5\sim0.7w/cm^2$、高强度$0.8\sim1.2W/cm^2$。脉冲超声波：输出模式为$1:3$、$1:5$、$1:10$。用于急性病或肿胀部位等，治疗时间可稍微长些；连续超声波：输出模式为无间断性，用于慢性病或瘢痕增生等，治疗时间要短。急性病疗程：每日1次或2次，总次数在6次以内；慢性病疗程：每日1次，总次数在12次以内。

3. **治疗示范** 诊断：右前臂断肢再植恢复期。项目：超声波疗法。部位：右前臂肿胀区。电极和方法：声头 $5cm^2$，脉冲 $1:10$，移动法。强度：$0.1 \sim 0.3W/cm^2$。时间：$4 \sim 6min$。疗程：每日1次，持续6d。

（六）健康教育

治疗人员自我保护，注意不要用手直接持声头为患者进行治疗，避免过量超声引起疼痛，治疗室可戴双层手套操作。治疗仪器连续使用时，注意检查声头温度，避免烫伤患者或损坏仪器。声头不能空载。如果把声头空载，会导致声头内晶片过热而损坏。声头正对治疗部位，并尽可能垂直于治疗部位表面。使用适量耦合剂，并适当用力压紧，使声头和皮肤表面紧密接触不得有任何细微间隙，方可调节输出，以保证超声波能量有效的进入人体组织。水下法治疗时要用去气水，而且皮肤上也不得有气泡。水囊法与水下法所用的水必须是经过煮沸的水，冷却后缓慢灌注，以免激起水泡使气泡进入到水中。移动法时，声头的移动要均匀，使超声能量均匀分布。固定法治疗时或皮下骨突出部位治疗时，超声强度宜小。声头不能在骨突部位停留。治疗不能引起疼痛。眼部超声波治疗，以采用水囊法为宜，剂量应严格掌握。超声药物透入时，禁用对患者过敏的药物，慎用对皮肤有刺激的药物。

（七）注意事项

嘱患者治疗中若有刺痛或灼热感等异常反应，及时告知操作人员查明原因处理；糖尿病患者不在餐前治疗，并应用小剂量，以免低血糖的发生。对装有人工心脏起搏器者，治疗要注意观察。对脑、心、眼、性腺治疗时，治疗剂量宜小；孕妇腰腹部、颈交感神经节、儿童的骨骺区、动脉硬化的血管、曲张的静脉等部位禁用。慎用部位：皮肤感觉障碍的区域、骨隆凸部、椎板切除后的瘢痕等。对组织深部有金属植入物或髋关节内置假体，可用脉冲式移动法辐射治疗。声头与皮肤之间用耦合剂有效的填充，否则会出现空载，切忌声头空载下开机，否则会损坏声头。

≫ 二、超声雾化疗法

超声雾化疗法是利用超声波的空化作用，将药液变为雾状小颗粒，使药液均匀地分散在雾气中，吸入深度可达肺泡。主要用于呼吸系统疾病。

（一）操作

1. **设备** 超声雾化器、药液（按医嘱）、冷蒸馏水。

2. **操作方法** 首先安装管道，检查仪器、电源，水槽加冷水至特定位置（约250ml）。配药：罐内加稀释的30～50ml的药液（药物按医嘱）；通电预热3min。开雾化开关，口含喷雾嘴吸入15～20min。治疗结束：先关雾化开关，再关电源开关。

3. **治疗示范** 诊断：慢性咽喉炎。项目：超声雾化吸入。部位：口腔及咽喉部。方法：庆大霉素4万U加生理盐水20ml雾化吸入。时间：15min。疗程：每日1次，持续6d。

（二）健康教育

嘱患者疗前先将痰咳出或吸尽，以免妨碍雾气吸入。治疗时嘱患者吸气应深而慢，吸气末稍停片刻以便呼吸道保留大量的药物，呼气时应用鼻呼出。治疗慢性鼻炎、气管炎时用鼻吸气、口腔呼气。

（三）注意事项

雾化液应每日新鲜配制，应了解患者的用药反应以及有无药物过敏史。每次治疗结束应清洗雾化罐及管道；治疗开始后注意有无呛咳和支气管痉挛。雾量不可过大，吸入时间不宜过长，吸入水分不宜过多，避免应用对呼吸道有刺激的药物，以防止支气管痉挛或水中毒。治疗后1～2h内注意拍击患者胸背并鼓励患者咳嗽。

第四节 **磁疗法的康复健康教育**

利用磁场作用于人体，以达到治疗目的的方法，称为磁疗法。磁场可分为恒定磁场、交变磁场、脉动磁场、脉冲磁场等。

一、磁疗法

（一）治疗原理

1. **局部作用** 对穴位的磁场疗法可以达到调节经络平衡的作用。

2. **神经作用** 对大脑皮质产生镇静作用。

3. **体液作用** 使血管扩张，血流加快，各种致痛物质迅速被稀释和排出，减轻和缓解疼痛。

（二）生物学效应

1. **心血管**　磁场对血管的作用是双向调节作用。

2. **血液**　降低血脂，降低血液黏稠度。

3. **免疫功能**　提高免疫球蛋白。

4. **肿瘤**　抑制肿瘤细胞生长、杀伤肿瘤细胞。

5. **细菌**　对大肠埃希氏菌、黄金色葡萄球菌、溶血性链球菌等细菌有杀灭作用，对铜绿假单胞菌无抑制和杀灭作用。

（三）治疗作用

1. **镇痛**　通过抑制神经对生物电活动，提高痛阈。

2. **消肿**　改善血液循环，促进出血和渗出物的吸收，使胶体渗透压正常化，达到消除水肿。

3. **消炎**　促进炎性产物排除，提高机体免疫功能，增强白细胞吞噬功能。

4. **镇静**　加强大脑皮质的抑制过程，改善睡眠，调整自主神经功能。

5. **降压**　调节血管舒缩功能，使血管扩张，改善微循环，减少外周阻力。

6. **软化瘢痕与松解粘连**　使瘢痕由硬变软，颜色变浅，并可使粘连松解。

7. **促进骨痂生长**　促进成骨细胞、软骨细胞与骨细胞释放大量的钙，从而加快骨折区的钙沉积。

8. **促进创面愈合**　血管扩张，血流加快，血液循环改善，为创面提供更多的血液，提供更多的营养物质和氧，加速创面的愈合。

（四）适应证

胃肠功能紊乱、关节炎、慢性支气管炎、哮喘、高血压、肩周炎、颈椎病、坐骨神经痛、肾结石、胆结石、慢性前列腺炎、扭挫伤、血肿、注射后硬结、婴幼儿腹泻、神经官能症、神经性耳鸣、睑腺炎、角膜炎等。

（五）禁忌证

白细胞低下、高热、有出血倾向以及孕妇、体质非常衰弱者、装心脏起搏器及体内置入金属者、严重心肺功能不全等。

（六）磁疗法分类

磁疗法的治疗剂量分为 4 级：低磁场（<50mT）、中磁场（50～150mT）、高磁场（150～300mT）、强磁场（>300mT）。

1. **直接敷磁法**　直径 1～2cm、表面磁感应强度为 0.05～0.2T 的永磁体磁片，磁片表面可用 75% 酒精消毒，不得用火烤或水煮，以免消磁。

2. **间接敷磁法**　磁片通过棉织物等材料间接作用于人体的静磁疗法。

3. **耳磁法**　采用米粒大的圆形磁珠或小磁片，表面磁感强度约 1mT。

（七）操作

1. **设备**　大功率电磁机、脉冲磁疗仪、旋磁仪等。

2. **操作方法**　取舒适体位治疗。用 N 极或 S 极对准患部，磁头接触皮肤或只隔单层衣服；接通电源，调节输出量，剂量和时间按不同疾病的治疗要求确定；每个患者，每次治疗用同一极性；如连续使用，磁头过热则需冷却后再用。

3. **治疗示范**　诊断：右手背血肿。项目：旋磁疗法。部位：右手背血肿处。磁头和方法：旋磁头，直接接触。强度：震颤感。时间：30min。疗程：每日 1 次，持续 6d。

（八）健康教育

讲解本治疗的适应证、禁忌证。嘱患者取下手表、手机，以免被磁化。告知患者磁治疗的反应和副作用，磁疗的副作用一般较轻，可出现恶心、头晕、无力、失眠、心悸、血压波动等反应，极个别人不能耐受时，则停止治疗，不适反应即消失。

（九）注意事项

患部用两极对置时，需用 N、S 极相对，以加强磁场作用。慎用于体质虚弱、老人、幼儿、高热、治疗后不适反应严重者。勿使磁卡、手机、手表等接近磁头、磁片；磁片磁头不得撞击，避免磁场破坏、磁感应强度减弱；定期检查永磁体强度；眼部、头面部、胸腹部、老人、幼儿、体弱者、高血压病患者宜用低强度磁场，不宜高强度、长时间治疗。

》》 二、经颅磁刺激技术

经颅磁刺激（transcranial magnetic stimulation，TMS）是利用脉冲磁场作用于中枢神经系统，改变皮质神经细胞的膜电位，使之产生感应电流，影响脑内代谢和神经电活动电刺激技术。

（一）生物学效应

TMS 的作用是通过时变磁场诱发出感应电场，即法拉第磁效应。一个快速电流脉冲通过刺激线圈，产生强大的瞬间磁场（1~2T），该磁场几乎不衰减地通过头皮和颅骨，在大脑皮质功能区的神经组织产生环形感应电流，使神经细胞去极化。其最终效应既可以引起暂时的大脑功能兴奋或抑制，也可以引起长时程的皮质可塑性调节。其作用强度主要取决于刺激频率、强度、线圈形状、方向等多个参数。其特点：更容易实现脑颅深部刺激，人体不适感很小，与人体无接触，是无创刺激技术。

（二）治疗作用

1. 脑卒中患者运动及感觉功能可塑性评价。

2. 基于两侧半球竞争理论，通过 TMS 兴奋患侧肢体或者抑制健侧肢体的活动。

3. 通过抑制皮质脊髓的过度活动来减少肌张力障碍的症状。

4. 高频刺激双侧前额叶背外侧区改善认知障碍，低频刺激健侧顶叶后部可改善患者忽略，低频刺激右侧语言中枢可改善失语症。

（三）适应证

脑卒中及其并发症、脊髓损伤及其并发症、抑郁症、精神分裂症、失眠、幻听、帕金森病、神经性耳鸣、多动症、戒毒、戒酒等。

（四）禁忌证

颅内有金属异物、置心脏起搏器者、耳蜗植入物者，颅内高压、癫痫病史及家族史禁止使用高频。孕妇和婴幼儿及不能表达自己感觉的人慎用。抑郁中有强烈自杀倾向，或有自杀行为者建议不要采用磁场刺激。

（五）操作

1. **设备** 经颅刺激仪。

2. **操作方法** 打开电源、电脑，显示启动界面，在电源管理界面启动电源，录入患者信息，手动调节界面，参数设置完后，单击 [就绪] 按钮将参数发到设备。带上公司生产的头部定位帽，按照中央前回的躯体定位图，从红色区域顶端两侧向下依次为下肢（内侧）、躯干、肘、手指、面部，根据记录肌张力的情况确定刺激部位，因为个体差异性较大，所以测量时要根据刺激的反应来实时调节刺激位置，待确定刺激部位并记录到相应诱发电位时，可以在定位帽上做上标记，以便下次测量阈值时能准确快捷的测量。患者阈值确定后，可以直接通过界面的刺激选择直接进入治疗模式中的程控刺激。操作者可以选择机器内置的参考治疗方案，也可以自由编辑治疗方案，当确定好治疗方案之后，我们通过支架将治疗拍放于患者相应的治疗部位上，然后勾选治疗方案并点击治疗界面的"开始"就可以工作了。在治疗过程中，可暂停，暂停后可以继续，或者直接停止治疗。如果患者是第 2 次做治疗，可以不需要测量阈值，就选择患者直接进入治疗模式开始治疗。治疗结束后，如果设备不需要使用了，关闭软件界面上的小窗口，进入设备电源管理关闭电源，等电源关闭后依次关闭电脑、电源总开关，拔下电源线。

（六）健康教育

讲解本治疗的适应证、禁忌证。嘱患者不要把手表、手机、银行卡、磁盘带入治疗室，以免被磁化；不要携带金属眼镜、耳环、项链、助听器进入治疗室。告知患者经颅磁刺激可能出现的副作用，表现心慌、恶心、呕吐、一时性呼吸困难、嗜睡、头晕、无力、失眠、低热、皮疹等，个别患者白细胞降低。老年人、头颈部治疗、强磁场治疗易出现磁疗副作用。副作用轻者，无需停磁疗，可调整治疗部位与剂量，副作用明显而且持续存在者，应停止治疗，不适反应即消失。长时间的刺激会引起刺激部位疼痛，通常一个患者的治疗时间应小于20min，操作者应经常询问患者的感觉和反应，随时调整刺激参数。

（七）注意事项

房间要求具备独立电源接口，仪器放置要求距离对面墙至少30cm的空间。使用前需检查主电源，缆线、刺激线圈是否完好。患者头颈部治疗时不能接打电话，电子产品及磁卡类物品远离线圈。挂贴警示标志，告诫此处有强磁场设备，禁止装配有心脏起搏器或电子输液装置等对磁场敏感的设备和人员进入。操作人员必须告诉患者磁场刺激诊断治疗的原理、过程和可能的反应，介绍注意事项，消除患者的紧张，尤其是身体有残疾的患者、年长者和儿童。磁场刺激对患者是无创的，但是刺激中磁场线圈内部的磁力作用，会使刺激线圈轻微震动，并发出"啪啪"响声，超强刺激、高频刺激和长时间过度刺激，可能会影响听力，应避免靠近耳部刺激，治疗中应佩戴耳塞保护听力。

第五节　温热疗法的康复健康教育

以各种热源为导热体将热能传递至机体以治疗疾病的方法，称为温热疗法。

一、生物学效应

1. 对新陈代谢的影响和作用

（1）细胞化学反应：改善酶活性，增加细胞摄氧量，从而促进细胞代谢。

（2）基础代谢和能量代谢：温度每升高10℃，基础代谢可能加2～3倍。

（3）消炎：升高组织温度，扩血管，加快血流，毛细血管壁通透性增高。

（4）组织修复：加快血液循环，增强代谢功能，改善营养，修复组织损伤。

2. 对各器官、系统的影响

（1）皮肤：可扩张皮肤血管，加强皮肤的营养和代谢，促进伤口愈合，增加软组织的延展性，有利于软化瘢痕，松解粘连、改善皮肤功能。

（2）肌肉：可降低肌肉的张力，缓解肌肉痉挛，减轻因肌紧张引起的疼痛。

（3）心血管系统：扩张血管，改善血液循环，使心率加快，心肌收缩力增强，血压升高，但持久、广泛、强烈的热刺激作用于人体时，可导致心肌收缩力减低，甚至发生心力衰竭。

（4）呼吸系统：适当的温热，可加深呼吸，但持久而强烈的热刺激可引起呼吸浅快。

（5）消化系统：可缓解胃肠平滑肌痉挛，增加胃黏膜血流量，促进消化液分泌。

（6）神经系统：降低感觉神经末梢的兴奋性和神经传导速度，提高痛阈，从而缓解疼痛。

临床常用的治疗方法有石蜡疗法、湿热外敷、水疗、泥疗、中药外敷等。

》》二、石蜡疗法

利用加热熔解的石蜡作为导热体，涂敷于患部，达到治疗疾病的一种方法。石蜡熔点为 30～70℃。蜡疗的熔点一般以 52℃为宜。石蜡的热容量大，导热系数低，保温时间长，蜡疗具有较强而持久的热透入作用，促进血液循环，加速水肿消退，减轻疼痛，缓解肌肉痉挛，降低肌张力，提高新陈代谢，消除炎症。

（一）治疗作用

1. 温热作用　减轻疼痛，缓解痉挛，加速血液循环，改善组织营养，促进炎症消散吸收，修复组织。能改善皮肤营养，加速上皮生长，促进骨的再生及骨痂形成，有利于皮肤面溃疡和骨折的愈合。

2. 机械作用　具有良好的可塑性、柔韧性、黏滞性和延展性。由于石蜡具有良好的可塑性及黏稠性，能与皮肤紧密接触产生机械压迫作用。可防止组织内淋巴液和血液渗出，促进渗出物的吸收。

3. 润滑作用　滑润敷蜡部位的皮肤，软化瘢痕。石蜡含有油脂，对皮肤有滋润作用，能使皮肤柔软而富有弹性。

（二）适应证

软组织扭挫伤恢复期、肌纤维组织炎、慢性关节炎、肩关节周围炎、腱鞘炎、术后外伤后瘢痕增生、骨折或关节术后挛缩、肌痉挛、坐骨神经痛、皮肤美容。

（三）禁忌证

高热、昏迷、急性化脓性炎症、风湿性关节炎活动期、结核、孕妇腰腹部、恶性肿瘤、出血倾向者。周围神经损伤等引起的局部感觉障碍者慎用。

（四）治疗操作

1. 蜡饼法　将加热后完全熔化的蜡液倒入搪瓷盘或铝盘内，冷却至 45～50℃，蜡液厚 2～3cm，取出蜡块敷于患部，外包塑料布或棉垫保温 30～60min。适用于躯干肢体。

2. 浸蜡法 将熔化后的蜡液冷却至 55～65℃，反复浸入病患组织，使其在皮肤表面冷却凝成 0.5～1cm 薄层蜡膜，每次 10min 左右。适用于手足部。

3. 刷蜡法 将溶化的蜡液冷却至 55～65℃，用排笔反复蘸刷在病患部位，使之冷却成一 0.5～1cm 薄层蜡膜，上覆蜡饼，外包塑料布及棉垫保温。适用于躯体、肢体、面部。

（五）操作

1. 设备 医用蜡、盆、刷、溶蜡炉、保温箱、石蜡浴等。

2. 操作方法 蜡饼法：患者取舒适体位，治疗部位裸露，蜡饼放在塑料布上，周边包起防漏蜡，直接外敷于治疗部位，用毛巾包裹，盖上棉毡保温。刷蜡法：用排笔蘸适宜温度的蜡液涂于患部，先涂一层保护膜后再反复涂擦 4～6 次，然后用蜡饼紧贴该处再以毛巾、棉毡保温。浸蜡法：在患肢先涂好几层保护膜，然后浸入适当温度的蜡液内。

3. 治疗程序示范 诊断：腰肌劳损。项目：石蜡疗法。部位：腰部。强度：热感。方法：蜡盆法。时间：30min。疗程：每日 1 次，持续 15d。

（六）健康教育

浸蜡之前，应向患者说明每次浸入蜡液不超过第一层蜡膜边缘，以免烫伤。治疗期间，应及时了解局部皮肤反应，如有疼痛，应立即查找原因，予以处理。告知患者在蜡饼治疗时，不要随意挤压蜡饼。治疗部位皮肤使用搽剂者，嘱患者在治疗后使用。

（七）注意事项

准确掌握蜡温，刷蜡要均匀而迅速，蜡饼不能用力挤压，特别蜡饼有"夹心"（中间蜡液尚未凝固）时，以防蜡液溢出，造成烫伤或污染衣物。疗程中，如发现皮疹，即应停止治疗；其原因多见于蜡质不纯或变质或对包用胶布过敏，应予处理。石蜡反复应用后，必须清除蜡内杂质，一般每 1～2 周清洁 1 次，每次根据消耗情况加入适量新蜡。

≫ 三、湿热袋敷疗法

湿热疗法是广为人知的热疗方式。蓄热的热袋常由亲水硅酸盐、皂黏土、硅胶等物质充填，具有吸水特性，用帆布包裹，热容量大。热袋是用网架悬吊于（70～80℃）热水中，当需要时才从热水中移开，慢慢冷却，用 6～8 层毛巾或绝缘物包裹，能维持临床治疗需要的温度 30～40min。

（一）适应证

慢性炎症、瘢痕增生、纤维粘连、肌肉痉挛、神经痛等。

（二）禁忌证

局部感染、开放性伤口、皮肤病、恶性肿瘤、活动性肺结核、高热、极度衰竭、出血倾向、局部循环障碍及感觉障碍。身体极度衰弱、局部皮肤感觉障碍慎用。

（三）操作

1. **设备**　湿热治疗机，及热敷袋若干。

2. **操作方法**　治疗前将湿热敷袋挂在80℃恒温箱中加热备用，勿与箱内水接触。患者治疗部位暴露，热袋与皮肤之间加干燥毛巾，面积稍大于热袋。

3. **治疗示范**　诊断：右侧肩周炎。项目：湿热敷。部位：右侧肩周。方法：湿热敷。强度：温热感。时间：20min。疗程：每日1次，持续6d。

（四）健康教育

局部皮肤感觉障碍者慎用；对老年人、感觉障碍或血液循环障碍的患者，热袋温度应稍低。治疗过程中，如湿热敷袋温度降低应予以更换；治疗时患者不应将体重压在热袋上；皮肤与热袋之间的干毛巾至少6层，面积要大于热袋；治疗5min钟后挪开热袋检查皮肤治疗中嘱患者发现热敷袋发凉，立即更换热的。如出现出汗过多、心悸、气促应暂停治疗。

（五）注意事项

检查恒温装置，治疗中注意湿热敷袋的温度，以防烫伤患者；治疗用的热袋应拧干，不得滴水。热袋加热前应检查布袋有无破口，以免加热后漏出硅胶引起烫伤。

第六节　水疗法的康复健康教育

水疗法是利用水的物理化学性质，经各种方式作用于人体，以预防、治疗疾病的方法。

（一）水疗法治疗作用

1. **温度作用**　温水浸浴与热水浴有镇静催眠作用；凉水浴和冷水浴可是血管收缩，神经兴奋性增高，肌张力增强。

2. **机械作用**　静水压力可压迫胸廓、腹部，改善气体代谢；压迫表浅静脉、血管，可促进静脉和淋巴回流；浮力作用可减重利于功能训练；水流对人体有机械刺激作用，提高神经兴奋性。

3. **化学作用**　水可溶解一些化学药物和气体从而对人体产生化学刺激作用。

（二）水疗法分类

1. 浸浴

（1）全身淡水浴：200～250L 淡水，患者半卧，水平面达乳头水平。

（2）温水浴（水温 37～38℃）与不感温水浴（34～36℃）。

（3）热水浴（水温 39℃以上）。

（4）凉水浴（水温 26～33℃）与冷水浴（水温 26℃以下）。

2. 全身药物浴

（1）盐水浴：多发性关节炎、肌炎、神经炎。

（2）松脂浴：兴奋过程占优势的神经症、高血压病Ⅰ期。

（3）苏打浴：软化角质层，适用于银屑病等皮肤胶质层增厚的皮肤病、脂溢性皮炎。

（4）中药浴：治疗神经症、皮肤病、关节炎。

3. 全身气泡浴

（1）浸浴

1）漩涡浴：槽的 2/3 水量，水温 37～39℃。

2）蝶形槽浴：槽的 2/3 水量，水温 38～42℃。

3）水中运动：水温 38～42℃，不宜在饥饿、饱餐后 1h 内进行。

（2）按水压分类

1）低压淋浴：水压在 1 个大气压力以下。

2）中压淋浴：水压为 1～2 个大气压力。

3）高压淋浴：水压为 2～4 个大气压力。

（三）健康教育

水疗室光线充足，通风良好，地面防滑、室温 22～23℃，湿度 75% 以下，配备保障水温的装置。水源清洁无污染。进行水疗前，患者行全面检查，确保无禁忌证。水疗禁用于传染病、心脏肝肾功能不全、严重动脉硬化、恶性肿瘤、出血性疾病、发热、炎症感染、皮肤破溃、妊娠、月经期、大小便失禁、过度疲劳等。水疗不宜在饥饿、饱餐后 1h 内进行。水疗室应有救护人员和救护设备，防止患者摔倒或淹溺。水疗结束后注意保暖，适当喝水，注意有无不适反应。

运动疗法的康复健康教育

一、关节活动度的训练的康复健康教育

维持和改善关节活动度的训练根据是否借助外力分为被动关节活动度训练、主动 - 助力关节活动度训练和主动关节活动度训练三种。

（一）被动关节活动度训练

1. **徒手关节活动度训练** 指患者自身或在治疗师帮助下完成关节运动，以维持和增大关节活动范围的训练方法。其适用于肌力在 3 级以下者。患者完全不用力，全靠外力来完成运动或动作。外力主要来自治疗师、患者健肢或各种康复训练器械。其目的是增强瘫痪肢体本体感觉、刺激屈伸反射、放松痉挛肌肉、促发主动运动；同时牵张挛缩或粘连的肌腱和韧带，维持或恢复关节活动范围，为进行主动运动做准备。

（1）适应证：患者不能主动活动肢体，如处于昏迷、麻痹状态；因力学因素所致软组织挛缩与粘连、疼痛及肌痉挛；神经性疾患所致的关节活动范围减小和受限；主动关节活动导致明显疼痛的患者也需进行被动活动。

（2）禁忌证：各种原因所致关节不稳、骨折未愈合又未做内固定、关节急性炎症或外伤所致等肿胀；骨关节结核和肿瘤；肌肉、肌腱、韧带有撕裂；肌肉、肌腱、韧带、关节囊或皮肤手术后初期；心血管患者不稳定期，如心肌缺血、心肌梗死者；深静脉血栓等。

（3）操作方法：患者取舒适，放松体位，肢体充分放松。按病情确定运动顺序，由近端到远端的顺序有利于瘫痪肌的恢复，由远端到近端的顺序有利于促进肢体血液和淋巴回流。固定肢体近端，托住肢体远端，避免替代运动。动作缓慢、柔和、平稳、有节律，避免冲击性运动和暴力。操作在无痛范围内进行，活动范围逐渐增加，以免损伤。用于增大关节活动范围的被动运动，可出现酸痛或轻微的疼痛，但可耐受，不应引起肌肉明显的反射性痉挛或训练后持续疼痛。从单关节开始，逐渐过渡到多关节，不仅有单方向，而且应有多方向的被动活动。患者感觉功能不正常，应在有经验的治疗师指导下完成被动运动。

（4）健康教育：因伤病而暂时不能活动的关节，要尽早在不引起病情、疼痛加重的情况下进行关节的被动活动，活动范围应尽可能接近正常最大限度的活动。

1）关节活动范围的训练应包括身体的各个关节；每个关节必须进行全方位范围的关节活动。固定关节的近端，被动活动远端；运动时动作要缓慢、均匀；每次各方向活动进行 5 ~ 10 次。每次活动只针对一个关节，固定的位置应尽量接近关节的中心部位。

2）对于跨越两个关节的肌群，应在完成逐个关节活动后，再对该肌群进行牵张。对

于活动受限或长期处于内收、屈曲位的关节，应多做被动牵拉运动。如跟腱牵拉。

3）被动运动某一关节时，要给予该关节一定的牵拉力，这样可减轻关节面之间的摩擦力，使训练操作容易进行，并能保护关节，防止关节面挤压。被动活动之前，对患者做好解释工作，以得到患者的合作。患者体位应舒适，被固定的部位要稳定、牢固等。

2. 器械被动关节活动训练 指利用专门器械使关节进行持续较长时间缓慢被动运动的训练，持续性被动运动（continuous passive motion，CPM）主要用于防治制动引起的关节挛缩，促进关节软骨、韧带和肌腱的修复，改善局部血液、淋巴循环，促进肿胀、疼痛等症状消除。

（1）适应证：骨折，特别是关节内或干骺端骨折、切开复位内固定术后；关节成形术、人工关节置换术，关节韧带重建术后；滑膜切除术后；各类关节炎、关节挛缩粘连松解术后，关节软骨损伤、自体骨膜或软骨膜移植修复术后等。

（2）禁忌证：活动产生对关节面有害的应力时，造成正在愈合组织过度紧张，或使用抗凝治疗时，不宜采用或谨慎使用。

（3）操作方法：①开始训练的时间，可在术后即刻进行，甚至在患者仍处于麻醉状态下进行，即使手术部位敷料较厚，也应在术后 3d 内开始。②将要训练的肢体放置在训练器械的托架上固定。③开机，选择活动范围，运动速度和训练时间。④关节活动范围，通常在术后即刻进行，20°~30°的短弧范围内训练，关节活动范围可根据患者的耐受程度每日渐增，直至最大关节活动范围。⑤确定运动速度，开始时运动速度以 1~2min 为一个运动周期。⑥训练时间，根据不同的程序，使用的训练时间也不同，可持续 24h，或连续1h，3 次/d，疗程至少 1 周，或达到满意的活动范围。⑦训练中密切观察患者的反应及持续被动运动训练器械的运转情况。⑧训练结束后，关机，去除固定，将肢体从训练器械的托架上放下。

（4）健康教育：术后伤口内如有引流管，要注意运动时不要影响引流管。手术切口如与肢体长轴垂直，早期不宜采用器械被动关节活动训练，以免影响伤口愈合。训练中如同时使用抗凝治疗，应适当减少训练时间，以免出现局部血肿。训练程序的设定应根据外科手术方式、患者反应及身体情况加以调整。

（二）主动-助力关节活动训练

主动-助力关节活动训练指在外力的辅助下，患者主动收缩肌肉来完成的运动和动作。助力可由治疗师、患者健肢、器械、引力或水的浮力提供。这种运动常是由被动运动向主动运动过渡的形式。其目的是逐步增强肌力，建立协调动作模式。训练时，要求患者完成所需的关节活动，必要时，治疗师手置于患者需要辅助或指导的部位；助力提供平滑的运动，主要用于肌力1～2级水平，不能自主关节活动或活动范围达不到正常值的患者。

1. **适应证** 肌力低于3级，能主动运动的患者；各种原因所致的关节粘连或肌张力增高造成关节活动受限，能进行主动运动的患者。多次重复的主动或主动-助力关节活动度训练可改善心肺功能。

2. **禁忌证** 各种原因所致关节不稳、骨折未愈合又未做内固定、骨关节肿瘤、全身情况极差及病情不稳定等。

3. **操作方法**

1）悬吊练习：是利用绳索（可调长短）、搭扣或S形钩和吊带组合起来，将拟训练活动的肢体悬吊起来，使其在除去肢体重力的前提下主动进行钟摆样的训练活动。如训练肘关节屈伸动作的方法，训练肩关节内收、外展的方法，训练髋关节内收、外展或前屈、后伸的方法等。

2）自我辅助练习：是以健侧肢体帮助患侧肢体活动的训练方法，适用于因疼痛引起关节活动受限的患者。常用轮滑和绳索等用具。

3）器械练习：是利用杠杆原理，以器械为助力，带动受限的关节进行训练活动。如肩关节练习器、肘关节练习器、踝关节练习器以及体操棒等。

4. **健康教育** 在进行主动-助力运动时应注意必须向患者讲解动作要领及方向，助力的方向要与被训练肌肉的收缩方向一致，避免出现代偿动作等。训练时，给予有力的语言鼓励，以增强训练效果。对于骨折未愈合者，应给予充分的支持和保护。尽量选择适宜的助力，常加于运动的起始和终末，以鼓励患者主动用力为主，随治疗进展逐渐减少助力的帮助。训练强度由低到高，训练时间逐渐延长，训练频度逐渐增多，根据患者的疲劳程度，调节运动量。

（三）主动关节活动度训练

主动关节活动度训练指患者主动用力收缩肌肉完成关节运动或动作，以维持关节活动范围的训练。其适用于肌力在3级以上的患者，主要通过患者主动用力收缩完成训练。既不需要助力，也不需要克服外来阻力，其目的是改善与恢复肌肉功能，关节功能和神经协调功能等。主动关节活动度训练可以促进血液循环，具有温和的牵拉作用，能松解粘连组织，牵拉挛缩组织，有助于保持和增加关节活动范围。

1. **适应证** 肌力3级以上、能主动运动的患者，需要改善心肺、神经协调功能的患者等。

2. **禁忌证** 骨折未完全愈合、关节急性炎症、关节脱位未复位、骨关节结核和肿瘤等患者。

3. **操作方法** 常用的是各种徒手体操。根据患者关节活动受限的方向和程度，设计一些有针对性的动作。根据患者情况，选择进行单关节或多关节，单方向或多方向的运动；根据病情选择体位，如卧位、坐位、跪位、站位和悬挂位。在康复医师或治疗师指导下，由患者自行完成所需的关节活动，必要时，治疗师的手可置于患者需要辅助和指导的部位。主动运动时，动作应平稳缓慢，尽可能达到最大幅度，用力到引起轻度疼痛为最大限度。关节的各方向依次进行运动，每一动作重复 10～30 次，每天做 2～3 次。

4. **健康教育** 对患者讲解关节活动范围训练的重要性及动作要领，并使患者明确关节活动范围训练的目的，积极主动配合参与训练。对于骨折未愈合者等应给予充分的支持和保护。主动活动时，尽可能达到最大关节活动范围，用力至引起轻微疼痛为最大限度，必要时结合肌肉抗阻练习。训练中动作平缓柔和，有节律地重复数次，尽可能达到最大活动范围后维持数秒。神经系统疾病患者进行主动运动时，早期以闭链主动活动为主，恢复期后以开链和闭链运动交替进行训练。

5. **注意事项** 关节活动度训练宜多次反复地进行或持续较长时间，以引起局部适宜感觉（紧张感或轻度疼痛感）为度。而过强的疼痛感觉既是损伤信号，又可引起反射性肌痉挛，而肌痉挛又限制了粘连挛缩组织的受牵引程度，使治疗徒劳无益。练习中应对障碍关节的近端关节加以适当固定，以保证最有利的治疗效果，并尽量放松障碍关节周围肌群，以免在活动中引起损伤。关节活动度训练不应采用粗暴方法，希望通过撕断粘连组织，恢复活动范围是不恰当的。因为撕断粘连组织本身即属一种新的创伤，重新产生充血、水肿反应，而在这些渗液中富有纤维蛋白原，进而形成纤维素，加重粘连，使功能恢复更为困难。

》》二、肌力训练与耐力训练的康复健康教育

肌力训练与耐力训练的目的是逐步增强肌肉力量和肌肉耐力，改善肢体运动功能；同时肌力训练对预防患者的肌肉萎缩、促进肌肉功能恢复有明确作用。目的是逐步增强肌肉力量和肌肉耐力，改善肢体运动功能；预防患者的肌肉萎缩、促进肌肉功能恢复。

（一）适应证

1. **失用性肌萎缩** 由制动、运动减少或其他原因引起的肌肉失用性改变，导致肌肉功能障碍。

2. **肌源性肌萎缩** 肌肉病变引起的肌萎缩。

3. **神经源性肌萎缩** 由神经病变引起的肌肉功能障碍。

4. **关节源性肌无力** 由关节疾病或损伤引起的肌力减弱，肌肉功能障碍。

5. **其他** 由于其他原因引起的肌肉功能障碍等。

6. **正常人群** 健康人或运动员的肌力训练。

（二）禁忌证

各种原因所致关节不稳、骨折未愈合又未做内固定、骨关节肿瘤、全身情况较差、病情不稳定者等。

（三）仪器设备

肌力训练方法有徒手训练和器械训练。在器械训练时，有哑铃、沙袋、实心球；弹性阻力装置；滑轮系统；等张力矩臂组件，如股四头肌训练器等；可变阻力装置；等长肌力训练装置；等速肌力训练装置等。

（四）操作

1. **训练原则** 应根据患者肌力水平选择合适的肌力训练方式

（1）肌力1级时，采用电刺激疗法、肌电生物反馈电刺激疗法。

（2）肌力2级时，强调助力运动训练。

（3）肌力3级时，强调主动运动训练。

（4）肌力4级时，强调徒手和器械抗阻训练。

（5）耐力较差的肌肉群，强调肌肉耐力训练。

2. **徒手抗阻训练**

（1）根据患者功能受限程度，确定适宜的抗阻运动形式和运动量。

（2）患者取舒适体位，尽最大努力在无痛范围内完成训练。

（3）阻力置于肢体远端，避免替代运动。

（4）逐渐增加运动强度或抗阻力。

（5）训练中应给予有力的语言指令，增加训练效果。

（6）每一运动可重复8～10次，间隔适当休息，逐渐增加训练次数。

3. **器械抗阻训练** 适用于肌力3级以上者，分为等长抗阻训练、等张抗阻训练和等速抗阻训练。

（1）等长肌力训练：肌肉等长抗阻收缩时，肌张力明显升高，但不产生关节运动。主要适用于关节不能或不宜运动时（如关节石膏或夹板固定、关节创伤、炎症或关节肿胀等情况）的肌力训练，以延缓和减轻肌肉失用性萎缩。

操作方法：①根据肌力水平和训练目标设定运动强度。②阻力负荷：杠铃、沙袋、墙壁或力量训练器等。③运动时间：肌肉等长收缩时间10s，休息10s。④重复次数：重复10次为1组，每天可做若干组训练。⑤训练频度：每日1～4次，每周训练3～4次，持续数周。⑥多点训练：训练中选择多个不诱发疼痛的关节角度作为训练点，以避开诱发疼痛的关节角度。

（2）等张肌力训练：训练时作用于肌肉上的阻力负荷恒定，产生关节运动。适用于发展动态肌力和肌肉耐力。等张肌力训练包括向心性训练和离心性训练，肌肉主动缩短，使肌肉的两端相互靠近为向心肌力训练；肌肉在收缩逐渐延长，致使其两端相互分离为离心肌力训练。

操作方法：①根据肌力水平和训练目标设定运动强度。②阻力负荷：沙袋、哑铃、墙壁拉力器、滑轮系统、等张力矩臂组件，如股四头肌训练器等、可变阻力装置或专用的肌力训练器等，也可利用自身体重。③运动强度：以渐进抗阻训练法为例，先测定重复10次运动的最大负荷，称为10RM值。用10RM的1/2运动强度运动训练10次，间歇30s；再以10RM的2/3运动强度重复训练10次，间歇30s，再进行10RM运动强度重复尽可能多次，2~3周后根据患者情况适当调整10RM的量。④训练频度：每日1次，每周训练3~4次，持续数周。

（3）等速肌力训练：在专门的等速训练器上进行训练。训练前设定运动速度、间歇时间、训练组数和关节活动范围等。训练中运动速度不变，但遇到的阻力则随用力的程度而变化，以使运动肢体肌肉的肌张力保持最佳状态，从而达到最好训练效果。

操作方法：①训练仪器，Biodex、Cybex、Kin-Com、Lido等。②训练前准备，开机，根据训练要求，安装相应的训练器械。③体位，摆放患者体位，对患者进行良好固定。④关节活动角度设定，通常可设定全关节活动角度，对于肌肉、肌腱、韧带愈合早期、关节术后或关节病变时则宜选择限定关节活动范围。⑤训练方式，分为等速向心和等速离心训练。临床常用等速向心收缩方式进行训练。⑥运动速度，等速向心肌力训练时，常选用的运动速度为60°/s、90°/s、120°/s、150°/s、180°/s、180°/s、150°/s、120°/s、90°/s及60°/s共10种运动速度。⑦训练次数，每种运动速度收缩10次，10种运动速度共收缩100次为1个训练单位。根据肌肉功能适应情况，逐渐增加收缩次数到2个或3个训练单位。⑧间歇时间，可在训练前预先设置每种运动速度之间和每个训练单位之间的休息时间。每种运动速度之间通常间歇15s，以使肌肉有短暂休息。每个训练单位之间的间歇时间为3~5min。⑨训练频度，每日1次，每周训练3~4次，根据患者情况，持续数周。

4. 肌肉耐力训练 肌肉耐力的训练强调较轻负荷、较长时间内多次重复肌肉收缩。常用的方法有：

（1）等张训练法：先测定重复10次运动的最大负荷，即为10RM值。用10RM的

50%量作为训练强度，每组练习10~20次，重复3组，每组间隔1min。亦可采用5cm宽、1m长的弹力带进行重复牵拉练习。弹力带的一头固定于床架或其他固定物上，反复牵拉弹力带直至肌肉疲劳，每日1次，每周练习3~5d。

（2）等长训练法：取20%~30%的最大等长收缩阻力，做逐渐延长时间的等长收缩练习，直至出现肌肉疲劳为止，每日1次，每周练习3~5d。

（3）等速训练法：选择快速运动速度，然后作快速重复运动。每次重复运动100次为1个训练单位。逐渐增加收缩次数到2个或3个训练单位，每组间休息3~5min，直至出现肌肉疲劳为止，每日1次，每周练习3~5d。

（五）健康教育

正确掌握运动量与训练节奏，及时调整运动量。神经系统疾病的早期不应强调单个肌肉的肌力训练，以免加重肌痉挛；在恢复期或后遗症期，则需重视肌力训练，以多肌肉运动或闭链运动方式为主。在无痛和轻度疼痛范围内进行训练。各种训练方法相结合。抗阻训练时要有足够的阻力，但不要大到阻止患者完成活动。调动患者的主观努力程度。训练前使患者了解训练的作用和意义，训练中经常给予语言鼓励并显示训练的效果，以提高患者的信心和积极性。严格掌握训练适应证和禁忌证。

》三、平衡训练与协调训练的康复健康教育

（一）平衡训练

平衡指人体所处的一种稳定状态，以及无论处于何种位置运动或受到外力作用时，能自动地调整并维持姿势的能力。当人体重心垂线偏离稳定的支撑面时，能立即通过主动或反射性的活动，使重心垂线返回到稳定的支撑面内，这种能力称为平衡能力。平衡训练指为提高患者维持身体平衡能力所采取的各种训练措施，通过这种训练能激发姿势反射，加强前庭器官的稳定性，从而改善平衡功能。

1. 基本原则

（1）支撑面积由大变小。

（2）稳定极限由大变小。

（3）从静态平衡到动态平衡。

（4）逐渐增加训练的复杂性。

（5）从睁眼到闭眼。

（6）因人而异，循序渐进。

2. 适应证　因中枢性瘫痪或其他神经疾患所致感觉、运动功能受损或前庭器官病变

引起的平衡功能障碍，下肢骨折、软组织损伤或手术后有平衡功能障碍的患者。

3. **禁忌证** 严重认知损害不能理解训练目的和技能者，骨折、关节脱位未愈者，严重疼痛或肌力、肌张力异常而不能维持特定级别平衡者。

4. **仪器设备** 徒手训练不需要仪器设备，器械辅助训练的仪器设备包括提供支持面不稳定的设备（治疗球、滚筒等）；提供坐位平衡训练的设备（座椅、治疗台、治疗球等）；提供站立位及行走平衡训练的设备（平行杠、平衡板、体重秤等）；提供视觉反馈改变的设备（面罩、眼镜、姿势镜等）；提供较大难度的平衡训练设备（滑板、踩踏板、水疗泳池等）；提供专门平衡训练的设备（静态、动态平衡训练仪等）。

5. **操作方法**

（1）根据状态进行的平衡训练

1）静态平衡训练：指在任一体位并采用加负载的方法刺激姿势反射的训练方法。依靠肌肉协调等长收缩维持平衡，从比较稳定的体位开始，逐步过渡至较不稳定体位。大致顺序为前臂支撑俯卧位、前臂支撑俯卧跪位、前倾跪位、跪坐位、半跪位、坐位、立位。

2）动态平衡训练：在支撑面由大到小、重心由低到高的各种体位下，逐步施加外力完成。具体可通过摇晃平衡板、治疗球、滚筒等进行。

（2）根据体位进行的平衡训练

1）坐位平衡训练：①Ⅰ级平衡训练，指不受外力和无身体动作的前提下保持独立坐位姿势的训练。患者通过协调躯干肌肉以保持身体直立。②Ⅱ级平衡训练，指患者可以独立完成身体重心转移，躯干屈曲、伸展、左右倾斜及旋转动作，并保持坐位平衡的训练。③Ⅲ级平衡训练，在坐位姿势下抵抗外力保持身体平衡的训练。

2）立位平衡训练：①Ⅰ级平衡训练，指不受外力和无身体动作的前提下保持独立站位姿势的训练，患者用下肢支撑体重保持站立位。②Ⅱ级平衡训练，指患者可以站立姿势下，独立完成身体重心转移，躯干屈曲、伸展、左右侧屈及旋转动作，并保持平衡的训练。③Ⅲ级平衡训练，在站立姿势下抵抗外力保持身体平衡的训练。

（3）应用设备的平衡训练

1）平衡板上的训练：应在平行杠内进行双下肢重心的转移训练。患者与治疗师均立于平衡板上，治疗师双手调整患者的立位姿势，然后用双足缓慢摇动平衡板破坏身体平衡，诱发患者头部及躯干的调整反应。

2）大球或滚筒上的训练：患者双手分开与肩同宽，抓握体操棒，治疗师与患者手重叠协助握棒动作，并使腕关节保持背屈位。患者用患侧下肢单腿站立，健侧足轻踏于大球球体，治疗师用脚将大球前后滚动，患者下肢随之运动，但不得出现阻碍大球滚动的动作。健侧下肢支撑体重，患足至于大球上，随大球的滚动完成屈伸动作。

3）平衡仪训练：患者站在平衡仪装有传感器的平台上，双上肢自然下垂，掌心朝向内侧，用镜子矫正姿势，通过观看平衡仪屏幕上的各种图形，按图形要求完成立体重心的调整。

4）水中平衡训练：患者泳池中站立，水平面与颈部平齐。依次完成Ⅰ～Ⅲ级不同难度级别的平衡训练。

（4）根据训练目的进行的训练

1）运动系统疾患：①躯干的平衡训练，主要针对腰痛等脊柱疾患，以本体感觉训练为主要内容。②髋的平衡训练，主要针对预防老年人失衡跌倒所导致的髋部骨折，以训练不采用跨步和抓握对策预防跌倒为主要内容。③踝的平衡训练，主要针对踝关节扭伤及其邻近肌肉的拉伤，以恢复本体感觉为主要内容。④对策水平的平衡训练，即建立相对于支持面基础成功地控制重心的运动对策。

2）增强前庭功能：①双足尽可能并拢，然后左右转头。②步行训练。③行走过程中转头的动作。④双足分立，逐渐缩短两足间距离至 1/2 足长使支持面基底变窄。⑤双足分立，逐渐缩短两足间距离至 1/2 足长使支持面基底变窄，先睁眼，再闭眼。⑥站立于软垫上。⑦行走中转圈训练。⑧采用诱发眩晕的体位或运动的方法。

（5）增加复杂性的平衡训练：可在上述两种训练方法的基础上，通过遮挡视线的方法，或训练中增加肢体和躯干的扭动进行。

6. 健康教育 训练前要求患者学会放松，减少紧张或恐惧心理，若存在肌肉痉挛问题，应先设法缓解肌肉痉挛。加强安全措施：选择与患者平衡功能水平相当的训练，初始时应选择相对较低水平的训练，逐渐从简单向复杂过渡；训练环境中应去除障碍物；提供附加稳定的措施（步态皮带、治疗师的辅助、平行杠等）。加强患者安全教育：特别要注意患者穿软底、平跟、合脚的鞋；对于由于肌肉骨骼损害或神经肌肉损害所致的平衡功能障碍，应注意加强损害水平的康复治疗；有认知损害者应改良平衡训练方法；训练首先应保持头和躯干的稳定；动态平衡训练时，他人施加的外力不应过强，仅需诱发姿势反射即可；若训练中发生头晕、头痛或恶心症状时，应减少运动量或暂停训练。

（二）协调训练

协调（coordination）指人体产生平滑、准确、有控制的随意运动的能力。所完成运动的质量应包括按照一定的方向和节奏，采用适当的力量和速度，达到准确的目标等几个方面。协调与平衡密切相关。协调功能障碍又称为共济失调（dystaxia）。协调训练指恢复平稳、准确、高效的运动能力的锻炼方法，即利用残存部分的感觉系统以及视觉、听觉和触觉来提高随意运动的控制能力。

1. 基本原则

（1）由易到难，循序渐进：动作的练习由简单到复杂。

（2）重复性训练：每个动作都需重复练习，才能起到强化的效果。

（3）针对性训练：对具体的协调障碍进行针对性的训练，这样更具有目的性。

（4）综合性训练：除协调训练外，还要进行相关训练，如改善肌力和平衡的训练。

2. 适应证　深部感觉障碍；小脑性、前庭迷路性和大脑性运动失调、震颤性麻痹；运动系统损伤；因不随意运动所致的协调运动障碍。

3. 禁忌证　严重认知损害不能理解训练目的和技能者；骨折、脱位未愈者；严重疼痛或肌力、肌张力异常者；疾病的急性期或亚急性期；有急性炎症存在；心功能不全或失代偿者。

4. 仪器设备　一般不需要特殊的仪器设备。

5. 操作

（1）单块肌肉训练法：在安静环境中进行，要求患者情绪稳定、注意力集中；保持患者舒适、放松的安全体位；重点训练本体感觉，若本体感觉受损，利用患者视觉反馈进行监控；在关节活动范围内无疼痛感；可利用肌电生物反馈法加强原动肌的动作或抑制不需要的其他肌肉动作；训练负荷要小，不要过度用力；避免替代性动作；要在治疗师正确指导和监督下进行。

（2）多块肌肉协调动作训练

1）双上肢交替运动：①双上肢交替上举，左右上肢交替上举，要求过头，并尽量伸直，逐渐加快速度。②双上肢交替屈肘，双上肢前平举，前臂旋后，左右交替屈肘，逐渐加快速度。③交替摸肩上举，一侧上肢屈肘，手摸同侧肩部，然后上举，左右交替。④前臂交替旋前、旋后，双上肢前平举，左右前臂交替旋前、旋后，快速进行。⑤掌心掌背拍手，双手在胸前掌心互击，然后双手手背互击，交替进行。⑥手指指腹轮替相触，双手于胸前，一手的 5 个手指的指腹相继与另一手的相应指腹相触，快速轮替进行。

2）双下肢交替运动：①双足交替拍打地面，患者坐位，左右交替伸膝、屈膝、坐位抬腿踏步。②交替外展、内收，患者高椅坐位，双小腿外展，然后内收，左足在内收位时放于右足前，再外展内收，内收位时右足在左足前，交替进行。

3）定位、方向性活动：①利用手臂稳定度测量仪进行手臂稳定训练。②上肢协调训练器训练。③走迷宫。④木钉板训练。⑤触摸治疗师伸出的手指（不断变换位置）。⑥接住抛过来的球。⑦在纸上画圆圈。

4）全身协调性运动：①原地摆臂踏步运动。②弓箭步转身运动。③跳跃击掌运动。④跳绳。

5）水中运动：①划水动作。②双上肢做蛙泳式分水。③自由泳式动作。④上肢扶池边做下肢击水动作。⑤上下肢协调性做划水动作。

6）Frenkel 法：利用代偿障碍部位和残存部分的感觉系统，特别是利用视觉、听觉和触觉来随意的管理运动。

仰卧位：①屈伸一侧下肢：令其由屈膝位开始，足跟在治疗台上滑动，直至下肢伸直。②外展内收髋关节：屈膝，足跟放在治疗台上不动。③外展内收髋关节：髋、膝关节伸展，令其下肢在治疗台上滑动。④屈伸髋、膝关节：足跟从治疗台上抬起。⑤足跟放在对侧膝部，沿胫骨向足部滑动。⑥两下肢同时屈伸：令足跟在治疗台上滑动。⑦两下肢交替屈伸：令足跟在治疗台上滑动。⑧一侧下肢屈伸，另一侧下肢外展、内收。

坐位：①让患者用足接近治疗师的手，每次变动手的位置。②下肢抬起，再踏在预先划好的脚印上。③一动不动地静坐数分钟（静止）。④两膝并拢，交替站立、坐下。

立位：①让患者在一直线上前后移动其足。②沿弯曲的线步行。③在两条平行线间沿平行线步行。④尽量准确地踏着预先划好的脚印步行。

6. **健康教育**　单块肌肉训练法：在安静环境中进行，要求患者情绪稳定、注意力集中；保持患者舒适、放松的安全体位；重点训练本体感觉，若本体感觉受损，利用患者视觉反馈进行监控；在关节活动范围内无疼痛感；可利用肌电生物反馈法加强原动肌的动作或抑制不需要的其他肌肉动作；训练负荷要小，不要过度用力；避免替代性动作；要在治疗师正确指导和监督下进行。

多块肌肉协调动作训练：从最初的卧位过渡到坐位及站位训练；前一动作熟练后再进行下一个动作训练；从简单、单一的动作逐渐过渡到有多块肌肉协调运动的复杂动作训练；从一侧的单一训练到两侧复杂动作的训练，最后进行难度最大的两侧同时运动的协调动作训练。从最初广泛的快速动作开始，随训练熟练程度的提高，再转移到范围小的慢速动作训练。最初睁眼做动作，以利用视觉反馈进行调整，等动作熟练后再交替睁眼和闭眼，最后闭眼做动作。对复杂动作逐项分解，单独逐项练习，熟练后，方可将各分解动作合并一起训练。

❯❯ 四、关节松动技术康复健康教育

关节松动技术利用关节的生理运动和附属运动被动活动患者关节，以达到维持或改善关节活动范围，缓解疼痛的目的。常用手法包括关节的牵引、滑动、滚动、挤压、旋

转等。

（一）原理

1. **生理运动**　指关节在生理范围内完成的运动，如关节的屈、伸、内收、外展、旋转等运动，可以患者主动完成，也可以由治疗者被动完成。

2. **附属运动**　关节在自身及周围组织允许的范围内完成的运动，叫附属运动，是维持关节正常活动不可缺少的一种运动。一般不能主动完成，需要他人或对侧肢体帮助才能完成。

任何一个关节都存在附属运动。当关节因疼痛、僵硬而限制活动时，其生理运动和附属运动均受影响。在改善生理运动之前，先改善附属运动，而附属运动的改善，又可以促进生理运动的改善。

（二）基本手法

1. **摆动**　骨的杠杆运动叫做摆动。关节的摆动包括屈、伸、内收、外展、外旋。摆动时要固定关节近端，关节远端才做往返运动。摆动必须在关节活动范围达到正常的 60% 时才可应用。

2. **滚动**　当一块骨在另一块骨表面发生滚动时，两块骨的表面形状必然不一致，接触点同时变化，所发生的运动为成角运动。关节功能正常时，滚动不单独发生，一般都伴随着关节的滑动和旋转。

3. **滑动**　滑动时，一侧骨表面的同一个点接触对侧骨表面的不同点。关节面的形状越接近，运动时滑动就越多，反之则滚动越多。临床应用时，滑动可以缓解疼痛，合并牵拉可以松解关节囊，使关节放松，改善关节活动范围。

4. **旋转**　旋转指移动骨在静止骨表面绕旋转轴转动。旋转常与滑动同时发生，很少单独作用。

5. **分离和牵拉**　分离和牵拉统称为牵引，当外力作用使构成关节两骨表面呈直角相互分开时，称分离或关节内牵引；当外力作用于骨长轴使关节远端移位时，称牵引或长轴牵引。

（三）手法分级

关节松动技术的一个最大特点是对操作者施加的手法进行分级。这种分级具有一定的客观性，使治疗者在工作中有比较一致的共同语言，不仅用于记录治疗结果，比较不同级手法的疗效，也可以用于临床研究。手法分级中以澳大利亚麦特兰德（Maitland）的 4 级分法比较完善，应用较广。

1. **分级标准**　麦特兰德根据关节的可动范围和操作时治疗者应用手法的幅度大小，

将其分为四级：

Ⅰ级：治疗者在患者关节活动的起始端，小范围、节律性地来回松动关节。

Ⅱ级：治疗者在患者关节活动允许范围内，大幅度、节律性地来回松动关节，但不接触关节活动的起始和终末端。

Ⅲ级：治疗者在患者关节活动允许的范围内大幅度、节律性地来回松动关节，每次均接触到关节活动的终末端，并能感觉到关节周围软组织的紧张。

Ⅳ级：治疗者在患者关节活动的终末端，小范围，节律性地来回松动关节，每次均接触到关节活动的终末端，并能感觉到关节周围软组织的紧张。

2. **手法应用选择** Ⅰ、Ⅱ级用于治疗因疼痛引起的关节活动受限；Ⅲ级手法用于治疗关节疼痛并伴有僵硬；Ⅳ级手法用于治疗关节因周围软组织粘连、挛缩引起的关节活动受限。

手法分级可用于关节的附属运动和生理运动。当用于附属运动时，Ⅰ~Ⅳ级手法皆可选用。而生理运动治疗时，关节活动范围要达到正常的60%才可以应用，因此，多用Ⅲ~Ⅳ级，极少用Ⅰ级手法。

（四）治疗作用

1. **缓解疼痛** 促进关节液的流动，增加关节软骨和软骨盘的无血管区的营养，缓解疼痛；关节松动的神经作用可以抑制脊髓和脑干致痛物质的释放，提高痛阈。

2. **改善关节活动范围** 关节松动技术中Ⅲ、Ⅳ级手法，由于直接牵拉了关节周围的软组织，因此，可以保持或增加其伸展性，改善关节的活动范围。

3. **增加本体感觉反馈** 关节松动可为中枢神经系统提供有关姿势动作的感觉信息，如关节的静止位置和运动速度及其变化，关节运动的方向，肌肉张力及其变化。

（五）适应证

关节松动技术主要是适用于任何因力学因素（非神经性）引起的关节功能障碍，包括关节疼痛、肌肉紧张及痉挛；可逆性关节活动降低；进行性关节活动受限；功能性关节制动。

（六）禁忌证

关节活动已经过度、外伤或疾病引起的关节肿胀（渗出增加）、关节的炎症、恶性疾病以及未愈合的骨折。

（七）操作

1. **患者体位** 患者应处于一种舒适、放松、无疼痛的体位，通常为卧位或坐位，尽量暴露治疗的关节并使其放松，以达到最大范围的松动。

2. **治疗者的位置** 治疗者应靠近治疗的关节，一手固定关节的一端，一手松动另一端。

3. **手法应用**

（1）运动方向：操作时手法运用的方向可以平行于治疗平面，也可以垂直于治疗平面。治疗平面指垂直于关节面中点旋转轴线的平面。一般来讲，关节分离垂直于治疗平面，关节滑动和长轴牵引平行于治疗平面。

（2）治疗力度：无论是附属运动还是生理运动，手法操作均应达到关节活动受限处。不同的松动速度产生的效果不同，小范围、快速度可抑制疼痛，大范围、慢速度可缓解紧张或挛缩。

（3）治疗强度：不同部位的关节，手法操作的强度不同，一般来说，活动范围大的关节，如肩关节、髋关节、胸腰椎，手法的强度可以大一些，移动的幅度要大于活动范围小的关节，如手腕部关节和颈椎。

（4）治疗时间：每一种手法可以重复 3~4 次，每次治疗总时间为 15~20min，根据患者对治疗的反应，每天或隔 1~2d 治疗 1 次。

（八）健康教育

治疗前嘱患者放松，处于舒适的体位。手法操作前，对拟治疗的关节进行评估，分清具体的关节，找出存在的问题。根据问题的主次，选择有针对性的手法。手法治疗可引起疼痛，轻微的疼痛为正常的治疗反应，若治疗后 24h 疼痛仍不减轻，甚至加重，说明治疗强度过大或持续时间过长，应减低治疗强度或缩短治疗时间。

（霍文璟　李伟利）

第十二章

作业治疗相关技术及健康教育

第一节　日常生活能力训练的康复健康教育

一、定义

日常生活能力训练（activities of daily living，ADL）是作业治疗的主要内容之一。为患者以后回归家庭打下坚实的基础。狭义的日常生活能力训练指人们为了维持生存及适应生存环境而进行的最基本的、最具共性的活动，即衣食住行个人卫生等基本动作；广义指一个人在家庭、工作机构及社区内自己管理自己的能力（交流、判断、活动、执行社会任务能力）。

二、分类

日常生活活动能力分为基础性日常生活活动和工具性日常生活活动。基础性日常生活活动（physical ADL，PADL）指每日生活中与穿衣、进食、保持个人卫生等自理活动和坐、站、行走等身体活动有关的基本活动。工具性日常生活活动（instrumental ADL，IADL）指人们在生活的社会中进行独立生活所需要的较高级的技能，如家务事、炊事、采购、骑车或驾车，处理个人事务等。ADL能力反映了人们在家里和在社区中活动的最基本的能力，是一个人生存最基本的技能。

三、训练方法

由于不同的患者有不同的功能障碍，其训练的方法也不相同。肌力低下的患者，可以使用重量轻的物品或工具，或者利用重力辅助，尽量减轻患者的负担，便于患者操作训练。对于无法恢复的功能，可以使用辅助设备，或使用电动工具。关节活动受限的患者，可以使用辅助具来获得取物的能力，也可以将常用物品放在容易够到的地方。协调性和灵巧性障碍的患者，可以通过稳定身体的近端，从而加强对远端的控制，训练时固定目标物体。感觉减退的患者，在训练时保护丧失的部位，避免出现擦伤、碰伤、切割伤、烧伤及压疮；也可以用视觉代替感觉障碍；同时提醒患者建立和养成关注受累部位的习惯。

基础性 ADL 训练的内容有进食、穿衣、洗漱、修饰、如厕，大小便控制、洗澡、上下楼梯、步行、转移。工具性 ADL 训练的内容有与人交流和做家务，包括打电话、阅读、书写、使用计算机、识别标记符号（厕所、街道指示牌、交通信号灯等），家务包括烹饪、洗衣、整理房间、安全使用家用电器及开关水龙头、开关门窗以及外出购物等。

（一）进食训练

患者采取坐位或半卧位，鼓励患者独立进食，将食物放置在适当位置，方便患者进食。进食工具选用粗柄勺子，容易抓握。每口食物量不宜过多，速度不宜过快，防止患者发生呛咳。吞咽困难的患者通过吞咽评估，确定吞咽困难程度，制订吞咽训练计划，开始吞咽功能障碍训练；饮水训练时，杯中倒入适量温水，上肢功能障碍的患者可用吸管饮水，有一定的抓握功能的患者可以试着练习抓握水杯饮水，饮水时每口量不宜过多，速度不宜过快。

（二）穿衣训练

1. **穿上衣**　患者取坐位，先用健手穿患侧衣袖至肩膀，再用健手从身后将另一边衣袖拉至健侧，将健手套入衣袖，整理好上衣，系上纽扣或拉上拉链。

2. **脱上衣**　患者取坐位，解开纽扣或拉开拉链，健手将患侧衣服拉至肩部，再脱健侧，将健侧手脱出衣袖，再将患手脱出衣袖。

3. **穿裤子**　患者取坐位，将患侧下肢套入裤子，再将健侧下肢套入，站立位，将裤子拉至腰部，系紧腰带。

4. **脱裤子**　松开腰带，先将健侧下肢的裤子脱下，再脱患侧下肢。

（三）如厕训练

如厕训练时要求患者能坐或站立，握持扶手，同时要求能转移。厕所有蹲式和坐式，一般采用坐式，方便患者如厕，厕所周围要有扶手，方便患者起立和坐下。

训练方法：①患者两脚站立分开。②解开腰带，脱下裤子，坐下过程中抓住扶手。③身体前倾，缓慢坐下。④如厕之后缓慢站起，拉上裤子，系好腰带，转移至轮椅或其他地方。

（四）个人修饰

洗脸、刷牙、剪指甲等简单活动容易掌握，通过反复练习和指导，患者可以独立进行。洗澡对于患者的坐位和立位平衡要求较高，比较难掌握。一般采用坐浴，患者先将患肢放入浴缸，再将健肢放入，握住扶手缓慢坐下，洗涤时可借用洗浴手套、长柄刷、长条毛巾擦洗。

（五）床上活动

偏瘫患者仰卧位向健侧翻身训练：仰卧位，健手带动患手，健侧膝盖屈并将足放在患侧膝底部，利用健侧髋关节外旋带动患侧髋关节翻转。

向患侧翻身训练：仰卧位，健手带动患手，健侧下肢屈髋屈膝，抬起健侧臀部，同时用力向患侧翻身。截瘫患者翻身时借助上肢和躯干的力量将身体从仰卧位翻至侧卧位。

（六）上下楼梯

偏瘫患者上楼梯时，健腿先上，患腿随即跟上；下楼梯时，患腿先下。此训练方法适用于患侧腿支撑不足的患者，比较安全。对于患侧腿支撑力量较好的患者，建议上楼梯时，患侧腿先上，下楼梯时，健侧腿先下，也可作为训练患侧腿肌力的方法。

（七）家务活动

患者回归家庭之后，需要做一些家务活动，比如扫地、洗衣、拖地、擦桌子、洗碗、购物、照顾小孩等，训练前了解患者在家庭中的角色和环境，以便优先选择患者需要解决的首要问题。训练时采用多种训练方法提高训练的效果，对于无法获得的功能，可借助辅助具或其他替代的方法进行代偿，指导患者在从事家务活动中如何保存体力，合理安排劳动、休息、娱乐之间的转换，有必要可以进行家庭环境的改造，为患者提供便利。

（八）健康教育

日常生活活动训练要求治疗师和患者双向互动，才能达到好的治疗效果。不仅要治疗师详细耐心的指导和监督，而且要患者的主动参与和家属的积极配合。因此要注意以下几点：

1. 作业治疗师在设计动作的时候，需要根据患者现有的功能，难度不能太大，否则容易使患者失去信心。

2. 训练的内容应以功能性活动为主，要有目的的进行活动，同时与实际情况相结合。作业治疗师保持与患者、家属的密切沟通，及时了解患者的真实需求。必要的时候需要了解患者的家庭情况和生活环境，根据具体情况进行训练，如果与实际脱节，则失去了ADL训练的意义。

3. 在训练时保持良好的姿势和位置，防止出现代偿动作，达到训练的效果。

4. 当一个动作比较复杂时，可以将动作分解成几个简单的动作，当患者学会每一个分解动作时，再将几个动作一起完成，以便患者容易接受练习。

5. 训练过程中，密切观察患者有无疲劳迹象，避免患者出现过度劳累，失去积极性。在使用工具时，要正确指导患者，减少安全隐患。

运动与感知觉训练的康复健康教育

一、运动训练

运动训练一般指针对患者关节活动范围、肌力、肌张力、肌耐力、协调性、粗大运动及精细运动等几个方面进行的一系列康复治疗。

（一）改善肌力和肌张力训练

利用作业活动或对作业活动进行改造，进行选择性的功能训练。如利用砂磨板和分指板，配合桌面倾斜角度，根据作业位置的变换，肩部动作可分阶段进行逐步缓解肩周张力。另外也可通过选择单把或双把结合沙袋对患者进行有效的上肢力量训练。又如使用不同型号的锤子敲击物体可改善上肢肌力，使用握力器训练手握力，使用各种豆子或铁棍插盘训练捏力。利用泥团和面团等可进行手、腕力量训练。

（二）维持关节活动度的训练

利用桌面推拉滚筒运动或擦拭运动以及木钉盘的摆放、抛接球等作业活动，可有效地维持和改善关节活动度。推拉滚筒时，通过调整滚筒高度或上肢内外旋的角度，肩关节活动度可以获得不同程度的改善。滑轮吊环、肋木和肩梯是肩关节活动度改善训练的常用器械。要注意的是，对于偏瘫患者在使用滑轮吊环时切忌过快过猛，以免对患侧肩膀造成损伤，一旦在训练中出现疼痛应及时降低活动度或训练强度。上肢手摇车也是一项较好的改善上肢活动度的项目。

（三）运动协调性和灵活度的训练

粗大运动协调功能训练，如翻身、床上转移、卧 - 坐转移、坐 - 站转移、床 - 轮椅转移、平行杆步行活动、阶梯训练，在患者功能的不同阶段，为患者提供有效的综合协调控制能力。

精细协调活动训练可以利用木插板、捡豆子、编制、木刻、嵌镶等作业活动充分改善手 - 眼协调和灵活性。利用套圈、几何或动物图形插板等游戏提高视觉运动整合能力。通过调整套圈的远近、插板放置高度等调整难度系数和训练强度。对于上肢和手控制能力相对较好的患者则可以用杯子进行倒水训练。容器口径、杯子的质地（玻璃杯、塑料杯、一次性纸杯、一次性塑料杯）、水的重量均是训练的调控因素。

（四）平衡训练

利用桌面推拉滚筒可进行早期的坐位平衡训练。滚筒有较好的支撑作用，对于躯干未能有效控制保持独立坐位的患者，在边上有人保护下也可进行有效的平衡训练。单手或双手进行躯干双侧的木钉盘摆放作业，则比较适用于独立坐位较稳定的患者进行平衡训练；利用套圈作业和抛接球游戏，可进行立位状态的平衡训练。

（五）身体转移训练

1. 轮椅与床之间的转移

（1）独立的轮椅与床之间的正面转移：适用于截瘫患者。

（2）独立的轮椅与床之间的侧方转移。

（3）独立的轮椅与床之间的后面转移。

（4）辅助下的轮椅与床之间的后面转移：仅用于偏瘫、单侧下肢截肢等仍有一侧健全肢体的患者。

2. 从轮椅向椅的转移　独立的成角转移、独立由并列的轮椅到椅的转移、使用滑板的侧方转移、辅助下轮椅至椅的转移。

3. 从椅上站立　独立站立、辅助下的站立。

4. 轮椅与座厕之间的转移　独立由轮椅向座厕的转移。

（六）增强全身耐力的训练

根据患者的状况、兴趣安排不同难易程度的作业活动。原则为少负荷，多重复。不同型号的功率自行车可适用于不同躯干肢体功能的患者进行有氧训练。

》》 二、感知觉训练

许多神经疾病都会有感觉障碍，如痛、温、触觉的丧失和减退。大脑感觉中枢发生障碍，也会导致无法辨认物体。闭眼时物体的形状大小和质地都无法感知。这种障碍多见于脑卒中偏瘫和神经炎患者。感知觉训练就是要针对各种感知觉障碍，对患者进行各种感觉功能训练，如听觉、视觉、触觉、本体感觉、实体觉、平衡觉等，以及认知功能如注意力、记忆力、理解力、复杂操作能力、解题能力等的训练。

（一）感觉再训练

不断给予视、听、触觉等感觉刺激，刺激变化按感知的难易程度由简到繁，包括强度和范围变化由小到大，感觉信息逐渐强化和扩大，让患者能识别各种不同的刺激，最后恢复感觉功能。常用的感觉刺激：利用毛刷刷擦、羽毛轻触等进行触觉刺激；用冰、温水等进行温度觉刺激；光束等进行视觉刺激；音乐节奏、打拍器等进行听觉刺激。

（二）感觉敏感性训练

根据患者感觉缺失的内容，进行选择性的增进输入刺激。选择不同质地的实物，训练患者对物体软硬程度的识别；通过不同水温的辨别，训练患者对温度的感知；通过平衡垫等不稳定的训练器械刺激本体感觉、平衡觉；通过视觉多媒体训练系统如虚拟现实技术等训练视觉；通过不同的声音刺激让患者分辨声源的空间特征和性质；本体感觉感受器多位于肌肉、肌腱、关节囊等运动器官处，肌肉、肌腱的张力和关节的压力都有助于本体感觉的输入，体会肢体在空间的位置、姿势和运动的变化。对于感觉过敏的患者，如神经根卡压等引起则处理病灶或予以神经营养即能起到良好效果；中枢异常如脑卒中后或脊髓损伤患者的感觉过敏，则可进行外周脱敏治疗，降低异常感觉引起的负面影响。

（三）感知觉训练

知觉是客观事物的各种属性作为一个整体的综合映像在头脑中的反映，即在大脑皮质调节和融合后人体对客观事物各种感觉的综合。感知觉的训练则是要恢复患者正确认识客观事物的本质属性或整体的能力。包括：各种实物辨别训练；在患者躯体上书写以图形、数字等训练患者的图形感和实体感；通过前、后、左、右等不同方向身体摆动或自己身体五官部位快速定位等训练患者方向感、定位感、空间感；进行各种实物大小、体积、形状、颜色、质地比较以获得视觉定型；通过色盲测试等方法，训练患者图形觉和深感度。

（四）感觉替代训练

感觉功能无法恢复，则需要进行感觉替代。例如听力障碍者可学习哑语进行视觉交流。盲人则可以利用听、触觉替代视觉，定位方向、识别物体。有本体感觉障碍的患者容易通过视觉代偿保持身体的平衡，行走时对环境的亮度要求比正常人高。

（五）疼痛

疼痛的病因多种多样，甚至很多病因不明。康复进行镇痛治疗时应按病因和发病时期相应选择不同的方法。急性期一般用无热治疗，以免加重组织水肿渗出，此时若用高频治疗，患者应无温热感。急性期过后则可使用温热疗法，促进恢复。神经炎、肌痛、神经痛时根据原因使用牵张或超声波治疗。冷疗对运动损伤急性期有显著效果。肩 - 手综合征患者Ⅰ期时，红肿热痛明显，可用冷热水交替，抑制交感神经，缓解症状。也有文献表明，星状神经节阻滞对肩 - 手综合征有疗效。

第三节　休闲活动训练和指导康复健康教育

在作业治疗中，休闲活动训练适用于任何年龄段的患者，随着生活水平的提高，大多数人已经不能满足于最基础温饱，休闲活动也成为生活中不可缺少的一部分。休闲活动训练在运动方面有助于提高肌力、ROM 和改善肢体的协调性；在心理方面可调节情绪、消除抑郁、陶冶情操、振奋精神；在社交方面可改善社会交往、人际关系。

治疗中我们不仅考虑治疗目的和患者的能力，患者的愿望和要求也是治疗师选择治疗方法的主要考虑因素之一。

常见的休闲活动训练项目有：

1. **体育运动** 体操、太极、球类、慢跑、游泳等。
2. **放松活动** 逛街、散步、钓鱼、下棋、投圈游戏等。
3. **艺术活动** 音乐、绘画、摄影、手工制作等。
4. **聚会交流** 与朋友家人聚会、聊天等。

治疗师根据患者的身份、地位、潜力以及文化与社会背景综合患者的愿望和要求，决定治疗目标和方法，以促进患者最大限度的恢复功能。

第四节　增强社会交流的康复健康教育

增加社会交流的作业训练是作业治疗中的一个重要治疗内容，如团队游戏、歌咏比赛、聚会交流等，患者再就业亦可在很大程度上增强社会交流。

职业训练：患者再就业可增强社会交流，增加自己社会责任，选择适合自身情况的基本劳动和工作技巧，如木工、纺织、黏土、机电装配与维修、办公室作业等。在进行职业技能训练前，应具备以下条件：

1. 了解患者的年龄、性别、技能、专长、兴趣和职业。
2. 患者目前身体的功能状况及预后、就业的可能性。
3. 是否需要改变工种或恢复伤病前的工作。
4. 选择有关作业活动对患者进行训练，帮助其恢复基本的劳动和工作技巧，从而达到改善和提高其功能，促进回归社会的目的。
5. 在正式从事职业工作前，先进行体能、技能、心理等方面的训练。

（陈　舒）

第十三章

传统康复疗法相关技术及健康教育

中国传统康复疗法是在长期的医疗实践中形成的，以自己独特的中医理论体系作指导的一系列康复治疗方法。中国传统康复疗法经过几千年的不断发展和完善，种类丰富，形式多样，如药饵疗法、针灸疗法、推拿疗法、拔罐疗法以及中国传统运动疗法——导引术等。各种疗法疗效各有特色，在临床实践中可相互配合，互补短长。近几十年来，中国传统康复疗法，特别是针灸和推拿疗法，在现代康复领域得到了广泛的应用，其康复效果也得到了普遍的认可，并日益受到国际康复医学界的重视。

第一节　针灸疗法的康复健康教育

针灸是针法和灸法的合称，是祖国传统医学宝库中的重要组成部分。它是以中医学理论为指导，运用针刺和艾灸防病治病的传统治疗保健方法，属于中医外治法的范畴。

针灸疗法包括针刺和灸疗两种不同的治疗方法。针刺法：是运用一定的操作手法，利用针具或其他器械刺激人体的某一特定部位（穴位），产生酸、麻、胀、重等感觉，并以此来疏通经络气血，协调脏腑阴阳，从而达到治病防病作用的方法。灸疗法：也称为灸治法。是使用艾绒或其他药物制作而成的灸柱或灸条，点燃后放在（或靠近）人体体表的某些固定的部位，施行热熨或温熏，从而达到治疗疾病的目的。

针刺法和灸治法，其治疗方法虽不相同，但两者均是在中医学的基本理论，特别是经络学说的指导下，通过作用于腧穴经络，调整脏腑功能而达到防病治病的目的，且在临床实际运用中常将二者配合使用，故往往将针、灸并称。

随着所用的针具的更新，从最初的石针（砭石），逐渐发展成青铜针、铁针、金针、银针，直到现在使用的不锈钢针，以及使用方法的不断衍化，针刺疗法也在漫长的临床实践中在原始的砭石疗法的基础上派生出毫针疗法、梅花针疗法、三棱针疗法、耳针疗法、头针疗法、面针疗法、眼针疗法、鼻针疗法、口针疗法、手针疗法、足针疗法、腕踝针疗法、小针刀疗法等；灸疗也从单纯的火灸、艾灸逐渐发展出间接灸（隔盐、姜、药等）、天灸、温针灸等；另外，还有拔罐、穴位贴敷和民间流传的刮、拨、割、挑等一些以刺激穴位为主来治疗疾病的疗法也从属于广义的针灸范畴；到了近代，医者还把现代的物理的和化学的方法和传统的针灸理论相结合，创造了水针疗法、电针疗法、穴位埋藏疗法、穴位激光照射疗法、穴位磁疗法、穴位微波针疗法等，使针灸的内容更加丰富和完善。

》 一、针灸疗法的特点

1. **治疗范围广** 针灸治疗的范围较广，对内科、外科、妇科、儿科、五官科、皮肤科等许多疾患都有确定的疗效，特别是对于一些神经系统，运动系统病变和内脏功能紊乱性疾病的疗效尤为显著。

2. **见效快，安全性高** 运用针灸疗法，治疗一些病症，尤其是痛症，如头痛、胃痛、腹痛、腰痛以及关节痛等往往是针到痛止，见效较快；针灸疗法相对于其他治疗而言，还具有副作用和危险性较小的特点。

3. **简便经济** 针灸疗法所用治疗工具简单，无需特殊的设备，可随身携带，并且对治疗环境的要求也不是很高，可以随时随地进行治疗，而且针灸的治疗费用也较低，患者容易接受，所以无论在医院，还是在社区，针灸疗法在康复领域有其很大的优势。

》 二、针灸的取穴原则

针灸疗法以刺激腧穴激发经气来达到治疗疾病的目的，所以腧穴的合理选取在针灸治疗中至关重要，它是针灸处方的主要内容之一。人体有经穴 361 个，另有众多的经外奇穴和阿是穴。针灸治疗必须在阴阳、脏腑、经络和气血理论的指导下，根据"经脉所通，主治所及"的原理，以"循经取穴"为总则，灵活运用包括近部取穴、远部取穴和随证取穴在内的多种取穴方法，合理选取穴位，并配以相应的刺激手段来疏通经络气血，协调脏腑阴阳，从而达到治病防病作用。

（一）合理选取穴位

1. **近部取穴** 指依据腧穴的近治作用，即每个腧穴都可以治疗所在部位的局部和邻近部位的病症这一规律，在病痛的局部和邻近的部位选取腧穴。近部取穴应用非常广泛，多用于体表部位症状较为明显和病变相对局限的病证。如眼病取睛明、攒竹，面瘫取颊车、地仓，胃痛取中脘，鼻疾取迎香、巨髎等，皆属于近部取穴。

2. **远部取穴** 是在中医的阴阳、脏腑、气血、经络等理论的基础上，根据腧穴的远治作用，在距离病痛较远的部位选取腧穴，是中医辨证论治思想在针灸治疗上的具体体现。在临床实际运用中，既可取所病脏腑经脉的本经腧穴（本经取穴），也可取与病变脏腑相表里的经脉腧穴（表里经取穴）或名称相同的经脉上的腧穴（同名经取穴），以及其他相关经络的腧穴进行治疗。如咯血、咳嗽为肺系病证，可选取手太阴肺经的尺泽、鱼际；胃脘疼痛属胃的病证，可选取足阳明胃经的足三里，或取与胃相表里的足太阴脾经的公孙以及与胃相关的肝经太冲等，这些都是远部取穴的具体应用。

3. **随证取穴** 亦名对证取穴或辨证取穴。它指根据中医理论和腧穴主治功能，针对某些全身症状性疾病，在对其病因病机进行辨证的基础上而选取腧穴。在临床上有许多病证，如发热、自汗、盗汗、虚脱、抽风、失眠、多梦等全身性疾病，往往无法辨位，就须根据病症的性质，进行辨证分析，将病证归属于某一脏腑和经脉，再按照随证取穴的原则选取适当的腧穴进行治疗。如失眠，属心肾不交者取心、肾经神门、太溪等腧穴，属心脾两虚者则取心腧、脾腧等腧穴。

4. **其他** 除以上几种常规取穴法外，头针疗法、水针疗法、腕踝针疗法等在治疗部位的选取上有其各自的原则，并且在相当程度上融合了现代医学的有关内容，如头针疗法就是结合现代医学关于大脑皮质功能区在头部体表投影来定位的。

（二）针灸配穴方法

配穴是在选穴的基础上，选取主治相同或相近，具有协同作用的腧穴加以配伍应用，以加强腧穴的治病作用的方法。配穴必须根据中医基本理论，在辨证论治原则的指导下，结合腧穴的功能特性，主次分明，合理精要。常用的配穴方法主要包括本经配穴、表里经配穴、上下配穴、左右配穴等。

1. **本经配穴法** 某一脏腑、经脉发生病变而未涉及其他脏腑时，即选取该病变经脉上的腧穴，配成处方进行治疗。如咳嗽，可近取中府，远取尺泽、太渊。

2. **表里经配穴法** 本法是以脏腑、经脉的阴阳表里关系作为配穴依据。即当某一脏腑经脉有病时，取其表里经腧穴组成处方施治。如肝病可选足厥阴经的太冲配与其相表里的足少阳胆经的阳陵泉，临床常用的原络配穴法也是本法的具体运用。

3. **上下配穴法** 指将人身上的上部腧穴与下部腧穴配合应用的方法。上下配穴法在临床上应用广泛，八脉交会穴的配合应用就是本法的一个典型例子。

4. **左右配穴法** 指选取肢体左右两侧腧穴配合应用的方法。临床应用时，既可左右穴同取，也可左病取右，右病取左。如中风半身不遂，既可用左病取右，右病取左的巨刺、缪刺法，也可以左右同取。

三、针灸疗法的康复临床应用

针灸疗法在我国自古以来就是深受人们喜爱并且行之有效的一种治疗方法，在中医学中有着举足轻重的地位，在促进民族繁衍、维护人们健康方面发挥了巨大的作用。近几十年来，随着对其理论研究的不断深入，针灸疗法在临床上的应用得到了进一步扩展，特别是在慢性病、老年病的治疗和康复领域中显示了越来越重要的作用，其临床治疗优势也在国际上得到了越来越多的认同和关注。在现代康复治疗中，针灸疗法已经被广泛应用，特别是在以下几个方面疾病：

1. **运动系统疾病** 颈椎病、肩关节周围炎、筋膜炎、风湿性关节炎、类风湿关节炎、退行性骨关节病等，针灸治疗该类疾病效果好，尤其是止痛作用相当明显。

2. **神经系统疾病** 神经性头痛、三叉神经痛、面神经麻痹、周围神经损伤、脑血管意外后遗症等，用针灸治疗者，有显著治疗效果。

3. **内脏疾病** 针灸不但对一些内脏功能紊乱性疾病，如胃肠功能紊乱、高血压、心律失常、糖尿病等，有显著的治疗效果。而且对一些器质性病变如慢性胃炎、慢性结肠炎、子宫脱垂、盆腔炎、前列腺肥大症等也有很好的疗效。

4. **肿瘤患者** 针灸可以用于肿瘤患者临床对症处理，减轻肿瘤患者的痛苦，减轻放化疗反应，还可以整体提高患者的免疫功能，增强机体抵抗力，改善生存质量，延长生存时间。

5. **其他** 针灸疗法还被应用于戒烟、戒毒、减肥和精神病等的康复治疗。

四、针灸疗法禁忌

1. 有晕针或自发性出血病史者。

2. 有严重的心、肺、肝、肾病变及久病体虚不能耐受针刺治疗刺激者。

3. 皮肤局部有感染、溃疡、瘢痕和肿瘤部位不宜针刺。

4. 孕妇和月经期妇女慎用针刺。

5. 囟门未闭的小儿头顶部腧穴不宜针刺。

6. 安装起搏器或血管支架者在相应部位不宜针刺。

7. 在胸、背、腹、腰等脏腑所居之体表和眼、脊椎等部位的腧穴，尤其是在有肝脾肿大、肺气肿、尿潴留以及其他原因引起的脏器移位者，针刺时要严格把握进针的角度和深度。

》》五、针刺疗法中健康教育

1. 针刺治疗前医生向患者做好解释工作，交代治疗中可能出现的正常和异常的感觉和情况以及其他有关的注意事项，使患者消除紧张心理，并在治疗中配合医生。

2. 患者在过于劳累、饥饿、饱食、醉酒和剧烈运动后以及精神紧张、血压偏高时不宜立即做针刺治疗。

3. 治疗环境应整洁、空气新鲜、光线充足、安静、温度适宜。

4. 治疗体位必须舒适稳定，必要时可做一固定；对小儿、有肢体功能和意识障碍而不能自控者必须有人员陪护照看。

5. 在治疗中患者如出现疼痛、头晕、心慌、出汗、肢冷、恶心等不适要立即告诉医生，以防发生晕针和其他意外。

6. 在留针期间，患者不能随意改变体位，以免出现滞针、弯针和断针现象，如有特殊情况可向医生说明并由其做相应处理。

7. 治疗后应做观察，确定未出现出血、血肿和其他异常情况后方可离开。

第二节　推拿疗法的康复健康教育

推拿是人类在长期与疾病做斗争过程中，逐步认识、总结发展出的一种古老的医疗方法。是医者以中医基本理论为指导，根据患者病情不同，选用一定的手法技巧作用于人体特定的部位或穴位，利用手法功力的直接作用以舒筋理筋，整复关节，或通过刺激经络系统发挥调整作用，以运行气血，疏通经络，从而调节机体脏腑功能来治疗疾病的方法，属中医外治法范畴。

推拿治疗范围广泛，它不仅对骨伤科、内科、外科、妇科、儿科和五官科等许多疾病有较好的治疗效果，更具有预防疾病，保健延年的作用；而且具有方便、经济、安全的特点，且无服药之烦、针刺之痛，故易为患者所接受。

》》一、推拿疗法的作用机制

1. **舒筋理筋，整复关节**　推拿可以利用各种手法，直接作用于人体筋骨、关节等组织，调整和纠正人体有关解剖结构异常，使人体结构恢复正常，如关节错位、肌腱滑脱、小关节紊乱均可以通过推拿手法给予纠正恢复；另外，一些软组织粘连，亦可通过手法帮助其松解。

2. 促进血液和淋巴循环　推拿不但能引起局部毛细血管的扩张，使血液和淋巴循环加速，而且还因周围血管的扩张，降低大循环中的阻力，同时又可加速静脉血的回流，从而影响血液的重新分配，改善整个心血管系统的状态；淋巴回流加速则有助于渗出液的吸收，加快水肿的消除。

3. 调节神经系统和内脏功能　对人体特定腧穴施行不同的推拿手法，可调整与改善中枢和周围神经系统的兴奋与抑制过程，并进而影响内脏的功能，如推拿腹部或有关经穴（如足三里），能调整胃肠的分泌功能和肠胃的蠕动，促进腹腔血液循环从而改善和提高消化吸收的功能，还能促进溃疡的修复和愈合。推拿效应可因手法的性质和运用方式（用力大小、频率快慢、持续时间长短）而异。一般来说，用力大、频率快、持续时间短的手法（如重推法）起兴奋作用；用力小、频率慢、持续时间长的手法（如轻推法）可起镇静或抑制作用。

4. 止痛消炎　推拿可以有效地刺激人体产生内啡肽，并通过内啡肽和阿片受体的共同作用而减轻疼痛，同时也可以通过促进血液和淋巴循环，促进伤病机体产生的致痛性神经介质及炎性介质的降解和排泄，从而起到消炎止痛的作用。

5. 其他　推拿还可以有效防止肌肉萎缩，减轻肌痉挛，改善关节活动度，加速创伤组织的修复，并可以提高机体的整体抗病能力，起到防病健体的作用。

》》二、推拿手法

推拿是在中医基本理论指导下，对患者病情正确辨证的基础上，在特定部位施以适宜的手法以达到治疗目的，然而由于患者年龄、体质、疾病性质和患病部位不同，各类手法的治疗效应各异，故手法的选择和力量的运用就显得相当重要，它直接影响对疾病的治疗效果。从总体上讲，手法要求持久、有力、均匀、柔和，力求深透。也就是说，用力必须轻重适宜，并且持久渗透，不可时轻时重、时断时续，做到轻而不浮、重而不滞，动作要有节奏性，速度节律稳定，动作变换要自然而连续。

传统推拿手法的种类繁多，根据手法的动作形态和治疗特点，大致可分为摩擦类、摆动类、振动类、挤压类、叩击类和运动关节类等六类手法，每类各有数种手法组成。

1. **摩擦类手法**　以手掌、手指或肘贴附在体表作直线或环旋移动的手法称摩擦类手法。本类手法包括推法、摩法、擦法、搓法、抹法等。

推法：用手掌、指面或肘向前用力由浅入深地单方向移动叫推法。操作时要紧贴体表，用力要稳，速度要缓慢而均匀。

摩法：在患者身体的一定部位用手指或手掌，缓慢地做柔和的抚摩，动作轻巧灵活。本法刺激轻柔缓和，其作用部位相对较浅。常用于胸腹、胁肋等部位。

擦法：用手掌的大小鱼际、掌根或小指腹附着在皮肤上做直线来回摩擦。

搓法：用双手手掌面挟住身体的一定的部位，双手同时配合用力作快速搓揉，并做上下往返移动的手法称搓法。操作时双手用力要均匀对称，快搓慢移。

抹法：用单手或双手拇指罗纹面紧贴皮肤，做上下或左右往返移动，称为抹法。操作时用力要轻而不浮，重而不滞。

2. **摆动类手法**　以指、掌或腕关节做协调的连续摆动，称摆动类手法。本类手法常用的有滚法、揉法、一指禅推法等。

滚法：用手背掌指关节突出部或以小鱼际、小指掌指关节的上方在皮肤上滚动，其动作由腕关节的伸屈运动和前臂的旋转运动复合而成。操作时作用部位要吸定，用力要均匀，动作要协调而有节律。

揉法：分掌揉和指揉两种。用指或掌吸定于身体一定部位或穴位，以肘部为支点，腕部放松，带动腕部摆动，使指或掌做和缓、持续揉动，力度深透皮下和肌肉组织。操作时压力要均匀轻柔，动作要协调而有节律。

一指禅推法：用大拇指指端、罗纹面或偏峰着力于身体的一定部位或穴位，沉肩、垂肘、悬腕，以肘部为支点，以前臂带动腕部或拇指关节作快速摆动（频率每分钟120~160次），使力持续地作用于治疗部位。操作时动作要灵活，力度、频率和摆幅要均匀。

3. **振动类手法**　以较高频率的节律性轻重交替刺激，持续作用于人体，称振动类手法。本类手法包括振法、抖法等。

振法：用手指或手掌施力于身体一定部位，用手臂和手掌部的肌肉做快速的静止性用力，力量集中于指端或手掌上以产生振颤动作。

抖法：用双手握住患者的肢体远端，用力做连续的高频率的小幅颤动。

4. **挤压类手法**　用手指、手掌或身体其他部位按压或对称用力挤压患者体表部位的手法称挤压类手法。本类手法包括按、拿、捻、踩跷等法。

按法：利用一手或双手指端、指腹或手掌，有节奏地一按一松，或持续按压在患者身体适当部位。

拿法：用手把适当部位的皮肤，稍微用力，进行节律性地捏而提起，叫作拿法。操作时，用力要由轻而重，动作要缓和连贯。

捻法：用拇、示指罗纹面捏住一定部位，两指相对做搓揉动作。操作时动作要灵活、快速，用力均匀而有节律。

踩跷法：用单足或双足踩踏一定部位的治疗方法。治疗时医者应双手支撑于特制的支架上，以控制踩踏力量，并根据患者体质和治疗时的反应及时调整治疗强度，同时，患者应配合医者的踩踏节奏呼吸，切忌屏气。

捏法：有三指捏和五指捏两种。

三指捏是用大拇指与示、中两指夹住肢体，相对用力挤压。五指捏是用大拇指与其余四指夹住肤体，相对用力挤压。在做相对用力挤压动作时要循序而下，均匀而有节律性。

5. **叩击类手法**　用手的手掌、手指、手背叩打体表，称叩击类手法。本类手法包括拍、击、弹等法。

拍法：用虚掌拍打体表，称拍法。操作时手指自然并拢，掌指关节微屈，平稳而有节奏地拍打患部。

弹法：用一手指屈曲，另一手指的指腹紧压其指甲，然后用力弹出，连续弹击治疗部位。

击法：用手的掌根、手背、掌侧小鱼际或指尖等叩击体表，称为击法。

6. **运动关节类手法**　对患者的肢体关节作被动性活动的一类手法称为运动关节类手法。本类手法包括摇法、扳法、拔伸法等。

摇法：固定患者身体关节的近端，牵引其远端做被动的环转活动，以加大关节活动度的手法称摇法。

扳法：用双手做相反方向或同一方向用力扳动患者肢体关节的手法称为扳法。操作时用力要均匀、沉稳而持久，动作要和缓。本法临床常用于颈部、胸部、腰部等关节的错位、伤筋等。

拔伸法：固定肢体或关节的一端，牵拉另一端的方法，称为拔伸法。

》》三、推拿在临床康复上的应用

1. **运动系统疾病**　推拿对于脊柱、四肢、关节等部位的各种急性或慢性闭合性软组织损伤，老年退行性骨关节病均有一定的治疗效果。如各种软组织扭挫伤、关节脱位、肌肉劳损、椎间盘突出症、坐骨神经痛、颈椎病、肩周炎、退行性骨关节炎以及类风湿关节炎、风湿性关节炎、骨折等引起的功能障碍。

2. **断肢再植和再造术后**　推拿不但可以很好地改善手术后创面的血液循环，促进炎症吸收，加快创面的恢复，同时还可以采用各种被动活动手法，防止关节僵硬及肌肉萎缩和挛缩，尽可能恢复伤肢的运动功能。

3. **截瘫和中风后偏瘫** 推拿可以应用于截瘫和中风后偏瘫的各个临床阶段。它不但可以有效缓解肌紧张和肌痉挛，而且还可以刺激肌肉产生自主运动，提高肌力，防止肌肉萎缩。但在临床实际应用中应该根据病情采用不同的手法组合和运用方式。

4. **其他内科疾病** 推拿对高血压、偏头痛、胃脘痛、胃下垂、便秘、泄泻、慢阻肺和手术后肠粘连等一些慢性内科疾患也有一定的临床疗效。

》》四、推拿疗法禁忌证

1. 急性传染病的患者，如流感、乙脑、脑膜炎、白喉、痢疾等。

2. 急性炎症的患者，如急性化脓性扁桃体炎、肺炎、急性阑尾炎、蜂窝组织炎等。

3. 某些慢性炎症，如四肢关节结核、脊椎结核、骨髓炎患者以及严重骨质疏松患者。

4. 有严重心脏病、肝脏病、肾脏病及肺病的患者。

5. 恶性肿瘤、恶性贫血、久病体弱和极度消瘦虚弱的患者。

6. 有出血倾向，如血小板减少性紫癜或过敏性紫癜的患者。

7. 外伤、烫伤、皮肤病的病变局部、开放性骨折、脊髓型颈椎病患者。

8. 安装心脏起搏器或血管支架者慎用推拿疗法。

9. 孕妇的腰骶部、臀部、腹部和小儿头部慎用推拿疗法。

》》五、推拿疗法中健康教育

1. 治疗前医生应耐心地向患者解释疾病和治疗情况，包括病情的严重程度、治疗的目的和治疗中的感觉及可能出现的意外等，以便在治疗中能很好地相互配合。

2. 治疗时要保持充足的光线和良好的通风，并注意给患者保暖，以防着凉。

3. 空腹、饱食、醉酒、剧烈运动后及血压高、情绪激动时不宜做推拿治疗。

4. 患者要按照病情，根据医生的指导摆放合适的治疗体位，保持全身放松，消除紧张心理。

5. 在治疗时和治疗后，患者如有酸、胀、麻、痛等各种反应及头晕、恶心、心慌等不适，要及时和医生沟通，便于进一步调整治疗和采取应对措施，以防发生意外。

6. 治疗后患者不要急于运动和饮食，应当适当休息和放松一段时间。

7. 在首次或前几次治疗后，有可能出现治疗部位酸痛或肿胀，患者应向医生说明，以便医生在下次治疗时调整手法的力度、治疗时间或采取必要的处理措施。

中医中药疗法的康复健康教育

一、精神疗法

精神疗法就是在"天人相应"整体观念的指导下，通过颐养心神和性情、调摄情志等方法，保护和增强心理健康，达到形神兼养、预防疾病、延缓衰老的一种养生、保健及治疗方法。

精神养生是人体健康的重要环节，包括心神养生和情志养生两个方面。传统的精神养生法涵盖了现代医学的心理卫生保健法，如《管子·内业》这本最早论述心理健康的专篇，其篇名中"内"即心，"业"即术，"内业"者，即养心之术也。在《黄帝内经·灵枢》中也有很多关于心理健康的论述，比如"心安而不惧""以恬愉为务""和喜怒而安居处""志闲而少欲""不惧于物""无为惧惧""无思想之患""不妄想""淫邪不能惑其心""不妄作""婉然从物，或与世不争，与时变化"等等。中医对心理健康的理解包括以下几方面：

1. 乐天知命，享受生命。

2. 自强不息，厚德载物。

3. 淡泊名利，知足常乐。

4. 从容处事，宽容待人。

5. 与人为善，助人为乐。

6. 天人一体，心身和谐。

现代医学研究发现，在一切对人体不利因素的影响中，最能使人短命的因素就是不良情绪。人的精神状态正常，机体适应环境的能力以及抵抗疾病的能力会增强，从而起到防病作用；患病之后，精神状态良好可加速康复。总之，精神、心理保健不仅直接涉及健康、寿命，还影响到人们的生活。人的精神状态正常，机体适应环境的能力以及抵抗疾病的能力就会增强，从而起到预防疾病的作用。患病之后，精神状态良好可以加速康复。精神疗法主要方法有以下几种。

二、心神疗法

心神主要指人的精神、意识及思维活动，包括神、魂、魄、意、志。五脏之中心具有主宰生命活动的重要功能，故又被称为"君主之官"。人体健康的根本是脏腑功能的相互协调，但生命活动的最高主宰是"心神"。心神疗法，指通过心性修养，净化心灵，升华道德境界，自动清除贪欲情绪，调节情绪，改变自己的不良性格，纠正错误的认知过程，使自己的心态平和、乐观、开朗和豁达，以达到健康长寿的目的。养生之要，当以养心调神为先。凡事皆有根本，养心养神乃养生之根本，心神明，则血气和平，有益健康。概括起来，调神之法有清静养神、养性修德、怡养性情、四气调神等方面。

（一）清静养神

清静养神指思想安静、神气清爽、清心寡欲，清静而无念的状态。体现了中国传统静神养生的思想。清静养神是一种既可养神，又可安形，神形俱调，有助于延年益寿的方法。如何保持神气清静、精神内守？概括起来包括以下几方面：

1. **少私寡欲** 少私，指减少私心杂念；寡欲，是降低对名利和物质的嗜欲。少私寡欲指对自己的"私心"和"贪欲"进行自我克制并清除。

2. **养心敛思** 养心，即保养心神；敛思，即专心致志，志向专一，排除杂念，驱逐烦恼。这种凝神敛思的养神方法，并非无知、无欲、无理想、无抱负，毫无精神寄托的闲散空虚。

（二）养性修德

"性"指人的性格和情操。古人所言"德"包括仁、义、礼、智、信。养性修德指通过培养良好的道德情操，养成良好的性格，树立崇高的人生目标，从而促进身心健康的保健方法。

1. **道德修养** 中国古代不少学者早已注意到道德与一个人的心理状态和寿命有着密切的关系。与天相合的道德，使人内心世界宽广、平静、豁达，人际关系和谐调畅。内无积滞，外而调畅，精神愉悦，可使机体的免疫力提高。从生理上来讲，良好的道德修养可维持人体脏腑的阴阳平衡。现代研究发现：乐于助人，与他人相处融洽的人预期寿命显著延长，在男性中尤其如此；相反，心怀恶意，损人利己和他人相处不融洽的人死亡率比正常人高出 1.5～2 倍，道德与人的心理健康和寿命有密切的关系。

2. **哲理养性** 所谓哲理养性，就是在纷繁复杂的生活之中，用对立统一规律和一分为二的哲理作为应世准则，审视和指导自己的生活过程。始终保持平和的心态，从中获得生活的动力和热情，能让你透过生活的平淡甚至痛苦，看到生活的美好；在困惑或者艰辛困苦中品味出生活的意义。面对重大变故，养成理智和冷静的分析思考习惯；对非原则的无端琐事，更要增强涵养，善自排解。这样可以做到情绪平和，是非明辨，适时中止。这既是心理保健的一种很好的自卫措施，又是心性修炼的升华。

》》 三、情志疗法

"情"即感情、情绪、情欲，是人的无意识的心理活动，与先天遗传有关，具有自发性特征。"志"即意愿、意向、动机，是人有意识的心理活动，与后天培养相关，具有自觉性特征。中医将人的情绪分为喜、怒、忧、思、悲、恐、惊，谓之七情；神、魂、魄、意、志，称为五志，都分属五脏。情志疗法主要指通过对外界客观环境或事物的情绪反映进行自我调节，转变错误思维方式，将心情调节到最佳状态。

（一）情志致病的机制

1. **七情直接伤及五脏** 七情过度可伤及五脏，其中又与心肝脾三脏的关系最为密切，尤其可伤及心。因为心为五脏六腑之大主，心主血而藏神。如喜伤心，心神受损必涉及其他脏腑。肝藏血而主疏泄，肝失疏泄，则气机紊乱。脾主运化而居中焦，气血生化之源，为气机升降的枢纽。七情所伤，常见心肝脾功能失调，可单独发病，也常相互影响，相兼为害，如思虑过度、劳伤心脾、郁怒不解和肝脾不调等。

2. **七情影响人体气机** 运行情志的异常变化可扰乱气机，导致人体气机郁滞，出现郁结的病理现象。七情过度还导致气机升降异常，进而影响气血运行。不同情志对气机的影响各异。一般而言，怒则气上，喜则气缓，悲则气消，思则气结，恐则气下，惊则气乱。

3. **损伤心神** 心主藏神，为五脏六腑之大主。任何一种情志失调都可以扰乱而损伤心神。心神损伤后还可引起他脏功能失调，如《灵枢·口问篇》所论："悲哀忧愁则心动，心动则五脏六腑皆摇"。

（二）情志调摄法

1. **节制法** 就是调和，节制情感，防止七情过极，达到心理平衡。重视精神修养，首先要节制自己的感情，才能维护心理的协调平衡。

2. **疏泄法** 指把积聚、抑郁在心中的不良情绪，通过适当的方式宣达、发泄出去，以尽快恢复心理平衡。

3. **转移法** 又可称移情法。即通过一定的方法和措施改变人的思想焦点，或改变其周围环境，使其与不良刺激因素脱离接触，从而从情感纠葛中解放出来，或转移到另外事物上去。《素问·移情变气论》言："古之治病，惟其移精变气，可祝由而已。"古代的祝由疗法，实际上是心理疗法，其本质是转移患者的精神，以达到调整气机，精神内守的作用。

4. **情志制约法** 又称以情胜情法。是根据情志及五脏间存在的阴阳五行生克的原理，用互相制约、互相克制的情志，来转移和干扰原来对机体有害的情志，以达到协调情志的目的。

5. **五脏情志制约法** 中医认为五志分属五脏，五志与五脏之间按五行生克规律而相互制约。这是认识了精神因素与形体内脏、情志之间以及生理病理上相互影响的辨证关系。根据"以偏救偏"的原理，创立"以情胜情"的独特方法。

（1）喜胜悲（忧）疗法：即用各种方法使患者喜乐，以制约原有的以悲忧为主的情志障碍，及由此引起的相关的躯体障碍。

（2）悲胜怒疗法：即用各种方法使患者悲哀，以制约原有的以怒为主的情志障碍，及由此引起的躯体障碍。

（3）怒胜思疗法：即用各种方法使患者发怒，以制约原有的以思为主的情志障碍，及由此引起的躯体障碍。

（4）思胜恐疗法：即用各种方法引导患者进行思考，以制约原有的以恐为主的情志障碍，及由此引起的相关躯体障碍。

（5）恐胜喜疗法：即用恐吓的手段，使患者惊恐以制约原有的以过喜为主的情志障碍，及由此引起的相关躯体障碍。

（6）其他疗法：①激情疗法，因处于激情状态的患者，常能表现出一些超乎平素生理功能和体力限度的剧烈反应，一些难以在常态进行的行为动作，此时都可完成。所以通过有意地诱发，以利用随激情而出现某些可以预期的强烈的机体或行为反应，从而改善躯体功能状态，达到治疗的目的。常见的有激怒疗法、羞愧疗法和惊恐疗法等。②音乐疗法，音乐之声、自然之声都与人的心灵感受相融合。"天有五音，人有五脏；天有六律，人有六腑"。音乐对人的情感能起到多方面的作用，比如节制作用、疏泄作用、移情作用和以情制情作用。如宫声入脾、角声入肝、徵声入心等。除此之外，还有很多方法，如色彩疗法、说理开导法、行为疗法和生物反馈疗法等，这些方法配合应用往往可取得较好的疗效。

》》四、药浴疗法

药浴指在浴水中加入药物的煎汤或浸液，或直接用中药蒸气沐浴全身或熏洗患病部位，使药物中的有效成分，通过皮肤吸收进入血液循环，到达人体各个组织器官，发挥药物强身健体，防病治病作用的一种治疗方法。

药浴时，水本身的温热作用能够振奋精神，缓解紧张情绪，调节神经系统的兴奋性。静水压力可促使人体血液及淋巴的回流，增强人体心脏功能。同时保持汗腺、毛孔通畅，一方面提高皮肤的代谢功能，改善血液循环，通过排汗，使体内代谢产物及毒素随汗液排出体外；另一方面有利于皮肤对药液的吸收，水的温热性还能舒筋活络，降低肌肉的张力，缓解关节痉挛僵硬疼痛以及肢体关节运动障碍。更为重要的是药浴时采用不同的药物会对人体产生不同的影响，利用药物有效成分的渗透作用，通过体表皮肤黏膜和呼吸道黏膜进入体内，可起到疏通经络、活血化瘀、祛风散寒、清热解毒、祛湿止痒、杀菌收敛、防治疾病等功效。

现代药理研究也证实，药物的气味进入人体后，能提高血液中某些免疫球蛋白的含量，增强抵抗力，可促进组织间渗出的吸收而具消肿作用，从而达到强身健体防治疾病的目的。

（一）药浴的方法

药浴前，要先制备中草药煎剂。将中草药放入锅中，加水浸泡后，微火煎煮 30 ~ 40min，制成 1 500 ~ 2 000ml 溶液，过滤去渣备用，每次水浴加入 200ml。或将药物用纱布包好，加清水约 10 倍，浸泡半小时，煎煮 30min，药浴时再将药液兑入洗澡水中。一般一剂药可反复煎煮使用 2 ~ 3 次，每日或隔日 1 次。药浴形式多种多样，常用有浸浴、熏蒸、烫敷三种。

1. **浸浴** 水温在 40 ~ 50℃，每次浸浴 15 ~ 20min。浴后用干毛巾拭干，盖被静卧片刻，药浴以午后或晚间进行为宜。该方法作用范围广泛，对于整个机体有很好的调节作用。

2. **熏洗** 局部或全身浸浴前，通常先熏蒸后淋洗，用煎煮时产生的热气先熏蒸患处局部或全身，然后当温度降至 37 ~ 42℃，药液变温时，用药液淋洗或浸浴患处。或用蒸气室做全身浴疗。注意熏洗温度要适宜，过热易导致烫伤，过冷疗效欠佳。在冬季进行熏洗时，还要注意保暖，夏季要注意避风。身体局部先熏蒸后浸浴对局部病变有较好的疗效。熏洗主要包括有头面浴、目浴、四肢浴（包括足浴）坐浴等。

头面浴对美容、美发具有良好的作用，同时对于头面部疾病也有一定的治疗作用。目浴可用于治疗风热上攻或肝火上炎所致的目赤肿痛以及眼睛干涩、瘙痒等。可收到疏风清热、消肿止痛等功效。同时，中老年人经常目浴可祛除眼袋，增强视力。四肢浴是常用的局部药浴法，常用于手足四肢的病症，如手足癣、手足皲裂、手部热伤、脚部扭伤等。具有清热燥湿、杀虫止痒、舒筋活络、消肿止痛之功。中老年人每晚药浴泡脚并按摩涌泉穴，还有养生保健的作用。坐浴主要用于肛门及会阴部疾病。坐浴的特点是使药物浴液充分与病变部位接触，并借助药物的物理作用促使皮肤黏膜吸收，从而发挥清热燥湿、杀虫止痒等功能。局部熏洗可使局部温度升高，微小血管扩张，血液循环增加，并可通过局部温热刺激，活跃网状内皮系统的吞噬功能，增强细胞膜的通透性，提高新陈代谢，可起到防病、防衰老的作用。

3. **烫敷** 将药物分别放入两个纱布袋中，上笼屉或蒸锅内蒸透，趁热交替放在局部烫敷，如果配合局部按摩，效果更好。每次 20～30min，每日 1～2 次，2～3 周为一个疗程。

（二）药浴的健康教育

药浴在操作时要注意水温的调节，一般是趁药液温度较高时先熏后洗，当温度到合适温度时再浸浴，以避免烫伤；要合理用药，严格配伍，不能选择对皮肤有刺激和腐蚀性的药物；老、幼、病重者药浴需专人护理，避免意外；药浴时禁止搓洗，一般可用软布或软毛巾擦洗，严禁用刷子强力搓洗，并禁用肥皂；皮肤破损、饥饱过度、月经期、妊娠期不宜药浴；针对不同患者采用不同的治疗方法与使用禁忌，如高血压、心脏病、急性炎症的患者不宜用热敷熏蒸的方法。

》》 五、火罐疗法

火罐保健法是一种以罐为工具，借助火的热力排除罐中空气，造成负压，使之吸附于腧穴或应拔部位的体表，使局部皮肤充血、淤血，以达到防病、治病目的的治疗方法。其治疗作用机制：

1. **负压作用** 在罐内负压的作用下，拔罐局部的毛细血管通透性增加，毛细血管发生破裂，红细胞受到破坏，血红蛋白释出，出现局部溶血现象。此局部的溶血对机体的自我调整功能是一种良性刺激，可以增强机体的免疫力，对人体起到了防病治病的功能。其次，在负压的作用下，皮肤毛孔充分张开，汗腺和皮脂腺的功能受到刺激而加强，皮肤表层衰老细胞脱落，从而使体内的毒素、废物得以加速排出，产生通经活络，行气活血的作用。

2. **温热作用** 拔罐法对局部皮肤有温热刺激作用，以火罐、水罐最为明显。拔罐局部的温热刺激使血管扩张，血流量增加，淋巴循环加速，新陈代谢增强，从而加速体内的代谢产物排出，起到了温经散寒、消肿止痛等作用。

3. **调节作用** 由于罐内产生的负压，使罐缘紧附于皮肤表面，而牵拉了局部的神经、肌肉、血管以及皮下的腺体，产生一系列神经内分泌反应，血管的舒缩功能和血管的通透性得到调节，从而改善血液循环。

应用拔火罐疗法时，可根据不同症状和不同部位，选用不同的拔罐法。常见的拔罐法有以下几种：

（1）闪罐法：是用闪火法将罐吸拔于应拔部位，立即取下，再吸拔，再取下，反复吸拔，至局部皮肤潮红，或罐体底部发热为度。动作要迅速而准确，必要时也可在闪罐后留罐。适应于肌肉比较松弛，吸拔不紧或留罐有困难处，以及局部皮肤麻木或功能减退的虚证。

（2）留罐法：是将吸拔在皮肤上的罐留置一定时间，使局部皮肤潮红，甚或皮下淤血呈紫黑色后再将罐取下。留罐时间一般 5 ~ 15min，罐大吸拔力强的应适当减少留罐时间，夏季及肌肤薄处，留罐时间不宜过长，以免起疱。根据病变范围及用罐数目的多少又可分为单罐法和多罐法。

（3）走罐法：又称推罐法。先于施罐部位涂上润滑剂（常用凡士林、液状石蜡或润肤霜等，也可用温水或药液），同时还可将罐口涂上油脂。用罐吸拔后，随即一手握住罐体，略用力将罐沿着一定路线反复推拉，至走罐部位皮肤紫红为度。推罐时应用力均匀，以防止火罐漏气脱落。一般用于面积较大、肌肉丰厚的部位，如腰背部、大腿等处。

起罐时，一般先用左手夹住火罐，右手拇指或示指在罐口旁边按压一下，使空气进入罐内，即可将罐取下。若罐吸附过强时，切不可用力猛拔，以免损伤皮肤。

4. 拔罐疗法的健康教育

（1）拔罐时要根据不同部位，选择大小适宜的罐。同时要选择适当的体位和肌肉丰满的部位。若体位不当，骨骼凸凹不平，罐容易脱落。

（2）皮肤有过敏、溃疡、水肿者，毛发较多的部位及大血管分布部位，不宜拔罐。高热抽搐者，以及孕妇的腹部、腰骶部，亦不宜拔罐。

》》六、刮痧疗法

刮痧疗法是以中医基础理论为指导，运用刮痧器具施术于体表的一定部位，形成痧痕，从而强身健体，防治疾病的一种常用治疗方法。刮痧具有宣通气血、发汗解表、舒筋活络、调理脾胃等功能，通过作用于神经系统，借助神经末梢的传导，以加强人体的防御功能。其次可作用于血液和淋巴循环系统，使血液回流和淋巴液的循环加快，新陈代谢旺盛。

（一）刮痧可分为直接刮法和间接刮法

1. 直接刮法　被刮痧者取坐位或俯伏位，术者用热毛巾擦洗欲刮部位的皮肤，均匀地涂上刮痧介质后，持刮痧器具直接在被刮痧者体表的特定部位沿一个方向进行反复刮拭，刮拭至皮下出现紫红色痧痕。

2. 间接刮法　被刮痧者取坐位或俯伏位，为了让刮痧器具不直接接触患者皮肤，术者先在被刮痧者要刮拭的部位上放一层薄布，然后再用刮痧器具以每秒 2 次的速度，沿一个方向在布上快速刮拭，每处刮 20 ~ 40 次，直到刮拭至局部皮肤发红，出现痧痕即止。

适用于儿童、年老体弱者及某些皮肤病患者。

（二）刮痧的操作方法

常用的有平刮、竖刮、斜刮、角刮四种。

1. **平刮、竖刮、斜刮**　用刮板的平边，着力于施术部位，根据需要分别进行左右横向较大面积的水平刮拭（平刮），或竖直上下大面积的纵向刮拭（竖刮）。对不能平刮或竖刮的某些部位可进行斜向刮拭。

2. **角刮**　用刮板的棱角和边角，着力于施术部位，进行较小面积或沟、窝、凹陷地方的刮拭，如鼻沟、风池、耳屏、神阙、听宫、听会、肘窝、腋窝、关节等处。对一些关节处、手脚指（趾）部、头面部等肌肉较少，凹凸较多处宜用刮痧板棱角进行点、按等手法。

（三）刮痧的健康教育

1. 刮痧的禁忌

（1）身体过瘦，皮肤失去弹性者；有皮肤病或传染病者。

（2）孕妇腹、腰、骶部；有感染、溃疡、瘢痕等局部皮肤处；有肿瘤的部位。

（3）心血管疾病患者、水肿患者、小儿及年老体弱者。

（4）有出血倾向者。

2. 刮痧顺序　一般是由上而下，或由内向外，顺肌肉纹理朝一个方向缓缓刮动，不能来回乱刮。

3. 刮痧时间　应根据不同的症状及体质状况等因素灵活掌握，一般每个部位或穴位刮拭 20 次左右，时间以 20～25min 为宜，冬季或天气寒冷时刮痧操作时间宜稍长，夏天或天气热时则刮痧操作时间宜缩短。

4. 刮痧次数　一般是刮完后 3～5d，待痧退后可进行第二次刮拭。出痧后 1～2d，皮肤可能轻度疼痛、发痒，这些反应属正常现象。

5. 手法要均匀一致，防止刮破皮肤按部位不同，"血痕"可刮成直条或弧形。

6. 刮痧后因毛孔开张，应注意避风还可喝一杯温热水，以助发汗，促进新陈代谢。

第四节　饮食疗法的康复健康教育

饮食为健身之本。饮食疗法，指科学配膳，合理摄取饮食物中的营养，以增进健康，强壮身体，预防、治疗疾病。饮食调理得当，不仅可以保持人体的正常功能，提高机体的抗病能力，还可以治疗某些疾病；饮食不足或调理不当，则可导致出现疾病。

一、饮食疗法的作用

（一）扶正补虚

人体各种组织、器官和整体功能低下，是导致疾病的重要原因。中医学把这种病理状态称为"正气虚"，其所引起的病证称为"虚证"。虚证的临床表现，由于有阴虚、阳虚、气虚、血虚等的不同，而各具其证候特点，但总体上表现为精神萎靡、身倦乏力、心悸气短、食欲不振、腰疼腿软、脉象细弱或沉细。

凡是能够补充人体物质，增强功能，以提高抗病能力，改善或消除虚弱证候的食物，都具有补益脏腑、扶助正气的作用。这类食物大多为动物类、乳蛋类、粮食类食物。如：

1. **补气类** 粳米、糯米、小米、籼米、黄豆、豆腐、牛肉、鸡肉、兔肉、鹌鹑、鸡蛋、鹌鹑蛋、土豆等，用于气虚证。

2. **补血类** 猪肉、羊肉、猪肝、羊肝、牛肝、甲鱼、海参、菠菜、胡萝卜、黑木耳、桑葚、大枣等，用于血虚证。

3. **滋阴类** 鸭蛋、甲鱼、乌贼、猪皮、鸭肉、桑葚、枸杞子、黑木耳、银耳等，用于阴虚证。

4. **补阳类** 核桃仁、韭菜、刀豆、羊肉、狗肉、雀肉、虾等，用于阳虚证。

（二）泻实祛邪

外界致病因素侵袭人体，或内脏功能活动失调、亢进，皆可使人发生疾病。如果病邪较盛，中医称为"邪气实"，其证候则称为"实证"。实证的范围很广，如邪闭经络或内阻脏腑，或气滞、血瘀、痰湿、积滞等都属于实证范围。一般常见实证的症状有呼吸气粗、精神烦躁、脘腹胀满、疼痛难忍、大便秘结、小便不通、淋沥涩痛、舌苔黄腻、脉实有力等。

用于实证的食物，大多具有除病邪的作用，邪去则脏安，身体康复。泻实类食物的种类较多，分别介绍如下：

1. **解表类** 生姜、大葱、豆豉等，用于感冒。

2. **清热泻火类** 苦瓜、苦菜、蕨菜、西瓜等，用于实热证。

3. **清热燥湿类** 茄子、荞麦、马齿苋等，用于湿热病证。

4. **清热解毒类** 绿豆、赤小豆、马齿苋、苦瓜、荠菜、豆腐、豌豆等，用于热毒证。

5. **清热解暑类** 西瓜、绿豆、绿茶等，用于暑热证。

6. **清热利咽类** 荸荠、青果、无花果等，用于内热咽喉肿痛证。

7. **清热凉血类** 茄子、藕节、丝瓜、黑木耳等,用于血热证。

8. **通便类** 香蕉、菠菜、竹笋、蜂蜜、黑芝麻等,用于便秘证。

9. **祛风湿类** 薏苡仁、木瓜、樱桃、鳝鱼等,用于风湿证。

10. **芳香化湿类** 扁豆、蚕豆等,用于湿温、暑湿、脾虚湿盛证。

11. **利水类** 玉米、玉米须、黑豆、绿豆、赤小豆、冬瓜、冬瓜皮、白菜、鲤鱼等,用于小便不利、水肿、淋病、痰饮等证。

12. **温里类** 干姜、肉桂、花椒、胡根、羊肉等,用于里寒证。

13. **行气类** 刀豆、玫瑰花等,用于气滞证。

14. **活血类** 山楂、酒、醋等,用于血瘀证。

15. **化痰类** 海藻、昆布、海带、紫菜、萝卜、杏仁等,用于痰证。

16. **止咳平喘类** 杏仁、梨、白果、枇杷、百合等,用于咳喘证。

17. **安神类** 莲子、小麦、百合、龙眼肉、杏仁、猪心等,用于神经衰弱、失眠证。

18. **收涩类** 乌梅、莲子等,用于泄泻、尿频等滑脱不禁证。

》》二、饮食治疗的原则

(一)全面膳食

食物的种类多种多样,所含营养成分各不相同,只有做到合理调配,才能保证人体正常生命活动所需要的各种营养。我国古代医学经典著作《黄帝内经》提出:"五谷为养,五果为助,五畜为益,五菜为充,气味合而服之,以补精益气。"它概述了膳食的主要组成内容,即以谷类食物滋养人体,以动物食品补益脏腑,用蔬菜水果作为副食辅助、补充。这样调配的膳食,食物多样,荤素搭配,含有人体所需要的各种营养成分,比例适当,避免了五味偏嗜,对于调养身体,促进健康是很有意义的。

(二)调和五味

中医将食物的味道归纳为酸、苦、甘、辛、咸五种,统称五味。五味与五脏的生理功能有着密切的关系,对人体的作用各不相同。酸味入肝,苦味入心,甘味入脾,辛味入肺,咸味入肾。五味调和则能滋养五脏,补益五脏之气,强壮身体。如果五味偏嗜太过,久之会引起相应脏气的偏盛偏衰,导致五脏之间的功能活动失调。五味对五脏具有双重作用,不可偏颇,应五味和调有节,才有助于饮食营养的消化吸收。根据现代药理学研究,适当吃些酸味食物,可健脾开胃、促进食欲。但过量服食可引起胃酸增多,影响消化功能,故脾胃有病者宜少食。苦味具有清热燥湿、清热解毒、清热泻火等作用。多食则会引起胃疼、腹泻、消化不良等症。甘味具有补养气血、调和脾胃、缓解疼痛、解毒等作用,但过食甜腻之品，则会壅塞滞气、助湿生痰，甚至诱发消渴病。辛味可发散、行气、活血，能刺激胃肠蠕动，增加消化液的分泌，还能促进血液循环和机体的代谢、祛风散寒、解表止痛。但食之过量会刺激胃黏膜，故患有痔疮、肛裂、消化道溃疡、便秘以及神经衰弱的患者不食为好。咸味能软坚润下，有调节人体细胞和血液的渗透压平衡以及正常的水钠代谢作用。在呕吐、腹泻及大汗后，适量喝点淡盐水，可防止体内水分缺乏。成人每天摄入食盐 6g 左右已足够，过食可诱发水肿、高血压病、动脉硬化等。

（三）寒热适宜

寒热适宜，一方面指食物属性的阴阳寒热应互相调和，另一方面指饮食入腹时的生熟情况或冷烫温度要适宜。过食温热之品，容易损伤脾胃之阴液；过食寒凉之物，容易损伤脾胃之阳气。从而使人体阴阳失调，出现形寒肢冷、腹痛腹泻，或口干口臭、便秘、痔疮等病症。现代医学认为，人体中各种消化酶要充分发挥作用，其中一个重要的条件就是温度。只有当消化道内食物的温度和人体的温度大致相同时，各种消化酶的作用才发挥得最充分。而温度过高或过低，均不利于食物营养成分的消化和吸收。

（四）饮食有节

要求饮食不可饥饱无度，并且进餐要有规律，定时定量。

（五）饥饱适度

饥饱适度指饮食定量要合理适中，不可过饥过饱，否则便会影响脾胃正常的消化吸收功能，于健康不利。中医学认为，维持人体生命活动的物质基础是依赖水谷精微所化生的，若饥而不能食，渴而不得饮，气血生化无源，脏腑组织失其濡养，则会导致疾病的发生。反之，饮食过量，或经常摄入过多的食物，或在短时间内突然进食大量的食物，超越了脾胃正常的消化能力，亦可加重脾胃负担，损伤脾胃功能，使食物积滞于胃肠，不能及时消化，一则影响营养成分的吸收和输布；二则聚湿生痰化热，变生他病。

≫ 三、饮食禁忌

所谓饮食禁忌指的就是有关食之"非所宜"的诸般情况，中医学对此非常重视，认为"所食之味，有与病相宜，有与身为害，若得宜则补体，害则成疾。"中医认为的饮食禁忌主要有：

1. 脾胃虚寒者宜食温热柔软食物，不宜食生冷之物，如生的菜果、冷饮、冷食等。

2. 热证或阴虚内热者宜食寒凉食物，不宜食辛辣之物，如辣椒、花椒、葱、姜、蒜、酒等食物。

3. 暑湿季节宜食清淡之品，不宜食黏滞食品，如年糕、元宵、糯米饭等。

4. 脾胃虚弱、痰湿者，心脑血管病者不宜食油腻之物。油腻食物包括肥肉、油炸、油煎等食品。

5. 哮喘、斑疹疮疡、皮肤病者不宜食腥膻之物。腥膻之物包括水产品、羊肉、狗肉等食物。

6. 哮喘咳嗽、斑疹伤寒、皮肤病、过敏体质、病后初愈者不宜食腥膻、辛辣之品，以及一些特殊食物如芫荽等，以免新病加重，旧病复发。

总体而言，寒证慎食生冷之品；热证慎食辛辣之物。脾胃虚弱者慎食黏滞、油腻之品。

》》 四、药膳

所谓药膳，指对人体既有保健功能和营养价值以增强体质，又具有一定医疗效果以达到预防和治疗疾病的药用食品。我国自古以来，食药同源，药食同用，以食物供药用者很多，如龙眼、山药、桑葚、山楂等，既可食用，又能入药，难以严格区分。选择食药同源的具有滋养强壮作用食物做成羹汤、粥食、药膳等，可以用来补益身体，祛病强身的目的。

常用药膳方举例如下：

1. 八仙茶（《韩氏医通》）

[组成] 粳米、粟米各 500g、黄豆、赤小豆、绿豆各 500g，茶叶 500g，芝麻 375g，花椒 75g，小茴香 150g，姜、食盐适量。

[制作] 将上述原料，研成细末，混合在一起。外加麦面，炒黄熟，与其他原料粉拌匀，瓷罐收贮。

[用法] 每服 3 匙，白开水冲服。

[功效） 益精悦颜，保元固肾。

[应用] 适用于 40～50 岁中寿之年延缓衰老之用。

2. 归圆杞菊酒（《摄生秘剖》）

[组成] 当归（酒洗）30g，桂圆肉 30g，枸杞子 30g，菊花 30g，白酒 1 000ml。

[制作] 将上述药物用绢袋盛之，悬于坛中，白酒封固，贮藏 1 个月余即可饮用。

[用法] 每次 10～30ml，每日 1～2 次。

[功效] 补肾滋精，益肝补血，养心安神。

[应用] 适用于精血不足而致的目暗不明，头晕头痛，面色萎黄，心悸失眠，腰膝酸软。

[注意] 酒性温热，若为阳气不足，或患有湿热，痰饮等疾，则不宜服用。

3. 地仙煎（《饮馔服食笺》）

[组成）山药 50g，牛奶 200ml，甜杏仁 20g。

[制作] 杏仁用水浸泡，去皮尖，研细；山药洗净，去皮，切碎，与杏仁、牛奶混合，绞取汁液，加热煮沸，停火。

[用法] 每日 1～2 次。

[功效）补虚损，坚筋骨，益颜色。

[应用] 适用于腰膝无力，疼痛缠绵不愈，关节不利者。常人服之亦能强身健体，本品还有美容功效。

4. 糯米阿胶粥（《食医心鉴》）

[组成] 阿胶 30g，糯米 50g，红糖适量。

[制作] 将糯米淘洗净，入锅加清水煮至粥将熟时，放入捣碎的阿胶，边煮边搅拌。稍微煮至 2～3 成沸，加入红糖搅拌均匀。

[用法] 每日分两次趁热空腹服食，3 日为一个疗程。

[功效] 滋阴补血。

[应用] 适用于阴血不足、虚劳咳嗽、吐血、衄血、便血、妇女月经不调、崩中胎漏等。

[注意] 阿胶性黏腻，连续服用会导致胸满气闷，所以应该间断服食。另脾胃虚弱者也不宜多用。

5. 八仙糕（《外科正宗》）

[组成] 人参、莲子、茯苓、薏苡仁、芡实、山药各 20g，粳米粉 700g，糯米粉 300g，蜂蜜，白糖适量。

[制作] 将配方中前六味原料研成细粉，与糯米粉、粳米粉和匀。蜂蜜，白糖用水熬化，倒入米粉中，搅拌均匀，置笼上蒸熟，切成糕条，火上烘干，取下。待凉，瓷器收贮。

[用法] 每日清晨食数条。

[功效] 健脾益肾，不老延年。

[应用] 本品性味平和，适合老年人食用。

6. 山药茯苓包子（《儒门事亲》）

[组成] 山药粉 100g，茯苓粉 100g，面粉 200g，白砂糖 300g，食用植物油，青丝、红丝适量。

[制作] 山药粉、茯苓粉放在大碗中，加水适量，搅拌成糊，上蒸笼蒸半小时，加入面粉后发酵，加碱；用植物油、青丝、红丝等为馅，包成包子，蒸熟即可。

[服法] 连续随量食用。

[功效] 益气健脾，补阴涩精。

[应用] 适用于脾胃不健、尿频、遗精、遗尿等症。

7. 冬虫夏草鸭（《本草纲目拾遗》）

[组成] 雄鸭1只，冬虫夏草5～10枚，食盐、葱、姜等调料各适量。

[制作] 雄鸭去毛及内脏，洗净放入锅内，加冬虫夏草及食盐、葱、姜等调料，加水以小火煨炖至熟烂即可。

[用法] 经常食用。

[功效] 补虚助阳。

[应用] 适用于久病体弱，肢冷自汗，阳痿，遗精等症。

8. 当归生姜羊肉汤（《伤寒论》）

[组成] 当归20g，生姜12g，羊肉300g，胡椒粉2g，花椒粉2g，食盐适量。

[制作] 羊肉去骨，剔去筋膜，入沸水锅内焯去血水，捞出晾凉，切成5cm长、2cm宽、1cm厚的条；砂锅内加适量清水，下入羊肉，放当归、生姜，武火烧沸，去浮沫，文火炖90min，至羊肉熟烂，加胡椒粉、花椒粉、食盐调味即成。

[用法] 饮汤食肉。

[功效] 温中补血。

[应用] 适用于寒凝气滞引起的脘腹冷痛，亦为年老体弱，病后体虚，产后气血不足者之滋补佳品。

[注意] 本品性温，凡阳热证、阴虚证、湿热证等不宜服用。

9. 赤小豆鲤鱼汤（《外台秘要》）

[组成] 赤小豆100g，鲤鱼1条（250g），生姜1片，盐、味精、黄酒、食用植物油适量。

[制作] 将赤小豆洗净，加水浸泡半小时；生姜洗净；鲤鱼留鳞去鳃、肠，洗净。起植物油锅，煎鲤鱼，放清水中量，放入赤小豆、生姜，黄酒少许。先大火煮沸，改小火焖至赤小豆熟，调上盐、味精即可。

[服法] 随量食用或佐餐。

[功效] 利尿消肿。

[应用] 适用于水湿泛溢，症见水肿胀满、小便不利等。

10. **丝瓜花鲫鱼汤**（《中医饮食疗法》）

[组成] 鲜丝瓜花 25g，鲫鱼 75g，樱桃 10g，香菜 3g，葱白 3g，姜 2g，盐、味精、黄酒，胡椒粉适量，鸡汤 1 大碗。

[制作] 将活鲫鱼刮鳞，去鳃，去内脏，洗净，在鱼身两侧剞花刀，加盐、料酒、胡椒粉，味精腌制片刻。起锅放食植物油，烧至八成熟时，把鱼下锅炸，见鱼外皮略硬即捞起沥去油，把炸好的鱼置砂锅内，加上葱白、姜片、料酒、盐、鸡汤，用武火煮沸，改文火慢煨，掠去葱白、姜片，再加入味精、丝瓜花、樱桃、香菜，煮开 2min，起锅后撒上胡椒粉即成。

[服法] 佐餐食用。

[功效] 健脾利水。

[应用] 适用于脾胃虚弱所致的食少、水肿、小便不利、脘腹胀满等症。

》》五、药饵疗法

药饵疗法是指通过口服具有调和阴阳、补精益气、通补血脉的药物以达到延年益寿、涵养精神、强身健体、防病治病效果的方法。《神农本草经·序录》将药分为上、中、下三品。上品药物"主养命以应天，无毒，多服、久服不伤人"，有"轻身益气、不老延年"之功；中品药物"主养性以应人"，能防病治病、补益虚损；下品药物"主治病以应地，多毒，不可久服"，有"除寒热邪气、破积聚"治疗疾病之效。

（一）药饵疗法的原则

中药疗法以平衡阴阳为大法，具体应用着眼于补虚、泻实两个方面。实际应用中，应掌握以下原则：

1. **平衡阴阳** 通过药物调和阴阳之偏盛偏衰，恢复机体本来的阴平阳秘状态。中医用药之大法，不外《黄帝内经》所曰："实则泻之，虚则补之，不虚不实，以经调之。"药饵疗法必须辨别体质之阴阳偏颇，辨清证候之虚实寒热，当补则补，当泻则泻。否则，补泻失当，反受其害。

2. **调脾补肾**为先天之本，主藏精。在人的生长壮老已过程中，肾气充盛是主要影响因素。如果有意识地用药物补益肾之精气，使肾气充盛，可延缓衰老的速度。肾为水火之脏，元阴元阳皆藏于肾，平调肾之阴阳，则一身之阴阳可复归平衡。脾为后天之本，能运化水谷之精微，变化为营卫气血，故被称为"气血生化之源"，人体生命活动所需之营养、能量，都来源于水谷；五脏六腑、四肢百骸、筋骨肌腠、皮肤毛发，甚至先天之精，都需要得到气血的温煦、滋润和充养。因此，无论养生还是治病都要注意顾护脾胃。

（二）方剂介绍

1. 金匮肾气丸《金匮要略》

[组成] 干地黄　山药　山茱萸　泽泻　茯苓　牡丹皮　桂枝　附子。

[功效] 补肾助阳。

[主治] 肾阳不足证。腰痛脚软，身半以下常有冷感，少腹拘急，小便不利，或小便反多，入夜尤甚，阳痿早泄，以及痰饮、水肿、消渴、脚气等。

2. 六味地黄丸《小儿药证直诀》

[组成] 熟地黄　山药　山茱萸　泽泻　茯苓　牡丹皮。

[功效] 滋阴补肾。

[主治] 肾阴虚证。腰膝酸软，头晕目眩，耳鸣耳聋，盗汗，遗精，消渴，骨蒸潮热，手足心热，舌燥咽痛，牙齿动摇，足跟作痛，小便淋漓，以及小儿囟门不合。

3. 彭祖延年柏子仁丸《千金翼方》

[组成] 柏子仁　蛇床子　菟丝子　覆盆子　石斛　巴戟天　杜仲　天门冬　远志　天雄　续断　桂心　菖蒲　泽泻　薯蓣　人参　干地黄　山茱萸　五味子　钟乳　肉苁蓉　白蜜。

[功效] 益肾填精。

[主治] 体虚、肾衰、记忆力减退等。

4. 胡桃丸《御药院方》

[组成] 胡桃仁捣膏　破故纸　杜仲　萆薢。

[功效] 补肾气，壮筋骨。

[主治] 老年人肾气虚衰，腰膝酸软无力。

5. 乌麻散《千金翼方》

[组成] 纯黑乌麻，量不拘多少。

[功效] 补肾润燥。《寿世保元》云："久服百病不生；常服延年不老，耐寒暑。"

[主治] 老年肾虚津亏，肌肤干燥，大便秘结。

6. 何首乌丸《太平圣惠方》

[组成] 何首乌　熟地黄　地骨皮　牛膝　桂心　菟丝子　肉苁蓉　制附子　桑葚子　柏子仁　薯蓣　鹿茸　芸苔子　五味子　白蜜。

[功效] 滋补肝肾。"补益下元，黑鬓发，驻颜容"。

[主治] 老年人肾之阴阳俱虚，腰膝无力，心烦难寐。

7. 巴戟丸《太平圣惠方》

[组成] 巴戟天　天门冬　五味子　肉苁蓉　柏子仁　牛膝　菟丝子　远志　石斛　薯蓣　防风　白茯　人参　熟地黄　覆盆子　石龙　五加皮　天雄　杜仲　沉香　蛇床子　白蜜。

[功效] 补肾、健脾、散寒。原书云："治肾劳，腰脚酸疼，肢节苦痛，心中恍惚，夜卧多梦……心腹胀满，四肢痹疼，多吐酸水，小腹冷痛，尿有余沥，大便不利。久服延年不老，万病除愈。"

[主治] 老年脾肾两虚，腰腿酸痛，腹胀冷痛。

8. 延寿丹《丹溪心法》

[组成] 天门冬　远志　山药　巴戟天　柏子仁　泽泻　熟地　川椒　生地　枸杞　茯苓　覆盆子　赤石脂　车前子　炒杜仲　菟丝子　牛膝　肉苁蓉　当归　地骨皮　人参　五味子　白蜜。

[功效] 滋肾阴、补肾阳。

[主治] 腰酸腿软，头晕乏力，阳痿尿频。

9. 十全大补汤《寿世保元》

[组成] 人参　白术　白茯苓　当归　川芎　白芍　熟地黄　黄芪　肉桂　麦门冬　五味子　炙甘草　生姜　大枣。

[功效] 健脾益肾。

[主治] 气血衰少，倦怠乏力，能养气益肾，制火导水，使机关利而脾健。

10. 仙术汤《和剂局方》

[组成] 苍术　枣肉　杏仁　干姜　甘草　白盐。

[功效）温中健脾。

[主治] 脾胃虚寒，痰湿内停。

11. 资生丸《兰台轨范》

[组成] 人参　于术　茯苓　山药　莲子肉　陈皮　麦芽　神曲　薏仁　白扁豆　山楂　砂仁　芡实　桔梗　甘草　藿香　白豆蔻　川黄连　白蜜。

[功效] 健脾益胃，固肠止泻。

[主治] 脾虚呕吐，脾胃不调，大便溏泄，纳食不振。

12. 八珍糕《外科正宗》

[组成] 茯苓　莲子　芡实　扁豆　薏米　藕粉　党参　白术　白糖。

[功效] 健脾养胃，益气和中。

[主治]年迈体衰，脏腑虚损，脾胃薄弱，食少腹胀，面黄肌瘦，腹痛便溏等。

13. 无比山药丸《备急千金要方》

[组成]山药　苁蓉　五味子　菟丝子　杜仲　牛膝　泽泻　干地黄　山茱萸　茯神
巴戟天　赤石脂。

[功效]温阳益精，补肾固摄。

[主治]肾气虚惫，头晕目眩，耳鸣腰酸，冷痹骨痛，四肢不温，或烦热有时，遗精
盗汗，或带下清冷。

14. 人参固本丸《养生必用方》

[组成]人参　天门冬　麦门冬　生地黄　熟地黄　白蜜。

[功效]益气养阴。

[主治]气阴两虚，气短乏力，口渴心烦，头晕腰酸。

15. 养血返精丸《集验方》

[组成]补骨脂　白茯苓　没药。

[功效]补肾养心活血。

[主治]心肾不足，气血瘀滞。

16. 生化汤《傅青玉女科》

[组成]全当归　川芎　桃仁　干姜　炙甘草。

[功效]化瘀生新，温经止痛。

[主治]产后瘀血腹痛。恶露不行，小腹冷痛。本方原为妇女产后用方，其实也可用
于妇女有气血瘀滞体质者的调理用方。若有血热者，不宜本方。

17. 丹参饮《时方歌括》

[组成]丹参　檀香　砂仁。

[功效）活血祛瘀，行气止痛。

[主治]血瘀气滞，心胃诸痛。本方对于心脑血管疾病者有益，现代中药可用复方丹
参滴丸代替使用。

第五节　运动疗法

中医传统运动疗法，又称为传统健身术。指运用传统的体育运动方式进行锻炼，通过

活动筋骨、调节气息、静心宁神，来达到疏通经络、行气活血、和调脏腑、增强体质、益寿延年的治疗方法。传统运动疗法重在对精、气、神的综合调养，即养精、练气、调神为运动的基本要点。三者之间要协调配合，做到以静养神、以意领气、以气导形，一方面通过形体、筋骨关节的运动，使周身经脉气血畅通，五脏六腑、四肢百骸、形体官窍得到充分的营养；另一方面通过呼吸吐纳、静神以练气，使气行推动血行而周流全身，达到形神一致，意气相随，形气相感，使形体内外和谐，百脉流畅，脏腑协调，动静相宜，机体达到"阴平阳秘"的状态，从而增进健康，保持旺盛的生命力。

现代科学研究证明，经常而适度地进行运动锻炼，对机体大有裨益：

1. 运动能够加快人体的新陈代谢，并增加能量消耗，传统运动方法属于有氧低强度运动。研究证明运动可以充分利用糖代谢为大脑提供能量，其中强度较低、持久性运动的能量消耗为安静时的 20～30 倍。

2. 运动可以促进血液循环，提高心功能研究证实，适度运动可以提高心肌收缩力，改善心肌的血氧供给，增强心功能。同时运动可以稳定血压，降低血脂，有助于预防或控制动脉硬化，摆脱因心肌缺血缺氧而导致的缺血性心脏病的威胁。

3. 运动能促进脑细胞的代谢，提高机体的反应能力，长期运动可反射性地引起大脑皮质和丘脑、下丘脑部位兴奋性提高，提高机体的反应能力，改善大脑的营养状况，使大脑的功能得以充分发挥，从而有益于神经系统的健康，有助于保持旺盛的精力和稳定的情绪。

4. 经常运动可以增强呼吸功能，传统健身运动能够使呼吸深长有余，提高换气率，使肺内的气体交换进行得充分，血液含氧量增多。同时长期锻炼，又可提高机体的免疫功能，适应气候变化，有助于预防呼吸道疾病。

5. 运动可以促进消化系统的血液循环，有利于消化系统生理功能的正常发挥，运动能增强膈肌和腹肌的力量，促进胃肠蠕动和消化液的分泌，使肝脏、胰腺功能得到改善，有利于人体内营养物质的消化吸收。在运动中随着强度和时间的增加，血糖和胰岛素渐渐降低，对维持血糖稳定有重要作用。

6. 经常运动还能促进泌尿系统的功能活动，确保排泄功能正常，经常运动能有效地调节人体的水液代谢，使清者运行脏腑和全身，浊者下输膀胱而排出体外，以维持正常的排泄功能。

7. 运动可营养筋脉，增强关节的灵活性，有利于骨骼肌肉的健康。经常运动可保持四肢正常屈伸活动，使人动作敏捷轻巧，提高人的劳动和运动能力。任何关节活动都可对软骨产生"挤压"效应，从而使软骨获得足够的营养，且运动可增加滑液的分泌，改善软骨功能。因此，运动在维护关节软骨的形态和功能上起到了重要的作用。

常见的传统健身术包括"五禽戏""太极拳""八段锦""易筋经",下面分别予以简要介绍。

一、太极拳

太极拳是我国诸多传统健身运动中目前流传最广的健身项目之一。它集中了古代健身运动形神兼养、内外合一的精髓,"以意领气,以气运身",动作圆活连贯、轻柔舒展,有如行云流水、连绵不断,长期练习具有通调脏腑、疏通经络、补益气血、强筋健骨等作用。太极拳以"太极"为名,并以太极图阴阳合抱,浑圆一体之象为拳法精髓,形体动作以圆为本,强调意识、呼吸,动作密切结合,融武术、气功、导引于一体,是"内外合一"的内功拳。练太极拳总的要求是"沉、匀、连、缓",神静体松,以意领气,全身协调,连绵自如,含胸拔背,以腰为轴,呼吸均匀,气沉丹田。

二、五禽戏

五禽戏属古代导引术之一。五禽,指虎、鹿、熊、猿、鸟五种禽兽;戏,即游戏、戏耍之意。所谓五禽戏,就指模仿虎、鹿、熊、猿、鸟五种禽兽的动作,组编而成的一套锻炼身体的方法,因行之有效,备受后世推崇。五禽戏具有强壮身体的作用,能够养精神、通经络、行气血、调脏腑、强筋骨、利关节。研究表明,经常练习五禽戏可以增进食欲,加快血液循环,增强人体的免疫力,提高人体的运动能力和平衡能力,使人手脚灵活,步履矫健,对于肺气肿、哮喘、高血压、冠心病、神经衰弱、消化不良等症,有预防及防止复发的功效。

五禽戏要求意守、神静、调息和动形协调配合。意守可以使精神宁静,神静可以培育真气;调息可以行气,通调经脉;动形可以强筋骨,利关节。

虎戏即模仿虎的形象,取其神气,善用爪力和摇首摆尾,鼓荡周身的动作。要求意守命门,命门乃水火之宅、元气之根,意守此处,有益肾强腰、壮骨生髓的作用,可以通督脉、去风邪。

鹿戏即模仿鹿的形象,仿效鹿的心静体松,善运尾闾。尾闾是任、督二脉通会之处,鹿戏意守尾闾,可以引气周营于身,有助于强腰固肾、通经络、行血脉、舒展筋骨、锻炼腿力。

熊戏即模仿熊的形象,熊体笨力大,外静而内动。要求意守中宫(脐内),以调和气血,使头脑虚静,意气相合,真气贯通,且有健脾胃、助消化等功效。

猿戏即模仿猿的形象,外练肢体的灵活性,内练抑制思想活动,达到思想清静,体轻身健的目的。要求意守脐中，以求形动而神静，有助于发展灵活性。

鸟戏又称鹤戏。即模仿鹤的形象，要仿效鸟、鹤那样昂然挺拔、悠闲自然、动作轻翔舒展。练此戏要意守气海，可以调达气血、疏通经络、活动筋骨关节。

三、八段锦

八段锦是由八种不同的动作组成的一种健身法。强调形体活动与呼吸运动相结合，属于古代导引法之一。八段锦具有祛病强身、延年益寿的功效，术式简单易练，运动量适中，老少皆宜。八段锦把运动肢体与按摩、吐纳相结合，特别适合各脏腑组织或全身功能衰减的患者。练习八段锦，通过活动肢体可以舒展筋骨，疏通经络；与呼吸相合，则可行气活血、周流营卫、斡旋气机，经常练习可起到保健、防病治病的作用。八段锦的每一段都有锻炼的重点，而综合起来，则是对头颈、五官、躯干、四肢、腰、腹等全身各部位进行了整体锻炼。其特点是能增强四肢肌力，发达胸部肌肉，并有助于防治脊柱后突和圆背等不良姿势，同时对相应的内脏以及气血，经络起到保健调理作用。通过八种不同的动作，能够调理三焦和脾胃的功能，收到强腰固肾、清心火、增气力、通经脉、调气血、舒筋骨、养脏腑的功效，是机体全面调养的健身功法。现代研究证实，八段锦对神经系统、心血管系统、消化系统、呼吸系统都有良好的调节作用，能改善神经体液调节功能，加快血液循环，按摩腹腔脏器，对于头痛、眩晕、肩周炎、腰腿痛，以及消化不良、神经衰弱等症有防治功效。

八段锦的八节连贯动作，具体内容如下：双手托天理三焦；左右开弓似射雕；调理脾胃需单举；五劳七伤往后瞧；摇头摆尾去心火；背后七颠百病消；攒拳怒目增力气；两手攀足固肾腰。

练习时要求精神安定，心情平和，全身放松，姿势自如，头似顶悬，双目平视，闭口，舌抵上腭，意识与动作配合融会一体。

四、易筋经

"易"指移动、活动；"筋"，泛指肌肉、筋骨；"经"，指常道、规范。顾名思义，易筋经就是通过活动肌肉、筋骨，使全身经络气血通畅，筋骨强健，从而增进健康、祛病延年的一种传统健身法。要求意念、呼吸、动作紧密结合，强调结合呼吸，全身进行静止性用力（即暗中使劲），以增强体力。其独特的"伸筋拔骨"运动形式，可使肌肉、筋骨在活动中得到有意识的伸、拉、收、展。长期练功，会加快血液循环和新陈代谢，使肌肉、韧带营养充足，收缩和舒张能力增强，富有弹性，把柔弱的筋骨变得强壮结实，对增强肌力、提高运动效能效果尤为显著，对神经系统、内分泌系统、心血管系统、消化系统、呼吸系统都有良好的调节作用。同时，长期练习使全身经络、气血畅通，五脏六腑调和，精神愉悦，精力充沛，生命力旺盛。

锻炼要领：易筋经强调意念、呼吸、动作的紧密结合，精神放松，两腿分立，唇齿微合。现在推行的右本易筋经十二式包括：预备桩式、韦驮献杵第一势、韦驮献杵第二势、韦驮献杵第三势、摘星换斗势、倒拽九牛势、出爪亮翅势、九鬼拔马刀势、三盘落地势、青龙探爪势、卧虎扑食势、打躬势。

健康教育：

1. 精神清静，练功过程中要求排除杂念，意守丹田。

2. 舌抵上腭，呼吸匀缓，采用腹式呼吸。

3. 松静结合，柔刚相济，身体自然放松，通过意识的专注，力求达到动随意行，意随气行。

4. 做到先松后紧，松紧结合。用力时肌肉不要紧张僵硬，应使肌肉逐渐收缩，达到紧张状态后，缓缓放松。用意念调节肌肉、筋骨的紧张力（即指形体不动，而肌肉紧张的"暗使劲"）。

5. 要循序渐进，避免急于求成。

（殷建权）

第五篇

康复护理训练项目及临床症状训练康复健康教育

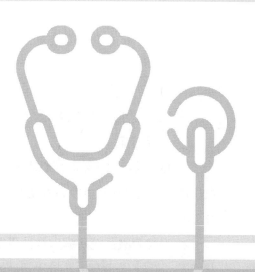

第十四章

康复及护理常用训练项目的康复健康教育

第一节　有氧训练的康复健康教育

≫ 一、概述

有氧训练又称心肺功能训练，指采用中等强度、大肌群、动力性、周期性运动，以提高机体氧化代谢运动能力的锻炼方式。广泛应用于各种心血管疾病康复，各种功能障碍者和慢性病患者的全身活动能力训练，以及中老年人的健身锻炼。常见的有氧运动有步行、慢跑、自行车、太极拳及瑜伽等。

≫ 二、特点

有计划、有组织、可重复，能促进或维持一种或多种适能，且经济、方便，无副作用。

≫ 三、适应证与禁忌证

（一）适应证

1. **心血管疾病**　陈旧性心肌梗死、稳定型心绞痛、隐性冠心病、轻度 - 中度原发性高血压病、轻症慢性充血性心力衰竭、心脏移植术后、冠状动脉腔内扩张成形术后、冠状动脉分流术后等。

2. **慢性呼吸系统疾病**　慢性阻塞性肺疾病、慢性支气管炎、肺气肿、哮喘（非发作状态）、肺结核恢复期、胸腔手术后恢复期等。

3. **代谢性疾病**　糖尿病、单纯性肥胖症等。

4. **其他慢性疾病状态**　慢性肾衰竭稳定期、慢性疼痛综合征、慢性疲劳综合征、长期缺乏体力活动及长期卧床恢复期等。

5. 中老年人的健身锻炼。

（二）禁忌证

1. 各种疾病急性发作期或进展期。

2. 心血管功能不稳定，如未控制的心力衰竭或急性心力衰竭、严重的左心功能障碍、血流动力学不稳定的严重心律失常（室性或室上性心动过速、多源性室性期前收缩、快速型房颤、三度房室传导阻滞等）、不稳定型心绞痛、增剧型心绞痛、近期心肌梗死后非稳定期、急性心包炎、心肌炎、心内膜炎、严重而未控制的高血压、急性肺动脉栓塞或梗死、确诊或怀疑主动脉瘤、严重主动脉瓣狭窄、血栓性脉管炎或心脏血栓等。

3. 严重骨质疏松，活动时有骨折的危险。

4. 肢体功能障碍而不能完成预定运动强度和运动量。

5. 主观不合作或不能理解运动，精神疾病发作期间或严重神经症。

6. 感知认知功能障碍。

》》 四、康复健康教育程序

（一）评估

1. **身心状况评估** 年龄、身高、体重、心理、疾病状态等。

2. **功能障碍评估** 心血管功能障碍、躯体功能障碍、感知认知功能障碍等。

3. **对康复知识学习需求** 医护人员、患者及家属对康复知识学习需求状态。

（二）康复健康教育

1. **有氧训练的重要性** 通过反复进行的以有氧代谢为主的运动，产生肌肉和心肺适应，提高全身耐力性运动能力，提高心肺功能，改善机体代谢。

2. **有氧训练能达到的目标**

（1）心血管适应

1）心室壁增厚、心肌收缩能力提高。

2）心腔扩大、舒张末期容积增加。

3）射血分数提高、心脏每搏量增加，心输出量增加。

4）同一运动强度下，心率减慢，心肌耗氧水平下降（两项乘积）。

5）心肌侧支循环的建立，心肌缺血阈提高。

（2）肺功能适应

1）通气量增加。

2）气体交换能力增强。

3）残气量减少。

（3）肌肉适应

1）骨骼肌毛细血管数目增多，毛细血管疏密/肌纤维比增加。

2）肌细胞内肌红蛋白数量增加。

3）线粒体数目和体积增大，线粒体内氧化酶增多、活性提高。

4）吸氧能力增加，动静脉氧差增加，无氧阈提高。

3. 明确训练目标　在训练前先进行症状限制性心电图运动试验，以确定患者的最大运动强度、靶运动强度（50%~85%最大运动强度）及总运动量。如果没有心电图运动试验条件，可以按照年龄预计的靶心率作为运动强度指标。每周运动量阈值为700~2 000cal（相当于步行或慢跑10~32km）。运动量小于700cal只能达到维持身体活动水平的目的，而不能提高运动能力。而运动量超过2 000cal则并不增加训练效果。运动总量的要求无明显性别差异。

4. 有氧训练程序

（1）确定患者每周预计锻炼的总量（热量）。

（2）确定训练频率或每周锻炼次数。

（3）将每周锻炼总量（热量）分解到每次锻炼中去。

（4）将每次锻炼量换算为代谢当量（METs），公式：METs = 热量 ÷3.5÷ 体重（kg）× 200。

（5）确定靶强度。

（6）根据靶强度确定患者准备运动、训练运动和整理运动方式。

（7）将每次锻炼的总 METs 值分解到各种预定的运动量（运动 METs 值与运动时间乘积）。

（8）根据患者情况确定个性化训练注意事项。

5. 康复技术指导　每次训练应分为准备运动、训练运动和整理运动三部分。

（1）准备活动：指训练运动之前进行的活动，通过逐渐增加运动强度以提高肌肉、肌腱和心肺组织对即将进行的较大强度运动的适应和准备，防止因突然的运动应激导致肌肉损伤和心血管意外。运动强度一般为训练运动时的 1 / 2 运动强度左右，时间 5~10min。方式包括医疗体操、关节活动、肌肉牵张、呼吸练习或小强度的有氧训练。

（2）训练运动：指达到靶强度的训练。一般为 15~40min，是耐力运动的核心部分。根据训练安排的特征可以分为持续训练、间断训练和循环训练法。

（3）整理运动：指靶强度运动训练后进行较低强度的训练，以使机体逐步从剧烈运动应激状态逐步放松、恢复到正常状态。其运动强度、方法和时间与准备活动相似。

（三）注意事项

1. **选择适当的运动方式** 近年来慢跑逐渐减少，以减少运动损伤和锻炼意外。采用快走的方式逐渐增加，游泳、登山、骑车等方式的应用也在增多。

2. **注意心血管反应** 锻炼者应该首先确定自己的心血管状态，40 岁以上者特别需要进行心电图运动试验等检查，以保证运动时不超过心血管系统的承受能力。

3. **做好充分的准备活动** 防止发生运动损伤和心血管意外。

4. **注意心血管用药与运动反应之间的关系** 使用血管活性药物时要注意对靶心率的影响。

》》五、有氧训练运动强度相关指标

1. **最大摄氧量**（VO_2max）

（1）心电运动实验中直接或间接计算。

（2）50% ~ 70% VO_2max，作为运动处方适宜的强度范围。

（3）<70% VO_2max，持续运动中乳酸不增高，血液中肾上腺素和去甲肾上腺素保持在较低水平。

（4）>80% VO_2max，则对老年人和患者危险性增加。

（5）<50% VO_2max，则达不到训练效果。

2. **心率**

（1）心率和运动强度之间存在线性关系，并易于检测，是国际通用方法。

（2）运动中允许达到的心率称为靶心率。

（3）靶心率计算方法：

1）Jungman 法：靶心率＝（180 − 年龄）或（170 − 年龄）。

2）Karvonen 法：靶心率＝（最大心率 − 安静心率）×（60% ~ 80%）+ 安静心率。

3）心电运动实验法：按症状限制性心电运动实验中停止运动时的最高心率的 70% ~ 85%。

3. **代谢当量**（METs）

（1）由 VO_2max 计算。

（2）由心电运动实验直接检测最大 METs。

4. **主观劳累程度分级**（RPE）

（1）根据患者运动时的主观感受确定运动强度的方法。

（2）以 11～15 为推荐运动强度。

（3）适用于家庭和社区康复锻炼。

（丁　慧）

| 第二节 | 转移训练的康复健康教育 |

》》一、概述

转移训练指通过一定的方式改变人体姿势和位置的过程。促进全身血液循环，早期预防压疮、尿路感染、坠积性肺炎、肌肉萎缩、关节变形等并发症的发生，保障康复治疗及康复护理预期效果的实现。

》》二、特点

充分利用生物力学原理（例如杠杆原理）使转移动作得以顺利完成，并且预防患者及帮助患者转移的有关人员的损伤。

》》三、适应证与禁忌证

（一）适应证

1. **需他人帮助转移**　转移相关的主要关键肌的肌力低 ≤ 2 级，无法完成独立转移和生活自理的患者。

2. **独立转移训练**　转移相关的主要关键肌的肌力达到 ≥ 3 级，要求恢复独立转移能力的患者。

（二）禁忌证

1. **需他人帮助转移**　骨折未愈合、关节不稳或脱位、骨关节肿瘤、重要脏器衰竭、严重感染和其他危重情况等。

2. **独立转移训练**　较为严重的认知功能障碍不能配合训练者。合并有影响训练的其他情况，如骨折未愈合、关节不稳或脱位、骨关节肿瘤、重要脏器衰竭、严重感染和其他危重情况等。

四、康复健康教育程序

（一）分类

1. **独立转移**　患者独自完成、不需他人帮助。

2. **辅助转移**　由治疗师或护理人员协助。

3. **被动转移**　患者因瘫痪程度较重而不能对抗重力完成独立转移及辅助转移时，完全由外力将患者整个抬起从一个地方转移到另一个地方。分为人工搬运和机械搬运。

（二）基本原则

1. **独立转移**

（1）水平转移时，相互转移的两个平面间的高度应尽可能相等。

（2）相互转移的两个平面的物体应稳定。

（3）相互转移的两个平面应尽可能靠近。

（4）床垫和椅面应有一定的硬度。

（5）应当教会患者利用体重转移。

（6）转移时应注意安全。

（7）患者学习独立转移的时机要适当。

（8）有多种转移方法可供选择时，以最安全、最容易的方法为首选。

2. **辅助转移**

（1）辅助者与患者之间应互相信任。

（2）辅助者应熟知患者病情。

（3）转移前辅助者准备好必要的设施与空间。

（4）辅助者需要相当的技巧而不能单独依靠体力。

（5）辅助者必须穿防滑的鞋子或赤脚。

（6）辅助者的指令应简单、明确。

（7）转移过程中，辅助者应留意患者突然或不正常的动作，以避免意外发生。

（8）随着患者功能的恢复，帮助应逐渐减少。

3. **被动转移**

（1）患者应放松自己，对帮助者要有信心。

（2）搬运时患者应向前看，而不是向地板或向帮助者看。

（3）搬运过程中患者始终保持转移开始的姿势。

（4）若搬运过程需要两个以上帮助者，则每一位都必须清楚地了解整个转移程序及方向。

（5）利用机械搬运时，转移前应检查器械是否完全完好，并保证空间通畅，没有障碍。

（6）转移时不能增加患者的痛苦，不能影响或加重病情。

（三）偏瘫患者体位转移技术

1. 床上转移

（1）床上翻身

1）从仰卧位到患侧卧位：患者仰卧，双侧髋、膝屈曲，双上肢 Bobath 握手伸肘，肩上举约 90°，健侧上肢带动患侧上肢先摆向患侧，再反方向摆向健侧，利用躯干的旋转和上肢摆动的惯性向患侧翻身。

2）从仰卧位到健侧卧位：患者仰卧，健足置于患足下方，用健足勾住患足，双上肢 Bobath 握手伸肘，肩上举约 90°，健侧上肢带动患侧上肢先摆向健侧，再反方向摆向患侧，利用躯干的旋转和上肢摆动的惯性向健侧翻身。

（2）床上卧位移动：患者仰卧，健足置于患足下方；健手将患手固定在胸前，利用健下肢将患下肢抬起向一侧移动；用健足和肩支起臀部，同时将臀部移向同侧；臀部侧方移动完毕后，再将肩、头向同方向移动。

（3）由卧位到床边坐位

1）独立从健侧坐起：①患者健侧卧位，患腿跨过健腿。②用健侧前臂支撑自己的体重，头、颈和躯干向上方侧屈。③用健腿将患腿移到床沿下。④改用健手支撑，使躯干直立。

2）独立从患侧坐起：①患者患侧卧位，用健手将患臂置于胸前，提供支撑点。②头、颈和躯干向上方侧屈。③健腿跨过患腿，在健腿帮助下将双腿置于床沿下。④用健侧上肢横过胸前置于床面上支撑，侧屈起身、坐直。

3）治疗师辅助下坐起：①患者侧卧位，两膝屈曲。②治疗师先将患者双腿放于床边，然后一手托着位于下方的腋下或肩部，另一手按着患者位于上方的骨盆或两膝后方，命令患者向上侧屈头部。③治疗师抬起下方的肩部，以骨盆为枢纽转移成坐位。

（4）由床边坐位到卧位

1）独立从患侧躺下：①患者坐于床边，患手放在大腿上。健手从前方横过身体，置于患侧髋部旁边的床面上。②患者将健腿置于患腿下方，并将其上抬到床上。③当双腿放在床上后，患者逐渐将患侧身体放低，最后躺在床上。

2）独立从健侧躺下：患者坐于床边，患手放在大腿上，健腿置于患腿后方。躯干向健侧倾斜，健侧肘部支撑于床上，用健腿帮助患腿上抬到床上。当双腿放在床上后，患者逐渐将身体放低，最后躺在床上，并依靠健足和健肘支撑使臀部向后移动到床的中央。

3）治疗师辅助躺下：①患者坐于床边，患手放在大腿上，患腿置于健腿上。治疗师站在其患侧，用一侧上肢托住患者的颈部和肩部。②治疗师双膝微屈，将另一侧手置于患者的腿下，当患者从患侧躺下时帮助其双腿抬到床上。③治疗师转到床的另一侧，将双侧前臂置于患者的腰及大腿下方。患者用健足和健手用力向下支撑床面，同时治疗师向床的中央拉患者的髋部。调整好姿势，取舒适的患侧卧位。

2. 坐位与立位之间的转移

（1）独立转移

1）由坐位到立位：①患者坐于床边，双足分开与肩同宽，两足跟落于两膝后，患足稍后，以利负重及防止健侧代偿。②双手 Bobath 握手，双臂前伸。③躯干前倾，使重心前移，患侧下肢充分负重。④臀部离开床面，双膝前移，双腿同时用力慢慢站起，立位时双腿同等负重。

2）由立位到坐位：①患者背靠床站立，双下肢平均负重，双手 Bobath 握手，双臂前伸。②躯干前倾，同时保持脊柱伸直，两膝前移，屈膝、屈髋。③慢慢向后、向下移动臀部和髋部，坐于床上。

（2）辅助转移

1）由坐位到立位：①患者坐于床边或椅子上，躯干尽量挺直，两脚平放地上，患足稍偏后。②患者 Bobath 握手伸肘，治疗师站在患者偏瘫侧，面向患者，指引患者躯干充分前倾，髋关节尽量屈曲，并注意引导患者体重向患腿移动。③治疗师进一步引导患者将重心向前移到足前掌部，一手放在患膝上，重心转移时帮助把患膝向前拉，另一手放在对侧臀部帮助抬起体重。④患者伸髋伸膝，抬臀离开床面后挺胸直立。⑤起立后患者双下肢应对称负重，治疗师可继续用膝顶住患膝以防"打软"。

2）由立位到坐位：与上述1）顺序相反。

3. 床与轮椅之间的转移

（1）独立由床到轮椅的转移

1）患者坐在床边，双足平放于地面上。轮椅置于患者健侧，与床成45°角，制动，卸下近床侧扶手，移开近床侧脚踏板。

2）患者健手支撑于轮椅远侧扶手，患手支撑于床上，患足位于健足稍后方。

3）患者向前倾斜躯干，健手用力支撑，抬起臀部，以双足为支点旋转身体直至背靠轮椅。

4）确信双腿后侧贴近轮椅后正对轮椅坐下。

（2）辅助下由床到轮椅的转移——方法1

1）患者坐在床边，双足平放于地面上。轮椅置于患者健侧，与床成45°角，制动，卸下近床侧扶手，移开近床侧脚踏板。

2）治疗师面向患者站立，双膝微屈，腰背挺直，双足放在患足两边，用自己的膝部在前面抵住患膝，防止患膝倒向外侧。

3）治疗师一手从患者腋下穿过置于患侧肩胛上，并将患侧前臂放在自己的肩上，抓住肩胛骨的内缘，另一上肢托住患者健上肢，使其躯干向前倾。然后将患者的重心前移至其脚上，直至患者的臀部离开床面。

4）治疗师引导患者转身坐于轮椅上。

（3）辅助下由床到轮椅的转移——方法2

1）患者坐在床边，双足平放于地面上。轮椅置于患者健侧，与床成45°角，制动，卸下近床侧扶手，移开近床侧脚踏板。

2）治疗师站在患侧，面向患者，用同侧手穿过患者大拇指握住患手，另一手托住患侧肘部。

3）患足位于健足稍后方，健手支撑于轮椅远侧扶手，同时患手拉住治疗师的手站起。然后以双足为支点转动身体直至背靠轮椅。

4）治疗师向前倾斜身体，并半蹲，帮助患者臀部向后、向下移动慢慢坐于轮椅中。

4. 轮椅与坐便器之间的转移

（1）独立由轮椅到坐便器的转移

1）患者驱动轮椅正面接近坐便器，制动，移开脚踏板。双手支撑于轮椅扶手站起。

2）先将健手移到对侧坐便器旁的对角线上的扶栏上，然后健腿向前迈一步，健侧上下肢同时支撑，向后转身，背向坐便器。

3）然后将患手移到坐便器旁的另一侧扶栏上。

4）脱下裤子，然后坐下。

（2）辅助下由轮椅到坐便器的转移

1）患者坐于轮椅中，正面接近坐便器，制动，移开脚踏板。轮椅与坐便器之间留有一定空间，以利治疗师活动。治疗师站在患者患侧，面向患者，同侧手穿过患者大拇指握住患手，另一手托住患侧肘部。

2）患者健手支撑于轮椅扶手，同时患手拉住治疗师的手站起。然后患者将健手移到坐便器旁的扶栏上。

3）治疗师和患者同时移动双足向后转身，直到患者双腿的后侧贴近坐便器。

4）脱下裤子，治疗师协助患者臀部向后、向下移动坐于坐便器上。

》 五、康复健康教育

（一）转移训练过程中安全措施

1. 进行转移之前，应先计划移动的方法、程序和方向，并较详细地分析患者身体的位置、患者所要完成的动作、辅助器具的位置及操作等。

2. 向患者进行必要的解释，并使患者理解所要进行的转移动作及患者自己所需要完成的动作。

3. **转移时的空间要足够** 床、椅等之间的转移时，坐椅或轮椅等放置的位置要适当（缩短距离及减少转换方向）、稳定（锁定轮椅或活动床）、去除不必的物件（必要时拆除阻碍移动的轮椅扶手或脚踏板）。

4. 帮助者和患者应穿着合适的鞋、袜、衣服，以防打滑、跌倒。

5. 帮助者应站立于最佳的位置，以预防跌倒损伤。

6. 需要两位帮助者帮助移动时，应清楚了解整个转移的程序，并相互默契配合。

7. 必要时可以口令的形式保证患者与帮助者之间、帮助者与帮助者之间的动作协调一致。

（二）讲解 Bobath 技术

Bobath 技术是神经生理疗法。它主要采取抑制异常姿势，促进正常姿势的发育和恢复的方法治疗中枢神经损伤的患者，如偏瘫、脑瘫。因此，该方法又被称为通过反射抑制和促进而实现治疗目的的神经发育治疗方法。

（三）注意事项

1. 注意患者和帮助者采用较大的站立支撑面，以保证转移动作的稳定性。

2. 在患者的重心附近施力协助。

3. 帮助者要注意搬移的正确姿势。

（丁　慧）

第三节 **站立步行训练的康复健康教育**

一、概述

长期卧床会使下肢静脉血液回流受阻，从而导致血液循环减慢，下肢组织血液供应不好，从而出现肌肉萎缩等症状。大多数失用综合征的表现可通过积极的康复训练得到预防，例如站立步行训练。站立训练指恢复独立站立能力或者辅助站立能力的锻炼方法。良好的站立是行走的基础，因此，在行走训练之前必须进行站立训练。步行训练指恢复独立或者辅助步行能力的锻炼方法。站立步行训练的特点包括可动性、稳定性和协调性。

二、适应证与禁忌证

（一）适应证

1. 中枢神经系统损伤后影响行走功能的患者。

2. 骨骼运动系统的病变或损伤影响行走功能的患者。

（二）禁忌证

1. 下肢骨折未愈合者。

2. 各种原因所致的关节不稳定。

三、康复健康教育程序

（一）原则

1. 以步态分析为依据。

2. 以异常步态的关键环节为训练重点。

3. 同时注重关节、肌肉、平衡能力等训练。

4. 适当使用矫形器和步行辅助具。

5. 必要时采用手术矫治。

6. 疼痛步态的止痛治疗、帕金森步态的药物治疗等。

（二）益处

1. **刺激心血管系统**　适当有规律的锻炼能增强心脏功能，保持血液畅通，减少心脏病发作。

2. **强化传入感觉刺激**　生物载荷下进行踏步运动，强化刺激下肢运动的本体感觉，能促进神经细胞的生长，有助于功能的恢复。

3. **减少痉挛**　大量重复运动的感觉体验有助于抑制患者的异常运动模式。让患者以正常的协调运动模式移动患侧肢体时，肌肉痉挛则可减轻。

（三）站立训练

1. **起立床训练**　对于长期卧床的患者，为预防直立性低血压，可利用起立床将患者逐渐从水平位倾斜至垂直位，使患者达到站立状态。

（1）可利用起立床将患者逐渐从水平位倾斜至垂直位，使患者达到站立状态。

（2）训练时间和训练频度：30min/次，2次/d。

（3）训练调整：倾斜的角度可以每天调整5°的速度逐渐改变。

2. **平行杠内的站立训练**

（1）患者移动到平行杠的一端，面向平行杠，向前移动身体，直至双足接触地面。

（2）治疗人员面向患者站在平行杠内，用双膝分别从患者双膝的外侧固定患者，同时双手置于患者的臀部两侧。

（3）患者身体前倾，双手扶握平行杠向下用力支撑；治疗人员双手同时向上托起，使患者完成站立。

（4）站立训练开始时可10~20min/次，随后可根据患者体能状况而逐渐延长训练时间。

3. **借助辅助具完成起立训练。**

（四）步行训练

1. **拐杖步行方式**

（1）四点步（4-point gait）：伸出左腋杖，迈出右脚；伸出右腋杖，迈出左脚。

（2）三点步（3-point gait）：同时迈出双拐，再迈出患腿或不能负重的足，然后迈出肌力较好的一侧腿或健足。

（3）两点步（2-point gait）：方法是一侧腋杖和对侧足同时伸出，另一腋杖和足再同时伸出。

（4）摆至步：同时伸出双侧腋杖，然后两足同时拖地向前，到达腋杖附近。

（5）摆过步：方法与摆至步相似，但双足不拖地，而是在空中摆向前，故步幅较大、速度快，患者的躯干和上肢控制力必须较好，否则容易跌倒。

2. **平行杠内的步行训练**　在完成前期训练且具备了相应的功能后，可随之在平行杠内将训练过渡到步行训练。特别对脊髓损伤患者，需要在平行杠内完成四点步、摆至步、摆过步等步行训练。

（1）四点步训练

1）右手沿平行杠向前伸出15cm，左手置于同侧髋关节稍前处。

2）重心移至右腿，使右髋关节与右足、膝和踝部在同一条垂直线上。

3）左肩稍前伸，左手支撑并使左肩下降，将左下肢向上提起，随后向前摆动，迈出的步子足够大后，将左下肢放下。

4）将重心移到左腿，左手沿平行杠向前移动，做好迈出右腿的准备。

（2）摆至步训练

1）患者将躯干于过伸位保持平衡。

2）双手分别或同时沿平行杠内向前伸出，距离足趾约15cm。

3）身体前倾，然后提起双足，并向前摆动使双腿正好落在手的后方。

（3）摆过步训练

1）患者将双手沿平行杠向前伸。

2）身体前倾，双手持重。

3）在平行杠上做支撑动作，将双下肢提起并向前摆动，双足落在手的前方。

4）双足稳定地持重之后，双手沿平行杠向前移动，准备迈出下一步。

（五）注意事项

1. 训练以安全为基本，训练强度、训练时间等应很好掌握，避免患者过度疲劳。

2. 综合分析患者情况，针对性地选择并强化对进一步的步行训练有益的功能训练项目。

3. 训练过程中应以循序渐进为原则，逐渐过渡训练项目。

（丁　慧）

第四节　体位摆放训练的康复健康教育

▶▶ 一、概述

体位摆放训练主要为卧位训练，适用于临床各种疾病康复的患者卧床期间的治疗和护理。在院患者尤其是入院早期卧床时间长，正确的体位摆放不仅有利于患者充分的休息，更可以预防并发症，帮助患者临床疾病痊愈后，后期功能的早日重建，故体位摆放训练的健康教育非常重要。

》》二、特点

1. 体位摆放训练的特点要保证患者体位摆放的正确、舒适和安全。

2. 护理人员不仅能熟练、正确的根据不同患者的需要，进行体位摆放，更要能注意节力原则和保护隐私。

3. 能用通俗易懂的语言解答患者疑问。

4. 不仅护理人员能掌握关于体位摆放的相关知识和要点，更要让患者及其照顾者理解体位摆放的重要意义，从而配合护理人员的操作，并持续贯彻落实。

》》三、适应证与禁忌证

（一）适应证

1. 脑卒中、脑外伤患者。

2. 脊柱疾病、脊髓损伤患者。

3. 骨折术后，尤其是关节部位骨折患者。

4. 慢性疼痛及老年虚弱患者。

5. 终末期缓和治疗患者等。

（二）禁忌证

1. 任何生命体征不稳定者，切忌频繁搬动。

2. 骨折早期，固定不稳患者，不可扭曲、移动骨折面。

3. 严重认知障碍，无法配合者。

》》四、康复健康教育程序

（一）评估

1. **基本评估**　包含患者的年龄、性别、基础疾病、生命体征、认知情况、言语功能等。

2. **专科评估**　包含患者目前的疾病病程、肌力、肌张力、关节活动度、疼痛评分、感觉评定等。

3. 患者及其照顾者的知识文化水平、对于体位摆放重要性及相关知识的掌握程度等。

（二）康复健康教育

1. **体位摆放训练的重要性**　因患者在院期间大部分时间均在病床上，体位管理不仅贯穿患者的治疗，更是保障基本休息的重要条件。正确有效的体位摆放健康教育，不仅可以维持体位摆放效果，更可以和患者进行有效沟通和互动，帮助患者预防并发症，早期功能重建，更可以了解患者的感受，解答患者疑问后，达到让患者更好配合的目的。

2. 体位摆放训练能达到的目标

（1）患者生命体征平稳，原发疾病稳定，且逐渐好转。

（2）不因为长期卧床，体位摆放不当出现皮肤及黏膜的破损。

（3）避免出现肢体的痉挛、肌腱的挛缩等。

（4）不出现意外的疼痛和不适。

（5）不影响患者休息和睡眠。

3. 体位摆放技术分类的健康教育

（1）广义的卧位分类：按卧位的平衡性分为稳定性卧位和不稳定性卧位；按卧位的自主性分为主动卧位和被动卧位。

（2）狭义的卧位分类：主要针对特殊疾病后，进行并发症的预防及后期的功能重建。脑损伤患者和脊柱、脊髓损伤患者的抗痉挛体位摆放；骨折患者术后的骨关节功能位摆放；烧伤患者的抗挛缩体位摆放。这三类体位摆放属于被动卧位，疼痛患者的舒适卧位属于被迫体位，急性期可以短期采用，缓解后可以恢复主动卧位。

4. 健康教育指导

（1）无特殊功能重建要求的一般体位摆放基本要求符合人体力学和生理功能特点，进行卧位管理，每 2h 变换一下体位，以利皮肤保护，有管道或者其他辅助治疗器械时要注意避免受压，导致管路不通畅和皮肤损伤。体位摆放时注意保护患者隐私。在可能的情况下，鼓励患者多做床上自主活动。

（2）脑损伤患者早期若患侧肢体处于软瘫期时，首选患侧卧位，即患侧肢体在下方，健侧肢体在上方，该体位可以伸展患侧肢体，减轻或缓解痉挛，使软瘫的关节韧带受到一定压力，促进本体感觉输入，同时有利于活动健侧肢体。健侧卧位即健侧肢体在下，患侧肢体在上，该体位可避免患侧肩关节受压，减少患侧肩关节损伤；仰卧位即面朝上的卧位，但这种体位容易激发异常的紧张性颈反射活动，强化痉挛的发生，故该体位要与上述两个体位交替使用，并缩短仰卧位时间。

（3）骨关节患者临床上常采用绷带、石膏、支具等将肢体固定于功能位，故卧床时要注意避免受压，不要改变被固定要的功能体位，并鼓励使用未被固定的正常关节及肌肉活动。

（4）烧伤患者急性期原则上采取伸展和外展位，可使用外部辅助矫形器协助，可减轻水肿，维持关节活动度，使受损伤的功能获得代偿。避免长期采取屈曲和内收的体位。

（三）注意事项

1. 健康教育指导的时机掌握有度，可选择患者非治疗和进餐时刻，专门进行，也可在为患者进行体位摆放时，边操作边进行，且要反复宣教，以加深印象。

2. 健康教育要选择通俗易懂的语言，且根据患者及其照顾的文化水平，避免过度使用专业用语，同时需解答患者提出的问题。

3. 体位摆放指导训练需结合患者的实际情况，不可教条执行，转换体位的时间、体位的选择需在相关医嘱指导下，并结合患者的需求、接受程度、预后期望等进行健康宣教。

4. 体位摆放技术的健康教育者需具备扎实的理论和实践基础，熟练掌握不同患者，不同疾病的体位摆放技术要领，并将主要内容要求传递给患者及其照顾者。

（丁　慧）

第五节　有效咳嗽和体位排痰的康复健康教育

》》一、概述

咳嗽是人体的保护性反射机制，起到清理呼吸道作用。但当疾病、衰老、虚弱时，即使呼吸道黏膜上的感受器收到刺激，虽可引起咳嗽，但是多属于无效咳嗽，不但不能起到排出痰液及异物等作用，反而会消耗体力，增加患者痛苦，故采取正确的有效咳嗽和体位排痰技术，才能即起到清理呼吸道，预防肺部感染，又减少患者不必要的体力消耗的作用，故有效咳嗽和体位排痰技术的康复健康教育至关重要。

》》二、特点

1. 有效咳嗽和体位排痰技术包含了辅助咳嗽技术、体位引流、叩击、振动等方法。

2. 护理人员需根据患者的基本情况、疾病特点选择合适的排痰技术，并结合具体要求对患者进行相关技术的健康教育。

3. 呼吸运动和主动咳嗽属于可自主控制的随意运动。但若训练不当，会导致呼吸性电解质代谢异常，故在进行该项技术健康教育时要特别强调。

4. 有效咳嗽只能清除中心气道（第六／七级支气管树分支以上）分泌物，对于外周气道分泌物须结合其他呼吸道净化治疗措施（如体位引流、高频震荡、胸部叩拍等）移动到中心气道，才能排出。不仅护理人员要掌握，患者也要理解。

》》三、适应证与禁忌证

（一）适应证

1. 各种手术术前术后患者，尤其是有呼吸道麻醉插管的患者。

2. 呼吸道感染，痰液较多者。

3. 长期卧床者。

4. 呼吸系统慢性疾病患者。

5. 年老体弱者等。

（二）禁忌证

1. 生命体征不稳定，不能耐受者。

2. 脑出血急性期（7～10d），颅内动脉瘤或动静脉畸形，颅内手术后 7d 以内。

3. 有活动性内出血、近期有急性心肌梗死，或其他严重临床疾病，诊断不明确者。

4. 未引流的气胸、近期有肋骨骨折或严重骨质疏松、脊柱损伤或脊柱不稳者。

5. 胸壁疼痛剧烈、肿瘤部位、肺栓塞等。

》》四、康复健康教育程序

（一）评估

1. **基本评估**　包含患者的年龄、性别、基础疾病、生命体征、认知情况、言语功能等。

2. **专科评估**　包含患者目前的疾病病程、每日痰液量、血氧饱和度、相关实验室检查和胸部器械检查等。

3. 患者及其照顾者的知识文化水平、沟通协调能力等。

（二）康复健康教育

1. **有效咳嗽和体位排痰健康教育的重要性**　正确的体位引流和有效咳嗽才能达到清理呼吸道，充分排出痰液、分泌物及异物的目的。既往研究认为，体位引流、叩击和震动咳嗽的组合已成为气道分泌物清除技术的金标准，但近些年的研究发现，体位引流和叩击在某些情况下已被证明无效，甚至对肺组织及其功能状态有害，叩击手腕的重复性动作可能对患者造成损伤。研究表明，体位治疗、活动和有效咳嗽及吸痰，可以清除呼吸道分泌物，所以不仅护理人员要掌握正确的清理呼吸道的方法，患者积极的配合及掌握正确的方法也更为重要，护理人员在进行此项康复护理技术时做好相关健康教育才能让患者更好的配合完成，同时可以让患者在进行体位引流和有效咳嗽的时候，避免不必要的体力消耗，增加舒适感，减少过度通气等并发症。

2. 达到的目标

（1）痰液、分泌物等充分排出，呼吸道通畅。

（2）患者能理解操作的重要性，并充分配合。

（3）操作过程中不出现疲劳、气体交换紊乱及受损等并发症。

（4）患者生命体征平稳，原发疾病稳定，且逐渐好转。

（5）不影响患者其他治疗及休息和睡眠。

3. 健康教育指导

（1）有效咳嗽：向患者宣教在进行有效咳嗽前，要选择舒适和放松的体位，紧闭嘴唇，用鼻深吸气，充分扩展胸腔后，屏气，关闭声门，有力收缩腹部，开放声门主动咳嗽3次后停止，并缓慢呼出残余气体。

（2）胸背部叩击和震颤：均为利用机械方法的原理，促使黏痰脱离支气管壁，从远端、末梢细小支气管向中心主支气管汇聚，通过有效咳嗽排出。患者取适宜体位，从下至上，从外向内，从背部第10肋间隙，胸部第6肋间隙开始，有节奏的叩击，一般胸部震颤操作在叩击操作之后，两手交叉或重叠按在病变部位，并压紧指导患者深吸气后缓慢呼气，在呼气末时做快速、轻柔的快速抖动，连续3～5次。

（3）体位引流是利用重力原理，将病灶至于高处，利用痰液的物理特性，使其向位置低的主支气管流动，故体位引流操作技术的关键是要正确找到病灶的位置，将患者安置于病灶处于高处的体位，同时配合叩击、震颤等机械方法，充分引流痰液。

（三）注意事项

1. 有效咳嗽和体位引流康复操作技术健康教育指导内容要全面、透彻，让患者能真正掌握该操作技术的特点、目的、方法和配合要点等。

2. 健康教育要选择通俗易懂的语言，且根据患者及其照顾的文化水平，避免过度使用专业用语，同时需解答患者提出的问题。

3. 有效咳嗽和体位排痰康复操作技术的健康教育要持之以恒，在疾病好转后，仍然可坚持让患者进行有效咳嗽训练，保持呼吸道清洁，减少肺部疾病反复发作的频率。

4. 有效咳嗽和体位排痰康复操作技术的健康教育属于肺康复的大范畴，故护理人员者需具备扎实的理论和实践基础，相关知识储备宽泛，且要积极学习前沿的内容，为可以更为有效地对患者进行健康宣教。

（丁　慧）

| 第六节 | 呼吸功能训练的康复健康教育 |

一、概述

呼吸是人体维持正常代谢和生命活动必须的基本功能之一，呼吸一旦停止，生命便终止。呼吸系统功能又与血液循环系统的功能紧密相连。此外，呼吸系统和肾脏共同调节人体的酸碱平衡和维持内环境的稳定。呼吸康复就是我们常说的肺康复，主要研究慢性呼吸系统疾病给患者带来由于呼吸功能受损、运动耐力受损、生活质量下降、心理 - 行为异常等。但临床上不仅仅呼吸系统疾病患者需要肺康复，各种围术期、ICU、脑卒中及长期卧床等患者均需行必要的呼吸功能训练，以及相关的康复健康教育。

二、特点

1. 呼吸功能康复训练之前需进行充分的呼吸功能评估，包含呼吸肌功能检测、心肺运动负荷评价、生活质量评估、呼吸困难评价等。

2. 护理人员需根据患者的具体情况、疾病特点选择合适的呼吸功能训练。

3. 护理人员掌握的呼吸功能训练主要为保证呼吸道通畅、提高呼吸肌功能、促进排痰和痰液引流、改善肺和支气管组织血液代谢、加强气体交换效率的训练方法。常用技术是缩唇呼吸和胸 - 腹肌呼吸动作的配合以减慢呼吸频率和改善呼吸肌的协调。

4. 呼吸功能训练主要为主动训练，该训练技术的健康教育以患者及其照顾者参与非常重要。

三、适应证与禁忌证

（一）适应证

1. 原发性胸腔、肺部急慢性疾病，如慢性支气管炎和肺气肿、肺不张、胸膜炎等。

2. 继发性胸腔、肺部疾病患者，如高位脊髓损伤后、坠积性肺部感染等。

3. 围手术期患者。

4. 辅助机械通气和 / 或有创通气患者。

5. 高龄等。

（二）禁忌证

1. 原发病急性期、感染未被控制、生命体征不稳定、不能耐受者。

2. 终末期呼吸衰竭患者。

3. 意识不清、无法配合者。

4. 训练导致原发病加重或其他原因至不能耐受者等。

四、康复健康教育程序

（一）评估

1. **基本评估** 包含患者的年龄、性别、基础疾病、生命体征、意识状态、认知情况、配合程度等。

2. **专科评估** 包含患者心肺功能、血氧饱和度、肌力、生活质量等。

3. 患者及其照顾者的知识文化水平、沟通协调能力等。

（二）康复健康教育

1. **呼吸功能训练的重要性** 慢性呼吸疾病是 WHO 定义的"四大慢病"之一。呼吸系统疾病是我国最常见的疾病，给人民健康和社会经济水平造成了巨大的负担，所以呼吸功能康复在呼吸系统疾病的治疗和预后中有非常重要的地位。呼吸康复操作技术的要点不仅仅要医护熟练掌握，更要通过反复的健康宣教，让患者及其家人也知道如何进行呼吸康复训练和相关的理论知识，才能达到促进呼吸功能恢复，加快疾病痊愈，预防并发症，及防止反复发作的目的。

2. **呼吸功能训练达到的目标**

（1）改善换气功能。

（2）改善肺部、胸部的弹性。

（3）维持和增大胸廓的活动度。

（4）强化呼吸肌，改善呼吸的协调性。

（5）缓解胸部的紧张，增强患者的体质，提高患者的生活质量。

3. **健康教育指导**

（1）缩唇呼吸：向患者示范和行健康宣教吸气时紧闭嘴唇，用鼻子吸气、呼气时嘴唇呈缩紧状，施加一些抵抗，缓慢呼气。

（2）腹式呼吸：腹式呼吸法中主要使用的呼吸肌为横膈，因此也称为横膈呼吸，横膈易受重力影响，在仰卧位时位置最高，故横膈呼吸训练可在卧位、坐位、立位、步行、上下楼梯等日常生活中使用。指导患者自己将手置于腹部，用鼻子深吸气，感受腹部隆起，此时，横膈下降肺部膨胀。

（3）呼吸肌训练：常用的有腹部负荷呼吸训练和使用呼吸训练器具增强呼吸肌法。腹部负荷呼吸法比较简单，患者仰卧位时在患者腹部放一个 1～2kg 的沙袋，同时指导患者进行缩唇呼吸；呼吸训练器是近年比较流行和常用的呼吸肌训练方法，非常适合患者在院和带回家自行使用。

（三）注意事项

1. 呼吸功能训练及给患者进行该项目健康宣教时，要充分考虑患者是否耐受，一定要注意循序渐进，在宣教时要加强观察患者的表现和反应，必要时监测生命体征的变化。

2. 让患者掌握呼吸训练的重要性，但在进行呼吸功能训练的健康教育时，特别是早期，不可打破患者自己的呼吸节律，否则往往会导致训练的失败，患者出现呼吸困难加重，导致不愿意配合。

3. 健康教育要选择通俗易懂的语言，且根据患者及其照顾者的文化水平，避免过度使用专业用语，同时需解答患者提出的问题。

4. 呼吸功能训练的健康教育，要建立护士为患者进行有效呼吸功能训练康复技术的基础上，患者有呼吸功能改善，生活质量提高等转归后，患者及照顾者方能配合护理人员的健康教育内容和计划，落实呼吸功能训练。

（丁　慧）

第七节　轮椅应用训练的康复健康教育

一、概述

轮椅是很多有康复需求的患者或者老年人移动甚至完成日常生活必不可少的辅助用具。对于一些轮椅依赖的患者，除了卧床休息，需在轮椅上度过大部分时间，所以正确的选择合适的轮椅，以及学会正确的轮椅使用方法非常关键；除了让使用者自己掌握轮椅的选择和使用，对于其照顾者，更要了解轮椅的选择和使用知识，所以要对这类人群进行必要的康复健康教育。

二、特点

1. 轮椅应用首先要从选择正确的轮椅开始。

2. 轮椅应用训练的健康教育主要对象是轮椅的使用者，但是对于无法独立驱动轮椅的患者，要向其照顾者做好轮椅应用训练的健康教育。

3. 能用通俗易懂的语言解答患者疑问。

三、适应证与禁忌证

（一）适应证

1. 下肢损伤或疾病，神经、骨关节系统伤病导致步行功能暂时或永久性减退／丧失者。

2. 严重的心脏病或其他急、慢性疾患引起全身性衰竭者。

3. 中枢或外周神经疾患独立步行有危险者（脊髓损伤、脑卒中）、高龄老人步履困难易出意外者。

（二）禁忌证

严重的臀部压疮或骨盆骨折未愈合者。

四、康复健康教育程序

（一）评估

1. **基本评估** 包含患者的年龄、性别、基础疾病、生命体征、认知情况、言语功能等。

2. **专科评估** 包含患者目前的疾病病程、肌力、肌张力、关节活动度、疼痛评分、感觉评定等。

3. 患者及其照顾者的知识文化水平、对于轮椅选择和使用及相关知识的掌握程度等。

（二）健康教育

1. **轮椅应用训练的重要性** 因患者在使用轮椅期间，除了卧床休息的时候，其他一切日常生活和治疗时间均是在轮椅上度过，所以首先要根据患者对轮椅使用需求的长短，以及患者的个体差异，选择正确合适的轮椅，这个时候作为专业人士对轮椅使用者以及他们的照顾者进行轮椅选择的康复健康教育，可以让使用者正确熟练的操作轮椅，减少轮椅使用中的并发症和意外伤害，照顾者也可以轻松有效的帮助患者转移，且避免疲劳等。

2. **轮椅应用训练能达到的目标**

（1）能帮助患者正确的根据轮椅处方选择合适的轮椅。

（2）通过健康教育，让患者及其照顾者利用轮椅进行床椅转移。

（3）让有条件的患者可以正确、轻松的独立驱动轮椅活动。

（4）让他人协助患者驱动轮椅活动时，安全、节力。

（5）避免出现轮椅使用并发症、意外摔倒及其他安全隐患等。

3. **轮椅应用训练健康教育**

（1）轮椅的选择：需要长期或终身使用轮椅的患者，根据康复医师和／或康复治疗师制订的轮椅处方，指导其购买合适的轮椅，一般轮椅处方涉及的内容有轮椅座高、座宽、座深、臂架高度、靠背高度、脚托高度、全高等数据。

（2）轮椅的坐姿：主要针对特殊疾病预后，进行并发症的预防及后期的功能重建。疾病脑损伤患者和脊柱、脊髓损伤患者的抗痉挛体位摆放，骨折患者术后的骨关节功能位摆放，烧伤患者的抗挛缩体位摆放，这三类体位摆放属于被动卧位。疼痛患者的舒适卧位属于被迫体位，急性期可以短期采用，缓解后可以恢复主动卧位。重心要落于轮椅中后位置，臀部贴住轮椅靠背，双脚置于脚踏板上，避免腿外翻或内收。每 15～20min 要注意臀部皮肤减压，可双手撑起上身，或左右交替抬高臀部。

4. 轮椅应用训练的健康教育指导

（1）他人协助的床-轮椅转移时，需将轮椅与床沿放置形成约 45° 夹角，或尽量靠近，且患者坐起后，轮椅位于患者健侧肢体。若患者仅为下肢损伤，则轮椅放置于患者利手位置，方便转移，注意一定要将轮椅刹车制动，协助者利用患者健侧或利侧为轴心，协助其转移。他人驱动轮椅时，患者需坐于轮椅中间，重心向后；若患者坐位不稳时，需给予患者安全带保护。推行速度均匀，注意路面情况。

（2）自行使用轮椅进行床-轮椅转移时，将轮椅尽量靠近床沿拉紧刹车固定轮椅，双下肢损伤患者，可将轮椅置于和床水平的位置，进行垂直转移。一侧偏瘫患者或仅双下肢损伤，但上肢功能良好，且一般条件允许的患者，可独立驱动轮椅，但需在有监督下操作熟练后，方可独立驱动轮椅活动。一旦独立驱动轮椅摔倒时，第一时间要抓牢轮椅，避免轮椅离开太远，无法自行够到轮椅。

（3）不同患者使用轮椅进行转移时，可以借助转移板，悬吊等额外辅助工具，安全有效，且方便使用，均可以配合轮椅使用。

（三）注意事项

1. 轮椅应用的健康教育指导不仅仅针对患者的照顾者，更主要的对象是可以独立驱动轮椅的使用者。

2. 健康教育要选择通俗易懂的语言，且根据患者及其照顾者的文化水平，避免过度使用专业用语，同时需解答患者提出的问题。

3. **轮椅的应用** 首先就是要选择合适的轮椅，特别是对于年轻的截瘫患者，选择合适的轮椅，在轮椅处方指导下，结合患者的需求、接受程度、预后期望等进行健康宣教。

（丁　慧）

第八节　助行器应用训练的康复健康教育

一、概述

助行器是步行能力康复的代偿器具，既可以是康复过渡期的辅助用具，也可以是部分人群需要长时间甚至终身依赖的用具。助行器是辅助人体支持体重、保持平衡和行走的工具，随着科技的发展，时代的进步，人的需求提高，助行器的种类越来越多，使用越来越频繁，对助行器的使用者进行反复和正确的康复健康教育非常重要。

二、特点

1. 助行器应用首先要从选择正确的、合适的助行器种类开始。

2. **助行器应用训练的健康教育**　主要对象是助行器具使用者本人，但对于其照顾者及家人，同样要有相关知识的康复健康教育，强化健康教育效果，提高掌握程度。

3. **进行助行器应用健康教育**　不仅仅是口头和书面文字、图片宣教，还可以进行操作示范，以提高掌握程度。

三、适应证与禁忌证

（一）适应证

1. 主要适用于行走不利、下肢缩短、一侧下肢不能支撑或步态不平衡的患者。如瘫痪患者、下肢肌肉功能损伤和肌力偏弱的患者。

2. 先天残疾或后天外伤后，辅助具依赖者。

3. 下肢骨折后，恢复期患者等。

（二）禁忌证

老年痴呆、认知低下不能独立使用助行器的患者；上肢功能差，肌力 4 级以下者。

四、康复健康教育程序

（一）评估

1. **基本评估**　包含患者的年龄、性别、基础疾病、生命体征、认知情况、上肢功能等。

2. **专科评估**　包含患者目前的疾病病程、肌力、肌张力、关节活动度、疼痛评分、感觉评定等。

（二）康复健康教育

1. **助行器应用训练的重要性**　选择合适、正确的助行器，可以帮助使用者步行时更安全、稳定，行走的距离更长，正确的康复健康教育，可以帮助使用者及其家人选择合适的助行器，并让其正确、熟练掌握使用方法，提高使用效果和安全系数，增加使用的意愿和信心。对于照顾者，也应掌握相关知识和注意要点。

2. **助行器应用训练能达到的目标**

（1）能帮助患者正确的根据其需要、适应证选择合适的助行器。

（2）通过健康教育，让患者及其照顾者正确掌握使用助行器的方法。

（3）让使用助行器的人在使用助行器时更安全、稳定，步行距离和时长都有提高。

（4）避免出现助行器使用并发症、意外摔倒及其他安全隐患等。

3. **健康教育**

（1）拐杖的选择：拐杖分为单拐、双拐、肘拐等。单拐又分普通拐杖、四脚拐、多功能拐等；双拐又分普通腋拐、可调节腋拐等。可根据使用者的实际需要、经济状态，最重要是在康复医师、治疗师的专业指导下选择正确的助行器。所有助行器最主要的作用是替代下肢的支撑和行走功能，故助行器的高度选择和使用者站立时下肢长度相当。

（2）助行器的使用：助行器最主要的作用是补偿和替代下肢的支持和移动功能，而在移动行走的时候，除了考虑到患者自身的功能以外，要结合移动步行的外界环境，避免环境狭小，光线昏暗，地面不平、潮湿等干扰因素，在选择使用助行器时，要将环境因素考虑其中。除了向助行器使用者反复进行环境安全的健康教育时，对于其照顾者、家人也要强调相关健康教育知识和理念。

4. **健康教育指导**

（1）拐杖使用：使用单拐杖时，尤其对于中风患者、老年体弱者，推荐使用四脚拐，支撑点越多，稳定性越好。

（2）腋拐使用：腋拐可双侧同时使用，也可仅使用单侧。根据患者的实际需要进行选择，推荐可以调节高度，铝合金材质的腋拐，因其比较轻便，且可以根据身高不同，调节至合适长度。腋拐支撑于腋下的部分一定是软硬适中的材质，避免体重全部压于拐杖腋下支撑面。使用腋拐的移动步行方法根据患者的疾病、双下肢功能情况，以及个人习惯，可以选择迈至步、迈过步、两点步、三点步等。

（3）助行架使用：助行架主要分为带轮和不带轮两款，使用时需要比较宽敞的环境。助行架使用简单，安全性好，更适合老年人，或者骨折术后早期下床，练习站立和步行时使用。

（三）注意事项

1. 进行助行器应用康复健康教育时，向使用者和照顾者讲解，且采取边演示边简述的示范形式。

2. 健康教育要选择通俗易懂的语言，且根据患者及其照顾者的文化水平，避免过度使用专业用语，同时需解答患者提出的问题。

3. **助行器的应用**　首先就是要选择合适的助行器，在康复医师和治疗师指导下，结合患者的需求、接受程度、预后期望等进行健康宣教。

（丁　慧）

第十五章

康复临床常见症状训练的康复健康教育

第一节　盆底功能障碍性疾病患者的康复健康教育

一、疾病简述

盆底肌（pelvic floor muscle）指封闭骨盆底的肌肉群，将耻骨、尾椎等连接在一起。它围绕在尿道、阴道和直肠开口的周围，支撑着盆腔和腹腔器官。盆底功能障碍性疾病（pelvic floor dysfunction，PFD）指盆底支持组织由于退化、损伤等因素，导致盆底支持薄弱或肌肉功能减退，使患者盆腔脏器发生移位或功能失调而出现的一系列病症。主要包括尿失禁、盆腔器官脱垂、排便障碍、性功能障碍、慢性盆腔痛等。其中以盆腔器官脱垂和压力性尿失禁较为常见。

二、疾病特点

导致 PFD 发生的因素有很多，妊娠与分娩是其独立危险因素。妊娠期间，随着孕妇孕期体重增加、子宫增大，孕妇脊柱和腹部向前、向下突出，腹内压会明显增加，盆腔器官重力和腹压直指向盆底部肌肉，盆底肌持续受压，盆底结缔组织逐渐松弛；经阴道分娩者，在分娩过程中会发生会阴部神经、肌肉等盆底支持组织的损伤，严重者会导致耻骨宫颈筋膜撕裂损伤，从而造成盆腔器官支撑薄弱，引起 PFD 发生。盆底肌作为盆底支持系统的重要组成部分，对维持女性正常的排尿、排便和性生活等生理功能具有重要作用。一旦盆底肌等支持组织因持续受压等而发生松弛甚至断裂，便会导致子宫及周围器官失去支持力量，出现相应的临床表现，其中常见症状包括下腹坠胀感、尿频、排尿困难、尿失禁等，严重影响女性的生活质量。

三、心理特点

随着年龄的增长，盆底疾病就会随之而来，漏尿、便秘、大便失禁、阴道松弛等情况时有发生，但是很多人却羞于就医，结果病情越来越严重，从而错过了孕期最佳的盆底肌恢复时期。尿失禁、排尿困难、大便失禁、便秘、性功能障碍、不明原因的盆腔疼痛或尾骨疼痛，以及盆腔手术术后并发症都会造成女性的焦虑、不安和痛苦。而敢于面对盆底疾病的患者，积极就医，并在医生的指导下进行盆底康复。经过盆底康复治疗后，绝大多数患者的临床症状可以有显著改善，有的症状甚至彻底消失。但不抓紧时间治疗的患者最后会面临每天像婴儿般过着穿戴尿不湿、因严重漏尿而走、坐、站都无所适从的日子。

四、康复健康教育程序

（一）评估

1. **身心状况评估**　实施健康教育前，应全面评估患者的身心状况。

（1）评估病史和临床检查：了解病因、症状、患者的生活方式、卫生方式、孕产史、家庭生活、患者需解决的问题及对治疗的期待值，进行相应的系统检查，以明确盆底功能障碍的类型。根据患者是否存在盆底、骨盆、腹部范围的症状，是否有尿失禁，是否有盆腔器官脱垂，了解肛门、括约肌功能状况和盆底神经功能状况。

（2）评估排除并发症和禁忌证：是否存在刀疤裂开、血栓栓塞、神经并发症，再针对性地制订产后盆底功能障碍防治方案。

（3）心理状况评估：重视评估对患者心理状况，患者的心态、情绪、心理适应能力和对疾病的认知情况直接影响患者对健康教育内容的接受程度。

2. **能力的评估**

（1）盆底肌肉肌力评估：指导患者收缩阴道，以收缩时间和连续完成次数来分级。牛津版盆底肌肉肌力分级见表15-1。

表 15-1　盆底肌肉肌力分级（牛津版）

测试	收缩质量	保持时间 / s	收缩次数
0	无	0	0
1	颤动	1	1
2	不完全收缩	2	2
3	完全收缩,没有抵抗	3	3

测试	收缩质量	保持时间／s	收缩次数
4	完全收缩,具有轻微抵抗	4	4
5	完全收缩,具有持续抵抗	5	5

（2）大小便自理能力评估：根据患者自理能力程度及受限的程度，提供相对应的健康教育指导。同时评估时应分辨患者实际可达到的能力程度和患者自认为的能力，分析原因，进行相应的康复指导。

（3）Glazer 评估：准确可靠的 Glazer 评估结果对于制订正确的盆底康复方案至关重要。

3. **对康复知识的学习需求**　通过评估了解患者及家属的文化程度、学习能力及对疾病的认识程度；了解患者及家属对康复治疗重要性的认识；了解患者及家属是否希望通过学习及康复训练，改善日常生活自理能力，减轻精神压力，提高生活质量；了解患者及家属是否希望了解整个康复程序与康复措施。根据患者的需要提供相应的有针对性的健康教育。

（二）住院康复健康教育

1. **康复治疗的重要性**　系统专业的盆底肌康复治疗能预防盆底支持结构的缺陷与损伤，有效改善与治疗大小便失禁、盆腔脏器脱垂，亦可治疗某些尿急、尿频、夜尿症、排空异常、性功能障碍及盆腔疼痛等，巩固手术治疗或其他治疗的疗效。

2. **康复健康教育目标**　健康教育的特定目标为改善对象的健康相关行为。盆底肌功能训练的康复健康教育目标可分为短期目标和长期目标。

（1）短期目标：提高患者对疾病和相关康复训练的认识；患者掌握 Kegel 运动的运动要点，接受家庭盆底康复器的使用；提高患者康复训练的依从性；缓解患者焦虑等情绪；提升患者的住院满意度。

（2）长期目标：患者盆底功能良好，能自行控制大小便患者日常生活自理能力得到提高，心理、社会和智能得到重建，提高生活质量。

3. **康复健康教育内容**

（1）讲解疾病：应向患者讲解跟自己病情有关的知识，以提高患者对疾病的认识程度。主要包括疾病的主要临床症状，相关并发症，相关实验室检查及专科检查项目，康复治疗目的，康复训练方法及注意事项，不同阶段涉及的康复护理方法等。康复护理方法包括康复护理评估、盆底肌训练、家庭盆底康复器（阴道哑铃）、电刺激、生物反馈、磁刺激的康复护理方法。

（2）解释疾病症状及存在问题

1）产前健康教育：产前主要通过发放资料、集中利用多媒体讲解有关盆底的解剖，告知患者妊娠时因腰部向前及腹部向下突出，身体重心前移，使得原本作用骶骨上的重力转至盆底肌肉，盆底肌就如同一个吊篮承托着盆腔的脏器，随着胎儿的生长，子宫越来越大，盆底肌的负荷越来越重，因此易造成盆底肌的损伤。指导孕妇保持正确的站姿，孕晚期进行盆底康复训练，尽量减轻对盆底肌的损伤。以提高预防保健意识，降低盆底疾病的发生。

2）产后健康教育：由医务人员在分娩前及分娩后给孕妇讲解在分娩过程中女性盆底组织损伤，剖宫产时的手术操作及雌孕激素等原因，对骨盆肌肉造成直接或间接损害。产后在无禁忌证的情况下一般自然分娩的在产后24h、剖宫产后72h可指导产妇做提肛运动，预防阴道松弛、尿失禁及子宫脱垂等疾病的发生。并告知产妇在产后42d一定到盆底中心做一盆底功能的检测，可根据检测的结果做盆底康复训练。

3）产后42d康复教育：产后42d根据盆底肌功能检测的结果为产妇制订一个个体化的盆底康复训练方案。告知产妇盆底康复是一种无创、无痛、无辐射副作用，见效快的一种物理疗法。指导产妇如何配合，以取得良好的训练效果。产后进行正确、早期的康复训练，可促进盆底功能的康复，降低盆底障碍疾病的发生。

（3）明确康复意义及目标：让患者了解康复治疗及训练的意义及目标，有助于提高患者康复治疗的积极性。盆底肌功能锻炼的康复目标也分为短期目标和长期目标。短期目标主要为提高患者对疾病和相关康复训练的认识；患者掌握Kegel运动的运动要点，接受家庭盆底康复器的使用；提高患者康复训练的依从性；缓解患者焦虑等情绪；提升患者的住院满意度。长期目标为患者盆底功能良好，心理、社会和智能得到重建，提高生活质量。

（三）康复治疗及训练健康教育

1. 讲解康复治疗及训练项目　向患者讲解常用康复治疗及训练项目有利于缓解患者的焦虑情绪，并引导患者主动参与治疗过程。临床上针对截肢患者的康复治疗及训练项目主要分为三种：物理治疗、作业治疗和家庭治疗。物理治疗主要包括运动治疗、器械治疗两类。常采用的运动治疗项目主要是Kegel运动；常采用的器械治疗手段包括电刺激、磁刺激和生物反馈。家庭治疗主要包括阴道哑铃的使用和腹式呼吸。可根据盆底肌力的不同程度、患者的接受程度来具体选择治疗项目。

2. 康复技术指导

（1）腹式呼吸：对于盆底肌过度活动的患者，盆底肌训练放松肌肉时，尽可能指导患者在腹式呼吸的吸气时，放松盆底肌。主要通过有意识地延长吸气和呼气时间，以腹部起伏进行深缓、有规律的呼吸运动，达到自我身心调节的目的。以膈肌运动为主，吸气时膈肌会收缩下降，腹压增加，导致腹部起伏。因此，在指导患者时，尽量使身体呈放松状态；将右手放在胸部，左手放在腹部，感受呼吸时胸部和腹部的运动，这样可以帮助我们确认接下来的腹式呼吸做的是否正确；腹式呼吸训练时，一般建议用鼻子吸气，用嘴呼气。吸气时，最大限度地向外扩张腹部，胸部保持不动；呼气时，腹部缓缓回落，胸部保持不动；坚持每天都做，每天做 10 ~ 15min。

（2）盆底肌训练（pelvic floor muscle training，PFMT）：又被称为 Kegel 运动。初次训练的患者可以在小便到一半的时候突然停止，这种尿流中断的感觉就是源于盆底肌的收缩。但是不要将这种方法作为你日常生活中常规的 Kegel 运动，只是帮助你找到盆底肌。美国梅奥诊所（Mayo Clinic）认为这种情况容易增加膀胱感染的风险。如果患者依然找不到盆底肌的话，可以将手洗净后，将示指和中指置入阴道内 2 ~ 3cm，用力收缩盆底肌肉，你会感到肌肉紧缩和盆底肌向上移动，放松后，盆底肌又重新归位。又或者可以在性交时，收缩盆底肌，询问伴侣的感受，帮助定位盆底肌。在准备工作做完之后，先排空膀胱再开始练习。

1）选择舒适的体位：指导患者可以选择躺着、坐着、站着，或在任何体位下进行 Kegel 运动，必须确保你的辅助肌肉的放松；

2）掌握要领：指导患者仰卧，双腿弯曲，保持正常呼吸，关闭尿道、肛门、阴道，收缩肛门，想象阴道里有个东西，然后将其由下至上提起，每次坚持 3 ~ 5s，然后放松，再次收缩肛门，坚持 3 ~ 5s，然后放松，如此反复，收缩和放松为一组，每 10 组为一次，每次 Kegel 运动 2 ~ 3 组，一天 2 ~ 3 次 Kegel 运动，每周尽量保证有 3 ~ 5d 做 Kegel 运动。

3）注意事项：开始收缩和放松盆底肌，训练的时候不要屏气，要保持正常呼吸。注意力集中的盆底肌上，减少辅助肌肉力量的参与。

（3）生物反馈：告知患者了解盆底锻炼的正确性和正确的、更有效的盆底训练方法。主要采用模拟的声音或视觉信号，指导患者反馈提示正常及异常的盆底肌肉活动状态。可以通过阴道直肠压力球囊和阴道直肠肌电图探测仪进行。

（4）盆底康复器（阴道哑铃）：主要用于增强盆底功能。阴道哑铃由带有金属内芯的医用材料塑料球囊组成。球囊的形状和体积相同，重量从 20 ~ 70g 不等，或重量相同直径大小不等，尾部有一根细线，方便从阴道取出。盆底康复器常分为 5 个重量级，编号为 1 ~ 5，重量逐步增加。

1）其利用重力作用刺激盆底肌自主收缩，可加强盆底肌收缩力，提高盆底肌张力，加速盆底肌和生殖器官的恢复，对预防女性盆底功能障碍性疾病（如常见的尿失禁、盆腔脏器脱垂、阴道松弛等）具有重要作用。

2）指导患者采取半仰卧位，双腿自然分开，缓慢将阴道哑铃放入阴道，阴道哑铃的头部尾端距阴道口2cm左右，此时收缩盆底肌，如感觉到阴道哑铃在上升，表明位置放置正确，再使用盆底肌的力量收缩夹紧哑铃，保持3～5s（逐步延长至8～10s），放松8～10s，如此循环15～20次为一组，每天训练2～3组为宜，组间盆底肌需适当休息。

（5）电刺激、磁刺激：通过电刺激或磁刺激可以起到唤醒本体感受器、肌肉被动锻炼、抑制膀胱逼尿肌收缩镇痛、促进局部血液循环的作用。主要是通过对阴部神经和盆腔神经的反射性刺激或神经肌肉的直接刺激，加强肌肉强度。每次使用电刺激仪20～30min进行治疗，1周2次，6周为一个疗程。

（6）联合应用：目前临床上学者们发现，单一的盆底肌功能康复训练效果不佳，而联合多种康复治疗手段可以更有效的达到盆底肌功能的康复效果。

（四）康复健康教育

1. **饮食**　指导患者正常饮食，多食高蛋白、高钙、高膳食纤维素、高维生素、容易消化的食物，如牛奶、鱼类、蛋类等，以促进伤口愈合。适当进食含脂肪、胆固醇丰富的食物，注意控制体重。

2. **用药**　盆底肌功能障碍的患者主要依靠康复技术治疗手法，在用药方面未有新进展。

3. **康复中注意事项**

（1）进行盆底肌功能训练时，要先排空膀胱，训练时要集中注意力于盆底肌上，减少辅助肌肉力量的参与。

（2）在使用阴道哑铃时的注意事项：注意先清水洗净，然后碘伏擦拭，再温水湿润，避免或预防阴道内的感染。在选择专业的阴道哑铃应该包含若干个不同重量的哑铃组成，根据盆底肌肌力的程度循序渐进地选择哑铃重量，达到锻炼盆底肌功能的效果。

（3）注重多种康复技术的联合使用。

（五）教育评价

评价在对盆底肌功能障碍的患者实施健康教育后，患者对健康教育内容的满意程度。对所指导知识的掌握率和正确率及患者在接受健康教育后不良行为改善情况，患者生活自理能力和社会参与能力改善情况、患者情绪状态情况、是否发生并发症、生活质量改善情况等。

（六）出院教育

1. 康复治疗延续的重要性　患者按照康复师制订的康复技术的方法定期回到康复中心进行康复，出院后应继续坚持康复训练，可以使用家庭康复手段进行训练有利于促进盆底肌肌力的恢复、提高患者生活质量。

2. 出院康复健康教育目标

（1）加强患者对院外康复治疗延续的认识及重视程度。

（2）提高患者出院后康复治疗及训练的依从性。

（3）提高患者对疾病康复知识及护理、康复注意事项的掌握程度。

（4）提高患者门诊随访率。

3. 出院康复健康教育内容

（1）继续活动、训练标准：出院后应继续坚持康复训练，主要训练内容为腹式呼吸、盆底肌功能锻炼、生物反馈调节和电磁刺激的联合训练、平衡训练。训练程度和方法应根据患者在出院时的功能康复情况而定，总的标准为生活自理能力的恢复、生活质量的提高。

1）对患者进行基础教育：首先要向患者描述盆底肌结构和下腹部内脏的大体解剖；介绍盆底肌肉的功能，以及这些功能与肌纤维之间的关系；介绍大小便储存和排放的基本机制。了解盆底肌肉的结构和功能，以及如何与临床症状相关。同时，向患者介绍表面肌电的相关信息和评估过程要测量的内容。如果能向患者提供正常的评估图线以及评估过程中出现的异常表现的图线，都能帮助患者发现在治疗过程中出现的异常。

2）调整正确的体位：闭孔内肌的筋膜和盆底肌是相连的，闭孔内肌收缩会导致盆底肌紧张，应指导上半身与下半身成一定角度的仰卧位，双腿自然外旋，尽量减少闭孔内肌的收缩。能避免患者的静息状态的肌电值过高，进而错误地将患者诊断为盆底肌过度活动。

3）教患者收缩盆底肌：指导患者进行容易收缩的肌肉。如先收缩腹肌，让患者感受腹肌的收缩；然后收缩臀肌，让患者感受臀肌的收缩；再收缩内收肌（向内夹紧大腿），让患者感受内收肌的收缩，在进行以上肌肉收缩的同时，让患者观察屏幕上图线的变化；最后让患者收缩盆底肌。

4）处理盆底肌肉和辅助肌肉的协同收缩：指导患者借助辅助肌肉肌电信号的采集或将手放在辅助肌肉上，帮助患者尽可能集中注意力收缩盆底肌，而减少辅助肌肉的参与。

（2）避免诱发因素、预防疾病再发及控制并发症：患者尤其是产次大于 2 次的女性要注意避孕，避免盆底肌再次承受压力；避免打喷嚏、咳嗽、跳绳、爬楼梯、快步走漏尿等加大腹压的动作行为的出现；避免便秘、憋尿。

（3）休息与饮食：出院后应注意休息，保持充足的睡眠，良好的休息有利于保持良好的精神状态，恢复精力和体力。饮食上应进食高蛋白、高钙、高膳食纤维素、高维生素等食物，适量进食含脂肪和胆固醇高的食物。

（4）定期复查：定期门诊复查，主要复查盆底肌肌力恢复程度。

（5）注意事项：出院后使用家庭康复手段，如阴道哑铃时，注意清洁卫生，避免或预防阴道内的感染。在选择专业的阴道哑铃应该包含若干个不同重量的哑铃组成，根据盆底肌肌力的程度循序渐进地选择哑铃重量，达到锻炼盆底功能的效果。

（陈晓玲　周　蓉）

第二节　神经源性肠患者的康复健康教育

▶▶ 一、疾病简述

神经源性肠功能障碍（neurogenic bowel dysfunction，NBD）是脊髓损伤患者的常见并发症，主要表现为便秘、大便失禁或两者交替。

▶▶ 二、疾病特点

1. **上运动神经元病变导致的肠道功能障碍**（upper motor neurogenic bowel dysfunction，UMNBD）　任何圆锥以上的中枢神经病变都可能引起上运动神经元病变导致的肠道功能障碍。皮质和下丘脑病变通常影响皮质与脑桥排便中枢的相互联系，产生无抑制型排便。

2. **下运动神经元病变导致的肠道功能障碍**（lower motor neurogenic bowel dysfunction，LMNBD）　多发性神经病、圆锥或马尾病变、盆腔手术、经阴道分娩等均可能损伤支配肛门括约肌的躯体神经，也可影响交感神经和副交感神经。圆锥或马尾病变时排便反射弧被破坏，排便反射消失，出现排便困难，导致大便失禁、便秘和排空困难混合交替出现。

▶▶ 三、心理特点

神经源性肠患者通常表现为不同程度的排便困难，大便失禁、便秘和排空困难混合交替出现，不同程度伴随有情绪和情感的异常。心理和情绪的变化如抑郁、焦虑及精神病性等表现。

≫ 四、康复健康教育程序

（一）评估

康复评定包括主要的症状，评估患者全身的神经肌肉功能和胃肠道功能，筛查有无引起周围神经损害的隐匿性疾病，如肺癌、淀粉样变，损伤的平面以及相关的感觉和运动缺失程度。

1. **身心状况评估** 病史资料。

（1）询问患者神经受损的病史、发病前的肠道功能和排便模式，如排便频率、每天排便的次数、大便的黏稠度、诱发排便的食物、有否肠道用药或有无胃肠道疾病。

（2）评估肠道症状对患者进行日常活动和工作的影响，肠道症状包括大便失禁、排空困难、相关的神经源性膀胱的症状、自主反射障碍的相关症状。

（3）肛门皮肤反射：针刺肛周皮肤可见肛门反射性地收缩。如果 S_2、S_3、S_4 反射弧未受损，则该反射应存在。

（4）感觉评估：检查肛门周围的皮肤的触觉及针刺觉。

（5）直肠指诊：应评估外括约肌的张力、有无痔疮，戴手套的手指插入肛门，确定肛门括约肌是痉挛、松弛还是正常。

2. **能力的评估** 在整个治疗护理过程中，根据患者文化程度不同进行个体化的健康教育。运用各种各样的手法及方式使患者对其所患疾病的病因、治疗方法和治疗过程有所了解，协助他们克服心理障碍。

3. **对康复知识学习需求** 神经源性肠的治疗是一个长期的过程，患者需掌握疾病相关知识，提高肠道自我管理能力，改善排便异常情况的发生。

（二）住院康复健康教育

1. **康复治疗的重要性** 通过规范化的康复治疗提高患者独立管理肠道功能的能力，预防并发症的发生，显著提高患者生活质量。

2. **康复健康教育目标** 提高患者独立进行肠道管理的能力，充分掌握其重要性、原则、目标、操作要点及辅助器具的安全使用。

3. **康复健康教育内容**

（1）讲解疾病：NBD 指中枢神经系统病变导致肠道自主神经功能紊乱、中枢神经支配障碍以及内脏神经系统障碍引发的功能紊乱，主要病理变化为肠道蠕动频率降低、幅度下降、结肠通过时间延长、直肠肛门协调性紊乱。

（2）解释疾病症状及存在问题：SCI 后 NBD 主要表现为便秘、排便障碍、大便淤滞等，可继发腹胀、腹痛等。脊髓圆锥以上损伤，可导致上运动神经元性肠易激综合征和肛门外括约肌痉挛，引起粪便滞留，但排便反射存在；下运动神经元损伤可引起下运动神经元性肠易激综合征、大便干燥，肛门外括约肌失张力和肛提肌缺乏控制，排便反射消失，大便失禁。

（3）明确康复意义及目标：康复的目标是运用综合性的、个体化的治疗方案，防止大便失禁及便秘，完成有效的肠道排空。

（三）康复治疗及训练健康教育

1. 讲解康复治疗及训练项目

（1）物理治疗

1）肛门括约肌和盆底肌肌力训练：可以使用直肠电刺激或主动肛门收缩进行训练，从而增加括约肌的控制能力。

2）生物反馈治疗：神经源性损害不完全并残留一定程度的运动和感觉功能的患者，采用生物反馈增强患者残余的感觉和运动功能。

3）肛门牵张：用于缓解肛门括约肌痉挛。

4）适当增加体力活动或腹部按摩等局部刺激：促进肠道感觉反馈传入、传出反射，加强肠道蠕动动力。

5）电刺激骶神经根：经直肠电刺激神经根，或用手术方式放置刺激器，刺激 S_2 会促进非蠕动性的、低压力的结肠直肠运动。刺激 S_3 偶尔引起高压力的蠕动波。刺激 S_4 可增加直肠和肛门张力。

（2）外科干预措施

1）肌肉移位：对残留感觉功能的患者用有神经支配的股薄肌、长收肌、臀大肌或其他可用的肌肉来取代耻骨直肠肌。

2）括约肌切除术：直肠协同运动失调的患者中切开内括约肌和部分外括约肌可改善降结肠的传输时间延长的问题。

3）结肠造口术：对于使用所有措施进行肠道管理无效、存在内源性肠道缺陷、由于粪便污染致压疮或其他皮肤病不愈、因反复的肠道阻塞致尿路反流者可考虑选择此方法。

（3）药物治疗

1）膨化剂：欧车前（psyllium）。

2）大便软化剂：多库酯钠（docusate sodium）软化大便，可洗涤肠道的大便。

3）高渗性泻药：磷酸盐、番泻叶，有片剂、栓剂，可刺激肠道蠕动。

4）结肠兴奋剂：比沙可啶肠溶片（bisacodyl）刺激感觉神经末梢产生副交感反射，增加结肠的蠕动。甘油栓剂一定程度上可激发患者胃肠道残余的感觉。栓剂：塞入直肠，达直肠壁，15～60min 后起作用。

5）肠蠕动促进剂：西沙必利、比沙可啶等。

2. 康复技术指导

（1）腹部按摩：训练患者排便时，操作者用单手或双手的示指、中指和无名指自右沿结肠解剖位置向左环形按摩。从盲肠部开始，依结肠蠕动方向，经升结肠、横结肠、降结肠、乙状结肠做环形按摩，或在乙状结肠部由近心端向远心端做环形按摩，每次 5～10min，每日 2 次。

（2）盆底肌训练：指导大便失禁患者联系盆底部肌肉运动。患者平卧，双下肢并拢，双膝屈曲稍分开，轻抬臀部，缩肛、提肛 10～20 次，每天练习 4～6 次。

（3）肛门牵张反射：示指或中指戴指套，涂润滑油后缓缓插入直肠，在不损伤直肠黏膜的前提下，沿直肠壁做环形运动并缓慢牵伸肛管，以缓解肛门内外括约肌的痉挛，诱导排便反射。同时扩大直肠腔，诱发直肠肛门抑制性反射。每次刺激时间持续 1min，间隔 2min 后可以再次进行。

（4）排便体位选择，增强腹肌运动：排便常采用可以使肛门直肠角增大的体位即蹲位或坐位，此时可借助重力作用使大便易于排出，也易于增加腹压，有益于提高患者自尊、减少护理工作量、减轻心脏负担。患者坐于坐便器上或卧床患者取斜坡位，嘱患者深吸气，往下腹部用力，做排便动作。

（四）康复健康教育

1. 饮食 指导患者膳食纤维对神经源性肠道功能促进作用，多食用清淡、易消化的食物，避免食用辛辣刺激的食物，合理安排饮食。维持每日液体摄入量至少在 1 500～2 000ml 以上。

2. 康复中注意事项（能下床的患者）多进行下床活动；排便时尽量取坐位或蹲位，避免过度用力，保证排便时的安全。

3. 并发症的预防与对策

（1）痔疮：便秘、大便干结导致肛门直肠交界处的静脉压力逐渐升高。软化大便是最好的预防和治疗方法。

（2）肠穿孔：因慢性肠道梗阻、肠扩张后导致。一旦发生，需急诊手术处理。

（3）肛管直肠过度扩张：括约肌过度松弛张开、直肠脱垂常是非常大且硬的粪便慢性压迫所致。软化大便，且进行人工排便时操作手法要轻柔，以防过度牵拉括约肌。

（4）自主反射障碍：常发生于 T_6 以上水平的脊髓损伤患者。大便失禁是其常见的危险因素。人工排便时润滑剂中加入利多卡因可减少伤害性感觉冲动传入。

（5）胃胀和腹部膨隆：是神经源性直肠排便障碍患者常见的主诉，特别是肛门外括约肌因直肠扩张的保护性反应过度活跃时。饮食中减少产气的食物、排便、排气后可改善。

（五）教育评价

患者是否能养成规律排便习惯，在不使用药物或不引起肠道损伤的情况下有效排空肠道。

（六）出院教育

1. 康复治疗延续的重要性 神经源性肠功能障碍病程较长，密切关系患者生活质量及舒适感，掌握神经源性肠功能障碍的独立管理可显著提高患者生活质量，保护患者自尊，提升患者康复积极性。

2. 出院康复健康教育目标 患者可独立管理肠道，有效、规律、尽可能少使用辅助的排空肠道，排便异常时可通过康复锻炼改善排便异常状态。

3. 出院康复健康教育内容

（1）根据患者实际能力每天维持充分活动量：每日根据排便情况规律进行神经源性肠功能训练，养成规律的排便习惯，每1～2d排便1次，改善便失禁或便潴留。

（2）根据排便情况可使用1～2支开塞露辅助排便，必要时口服相关影响排泄药物。

（3）健康饮食、规律作息：保证每日饮水在1 500～2 000ml以上。失禁者注意皮肤保护，避免失禁性皮炎或压疮的发生。

（4）定期复查。

（5）注意事项

1）无论是何种类型的神经源性大肠病变，在进行规律的肠道护理之前，应先将肠道中积存的粪便排清。

2）肠道训练的时间要符合患者的生活规律，并根据患者的情况进行调整和评价。当患者出现严重腹泻时，注意对肛周皮肤保护，防止肠液刺激皮肤发生破溃。室内应及时开窗通风，保持空气清新，去除不良气味。

3）便秘也是导致脊髓损伤患者自主神经反射异常的主要原因之一，因此应监测脊髓损伤患者的自主神经反射异常的临床表现，并及时排除肠道原因。

4）排便训练需要有耐心和毅力，坚持几周甚至数月，指导患者不要因暂时效果不佳而停止。

5）在训练过程中，注意心理疏导，尊重患者人格，鼓励患者树立信心，减轻患者由于排便障碍带来的精神紧张和心理压力。

（庞 灵）

<table>
<tr><td>第三节</td><td colspan="2">神经源性膀胱患者的康复健康教育</td></tr>
</table>

一、疾病简述

（一）定义

神经源性膀胱（neurogenic bladder）指由神经系统损伤或疾病导致神经功能异常后，引起膀胱储存和排空尿液的功能障碍。

（二）病因

1. **中枢神经疾病**　脑血管疾病、脑肿瘤、脑外伤等。

2. **脊髓损伤**　外伤、脊髓肿瘤、多发性硬化、腰椎板切除术等。

3. **骶髓损伤**　骶髓肿瘤、椎间盘突出、骨盆挤压伤等。

4. **周围神经病变**　糖尿病、艾滋病、带状疱疹、马尾神经损伤、自主神经病变、盆腔广泛性手术后、吉兰 - 巴雷综合征、生殖肛门区的严重疱疹、恶性贫血和神经性梅毒等。

5. **盆腔手术**　直肠癌、子宫癌根治术、盆腔淋巴结清除等。

（三）临床分类

随着神经源性膀胱管理的发展，有多种神经源性膀胱的分类方法，目前常用的分类方法有：

1. 不同损伤或疾病水平膀胱表现及排尿障碍类型见表 15-2。

表 15-2　不同损伤或疾病水平膀胱表现及排尿障碍类型

损伤或疾病水平	逼尿肌活动	括约肌活动	排尿障碍类型
脑桥上病变	亢进	协调	尿失禁
骶上脊髓损伤	亢进	不协调	逼尿肌活动亢进并逼尿肌括约肌协同失调
骶髓损伤	低下或亢进	亢进或低下	尿潴留或尿失禁
骶髓以下或外周神经损伤	低下	多样	排尿困难或尿失禁

2. Madersbacher 分类见图 15-1。

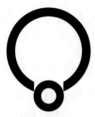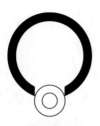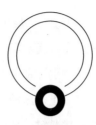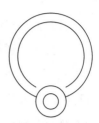

逼尿肌活动亢进伴　　　逼尿肌活动亢进伴　　　逼尿肌活动低下伴　　　逼尿肌活动低下伴
括约肌活动亢进　　　　括约肌活动低下　　　　括约肌活动亢进　　　　括约肌活动低下

图 15-1　Madersbacher 分类

二、疾病特点

正常的尿液排泄本质上是一种脊髓反射，受中枢神经系统包括大脑皮质、脑桥和脊髓的调控，协调膀胱和尿道的功能。膀胱和尿道由三组周围神经支配，分别来自于自主神经系统和躯体神经系统。神经系统损伤或疾病导致神经功能异常后，引起膀胱储存和排空尿液的功能障碍。膀胱和尿道括约肌主要有两个功能：①储存尿液。②有规律地排出尿液。储尿和排尿活动在中枢神经和周围神经的控制下由膀胱逼尿肌和尿道括约肌协调完成。当控制膀胱的中枢神经和周围神经功能异常时，使膀胱不能随意储存和排泄尿液，从而发生尿潴留、尿失禁，并可引起泌尿系感染、肾功能不全和其他全身并发症。

三、心理特点

神经源性膀胱患者通常表现为不同程度的排尿困难，尿失禁、尿潴留和排空困难混合交替出现，严重影响患者生活质量。不同程度伴随有情绪和情感的异常。心理和情绪的变化如抑郁、焦虑及精神病性等表现。

四、康复健康教育程序

（一）评估

1. 身心状况评估

（1）询问病史

1）排尿障碍特点及是否伴有排便障碍。

2）是否有外伤、手术、糖尿病、脊髓炎等病史或用药史，如抗胆碱能药物、三环类抗抑郁药、α 受体阻滞药等。

3）有无膀胱充盈感、排尿感等膀胱的感觉减退或丧失。

4）饮水和排尿习惯。

5）其他神经系统特征，如感觉、反射、肌力、肌张力等；检查肛门括约肌的张力和主动运动、会阴部感觉、球海绵体反射等。

（2）尿流动力学检查：了解逼尿肌、尿道内、外括约肌各自的功能状态及其在储尿、排尿过程中的相互作用。目前为止，尿流动力检查是唯一能同时准确评价膀胱尿道功能和形态的方法，并能提示下尿路状况对上尿路功能变化的潜在影响。尿流动力学检查结果是神经源性膀胱分类的重要依据。

（3）膀胱安全容量与压力测定：通过膀胱容量与压力测定，初步评估膀胱储尿期与排尿期，逼尿肌和括约肌的运动功能及膀胱感觉功能，获得逼尿肌活动性和顺应性、膀胱内压力变化、安全容量等信息，以指导膀胱训练及治疗。

2. 患者能力的评估 评估患者的知识接受能力及依从性，针对患者的个体情况进行个体化健康教育。

3. 对康复知识学习需求 神经源性膀胱病程较长，需要患者掌握自我康复及护理的相关知识，有独立管理膀胱的能力，积极预防相关并发症的发生。

（二）住院教育

1. 康复治疗的重要性 改变患者固有的不良习惯，提高患者对疾病的认识，规范管理膀胱，预防并发症及继发性损害的发生，保证患者的生命安全。

2. 康复健康教育目标 增加膀胱的顺应性，恢复低压储尿功能，以减少膀胱输尿管反流，保护上尿路。

（1）恢复膀胱的正常容量。

（2）减少尿失禁。

（3）不留置尿管。

（4）恢复膀胱的可控制性排尿。

（5）减少和避免泌尿系感染和结石等并发症。

3. 康复健康教育内容

（1）讲解疾病：神经源性膀胱是一类由神经性病变导致膀胱、尿道功能失常，由此而产生一系列并发症的疾病的总称。

（2）解释疾病症状及存在问题：临床上常以尿潴留、尿失禁或尿潴留伴尿失禁为主要表现。

（3）明确康复意义及目标：保护上尿路功能，保证储尿期和排尿期膀胱压力处于安全范围内，重建或部分重建下尿路功能，促进膀胱排空，提高控尿能力，减少残余尿量，预防泌尿系感染，保护肾功能，提高患者生活质量。

（三）康复治疗及训练健康教育

1. 讲解康复治疗及训练项目

（1）膀胱训练：根据学习理论和条件反射原理，通过患者的主观意识活动或功能锻炼来改善膀胱的储尿和排尿功能，从而达到下尿路功能的部分恢复，减少下尿路功能障碍对机体的损害。

（2）习惯训练：根据患者排尿规律，安排如厕时间的方法。

（3）延时排尿：对于因膀胱逼尿肌过度活跃而产生尿急症状和反射性尿失禁的患者，可采用此法。部分患者在逼尿肌不稳定收缩启动前可感觉尿急，并能收缩括约肌阻断尿流出现，最终中断逼尿肌的收缩，目标为形成 3～4h 的排尿间期，无尿失禁发生。

（4）排尿意识训练：每次放尿前 5min，患者平卧，指导其全身放松，并让患者听流水声，想象自己在卫生间排尿，然后缓缓放尿。想象过程中，强调患者利用全部感觉，开始可由护士指导，当患者掌握正确方法后由患者自己训练，护士每天督促，询问训练情况。适用于留置尿管的患者。

（5）反射性排尿训练：在导尿前 0.5h，通过寻找扳机点，如轻轻叩击耻骨上区或大腿上 1/3 内侧、牵拉阴毛、挤压阴蒂（茎）或用手指牵张肛门诱发膀胱反射性收缩，产生排尿。适用于逼尿肌括约肌功能协调的脊髓损伤患者。

（6）代偿性排尿训练

1）Valsalva 屏气法：患者取坐位，身体前倾，屏气呼吸，增加腹压，向下用力做排便动作帮助排出尿液。目前不提倡使用。

2）Crede 按压法：用拳头于脐下 3cm 深按压，并向耻骨方向滚动，动作缓慢柔和，同时嘱患者增加腹压帮助排尿。此方法有诱发上尿路损伤的风险，用于逼尿肌和括约肌均活动不足的患者，适宜患者有限，除非尿流动力学证明其安全性。目前不提倡使用。

（7）生物反馈、盆底肌训练：患者配合反复收缩盆底肌群，增强支持尿道、膀胱、子宫和直肠的盆底肌肉力量，以增强控尿能力。适用于盆底肌尚有收缩功能的尿失禁患者。

（8）膀胱训练注意事项

1）训练前必须做好评估，接受尿流动力学检查以确定膀胱类型和安全的训练方法，以判断是否可以进行训练。

2）逼尿肌-括约肌不协同型膀胱不适宜采用膀胱再训练，要避免因训练方法不当而引起尿液反流造成肾积水。

3）痉挛型膀胱训练时要观察有无自主神经反射亢进的临床表现，并给予及时处理。

4）训练过程中要定时做好动态评估和相关记录。

（9）间歇导尿术。

2. 康复技术指导

（1）膀胱功能训练准备

1）准备安静、私密的环境：消除患者焦虑紧张情绪。

2）评估有无影响排尿的因素：如心理因素、排尿习惯、中枢神经系统疾病、泌尿系结石和肿瘤，外科手术、外科检查以及使用影响排尿的药物。

3）评估患者的排尿活动，膀胱功能和分型：制订具体训练计划。

4）根据训练计划，准备相应的用物。

（2）排尿习惯训练

1）详细记录患者 3d 的排尿情况，以确定患者排尿模式。

2）根据排尿模式和日常习惯，确立排尿间隔时间表。

3）排尿间隔时间不少于 2h，在预定的时间提示并协助患者排尿。

（3）诱导排尿训练

1）利用条件反射诱导排尿：能离床的患者，协助患者到洗手间，坐在马桶上，打开水龙头让患者听流水声。对需卧床的患者，放置便器，用温热毛巾外敷膀胱区或用温水冲洗会阴，边冲洗边轻轻按摩患者膀胱膨隆处。

2）开塞露塞肛诱导排尿：采用开塞露塞肛，促使逼尿肌收缩，内括约肌松弛而导致排尿。

（4）排尿意识训练（意念排尿）：适用于留置尿管的患者。每次放尿前 5min，患者卧于床上，指导其全身放松，想象自己在一个安静、宽敞的卫生间，听着潺潺的流水声，准备排尿，并试图自己排尿，然后由陪同人员缓缓放尿。想象过程中，强调患者运用全部感觉。

（5）反射性排尿训练：导尿前 0.5h，通过寻找扳机点，如以手腕的力量，指腹轻轻叩击耻骨上区 / 大腿上 1 / 3 内侧，50 ~ 100 次 / min，每次叩击 2 ~ 3min。或牵拉阴毛、挤压阴蒂 / 阴茎或用手刺激肛门诱发膀胱反射性收缩，产生排尿。

（6）盆底肌训练

1）确定患者的尿失禁类型及配合程度。

2）告知患者及家属盆底肌训练目的和方法，指导患者配合。

3）患者在不收缩下肢、腹部及臀部肌肉的情况下自主收缩盆底肌肉（会阴及肛门括约肌），每次收缩维持 5 ~ 10s，重复做 10 ~ 20 次，每日 3 组。

4）患者可以坐在马桶上，两腿分开，开始排尿，中途有意识地收缩盆底肌肉，使尿流中断，如此反复排尿、止尿，重复多次，使盆底肌得到锻炼。

（四）康复健康教育

1. **饮食**　维持充足饮水量，间歇导尿者饮水量每日 1 500 ~ 2 000ml，留置导尿者每日饮水量须达到 2 500 ~ 3 000ml。清淡、均衡膳食，保证营养摄入。

2. **用药**　根据神经源性膀胱的不同类型，遵医嘱服用对症药物。

3. **康复中注意事项**　神经源性膀胱指导训练首先对患者的下尿路功能进行评估和分类，制订重建储尿和排尿功能的个体化康复护理方案。

（1）排尿习惯训练注意事项

1）确立排尿间隔时间：①如果 24h 内尿失禁超过 2 次，将排尿间隔时间减少 0.5h。②如果 24h 内尿失禁不超过 2 次，保持排尿间隔时间不变。③如果患者 48h 内都没有出现尿失禁，将排尿间隔时间增加 0.5h，直至达到 4h 排尿次的理想状态。

2）防止膀胱过度充盈：逐步做到均匀摄入，并避免短时间内大量饮水，以防止膀胱过度充盈。

（2）反射性排尿训练注意事项

1）训练前必须做好初步的评估，以判断是否可以进行训练。

2）在排尿时膀胱内压力明显增加，应确保压力在安全范围（$<40cmH_2O$），否则导致膀胱内尿液逆流，导致上尿路损害，建议慎用方法。T_6 平面以上的脊髓损伤在刺激时可出现自主神经异常反射，如有发生，则停用该方法。

（3）盆底肌训练注意事项：做好康复健康教育，告知患者及家属盆底肌训练的目的，消除患者紧张和焦虑，提高患者配合的积极性，训练以患者不疲劳为主。

（4）逼尿肌 - 括约肌不协同型膀胱，不适宜采用训练：要避免因训练方法不当而引起尿液反流造成肾积水。痉挛型膀胱训练时要观察有无自主神经反射亢进的临床表现，并给予及时处理。

（五）教育评价

患者可正确、规范进行神经源性膀胱功能训练，独立管理膀胱。

（六）出院教育

1. **康复治疗延续的重要性**　神经源性膀胱病程较长，患者及家属需掌握膀胱管理的方法，保护上尿路功能，避免并发症及继发性损害的发生。

2. **出院康复健康教育目标**　患者可有效、规范管理膀胱，改善膀胱功能，预防泌尿系感染，避免上尿路损害，提高患者的生活质量。

3. 出院康复健康教育内容

（1）养成规律的饮水、排尿习惯，按照膀胱功能障碍类型进行相应的膀胱功能锻炼。

（2）遵医嘱按需用药。

（3）积极预防、控制并发症。

（4）规律作息，合理膳食。

（5）定期复查尿常规及泌尿系彩超，必要时行膀胱容量压力测定或尿动力学检查。

（庞　灵）

第四节	清洁间歇导尿患者的康复健康教育

》 一、疾病简述

（一）定义

间歇性导尿（intermittent catheterization，IC）指不将导尿管留置于膀胱内，仅在需要时插入膀胱，排空后即拔除，按一定时间间隔进行。

间歇导尿可使膀胱间歇性扩张，有利于保持膀胱容量和恢复膀胱的收缩功能。清洁间歇导尿被国际尿控协会推荐为治疗神经源性膀胱功能障碍的首选方法。

（二）分类

1. 无菌性间歇导尿术　用无菌技术实施的间歇导尿，称为无菌性间歇导尿。

2. 清洁间歇导尿术　在清洁条件下实施的间歇导尿，称为清洁间歇导尿术。清洁的定义是所用的导尿物品清洁干净，会阴部及尿道口用清水清洗干净，无需消毒，插管前使用肥皂或者洗手液洗净双手即可，不需要执行无菌操作。

》 二、清洁间歇导尿适应证和禁忌证

清洁间歇导尿是基于膀胱正常生理以及神经反射机制的理论而创立的对尿潴留和尿失禁患者临床护理实践的一种导尿技术。

1. 适应证

（1）疾病：脊髓损伤、神经源性膀胱、多发性硬化、脊柱裂、下尿道狭窄、前列腺肥大等。

（2）常用于下列检查：获取尿液检测的样本；精确测量尿量；用于经阴道或腹部的盆腔超声检查前充盈膀胱；用于尿流动力学检测。

2. 禁忌证

（1）不能自行导尿且照顾者不能协助导尿的患者。

（2）缺乏认知导致不能配合插管者或不能按计划导尿者。

（3）尿道生理解剖异常，如尿道狭窄、尿路梗阻和膀胱颈梗阻。

（4）膀胱容量小于 200ml。

（5）膀胱内感染。

（6）每天摄入大量液体无法控制者。

》》三、心理特点

多数清洁间歇导尿的患者均伴有不同程度的尿潴留、尿失禁等而导致抑郁、烦躁、失眠等严重的心理障碍。然而神经源性膀胱的康复所需时间较长，导致许多患者临床依从性较差，所以在常规康复训练的同时配合有效的心理疏导，有针对性地干预患者的各种心理问题，对提高患者康复效果极为重要。

》》四、康复健康教育程序

（一）评估

1. **身心状况** 了解清洁间歇导尿的临床表现，目前主要存在影响生活、生活健康问题；是否知道自己的疾病的分型；对清洁间歇导尿的正视；了解患者及家属心理情况，家庭经济情况；对清洁间歇导尿的需求等。

2. **能力的评估**

（1）自我的手功能测试（pencil and paper test）：是借助铅笔（长度 20cm，一端带 0.5cm 直径的平面）和纸模拟自我 CIC 以评估患者实施自我 CIC 能力的工具。测试内容包括进行自我 CIC 所必需的认知功能和拾笔插入耳孔、握笔保持垂直悬空（男性）或两腿间拾笔（女性）、折纸撕纸等三项肢体动作，每项动作不能完成为 0 分，部分完成为 1 分，能够完成但困难为 3 分，能轻松完成为 5 分，满分 15 分，≥ 9 分患者可以在医护人员或家属的帮助下进行自我 CIC，<9 分患者则由医护人员进行 IC。测评导管插入和拔出、疼痛、肢体痉挛、尿道括约肌痉挛、尿道出血等 13 个问题来量化患者执行自我 CIC 时的困难程度。

（2）评估膀胱功能：制订间歇导尿计划。

3. **对康复知识学习需求** 了解患者及家属的文化程度、学习能力及对疾病的认识程度；患者及家属是否了解疾病发展的过程，是否清楚疾病带来的残疾、并发症等与生活的关系；康复治疗的重要性及注意事项；了解患者及家属对康复治疗、康复知识学习及掌握情况。

（二）住院教育

1. **康复治疗的重要性** 早期实施间歇导尿可减少患者膀胱残余尿量，促进膀胱储尿和排尿功能的恢复。清洁间歇导尿能够降低尿路感染的发生率，降低医疗成本，提高患者日常生活活动能力，对回归家庭和社区具有非常重要的意义。

2. **康复健康教育目标** 清洁间歇导尿涉及的知识点比较多，而且康复时间段不同患者需要掌握的知识内容也不同，间歇导尿患者需要掌握饮水计划、饮食、安全用药、个人卫生、膀胱功能训练、排尿日记等方面的健康知识，减少并发症的发生。

3. **康复健康教育内容**

（1）讲解疾病：清洁间歇导尿（CIC）是不将导尿管留置在膀胱内，仅在需要时插入膀胱，排空后即拔除。清洁的定义是所用的导尿物品干净，会阴部及尿道口用清水清洗干净，无需消毒。CIC 包括自我 CIC 和他人协助 CIC。由患者或家属进行 CIC 操作，插管前使用肥皂或洗手液洗净双手即可。

（2）疾病症状及存在问题：脊髓损伤后常会并发膀胱功能障碍，临床表现为尿潴留，尿失禁等症状，留置导尿是临床解决尿潴留的常用手段，但其可因损伤尿道黏膜而引起尿道感染，使尿道自身保护能力降低，尿道原有的 pH 等天然保护屏障受到破坏，留置尿管 14d 后泌尿系统的感染率为 100%，感染的并发症不仅增加患者医疗费用，还会影响患者的生活质量，甚至会威胁患者生命安全。

（3）明确康复意义与目标：神经源性膀胱排尿功能长时间受到阻碍，有些甚至终身存在，很容易引发肾积水、泌尿系统感染及结石症状，对于严重患者来讲，可能伴有肾功能不全甚至死亡。因此，患者及家属需要及早训练和实施导尿技术，降低依赖性，促进患者自理能力的提高，维持正常肾功能，保持患者独立生活，减少泌尿系感染，完全排空膀胱，防止尿液逆流，使患者逐渐恢复自行排尿功能。

（三）康复治疗及训练健康教育

1. **讲解康复治疗及训练项目**

（1）饮水计划制订：患者及家属共同制订饮水计划，24h 内均衡地摄入水分，每日饮水量在 1 500 ～ 2 000ml。饮水计划能使患者膀胱定时充盈，节律性地增加膀胱容量，促进膀胱功能的恢复，促使排尿储尿反射的重新建立，是患者进行 CIC 前的准备工作及进行

CIC 期间必须遵从的原则。饮水计划的制订包括三餐进餐时间、每餐进水量，两餐之间的饮水量和饮水时间、饮水计划的注意事项等，并发放排尿日志记录单，教会患者如何正确记录。7：00～20：00 平均分布。饮水时间可以与三餐同时，饮水量包括所有的汤、粥、果汁、输液量等。10：00、15：00 可以饮水 200ml 左右。三餐饮食不宜过咸，避免一次性饮入大量液体。

（2）导尿时间和频次：在患者病情基本稳定。无需大量输液、饮水规律、无尿路感染的情况下，一般于发病后 8～35d 开始间歇导尿，时间间隔和频次的选择可依据患者自身感觉、膀胱容量、残余尿量、安全容量等，一般每日导尿次数不超过 6 次。随着残余尿量的减少，可逐步延长导尿时间间隔。根据残余尿调整导尿次数，残余尿 > 300ml，每日导尿 5 次，残余尿量 200～300ml，每日导尿 4 次，残余尿量 150～200ml，每日导尿 3 次，残余尿量 100～150ml，每日导尿 2 次，残余尿量 < 100ml 时，连续监测 3d，停止导尿。

（3）导尿管的选择：理想的导尿管应满足以下条件：无菌、生物相容性好、柔软易弯曲、由高环保性材料制成，无创伤，即取即用。目前常用的导尿管有无涂层导尿管，涂层导尿管和密闭导管系统，在间歇导尿中使用亲水涂层导尿管能有效降低泌尿系感染和其他尿路并发症的发生。

2. **膀胱训练项目**　详见第十五章第三节。

3. **康复技术指导**　熟练掌握清洁间歇导尿操作方法，每天根据患者的感觉或饮水日记行间歇导尿。操作结束后认真记录膀胱容量、残余尿量和自主排尿量。

具体操作步骤如下：

（1）导尿前先向患者介绍该技术的目的、操作方法，强调其重要性和必要性。

（2）对患者做好心理护理。

（3）嘱患者自解小便。

（4）准确测量残余尿量（使用膀胱扫描仪）。如果大于 100ml 实施间歇导尿。

（5）导尿前按七步洗手法洗手。

（6）用生理盐水浸湿的大棉棒清洗尿道口及会阴部。

（7）将一次性无菌亲水涂层尿管（男性选择 F10 号，女性选择 F12 号）插入尿道，开始排尿。

（8）在排尿中让患者听着尿液流出的声音找排尿的感觉。教患者鼓肚子或深呼吸等方式增加腹压，尽可能引出较多尿液。

（9）操作结束后将包皮回纳。

（10）记录膀胱容量、残余尿量和自主排尿，尿液颜色及气味。

（四）康复健康教育

1. **饮食** 尿路结石是排尿障碍患者发病率较高的疾病之一。尿路结石的病因其复杂，与社会生活条件、自然环境、全身性代谢紊乱、饮食习惯及泌尿系统本身的疾患等密不可分。饮食结构逐渐成为尿路结石形成与复发的重要的因素，适当调整饮食能降低尿路结石形成的危险性。

（1）为了减少尿路结石，给予科学、合理的饮食指导：①保证每日饮水量，饮水应不少于 3 000ml / d，除白天大量饮水外，在清晨、夜间及排尿后也要适当补充饮水量。②制订合理的饮食习惯，做到定点、定时就餐，避免暴饮暴食，更不能无规律饮食。③合理搭配饮食，注意营养搭配，制订科学的饮食计划，对动物蛋白的摄入进行控制，如鸡肉、猪肉、牛肉、羊肉等。限制高草酸食物的摄入，如菠菜、豆类、浓茶、可可、西红柿等。限制高钙的食物，如含钙多的坚果、牛奶、巧克力、奶制品等。少食脂肪和糖。

（2）其他的饮食控制：减少糖的摄入，糖可以促进肠道对钙的吸收，相应的增加草酸的吸收，因此日常生活中尽量少吃白糖、红糖、葡萄糖等精致糖以及蜜饯、糖果糕点、甜饮料、冰激凌等甜食。减少维生素 C 的摄入，因为维生素 C 的代谢产物为草酸盐。

（3）加强饮食护理的宣教工作：间歇导尿患者普遍缺乏对饮食的重视，加之长久形成的不良饮食习惯不便于改正，以及自控能力参差不齐。要加强对患者及家属的教育，让患者及家属认识到疾病的严重性，以及饮食护理的重要性，鼓励患者形成良好的饮食习惯。

2. **用药** 脊髓损伤后神经源性膀胱的药物治疗方法比较成熟，选择药物前要行尿流动力学检查，明确神经源性膀胱的类型，从而采用不同的药物：

（1）治疗逼尿肌过度活动的药物：如 M 胆碱受体阻断药奥昔布宁缓释片、托特罗定缓释片。此类药物对平滑肌有强大的松弛作用，对泌尿系平滑肌有选择性作用，抑制逼尿肌的不自主收缩，降低膀胱兴奋性，减弱膀胱逼尿肌的收缩力，从而能够有效地治疗急迫性尿失禁和膀胱过度活动症，显著增加膀胱容量，提高膀胱顺应性。

（2）治疗逼尿肌收缩无力的药物：如 M 胆碱受体激动药氯贝胆碱，此药可以有限地改善逼尿肌收缩力，减少残余尿量。

（3）降低膀胱出口阻力的药物：如受体阻滞剂阿夫唑嗪，可通过阻断 α_1、α_2 受体，降低膀胱出口阻力，显著降低逼尿肌漏尿点压力，缓解排尿困难。

（4）增加膀胱出口阻力的药物：如受体激动剂。

（5）减少尿液产生的药物：如去氨加压素等。

（6）BTX-A：主要针对尿道外括约肌痉挛引起排尿困难的患者。药物注射方法为膀胱镜下逼尿肌多点注射，能有效缓解尿道括约肌痉挛。

3. 康复中注意事项及并发症预防

（1）尿路感染：告知患者及家属不能将膀胱冲洗作为护理的常规手段。因膀胱冲洗破坏了封闭的引流系统，若不能保持持续冲洗过程中的无菌状态，可能成为细菌侵入膀胱尿道的途径，造成尿路感染。指导患者先确定排尿体位，男性最佳体位为站立位，其次为坐位；女性最佳体位为蹲位，其次为坐位。卧床患者可以实施更换体位，当尿液引出 100ml 左右，更换为左侧卧位或者右侧卧位，再引出尿液 100ml 左右，再次更换体位，将尿液彻底引出，这样做会有效降低尿路感染的发生率。

（2）尿路损伤及出血：使用亲水性导尿管能降低导尿的疼痛及频繁导尿导致的尿道出血，当患者尿路狭窄时，应选择合适型号的导尿管，操作过程动作轻柔，遇到阻力避免强行插入。

（3）泌尿系结石：泌尿系结石的预防及护理措施是早期活动，经常更换体位，限制饮食中钙含量，治疗性站立和步行可以减少骨钙丢失，减少钙从泌尿系统的排泄，保证饮水量。

（五）教育评价

患者及家属掌握清洁间歇导尿的知识及康复治理目的，正视疾病带来的残疾，患者及家属了解、认识康复治疗的重要性，能按要求完成饮水计划，不随意更改导尿次数；能积极预防和控制并发症的发生、发展，提高生活质量；掌握清洁间歇导尿训练技术及操作中的注意事项，能复述出院后注意事项及继续间歇导尿的重要性。

（六）出院教育

1. 康复治疗延续的重要性　因每位患者接受能力以及文化程度不同，疾病类型不同，按要求进行饮水计划和间歇导尿能有效防止并发症的发生，大大提高患者的生活质量，减少医疗费用，更好融入社会。

2. 出院康复健康教育目标　患者及家属能独立完成间歇导尿，能解决导尿过程中遇到的各种问题，没有二次损伤出现；没有并发症的发生。

3. 出院康复健康教育内容

（1）继续行间歇导尿：不随意改变饮水量，减少导尿次数。

（2）按医嘱每天定时不间断用药：不要随意改变药物的用法、剂量、频次、时间。及时记录用药后的改善情况及不良反应。如果病情有变化及时联系专业人员进行药物剂量的调整。

（3）根据患者感觉或饮水计划先排尿后再导尿：避免高压储尿，避免长时间憋尿而造成的尿路感染，输尿管扩张及肾积水。

（4）保证充足的睡眠：不熬夜，睡前少饮水或不饮水，睡前清空膀胱，保证休息。

（5）制订合理饮食习惯：做到定点、定时就餐，避免暴饮暴食，更不能无规律饮食。合理搭配饮食，注意营养搭配，制订科学的饮食计划，对动物蛋白的摄入进行控制，如鸡肉、猪肉、牛肉、羊肉等。限制高草酸食物的摄入，如菠菜、豆类、浓茶、可可、西红柿等。限制高钙的食物，如含钙多的坚果、牛奶、巧克力、奶制品等。少食脂肪和糖，减少食盐摄入。

（6）间歇导尿 3 个月后来院复查：包括尿常规和 B 超测定残余尿量和尿流动力学检查，评定有无肾积水及输尿管反流，膀胱内压维持 40～50cmH$_2$O。

（7）患者或家属在插管有困难或遇到阻力，切勿用力插入：应稍等几分钟，让患者深呼吸，待膀胱括约肌松弛，然后再尝试，若情况没有改善，应前往医院诊治。

（8）对于完全潴留的患者，正常导尿量应控制在 400ml 以下。

（9）如发生高热不退，导尿出血，尿中有异味，及时就医。

（庞　灵）

第五节　吞咽障碍患者的康复健康教育

▶▶ 一、疾病简述

吞咽障碍（swallowing disorder）是由于下颌、双唇、舌、软腭、咽喉、食管等器官结构和 / 或功能受损，不能安全有效地把食物由口送到胃内的一种临床表现。文献报道 51%～73% 的卒中患者有吞咽困难；部分患者吞咽困难两周左右可以自行恢复。但是约 10% 的患者不能自行缓解，而且吞咽困难可造成各种并发症，如肺炎、脱水、营养不良等，这些并发症可直接或间接地影响患者的远期预后和生活质量，因此，吞咽困难的训练十分重要。

▶▶ 二、疾病的特点

吞咽（swallowing）指人体从外界经口摄入食物并经食管传输到达胃的过程，是人类最复杂的行为之一，吞咽也是人体最复杂的一个反射之一。人体每天正常的吞咽次数，大约是 600 余次。正常吞咽是一个流畅、协调的过程。指食物从被认知开始，经口腔、咽部、食管到达胃部的全部过程。吞咽的生理过程分四期：

（一）口腔准备期

口腔准备期（oral preparatory phase）指摄入食物到完成咀嚼的阶段。发生于口腔，主要是纳入食物、对食物加工处理，这一时期可以随意控制，在任何时候都可以停止。在口腔准备期，食物被放置在舌上，舌的活动能力及有力的咀嚼肌配合，通过咀嚼改变食物性状，同时刺激唾液分泌。然后把通过"加工"后的食物放在适当的位置，通过强有力的运动推入咽。这一时期，咽与喉是处于静止状态，气道开放且鼻呼吸持续。

（二）口腔推送期

口腔推送期（oral propulsive phase）指咀嚼形成食团后运送至咽的阶段。主要是食团的形成和运送到咽的过程。吞咽的口腔期一旦开始，舌尖被放置于上颌骨中央的切牙后的牙槽嵴处，开始向舌上方运动，舌与硬腭的接触面扩大至后方，把食团挤压向后送。几乎与此同时，软腭开始提升，舌后部下降，舌根稍稍前移，食团被挤压开始流入咽，与向内前方突出的咽后壁相接，封锁上咽与中咽的间隙，形成鼻咽腔闭锁。口腔推送期一般少于1～1.5s。随着食物的黏稠度增加时间稍加延长。正常的口腔期：①需要完好的双唇肌肉力量，确保适当的密闭，阻止食物从口腔流出。②需要很好的舌运动，将食团往后推送。③需要完好的两侧颊肌运动，以控制食物不残留于两侧颊沟。④需要正常的腭肌确保顺畅的呼吸。如某一个功能结构异常，将会产生不同程度的口腔期吞咽障碍。

（三）咽期

咽期（pharyngeal phase）指吞咽反射启动。食团开始进入咽，结束于环咽肌松弛，食团进入食管。咽期是吞咽的最关键时期，气道必须闭合以防止食团进入呼吸系统。许多功能活动在此期以同步的方式极快地发生，食团通过咽仅持续约0.8～1s。此期运动由于是不受随意控制的非自主性运动。一旦启动，则是不可逆的。如果没有完好的喉保护机制，此期最容易发生误吸。

（四）食管期

食管期（esophageal phase）指食物通过食管进入胃的过程。此期是食物通过时间最长的一期，它起于喉部下降，环咽肌开始开放，食物经贲门进入胃内结束，持续约6～10s。生理过程是由食管肌肉的顺序收缩实现的。食管肌肉的顺序收缩又称蠕动（peristalsis），它是一种向前推进的波形运动。在食团的下端为一舒张波，上端为一收缩波，加上重力作用，食团就很自然地被推送前进，运送到胃内。

≫ 三、心理特点

经口进食食物与饮品是令人愉悦的行为。吞咽困难会限制患者社会化的程度，导致患者日常生活方式发生剧烈改变。吞咽障碍的发生不仅增加了患者发生吸入性肺炎、营养不良、再次卒中及死亡的危险性,且严重影响患者生活质量、加重经济负吞咽障碍还在心理方面给患者造成进食负担、社会隔绝、抑郁等负性社会心理。

四、康复健康教育程序

(一)评估

1. **身心状况评估** 了解患者吞咽障碍后目前存在的健康问题:认知功能、语言功能、有无并发症、营养状况、口腔清洁度;了解患者及家属心理情况,有无家族史、遗传史因素、家庭经济情况、生活质量(quality of life,QOL)、对康复的需求等。临床评估的第一步是从患者叙述症状开始,即患者的主诉。分析患者的主诉(表 15-3),可以初步鉴别口咽性或食管性病变。有助于吞咽障碍的诊断。

表 15-3 主诉询问要点

询问要点	内容
发生的部位和时间	口内:咀嚼食团聚集、吞咽起始等方面有困难 咽:症状出现在吞咽时;或噎呛发生于吞咽完成后,提示为咽内残余食物的再误吸 食管:症状由吞咽引起;胸骨后痛
发病、频度、进程	持续时间:与某种事件(如脑卒中、服食药丸时梗阻)有关的突然发病 频度:间断的还是持续的 症状的进程和严重程度
诱发因素和代偿机制	食物硬度固体/半固体和/或液体 进食的一口量和速度 愿意接受的食物温度,热、冷的影响 是否用吸吮法,有无头颈部转动或倾斜以及特定的身体姿势或位置 症状出现是间隔性或经常性,是否出现在疲劳时
并发症状	语言或声音的改变 衰弱;肌肉控制力缺失,特别在头颈部 噎呛或咳嗽 反复多次吞咽,或"清嗓"动作增加 呕吐:咽性、鼻性、食管性或胃性;进食后即刻或延迟发生;呕吐物为未消化食物,腐烂物质或分泌物 咽喉部梗阻感、黏贴感 疼痛:局部性或放射性 吞咽痛(食团通过时痛感)

询问要点	内容
次要症状或发生并发症的证据	体重减轻,缺少活力,包括因脱水而致者 对食物的态度、食欲等较差 呼吸症状:咳嗽、痰量增多、气短、呼吸道感染、反复肺炎 睡眠障碍(继发于清理分泌物或反呕) 唾液分泌:流涎过多或口干

2. 能力评估 入院时要全面评估患者的日常生活自理能力,手功能的评估和平衡能力评估,还需要对照顾者的照顾能力进行综合评估。

3. 对康复知识学习需求 了解患者及家属的文化程度、学习能力及对疾病的认识程度;患者及家属是否了解疾病发展过程,是否清楚疾病发生原因、诱因及日常生活方式与疾病的关系;了解患者及家属对康复治疗重要性的认识;了解患者及家属对康复治疗、康复知识学习、掌握的要求。

（二）住院教育

1. 康复治疗的重要性 吞咽障碍的治疗与管理的最终目的是使患者能够达到安全、充分、独立摄取足够的营养及水分。吞咽障碍的治疗应是个体化的,可能涉及代偿性的方法,包括改变姿势,提高感觉输入,调整吞咽动作,制订主动练习计划或者调整食谱,还包括非经口进食、心理支持、护理干预等。

2. 康复健康教育目标 健康教育是使患者及其照料者有针对性地进行食物制作、进食、进食体位指导,提高照料者关于吞咽障碍的护理知识,有助于降低轻度吞咽障碍患者的进食误吸,改善患者进食情况,降低患者营养不良等风险。

3. 康复健康教育内容

（1）讲解疾病:吞咽指人体从外界经口摄入食物并经食管传输到达胃的过程,是人类最复杂的行为之一。吞咽障碍是由于下颌、双唇、舌、软腭、咽喉、食管等器官结构和/或功能受损,不能安全有效地把食物由口送到胃内的一种临床表现。广义的吞咽障碍概念应包含认知精神心理等方面的问题引起的行为异常导致的吞咽和进食问题,即摄食吞咽障碍。吞咽障碍是临床常见的症状,多种疾病可导致吞咽障碍。

1）引起咽部吞咽功能障碍的疾病:①中枢神经系统疾病,如脑卒中、帕金森病、放射性脑病脑外伤、第四脑室肿瘤、脑干或小脑病变（卒中、外伤、炎症或肿瘤）、脑瘫、手足口病后脑干脑炎、舞蹈病、脊髓灰质炎累及球部、严重认知功能障碍或痴呆等。②脑神经病变,见于多发性硬化症、运动性神经元病。③神经肌肉接头疾病,重症肌无力、肉毒中毒、Eaton-Lambert 综合征。④肌肉疾病，多发性肌炎、硬皮病、代谢性肌病、张力性肌营养不良、眼咽型肌营养不良、环咽肌痉挛、口颜面或颈部肌张力障碍、脊髓灰质炎后肌萎缩等。⑤咽部器质性疾病，舌炎、扁桃体炎、咽喉炎等感染性疾病，甲状腺肿，淋巴结病，肌肉顺应性降低（肌炎、纤维化），口腔及头颈部恶性肿瘤或赘生物，颈部骨赘，口腔、鼻咽及头颈部放疗或化疗后，颈椎、口腔或咽喉部手术后，先天性腭裂以及舌、下颌、咽、颈部的外伤或手术切除。⑥精神心理因素：如抑郁症、癔症、神经性厌食症、唾液分泌减少或影响精神状态的药物等。⑦牙列不齐或缺齿、口腔溃疡、口腔干燥、气管插管或切开。

2）引起食管性吞咽功能障碍的疾病：①神经肌肉疾病，影响平滑肌及其神经支配，破坏食管蠕动或下端食管括约肌的松弛，或使两者皆受影响。如贲门失弛缓症、硬皮病、其他运动障碍、胃食管反流病、弥漫性食管痉挛、食管憩室。②食管器质性病变，由于炎症、纤维化或增生使食管管腔变窄，包括继发于胃食管反流病的溃疡性狭窄、食管肌炎（缺铁性吞咽困难和 Plummer-Vinson 综合征）、食管瘤、化学损伤（如摄入腐蚀剂、药物性食管炎、对曲张静脉行硬化剂治疗）、放射性损伤、感染性食管炎、嗜酸细胞性食管炎、食管手术后（胃底折叠术或抗反流术）。③外源性纵隔疾病，通过直接侵犯或淋巴结肿大阻塞血管，包括肿瘤（如肺癌和淋巴瘤）、感染（如结核和组织胞浆菌病）、心血管因素（心耳扩张和血管受压）。

（2）解释疾病症状及存在问题

1）临床表现：①流涎，低头明显。②饮水呛咳，吞咽时或吞咽后咳嗽。③进食时发生哽噎，有食物黏着于咽喉内的感觉。④吞咽后口腔食物残留，在吞咽时可能会有疼痛症状。⑤频发的清嗓动作，进食费力、进食量减少、进食时间延长。⑥有口、鼻反流，进食后呕吐。⑦说话声音沙哑。

2）并发症：如吸入性肺炎（aspiration pneumonia）和误吸（aspiration）。由于气管和食管的毗邻关系，固体食物、流质、口咽分泌物都可通过声门进入气道。大部分正常人，偶尔出现误吸的现象，但可通过咳嗽反射将其排出。固体或流质，口咽分泌物急性或慢性误吸及胃内容物反流都会导致吸入性肺炎。治疗吸入性肺炎的费用非常高，同时也会增加患者的住院天数，增加患者的致残率，导致患者在住院期间出现更差的营养状况。吸入性肺炎可导致严重后果，需引起高度重视。

3）营养不良、脱水：因机体所得能量、液体得不到满足，出现水电解质紊乱、体重下降。

4）吞咽功能的筛查通常在患者入院24h内完成：筛查可以间接了解患者是否存在吞

咽障碍，目的是找出高危人群，是否需要进一步检查（表15-4）。

第一步：筛查。

表 15-4 EAT-10 吞咽筛查表

条目	0 没有	1 轻度	2 中度	3 重度	4 严重
我的吞咽问题已经使我体重减轻					
我的吞咽问题影响到我在外就餐					
吞咽液体费力					
吞咽固体食物费力					
吞咽药丸(片)费力					
吞咽时有疼痛					
我的吞咽问题影响到我享用食物时的快感					
我吞咽时有食物卡在喉咙里					
我吃东西时会咳嗽					
我感到吞咽有压力					

注：

A. 说明：请将每一题的数字选项写在相应的方框内。回答您所经历的下列问题处于什么程度？0 = 没有；1= 轻；2= 中；3 = 重；4= 非常严重。

B. 得分：将各题的分数相加，将结果写在上面的方框内，最高40分。

C. 结果与建议：如果EAT-10 的分数超过3分，您可能在吞咽的效率和安全方面存在问题。建议您带着EAT-10 的结果就诊，做进一步的吞咽检查和 / 或治疗。

第二步：改良洼田饮水实验。

1. **方法** 首先协助患者尽可能取坐位，无法取坐位者尽量将床头摇高，解释此操作配合要点。先让患者喝下 2ml 水（可用注射器），如无问题，再喝下 5ml 水，如再无问题，再让患者像平常一样喝下 30ml 水，然后观察和记录饮水时间、有无呛咳、饮水状况等。饮水状况的观察包括啜饮、含饮、水从嘴角流出、呛咳、饮后声音改变及听诊情况等。

2. **分级** Ⅰ级：能一次喝完，无呛咳及停顿；Ⅱ级：分两次以上喝完，但无呛咳及停顿；Ⅲ级：能一次喝完，但有呛咳；Ⅳ级：分两次以上喝完，但有呛咳；Ⅴ级：常常呛咳，全部饮完有困难。

3. **诊断标准正常** 在 5s 内将水一次喝完，无呛咳；可疑：饮水时间超过 5s，或分 2

次喝完，均无呛咳者；异常：分 1～2 次喝完，或难以全部喝完，均出现呛咳者。

第三步：颈部听诊。

1. **听诊器的选择** 由于颈部听诊部位面积较小，选用听头较小的听诊器。

2. **方法** 在听诊前先要进行口腔护理，看是否可以诱发吞咽反射。然后让患者尽可能咳出口腔和咽腔内的唾液或痰（必要时用吸引器）。在确定吞咽食物呼气音清晰后，根据患者的吞咽能力，放入患者口中 1～5ml 的液体或质地黏稠液体并保留，听诊器放于喉或环状软骨外侧皮肤，告诉患者在通常状态下进行吞咽。听取吞咽的声音：在吞咽后，让患者呼气，听呼气音。如有怀疑有误吸的情况下马上停止检查，并迅速指导患者咳出并行吸痰处理（表 15-5）。

表 15-5 颈部听诊的判断

判断	听到的声音
正常	呼吸音停止后一次有力的吞咽音,然后呼吸音继续
咽喉收缩减弱、喉上举障碍,怀疑环咽肌功能失迟缓	咽下声音延长,以及较弱的重复的咽下声音
怀疑误咽	无声或者泡泡音
怀疑误咽及喉头有残留	咽下后呼气时有湿啰音、漱口音、液体震动声

第四步：容积 - 黏度吞咽测试。

从稠液体黏度开始测试，容量从 5～10ml 再到 20ml 逐渐增加难度。当患者完成稠液体黏度部分测评并没有主要的误吸症状（咳嗽或大于 3% 的血氧饱和度下降）时，相对不安全的液体黏度部分可以通过逐渐增加容量的方式来评估。最后相对安全的布丁黏度部分用同样的规则来评估。如果患者在稠液体黏度某个容积部分存在吞咽安全问题，这部分试验应停止，不需要做稀液体黏度部分测试，直接进入较安全的布丁黏度部分。如果患者在稀液体黏度某个容积部分存在吞咽安全问题，这部分试验应停止，直接进入布丁黏度部分。在吞咽测试过程中，咳嗽或大于 3% 的血氧饱和度下降和音色的改变被视为存在吞咽安全问题的症状，零散的吞咽和口咽部有残留的残渣被视为吞咽功能下降的症状。

第五步：染料测试。

对于吞咽障碍患者尤其是气管切开的患者，染料测试是筛查有无误吸的一种方法。让患者食用伴有染料（绿色、蓝色）的食物，咳出蓝色染料食物或从气管套管中吸出有蓝色染料食物，应安排做吞咽造影检查。如果稍后才从气管套管中吸出蓝色分泌物，就不一定是误吸所致。因为正常的分泌物也会流经口腔和咽，蓝色染料混合分泌物流经上述器官并覆盖于气管壁，吸出蓝色分泌物并非异常，应视为假阳性结果。这一测试最好给患者尝试各种形状和质地的食物，筛选出有误吸危险的食物进行测试，以免假阳性结果。

吞咽造影检查：进食时在 X 线透视下，针对口、咽、喉、食管的吞咽运动所进行的特殊造影，通过点片、录像以及进一步的逐帧慢速回放加以分析、发现吞咽功能的异常。在检查过程中，言语治疗师可以指导患者在不同姿势下进食，观察哪种姿势更适合患者吞咽造影；当患者出现吞咽障碍，随时给予辅助手段或指导使用合适的代偿手段帮助其完成吞咽。

（3）明确康复意义的目标：吞咽障碍的治疗主要是恢复或提高患者的吞咽功能，改善身体的营养状况；改善因不能经口进食所产生的心理恐惧与抑郁；增加进食的安全，减少食物误咽、误吸入肺的机会，减少吸入性肺炎等并发症发生的机会。

（三）康复治疗及训练健康教育

1. 康复治疗及训练项目

（1）口腔感觉、运动训练技术。

（2）气道保护手法。

1）声门上吞咽法及超声门上吞咽法。

2）用力吞咽法。

3）门德尔松吞咽法等。

（3）肌电触发生物反馈训练：可通过表面电极监测肌肉活动，为患者提供肌肉收缩力量大小和时序的视觉提示，并通过肌电声音、波形反馈，语言提示，训练患者提高吞咽肌群的力量和协调性。

（4）导管球囊扩张术：分经口、经鼻两种途径扩张，有主动、被动扩张之分。该项技术相当安全可靠，成本低廉，操作简单。

（5）说话瓣膜的使用：说话瓣膜可以改善吞咽、通气、说话功能。

（6）呼吸训练技术：呼吸训练项目中包括控制气流、腹式呼吸等，能够使膈肌活动度和呼吸肌肌力提高，且还可提高支气管纤毛的运动能力，灵活控制气流，避免出现误吸等不良事件。

（7）低频电刺激治疗。

（8）神经肌肉电刺激：该治疗效果明显，是言语治疗师常用的一种治疗方法。

（9）经颅磁刺激治疗。

（10）针灸治疗：针灸治疗吞咽障碍主要是通过中医方式对患者的相应穴位进行治

疗，通过直接刺激患者咽喉部位的方式来起到活络经脉的作用，其治疗依据是中医辨证学治疗理论认为吞咽障碍的根本在于患者的吞咽通道被堵塞，进而导致患者的气血不够顺畅，而患者的舌体和咽喉部位也会因为失去营养物质而出现功能障碍。

（11）间歇口胃（食）管技术：营养是吞咽障碍患者是要解决的问题。如果患者不能安全的经口进食摄取足够的营养，要考虑改变营养的供给方式，推荐使用肠内营养。近年来，间歇性经口-胃管（食管）喂食的应用逐渐增多。间歇性经口-胃管（食管）喂食指进食时经口插入到胃管（食管），非进食时拔出管道的方法，其主要特点为间歇性。间歇性管饲可使消化道保持正常的生理结构，促进吞咽功能的恢复，手法简单、安全、且不会对皮肤黏膜造成压迫，避免长期置管所致的呃逆及反流性疾病等，减轻了患者的重病感，不影响患者的吞咽训练及日常活动。

（12）手术治疗：对于环咽肌不能松弛且保守治疗无效的患者，采用环咽肌切断术。

2. 康复技术指导

（1）吞咽器官感觉训练：①触觉刺激：用手指、棉签、压舌板、电动牙刷等刺激面颊部内外、唇周、整个舌部等，以增加这些器官的敏感度。②冷刺激：咽部冷刺激是使用棉棒蘸少许冷冻的水或冰棉签棒轻轻刺激腭、舌根及咽后壁，然后嘱患者做空吞咽动作。③味觉刺激：用棉棒蘸不同的味道（酸、甜、苦、辣等），刺激舌面部味觉，增强味觉敏感性及食欲。④气脉冲感觉刺激训练：使用具有一定压力的气泵发生器，或手动挤压气囊，对口腔舌咽神经支配的扁桃体周围区域给予气脉冲刺激。⑤K点刺激。

（2）吞咽器官运动训练：加强唇、舌、下颌的运动及面部肌群的力量及协调，从而提高吞咽的生理功能。包括唇、舌、下颌、软腭等吞咽相关器官的肌肉在正常生理运动范围内循序渐进式的训练。训练过程可根据患者的能力借助一些小工具，如舌肌康复器、压舌板、舌压抗阻反馈训练仪等进行被动或抗阻训练。

（3）声门上吞咽法：具体练习步骤①深吸一口气后屏住气。②将食团放在口腔内吞咽位置。③保持屏气状态，同时做吞咽动作（1~2次）。④吞咽后吸气前立即咳嗽。⑤再次吞咽。

（4）超声门上吞咽法：吸气并且紧紧地屏气，用力将气向下压。当吞咽时持续保持屏气，并且向下压，当吞咽结束时立即咳嗽。

（5）门德尔松手法：要求患者先进食少量食物，然后咀嚼、吞咽，在吞咽的瞬间，用拇指和示指顺势将喉结上推并处于最高阶段，保持这种吞咽状态2~3s，然后完成吞咽，再放松呼气。此手法是通过延长吞咽时的自主时间，并加强喉上举和前置运动的方法来增强环咽肌打开程度，目的是可帮助提升咽喉上抬程度以助吞咽功能。

（6）Masako 训练法：舌略向外伸，用牙齿轻轻咬住舌头或操作者戴手套帮助患者固定舌头，嘱患者吞咽，维持舌位置不变：随着患者适应并掌握此方法，应循序渐进地将舌尽可能向外延伸，使患者咽壁向前更多收缩，提高咽肌收缩能力。

（7）Shaker 训练法：让患者仰卧于床上，尽量抬高头，但肩不能离开床面，眼睛看自己的足趾，重复数次。看自己的脚趾抬头 30 次以上，肩部离开床面累计不应超过 3 次。

（8）K 点刺激：K 点位于磨牙后三角的高度，在舌腭弓和翼突下颌帆的中央位置。在吞咽障碍治疗时，刺激 K 点可以帮助患者开口，为口颜面训练和口腔护理创造良好条件。

（9）球囊扩张术：①了解患者有无插管的禁忌证，做临床评估。②患者坐位或半坐卧位。③清洁口腔，必要时经口吸痰。④润滑导管。⑤插管（经食管：18～23cm 以下）。⑥确认导管在食管。⑦在导管球囊内注水 3～5ml。⑧上提导管致卡住感。⑨标记。⑩测球囊内扩张注水的基数。⑪分级扩张。⑫球囊滑出食管外。⑬回抽球囊内的水。⑭拔出球囊导管。

（10）呼吸训练技术：详见第五篇第十四章第六节。

（四）康复健康教育

1. **饮食** 根据吞咽障碍不同选择患者易接受的食物。糜烂的食物最易吞咽，糊状食物最不易吸入气管，稀液最易。食物选择遵循先易后难原则的原则（表 15-6）。

表 15-6 食物选择

吞咽障碍的异常情况	适合的食物质地	应避免的食物质地
舌运动受限	开始时吃浓流质,食物质地均一,硬度较低、黏稠度不宜过高	糊状食物,硬度高的食物
舌的协调性不足	浓稠液体	糊状、不容易形成食团的食物
舌的力量不足	稀液体,黏附性低、硬度低的食物	大量糊状食物,黏度高、黏附性强的食物
舌根部后缩不足	稀液体,黏附性低、硬度低的食物	高黏稠性食物
	浓稠液体和食物	稀液体和流质
呼吸道闭合不足,误吸风险高	布丁和糊状食物	稀液体和流质
喉上抬不足,环咽肌功能紊乱	稀液体	很浓稠和高黏稠性食物
咽壁收缩不足,残留较多	稀液体,黏附性低的食物	很浓稠和高黏稠性食物

（1）进食环境：尊重患者的饮食习惯，用餐环境安静、舒适、不与患者交流，让患者保持轻松、愉快的心情，促进食欲，减少呛咳。

（2）进食工具的选择：应选择勺柄粗、长、勺面要小、边缘钝的勺子，便于患者握持；碗应选择广口平底、碗底防滑或吸盘碗，也可选择边缘倾斜的盘子；杯子要选择切口或鸭嘴杯。

（3）进食体位：吞咽障碍的患者宜采取坐位进食，头稍前倾45°。不能坐起来的患者一般至少采用30°仰卧位，颈前倾的姿势，可以通过食物的重力作用利于下咽。

1）进食姿势：进食姿势有仰头吞咽、低头吞咽、转头吞咽。

2）进食速度：一口量：包括调整进食的一口量和控制速度的一口量，即最适于吞咽的每次摄食入口量，正常人约为20ml。一般先以少量试之（3~4ml），然后酌情增加，如3ml、5ml、10ml。调整合适的进食速度，前一口吞咽完成后再进食下一口，避免两次食物重叠入口的现象。

2. 用药 能部分经口进食的患者服用药片或胶囊时，可选用凝胶包裹后送服，以确保药物的治疗作用与进食安全。

3. 康复中注意事项

（1）摄食-吞咽障碍患者的处理需要多专业、多部门的通力合作，相互协调，优势互补，应采用吞咽康复治疗小组的工作模式。

（2）意识不清、疲倦或不合作者切勿喂食。

（3）痰多患者，进食前应清除痰液后再进食。

（4）有义齿的患者，进食时应戴上后再进食。

（5）口腔感觉差的患者，把食物送入口时，可适当增加汤匙下压舌部的力量。

（6）耐力差的患者，宜少吃多餐。

（7）如患者有认知障碍，可适当给予口令提示。

（8）如患者出现呛咳，应停止进食。

（9）进餐后保持口腔清洁，及时进行口腔护理。

（10）餐后指导患者坐位或半坐卧位休息，至少30~40min。

（11）对家人及陪护人员进行详细的健康教育。

（12）教会患者及陪护人员防误吸急救知识。

（五）教育评价

患者及家属应认识疾病，并且了解、认识康复治疗的重要性；能积极主动的参与康复治疗、康复训练；能够掌握日常进食时食物性状的选择、体位、姿势、速度等；能够掌握治疗的要领及注意事项；能够复述出院后注意事项及继续康复治疗的重要性。

（六）出院教育

1. 康复治疗延续的重要性　康复治疗和训练可以防止吞咽相关的肌群发生失用性萎缩，加强口唇、舌和咀嚼肌的运动、提高吞咽反射的灵活性，改善摄食和吞咽的能力、减少吸入性肺炎、窒息、脱水、营养不良等并发症，增强患者自我生存能力，提高生活质量，减少社会和家庭负担。

2. 出院康复健康教育目标　不能经口进食的患者，患者和家属能够正确掌握肠内营养（造瘘、留置管饲、间歇管饲）的方法及注意事项，食物的调配及营养、温度、量。能经口进食的患者掌握正确的进食方法（如进食姿势、体位、一口量等）。能够讲述清楚导致疾病的高危因素，控制高血压、血糖等，建立良好的生活习惯。

3. 出院康复健康教育内容

（1）家庭康复及训练原则：康复治疗和训练是循序渐进、由易到难的过程。患者回到家庭后也应遵循这样的过程，不能过急、过量，以不疲劳为标准。

1）舌的运动训练：①牵拉按摩舌，每日 3 次，每次 2～3min。②舌在口腔内抵顶左右颊部，同时用手在颊部给舌以推阻力，力量随舌肌力量增加而增加，每日 3 次，左右各 10 次为一组，每次 2～3 组抗阻运动。③舌在口腔内左右翻转搅拌运动，即左右交替空咀嚼运动，每日 3 次，左右各 10 次为一组，每次 2～3 组空咀嚼运动。④弹舌运动：即舌用力抵顶硬腭，然后突然放下打出响声，每日 3 次，每次 20～30 个运动。⑤舌旋转运动：即舌在唇和牙齿之间顺时针旋转 5 次，再逆时针旋转 5 次，旋转运动 10 次为一组，每日 3 次，每次 2～3 组。

2）颊部运动训练：①双颊用力向口腔内吸入，每日 3 次，每次 20～30 个运动。②鼓腮模仿漱口运动，每日 3 次，每次 20～30 个运动。

3）双唇运动训练：①咂唇运动，即双唇紧闭，用力咂出响声，每日 3 次，每次 20～30 个运动。②将带牵拉线的纽扣含在双唇和牙齿之间，然后缩紧双唇，同时辅助者用力向外牵拉纽扣，至拉出止，一含一拉为一组，每日 3 次，每次 10～20 组。③双唇力量靶音训练，即大声用力清晰朗读绕口令，四句话是一组，每日 3 次，每次 3～5 组，训练时双唇感到微微酸麻、疲劳即可。

4）腭咽闭合训练：①含着 1 根吸管（另一端封闭）做吸吮动作，感觉腭咽弓有上提动作为佳，10 次一组，每日 3 次，每次 2～3 组。②两手放在双腿上用力推压，同时发"嘿"或用力咳嗽。或按住墙或桌子同时发音或咳嗽，感觉腭弓有上提运动，5 次一组，每日 3 次，每次 2～3 组。

5）呼吸训练：缩唇呼吸训练法：每次呼气持续 4 ~ 6s。吸气和呼气时间比为 1：2，每天练习 3 ~ 4 次，每次 15 ~ 30min。腹式呼吸训练法：一吸一呼为一个循环组，每天 3 次，每次 10 ~ 20 个循环组。

6）门德尔松吞咽法。

7）Shaker 训练法。

8）头部前倾训练方法：患者坐位，辅助者一手用力抵住患者前额，同时嘱患者用力点头推辅助者的手，同时下颌用力内收，坚持 5 ~ 10s。

9）反复吞咽唾液训练：口腔内喷水后，做咀嚼运动，刺激吞咽反射启动，点头用力吞咽。

10）口腔压力训练：患者坐位，身体前倾，下颌内收，将注水球囊导管放入患者口中，嘱患者用舌中部用力上抵硬腭挤压注水球囊，持续 5 ~ 8s，然后放松，取出气囊导管，嘱患者做一次空吞咽运动，此为一个循环训练，10 次训练为一组，每日 3 次，每次 2 ~ 3 组。

（2）按需用药：吞咽障碍的患者多数都存在基础疾病，如高血压、糖尿病、高血脂等，正确的使用及食用基础疾病的药物对于吞咽障碍患者非常重要，预防高危因素的发生。

（3）避免诱发因素、预防疾病再发及控制并发症：多数患者会因吞咽、咳嗽反射障碍，食物残渣和唾液清除能力弱更容易发生误吸，进而发生肺部的感染。注意患者口腔的清洁，选用正确的口腔护理方法。

（4）休息与饮食：患者出院回家后，有熟悉环境、心情自然放松，还有家人的陪伴，保证每日正常的 6 ~ 8h 睡眠时间，严重失眠的患者遵医嘱使用促睡眠药物。医院患者营养不良发生率为 30% ~ 55%，吞咽障碍患者出现营养不良和脱水的情况更多，回归家庭后照顾患者饮食更方便，保证患者的营养及水分摄入非常重要。

（5）定期复查：患者应定期复查引起吞咽障碍的疾病；血、尿常规；肝、肾功能；肺部的检查。

（6）注意事项

1）排泄：吞咽障碍患者出院后家属的关注度集中在饮食上，易忽略大小便问题。每日要观察患者排尿量、颜色、排尿次数。未排便时间不超过3d，便秘患者进行饮食调整，给予左侧卧位的开塞露深部灌肠，保留 15 ~ 20min，同时给予扩肛、顺时针腹部环形按摩。

2）窒息：是吞咽障碍患者致死的常见原因之一。窒息常见原因是口腔运送控制障碍，进食食团体积过大，质地过硬或过于黏稠，患者咳嗽反射延迟或缺失，昏迷或存在严重认知障碍以及胃食管反流等。急救处理时患者取头低脚高位以利引流，及时取出异物，开放气道，高浓度吸氧，改善通气，以及其他重要脏器的监测等。重点为保持呼吸道通畅，清除气道分泌物或异物。海姆立克急救法是一种急救手法，用于气道被物品或食物阻塞时，可以有效地预防或解除窒息。

（庞　灵）

第六节　疼痛患者的康复健康教育

》 一、疾病简述

（一）定义

疼痛是一种与组织损伤或潜在损伤相关的感觉、情感、认知和社会维度的痛苦体验。常伴有内分泌、代谢、免疫和精神、心理的改变。

（二）病因

疼痛通常由导致组织损伤的伤害性刺激引起。

1. **外部因素**　刀割、棒击等机械性刺激，电流、高温和强酸、强碱等物理化学因素均可成为伤害性刺激。

2. **内部因素**　疾病如癌症等导致组织细胞发炎或损伤时，释入细胞外液中的钾离子、5-羟色胺、乙酰胆碱、缓激肽、组胺等生物活性物质亦可引起疼痛或痛觉过敏。

3. **其他因素**　受凉、受潮湿、过度劳累和长期不适当的工作体位后发生疼痛。

（三）临床分类

根据病因可分为创伤性疼痛、病理性疼痛、代谢性疾病引起的疼痛、神经源性疼痛、复合因素引起的疼痛。按疼痛病程的长短分类为急性疼痛和慢性疼痛。按疼痛的程度分类为轻度疼痛、中度疼痛、重度疼痛和极重度疼痛。

》 二、疾病特点

疼痛是人体患病的重要信号，它提醒人们应及时去医院看病，这是疼痛对人体有利的一面。但在绝大多数情况下，疼痛对人体会带来的严重的危害，甚至引起灾难性后果。轻微的疼痛可使患者精神痛苦，影响饮食起居，导致生活质量下降；严重的疼痛将引起人体各个系统功能失调、免疫力低下而诱发各种并发症，甚至引致痛性残疾或影响到患者的生命。

三、心理特点

疼痛的阈值因人而异。因为痛觉的冲动发生于大脑皮质，大脑皮质对疼痛的反应除了与疼痛刺激的部位、强度、频率有关，还受患者心理状态的影响。幼年时的训练、忍耐力的培养、既往的经验、文化修养以及意志、信仰、意识、情绪、性格、环境、年龄、专心和分心等心理因素，都可以影响患者对疼痛刺激的反应。

据统计，在慢性疼痛患者中有高达 67% 的人有心理异常，其中人格障碍占 31%～59%。在接受腰痛治疗的患者中 70% 有癔症。疼痛患者常见的心理问题有抑郁、焦虑、恐惧、愤怒以及躯体形式的疼痛问题（患者表现符合某种躯体疾病的症状，但无法用该疾病来解释，目前被诊断为"与心理因素有关的疼痛症状"）。患者存在的心理问题有自我限制活动及条件反射。

四、康复健康教育程序

（一）康复健康教育评估

1. 身心状况评估

（1）相信患者的主诉（疼痛是主观的）：对疼痛的评估一定要相信患者的主诉，也就是说疼痛应该如患者所说的那样，而不是医护人员认为应该是怎样。

1）疼痛部位及范围。

2）疼痛性质：钝痛、锐痛或神经性疼痛。

3）疼痛的发作和持续时间：急性、慢性、强烈发作。

4）强度：常用疼痛程度评估量表包括疼痛数字分级法（numeric rating scale，NRS）、面部表情疼痛评分量表、主诉疼痛程度分级法（verbal rating scale，VRS）。针对不同患者选择适合的评估工具；主观疼痛评估工具适用于具有交流能力的患者；客观疼痛评估工具用于无法交流的患者及急性疼痛的评估，如面部表情疼痛评分量表适用于儿童、老年人及表达能力缺失者。同一位患者应使用同一种评估工具，患者病情发生变化时除外。

5）疼痛加重或缓解的因素：包括心理、社会和文化因素。

6）疼痛的伴随症状：如恶心、呕吐等。

7）以往治疗及目前用药情况：用药时间、剂量、效果及副作用。

（2）收集全面、详细的疼痛病史：包括患者的陈述，医生启发、引导以及家属的帮助。

1）既往病史、重要器官功能状况、过敏史及药物滥用史。

2）一般情况：体重、发热、畏寒、疲倦等。

3）呼吸系统：咳嗽、咳痰、胸闷气促、咯血等。

4）消化系统：吞咽困难、恶心、呕吐、消化不良等。

5）泌尿生殖系统：小便情况、阴道分泌物等。

6）神经系统：意识、步态、语言等。

7）肌肉、骨骼：关节、伤口、皮肤情况等。

（3）体格检查：应侧重于疼痛区域，而不要忽视引起疼痛的区域（例如肝转移时的右肩疼痛）。身体检查之后是特定的操作，以激发或改善疼痛。例如，可能通过局部触诊和操作引起由骨转移引起的疼痛。由硬膜外肿瘤扩展引起的脊髓压迫症首发症状多为背部疼痛，其疼痛可表现为 3 种类型：①局部疼痛，主要是由于肿瘤生长引起椎骨骨膜张力增加所致，多呈持续性、进行性，不受运动或休息影响。②脊柱痛，主要是由于脊柱结构异常所致，疼痛可随运动而加重，随休息而减轻。对此类患者进行脊柱固定，常可缓解疼痛。③根性痛，主要由于肿瘤刺激或压迫脊神经根所致。运动可使疼痛加重。根性痛以腰骶段病变多见（90%），其次为颈段（79%）和胸段（55%）。因此，全面的神经系统检查、手动肌肉测试、压痛点的检查、关节活动性评估和肌肉对称性检查是疼痛体格检查不可缺少的步骤。

（3）注意患者的精神状态并分析相关心理社会因素：在了解患者的病史时应观察患者的精神状态和心理反应，这有助于发现那些需要特殊精神心理支持的患者，以便做出相应的支持治疗。精神病和社会心理共病的评估对于解决可能对疼痛感知产生不利影响并加重患者痛苦的因素至关重要。

（4）治疗过程中的动态评估及疗效观察。

（5）评估疼痛时应注意患者的年龄、性别、性格和文化背景。

2. 能力的评估

（1）对疼痛的认知能力：评估并帮助患者正确认识和对待自己的疼痛、认识疼痛的影响因素。根据患者的理解和表达能力选择合适的疼痛评估工具。

（2）控制疼痛的能力：文化素质高的人，很可能集中在疼痛上，很难转移注意力；注意力很分散的人，往往较易转移。

（3）个体心理符合能力：心理素质好耐受力好，相反的较差。

（4）患者的活动能力。

3. 对康复知识学习需求 了解患者及家属对疼痛的认识程度；了解患者对疼痛管理重要性的认识；了解患者对疼痛康复治疗技术、康复知识的学习和掌握的要求。根据患者的需要提供相应的有针对性的健康教育。

（二）住院教育

1. 康复治疗的重要性　康复治疗对疼痛科发展具有推动作用：疼痛治疗与康复治疗两者结合可提高各自在医疗市场的适应能力、治疗范围和疗效，同时可增加患者就诊人次，充分利用门诊康复资源，且不会增加患者医疗费用，使疼痛医学和康复医学在短期内获得更大效益。康复治疗疼痛的方法多样，有多样化的疼痛评估体系，广泛适用于临床、家庭和个人，具体包括针灸、推拿、中药熏洗等替代疗法，手法治疗法，心理 - 躯体治疗技术和认知 - 行为治疗法等。疼痛教育和疼痛认知是康复治疗中相当于构建良好的意识前馈，有利于患者参与疼痛治疗计划的构建、完善，在有计划的训练中让患者对治疗中的进步与治疗师有目共睹，建立信心，配合治疗师完成疼痛治疗计划。

2. 康复健康教育目标

（1）减轻疼痛。

（2）促进功能快速康复。

（3）提高患者生活质量。

3. 康复健康教育内容

（1）讲解疾病：疼痛是一种与组织损伤或潜在损伤相关的感觉、情感、认知和社会维度的痛苦体验。疼痛是一种令人苦恼和痛苦的感受，常伴有内分泌、代谢、免疫和精神、心理的改变。

（2）解释疾病症状及存在问题：由于疼痛涉及临床各科，可发生于身体任何部位，其病因错综复杂，许多疼痛既是某些疾病的一组典型症候群或综合征，又可随着疾病的发展而变化。因此，对于疼痛的分类至今尚无统一的标准，临床分类方法多种多样，但还是以结合疼痛性质、部位和病因的分类方法较为实用。

（3）明确康复意义及目标：康复治疗师在治疗过程中，动态观察并评估和记录患者的疼痛情况，使患者的疼痛管理达到满意的状态。根据患者具体情况行个性化药物镇痛方法或者在自己的职权范围内运用一些非药物的方法为患者镇痛。通过康复健康教育解除疑虑和担忧，保证疼痛治疗的有效性，同时指导患者进行疼痛的自我管理。

（三）康复治疗及训练健康教育

1. 讲解康复治疗及训练项目

（1）疼痛康复治疗的常用药物：阿片类镇痛药，如吗啡、可待因、哌替啶、芬太尼、盐酸羟考酮缓释片；非阿片类镇痛药，如阿司匹林、保泰松、吲哚美辛、布洛芬、曲马多。

（2）疼痛治疗的其他方法：神经阻滞疗法、物理镇痛、中医镇痛、手术疗法。

（3）疼痛的心理疗法：心理治疗主要指在治疗过程中运用心理学的知识和方法来进行，医护人员通过语言、表情、文字、图画、电影、电视等对患者施加影响而达到治愈或减轻疾病的目的。疼痛心理治疗方法主要有暗示疗法、催眠疗法、松筋疗法、生物反馈疗法、认知疗法、行为疗法、认知 - 行为疗法等。

2. 康复技术指导

（1）药物治疗：药物治疗是疼痛治疗中基本和常用的方法。目的是使疼痛尽快缓解，有利于患者尽早恢复或获得功能性活动。常选用的药物包括镇痛、镇静药，抗痉挛药、抗抑郁药、糖皮质激素、血管活性药物和中草药。药物的使用要充分注意疼痛的特点，特别明确疼痛的病因、性质、程度、部位及对镇痛药物的反应。

（2）物理疗法

1）电刺激镇痛疗法：①经皮神经电刺激疗法，应用一定频率、一定波宽的低频脉冲电流作用于体表，刺激感觉神经达到镇痛的治疗方法。适用于术后伤口痛、神经痛、扭挫伤、肌痛、关节痛、头痛、截肢后残端痛和幻肢痛等。禁止将电极置于心脏起搏点、颈动脉窦部位、孕妇下腹部和腰部。认知障碍者不得自己使用此疗法。②深部脑刺激疗法，通过神经外科手术，将电极置入脑部，电刺激垂体，治疗一些顽固性疼痛。③其他疗法，经皮脊髓电刺激疗法、脊髓刺激疗法、间动电疗、干扰电疗等。

2）热疗和冷疗：①热疗可以提高痛阈，也可使肌梭兴奋性下降，导致肌肉放松，而减少肌肉痉挛；热可使血管扩张，增加血液循环，降低患部充血，促进炎症吸收；皮肤温度感受器受到刺激，可以抑制疼痛反射。常用于肌肉、关节和软组织病变所致的疼痛、退行性关节病变和椎间盘病变所致腰痛、痛性关节炎和肌筋膜炎等骨骼肌肉疾患、胃肠道和泌尿道平滑肌痉挛。常用的治疗有电热垫、电光浴、热水袋、热水浸泡、热水浴、热敷或蜡浴等。②冷疗可以降低肌张力，减慢肌肉内神经传导速度，从而减轻原发骨关节病变所致的肌肉痉挛。损伤（不严重的）初期（48h 内）使用冷疗能减轻疼痛，预防和减少出血与肿胀。常用于骨科手术后止痛及头痛、牙痛、轻度烫伤、早期肱骨外上髁炎。

（3）运动疗法：以生物力学和神经发育学为基础，采用主动和被动运动。患者有主动活动的能力时，更要提倡主动活动。运动对骨关节和肌肉的影响、骨代谢的影响及心理精神的影响有助于缓解疼痛。常与手法治疗合用，治疗疼痛的效果显著。

（4）松动术：通过生物力学与神经反射作用而达到止痛效果。应用手法：使关节的骨端能在关节囊和韧带等软组织的弹性所限范围内发生移动的操作技术，包括推动、牵拉和旋转。用于治疗疼痛的松动术常使用轻手法。目前以 Maitland 关节松动术最为常用。

（5）针灸、推拿和按摩：针灸可减轻或缓解疼痛。有助于肌肉的放松，改善异常收缩，纠正关节的紊乱，减轻活动时的疼痛。常用体针疗法、推拿和按摩法。

（6）身体支持和支具的应用：保持身体的正常对位、对线，可以缓解疼痛。患者应自身矫正、注意姿势。采用支具，如腕部支具、脊柱支具等，可以稳定和支持关节，减少肢体的压力和应力。注意合理使用支具和佩戴支具的时间。

（7）注意力转移疗法：指把注意力放在疼痛以外的刺激上。这种刺激可以是听觉的、视觉的或触觉、动觉的（即听、看、触、动）。如果能尽最大可能发挥感观系统的作用，这种方法将非常有效。比如可以想象一个欢乐轻松的场面，尽情发挥想象力，享受那些快乐的感觉。也可以计划一件向往已久的事情，比如一次晚宴、一次度假、一次棋牌游戏、重新布置房子等，想象其中的每个细节。

（8）放松疗法：通过锻炼放松肌肉，缓解血管痉挛，消除紧张焦虑情绪。因为疼痛加剧可以发生在任何地点，所以学会在不同的地点都能使用放松疗法是很重要的。

1）具体步骤：①尽可能让你自己感到舒适，可以闭上眼睛。②深吸气，屏气，然后慢慢呼气。③呼气的时候放松自己。④再吸气，慢慢呼气。⑤正常呼吸，不要继续深呼吸。⑥睁开眼睛，平静地、舒适地盯着房间里的某个地方。

2）注意事项：不要强迫自己放松，那样只会更紧张，每次呼气的时候都让全身的肌肉松弛，头脑里不断重复一个或几个单词或想象一个放松、平静或快乐的场面。如果思想可能不够集中，尤其在一开始的时候，轻轻地把它拉回来，继续正进行的步骤，不要因为注意力不集中而恼怒。1周左右，就能很容易地放松了。

（9）认知疗法：患者由于长期疼痛的影响，会产生焦虑、烦躁、恐惧、抑郁等不良情绪。和疼痛有关的思想分为有益的和无益的两种。有益的思维方式指那些能更有效地处理问题或压力源的思维方式；反之即为无益的思维方式。医护人员可以帮助患者记录疼痛日记，在出现易怒、焦虑、无助时，停下手中的事情，记录这些思想，分析疼痛时的思想，教育患者挑战自己的自动无益的思维，改变紧张应激 - 躯体反应 - 疼痛加重的恶性循环，建立自己处理问题的信心，逐步形成有益的思维方式。

（10）心理疗法：疼痛患者常伴有精神、心理的改变，心理因素在慢性疼痛治疗中起着重要作用。医务人员采用解释、鼓励和安慰等手段，帮助患者消除焦虑、忧郁和恐惧等不良心理因素，调动患者主观能动性，并树立信心，为配合治疗创造良好条件。

（四）康复健康教育

1. **饮食**　神经组织中含有糖脂，而碳水化合物是糖蛋白、黏蛋白和糖脂不可缺少的成分，故维持正常神经功能需要糖。脂肪是人体的重要组成成分，特别是磷脂和固醇，脑和外周神经组织都含有鞘磷脂，磷脂对动物生长发育很重要，并且也能增加脑的免疫能力。患者应多喝水，多吃水果、蔬菜，多吃燕麦。禁用刺激性调味品，如干辣椒、五香粉、芥末、咖喱粉等。禁饮各种酒类。膳食温度要适宜，不要过冷或过热，以避免化学和物理刺激，引起剧烈咳嗽。若刺激感觉纤维，易引起面部神经感觉减退及神经疼痛。并能刺激自主神经，加剧咀嚼肌萎缩。

2. **用药**　告知患者及家属药物的具体使用方法、副作用的预防及应对措施。按医嘱用药，在调整剂量、合用催眠药或镇静药时应有医生指导。止痛药要按时服用才能更好地止痛，不可擅自停药或增、减用药量及频次。患者使用止痛药物的药量是根据疼痛的程度来调整的，有些患者需要大剂量给药才能缓解。耐药和生理性依赖不同于成瘾。阿片类药物只是按时给药能有效控制疼痛，成瘾罕见，长期及重复用药仍有效。

3. **康复中注意事项**

（1）针对患者疼痛的诱发因素及注意事项等进行宣传教育。

（2）指导正确用药，重点强调在医生指导下用药，不可自行调整用药剂量和频率。

（3）配合康复治疗师评估疼痛的情况并接受其推荐的止痛方法。

（4）指导患者学会控制自己的不良情绪及对压力的反应，适当宣泄，使自己拥有愉快的心情。

（五）教育评价

患者能认识疼痛，减轻疼痛对心理的作用；患者及家属了解、认识疼痛康复治疗的重要性，能主动积极参与康复治疗、康复训练；能掌握和演示康复治疗方法及注意事项；患者疼痛得到减轻，机体功能快速康复以及生活质量提高。

（六）出院教育

1. **康复治疗延续的重要性**　目前国内的医院与社区和家庭间的服务没有实现很有效的衔接，而疼痛出院后仍需要延续性康复治疗，才能更好地帮助患者控制疼痛，合理用药以及提高生活质量。

2. **出院康复健康教育目标**　有效减轻患者疼痛，提高后期家庭康复治疗效果，提高患者生活质量。

3. **出院康复健康教育内容**

（1）继续活动、训练标准：为了实现足够的感觉运动和功能恢复，患者需要达到可接受的步行能力。

（2）按需用药：通过出院前有效沟通，树立正确的用药意识，正确掌握严格按照三阶梯原则用药，保证用药的完整性及连续性。

（3）避免诱发因素、预防疾病再发及控制并发症。

（4）休息与饮食：出院前为患者及家属制订详细的出院饮食指导。通过饮食提示卡及出院指导单的发放，使患者提高对饮食知识的掌握程度，并为患者起到提醒作用。

（5）定期复查。

（陈晓玲　梁　让）

第七节　压疮患者的康复健康教育

一、疾病简述

（一）定义

压疮（pressure sore）又称为压力性损伤，指皮肤和／或皮下组织由于受到压力、摩擦力或剪切力而导致的皮肤、肌肉和皮下组织的局限性损伤。通常发生在骨隆突处。

（二）好发部位

压疮多发于受压和缺乏脂肪组织保护、无肌肉包裹或肌层较薄的骨隆突处，并与卧床有密切的关系。

1. **仰卧位时**　好发于枕骨粗隆、肩胛部、肘部、骶尾部及足跟处，尤其好发于骶尾部。

2. **侧卧位时**　好发于耳郭、肩峰、肋骨、髋骨、股骨粗隆、膝关节内外侧及内踝部。

3. **俯卧位时**　好发于面颊、耳郭、肩峰、女性乳房、肋缘突出部、男性生殖器、髂前上棘、膝部和足趾等处。

4. **坐位时**　好发于坐骨结节、肩胛骨、足跟等处。

5. **易发生压疮的高危人群**　老年人或肥胖者，瘦弱、营养不良、贫血、糖尿病患者，意识不清和使用镇静剂患者，瘫痪、水肿、发热、疼痛患者，大小便失禁患者和因医疗护理措施（如制动、行石膏固定、手术、牵引等）而活动受限的患者。

（三）病因

1. **力学因素**　物理力的联合作用：造成压疮的三个主要物理因素是压力、摩擦力和剪切力。

（1）压力：来自于身体自身的体重和附加于身体的力。卧床患者长时间不改变体位，局部组织持续受压在 2h 以上时即可引起组织不可逆损害。

（2）摩擦力：来自皮肤与衣裤或床单等表面逆行的阻力摩擦。也可见于夹板内衬垫放置不当、石膏内不平整或有渣屑等；

（3）剪切力：两侧组织相邻表面间的滑行而产生的进行性相对位移而引起。与体位关系甚为密切。床头抬高使身体下滑，或坐轮椅者身体后倾时，均可产生与皮肤相平行的摩擦力及与皮肤垂直的垂力，从而在骶尾部和坐骨结节处产生较大的剪切力。

2. 理化因素刺激　局部皮肤温度升高时细胞代谢率增高，降低了对缺氧的耐受性；皮肤经常受到汗液、尿液及各种渗出物的刺激会变得潮湿，出现酸碱度改变，致使表皮角质层的保护能力下降，变得松软而脆弱。

3. 全身因素　全身营养不良或水肿、感觉或运动障碍，血液循环差、消瘦等都是压疮发生的高危因素。

4. 相关因素

（1）年龄：老年患者心脏血管功能减退，毛细血管弹性减弱，末梢循环功能减退，局部受压后更易发生皮肤及皮下组织缺血缺氧。

（2）吸烟：烟草中的尼古丁使末梢血管痉挛，局部营养不良，增加了组织的压疮易感性。

（3）应激：临床发现，急性损伤患者早期压疮发生率高。应激状态下激素大量释放，中枢神经系统和神经内分泌传导系统紊乱，伴胰岛素抵抗和糖脂代谢紊乱的内稳态遭破坏，组织的抗压能力降低。

（4）矫形器械使用不当：应用石膏和牵引时，限制了患者身体的活动。特别是夹板内衬垫放置不当、石膏内不平整或有渣屑、矫形器械固定过紧或肢体有水肿时，容易使肢体血液循环受阻，而导致压疮发生。

（四）临床分期与特点

Ⅰ期：皮肤完整，指压不变白的红斑。

Ⅱ期：部分皮质缺失。部分皮质缺失表现为浅表的开放性溃疡，创面呈粉红色，无腐肉。也可表现为浆液性水疱。

Ⅲ期：全层皮肤缺失。可见皮下脂肪，但骨、肌腱、肌肉并未外露。可有腐肉，但并未掩盖组织缺失的深度。可出现窦道和潜行。Ⅲ期压疮的深度依解剖学位置而不同。鼻梁、耳郭、枕骨部和踝骨部没有皮下组织，这些部位发生Ⅲ期压疮可呈浅表状。相反，脂肪多的区域可以发展成非常深的Ⅲ期压疮。骨骼和肌腱不可见或无法直接触及。

Ⅳ期　全层组织缺失，并带有骨骼、肌腱或肌肉的暴露。在创面基底某些区域可有腐肉和焦痂覆盖。通常会有窦道和潜行。Ⅳ期压疮的深度依解剖学位置而不同。鼻梁、耳郭、枕骨部和踝骨部没有皮下组织，这些部位发生的压疮可为浅表型。Ⅳ期压疮可扩展至肌肉和 / 或支撑结构（如筋膜、肌腱或关节囊），有可能引发骨髓炎。暴露的骨骼或肌腱肉眼可见或可直接触及。

（五）其他

1. **不可分期的压疮**　深度未知，全层皮肤和组织的缺损因腐肉或焦痂掩盖了组织损伤的程度，一旦腐肉和坏死组织去除后，将出现Ⅲ期或Ⅳ期压疮。注意：在缺血性肢体、踝部或是跟部稳定的焦痂（干燥、黏附牢固、完整且无发红）相当于机体自然的（或生物的）屏障，不应去除。

2. **可疑深部组织损伤**　深度未知，在皮肤完整且褪色的局部区域出现紫色或栗色，或形成充血的水疱，是由于压力和 / 或剪切力所致皮下软组织受损导致。此部位与邻近组织相比，先出现痛感、发硬、糜烂、松软、发热或发凉。在深肤色的个体身上，很难辨识出深层组织损伤。进一步发展可能会在深色创面上出现扁薄（细小）的水疱。该创面进一步演变，可覆有一薄层焦痂。即便使用最佳的治疗方法，也会迅速出现深层组织的暴露。

≫ 二、疾病特点

1. 指皮肤和皮下组织的局部损伤，通常位于骨突出部位，或与医疗器械或其他器具相关。

2. 可表现为皮肤完整或开放性溃疡，可伴有疼痛，这种损伤是由强和持久的压力或者压力联合剪切力引起的。

3. 软组织对压力和剪切力的耐受性可受微气候、营养、基础疾病和软组织情况的影响。

≫ 三、心理特点

压疮是临床常见的一种并发症，不是原发病，在当前的临床上有着较高的发病率。一旦发生压疮，对患者来讲不仅是一种躯体的应激，同时可造成心理创伤，并由此引起一系列的心理行为改变，严重影响患者的心理健康。

卧床患者的压疮是活动与功能损害引起的一个潜在且具有很大危险性的并发症。它的形成过程迅速，但治疗却是一个漫长过程，不仅给患者带来较大的痛苦和经济负担，而且还影响到患者疾病的康复，使得患者的生活质量严重下降。因此，有效的康复健康教育是压疮患者康复的一个重要环节，护理人员应充分了解压疮患者的心理效应并采取积极有效的心理护理和健康教育，以利于解除压疮患者的身心痛苦，帮助患者树立治疗的信心，促进其全面康复。

四、康复健康教育程序

（一）评估

1. 身心状况的评估 实施健康教育前，应全面评估身心状况。

（1）评估患者的一般情况：包括年龄、体重、身高、职业、家庭支持情况、医疗保障情况；了解患者的自理活动能力、疼痛评分、心理状态，主要目的是了解患者的治疗接受能力和存在的康复问题，以便于针对性开展健康教育。

（2）心理效应的危险因素评估：家属对患者态度与支持力度、医院环境、压疮疼痛的影响是患者产生不良心理效应和降低患者治疗信心的间接影响因素。

（3）患者心理状况的评估：应重视患者心理状况的评估，患者的心态、情绪等直接影响患者对健康教育内容和指导的依从性，这对于患者的病情恢复和压疮治疗工作的开展都十分不利。

2. 能力的评估

自理能力活动的评估：评估患者的活动能力，特别是在体位、姿势的调整和对于辅助设备、辅助人员方面的需要。根据患者自理能力的程度及受限的项目提供针对性、个性化的健康教育指导。同时评估陪护的照护能力，具体分析，进行相应的宣教指导。

3. 康复知识需求的评估 通过评估了解患者和陪护的文化程度、学习能力和对压疮康复知识的认识程度；了解患者和陪护对压疮康复治疗重要性的认识；了解患者接受的治疗和护理措施及效果。

根据评估的结果和患者需求，提供针对性、个性化的健康教育。

4. 专科评估

（1）评估患者病情、意识、活动能力及合作程度。

（2）压疮的局部评估：辨别压疮分期，观察压疮部位，对压疮的大小、潜行、分期、形状、部位、渗出液的量、有无感染及与压疮有关的疼痛进行全面评估。

（3）压疮的影响因素评估

1）内在因素：营养不良、运动障碍、感觉障碍、大小便失禁、急性病、年龄、体重、血管病变、脱水等。

2）外在因素：压力、剪切力和摩擦力、潮湿等。

3）诱发因素：坐、卧的姿势，移动患者的技术，大小便失禁，个体的社会状态和吸烟等。

（4）疼痛的评估：通过疼痛评估了解疼痛对患者活动、健康教育内容依从性及生活质量的影响程度，以便于为患者提供更有效的个体化的干预措施及健康教育。

（5）了解患者接受的治疗和护理措施及效果。

（二）住院教育

1. 康复治疗的原则　局部治疗为主，辅以全身治疗。

2. 康复健康教育的目标　健康教育的特定目标为改善对象的健康相关行为，使之全程重视和参与压疮的各项治疗和护理。可分为短期和长期目标。

（1）短期目标：提高患者及陪护对疾病及压疮康复治疗的认识。患者能掌握压疮发生的原因、好发部位、减压、预防方法，缓解患者不良情绪，提高患者及陪护康复治疗和护理的依从性。

（2）长期目标：促进患者压疮愈合，提高患者生活质量。

3. 康复健康教育的内容

（1）讲解疾病：应向患者及家属讲解与压疮有关的知识，告知患者及家属发生压疮的相关因素、预防措施和处理方法，使之能重视和参与压疮早期的各项护理，积极配合治疗。

（2）解释疾病症状及存在的问题：向患者及家属解释压疮后可能会出现的症状及可能存在的问题，并结合患者自己的症状体征解释其发生的原因。对于长期卧床的患者，在治疗压疮的过程中，常因为蛋白质摄入不足或丢失过多发生低蛋白血症；压疮患者因为创面长期暴露，如果换药及护理不规范，创面引流不畅，容易发生创面局部感染，严重时会引起全身中毒症状，引起骨感染，甚至导致败血症。

（3）明确康复意义及目标：让患者了解康复治疗及训练的意义及目标有助于提高患者康复治疗的积极性。压疮康复目标有避免局部组织长期受压；控制和治疗原发病；康复训练；防止感染，促进愈合；保持患者皮肤，促进皮肤血液循环；增进全身营养；健康教育。

（三）康复治疗及训练健康教育

1. 讲解康复治疗及训练方法　向患者讲解常用康复治疗及训练方法有利于缓解患者的焦虑情绪，引导患者主动参与和配合治疗过程。临床上针对压疮常用的康复治疗及训练方法有全身治疗、局部治疗和物理治疗三种。其中全身治疗主要以改善营养状况，纠正贫血或低蛋白血症，控制感染，积极治疗原发病，解除肌肉痉挛。局部治疗主要是根据患者具体的压疮分期或类型给予针对性康复治疗：清创和换药抗感染为主。根据压疮伤口情况，采取超短波、激光或紫外线等物理治疗。患者可根据疾病的不同时期、全身情况及伤口情况来具体选择治疗方法。

2. 康复技术指导

压疮的护理：

（1）避免压疮局部受压。

（2）长期卧床患者可使用充气垫或采取局部减压的措施，定期变换体位，避免压疮加重或出新的压疮。

（3）压疮Ⅰ期患者局部使用透明膜敷料或者水胶体敷料加以保护。

（4）压疮Ⅱ～Ⅳ期患者采取针对治疗和护理措施，定时换药，清除坏死组织，选择合适的敷料，皮肤脆薄的患者慎用透明膜敷料或水胶体敷料。

（5）对无法判断的压疮和怀疑深层组织损伤的压疮需进一步全面评估，采取必要的清创措施，根据组织损伤的程度选择相应的护理方法。

（6）根据患者情况加强营养。

（7）加强心理护理，鼓励患者树立信心，勤翻身。

3. 压疮的预防

（1）根据病情使用压疮危险因素评估表评估患者。

（2）对活动能力受限或者长期卧床的患者，定时变换体位或使用充气垫或采取局部减压措施。

（3）鼓励或协助患者每 2h 翻身 1 次；保护骨隆突处和支持身体空隙处；避免患者翻身、搬运时拖、拉、推，防止皮肤损伤；对长期卧床的患者，床头抬高 <30°，以减少剪切力的发生，对使用石膏、夹板、牵引的患者，衬垫应平整、松软。

（4）保持患者皮肤清洁，避免局部刺激，及时清除患者尿液、粪便、汗液等机体排泄和分泌物，避免使用肥皂和含有酒精用品清洁皮肤，保持床单位整洁、干燥、平整。

（5）大小便失禁患者及时清洁局部皮肤，肛周可涂皮肤保护剂。

（6）高危人群的骨突出皮肤，可使用透明膜敷料或水胶体敷料保护。皮肤脆薄者慎用。

（7）病情需要限制体位的患者，采取可行的压疮预防措施。如床上指导减压、轮椅减压技术指导。

（8）每班严密观察并严格交接患者皮肤情况。

（四）康复健康教育

1. 心理护理 护理人员在为压疮患者开展康复治疗工作时，加强与患者进行沟通交流，对患者的不良情绪进行开导，并将疾病相关的一些知识告知患者，从而让患者的不良情绪能够降低，消除他们在心理上存在的顾虑，积极配合康复治疗及护理工作。

2. **环境护理** 保证患者所居住病房具有较好的通风环境，保证患者病床床单的干燥、整洁，每日对病房进行清扫消毒等。

3. **饮食** 营养支持对伤口的愈合十分重要，伤口愈合过程需增加能量和蛋白质的摄入，尤其是本身就有营养不良的患者和处于应激分解代谢状态的患者。指导患者加强营养，对病情允许的患者，鼓励其摄入高蛋白、高纤维素、含锌的饮食，如牛奶、鱼类、蛋类等，以促进伤口愈合，必要时采取支持疗法，增加创面愈合能力。

4. **药物** 如患者伤口无法愈合或出现发热等感染症状，根据需要使用抗菌药物，严密观察患者血培养标本阳性检出的病原菌分布和耐药情况，及肝肾功能情况。若患者愿意，鼓励将调整体位作为减轻疼痛的手段。伤口清洗接近人体温度，有利于减轻换药时疼痛感受。更换敷料时，尽量避免使用能够引起疼痛的或引起疼痛较小的敷料。如果条件允许可以使用含布洛芬类敷料。伤口疼痛明显，根据 VAS 疼痛评分给予镇痛药，并严密观察患者用药后的反应。

5. **康复中注意事项**

（1）感觉障碍的患者避免使用热水袋或冰袋，防止烫伤或冻伤。

（2）受压部位在解除压力 30min 后，压红不消退者，缩短变换体位的时间，禁止按摩压红部位皮肤。

（3）正确使用压疮预防器具，不宜使用橡胶类圈状物。

（4）压疮 I 期患者禁止局部皮肤按摩。

（5）病情危重者，根据病情变换体位，保证护理安全。

（五）教育评价

在对压疮患者实施健康教育后应评价制订的健康教育干预计划的目标是否达到，既定目标是否准确；健康教育反馈渠道是否通畅。评价主要对所指导知识的掌握率和正确率，及患者在接受健康教育后不良行为改善情况、患者生活自理能力和社会参与能力改善情况、患者情绪状态情况、是否发生并发症等。

（六）出院教育

1. **康复治疗延续的重要性** 对一些出院后仍然卧床或生活不能完全自理的患者来讲，院外的压疮康复治疗是十分必要的。因此出院后应继续坚持康复训练的方法，有利于防止压疮复发和其他相关并发症的发生，很好地提高患者生活质量，真正回归家庭与社会。

2. 出院康复健康教育目标

（1）加强患者对院外康复治疗延续的认识及重视程度。

（2）提高患者对疾病康复知识及护理、康复注意事项的掌握程度。

（3）预防再次发生压疮：原有压疮复发或新的部位产生压疮。

（4）提高患者出院后康复治疗及训练的依从性。

3. 出院康复健康教育内容

（1）体位管理：对不能够自己翻身的患者，指导家属定时为其翻身，通常应当将翻身的时间间隔控制在 2h 为宜，在夜间可以将间隔时间适当延长；当需要为患者变换体位的时候，应当避免出现拖拽、牵拉等动作，避免患者局部组织与床单出现较大的摩擦。

（2）指导轮椅减压技术：患者用双上肢支撑身体、抬起臀部减压。不能用双上肢支撑身体者，可以躯干侧倾，使一侧臀部离开轮椅坐垫，坚持片刻后，换另一侧臀部抬起，交替地给左右臀部减压。

（3）日常皮肤管理：指导患者或家属检查皮肤，如果发现患者受压部位皮肤出现压疮早期现象时，应当加强对该部位的护理工作，如避免该部位再继续受压。保持床单干燥整洁，当发现患者床单存在污染或潮湿的情况时，需要尽快对患者的床单进行更换，提升患者的舒适度。

（4）休息与营养：出院后应注意休息，保持充足的睡眠，有利于保持良好的精神状态，恢复精力和体力，增强免疫力。饮食上应继续进食高蛋白、高纤维素、含锌的饮食食物，保证营养。

（5）定期换药：对压疮没有完全愈合的患者，应评估伤口情况，定期随诊和门诊换药。

（陈晓玲）

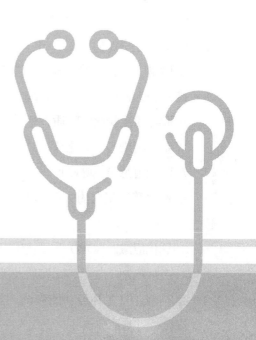

第六篇

常见疾病康复健康
教育

第十六章

呼吸系统疾病患者的康复健康教育

第一节 慢性阻塞性肺疾病患者的康复健康教育

一、疾病简述

（一）定义

慢性阻塞性肺疾病（chronic obstructive pulmonary disease，COPD）是一种常见的、可以预防和治疗的疾病。以持续呼吸症状和气流受限为特征，通常是由于明显暴露于有毒颗粒或气体引起的气道和/或肺泡异常所导致。

（二）病因

慢性阻塞性肺疾病的确切病因尚不清楚。导致此疾病发生的主要原因与吸烟、呼吸道感染以及环境污染等因素有关。这些反应存在个体易感因素和环境因素的互相作用。

1. **吸烟** 为重要的发病因素。吸烟者慢性支气管炎的患病率比不吸烟者高 2～8 倍，烟龄越长，吸烟量越大，COPD 患病率越高。

2. **职业粉尘和化学物质** 烟雾、工业废气、室内空气污染、变应原等。

3. **空气污染** 二氧化硫、二氧化氮、氯气等。

4. **呼吸道感染** 呼吸道感染是 COPD 发生发展的重要因素之一。

5. **蛋白酶抗蛋白酶失衡** 蛋白酶增多或抗蛋白酶不足均可导致组织结构破坏，产生肺气肿。

6. **氧化应激** COPD 患者氧化应激增加。

7. **炎症机制** 气道、肺实质及肺血管的慢性炎症是 COPD 的特征性改变。

8. **其他** 自主神经功能失调、营养不良、气温变化等。常见引发疾病有慢性喘息性支气管炎、阻塞性肺气肿、支气管哮喘、囊性纤维化等。

（三）COPD 严重程度评估

对确诊为 COPD 的患者，可以根据其 $FEV_1\%$ 预计值下降的幅度做出严重程度分级（表16-1）。

表 16-1 COPD 严重程度的评估表

分级	严重程度	分级标准
Ⅰ级	轻度	$FEV_1 / FVC < 70\%, FEV_1 \geq 80\%$ 预计
Ⅱ级	中度	$FEV_1 / FVC < 70\%, 50\% \leq FEV_1 < 80\%$ 预计值
Ⅲ级	重度	$FEV_1 / FVC < 70\%, 30\% \leq FEV_1 < 50\%$ 预计值
Ⅳ级	极重度	$FEV_1 / FVC < 70\%, FEV_1 < 30\%$ 预计值或 $FEV_1 < 50\%$ 预计值,伴慢性呼吸衰竭

二、疾病特点

慢性阻塞性肺气肿是由于吸烟、感染、大气污染等因素的刺激，引起终末细支气管远端（呼吸细支气管、肺泡管、肺泡囊和肺泡）的气道弹性减退，过度膨胀、充气和肺容积增大，并伴有气道壁的破坏。临床上以咳嗽、咳痰或伴有喘息及反复发作的慢性过程为特征。

慢性呼吸系统疾病已成为高患病率、高死亡率、高致残率的主要疾病之一，其中又以慢性阻塞性肺疾病最为多见。慢性阻塞性肺疾病是影响呼吸功能限制患者活动能力的主要原因，其疾病的主要特点是气流阻力增大及肺弹性回缩力下降所致的气流受限，影响正常的呼吸功能。

呼吸系统康复治疗已越来越受到人们的重视。康复治疗、健康教育能帮助患者尽可能恢复身心健康，减少疾病对功能的影响，改善呼吸功能，减少疾病的复发，减轻病痛，提高生活质量。

三、心理特点

COPD 是进展性疾病，疾病慢性迁延，反复感染发作，给患者生活质量带来很大影响。患者长期缺氧、气短、气促且疾病反复发作、消耗体能，疾病带来较大的心理压力和精神负担。为此 COPD 患者存在着焦虑、抑郁、恐惧等心理特点。要缓解和消除患者的上述心理障碍，需要把病情详细地告知患者，让患者知晓该病的发生、发展、预后、转归等。一方面让患者知道疾病的长期性和难治性，另一方面又要让患者充分理解医生的治疗措施以及对该病有效控制和缓解的方法，使其积极配合医生的治疗。鼓励及支持患者进行力所能及的各种社会活动和正常交往，积极配合功能锻炼，提高战胜疾病的信心。坚持运动训练，提高机体免疫力，减少发病，延缓疾病的进展。

》》 四、康复健康教育程序

（一）康复健康教育评估

1. **身心状况** 了解患者疾病的现状以及有无呼吸系统以外的其他伴随病症；了解肺功能状况、咳嗽、咳痰、反复发作病史；有无呼吸急促、发绀、并发症等；了解患者心理情况及家庭经济状况；了解患者及家属对疾病的态度及对康复的需求。

2. **能力的评估** 评估患者的身体功能现状；评估患者呼吸系统功能储备以及有氧运动能力；评估患者肌力、肌耐力、关节活动度以及平衡能力；明确康复治疗禁忌；对患者进行危险分层。

（1）可行 6min 或 12min 行走距离测定，以判断患者的运动能力及运动中发生低氧血症的可能性。

（2）日常生活能力评估：见表 16-2。

表 16-2　日常生活能力评估

0级	虽存在不同程度的肺气肿，但活动如常人，对日常生活无影响，活动时无气短
1级	一般劳动时出现气短
2级	平地步行无气短，较快行走、上坡或上下楼梯时气短
3级	慢走不及百步即有气短
4级	讲话或穿衣等轻微动作时即有气短
5级	安静时出现气短、无法平卧

3. **对康复知识学习需求** 了解患者及家属的文化程度、学习能力及对疾病的认识程度；了解患者及家属对康复治疗重要性的认识；了解患者及家属是否希望通过学习康复治疗以减轻临床症状，改善运动能力及日常生活自理能力，减轻精神压力，提高生活质量；了解患者及家属是否希望了解整个康复程序与康复措施。

（二）住院教育

1. **康复治疗的重要性** COPD 是一种严重危害人类健康的常见病、多发病。严重影响患者的生存质量，病死率高，并给患者及家庭甚至社会带来沉重的经济负担。根据 WHO 发表的一项研究，预计至 2020 年 COPD 的全球经济负担将跃居所有疾病的第 5 位。因此，在抗感染、对症治疗的基础上，对患者进行康复治疗，对改善 COPD 的临床症状有很大的帮助。

2. 康复健康教育目标　COPD 是一个不可逆转的病理生理、精神病理过程。临床只能对症治疗。通过有效的呼吸训练、运动疗法等康复治疗，挖掘呼吸潜力、增强体质，阻止或延缓肺部病变的进展，充分有效地利用残存的肺功能，提高身体活动能力，改善心理状态，增强生活自理能力，提高生命质量。

3. 康复健康教育内容

（1）讲解疾病：慢性呼吸系统疾病已成为高患病率、高死亡率、高致残率的主要疾病之一，其中又以 COPD 最为多见。由于大气污染及吸烟人数增加等因素，COPD 患者数有增加的趋势。COPD 的主要特点是气流阻力增大及肺弹性回缩力下降所致的气流受限，影响正常的呼吸功能。

（2）解释疾病症状及存在问题：本病多在冬季发病。常见的症状及存在问题：①咳嗽、咳痰，症状多在冬季加重，待气候转暖时逐渐减轻，存在季节性变化的规律。吸烟者常在晨起后咳嗽和咳痰，痰多为白色黏液痰。继发感染时咳黄脓痰，剧烈咳嗽时痰中带血。②呼吸困难，早期仅在活动后如登楼梯或快步行走时出现；晚期休息时也喘，甚至影响说话。严重时可出现呼吸衰竭。③全身症状，疲乏、无力、食欲下降与体重减轻等。④并发症，自发性气胸、肺部急性感染、呼吸衰竭、慢性肺源性心脏病、消化性溃疡。COPD 因肺功能进行性减退，严重影响患者的生活质量。

（3）明确康复意义及目标：COPD 患者的康复治疗不但要针对疾病的急性期，更重要的是在其相对稳定阶段进行康复治疗，以期减缓慢性过程的发展。通过有效的康复治疗，使患者及家属能了解 COPD 的发病因素，消除或缓解低氧血症，尽可能恢复身心健康，减少疾病对功能的影响，改善呼吸功能，减少疾病的复发。提高患者的生活质量。

（三）康复治疗及训练健康教育

1. 讲解康复治疗及训练项目

（1）选择健康的生活方式：坚持平衡的膳食，戒烟酒，规律生活，保持情绪稳定。

（2）药物治疗：以对症治疗为主。急性发作期主要选用敏感抗菌药物控制感染，同时用祛痰药、支气管解痉药来控制炎症和保持呼吸道通畅，从而缓解缺氧和二氧化碳潴留。

（3）呼吸功能再训练：指导患者做深而慢的腹式呼吸和缩唇呼吸。腹式呼吸使呼吸阻力减低，潮气量增大，死腔通气比率减少，气体分布均匀，通气／血流比例失调改善。缩唇呼吸增加气道外口段阻力，使等压点移向中央大气道，防止气道过早闭合。

（4）运动训练：可以改善心肺功能，恢复活动能力。运动训练是呼吸功能康复的重要组成部分，包括下肢训练、上肢训练及呼吸肌训练。

（5）保持和改善呼吸道的通畅：有效咳嗽、体位引流排痰。

（6）吸氧疗法：休息时 $PO_2 < 50mmHg$ 应予以吸氧。改善低氧血症引起的神经精神症状及呼吸困难。减轻肺动脉高压、减轻右心负荷、改善呼吸功能不全。

（7）放松练习：一般要求患者取舒适体位。放松训练有助于阻断气短、气急所致的精神和肌肉紧张，减少体内能量消耗，提高通气效率。

（8）物理治疗：①超声雾化吸入疗法。②体内膈肌起搏器疗法。

（9）ADL 技能指导：活动前做好计划安排，工作节拍快慢适度，轻重工作交替进行，活动中间休息，尽量节省体力，避免不必要的耗氧。

（10）防范感冒：防感冒按摩，冷水洗脸，食醋熏蒸，增强体质。

（11）心理疗法：热情关心、同情、帮助患者，鼓励患者增强战胜疾病的信心，解除各种不必要的顾虑，动员家属和朋友一起做工作，鼓励参加力所能及的社会活动。

2. 康复技术指导

（1）重建生理性呼吸模式：教会患者及家属呼吸训练方法。掌握腹式呼吸、缩唇呼吸，并坚持练习。①缩唇呼吸：教会患者用鼻吸气用口呼气，呼气时嘴唇缩成吹笛状。气体经缩窄的嘴唇缓慢呼出，吸气与呼气之比为 1 : 2 或 1 : 3。②腹式呼吸：患者取立位或坐位，一手放于腹部，一手放于胸部吸气胸部不动，呼气时腹部内陷，尽力将气呼出。每练习 3 ~ 5 次，宜暂停数分钟然后再练习，如此反复直到完全掌握，以后要坚持腹式呼吸练习。掌握腹式呼吸应把缩唇呼吸融入其中能有效增加呼吸运动的力量和效率，调动通气的潜力。③呼吸训练要领：思想集中，肩背放松，先呼后吸，呼时经口，吸时经鼻，细呼深吸，不可用力。

（2）耐力运动训练：通常采用步行练习，步行速度至出现轻至中等呼吸旁人谈话为宜，对重症患者建议边吸氧边活动，以增强其活动信心。活动时间从 5min 开始，以后逐渐增加运动时间至 20 ~ 30min，每天 1 ~ 2 次，长期坚持。耐力训练前后作全身体操或放松体操，以做准备活动或整理活动。

（3）氧疗：教会家属氧气袋或氧气瓶吸氧的一般操作。吸氧可以 24h 持续或以夜间为主，氧流量 1 ~ 2L / min，浓度为 24% ~ 30%。COPD 患者，要注意因吸氧而造成二氧化碳麻醉，氧流量休息时 <3L / min，运动时 <5L / min。

（四）康复护理健康教育

1. **饮食**　因 COPD 是消耗较大的疾病，饮食应富于营养、易消化高热量、高蛋白、高维生素饮食，多食新鲜水果、蔬菜，养成定时、定量进食的习惯。急性期一般给半流质，缓解期给普食，鼓励多饮水。

2. **用药**　药物治疗可以缓解慢阻肺症状，减少急性加重的频率和严重程度，改善健康状况和运动耐力。至今为止，在临床研究中，没有一种治疗慢阻肺的药物可以延缓肺功能的长期下降。长效支气管扩张剂和 / 或吸入型糖皮质激素可暂时延缓肺功能下降。

3. **康复中注意事项**

（1）急性期卧床休息：注意咳嗽、咳痰情况，观察痰的性质、颜色及量。定时改变体位，轻拍背部，协助排痰。

（2）无并发症的轻型肺气肿患者，应根据具体情况安排适量活动，将腹式呼吸练习和一般性全身运动相结合，如气功、太极拳、医疗步行等。

（3）在疾病缓解期坚持康复运动。

（五）教育评价

患者能认识 COPD 的知识及治疗；患者及家属了解、认识康复治疗、饮食治疗的重要性，能主动积极参与康复治疗、康复训练；能积极预防及控制 COPD 的危险因素，了解控制诱因及戒烟的重要性；能建立健康的生活习惯；掌握腹式呼吸动作要领及运动疗法的技术与运动中注意事项，能复述出院后注意事项及继续康复训练的重要性。

（六）出院教育

1. **康复治疗延续的重要性**　由于 COPD 具有长期性与反复性的特点，预后及疗效不确定，严重影响着患者的日常生活，降低了生活质量，故延续护理已成为 COPD 护理的重要内容。通过住院期间的健康教育以及出院后的家庭访视、电话随访、短信提示、集中辅导等方式，强化了 COPD 稳定期患者在院外漫长康复过程中的自我管理，强调患者个体是疾病自我管理的中心，患者本身即具有责任和能力进行自我管理。

2. **出院康复健康教育目标**　通过康复治疗及健康教育，使患者及家属能了解疾病的发病因素，提高对于疾病的认识及预防疾病的重要性，控制症状，减少 COPD 发作、提高生活质量。对于有 COPD 高危因素的人群，应定期进行肺功能检测，以尽可能早期发现COPD 并及时予以干预。

3. **出院康复健康教育及疾病预防**

（1）家庭康复及训练原则：COPD 康复是一项长期、艰苦的工作，锻炼应量力而行，其难度、强度和量都应循序渐进。运动时和运动后均不该出现明显气短、气促或剧烈咳嗽，如果出现与平常不同的变化，例如疲劳、乏力、头晕等，应暂停训练，并及时就诊。

（2）按需用药：应在医护人员指导下，严格遵医嘱用药。如出现恶心、呕吐、颜面潮红、烦躁、皮肤瘙痒、皮疹等不良反应，应立即就医。

（3）避免诱发因素、预防疾病再发及控制并发症：①各种年龄及各期的 COPD 患者均应戒烟。戒烟有助于减少呼吸道黏液的分泌，降低感染的危险性，减轻支气管壁的炎症，使支气管扩张剂发挥更有效的作用。② COPD 患者易患呼吸道感染，继发细菌感染使支气管炎症状加重。可采用防感冒按摩，冷水洗脸，食醋熏蒸，增强体质及疫苗注射等方法来预防。③指导家庭氧疗，可改善低氧血症，鼓励患者坚持长期低浓度氧疗，并注意用氧安全，防火、防油、防震。

（4）休息与饮食：一般急性重症期，患者应卧床休息，取舒适且有利于改善呼吸状态的体位，可取半卧位或坐位，病情允许可协助趴伏在桌上。缓解期和恢复期，根据一般的情况，指导患者合理的活动和休息计划，避免耗氧量较大的活动，并在活动中增加休息。鼓励患者进食富于营养、易消化、高热量、高蛋白、高维生素饮食，食用富含粗纤维的食物，防止便秘发生。

（5）定期复查：定期到呼吸门诊随访，出现急性加重时应及时去医院就诊。外出随带急救药。

（6）预防及注意事项：家庭内应备有支气管解痉药、抗生素、痰液溶解剂，提高患者的自我保护意识，做好预防措施。必要时应备有氧气，掌握正确使用方法。

（滕立英　李彩菊）

第二节　支气管哮喘患者的康复健康教育

》 一、疾病简述

（一）定义

支气管哮喘（bronchial asthma）简称哮喘，是由多种细胞（特别是肥大细胞、嗜酸性粒细胞和 T 淋巴细胞、中性粒细胞、气道上皮细胞等）和细胞组分参与的气道慢性炎症性疾病。这种慢性炎症导致气道对各种刺激的敏感性增加，通常出现广泛多变的可逆性气流受限。

（二）病因

支气管哮喘的病因错综复杂，还不十分清楚。目前认为主要包括两个方面，即患者个体的过敏体质和外界的环境因素。

1. 个体过敏体质因素　包括遗传因素、免疫状态、精神心理状态、内分泌和健康状况等。

2. 环境因素　主要包括某些激发因素，如各种特异性和非特异性吸入物、感染、食物、药物、气候变化、运动、妊娠、居住条件、职业社会因素等；各种变应原，如尘螨、真菌、花粉、动物毛屑等；刺激性气体，如二氧化硫、氨气等。

（三）支气管哮喘的分类、分型

1. 根据免疫学分型　过敏性哮喘和非过敏性哮喘，以过敏性哮喘更为常见。过敏性哮喘又可分为 IgE 介导和非 IgE 介导的过敏性哮喘，这是目前被广泛认可的哮喘病分类方法。

2. 根据发病诱因分类　根据常见发病诱因的不同而将哮喘病分为过敏性哮喘、感染性哮喘、运动性哮喘、药物性哮喘、职业性哮喘、心因性哮喘以及某些特殊类型的哮喘（如月经性和妊娠性哮喘）等。

3. 根据临床表现分类

（1）急性发作期：指气促、咳嗽、胸闷等症状突然发生，常有呼吸困难，以呼气流量降低为其特征，常因接触刺激物或治疗不当所致。

（2）慢性持续期：在哮喘非急性发作期，患者仍有不同程度的哮喘症状。根据临床表现和肺功能可将慢性持续期的病情程度分为四级。

（3）缓解期：系指经过或未经治疗症状、体征消失，肺功能恢复到急性发作前水平，并维持 4 周以上。

4. 根据病情严重程度分类　临床上通常将慢性哮喘的病情依据严重程度分为四型：①轻度间歇性哮喘。②轻度持续性哮喘。③中度持续性哮喘。④重度持续性哮喘。根据患者是否有气道阻塞和阻塞的严重程度将哮喘病分为隐匿型哮喘、咳嗽变异性哮喘、难治性哮喘（difficult asthma）和脆性哮喘（brittle asthma）等。

≫ 二、疾病特点

支气管哮喘是以嗜酸性粒细胞浸润、肥大细胞反应为主的气道慢性炎症。是机体对抗原性或非抗原性刺激引起的一种气管、支气管反应性过度增高的疾病。通过神经、体液而导致气管支气管发生可逆性的痉挛、狭窄。诱发因素有吸入性变应原、感染、食物、药物、气候改变、精神因素、内分泌因素、各种年龄、不同性别的人均可患病，一年四季可发作，但儿童以春冬季发作为多见。

临床上表现为反复发作性的喘息、呼气性呼吸困难、胸闷和咳嗽等症状，尤其在夜间和/或清晨发作、加剧。多数患者可自行缓解或经治疗缓解。其病程较长，分急性发作期和缓解期，若诊治不及时，长期反复发作可产生气道不可逆性狭窄和气道重塑。

三、心理特点

支气管哮喘可引起患者心理障碍，一般认为患者的心理障碍多表现为焦虑和抑郁。患者因活动受限可导致自卑、抑郁，对疾病发作后果的认识不同，也导致患者心理反应各异。社会、家庭和医务人员对患者的心理状态也有较大影响，患者社会活动减少和社会角色的变化可使自尊心降低，产生失助感和抑郁。一些治疗哮喘的药物直接影响中枢神经系统，可引起患者心理或情绪的改变，影响患者的精神活动。

四、康复健康教育程序

（一）康复健康教育评估

1. **身心状况评估**　了解患者疾病状况，发病前是否接触过过敏原，有无呼吸道感染；主要存在的康复问题，肺功能状况，有无并发症等；了解患者及家属心理情况；了解患者居住环境以及过敏史；了解患者是否掌握了控制哮喘发作的方法；了解患者及家属对疾病的态度及对康复的需求。

2. **能力的评估**　评估患者的身体功能现状；评估患者呼吸系统功能储备以及有氧运动能力；评估患者肌力、肌耐力、关节活动度以及平衡能力；明确康复治疗禁忌；对患者进行危险分层。

（1）呼吸功能评估：通气功能检查：哮喘发作时呼气流速的全部指标显著下降，呈阻塞性通气功能障碍。1秒钟呼气容积（FEV_1）、1秒率（FEV_1/FVC%）、最高呼气流量（PEF）、最大呼气中段流量（MMER）均减少。

（2）特异性过敏原的检测：可用放射性过敏原吸附试验（RAST）测定特异性IgE，过敏性哮喘患者血清IgE可较正常人高2～6倍。在缓解期可做皮肤过敏试验判断相关的过敏原，但应防止发生过敏反应。

（3）哮喘严重度的分级及日常生活能力评定见表16-3。

表 16-3 哮喘严重度的分级及日常生活能力评定

病情程度	临床表现	血气分析	血氧饱和度	支气管舒张剂
轻度	对日常生活影响不大,可平卧,说话连续成句,步行、上楼时有气短。呼吸频率轻度增加,呼吸末期散在哮鸣音,脉率 < 100 次 / min。可有焦虑	PaO_2 正常 $PaCO_2 < 45mmHg$	> 95%	能被控制
中度	日常生活受限,稍事活动便有喘息,喜坐位,讲话常有中断。呼吸频率增加,哮鸣音响亮而弥漫。脉率 100 ~ 120 次 / min,有焦虑和烦躁	PaO_2 :60 ~ 80mmHg $PaCO_2 \leqslant 45mmHg$	91% ~ 95%	仅有部分缓解
重度	日常生活受限,喘息持续发作,只能单字讲话,端坐呼吸,大汗淋漓,呼吸频率大于 30 次 / min,哮鸣音响亮而弥漫。脉率 > 120 次 / min,常有焦虑和烦躁	$PaO_2 < 60mmHg$ $PaCO_2 > 45mmHg$	≤ 90%	无效
危重	患者不能讲话,出现嗜睡、意识模糊,哮鸣音明显减弱或消失。脉率 > 120 次 / min 或变慢和不规则	$PaO_2 < 60mmHg$ $PaCO_2 > 45mmHg$	< 90%	无效

3. **对康复知识学习的需求** 了解患者及家属的文化程度、学习能力及对疾病的认识程度;了解患者及家属对康复治重要性的认识;了解患者及家属对康复治疗及康复知识学习、掌握的要求。

（二）住院教育

1. **康复治疗的重要性** 支气管哮喘是因过敏原或其他过敏因素引起的一种气管、支气管反应性过度增高的疾病。通过康复治疗及健康教育,使者及家属能了解支气管哮喘发病因素,增加患者对支气管哮喘疾病的认识,改善症状,增强体质,减少复发,减轻疾病对生活的影响程度。

2. **康复健康教育目标** 为改善支气管哮喘患者的呼吸功能。提高患者的生存质量,控制病情的发展,延长患者生命,应采取积极的康复治疗。控制患者哮喘症状,通过有效的康复训练、运动疗法,解除气道阻塞中的可逆因素,预防呼吸道感染等并发症,阻止或延缓肺部病变的进展,提高身体活动能力,增强生活自理能力,帮助患者调整精神状态,改善心理状态。

3. **康复健康教育内容**

（1）讲解疾病:急性发作时典型表现为发作呼气性呼吸困难或发作性胸闷和咳嗽,伴有哮鸣音。严重者呈强迫坐位或端坐呼吸，甚至出现发绀等；干咳或咳大量白色泡沫痰。部分患者仅以咳嗽为唯一症状（咳嗽变异性哮喘）。在夜间及凌晨发作和加重常是哮喘的特征之一。青少年可在运动时出现胸闷、咳嗽和呼吸困难，称为运动性哮喘。发作间歇期患者常自觉胸闷不适，肺部听诊呼吸音减弱，无哮鸣音，但多数患者症状和体征全部消失。

（2）解释疾病症状及存在问题：哮喘患者的临床表现可有多种形式，一般分为先兆期、发作期和缓解期。发作时表现为呼吸困难、咳嗽、哮鸣三症状。临床表现为突然的、反复发作的喘息、呼气性呼吸困难、胸闷和咳嗽，症状在夜间或凌晨发作或加剧。多数患者可自行缓解或经治疗缓解。严重哮喘发作在24h以上，经过一般治疗不能缓解，称哮喘持续状态。伴有胸痛、呼吸困难、张口端坐呼吸及出现呼吸、循环衰竭。哮喘长期发作可并发慢性支气管炎、慢性阻塞性肺气肿、自发性气胸、肺不张、肺气肿、慢性肺心病。

（3）明确康复意义及目标：支气管哮喘是因过敏原或其他过敏因素引起的一种气管、支气管反应性过度增高的疾病。通过康复治疗及健康教育，使患者及家属能了解支气管哮喘发病因素，消除或控制哮喘发作，防止病情恶化和减少并发症，减少发作次数，提高患者的生活质量。

（三）康复治疗及训练健康教育

1. 讲解康复治疗及训练项目

（1）去除病因：脱离过敏性环境和排除过敏原，有感染者用抗生素。

（2）药物治疗：解除支气管痉挛，常用茶碱类、拟肾上腺素类、抗胆碱能类、肾上腺皮质激素等。

（3）对症处理：加强呼吸道湿润，适当氧疗，纠正水、电解质、酸碱平衡紊乱，补充能量，维持液体入量2 500～3 000ml。

（4）呼吸训练：支气管哮喘发作时通常为呼气性呼吸困难，这是由于肺泡不能充分呼出气体所造成的。掌握正确的腹式呼吸可以在病情发作时依靠膈肌的力量帮助肺内残气呼出，使肺通气量增加，改善缺氧状态。

（5）物理治疗：有空气负离子疗法、超声雾化吸入疗法、高压氧疗法。

（6）运动疗法：哮喘患者运动锻炼不仅可以改善患者身体素质，还可以提高机体的抗病能力和对外环境的适应能力。在常见的运动项目中，适合哮喘患者参加的依次是游泳、划船、太极拳、练功十八法、体操、羽毛球、散步、骑自行车、慢跑等。患者可参加一些轻松、娱乐性强的运动和比赛，在轻松愉快的心境中还可以达到锻炼身体的目的。切忌运动量大，急性发作期不宜运动。

（7）传统康复疗法：有针灸疗法、贴敷疗法等。

2. 康复技术指导

（1）教会患者及家属呼吸训练方法，掌握腹式呼吸、缩唇呼气，并坚持练习。①腹式呼吸应深而缓，患者取立位或坐位，一手放于腹部，一手放于胸部，吸气时尽力挺腹，胸部不动，呼气时腹部内陷，尽力将气呼出。每练习 3～5 次，宜暂停数分钟，然后再练习，如此反复直到完全掌握。持之以恒坚持腹式呼吸的练习。②缩唇呼气增加气道外口阻力，使等压点移向中央大气道，防止气道过早闭合。缩唇呼气吸气与呼气之比为 1∶2 或 1∶3，教会患者用鼻吸气、用口呼气，呼气时嘴唇缩成吹笛状，气体经缩窄的嘴唇缓慢呼气。③呼吸训练要领见慢性阻塞性肺疾病。

（2）医疗步行：是最简单易行的有氧运动。步行宜在优美、温暖、潮湿的环境中进行，做好准备运动，先慢后快，循序渐进，切忌急于求成。活动时的心率一般以本人最高心率的 60%～70% 为度，每次 15～30min，每天 1～2 次。有严重运动性哮喘的患者应在运动前预防性吸入色甘酸钠或沙丁胺醇，5～10min 后再进行步行训练，以尽力避免运动性哮喘发作。

（四）康复护理健康教育

1. 饮食　选择营养丰富、易消化，低盐、高维生素、清淡无刺激的食物。避免食用鱼、虾、蟹，以免诱发哮喘发作。

2. 用药　药物吸入疗法是 WHO 积极推荐的哮喘治疗首选方案。具有起效快、用药少、副作用小和疗效好的优点。吸入药物主要分为平喘药和抗炎药两类。药物治疗可以缓解症状，减少急性加重程度。

3. 疾病预防及注意事项

（1）劳逸结合：避免过度紧张，保持情绪稳定，建立健康、有规律的生活方式。

（2）居室及工作环境空气清新、安静，禁放花草或毛毯等，戒烟，预防呼吸道感染。找出致敏原和诱因，避免接触过敏原，或在医生指导下坚持做脱敏治疗。

（3）学会使用气雾剂，要认识哮喘发病先兆，及时用药控制，减轻哮喘症状。发作时采取坐位或半坐位，减轻呼吸困难。

（4）缓解期加强机体锻炼，增强御寒能力，预防感冒，加强自我管理能力，避免哮喘发作。

（5）定期去医院随访，运动及外出时随身携带气雾剂等急救药。

（五）教育评价

患者能认识疾病，了解发作前先兆及发作时表现。患者及家属了解、认识康复治疗及预防的重要性，能主动积极参与康复治疗、康复训练；能讲述清除高危因素、控制诱发因素及戒烟的重要性；能建立健康的生活习惯；掌握腹式呼吸的动作要领及运动疗法的技术与运动中注意事项；能复述出院后注意事项及继续康复训练的重要性。

（六）出院教育

1. **康复治疗延续的重要性** 在漫长的治疗过程中，患者和患者家属对哮喘发病机制的认识、对治疗方案的依从性、对哮喘病情的自我监测以及能否正确应用吸入气雾剂等因素对该病的疗效和预后极为重要。由于支气管哮喘反复发作、迁延不愈，预后及疗效不确定，严重影响着患者的日常生活，降低了生活质量，通过住院期间的健康教育以及出院后的家庭访视、电话随访、短信提示、集中辅导等延续性方式，帮助患者在回归家庭或社区后，在康复过程中完成有效的自我管理。

2. **出院康复健康教育目标** 支气管哮喘是一个不可逆转的病理生理过程。通过有效的呼吸训练、运动疗法、放松训练等康复治疗方式改善哮喘症状，增强体质，阻止或延缓肺部病变的进展。充分有效地利用残存的肺功能，提高身体活动能力，改善心理状态，增强生活自理能力，提高生命质量。

3. **出院康复健康教育预防**

（1）家庭康复及训练原则：运动强度应因人而异，避免剧烈运动，锻炼宜在哮喘发作间歇期进行，当哮喘频繁发作、体力较弱时，不可勉强坚持。

（2）按需用药：应在医护人员指导下，严格遵医嘱用药，了解常用平喘药物的作用、正确用量用法、不良反应等。当哮喘控制不佳时及时与医生取得联系及时治疗，以终止哮喘严重发作。

（3）避免诱发因素、预防疾病再发及控制并发症：哮喘患者在冬春季时可戴上口罩，既可保湿保温，避免因冷空气伤害或呼吸系统干燥而诱发哮喘，又可有效挡住空气中的各种漂浮物对呼吸系统的侵害，避免因呼吸过敏而诱发哮喘。

（4）休息与饮食：一般急性重症期，患者应卧床休息。缓解期和恢复期，根据一般的情况，指导患者合理的活动和休息计划，避免耗氧量较大的活动，并在活动中增加休息。保证患者的饮食平衡，营养搭配要合适，尤其是要增强患者体内所需的微量元素，包括维生素，尽量减少氧自由基对皮肤组织的伤害，若是因过敏导致的哮喘发作，由于其体质特殊，在饮食上应少食或不食不同寻常的蛋白食物。

（5）定期复查：定期到呼吸门诊随访，出现急性加重时应及时去医院就诊，外出随带急救药。

（6）预防及注意事项：家庭内应备有支气管解痉药、抗生素、痰液溶解剂，提高患者的自我保护意识，做好预防措施。

（滕立英　李彩菊）

急性呼吸窘迫综合征患者的康复健康教育

》》 一、疾病简述

（一）定义

急性呼吸窘迫综合征（acute respiratory distress syndrome，ARDS）是在严重感染、休克、创伤及烧伤等非心源性疾病过程中，肺毛细血管内皮细胞和肺泡上皮细胞损伤造成弥漫性肺间质及肺泡水肿，导致的急性低氧性呼吸功能不全或衰竭。

（二）病因

1. **直接肺损伤因素** 严重肺部感染、胃内容物吸入、肺挫伤、吸入有毒气体、淹溺、氧中毒等。

2. **间接肺损伤因素** 严重感染、严重的非胸部创伤、急性重症胰腺炎、大量输血、体外循环、弥散性血管内凝血等。

此外，按照致病原不同，ARDS 的病因也可以分为生物致病原和非生物致病原两大类。生物致病原主要包括多种病原体，如细菌、病毒、真菌、非典型病原体和部分损伤相关分子模式（DAMPs）、恶性肿瘤等；非生物致病原主要包括酸性物质、药物、有毒气体吸入、机械通气相关损伤等。

（三）严重程度分层

ARDS 是临床常见危重症。诊断及严重程度分层：

1. **起病时间** 已知临床病因后 1 周之内或呼吸症状加重。

2. **胸部影像** X 线胸片或 CT 扫描，可见双侧阴影且不能完全用胸腔积液解释，肺叶或肺萎陷、结节。

3. **肺水肿** 其原因不能通过心力衰竭或水负荷增多来解释的呼吸衰竭，如果没有危险因素，就需要客观评估排除静水压水肿。

4. **缺氧程度** ①轻度：$200mmHg < PaO_2 / FiO_2 \leqslant 300mmHg$，PEEP 或 CPAP $\geqslant 5cmH_2O$，轻度 ARDS 组中可能采用无创通气。②中度：$100mmHg < PaO_2 / FiO_2 \leqslant 200mmHg$，PEEP $\geqslant 5cmH_2O$。③重度：$PaO_2 / FiO_2 \leqslant 100mmHg$，PEEP $\geqslant 5cmH_2O$。说明：如果所在地区纬度高于 1 000m，应引入校正因子计算：$[PaO_2 / FiO_2（气压 / 760）]$。

》》 二、疾病特点

ARDS 急性起病，在直接或间接肺损伤后 12～48h 内发病。常规吸氧后低氧血症难以纠正。平时肺部体征无特异性，急性期双肺可闻及湿啰音，或呼吸音减低。急性起病时呼吸急促，心率增加，鼻翼扇动，三凹征明显。低氧血症者出现发绀。右心衰竭患者出现下肢水肿、肝脏增大等体征。

早期病变以间质性为主，胸部X线片常无明显改变。病情进展后，可出现肺内实变，表现为双肺野弥漫性肺浸润影。无心功能不全证据。病情危重者可出现意识障碍，甚至死亡等。急性呼吸窘迫综合征患者诊疗过程中，常出现呼吸机相关性肺炎、呼吸机相关肺损伤、深静脉血栓形成、机械通气困难脱机、肺间质纤维化等症。病因不同，ARDS患病率也明显不同。严重感染时ARDS患病率可高达25%～50%，大量输血可达40%，多发性创伤达到11%～25%，而严重误吸时，ARDS患病率也可达9%～26%。同时存在两个或三个危险因素时，危险因素持续作用时间越长，ARDS患病率进一步升高ARDS的病死率介于30%～60%，近期研究多数在40%左右。

三、心理特点

ARDS由于发病突然，病情危重和进行性呼吸困难等使患者感到极度不安、恐惧、甚至绝望；若患者应用呼吸机而无法表达意愿时，可表现出急躁和不耐烦；危重病以及ICU诊疗使患者暴露于严重的精神、心理和身体应激中，从而导致存活患者即使在出院后仍可能持续存在精神心理问题。ARDS存活患者虽然其肺功能可能基本恢复正常，但其生活质量较差。这些患者常伴有焦虑、抑郁。此外，ARDS存活患者记忆力、注意力和工作能力等也有明显下降。

四、康复健康教育程序

（一）康复健康教育评估

1. **身心状况** 了解患者疾病的现状，有无呼吸系统以外的其他伴随病症；肺功能状况、肺损伤病史；有无呼吸急促、发绀、并发症等；了解患者及家属心理情况；了解患者家庭对疾病的态度及家庭经济状况；了解患者以及家属对康复的需求等。

2. **能力的评估** 评估患者的身体功能现状；评估患者呼吸系统功能储备以及有氧运动能力；评估患者肌力、肌耐力、关节活动度以及平衡能力；明确康复治疗禁忌；对患者进行危险分层。

（1）血气检查：典型的改变为低氧血症、低碳酸血症酸碱、高pH，晚期可出现代谢性酸中毒及呼吸性酸中毒。氧合指数是确诊ARDS的必要条件。

（2）血流动力学监测：肺动脉楔压（PAWP）＜12mmHg。

3. **对康复知识学习需求**　了解患者及家属的文化程度、学习能力及对疾病的认识程度；了解患者及家属对康复治疗重要性的认识；了解患者及家属是否希望通过学习康复治疗以减轻临床症状，改善运动能力及日常生活自理能力，减轻精神压力，提高生活质量；了解患者及家属是否希望了解整个康复程序与康复措施。

（二）住院教育

1. **康复治疗的重要性**　随着医疗技术的不断进步，ARDS 病死率呈逐步下降。然而，ARDS 存活病例也面临着严重的问题，ARDS 患者可能遗留长期生理、心理和认知功能障碍，以及肌无力、疼痛、疲劳等，导致生命质量下降，影响就业和家庭收入，医疗费用增加，给家庭和社会带来沉重负担。因此，ARDS 患者的长期结局成为一个重要的公共健康问题。患者的生命质量及能否重返工作岗位等长期结局甚至成为比存活本身更重要的问题。

2. **康复健康教育目标**　随着对 ARDS 患者长期后遗症的认识，对 ARDS 患者的康复健康教育目标不再局限于生理功能的恢复，还应重视认知功能和精神健康。通过有效的康复训练、运动疗法，增强体质，阻止或延缓肺部病变的进展，充分有效地利用残存的肺功能，提高身体活动能力，改善心理状态，增强生活自理能力，提高生命质量。

3. **康复健康教育内容及预防**

（1）讲解疾病：ARDS 是由肺内原因和/或肺外原因引起的，以顽固性低氧血症为显著特征的临床综合征。有较高病死率。不同病因所致的急性呼吸窘迫综合征发病机制也各有不同。临床表现多呈急性起病、呼吸窘迫以及难以用常规氧疗纠正的低氧血症等。传统的急性呼吸窘迫综合征的治疗包括机械通气治疗与非机械通气治疗两大类。

（2）解释疾病症状及存在问题：ARDS 是临床常见危重症，多种危险因素可诱发 ARDS。患者发病突然，病情危重，存在进行性呼吸困难。预防、控制原发病，遏制其诱导的全身失控性炎症反应，是预防和治疗 ARDS 的必要措施。

（3）明确康复意义及目标：ARDS 患者伴有病死率高、机械通气时间长、并发症高等特点，早期及时准确的临床治疗以及适度的肺康复锻炼能提高患者氧合，改善患者预后，预防 ARDS 及并发症的发生。通过康复治疗及健康教育，使患者及家属能了解 ARDS 发病因素，消除或缓解低氧血症，防止病情恶化和减少并发症，减少发作次数，提高患者的生活质量。

（三）康复治疗及训练健康教育

1. **讲解康复治疗及训练项目**

（1）治疗：ARDS 的治疗包括机械通气治疗与非机械通气治疗两大类。机械通气是主要治疗手段，按照机械通气方式的不同，可以分为无创通气与有创通气。无创通气依赖面罩进行通气，有创通气则依赖气管插管或气管切开导管进行通气。非机械通气治疗手段包括：肺水清除与液体管理、肺泡表面活性物质补充疗法、β受体激动剂应用、他汀类药物应用、糖皮质激素应用、抗凝剂应用、抗氧化剂与酶抑制剂的应用、血液净化治疗、营养干预等。

（2）康复训练项目：①应用血管活性药物稳定患者循环状况。②调整呼吸机通气策略，确保低潮气量在 4～6ml/kg，PEEP 控制在 10～15cmH₂O。③每日实施间歇性肺复张训练，每日 2 次，将训练时间保持在 30s～20min。清理患者气道，加快患者痰液排出速度。对于无法通过自身进行有效排痰的患者来讲，则需要利用纤维支气管镜吸痰，确保患者呼吸道通畅。④将患者床头抬高 30°～45°，每次 3～6h，每日 4 次。⑤在患者拔除气管插管后，指导患者进行深呼吸训练。

2. 康复技术指导　分阶段肺康复锻炼技术应用于 ARDS，可加快患者肺功能康复速度，避免并发症的发生，改善患者氧合指数。

（1）第一阶段：患者处于急性期，呼吸循环不稳定，在血管活性药物维持下，氧合指数 $PaO_2/FiO_2 < 100mmHg$。①呼吸机通气康复指导：低潮气量、高呼气末正压通气（PEEP）、间断性肺复张，潮气量 4～6ml/kg，PEEP 维持在 15～25cmH₂O，每次肺复张 30s～2min，每日 12 次。②气道管理：促进排痰，有效吸痰，必要时采用纤维支气管镜吸痰。③体位治疗：俯卧位通气或半坐卧位，开始每次 3～6h，每天 4 次，逐渐延长到每次 8～12h。④活动锻炼：被动的肢体活动及肌肉按摩每天 4 次；气压治疗每天 4 次，每次 30min；理疗师给予神经肌肉电刺激，每天 1 次。⑤注意事项：行肺复张时严密观察脉搏血氧饱和度（SpO₂）、心率、血压变化，如出现血压下降、心率增快、氧合指数下降，提示缺氧加重应及时终止或告知医生调整参数。

（2）第二阶段：患者呼吸循环相对稳定或使用小剂量血管活性药，PaO_2/FiO_2 维持在 100～200mmHg，患者清醒，上肢肌力达Ⅲ级以上。①呼吸机通气康复指导：在第一阶段的基础上，适当增加潮气量，降低 PEEP，延长肺复张的时间，减少频次。潮气量 6～8ml/kg，PEEP 维持在 10～15cmH₂O。每次肺复张 3～5min，每天 6～8 次。②气道管理：促进排痰，有效吸痰，必要时行纤维支气管镜吸痰。③体位治疗：高坐位，高侧位，每次 30～60min，每天 6 次。④活动锻炼：床上拉橡皮绳、握力器、四肢抬高肌力训练，每天 4 次，每次从 30s 开始；带机床边坐立，每天 1 次，每次从 3min 开始逐渐过渡到每天 2 次。

（3）第三阶段：患者呼吸循环稳定，$PaO_2/FiO_2 > 200mmHg$，双上肢肌力达Ⅳ级及以上。①呼吸机通气康复指导：呼吸机模式采用压力支持，间断脱机。②气道管理：促进排痰，有效吸痰。③活动锻炼：带机下床活动，逐渐实现床旁坐、站、行，每天2次，每次站立从2min开始逐渐增加。④呼吸锻炼：在脱机期间指导患者行深呼吸、吹气球等训练。⑤注意事项：在上述康复训练期间，如患者不能耐受，氧合指标有明显变化应立即停止。

（四）康复护理健康教育

1. **饮食**　急性期一般给半流质，缓解期给普食，鼓励多饮水。指导患者饮食应富于营养、易消化、高热量、高蛋白、高维生素饮食，多食新鲜水果、蔬菜，养成定时、定量进食的习惯。

2. **用药**　药物治疗可以缓解ARDS症状，减少急性加重的频率和严重程度，改善健康状况和运动耐力。

3. **预防及康复中注意事项**

（1）注意患者低氧血症和呼吸窘迫的症状，给予合理氧疗，观察氧合指标。

（2）维持呼吸循环稳定。

（3）预防呼吸道感染等并发症。

（五）教育评价

患者能认识ARDS的知识及治疗：患者及家属了解、认识康复治疗、饮食治疗的重要性，能主动积极参与康复治疗、康复训练；能积极预防及控制疾病发生、发展的危险因素；讲述控制诱因及戒烟的重要性；能建立健康的生活习惯；掌握运动疗法的技术与运动中注意事项；能复述出院后如何预防疾病的发生及注意事项，明白继续康复训练的重要性。

（六）出院教育

1. **康复治疗延续的重要性**　由于ARDS患者起病急、病情凶险，预后及疗效不确定，严重影响着患者的日常生活，降低了生活质量。通过住院期间的健康教育以及出院后的家庭访视、电话随访、短信提示等方式，强调患者进行自我管理。增加患者对疾病的认识，改善症状，增强体质，减少复发，减轻疾病对生活的影响程度。

2. **出院康复健康教育目标**　通过康复治疗及健康教育，使患者及家属能了解ARDS的发病因素，提高对于疾病的认识。通过有效的康复训练方法，控制患者呼吸困难症状，增强体质，阻止或延缓肺部病变的进展，充分有效地利用残存的肺功能，提高身体活动能力，改善心理状态，增强生活自理能力，提高生命质量。

3. **出院康复健康教育内容及预防**

（1）家庭康复及训练原则：运动强度应因人而异，教会患者避免氧耗量大的活动，并在活动中增加休息。锻炼宜在疾病缓解期、患者能耐受的情况下进行，当出现喘息、乏力、胸闷、体力较弱时，不可勉强坚持。

（2）按需用药：应在医护人员指导下，严格遵医嘱用药，了解常用药物的作用、正确用量用法、不良反应等。当出现呼吸窘迫时及时与医生取得联系，及时治疗，避免不良事件的发作。

（3）避免诱发因素、预防疾病再发及控制并发症：避免与 ARDS 相关的危险因素的发生，如休克、感染、严重创伤、弥散性血管内凝血、吸入刺激性气体、溺水、大量出血、急性胰腺炎、氧中毒、药物或麻醉品中毒等。

（4）休息与饮食：一般急性重症期，患者应卧床休息。缓解期和恢复期，指导患者合理的活动和休息计划，避免耗氧量较大的活动，并在活动中增加休息。ARDS 患者处于高代谢状态，患者应多补充高热量、高蛋白、高维生素、高脂肪饮食，必要时遵医嘱行肠内或肠外营养，以避免发生营养代谢失调和电解质紊乱。

（5）定期复查：定期到呼吸门诊随访，出现急性加重时应及时去医院就诊，外出随身携带急救药。

（6）预防及注意事项：提高患者的自我保护意识，做好预防措施，一旦发现呼吸频速，PaO_2 降低等肺损伤表现，给予呼吸支持和其他有效的预防及干预措施，及时就医，防止 ARDS 进一步发展和重要脏器损伤。

（滕立英　张　娜）

第四节　慢性呼吸衰竭患者的康复健康教育

》》一、疾病简述

（一）定义

呼吸衰竭（respiratory failure）是各种原因引起的肺通气和换气功能严重障碍，以致不能进行有效的气体交换，导致缺氧伴（或不伴）二氧化碳潴留，从而引起一系列生理功能和代谢紊乱的临床综合征。在海平面、静息状态、呼吸空气条件下，并排除心内解剖分流和原发于心排血量降低等致低氧因素，动脉血氧分压（PaO_2）< 60mmHg，伴或不伴有二氧化碳分压（$PaCO_2$）> 50mmHg，即为呼吸衰竭。

（二）病因

1. **气道阻塞性病变** 如气管 - 支气管的炎症、痉挛、肿瘤等，COPD 和重症哮喘是临床最为常见的导致呼吸衰竭的气道阻塞性病变。

2. **肺组织病变** 各种类及肺泡和间质的病变，如肺炎、肺气肿、严重肺结核、弥漫性肺纤维化、肺水肿、硅肺等。

3. **肺血管疾病** 如肺栓塞、肺血管炎等。

4. **胸廓及胸膜病变** 如严重的自发性或外伤性气胸、胸部外伤造成连枷胸、严重的脊柱畸形、大量胸腔积液伴有胸膜肥厚与粘连等。

5. **神经及呼吸肌病变** 如脑血管疾病、颅脑外伤、脑炎、药物中毒，脊髓灰质炎、重症肌无力、有机磷农药中毒、严重钾代谢紊乱等。

（三）分类

1. **按动脉血气分析分类** ①Ⅰ型呼吸衰竭：缺氧无 CO_2 潴留，或伴 CO_2 降低（Ⅰ型）见于换气功能障碍（通气 / 血流比例失调、弥散功能损害和肺动 - 静脉样分流）的病例。②Ⅱ型呼吸衰竭：系肺泡通气不足所致的缺 O_2 和 CO_2 潴留，单纯通气不足，缺 O_2 和 CO_2 潴留的程度是平行的，若伴换气功能损害，则缺 O_2 更为严重。只有增加肺泡通气量，必要时加氧疗来纠正。

2. **按病程分类** 按病程又可分为急性和慢性。急性呼吸衰竭指前述五类病因的突发原因，引起通气或换气功能严重损害，突然发生呼吸衰竭的临床表现，如脑血管意外、药物中毒抑制呼吸中枢、呼吸肌麻痹、肺梗死、ARDS 等，如不及时抢救，会危及患者生命。慢性呼吸衰竭多见于慢性呼吸系统疾病，如慢性阻塞性肺病、重度肺结核等，其呼吸功能损害逐渐加重，虽有缺 O_2 或伴 CO_2 潴留，但通过机体代偿适应，仍能从事日常活动。

》》 二、疾病特点

慢性呼吸衰竭常为支气管肺疾患所引起，如慢性阻塞性肺疾病（COPD）、重症哮喘、严重肺结核、支气管扩张症、弥漫性肺组织纤维化、硅肺等，其中 COPD 最常见。胸廓病变，如胸部手术、外伤、广泛胸膜增厚、胸廓畸形，亦可引起呼吸衰竭。

慢性呼吸衰竭在原有肺部疾病（常见于 COPD）基础上呼吸功能障碍逐步加重，致使气体交换不能正常进行，造成呼吸功能的损害逐渐加重，经过较长时间发展为呼吸衰竭。由于慢性呼吸衰竭呈缓慢发生，有时持续时间较长，早期虽有低氧血症或伴有高碳酸血症，但机体通过代偿适应，生理功能障碍和代谢紊乱较轻，患者仍能从事一般的工作或日常生活活动。一旦由于呼吸道感染加重或其他诱因导致病情急性加重，在短时间出现

PaO_2 明显下降，$PaCO_2$ 显著升高，此时可称为慢性呼吸衰竭急性加重。

三、心理特点

慢性呼吸衰竭患者由于呼吸困难、对疾病缺乏正确认识、环境陌生等，产生紧张、恐惧、孤独的心理变化。部分患者由于病情反复发作预后差，疗效不明显，经济负担重，恐惧情绪的延续等而产生痛苦、郁闷、焦虑的心理现象。家庭经济条件较好的患者，或是离休老人，表现为习惯于患者角色，依赖医护人员及家属的照顾，宁愿卧床而不愿活动的心理现象。

四、康复健康教育程序

（一）康复健康教育评估

1. **身心状况** 了解患者疾病的现状，有无呼吸系统以外的其他伴随病症；肺功能状况、肺损伤病史；有无呼吸急促、发绀、并发症等；了解患者及家属心理情况，有否焦虑、恐惧心理；了解患者家庭对疾病的态度及家庭经济状况；了解患者及家属对康复的需求。

2. **能力的评估** 评估患者的身体功能现状；评估患者呼吸系统功能以及有氧运动能力；评估患者肌力、肌耐力、关节活动度以及平衡能力；明确康复治疗禁忌；对患者进行危险分层。

（1）血气分析评估

1）进行酸碱失衡判断：主要通过血气结果中 HCO_3^- 与 $PaCO_2$ 这两个关键参数并结合 pH 的变化来进行判断。

2）呼吸功能判断：当 $PaO_2 < 60$ mmHg，$PaCO_2$ 降低或正常时为Ⅰ型呼吸衰竭；当 $PaO_2 < 60$ mmHg，$PaCO_2 > 50$ mmHg 时，为Ⅱ型呼吸衰竭。

（2）判别急性与慢性：一般情况下急性患者血气结果中常有 pH 改变，慢性病变时 pH 常常接近或已经正常（代偿），并持续 1 个月以上。

（3）运动能力的评估：用最大摄氧量（VO_2max）评估运动能力。正常值：大于预计值的 84%（表 16-4）。

表 16-4　用最大摄氧量（VO_2max）评估运动能力

VO_2max /(ml·kg^{-1})	运动能力	备注
25 ~ 39	一定强度娱乐比赛,如高尔夫球、赛马等	能胜任日常工作

续表

VO₂max /(ml·kg⁻¹)	运动能力	备注
20 ~ 24	娱乐运动,如走路(7km / h)、骑车(14km / h)等	日常工作
10 ~ 19	休闲家务,如走路(7km / h)、家务劳动等	
6 ~ 9	少量活动,如坐着或站着干点活等	

3. **对康复知识学习需求**　了解患者及家属的文化程度、学习能力及对疾病的认识程度;了解患者及家属对康复治疗重要性的认识;了解患者及家属是否希望通过学习康复治疗以减轻临床症状,改善运动能力及日常生活自理能力,减轻精神压力,提高生活质量;了解患者及家属是否希望了解整个康复程序与康复措施。

(二)住院教育

1. **康复治疗的重要性**　慢性呼吸衰竭具有较高的致死率,患者主要表现为呼吸困难、心悸、咳痰、胸闷、运动耐量下降等。慢性呼吸衰竭患者应进行康复治疗,否则不仅会影响患者的生存质量,还会威胁患者的生命。

2. **康复健康教育目标**　控制患者原发病症状,改善缺氧和 CO_2 潴留所致的呼吸困难和多脏器功能障碍,帮助患者调整精神状态,防止负性情绪加重,控制病情的发展,减少长期后遗症的发生,延长患者生命,提高患者的生存质量。

3. **康复健康教育内容**

(1)讲解疾病:慢性呼吸衰竭多在原有肺疾病的基础上发展而来,最常见原因是COPD。早期可表现为 Ⅰ 型呼吸衰竭,随着病情加重、肺功能减退,表现为 Ⅱ 型呼吸衰竭;慢性呼吸衰竭稳定期,虽然 PaO_2 降低、$PaCO_2$ 升高,但机体通过代偿,患者仍可以从事一般的日常工作和活动;一旦呼吸道感染加重或其他诱因,可导致慢性呼吸衰竭急性发作。

(2)解释疾病症状及存在问题:由于慢性呼吸衰竭缓慢发生,有时持续时间较长,虽能保持一定的工作能力和生活自理能力,但反复发作,可使患者身心受到严重损害。因此,有必要向慢性呼吸衰竭患者进行健康教育,以减慢呼吸频率,缓解呼吸困难,增强活动能力,减少急性发作,提高生存质量,延长生存时间。

(3)明确康复意义及目标:对于慢性呼吸衰竭的治疗不但要针对其急性期,更重要的是在其相对稳定阶段进行康复治疗,以期减缓慢性过程的发展。通过康复治疗及健康教育,使患者及家属能了解慢性呼吸衰竭的发病因素,消除或缓解低氧血症,防止病情恶化和减少并发症，减少发作次数，提高患者的生活质量。

（三）康复治疗及训练健康教育

1. 讲解康复治疗及训练项目

（1）选择健康的生活方式：坚持平衡的膳食，戒烟酒，规律生活，保持情绪稳定。

（2）药物治疗：以对症治疗为主。急性发作期主要选用药物控制症状，同时用祛痰药、支气管解痉药来控制炎症和保持呼吸道通畅，从而缓解缺氧和氧化碳潴留。

（3）建立通畅的气道，首先要注意清除口咽部分泌物或胃内反流物，多翻身拍背，协助痰液排出。

（4）氧疗：合理的氧疗不仅能提高动脉血氧分压和血氧饱和度，还能减轻呼吸做功和降低缺氧性肺动脉高压，减轻右心负荷。纠正缺氧是慢性呼吸衰竭康复治疗的根本目的，吸氧则是快速有效的手段。

（5）机械通气：机械通气是抢救其生命的重要措施，是能使呼吸肌休息、减少做功的有效方法。

（6）呼吸肌的锻炼：呼吸肌力量减弱、耐力降低是导致慢性呼吸衰竭的重要原因之一。恢复呼吸肌的功能是慢性呼吸衰竭康复治疗的重要内容。常用的方法是腹式呼吸，此外全身运动，如步行、登楼梯、体操等，均可增强全身肌肉力量，提高通气储备。

（7）放松练习：一般要求患者取舒适体位。放松训练有助于阻断气短、气急所致的精神和肌肉紧张，减少体内能量消耗，提高通气效率。

（8）物理治疗：①超声雾化吸入疗法。②体内膈肌起搏器疗法。

（9）ADL技能指导：活动前做好计划安排，工作节拍快慢适度，轻重工作交替进行，活动中间休息，尽量节省体力，避免不必要的耗氧。

（10）心理疗法：由于呼吸困难和对窒息的恐惧，患者经常处于焦虑状态。此外，由于慢性缺氧引起器质性脑损害，也可表现有认知、情绪等神经精神症状。鼓励及支持患者进行力所能及的各种社会活动和正常交往，积极配合功能锻炼、提高战胜疾病的信心。

2. 康复技术指导

（1）呼吸训练

1）肌肉松弛训练：慢性呼吸衰竭患者常因气促、气急而产生焦虑和恐惧，使辅助呼吸肌群处于紧张状态，组织耗氧量增加，进一步加重缺氧，产生恶性循环。这一训练通过放松紧张的辅助呼吸肌群，尤其是放松肩部和颈部的辅助呼吸肌，减少不协调呼吸，降低呼吸肌耗氧量，缓解呼吸困难症状，提高呼吸效率。

2）腹式呼吸法：训练开始每日2次，每次10～15min，以后逐渐增加次数和时间，争取成为自然呼吸习惯。

3）缩唇呼气法：是提高支气管内压最简单的方法，其通过增加呼气时的阻力，防止支气管及小支气管被增高的胸内压过早压瘪，增加肺泡内气体排出，减少肺内残气量，从而可吸入更多的新鲜空气，缓解缺氧症状。

4）缓慢呼吸：缓慢呼吸有助于减少解剖死腔，提高肺泡通气量。因为当呼吸急促时，呼吸幅度必然较浅，潮气量变小，解剖死腔所占的比值增加，肺泡通气量下降，而缓慢呼吸可纠正这一现象，但过度缓慢呼吸可增加呼吸功，反而增加氧耗，因此每分钟频率宜控制在 10 次左右。

5）呼吸操训练：包括深呼吸与扩胸、弯腰、下蹲和四肢活动等相结合的各种体操运动，分为卧、坐、立位体操，原则先从卧位体操开始锻炼，熟练掌握后按顺序转移到坐位和立位体操。

（2）排痰训练

1）有效咳嗽：临床上并非所有的咳嗽都可排出气道内分泌物，而无效的频繁咳嗽还易导致疲倦、胸痛、呼吸困难及支气管痉挛加重。所以咳嗽训练的目的就是让患者控制无效咳痰，学会有效咳嗽，以促进气道分泌物的排出。

2）体位引流：根据病变部位采取体位，以利于潴留的分泌物随重力作用流入大支气管，然后再经口咳出。

（3）运动疗法：慢性呼吸衰竭的患者在缓解期主要采用有氧训练和医疗体操，包括上、下肢训练及呼吸肌训练，训练方案应结合患者个体情况、兴趣和环境，并且简单易行又不昂贵，如呼吸操、太极拳、散步、游泳、爬山、上下楼梯、踏车等。训练强度则因人而异，以自感劳累为运动强度指标，一般每周训练 2～3 次，每次持续运动 20～30min。

（4）氧疗：患者如动脉血气氧分压持续 < 50mmHg 或氧饱和度 < 90% 可通过气管导管、鼻塞导管或面罩每天给氧。氧疗的目的是使患者在静息状态下，达到 $PaO_2 \geqslant 60mmHg$ 和使 SaO_2 升至 90%，以维持重要器官的功能，保证周围组织的供氧，延缓肺心病的发生，明显改善生活质量。

（四）康复护理健康教育

1. **饮食** 根据病情轻重给予相应的指导。①重症期：给予高蛋白、高热量、高维生素、易消化的流质或半流质饮食。在心功能允许的情况下，鼓励多饮水，补充足够的水分。使痰液易于咳出，减少并发症。②缓解期：逐步增加食物中的蛋白质和维生素，食物以软而于消化的半流质为主，可选用稀肉粥、馒头、新鲜蔬菜及水果等，每天 5～6 餐。③恢复期：进普食，食物宜软，清淡可口。

2. **用药** 药物治疗可以缓解症状，减少急性加重的频率和严重程度，改善健康状况和运动耐力。应在医护人员指导下遵医嘱用药，用药物过程中如出现恶心、呕吐、颜面潮红、烦躁、皮肤瘙痒、皮疹等应立即告诉医护人员。

3. **疾病预防及康复中注意事项**

（1）活动：急性期卧床休息；保持一般活动能力无并发症的患者，应根据具体情况安排适量活动，坚持康复运动。

（2）疾病预防：提高机体免疫能力，预防感冒及呼吸道感染。早期积极控制呼吸道感染，及时治疗慢性支气管炎，预防及控制慢性呼吸衰竭的发生。

（3）保持呼吸道的通畅，维持基本的氧合和通气。

（五）教育评价

患者能认识慢性呼吸衰竭的知识及治疗；患者及家属认识康复治疗、饮食治疗的重要性，能主动积极参与康复治疗、康复训练，能积极预防及控制慢性呼吸衰竭的危险因素，建立健康的生活习惯；掌握腹式呼吸动作要领及运动训练的技术与运动中注意事项，能复述出院后注意事项及继续康复训练的重要性。

（六）出院教育

1. **康复治疗延续的重要性** 由于慢性呼吸衰竭具有长期性与反复性的特点，预后及疗效不确定，严重影响患者的日常生活。患者出院后仍需继续实施规范化康复护理的策略。通过住院期间的健康教育以及出院后的家庭访视、电话随访、短信提示、集中辅导等方式，强化慢性呼吸衰竭患者在院外的康复自我管理，提高生活质量。

2. **出院康复健康教育目标** 通过康复治疗及健康教育，使患者及家属能了解疾病的发病因素，提高对于疾病的认识，控制原发病症状，改善缺氧和 CO_2 潴留所致的呼吸困难和多脏器功能障碍，控制病情的发展，减少长期后遗症的发生，延长患者生命，提高患者的生存质量。定期门诊复诊，达到巩固疗效，减少疾病发作的目标。

3. **出院康复健康教育内容及预防**

（1）家庭康复及训练原则：慢性呼吸衰竭康复是一项长期、艰苦的工作。锻炼应量力而行，其难度、强度和量都应循序渐进。运动时和运动后均不该出现明显气短、气促或剧烈咳嗽，如果出现与平常不同的变化，例如疲劳、乏力、头晕等，应暂停训练，并及时就诊。

（2）按需用药：应在医护人员指导下，严格遵医嘱用药，如出现恶心、呕吐、颜面潮红、烦躁、皮肤瘙痒、皮疹等不良反应，应立即就医。

（3）避免诱发因素、预防疾病再发及控制并发症。①增强体质，避免各种诱因，避免疲劳，情绪激动等不良因素刺激，告诫患者戒烟，少去人群拥挤的地方。减少感染的机会。②合理安排膳食，加强营养，提高糖、蛋白及各种维生素的摄入量，少量多餐。保持大便通畅。③指导家庭氧疗，可改善低氧血症，提高生活质量，延长存活期，改善睡眠状态，预防避免夜间低氧血症的发生。④减少能量消耗，解除支气管痉挛，消除支气管黏膜水肿，减少支气管分泌物，降低气道阻力，减少能量消耗。⑤坚持锻炼，增强呼吸肌的活动功能。

（4）休息与饮食：一般急性重症期，患者应卧床休息，取舒适且有利于改善呼吸状态的体位，可取半卧位或坐位，病情允许可协助趴伏在桌上。缓解期和恢复期，根据评估情况，指导患者合理的活动和休息计划，避免耗氧量较大的活动，并在活动中增加休息。慢性呼吸衰竭是消耗较大的疾病，应根据患者病情轻重及其对饮食护理要求的不同，给予相应的指导。

（5）定期复查：定期到呼吸门诊随访，出现急性加重时应及时去医院就诊。外出随身携带急救药。

（6）预防及注意事项：家庭内应备有支气管解痉药、痰液溶解剂、急救药等，提高患者的自我保护意识，做好预防措施。必要时应备有氧气，掌握正确使用方法。

（滕立英　张　娜）

第五节 肺炎患者的康复健康教育

》一、疾病简述

（一）定义

肺炎（pneumonia）指终末气道、肺泡和肺间质的炎症。可由多种病原体引起，如细菌、病毒、真菌、寄生虫等，其他如放射线、化学、过敏因素等亦能引起肺炎。细菌性肺炎是最常见的肺炎，也是最常见的感染性疾病之一。

（二）病因

发病率和病死率高的原因与社会人口老龄化、吸烟、伴有基础疾病和免疫功能低下有关，如心力衰竭、糖尿病等。近年来，肺炎的发病与医院获得性肺炎发病率增加、病原学诊断困难、不合理使用抗菌药物导致细菌耐药性增加等因素有关。

1. **革兰氏阴性杆菌感染** 较多见，多为大肠埃希氏菌、克雷伯杆菌、铜绿假单胞菌、流感杆菌等。

2. 呼吸道条件致病菌感染　由于机体抵抗力降低，口咽部常存有真菌、厌氧菌等可引起肺炎。

3. 混合感染　由于免疫功能低下，常表现多种病原体所致的混合感染。如细菌、病毒、真菌、需氧菌、厌氧菌等。

4. 耐药菌增多　由于抗生素的大量及广泛使用，造成致病微生物的基因发生改变而产生耐药，其中以革兰氏阴性杆菌最为突出。

（三）分类

1. 按病因分类

（1）细菌性肺炎：是最常见的肺炎，病原菌为肺炎链球菌、金黄色葡萄球菌、甲型溶血性链球菌等需氧革兰氏阳性球菌；肺炎克雷伯杆菌、流感嗜血杆菌、铜绿假单胞菌等需氧革兰氏阴性杆菌。

（2）病毒性肺炎：由冠状病毒、流感病毒等引起。

（3）真菌性肺炎：由白色念珠菌等引起。

2. 按患病环境分类

（1）社区获得性肺炎（community acquired pneumonia，CAP）：也称医院外获得性肺炎。包括有明确潜伏期病原体感染而在入院后平均潜伏期内发病的肺炎。

（2）医院获得性肺炎（hospital acquired pneumonia，HAP）：简称医院内肺炎。指患者在住院时即不存在，也不处于潜伏期，而是在住院 48h 后发生的感染，也包括出院后 48h 内发生的肺炎。

》》二、疾病特点

肺炎具有反复发作、治愈率低的特性。肺炎早期肺部体征无明显异常，重症者可有呼吸频率增快、鼻翼扇动、发绀。多数患者有发热、咳嗽、咳痰，或原有呼吸道症状加重，并出现脓性痰或血痰，伴或不伴胸痛。病变范围大者可有呼吸困难、呼吸窘迫。

》》三、心理特点

近年来，肺炎的发病率逐步增高，究其原因和社会人口老龄化、吸烟、伴有基础疾病和免疫功能低下有关。肺炎是一种慢性疾病，其治愈率低和反复发作的特性让许多患者感到惆怅，尤其是老年人群对疾病的认识不足，影响治疗而加重病情。肺炎患者容易出现恐惧、紧张、烦躁、焦虑、多疑等负面情绪，故而加重治疗工作的难度，影响自身的康复。

四、康复健康教育程序

（一）康复健康教育评估

1. 身心状况　了解患者肺炎的现状，肺功能状况，有无除呼吸系统疾病以外的其他伴随病症；有无呼吸急促、发绀、并发症等；了解患者及家属心理情况，是否存在恐惧、紧张、烦躁、焦虑、多疑等心理状况；患者及家属对疾病的态度及家庭经济状况，对康复的需求等。

2. 能力的评估　评估患者的身体功能现状；评估患者呼吸系统功能储备以及有氧运动能力；评估患者肌力、肌耐力、关节活动度以及平衡能力；明确康复治疗禁忌；对患者进行危险分层。

3. 对康复知识学习需求　了解患者及家属的文化程度、学习能力及对疾病的认识程度；了解患者及家属对康复治疗重要性的认识；了解患者及家属是否希望通过学习康复治疗以减轻临床症状、改善运动能力及日常生活自理能力、减轻精神压力、提高生活质量；了解患者及家属是否希望了解整个康复程序与康复措施。

（二）住院教育

1. 康复治疗的重要性　肺炎患者主要存在咳嗽、咳痰及高热等症状，具有临床表现多样、病情进展迅速等特征，极易导致患者出现生理系统及器官的损害。因此，需要采取适当康复护理干预措施，减少长期后遗症的发生，有效缓解患者的病情，缩短患者的治疗时间，提高患者的生存质量。

2. 康复健康教育目标　通过有效的康复治疗，使患者及家属能了解肺炎的发病因素，遵照医嘱给予抗生素治疗，控制患者咳痰症状，保持呼吸道通畅，改善肺炎患者的呼吸功能，预防呼吸道感染等并发症，控制病情的发展，加强心理疏导，改善心理状态，增强生活自理能力，提高生命质量。

3. 康复健康教育内容

（1）讲解疾病：肺炎是由不同病原体或宿主因素所引起的一种终末气道、肺泡和肺间质的炎症，可由病原微生物、理化因素、免疫损伤、过敏及药物所致。其中，细菌性肺炎是最常见的肺炎，也是最常见的感染性疾病之一。

（2）解释疾病症状及存在问题：肺炎患者的临床表现主要是咳嗽、咳痰及高热等症状，具有表现多样、进展迅速及发热时间较长等典型特征，极易导致患者出现生理系统及器官的损害，因此，如何有效缓解患者的病情、缩短患者的治疗时间是需要重点关注的问题。

（3）明确康复意义及目标：对肺炎患者的康复训练不仅要在危重症期行早期康复，也要在其相对稳定阶段进行康复治疗。通过康复治疗及健康教育，使患者及家属能了解肺炎的发病因素，消除或缓解低氧血症，防止病情恶化和减少并发症，强化患者对疾病的认识，并指导患者保持良好的生活方式与生活规律。

（三）康复治疗及训练健康教育

1. 讲解康复治疗及训练项目

（1）保持呼吸道通畅，协助痰液排出。

（2）消除和预防气道感染，减少并发症的发生。

（3）合理氧疗：不仅能提高动脉血氧分压和血氧饱和度，还能减轻呼吸做功和降低缺氧性肺动脉高压，减轻右心负荷。

（4）机械通气：是治疗重症肺炎的重要措施，是能使呼吸肌休息、减少做功的有效方法。

（5）恢复呼吸肌的功能：是肺炎患者康复治疗的重要环节。

（6）提供营养支持：饮食应富于营养、易消化高热量、高蛋白、高维生素饮食。急性期一般给半流质，缓解期给普食，鼓励多饮水。

2. 康复技术指导

（1）雾化吸入：是肺炎的一种重要辅助治疗方法，目的是湿化呼吸道黏膜、祛痰、解痉、抗感染等，具有药物用量少，不良反应少的优点。

（2）气道廓清技术

1）拍背和叩击：拍背和叩击是用杯状手给胸壁一个外在作用力，促使分泌物从支气管壁松动。每侧肺叶叩击1~3min，每分钟叩击120~180次。叩击应在餐前30min或餐后2h为宜，以免引起不良反应。

2）振动和摇动：振动是给予温和、高频的力，摇动力度稍大。振动时双手重叠放置于外胸壁，靠肩部和手臂肌肉的力量，在呼气时进行振动，帮助分泌物排出。摇动与振动类似，给胸壁提供一个并发的、压缩的力促使痰液松动。

3）深呼吸训练：增加肺容量，使胸腔充分扩张。方法：经鼻深吸气，在吸气末屏气气保持3s，以便有足够时间进行气体交换，并使部分塌陷的肺泡有机会重新扩张。配合缩唇呼气将气体缓慢呼出，使气体充分排出，避免耸肩。

4）指导咳嗽：深吸气以达到必要的吸气容量，短暂屏住呼吸以使气体在肺内得到最大分布；关闭声门以进一步增强气道中的压力，增加腹内压来进一步增加胸内压；声门突然打开，形成由肺内冲出的高速气流，促使分泌物移动，随咳嗽排出体外。

（3）呼吸肌训练：目的改善呼吸肌肌力和耐力，缓解呼吸困难，具体的训练内容包括增强吸气肌及腹肌的训练。①增强吸气肌训练：用抗阻呼吸器（具有不同直径的内管来调节阻力）在吸气时产生阻力。②增强腹肌训练：患者取仰卧位，腹部放置沙袋做挺腹练习。也可仰卧位反复进行双下肢向胸部的屈髋屈膝动作。

（4）物理因子治疗：中频治疗和超短波治疗可加速支气管黏膜部的血液循环，促使炎症的吸收，使支气管分泌物减少。

（5）传统康复治疗：根据患者的症候，在有资质的中医师指导下，按照个体化原则，辨证论治，常用拔罐疗法。应用玻璃罐、火罐、竹罐等在肺炎相应区域，或配合大椎、肺俞、俞府等穴位分组轮流治疗，每次 10～15min，每日或隔日 1 次促进炎症吸收。

（四）康复护理健康教育

1. **饮食**　肺炎患者身体功能会有较大的消耗，极易发生营养不良以及代谢紊乱等情况。肺炎患者应加强膳食管理，膳食中应提供足够的能量满足其基础能量消耗，最好采用高单不饱和脂肪酸低碳水化合物饮食。对于合并糖尿病、代谢综合征和营养不良的肺功能障碍患者，实施个体化的营养治疗方案更有实际意义。

2. **用药**　药物治疗可以缓解肺炎症状，减少急性加重的严重程度，改善健康状况和运动耐力。应在医护人员指导下遵医嘱用药，用药物过程中如出现恶心、呕吐、颜面潮红、烦躁、皮肤瘙痒、皮疹等应立即告诉医护人员。抗生素使用：①抗生素应尽早使用。②基于局部情况和药代动力学的足够剂量及个体化用药。③选择具有良好肺穿透性的抗生素。④降阶梯治疗。根据病原学检测结果及临床反应适时地改用窄谱针对性强的抗生素，减少细菌耐药，改善患者预后。

3. **预防疾病及康复中注意事项**

（1）活动：嘱患者急性期卧床休息，保持心情舒畅。一般状况较好的患者，应根据具体情况安排适量活动，将腹式呼吸练习和一般性全身运动相结合，如气功、太极拳、医疗步行等，在疾病缓解期坚持康复运动，提高机体免疫力，减少发病，延缓疾病的进展。

（2）疾病预防：提高机体免疫能力，防止感冒及呼吸道感染，可采取①耐寒锻炼，入冬前坚持冷水洗鼻，每天 2～3 次，每次 2～3min。还可以用冷水洗脸，自我按摩鼻部、迎香穴、揉风池穴等预防感冒。②提高呼吸道免疫功能，核酸、卡介苗定期注射。疫苗年龄大于 65 岁者可注射流感疫苗。对年龄大于 65 岁或不足 65 岁，但有心血管、肺疾病、糖尿病、酗酒、肝硬化和免疫抑制者（如 HV 感染、肾衰竭、器官移植受者等）可注射肺炎免疫疫苗。

（3）保持呼吸道的通畅，维持基本的氧合和通气。

（4）心理康复指导：肺炎患者由于咳嗽、咳痰和对气道梗阻的恐惧，经常处于焦虑、恐慌状态。此外，由于长期缺氧可引起器质性脑损害，引起认知功能、情绪等神经精神症状。鼓励及支持患者进行力所能及的各种社会活动和正常交往，积极配合功能锻炼、提高战胜疾病的信心。

（五）教育评价

患者能认识肺炎的知识及治疗；患者及家属了解、认识康复治疗、饮食治疗的重要性，主动积极参与康复治疗、康复训练；能积极预防及控制引发肺炎的危险因素，建立健康的生活习惯；掌握有效咳嗽、腹式呼吸动作要领及运动训练的技术与运动中的注意事项，能复述出院后注意事项及继续康复训练的重要性。

（六）出院教育

1. 康复治疗延续的重要性　由于肺炎患者的病程具有长期性与反复发作的特点，预后及疗效不确定，严重影响着患者的日常生活。通过住院期间的健康教育以及出院后的家庭访视、电话随访、短信提示、集中辅导等延续性护理方式，强化肺炎患者出院后需要继续实施规范化康复护理。

2. 出院康复健康教育目标　通过康复治疗及健康教育，使患者及家属能了解肺炎的发病因素，提高对于疾病的认识，消除或缓解低氧血症，防止病情恶化和减少并发症，保持良好的生活方式与生活规律，更好地预防疾病，达到巩固疗效、减少肺炎发作、提高生活质量、减少医疗经费的目标。对于有高危因素的人群，应定期门诊复诊，早期发现并及时予以治疗。

3. 出院康复健康教育内容

（1）家庭康复及训练原则：肺炎康复是一项长期、艰苦的工作，锻炼应量力而行，其难度、强度和量都应循序渐进。运动时和运动后均不应出现明显气短、气促或剧烈咳嗽，如果出现与平常不同的变化，例如疲劳、乏力、头晕等，应暂停训练，并及时就诊。

（2）按需用药：家庭内应备有支气管解痉药、抗生素、痰液溶解剂。在医护人员指导下，严格遵医嘱用药，如出现恶心、呕吐、颜面潮红、烦躁、皮肤瘙痒、皮疹等不良反应，应立即就医。

（3）避免诱发因素、预防疾病再发及控制并发症：①增强体质，戒烟，避免各种诱因，避免疲劳、情绪激动等不良因素刺激，少去人群拥挤的地方，减少感染的机会。②指导家庭氧疗，可改善低氧血症，提高生活质量，延长存活期，改善睡眠状态，避免夜间低氧血症的发生。

（4）休息与饮食：急性重症期，应卧床休息，取舒适且有利于改善呼吸状态的体位，可取半卧位或坐位。缓解期和恢复期，根据一般的情况，指导合理的活动和休息计划，避免耗氧量较大的活动，并在活动中增加休息。

（5）定期复查定期到呼吸门诊随访，出现急性加重时应及时去医院就诊，外出随身携带急救药。

（6）预防及注意事项：告知居家环境中易引发肺炎相关的注意事项，提高保护意识，做好预防措施。

（滕立英）

第十七章

心血管系统疾病患者的康复健康教育

第一节 冠心病患者的康复健康教育

》》一、疾病简述

（一）定义

冠状动脉粥样硬化性心脏病指冠状动脉粥样硬化使血管狭窄或阻塞，或因冠状动脉功能性改变（痉挛）导致心肌缺血缺氧或坏死而引起的心脏病，简称冠心病。大多发生在40岁以后，脑力劳动者较多，男性多于女性。其病因是多方面的，最主要的病因是动脉粥样硬化。

（二）主要危险因素

1. **不可矫正的易患因素**　年龄、性别、家族史、基因。

2. **可矫正的危险行为**　吸烟、致动脉粥样硬化饮食、酗酒、缺乏体育锻炼。

3. **代谢危险因素**　血脂障碍、高血压、肥胖、糖尿病、代谢综合征。

4. 常因体力劳动、情绪激动、饱餐及受寒而诱发。

（三）临床类型及表现

冠心病可分为以下 5 型：

1. **隐匿型**　亦称无症状型冠心病。无症状，心电图可见 ST-T 心肌缺血表现。

2. **心绞痛型**　因体力劳动、情绪激动、饱餐及受寒而诱发。表现为发作性胸骨后疼痛，可放射至左肩或上臂内侧，可达无名指和小指，疼痛可持续 1～5min，休息或含服硝酸甘油可缓解。

3. **心肌梗死型**　症状严重，冠脉闭塞引起心肌急性缺血坏死。临床上常出现较心绞痛更为严重和持久的胸痛，硝酸甘油不能缓解，多伴有发热、恶心、呕吐等症状，常并发心律失常、心力衰竭和休克等。

4. 心力衰竭和心律失常型 表现为心脏增大、心力衰竭和心律失常，因长期心肌缺血导致心肌纤维化所致。

5. 猝死型 表现为突然发生心搏骤停（原发性）而意外死亡。多因冠状动脉急性循环障碍，导致心肌缺血，发生电生理紊乱，引起严重心律失常所致。

》》 二、疾病特点

（一）冠心病属于终身性疾病

冠心病一旦确诊，无论是通过药物治疗，还是血管重建手术，都需要患者接受长期治疗的思想准备。有的患者以为手术能一劳永逸地解决问题，术后不会复发，于是没有积极控制危险因素，这是错误的。冠心病是一种全身性、终身性疾病，无论何种手术，解决的都只是最重症的局部血管问题，无法改变冠状动脉粥样硬化的发生和进展。如果没有做好"三级预防"，改变生活方式，极易复发。

（二）冠心病属于全身性疾病

动脉粥样硬化是一种全身性疾病。除了影响冠状动脉，还常累及脑动脉、颈动脉、肾动脉和下肢动脉等多处血管。因此，冠心病患者常同时存在其他血管病变，有统计显示，冠心病合并肾动脉狭窄的发生率为 14.8%，合并周围血管病者高达 15%。同样，在外周动脉疾病患者中，60%～80% 患有冠心病。临床工作中，不能只关注冠状动脉病变，否则可能因忽视其他部位的血管病变而造成严重危害。

（三）冠心病是可防可治的疾病

可以通过早发现、早治疗、全面的防治，来减轻其发病率和死亡率。国家近年来通过政府和卫生部门的干预措施，提倡健康的生活方式。从冠心病流行呈下降趋势来看，改变生活方式，提高医疗保健水平，对冠心病的发病率和死亡率下降均有明显影响。

》》 三、心理特点

冠心病患者需要长期接受治疗，患者存在焦虑、抑郁。患者常因对疾病不了解、误解和担忧，导致情绪障碍。需要从心理上帮助患者重新认识疾病，同时了解精神心理障碍对心脏疾病发生的影响，恢复自信。

向患者讲解焦虑、抑郁与心血管疾病的关系及对身心健康的影响，告知缓解焦虑、抑郁的方法。要对患者病情表示理解和同情，耐心倾听，详细询问，给予合情合理的安慰及适当的健康保证，打消其顾虑，以取得患者对疾病诊断的充分理解和对治疗的积极配合。要做好患者的心理护理，保证患者良好的睡眠质量。

》》 四、康复健康教育程序

（一）康复健康教育评估

1. **身心状况** 了解患者疾病的临床表现、类型、目前主要存在健康问题；心功能状况、有无心绞痛、并发症等；了解患者及家属心理情况，有否家族史、遗传因素、家庭经济情况；了解患者及家属对疾病的态度及对康复的需求等。

（1）心理评估：筛查问卷 PHQ-9、GAD-7、HADS，情绪如何（有无急躁、过度紧张、担忧或情绪低落）。

（2）睡眠状态评估：匹兹堡睡眠质量自评问卷。

2. **能力的评估** 评估患者的身体功能现状；评估患者心肺功能储备以及有氧运动能力；评估患者肌力、肌耐力、关节活动度以及平衡能力；明确康复治疗的禁忌；对患者进行危险分层。

（1）危险因素评估：评估有否肥胖、高血糖、高血压、高血脂、吸烟、不健康饮食和精神心理状态（包括睡眠）。

（2）戒烟意愿和烟草依赖度评估：戒烟意愿改变模型。

（3）营养状态评估：饮食习惯、身体活动水平和运动能力检测、生化指标。

3. **对康复知识学习的需求** 了解患者及家属的文化程度、学习能力及对疾病的认识程度；患者及家属是否了解疾病发展过程，是否清楚疾病发生原因、诱因及日常生活方式与疾病的关系；合理用药的重要性及注意事项；了解患者及家属对康复治疗重要性的认识；了解患者及家属对康复治疗、康复知识学习、掌握的要求。

（二）住院教育

1. **康复治疗的重要性** 冠心病康复指综合采用主动积极的身体、心理、行为和社会活动的训练与再训练，帮助患者缓解症状，改善心血管功能，在生理、心理、社会、职业和娱乐等方面达到理想状态，提高生活质量。同时强调积极干预冠心病危险因素，阻止或延缓疾病的发展过程，可减轻和减少疾病再次发作的危险。康复治疗可以增加患者的信心，消除患者及家属对疾病的疑虑和精神负担。

2. **康复健康教育目标** 通过有效的康复治疗，使患者及家属能了解冠心病的发病因素，控制病情的发展，加强心理疏导，改善心理状态，增强生活自理能力，提高生命质量。其康复目标是改善心肺功能，改变不良生活习惯，控制易患因素，提高社会适应能力，降低发病率，减少死亡率，促进身心健康。

3. **康复健康教育内容**

（1）讲解疾病：冠心病是动脉粥样硬化导致器官病变的最常见类型，也是严重危害人们健康的疾病。认识疾病的教育：冠心病发展过程、易患因素、治疗与运动的关系、自我管理，如何预防冠心病的并发症的发生等知识。

（2）解释疾病症状及存在的问题：冠心病的病理基础是冠状动脉粥样硬化。冠心病患者的二级预防是恢复期的防治重点，无论对冠心病患者或冠心病高发危险人群都十分必要。冠心病的防治应该是从饮食、运动、用药、控制危险因素等综合性防治，尤其对已存在冠心病的患者而言，预防的目的是改善症状，防止疾病进展和复发。

（3）明确康复意义及目标：康复运动能改善冠状动脉的供氧能力，使冠状动脉的血流量增加，心脏侧支循环形成，冠状动脉供血量增加，心脏内在收缩性相应提高。康复运动能降低血小板活性和凝血系统活性，改善凝血系统平衡失调，减少血栓形成；加强脂质代谢，增加高密度脂蛋白水平，延缓冠状动脉病变进程。早期康复能够提高心脏储备能力，增加冠脉血流，降低冠心病危险因素，预防并发症。通过规则持续的康复训练，可以改善心、肺功能。

（三）康复治疗及训练健康教育

1. **讲解康复治疗及训练项目**　根据心脏康复五大处方，进行康复治疗及康复运动。了解患者饮食习惯、日常运动、睡眠情况、心理及吸烟、饮酒等情况。针对患者不良生活习惯，给予针对性的健康指导。

冠心病的治疗包括改善生活方式、药物治疗、冠脉内支架植入术和冠脉搭桥术等。冠心病流行病学研究结果显示：运动和危险因素的控制可以改善冠心病患者的生活质量，降低人群冠心病的发病率和死亡率。

（1）药物治疗：向患者进行用药指导，做好药物治疗的服务。告知患者药物的作用及副作用。强调药物治疗的必要性，指导患者按医嘱服药，向患者介绍不遵医嘱服药行为导致严重后果的案例，让患者认识到遵医嘱用药的重要性，提高用药依从性。

（2）饮食疗法：减少由于过量饮食而引起的热量过剩，可以控制肥胖。通过减肥可以使血压下降，还能调整血糖和血脂。体内摄入的热量和需求消耗的热量保持平衡，防止过多地食用富含动物性脂肪和胆固醇的食物，防止胆固醇过量的摄入或体内过多的产生，多吃一些富含纤维的食物，可以使体内更易于排泄胆固醇，改善体内糖和脂质的代谢。

（3）日常生活指导：养成早睡早起的好习惯。起床后在轻松、宽裕的时间里做事，学会自测心率、血压。保持充足睡眠，保证良好的睡眠质量，养成规律的生活习惯，积极进行身体运动等。饮食宜低热量、低脂、高纤维素，防止便秘，戒烟限酒，控制体重。注意防暑防寒，避免冷暖温度差增加心脏负担。

（4）心理疗法：减轻心理压力是预防心脏病的关键，调整好心态，遇到压力时能够有效缓解压力和承受压力。根据患者心功能和体力恢复情况，工作内容，循序渐进地投入到工作中去。尽量避免加重心脏负担的工作内容，必要时调换工作岗位。

（5）康复运动疗法：康复运动可以提高心肺和肌肉功能，增强体力。改善高血压、高血糖、脂质代谢异常、肥胖等动脉硬化的危险因素。提高副交感神经活性（进入放松状态），调整改善身心状态，提高生活质量。制订合理的运动处方，按运动处方规定的运动程序和运动量进行练习，以获得最大的训练效果，并保证运动安全。

2. 康复技术指导

（1）有氧运动：有氧运动可以步行为基础，慢走、快走、慢跑、水中步行、爬楼梯、健美操、柔韧性训练、平衡训练、抗阻训练等。根据心肺功能评估，可以选择自己感兴趣的运动项目。

（2）根据患者个体情况、心肺功能评估指定的运动处方，督促、监护完成训练项目。运动方法宜选用有氧运动，如散步、骑自行车、打太极拳等运动方式，要循序渐进。运动强度逐渐增加到中等强度，每次持续时间30~60min，每周3~5次。运动以不引起胸痛、心悸、呼吸困难、出冷汗和疲劳为度。

（3）训练实施：每次训练都必须包括准备、训练和结束活动。

1）准备活动：目的是预热，即让肌肉、关节、韧带和心血管系统逐步适应训练期的运动应激。运动强度较小，运动方式包括牵伸运动及大肌群活动，要确保全身主要关节和肌肉都有所活动，一般采用医疗体操、太极拳等。

2）训练活动：指达到靶训练强度的活动，中低强度训练的主要机制是外周适应作用，高强度训练的机制是中心训练效应。

3）结束活动：主要目的是冷却，即让高度兴奋的心血管应激逐步降低，适应运动停止后血流动力学改变。运动方式可以与训练方式相同，但强度逐步减小。

4）为了保证活动的安全性，早期在心电监护下开始所有的新活动。教会患者及家属一些常用的康复手段：医疗步行、医疗体操（呼吸操）、松弛训练等，让其掌握目的、适应证、运动时的注意点。

（4）运动疗法：运动锻炼能提高心脏利用氧的能力，降低心肌氧耗，促进侧支循环形成，增加心肌供氧；运动锻炼能减轻冠心病危险因素的威胁。通过运动锻炼，能缓解或减轻胸闷、胸痛等症状。提高心脏工作能力及日常生活活动能力，降低发病率和死亡率。

3. 康复中注意事项

（1）运动监测注意事项：①要教会患者自己数脉搏，在运动后即刻数脉搏10s，然后将所得数乘以6，即是运动时的最大心率。②只在感觉良好时运动。感冒或发热症状和体征消失 2d 以上再恢复运动。

（2）注意周围环境对运动反应的影响：包括寒冷和炎热气候要相对降低运动量的运动强度，避免在阳光下和炎热气温时剧烈运动（理想环境：温度 4～28℃，风速 < 7m/s），穿戴宽松、舒适、透气的衣服和鞋，上坡时要减慢速度，饭后不做剧烈运动。

（3）患者通过心肺功能评估，需要了解个人能力的限制，应定期检查和修正运动处方，避免过度训练。①药物治疗发生变化时，要注意相应调整运动方案。②保持警惕状态，运动时如发现心绞痛或其他症状，应停止运动，立即汇报医生。

（4）训练必须持之以恒，如间隔 4～7d 以上，再开始运动时宜降低强度。

（5）避免在运动后即刻用热水洗澡，至少应在休息 15min 后，并控制水温在 40℃以下。

（四）康复健康教育

1. **改变生活方式的教育**　①合理膳食：宜摄入低热量、低脂、低胆固醇、低盐饮食，多食蔬菜、水果和粗纤维食物，如芹菜、糙米等，避免暴饮暴食，注意少量多餐。②控制体重：在饮食治疗的基础上，结合运动和行为治疗等综合治疗。③适当运动：运动方式应以有氧运动为主，注意运动的时间和强度因病情和个体差异而不同，必要时需要在监测下进行。④戒烟。⑤减轻精神压力：逐渐改变急躁易怒的性格，保持平和的心态，可采取放松技术或与他人交流的方式缓解压力。要养成良好的生活习惯，起居要有规律，科学安排时间，保证充足的睡眠，注意劳逸结合，量力而行，不要过于劳累，以免加重病情。

2. **避免诱发因素教育**　告知患者及家属过劳、情绪激动、饱餐、寒冷刺激等，都是心绞痛发作的诱因，应注意尽量避免。

3. **用药指导**　按时、按量服药，严禁自行减量、停药。药物是医生根据病情状态开具的，告知患者药物的作用。服药时用白开水送服，用茶、饮料、牛奶等服药可能会降低药效。多种药物一起服用，可能会有相互作用。药物的增加或减少要得到主治医生的同意。定期复查，根据化验、检查指标，遵医嘱调整药量。

4. **睡眠指导**　睡眠对于调整和保持身心的安定状态是非常重要的。睡眠不足，会使交感神经兴奋，血压和脉搏升高，增加心脏负担。为了保证良好的睡眠质量，要保证每天有规律的生活习惯，每天在同一时间睡觉、同一时间起床，积极进行身体运动等。睡觉前 1～2h，调整室内灯光进入睡眠准备状态。减少睡觉前电视和电脑灯光的刺激。可采取一些芳香疗法以及饮用一些药茶等，使自己身体进入放松状态，有助于睡眠。

5. **病情自我监测指导**　教会患者及家属心绞痛发作时的缓解方法，胸痛发作时应立即停止活动或舌下含服硝酸甘油。如服用硝酸甘油不缓解，或心绞痛发作比以往频繁，程度加重，疼痛时间延长，应警惕发生心肌梗死，立即到医院就诊。不典型心绞痛发作时可能表现为牙痛、上腹痛等，为防止误诊，可先按心绞痛发作处理并及时就医。

6. 心理指导 学会自我调节，学会消解压力，不要斤斤计较，不要经常一个人承担压力，要善于和周围的人交流。不要用抽烟喝酒、暴饮暴食等不良方式缓解压力，可以用休假和睡眠来调节压力，注意保持规律的生活习惯。

（五）教育评价

健康教育干预实施后患者能了解冠心病知识及治疗。患者了解、认识康复治疗的重要性；能主动积极参与康复治疗、康复训练。患者能讲述高危因素及控制高血压、高血脂、肥胖、糖尿病、戒烟的重要性，能建立健康生活习惯，积极预防及控制冠心病危险因素；患者能掌握运动疗法的技术和运动中的注意事项，能复述出院后注意事项及继续康复训练的重要性。

（六）出院教育

1. 康复治疗延续的重要性 由于冠心病具有长期性与反复性的特点，影响患者的日常生活，降低生活质量，故出院教育已成为冠心患者出院家庭康复的重要内容。通过住院期间的健康教育以及出院后的出院指导、家庭访视、电话随访、短信、微信等提示、集中辅导等方式，强化冠心病患者稳定期在院外漫长康复过程中的自我管理，强调患者个体是疾病自我管理的中心，患者本身即具有责任和能力进行自我管理。

2. 出院康复健康教育目标 通过康复治疗及健康教育，使患者及家属能了解疾病的危险因素，提高对于疾病的认识，改善生活方式，预防减少冠心病复发，提高生活质量。对于有冠心病高危因素的人群，应定期进行预防干预教育，控制纠正危险因素，并及时予以干预。

3. 出院康复健康教育及预防

（1）危险因素的控制

1）饮食治疗：包括减少饱和脂肪酸和胆固醇的摄入量，减轻体重和增加适当的体育锻炼。三者结合不仅能降低血脂浓度，还可减低血压和改善糖耐量，恢复胰岛功能，减少冠心病的发病率。饮食要少食多餐，限制动物脂肪及含胆固醇食物的摄入，肥胖者要限制食量，控制并减轻体重。

2）适当的运动和体育锻炼：运动量应根据自身的情况，体力活动的习惯和心脏功能状态来规定，以不增加心脏负担和不引起不适感觉为原则，对老年人应提倡散步（每日30～60min，可分次进行）、做保健操、打太极拳等。

3）合理安排工作和生活注意规律生活，保持乐观情绪，避免过度劳累和情绪激动，注意劳逸结合，保证睡眠充足，戒烟限酒，减少危险因素。

4）指导患者控制和减少诱发因素：控制血压、血糖、血脂。教育患者选择健康的生活方式，合理安排饮食，保持规律生活，情绪稳定，良好的睡眠习惯，坚持康复运动。强化患者对疾病的认识，并指导患者保持良好的生活方式与生活规律，积极预防冠心病的复发。

（2）用药指导：指导患者出院后遵医嘱服药，不要擅自增减药量，自我监测药物的不良反应。外出时随身携带硝酸甘油以备急需。硝酸甘油见光易分解，应放在棕色瓶内存放于干燥处，以免潮解失效。药瓶开封后应放置于棕色瓶内，超出有效期应及时更换。从事运动、爬坡时，先在舌下含 1 / 2 片硝酸甘油；情绪处于紧张状态，有发作征兆时，立即舌下含 1 片。若胸痛发作频繁，程度较重，时间较长，服用硝酸酯制剂疗效较差，胸痛仍不缓解时，应及时就医。

（3）定期心血管门诊随诊，复查心电图、血糖、血脂等。出现不适，随时就诊，外出时随身携带急救药。

（4）随访系统具体内容包括对患者进行评估、制订方案、确定随访内容、目标和干预策略，建立数据库，评估康复效果。通过对患者生活方式的调整、危险因素控制及心脏康复或二级预防措施的落实情况进行评估、随访和监督，心血管医生动态观察在康复治疗中存在的医疗问题，确保心脏康复二级预防的安全性、有效性和依从性。

（郑彩娥）

第二节　急性心肌梗死患者的康复健康教育

》》 一、疾病简述

（一）定义

急性心肌梗死（acute myocardial infarction，AMI）指心肌急性缺血性坏死。是在冠状动脉病变的基础上，发生冠状动脉血供急剧减少或中断，使相应的心肌严重而持久地急性缺血，导致心肌坏死。是冠心病的严重类型。AMI 主要临床表现为剧烈而持久的胸骨后疼痛，休息及硝酸酯类药物不能完全缓解，多伴有血清心肌酶活性增高及进行性心电图变化，严重时可并发心律失常、休克或心力衰竭，可危及生命。

（二）病因

患者多发生在冠状动脉粥样硬化狭窄基础上，由于某些诱因致使冠状动脉粥样斑块破裂，血中的血小板在破裂的斑块表面聚集，形成血块（血栓），突然阻塞冠状动脉管腔，导致心肌缺血坏死。另外，心肌耗氧量剧烈增加或冠状动脉痉挛也可诱发急性心肌梗死。常见的诱因如下：

1. **过劳** 过重的体力劳动，尤其是负重登楼，过度体育活动，连续紧张劳累等，都可使心脏负担加重，心肌需氧量突然增加，而冠心病患者的冠状动脉已发生硬化、狭窄，不能充分扩张而造成心肌缺血。剧烈体力负荷也可诱发斑块破裂，导致急性心肌梗死。

2. **激动** 由于激动、紧张、愤怒等激烈的情绪变化诱发。

3. **暴饮暴食** 不少心肌梗死病例发生于暴饮暴食之后。进食大量含高脂肪高热量的食物后，血脂浓度突然升高，导致血黏稠度增加，血小板聚集性增高。在冠状动脉狭窄的基础上形成血栓，引起急性心肌梗死。

4. **寒冷刺激** 突然的寒冷刺激可能诱发急性心肌梗死。因此，冠心病患者要十分注意防寒保暖，冬春寒冷季节是急性心肌梗死发病较高的原因之一。

5. **便秘** 便秘在老年人当中十分常见。临床上，因便秘时用力屏气而导致心肌梗死的老年人并不少见。必须引起老年人足够的重视，要保持大便通畅。

6. **吸烟、大量饮酒** 吸烟和大量饮酒可通过诱发冠状动脉痉挛及心肌耗氧量增加而诱发急性心肌梗死。

》 二、疾病特点

（一）症状

1. **疼痛** 为最早出现的最突出的症状。多发生于清晨，尤其是晨间运动和排便时。疼痛的性质和部位与心绞痛相似，但程度更剧烈，多伴有大汗、烦躁不安、恐惧及濒死感，持续时间可达数小时或数天，休息和服用硝酸甘油仍不缓解。

2. **全身症状** 一般在疼痛发生后 $24 \sim 48h$ 出现，表现为发热、心动过速、白细胞增高和血沉增快等，由坏死物质吸收所引起。体温可升高至38℃左右，很少超过39℃，持续约1周。

3. **胃肠道症状** 疼痛剧烈时常伴恶心呕吐、上腹胀痛，与迷走神经受坏死心肌刺激和心排血量降低组织灌注不足等有关。肠胀气亦不少见，重者可发生呃逆。

4. **心律失常** 见于 $75\% \sim 95\%$ 的患者。多发生在起病 $1 \sim 2d$，$24h$ 内最多见。各种心律失常中以室性心律失常最多，尤其是室性期前收缩，如室性期前收缩频发（每分钟5次以上），成对出现或呈非持续性室性心动过速，多源性或落在前一心搏的易损期时（R on T），常为心室颤动的先兆。

5. **低血压和休克**　疼痛发作期间血压下降常见，但未必是休克，如疼痛缓解而收缩压仍低于80mmHg，且患者表现为烦躁不安、面色苍白、皮肤湿冷脉细而快、大汗淋漓、少尿、神志迟钝，甚至晕厥者，则为休克表现。

6. **心力衰竭**　发生率为32%～48%，主要为急性左心衰竭。可在起病最初几天内发生，或在疼痛、休克好转阶段出现。

（二）体征

心率多增快，也可减慢，心律不齐；心尖部第一心音减弱，可闻及"奔马律"；AMI早期血压可增高。

》》 三、心理特点

1. **焦虑心理**　表现为自我沉思，心慌，忐忑不安。一方面是由于胸疼造成的；另一方面是由于周围陌生，患者入院后对自己的病情及预后情况不了解，从而产生焦虑的心理状态。

2. **紧张、恐惧心理**　患者典型症状为胸骨后疼、胸闷，发作时疼如刀割，有一种濒死感，因此感到紧张、恐惧。入院后入住监护病房，由于监护病房的特殊环境和各种仪器在使用中出现的连续响声导致恐惧心理。

》》 四、康复健康教育程序

（一）康复健康教育评估

1. **疾病相关信息**　了解患者疾病的基本信息，包括年龄、身高、体重、诊断、既往史、四肢肌力情况等。了解患者整体情况，如呼吸机的使用等。

2. **相关实验室检查**　血常规（白细胞、C反应蛋白、血红蛋白）、心肌酶（CK-MB、TnI）、BNP、血气分析、肝肾功能、凝血功能、血脂等。

3. **心肺检查**　心电图、X线胸片、超声心动、CT等，主要评估患者的心肺功能状态。

4. **生活方式状况**　饮食习惯、日常运动、吸烟、饮酒、睡眠情况、职业状况、住院前ADL能力、心理状况、社会背景、住所情况、生活习惯、心血管危险因素等。

5. **身心状况**　了解患者有无胸痛、胸闷、心悸等不适主诉。根据主观疲劳程度量表，评估患者疲劳程度。

6. **评估**　评估患者心理情况及家庭经济状况；评估患者及家属对疾病的态度及对康

复的需求。

（二）住院教育

1. **康复治疗的重要性** 心脏康复治疗能够降低急性心肌梗死患者死亡率及心血管事件发生率。随着医学整体观念对冠心病慢性进展性、多因素相关性的认识逐渐加深，运动康复已从以预防急性心肌梗死后长期卧床相关并发症、改善症状及提高功能水平为目的，转变为以减缓或抑制动脉粥样硬化进展、预防冠心病发展、减少心血管并发症的发生、延长寿命、提高运动耐量和生活质量为目的。

2. **康复健康教育目标** 心脏康复目的是促进健康，减少冠状动脉的危险因素，提高生活质量，促进回归社会，预防再梗死和猝死。心脏康复可改善患者的运动耐量，降低心血管死亡率和总死亡率等。

3. **康复健康教育内容**

（1）讲解疾病：随着现代化生活所带来的饮食、运动等不良生活方式，以动脉硬化为基础的心血管疾病日益增加。急性心肌梗死是一种严重的疾病，是冠状动脉被完全堵塞引起的疾病，若不及时救治可危及生命。发病时心肌由于没有血液供应而坏死，引起剧烈的胸痛，安静休息或者服药后不能缓解症状，症状会持续 30min 以上。心肌梗死发生后，严重影响心脏的泵血功能（心力衰竭），刺激传导系统不能正常运作（心律失常），甚至可能引起死亡。

（2）解释疾病症状及存在问题：急性心肌梗死约 2/3 患者发病前数天有先兆症状，最常见为心绞痛，其次是上腹疼痛、胸闷憋气、上肢麻木、头晕、心慌、气急、烦躁等。其中心绞痛一半为初发型心绞痛；另一半原有心绞痛，突然发作频繁或疼痛程度加重、持续时间延长，诱因不明显，硝酸甘油疗效差，心绞痛发作时伴有恶心、呕吐、大汗、心动过速、急性心功能不全、严重心律失常或血压有较大波动，同时心电图示 ST 段一时性明显抬高或压低，T 波倒置或增高，应警惕近期内发生心肌梗死的可能。发现先兆，及时积极治疗，有可能使部分患者避免发生心肌梗死。急性心肌梗死常见症状及问题：

1）疼痛：最早、最突出的症状，多发生于清晨，常见晨间运动和排便时。疼痛程度较心绞痛更剧烈，多伴有大汗、烦躁不安、恐惧及濒死感，持续数小时或数天，休息和服用硝酸甘油不见缓解。

2）胃肠道症状：疼痛剧烈时常伴恶心呕吐、上腹胀痛，肠胀气也较为常见。严重者可发生呃逆。

3）心律失常：多发生在起病 1～2d，24h 内最多见。室性心律失常最多见，尤其是室性期前收缩，如室性期前收缩频发（每分钟 5 次以上），成对出现或呈非持续性室性心动过速，多源性或落在前一心搏的易损期时（R on T），常为心室颤动的先兆。

4）低血压和休克：患者表现为烦躁不安、面色苍白、皮肤湿冷脉细而快、大汗淋漓、少尿、神志迟钝，甚至晕厥者，则为休克表现。

（3）明确康复意义及目标：急性心肌梗死急性期康复的目的是提高生活自理能力，能安全地进行床边活动，排便等日常活动，同时进行早期的二级预防教育。急性期安静卧床的目的是抑制身体活动和交感神经刺激引起的心率和心肌氧耗量的增加。急性期经皮冠状动脉介入治疗（percutaneous coronary intervention，PCI）可除去反复性心肌缺血、慢性心力衰竭、严重的心律失常等并发症，术后当天就可以开始康复。

（三）康复治疗及训练健康教育

1. 讲解康复治疗及训练项目

（1）选择健康的生活方式：了解患者饮食习惯、日常运动、睡眠情况、心理及吸烟、饮酒情况。针对患者不良生活习惯，给予针对性的健康指导。

（2）药物治疗：向患者进行用药指导，告知患者药物的作用及副作用。强调药物治疗的必要性。指导患者按医嘱服药，向患者介绍不遵医嘱服药行为导致严重后果的案例，让患者认识到遵医嘱用药的重要性，提高用药依从性。若胸痛发作频繁，程度较重，时间较长，服用硝酸酯制剂疗效较差时，提示急性心血管事件，应及时就医。

（3）运动训练：坚持适当的运动，可以提高心肺和肌肉功能，增强体力。改善高血压、高血糖、脂质代谢异常、肥胖等动脉硬化的危险因素。主要训练项目包括床上的上肢运动、下肢的踝泵运动、床旁坐位训练、站位训练、室内步行训练。

（4）急性心肌梗死患者行 PCI 后康复方案

1）第一阶段：术后 30min 内，患者行主动翻身及自行坐起，定时减压放气，指导患者多饮水及时排出造影剂，并对患者进行宣教 CCU 环境，同时进行心理护理。

2）第二阶段：术后 24h，解除加压装置后，患者可主动活动双上肢及下肢各关节，每次 5min，每天 3 次，24h 后可自行进食，给予呼吸训练，床上自行洗漱，床边悬垂下肢，每次 5～15min，每天 3 次，使用床边座椅。给予患者饮食指导，保持大便通畅，穿刺侧保持干燥，避免提取重物。

3）第三阶段：第 2 天，站立踏步 20～30 步，每次 5min，每天 2 次。介绍疾病相关知识，如急性心肌梗死发病机制及术后注意事项。

4）第四阶段：第 3 天，协助下室内行走 20～30m，每次 10min，每天 2 次。讲解冠心病的诱因，教会患者自测脉搏。

5）第五阶段：第 4 天，独自行走 50～100m，每次 5min，每天 2 次。给予戒烟限酒及用药宣教。

6）第六阶段：第 5 天，独自行走 200～300m，每次 10min，每天 2 次。监测凝血指标预防出血，并进行宣教。

7）第七阶段：第 6～7 天，独自行走 400～500m，每次 15～30min，每天 2 次，活动后休息 15～30min。给予患者出院指导，介绍随访注意事项。

（5）饮食疗法：减少由于过量饮食而引起的热量过剩，控制肥胖。通过减肥可使血压下降，还能调整血糖和血脂。体内摄入的热量和需求消耗的热量保持平衡，防止过多地食用富含动物性脂肪和胆固醇的食物，防止胆固醇过量的摄入或体内过多的产生，多吃一些富含纤维的食物，可以使体内更易于排泄胆固醇，改善体内糖和脂质的代谢。

（6）日常生活指导：养成早睡早起的好习惯。起床后在轻松、宽裕的时间里做事，学会自测心率、血压。保持充足睡眠，保证良好的睡眠质量，养成规律的生活习惯，积极进行身体运动等。平时要注意预防便秘，排便时不要憋气用力，用力的时候要进行呼气。使用坐便器比蹲便器更容易减轻心脏负担。

（7）心理疗法：减轻心理压力是预防心脏病的关键，调整好心态，能够有效缓解压力和承受压力。根据患者心功能和体力恢复情况和工作内容，循序渐进地投入到工作中去。尽量避免加重心脏负担的工作内容，必要时调换工作岗位。

2. 康复技术指导

（1）有氧运动：是利用氧气代谢产生能量供给的运动，运动项目包括慢走和骑自行车。急性心肌梗死患者适宜的运动项目有：广播体操、步行、交谊舞、骑自行车等。有氧运动可以步行为基础，配合慢跑、水中步行、爬楼梯、健美操等多种运动项目，可以在其中选择自己感兴趣的运动项目。

（2）适宜的运动强度：指在运动过程中没有呼吸不畅，可以有少许出汗，可以和周围人进行正常语言交流的运动强度。如果气促或说话断断续续，则说明运动强度过大。运动强度可以使用主观疲劳度量表（Borg 指数）来评价。Borg 指数在 11（轻松）～13（稍累）是适宜的运动强度。

（3）运动时间安排：急性心肌梗死患者运动可先从少量（每周 60min 左右）的运动开始，循序渐进，逐步增加运动时间。运动时间可以从 10min 左右开始，逐渐延长时间。每天进行短时间运动，每天 30～60min（可以时间拆分运动），每周 3～5d。要选择合适的鞋子和衣服，为了预防步行受伤或意外事故，步行运动前后做热身准备和放松整理运动。

（四）康复健康教育

1. 饮食指导 急性期 1～3d 时，一般每天低脂流质饮食。根据病情，控制液体量。

可进食浓米汤、藕粉、枣泥汤、薄面糊等食品。病情好转，可渐改为低脂半流质饮食，可食用鱼类、鸡蛋清、瘦肉末、切碎的嫩蔬菜及水果、面条、面片、馄饨、面包、米粉、粥等。避免过冷过热食物；少食多餐，以减轻心脏负担。病情稳定后，可进食清淡和易消化的食物。低脂肪、低胆固醇、高多不饱和脂肪酸饮食原则。

2. **用药指导** 按时、按量服药，严禁自行减量、停药。药物是医生根据病情状态开具的，告知患者药物的作用。服药时用白开水送服，用茶、饮料、牛奶等服药可能会降低药效。多种药物一起服用，可能会有相互作用。药物的增加或减少要得到主治医生的同意。定期复查，根据化验、检查指标，遵医嘱调整药量。

3. **睡眠指导** 睡眠对于调整和保持身心的安定状态是非常重要的。睡眠不足，会使交感神经兴奋，血压和脉搏升高，增加心脏负担。为了保证良好的睡眠质量，就要保证每天有规律的生活习惯，每天在同一时间睡觉、同一时间起床，积极进行身体运动等。睡觉前 1 ~ 2h，调整室内灯光进入睡眠准备状态。减少睡觉前电视和电脑灯光的刺激。可采取一些芳香疗法以及饮用一些药茶等，使自己身体进入放松状态，有助睡眠。

4. **排便指导** 用力憋气排便，将使血压升高，增加心脏负担，诱发心脏病的发作。因此，平时要注意预防便秘，必要时遵医嘱口服通便药物。排便时不要憋气用力，用力的时候要进行呼气。使用坐便器比蹲便器更容易减轻心脏负担。憋尿（大便）将加重心脏负担。

5. **心理指导** 学会自我调节，学会消解压力，不要斤斤计较，不要经常一个人承担压力，要善于和周围的人交流。不要用抽烟、喝酒、暴饮暴食等不良方式缓解压力，可用休假和睡眠来调节压力，注意保持规律的生活习惯。

6. **康复训练注意事项**

（1）急性心肌梗死 I 期康复时，应密切观察患者主诉、生命体征、运动强度等情况，如患者自觉劳累程度大于 13 分，心率变化大于 20 次，血压升高或降低 20mmHg，呼吸频率为每分钟大于 35 次，心电图异常，停止训练。指导患者在运动过程中，切勿憋气，用力时呼气，减少心脏做功。

（2）身体状态良好时进行运动，避免在身体状况不佳或睡眠不足时运动。起床或饭后 1 ~ 2h 后开始运动。注意充分补充水分。运动过程中如出现呼吸困难、胸痛、头晕、眼花、水肿等症状时，立即停止运动。

（五）教育评价

患者能认识急性心肌梗死的知识及治疗；患者及家属了解、认识康复治疗、饮食治疗的重要性，能主动积极参与康复治疗、康复训练；能积极预防及控制急性心肌梗死的危险因素，知晓疾病诱因及戒烟的重要性；能建立健康的生活方式；知晓出院后康复训练内容、注意事项及坚持康复训练的重要性。

（六）出院教育

1. 康复治疗延续的重要性　由于冠心病具有长期性与反复性的特点，预后及疗效不确定，严重影响着患者的日常生活，降低了生活质量，故延续护理已成为康复护理的重要内容。通过住院期间的健康教育以及出院后的家庭访视、电话随访、延续康复指导等方式，强化冠心病心肌梗死后稳定期患者在院外漫长康复过程中的自我管理，强调患者个体是疾病自我管理的中心，患者本身即具有责任和能力进行自我管理。

2. 出院康复健康教育目标　随着现代化生活所带来的饮食、运动等不良生活方式，以动脉硬化为基础的心血管疾病日益增加。急性心肌梗死是其中一种严重的疾病，如不及时救治，会危及生命。通过康复治疗及健康教育，使患者及家属能了解疾病的发病危险因素，提高对于疾病的认识，控制症状，减少疾病发作，提高生活质量。对于有高危因素的人群，应定期进行心肺功能检测，以尽可能早期发现冠心病并及时予以干预。

3. 出院康复健康教育及预防

（1）指导患者正确服药，随身常备硝酸甘油等药物，预防复发。

（2）做力所能及的体育锻炼，劳逸结合，避免诱因，定期复查。

（3）饮食宜低热量、低脂、高纤维素，防止便秘，戒烟酒，肥胖者控制体重。

（4）坚持按医嘱服药，自我监测药物作用、副作用。

（5）指导患者当病情突然变化时采取简易的应急措施。

（6）建议患者可进行散步、打太极拳等运动。适当活动有利于提高心脏储备力，提高活动耐力，改善心理状态和生活质量。

（7）叮嘱患者不要随意增减或撤换药物，以免因不恰当的停药而诱发心力衰竭。服用洋地黄时，要详细叮嘱患者及家属识别不良反应，掌握自测脉搏的方法。

（8）嘱患者定期门诊随访。出现胸闷气促、夜间阵发性呼吸困难、较长时间心绞痛等情况，及时来院就诊。

（孙素娟　郑彩娥）

慢性心力衰竭患者的康复健康教育

一、疾病简述

（一）定义

心力衰竭（chronic heart failure）是多种原因导致心脏结构或功能的异常改变，使心室收缩或舒张功能发生障碍，从而引起的一组复杂临床综合征。主要表现为呼吸困难、疲乏和液体潴留（肺淤血、体循环淤血及外周水肿）等。

（二）病因

1. 心肌损害

（1）缺血性心肌损害：冠心病、心肌缺血、心肌梗死、心肌炎和心肌病。

（2）继发性：糖尿病性心肌病、甲状腺疾病、心肌淀粉样变性、结缔组织病、心脏毒性药物。

2. 心脏负荷过重

（1）压力负荷（后负荷）过重：高血压、主动脉瓣狭窄、肺动脉高压、肺动脉瓣狭窄等左、右心室收缩期射血阻力增加的疾病。

（2）容量负荷（前负荷）过重：心脏瓣膜关闭不全，左、右心或动静脉分流性先天性心脏病，伴有全身血容量增多或循环血量增多的疾病如慢性贫血、甲亢。

3. 诱因

（1）感染：呼吸道感染是最常见的诱因；感染性心内膜炎近年增多。

（2）心律失常：包括快速性心律失常以及严重缓慢心律失常。

4. 血容量增加

（1）摄入钠盐过多，静脉输入液体过多、过快等。

（2）过度体力劳累或情绪激动。

5. 治疗不当 不恰当停用利尿药物或降压药等。

6. 原有心脏病变加重或并发其他疾病 冠心病发生心肌梗死、风湿性心瓣膜病出现风湿活动合并甲亢或贫血等。

（三）临床表现

1. 左心衰竭 左心衰竭以肺循环淤血及心排血量降低为主要表现。

（1）症状：①劳力性呼吸困难、端坐呼吸、夜间阵发性呼吸困难等不同程度的呼吸困难。②咳嗽、咳痰、咯血。③乏力、疲倦、运动耐量降低、组织灌注不足及代偿性心率增快所致的症状。④少尿及肾功能损害症状。

（2）体征：①肺部湿啰音。②心脏体征：除基础心脏病的固有体征外，心脏扩大、二尖瓣关闭不全的反流性杂音、肺动脉瓣区第二心音亢进及舒张期奔马律。

2. **右心衰竭**　右心衰竭以体循环淤血为主要表现。

（1）症状：①腹胀、恶心、食欲不振等消化道症状，是右心衰竭最常见的症状。②劳力性呼吸困难。

（2）体征：①水肿：凹陷性水肿。②颈静脉征：颈静脉搏动增强、充盈、怒张、肝颈静脉反流征阳性。③肝脏肿大：持续慢性右心衰竭可致心源性肝硬化。④心脏体征：除基础心脏病的相应体征外，出现三尖瓣关闭不全的反流性杂音。

3. **全心衰竭**　右心衰竭继发于左心衰竭而形成全心衰竭。右心衰竭时右心排血量减少，因此阵发性呼吸困难等肺淤血症状反而有所减轻。左心衰竭的表现主要为心排血量减少的相关症状和体征。

≫ 二、疾病特点

心力衰竭是一种复杂的临床症状群，为各种心脏病的严重阶段。其发病率高，5年存活率与恶性肿瘤相仿。近期内心力衰竭的发病率仍将继续增长，正在成为21世纪最重要的心血管病症。

临床上心力衰竭以左心衰竭较为常见，尤其是左心衰竭后继发右心力衰竭而致全心衰竭。左心衰竭以肺循环淤血及心排血量降低为主要表现；右心衰竭以体循环淤血为主要表现。有基础心脏病的患者，其心力衰竭症状往往由感染、心律失常、血容量增加、过度体力消耗、治疗不当、原有心脏病加重等增加心脏负荷的因素所诱发。

≫ 三、心理特点

心力衰竭往往是心血管病发展至晚期的表现。主要原因病程长、预后差、经济负担及生活质量下降。长期的疾病折磨和心力衰竭反复出现，体力活动受到限制，甚至不能从事任何体力活动，生活上需他人照顾，常使患者陷于焦虑不安、内疚、绝望，甚至对死亡的恐惧之中。

心力衰竭的抑郁症发病率13.4%～80%，焦虑症发病率17.5%～71.4%。家属和亲人可因长期照顾患者而产生沉重的身心负担或忽视患者的心理感受，故心力衰竭不仅严重威胁患者身体健康，还经常给患者带来严重的精神及心理障碍。

》》 四、康复健康教育程序

（一）康复健康教育评估

1. 身心状况

（1）患病与诊治经过：有无冠心病等基础心脏疾病病史；有无呼吸道感染、心律失常、过度劳累等诱发因素。呼吸困难的特点和严重程度；有无咳嗽、咳痰或痰中带血；有无疲乏、头晕、失眠等。了解患者是否有恶心、呕吐、食欲不振、腹胀、体重增加及身体低垂部位水肿等右心衰竭表现。了解相关检查结果、用药情况及效果。

（2）目前病情与一般情况：询问此次发病情况，病情是否有加重趋势。询问患者食欲、饮水量、摄盐量；睡眠状况；有无夜尿增多或减少，有无便秘；日常生活能否自理以及活动受限的程度。

（3）身体评估

1）一般状态：①生命体征，如呼吸状况、脉搏快慢、节律、有无交替脉和血压降低。②意识和精神状况。③体位，是否采取半卧位或端坐位。

2）心肺：①两肺有无湿啰音或哮鸣音。②心脏是否扩大，心尖搏动的位置和范围，心率是否加快，有无心尖部舒张期奔马律、病理性杂音等。

3）其他：有无皮肤黏膜发绀；有无颈静脉怒张、肝颈静脉反流征阳性；肝脏大小、质地；水肿的部位及程度，有无压疮，有无胸腔积液征、腹腔积液征。

2. 运动能力的评估

评估患者的心功能分级、心力衰竭分期；通过6分钟步行试验、心肺运动能力等手段评估患者的运动耐力和心脏储备功能；评估患者呼吸系统功能储备以及有氧运动能力；评估患者肌力、肌耐力、关节活动度以及平衡能力；明确康复治疗禁忌；对患者进行危险分层。

3. 对康复知识学习需求

了解患者及家属的文化程度、学习能力及对疾病的认识程度；了解患者及家属对康复治疗重要性的认识；了解患者及家属是否希望通过学习康复治疗以减轻临床症状，改善运动能力及日常生活自理能力，减轻精神压力，提高生活质量；了解患者及家属是否希望了解整个康复程序与康复措施。

（二）住院教育

1. 康复治疗的重要性

慢性心力衰竭是一种复杂的临床症状群，是各种心脏病的严重阶段。它具有发病率高、致残率高、再入院率高及病死率高的特点。典型症状是呼吸困难、乏力、心悸等。虽然治疗慢性心力衰竭的药物血管紧张素转换酶抑制药、β受体拮抗药和醛固酮受体拮抗药可明显改善患者预后，但仍有大量临床试验的研究表明，药物治疗并不能完全阻断心力衰竭的发病机制，降低死亡率及住院率，而且不良反应较多。慢性心力衰竭康复治疗显得更为重要。

2. 康复健康教育目标 慢性心力衰竭作为各种心血管疾病发展的终末期，是 21 世纪心脏疾病中最难攻克的堡垒。CHF 患者 5 年生存率与恶性肿瘤相仿，男性为 25%，女性为 35%。因此，CHF 的防治堪称心血管疾病领域最后的"主战场"。通过运动疗法、呼吸训练、药物治疗、睡眠疗法、饮食护理、心理护理等康复治疗手段，提高患者运动耐力，改善心理状态，增强生活自理能力，提高生命质量。

3. 康复健康教育内容

（1）讲解疾病：慢性心力衰竭具有高发病率、高住院率、高致残率。心血管病是全球范围造成死亡的最重要原因。我国心血管病发病的危险因素持续增长，心血管病发病率和死亡率居高不下，2019 年《中国心血管健康与疾病报告》发布，全国心血管病 3.3 亿人，其中心力衰竭 890 万，每 5 个成年人中有 1 人患有心血管病。

（2）解释疾病症状及存在问题

1）左心衰竭：以肺淤血和心排血量降低表现为主。主要表现为：①呼吸困难，程度不同的呼吸困难是左心衰竭最主要的症状。可表现为劳力性呼吸困难、夜间阵发性呼吸困难或端坐呼吸。②咳嗽、咳痰和咯血，咳嗽、咳痰是肺泡和支气管黏膜淤血所致。开始常于夜间发生，坐位或立位时可减轻或消失。③疲倦、乏力、头晕、心悸，主要是由于心排血量降低，器官、组织血液灌注不足及代偿性心率加快所致。④尿量变化及肾功能损害，早期代偿性血流再分布，患者可出现夜尿增多；随着病情的进展，心排血量减少，肾血流灌注不足，可出现肾前性少尿及血尿素氮、肌酐水平升高。

2）右心衰竭：以体静脉淤血表现为主。主要表现为：①消化道症状，胃肠道及肝淤血引起腹胀、纳差、恶心、呕吐等，是右心衰竭最常见的症状。②呼吸困难，除原发病的原因外，由于右心衰竭时体循环淤血，酸性代谢产物排出减少，淤血性肝硬化、腹腔积液等造成腹压增加等，均可导致或加重患者的呼吸困难。

3）全心衰竭：临床常见先有左心衰竭，而后出现右心衰竭，此时患者同时出现肺淤血及体循环静脉淤血的表现。但由于右心排血量减少，肺淤血缓解，呼吸困难反而有所减轻。

（3）明确康复意义及目标：慢性心力衰竭是一种临床常见的综合征。患者病情往往反复发作，对生命有极大的威胁，同时心力衰竭会引发很多并发症，影响患者的运动功能。传统观点认为在心力衰竭的治疗过程中，卧床休息、禁止劳累是其中非常重要的原则。因为运动会加重心脏负担，心功能会愈加恶化。但是大量临床观察表明，如果过于限制患者的运动，患者的活动耐力会降低，会造成肌肉萎缩，同时下肢静脉血栓也容易形成，各种并发症的发生概率会上升。康复治疗是一种综合的治疗手段，通过药物治疗、运动康复、心理疏导等多重手段治疗疾病，有效改善各项心肺功能指标，改善患者的预后。

（三）康复治疗及训练健康教育

1. 讲解康复治疗及训练项目

（1）选择健康的生活方式：坚持平衡的膳食，戒烟酒，规律生活，保持情绪稳定。患有心力衰竭的肥胖老年人，进食低热量、低脂饮食，多食用富含钾、镁等微量元素、维生素和蛋白质的食物，注意低盐饮食，少食多餐，不宜过饱，从而减轻心脏负担。

（2）药物治疗：慢性心力衰竭的主要药物为血管紧张素转换酶抑制药、β受体拮抗药和醛固酮受体拮抗药，有效缓解患者症状，改善预后。

（3）呼吸功能再训练：指导患者做深而慢的腹式呼吸、缩唇呼吸和呼吸操。①腹式呼吸：使呼吸阻力减低，潮气量增大，死腔通气比率减少，气体分布均匀，通气/血流比例失调改善。②缩唇呼吸：增加气道外口段阻力，使等压点移向中央大气道，防止气道过早闭合。③呼吸操：是一种有利于调节人体各系统的健身操。主要要点是深吸气慢慢吐气。呼吸操能起到强身健体、增加呼吸肌的肌力和耐力，减轻呼吸困难，提高活动能力，预防呼吸肌疲劳和呼吸衰竭的发生。呼吸操的锻炼，主要是通过腹式呼吸，以增强膈肌、腹肌和下胸部肌肉的活动度，加深呼吸幅度，增大通气量，有利于肺泡残气量排出，从而改善肺通气功能，增加气体交换。

（4）运动训练：运动康复可作为慢性心力衰竭二级预防指南的核心内容。运动锻炼可以减少神经激素系统的激活和延缓心室重塑的进程，对减缓心力衰竭患者自然病程有利，是一种能改善患者临床症状的辅助治疗手段。

（5）推荐一种运动康复七步法（表17-1）。

表17-1 运动康复七步法

步骤	练习	病房活动
1	呼吸、床上四肢被动运动	自己进餐、洗脸、洗手及使用便器,尝试坐位15～30min,2～3次/d
2	热身、缓慢行走30m	自行坐起、步行至洗手间、床旁独立站立5～10min
3	热身、原地踏步10～15次	尝试温水冲身、床旁太极拳基本步5～10min,2～3次/d
4	热身2次/d、步行100m、几步	自行进行各种清洗、病房行走、八段锦1套/d
5	楼梯 步行150m、半层楼梯	继续以上活动
6	步行150m、1层楼梯	继续以上活动,制订院外运动计划

（6）保持和改善呼吸道的通畅：缓慢呼吸训练有益于提高慢性心力衰竭患者体能和心脏收缩功能，减少睡眠中的各种干扰。

（7）吸氧疗法：对于有低氧血症者，纠正缺氧对缓解呼吸困难、保护心脏功能、减少缺氧性器官功能损害有重要的意义。氧疗方法包括鼻导管吸氧、面罩吸氧、无创正压通气吸氧等。

（8）坐椅子疗法：由于严重心力衰竭患者在床旁坐椅子，较临床上常规半卧位，对心脏负荷小，既可减轻心力衰竭症状，又可减轻精神负担，因此对严重心力衰竭患者，心功能Ⅳ级患者，只要病情稳定，就可安排坐椅子。开始每次 10～15min，每天 2 次，逐步增加时间或次数。

（9）睡眠治疗：对慢性心力衰竭康复有一定的效果。睡眠治疗包括睡眠卫生教育、认知行为疗法、脑电生物反馈治疗、脑反射治疗、体外反搏疗法等。

（10）体外反搏治疗：过其对血流动力学影响，特别是对血管内皮切应力的提高，从而改善内皮功能和血管僵硬度。纽约心脏病协会（NYHA）Ⅰ～Ⅱ级的心力衰竭患者一般来说采用体外反搏治疗联合治疗可以增加功能容量。

（11）心理疗法：慢性心力衰竭患者有明显的焦虑、抑郁状态，医护人员应耐心、细致地为患者对心力衰竭相关康复常识进行普及宣传。常用的心理调节疗法有说理疏导法、暗示疗法、音乐疗法、疏泄疗法、移情疗法等。

（12）水疗：当浸水位达到横膈以上时，中心静脉压升高，回血量增加，而血管顺应性不变，左室舒张末期容积增加，心排血量增加。当在温水中持续浸泡时，交感神经张力降低，外周血管阻力下降，血管加压素及肾素 - 血管紧张素 - 醛固酮释放减少。

（13）避免诱因：如感染（尤其是呼吸道感染）、过度劳累、情绪激动、输液速度过快或输液量过多等。

2. 康复技术指导

（1）重建生理性呼吸模式：教会患者及家属呼吸训练方法。掌握腹式呼吸、缩唇呼吸，并坚持持之以恒。

1）缩唇呼吸：教会患者用鼻吸气用口呼气，呼气时嘴唇缩成吹笛状。气体慢慢呼出，吸气与呼气之比为 1∶2 或 1∶3。

2）腹式呼吸：患者取立位或坐位，一手放于腹部，另一手放于胸部，吸气胸部不动，呼气时腹部内陷，尽力将气呼出。腹式呼吸把缩唇呼吸融入其中，能有效增加呼吸运动的力量和效率，调动通气的潜力。

3）呼吸操：是一种有利于调节人体各系统的健身操。主要要点是深吸气，慢慢吐气。呼吸操能起到强身健体、增加呼吸肌的肌力和耐力，减轻呼吸困难，提高活动能力，预防呼吸肌疲劳和呼吸衰竭的发生。呼吸操的锻炼，主要是通过腹式呼吸，以增强膈肌、腹肌和下胸部肌肉的活动度，加深呼吸幅度，增大通气量，有利于肺泡残气量排出，从而改善肺通气功能，增加气体交换。

（2）耐力运动训练：国内运动疗法中，主要分为耐力运动、抗阻运动、弹性运动。耐力运动可最大限度地增加最大摄氧量（VO_2max），有氧运动为其中一种运动方式。运动时间为 30～60min，针对体力衰弱的慢性心力衰竭患者，建议延长热身运动时间，通常为 10～15min，运动频率为每周 3～5 次。

（3）氧疗：对于有低氧血症的患者，纠正缺氧对缓解呼吸困难、保护心脏功能、减少缺氧性器官功能损害有重要的意义。氧疗方法包括鼻导管吸氧、面罩吸氧、无创正压通气吸氧等。

（四）康复健康教育

1. 饮食　饮食宜低盐、清淡、易消化、富营养，少食多餐，每餐不宜过饱，伴低蛋白血症者可静脉补充白蛋白。每天食盐摄入量在 6g 以下为宜。告诉患者及家属低盐饮食的重要性并督促执行。限制含钠量高的食品，如腌制或熏制品、香肠、罐头食品、海产品、苏打饼干等。注意烹饪技巧，可用糖、代糖、醋等调味品以增进食欲。

2. 用药　告知患者及家属药物的名称、剂量、用法、作用与不良反应。指导患者每天测量体重，每天在同一时间、穿同类服装、用同一体重计测量体重，时间安排在患者晨起排尿后、早餐前最适宜。当发现体重增加或症状恶化应及时就诊。服用排钾利尿剂时多补充含钾丰富的食物，如鲜橙汁、西红柿汁、柑橘、香蕉、枣、杏、无花果、马铃薯、深色蔬菜等。

3. 康复中注意事项

（1）急性期卧床休息，协助患者取坐位，减轻心脏负荷。患者常有烦躁不安，须注意安全，谨防跌倒受伤。严密监测血压、呼吸、血氧饱和度、心率、心电图等。恐惧或焦虑可导致交感神经兴奋性增高，使呼吸困难加重。护士应与患者及家属保持密切接触，提供情感支持。做好基础护理与日常生活护理。

（2）在疾病缓解期坚持康复运动。心力衰竭的康复是以运动康复为主，包含五大处方等综合手段的治疗。有氧运动联合肺康复，实现康复一体化，可以整体改善心力衰竭患者心肺适能和预后。恰当的评估是心力衰竭心肺康复重要的手段和安全的必要保证。

（3）掌握心力衰竭患者康复适应证、禁忌证，评估心肺功能，制订合适的运动处方。注重心力衰竭患者康复训练安全性。

（4）心力衰竭患者康复循序渐进从低强度运动开始，切忌在初次活动时即达到负荷量；患者应根据自己的年龄、病情体力情况个人爱好及锻炼基础来选择运动种类及强度；严格按运动处方运动，患病或外伤后应暂停运动，运动中适当延长准备及整理时间。

（五）教育评价

患者能认识慢性心力衰竭的知识及治疗；患者及家属了解、认识康复治疗、饮食治疗的重要性，能主动积极参与康复治疗、康复训练；能积极预防及控制慢性心力衰竭的危险因素，了解控制诱因及戒烟的重要性；能建立健康的生活习惯；掌握腹式呼吸动作要领及运动疗法的技术与运动中注意事项，能复述出院后注意事项及继续康复训练的重要性。

（六）出院教育

1. 康复治疗延续的重要性　由于慢性心力衰竭具有高发病率、高致残率、高再入院率的特点，预后及疗效不确定，严重影响着患者的日常生活，降低了生活质量，故延续护理已成为慢性心力衰竭护理的重要内容。通过住院期间的健康教育以及出院后的家庭访视、电话随访、短信提示、集中辅导等方式，强化了慢性心力衰竭稳定期患者在院外漫长康复过程中的自我管理，强调患者个体是疾病自我管理的中心，患者本身即具有责任和能力进行自我管理。

2. 出院康复健康教育目标　通过康复治疗及健康教育，使患者及家属能了解疾病的发病因素，提高对于疾病的认识，控制症状，减少慢性心力衰竭的急性发作、提高生活质量。对于心力衰竭高危阶段的 A 期，即应强调积极干预各种高危因素，包括控制血压、血糖、血脂异常，积极治疗原发病。

3. 出院康复健康教育及预防

（1）家庭康复及训练原则：心力衰竭康复是一项长期、艰苦的工作，锻炼应量力而行，其难度、强度和量都应循序渐进。有氧运动是慢性心力衰竭患者运动康复的主要形式，可改善患者的心肺功能。Ⅲ级的稳定性心力衰竭患者，可根据实际情况，选择适合自己的运动形式。主要的运动形式包括走路、踏车、游泳、骑自行车、爬楼梯、太极拳、八段锦等。运动时间一般为 30～60min 为宜，15min 热身运动，20～30min 有氧运动，10～15min 整理活动。推荐每周运动 3～5 次为宜。

（2）规范用药：应在医护人员指导下，严格遵医嘱用药，不要自行随意更改药物剂量和种类。自觉有药物副作用影响时，询问医生，不要自行突然停药。

（3）避免诱发因素、预防疾病再发及控制并发症：①对于心力衰竭高危阶段的 A 期即应强调积极干预各种高危因素，包括控制血压、血糖、血脂异常，积极治疗原发病。②预防可增加心力衰竭危险的行为，如吸烟、饮酒。③避免各种诱发因素，如感染（尤其是呼吸道感染）、过度劳累、情绪激动、输液速度过快输液量过多等。④育龄妇女在医师指导下决定是否可以妊娠与自然分娩。

（4）休息与饮食：一般急性重症期，患者应卧床休息，可取半卧位或坐位，双腿下垂，以减少静脉回流。缓解期和恢复期，根据一般的情况，指导患者合理的活动和休息计划，监测运动耐量，运动后 Borg 评分在 12～13min 为宜，患者有微微出汗、稍有气促即可停止运动。鼓励患者进食富含营养、易消化、高热量、高蛋白、高维生素饮食，指导患者加强营养，食用富含粗纤维的食物，防止便秘发生。避免高盐食品，比如酱菜、腌肉等。在烹饪中养成使用盐匙的习惯，有利于控制、调节自身的钠盐摄入量。

（5）定期复查：定期到呼吸门诊随访。出现急性加重时应及时去医院就诊，外出随身携带急救药。

（孙素娟　郑彩娥）

第四节　原发性高血压病患者的康复健康教育

一、疾病简述

（一）定义

原发性高血压（primary hypertension）是病因未十分明确的以体循环血压升高为主要临床表现的全身性疾病，又称为高血压病。高血压指在未服抗高血压药物的情况下，收缩压 ≥ 140mmHg 和舒张压 ≤ 90mmHg。

（二）病因

原发性高血压的病因尚未明确，可能是与遗传和环境两方面有关的多因素疾病。有研究显示，高血压与遗传、年龄、性别、肥胖、饮食、精神压力甚至打鼾等因素有关。高钠、低钾膳食，超重和肥胖是我国人群重要的高血压危险因素，因而我国高血压防治任务十分艰巨。

（三）临床症状与分型

1. **良性或缓进性高血压**　起病缓慢，其症状缺乏特异性。常见有头晕、头痛、颈项板紧、疲劳、心悸等。也可出现视物模糊、鼻出血等较重症状。部分患者无症状，在体检或发生心、脑、肾等并发症时才被发现血压增高。

2. 恶性或急进型高血压

（1）发病急剧，多见于中青年患者。

（2）血压显著升高，舒张压持续 ≥ 130mmHg。

（3）头痛、视物模糊、眼底出血、渗出和视盘水肿。

（4）肾脏损害突出，持续性蛋白尿、血尿、管型尿，并可伴肾功能不全。

（5）进展迅速。

3. 老年人高血压　年龄 > 60 岁、达高血压诊断标准者即诊为老年人高血压。

（1）半数以上收缩压升高为主（收缩压 ≥ 140mmHg，舒张压 < 90mmHg）。

（2）老年收缩期高血压患者靶器官并发症常见。

（3）因老年人压力感受器敏感性下降，用药后易出现直立性低血压。

4. 高血压危象　包括高血压急症和高血压亚急症。高血压急症的特点是血压严重升高（血压 > 180 / 120mmHg）并伴有进行性靶器官功能不全的表现，包括高血压脑病、颅内出血、急性心肌梗死、急性左室衰竭伴肺水肿、不稳定型心绞痛、主动脉夹层动脉瘤，需立即进行降压治疗以阻止靶器官进一步损害。

》》 二、疾病特点

高血压可分为原发性高血压和继发性高血压。其中原发性指以原发性血压升高为主要临床表现伴或不伴有多种心血管危险因素的综合征，是多种心、脑血管疾病的重要病因和危险因素。继发性高血压指某些确定的疾病或病因引起高血压。继发性高血压一般针对其原发病因治疗，不作为康复治疗的对象。

高血压不是一种均匀同质性疾病，不同个体病因和发病机制不尽相同；高血压病程较长，进展一般较缓慢，不同阶段维持和发病机制不同。因此高血压是多因素、多环节、多阶段和个体差异性较大的疾病。

》》 三、心理特点

原发性高血压属于心因性疾病。它的发生与多种因素有关，而其中主要为精神神经因素。其心理特点不外乎以下几种：恐惧型、麻痹型、忧郁型、急躁型、焦虑型、乐观型。研究发现高血压患者的生活质量不适感、生活满意度、情绪思维、自我评价、生活与工作状况和社会支持等方面不如健康人。高血压患者产生高血压后常常表现为心情容易急躁、常常发怒、记忆力明显减退、精力常常不能集中，同时伴有头痛、头晕，部分患者可出现易于兴奋、躁动不安、抑郁情绪，表现为郁郁寡欢、悲观低落、对前途失去希望。

》》 四、康复健康教育程序

（一）康复健康教育评估

1. **诊断性评估** 诊室测血压是我国目前临床诊断高血压、进行血压水平分级以及观察降压疗效的常用方法。有条件的应进行诊室外血压测量，用于诊断白大衣性高血压及隐匿性高血压，评估降压治疗的疗效，辅助难治性高血压的诊治。动态血压监测可评估24h血压昼夜节律、直立性低血压、餐后低血压等。

2. **评估** 高血压的分级与分层，寻找其他心脑血管危险因素、靶器官损害及相关临床情况，评估患者的心脑血管疾病的风险程度（表17-2、表17-3）。

表17-2 高血压的分级

类别	收缩压 / mmHg	舒张压 / mmHg
高血压Ⅰ级	140 ~ 159	90 ~ 99
高血压Ⅱ级	160 ~ 179	100 ~ 109
高血压Ⅲ级	≥ 180	≥ 110
单纯收缩期高血压	≥ 140	< 90

表17-3 高血压患者的风险分层

其他危险因素及病史	Ⅰ级 （140 ~ 159 / 90 ~ 99mmHg）	Ⅱ级 （160 ~ 179 / 100 ~ 109mmHg）	Ⅲ级 （≥ 180 / 110mmHg）
无其他危险因素	低危	中危	高危
1 ~ 2个危险因素	中危	中危	极高危
3个以上危险因素，或糖尿病，或靶器官损伤	高危	高危	极高危
出现并发症	极高危	极高危	极高危

3. **对康复知识学习需求** 了解患者及家属的文化程度，学习能力及对高血压病的认识程度；了解患者及家属对康复治疗重要性的认识；了解患者及家属对康复治疗、康复知识学习、掌握的情况。

（二）住院教育

1. **康复治疗的重要性**　原发性高血压被称为"沉默的杀手"，尽管药物干预是治疗高血压的主要手段，但是仍有许多高血压患者血压保持在高水平，从而增加患心血管疾病、脑卒中、肾功能障碍及肾衰竭的概率，增加了死亡风险，鉴于高血压的严重性及控制血压的必要性，对患者进行康复治疗，对控制原发性高血压患者的血压水平及靶器官的损害有很大的帮助。

2. **康复健康教育目标**　高血压患者的许多情感因素，如负性情绪、易激惹、容易紧张和担心的个性是高血压的危险因素，运动与放松训练均有助于改善患者的情绪，还可以帮助患者有效地控制精神压力，将原发性高血压患者的血压降到理想水平的同时，全面降低心血管疾病的其他危险因素和高血压并发症所引起的致残率和病死率。

3. **康复健康教育内容**

（1）讲解疾病：高血压的患病率呈上升趋势，是多种心脑血管疾病的重要病因和危险因素，影响重要脏器如心、脑、肾的结构与功能，最终导致这些器官的功能衰竭，是心血管疾病死亡的重要原因之一。

（2）解释疾病症状及存在问题：高血压早期全身小动脉痉挛。多年后内膜增生，使管壁变厚变硬，管腔变窄。随着血管病变持续存在，各重要脏器发生继发性改变。①心脏：压力负荷、儿茶酚胺与血管紧张素Ⅱ等生长因子均能刺激心肌细胞肥大和间质纤维化，导致左心室肥厚和扩大，最终可导致心力衰竭，成为高血压心脏病。②脑：长期高血压使小动脉微小动脉瘤形成，高血压促成脑动脉粥样硬化，引起短暂性脑缺血发作、脑动脉血栓形成。③肾脏：肾动脉硬化导致肾实质缺血，因肾实质缺血和肾小球硬化，最终导致肾衰竭。④视网膜：视网膜小动脉早期发生痉挛，随着病程进展出现硬化改变，血压急骤升高可引起视网膜渗出和出血。

（3）明确康复意义及目标：原发性高血压是危害居民健康的常见病、多发病，是多种心脑血管病的重要因素和危险因素，是心、脑血管疾病死亡的主要原因之一，且随着人民生活水平的不断提高，其发病率有逐年上升的趋势。目前高血压尚无根治的方法，临床主张终身服用降压药物控制血压。众所周知，运动具有调节神经系统功能、增加外周血管顺应性、降低血容量、调整内分泌、调节患者情绪、减轻精神压力等作用。因此，在规范药物治疗的基础上，通过适当的运动疗法，配合物理治疗、行为干预等方法，可以调节血压、减少降压药物用量、降低心脑血管疾病的发病率和死亡率，提高体力活动能力和生活质量。

（三）康复治疗及训练健康教育

1. 纠正危险因素

（1）选择健康的生活方式：日常起居生活规律，坚持戒烟限酒。

（2）减少钠盐的摄入，建议饮食中氯化钠摄入 < 6g / d。

（3）降低体重，减少热量摄入，保持规律运动及高纤维素饮食。

（4）减少胆固醇及饱和脂肪酸的摄入，每日胆固醇摄取 < 300mg，脂肪占总热量的 30% 以下；饱和脂肪酸占总热量的 10% 以下，运动与饮食相结合在血脂和血压改善方面作用最强。

（5）避免使用激素、避孕药等升压药物。

（6）改善行为方式，避免情绪过分激动，逐步学会适当的应急处理技术和心态。

2. 运动疗法

长期有规律的运动可以有效协助降低血压、改善血液循环和患者情绪，提高患者体力活动能力和生活质量，是高血压病治疗的必要组成部分。运动训练应采用中小强度、较长时间、大肌群的动力性运动，以及各类放松性的活动，包括气功、太极拳、放松疗法等。高血压患者的运动量宜小不宜大，适当的运动治疗可以减少药物用量、降低药物不良反应、稳定血压。运动强度过大则可使血压波动过大、心率剧增，引起头痛、头晕等症状，也有发生脑血管意外以及心绞痛的可能。

（1）有氧训练：常用方式为步行、慢跑、骑自行车、游泳等。运动强度以 50% ~ 70% 最大心率或 40% ~ 60% 最大摄氧量储备为宜，运动时心率一般不超过 130 次 / min，50 岁以上者运动心率不超过 120 次 / min。运动停止后心率应在 5 ~ 8min 恢复正常，不应出现头晕、心慌及明显的疲劳感。训练效应的产生需至少 1 周，达到较显著降压效果需 4 ~ 6 周。

1）步行：可在清晨、黄昏或临睡前进行，起始速度为 70 ~ 90 步 / min，持续 10min 以上。适应后可在坡地上行走或加快速度，速度一般不超过 110 步 / min，每次锻炼 30 ~ 40min，每天 1 ~ 2 次。

2）慢跑、骑自行车、游泳：有一定锻炼基础的人可采用该方法。应在运动前进行心电图运动试验，以检查心功能和血压对运动的反应性。运动使精神放松，掌握好节奏并与呼吸相配合，以慢跑为例，运动速度以 120 步 / min、运动心率以 120 次 / min、每次 30 ~ 60min、每周 3 ~ 6 次为宜。

（2）循环抗阻训练：以往任何形式的抗阻运动均视为高血压患者的禁忌项目，但近年来研究提示，在一定范围内，中小强度的抗阻运动可产生良好的降压作用，并不引起血压的过分升高。一般采用循环抗阻训练，即采用相当于 40% ~ 70% 最大一次收缩力作为运动强度，进行大肌群（肱二头肌、胸大肌、股四头肌）的抗阻收缩，每节 10 ~ 30s，

10～15 节为一循环，每次训练 1～2 个循环，每周 3～5 次，12 周为一个疗程。逐步适应后可按每周 5% 的增量逐渐增加运动量。在增强肌肉力量时宜逐步增加阻力，而不是增加重复次数或持续时间。训练中应避免屏气动作，用力时呼气，放松还原时吸气。避免做一些头部低于身体的动作。

（3）降压操：目的在于增强人体的调节功能。四肢大幅度活动和放松的腹式呼吸练习，有助于降低周围血管阻力，降低血压。①平静吸气，身体前倾往外呼气。②左 / 右臂举起吸气，回收呼气。③双臂外展吸气，回收呼气。④双臂前伸吸气，回收呼气。⑤双手握拳举起吸气，下蹲呼气。

（4）气功：气功包括动功和静功，较多采用的是静功，基本原则强调放松自然，安静协调，呼吸均匀，每次 30～40min，每天只做 1 次。

3. **物理治疗**　适用于早期及轻度高血压患者。常用方法包括：

（1）直流电离子导入疗法：常用溶液有 5%～10% 溴化钠、10% 硫酸镁、5%～10% 碘化钾等，点击置于颈区或颈动脉窦或胸腹交感神经节处。

（2）脉冲超短波疗法：无热量脉冲超短波，电极置于太阳神经丛区域或颈动脉窦处，如无脉冲超短波，也可行超短波微热量肾区治疗。

（3）穴位磁疗：选百汇、曲池、足三里、太阳、风池、神门、风府等穴位。也可应用耳穴降压沟。

（四）康复健康教育

1. **健康的生活方式**　过量饮酒、吸烟、嗜盐、高血压家族史、性格急躁以及超体重均为高血压的主要危险因素。保持健康的生活方式有利于血压得到理想的控制水平，从而减慢对靶器官的损害，降低高血压的病死率。

2. **用药**　目前高血压尚无根治的方法，临床主张终身服用降压药物控制血压，药物治疗可以控制血压的增长，改善健康状况和对靶器官的损害。因此遵医嘱规律的服用降压药物是治疗高血压的关键，并定期门诊复查，及时调整高血压药物，使血压维持在一个理想的水平。

3. **康复中注意事项**

（1）如停止锻炼，训练效果 2 周内可完全消失，因此锻炼要持之以恒。

（2）运动疗法必须要与药物治疗相结合，过程中不要轻易撤药，特别是 Ⅱ 级以上患者。

（3）在运动时要考虑药物对血管反应的影响，如服用 β 受体阻滞剂可使最大和次最大负荷运动时的心率有所下降，β 受体阻滞剂和利尿剂可减弱人体对热和湿环境运动时的温度调节能力。

（五）教育评价

通过康复健康教育首先使患者及家属认识到高血压病的严重程度，同时能让家属和患者了解康复治疗、改变生活方式的重要性，能主动参与康复治疗、康复训练中来，积极预防及控制高血压的危险因素，建立健康的生活习惯，在药物治疗的同时配合运动疗法、物理疗法，积极控制血压，并能掌握康复中的注意事项。

（六）出院教育

1. 康复治疗延续的重要性 由于血压的控制是一个长期的过程，通过住院期间的药物治疗及健康教育将血压维持在合理的水平，出院后的自我管理更为重要，医护人员可通过出院后的家庭访视、电话随访、短信、微信提示、集中辅导等方式，强化高血压患者在院外漫长的康复过程中的自我管理，强调患者个体是疾病自我管理的中心，患者本身具有责任和能力进行自我管理。

2. 出院康复健康教育目标 通过康复治疗及健康教育，使患者及家属能了解疾病的各种危险因素，提高对于疾病的认识，有目标地做好自我管理，改善生活方式，继续坚持有效运动，控制血压水平，防止高血压性并发症的发生，降低高血压患者的病死率。

3. 出院康复健康教育及预防

（1）严格按医嘱坚持长期服药：高血压患者要提高长期服药的依从性，不可骤然停药，"宁可一顿不吃饭，不可一次不吃药"，在监测血压的基础上，遵医嘱调整用药剂量，维持血压长期在较为稳定的理想范围。

（2）保持良好的生活方式：①戒烟限酒。②减少钠盐的摄入，建议饮食中氯化钠摄入 < 6g / d。③降低体重，减少热量摄入，保持规律运动及高纤维素饮食。④减少胆固醇及饱和脂肪酸的摄入，每日胆固醇摄取 < 300mg，脂肪占总热量的 30% 以下；饱和脂肪酸占总热量的 10% 以下，运动与饮食相结合在血脂和血压改善方面作用最强。⑤避免使用激素、避孕药等升压药物。

（3）选择并坚持适当的运动：如步行、慢跑、打太极拳、降压操等，并注意劳逸结合，运动频率、时间和强度以不出现不适为度，避免竞技性和力量性的运动。

（4）保持良好的心态：对容易激动的患者，指导其保持平静的心境，情绪激动常常是诱发急性心血管病和脑卒中的因素，尽量避免过度劳累、紧张、激动、焦虑、保证充足睡眠，心理平衡的作用超过一切保健作用的总和，心理平衡就掌握了健康的金钥匙。

（5）学会正确测量和记录血压：指导患者每天在同一时间测量血压，保持环境安静，休息 10 ~ 15min，以坐位右上肢的血压为准，并做好记录，若血压在 1 周或较长时间内逐渐增高，应去医院调整降压药物。

（6）定期复查：定期到心内科门诊随访。出现血压不稳定时去医院就诊，外出时随身携带急救药。

（7）注意事项：病情变化时，应立即就医。如血压急剧升高或降低，或血压波动大时；或出现眼花、头晕、恶心、呕吐、视物模糊、偏瘫、失语、意识障碍、呼吸困难、肢体乏力等，立即到医院就医。如病情危重时，拨打"120"电话求救。

（孙素娟　郑彩娥）

第五节　冠状动脉支架植入患者的康复健康教育

一、疾病简述

（一）定义

经皮冠状动脉介入治疗（PCI）指采用经皮穿刺技术送入球囊导管或其他相关器械，解除冠状动脉狭窄或梗阻，重建冠状动脉血流的技术，是对具有适应证的 ST 段抬高性心肌梗死（STEMI）患者及高危型非 ST 段抬高性心肌梗死（NSTEMI）患者实施紧急救治的方法之一，目前已被多部指南推荐使用。

（二）病因

冠心病（CAD）是一种常见心身疾病。由于多种易患因素，使冠状动脉粥样硬化引起冠状动脉狭窄，使心肌缺血、缺氧，导致心绞痛、心律失常、心肌梗死、心力衰竭或心搏骤停。

冠心病主要病因是动脉粥样硬化，综合致病因素有四高：高血压、高血脂、高血糖、超体重。此外，还与吸烟、缺少运动、精神因素和遗传有关。研究发现，抽烟、高血压、高血脂、糖代谢异常、肥胖、A 型性格、生活压力、家族遗传等与急性心肌梗死的发生、发展有关。急性冠脉综合征的发病率大幅度上升，成为发展中国家第二位死亡原因，严重威胁着人们的健康。

二、疾病特征

冠状动脉是供给心脏血液的动脉，起于主动脉根部，分左右两支，行于心脏表面。如果冠状动脉突然阻塞，不能很快建立侧支循环，常常导致心肌梗死。

缺血性心脏病已经成为威胁人类健康的重大公共卫生问题。近年来缺血性心脏病发病率大幅度增加，且 20 年内仍然会大幅度增长。从 2009—2017 年，使用 PCI 治疗冠心病的病例数量不断上升。PCI 手术在 STEMI 患者中的开展数量也逐渐上升。经过使用 PCI 手术治疗的冠心病患者，术后 3.5d 的死亡率逐渐降低，急性心肌梗死和高危心绞痛患者死亡率改善症状，提高生活质量。冠状动脉造影术是冠心病诊断的金标准，PCI 是冠心病的有效治疗手段。

药物治疗和冠状动脉内支架植入术（PCI）仍然是众多急性高危冠心病患者抢救和治疗的重要手段。但是，PCI 既不能逆转或停止冠状动脉粥样硬化的生物学进程，也不能消除冠心病危险因素，大部分 PCI 术后患者面临了运动功能减退、情绪焦虑和抑郁等，不仅严重影响生活质量，也给家庭及国家带来巨大经济负担和劳动力损失。

PCI 介入治疗指征：①对于急性 ST 段抬高性心肌梗死患者早期治疗的关键在于开通梗死相关血管（IRA），尽可能挽救濒死心肌，降低患者急性期的死亡风险并改善长期预后。②不稳定心绞痛和非 ST 段抬高性心肌梗死的高危患者，提倡尽早介入治疗。高危患者主要包括：反复发作心绞痛或心肌缺血或充分药物治疗时活动耐量低下；血心肌酶指标升高；心电图新出现的 ST 段压低；出现心力衰竭或出现二尖瓣反流或原有反流恶化；血流动力学不稳定；持续室速；6 个月内接受过介入治疗；曾行冠脉旁路移植术等。③对于慢性稳定型冠心病患者，介入治疗要经过慎重的全面评估。

三、心理特征

心脏病患者较多处于抑郁状态，容易出现焦虑等问题，对余生及预后有很大影响，甚至其家人也长期受抑郁症状的困扰。压力、焦虑、抑郁等是冠状动脉硬化性心脏病的危险因素，也是动脉粥样硬化发展的预测因素。抑郁患者的心脏病发病风险较高，合并抑郁症的患者因室性心动过速或室性心律失常而猝死的风险也很高。有报告显示，抑郁状态不仅会导致焦虑，也会表现出敌意、怒意、压抑等，会对心脏病患者的健康状况造成严重影响。

四、康复健康教育程序

（一）康复健康教育评估

1. **身心状况** 了解患者疾病的临床表现、类型、目前主要存在的健康问题；心功能状况、心绞痛、胸痛、并发症等；了解患者及家属心理情况，有否家族史、遗传因素、家庭经济情况；了解患者及家属对疾病的态度及对康复的需求等。

2. 能力的评估

（1）评估患者的身体功能现状；冠状动脉造影，评估术前、术后冠状动脉病变程度。运动心肺功能评定，评估患者心肺功能储备以及 PCI 术后有氧运动能力。

（2）评估患者肌力、肌耐力、关节活动度以及平衡能力；明确康复治疗禁忌；对患者进行心功能分级、危险分层。

3. 评估　患者术后有无胸痛、胸闷、心悸等不适，以及生活习惯、心血管危险因素等。

4. 对康复知识学习的需求　了解患者及家属的文化程度、学习能力及对疾病的认识程度；患者及家属是否了解疾病发展过程，是否清楚疾病发生原因、诱因及日常生活方式与疾病的关系；合理用药的重要性及注意事项；了解患者及家属对康复治疗重要性的认识；了解患者及家属对康复治疗、康复知识学习、掌握的要求。

（二）住院教育

1. 康复治疗的重要性　心脏康复治疗能够降低急性心肌梗死患者死亡率及心血管事件发生率。随着医学整体观念对冠心病慢性进展性、多因素相关性的认识逐渐加深，运动康复已从以预防急性心肌梗死后长期卧床相关并发症、改善症状及提高功能水平为目的，转变为以减缓动脉粥样硬化进展、预防冠心病发展、减少心血管事件发生、延长寿命、提高运动耐量和生活质量为目的。

2. 康复健康教育目标　心脏康复目的是促进健康，减少冠状动脉的危险因素，提高生活质量，促进回归社会，预防再梗死和猝死。心脏康复可改善患者的运动耐量，降低心血管死亡率和总死亡率等。住院康复的目的是提高机体心肺等功能储备，增强手术耐受能力，缩短住院时间，促进日常生活能力的恢复与运动能力的恢复，预防并发症，为Ⅱ期康复准备。

3. 康复健康教育内容

（1）讲解疾病：随着现代化生活所带来的饮食、运动等不良生活方式，以动脉硬化为基础的心血管疾病日益增加。急性心肌梗死是其中一种严重疾病，如不及时救治，危及生命。急性心肌梗死是冠状动脉被完全堵塞引起的疾病。发病时心肌由于没有血液供应而坏死，引起剧烈的胸痛，安静休息或者服药后不能缓解症状，症状会持续 30min 以上。心肌梗死发生后，严重影响心脏的泵血功能（心力衰竭），刺激传导系统不能正常运作（心律失常），甚至可能引起死亡。

（2）解释疾病症状及存在问题：急性心肌梗死约 2/3 患者发病前数天有先兆症状，最常见为心绞痛，其次是上腹疼痛、胸闷憋气、上肢麻木、头晕、心慌、气急、烦躁等。

其中心绞痛一半为初发型心绞痛，另一半原有心绞痛，突然发作频繁或疼痛程度加重、持续时间延长，诱因不明显，硝酸甘油疗效差，心绞痛发作时伴有恶心、呕吐、大汗、心动过速、急性心功能不全、严重心律失常或血压有较大波动，同时心电图示 ST 段一时性明显抬高或压低，T 波倒置或增高，应警惕近期内发生心肌梗死的可能。发现先兆，及时积极治疗，有可能使部分患者避免发生心肌梗死。急性心肌梗死常见症状及问题：

1）疼痛：最早、最突出的症状。多发生于清晨，常见晨间运动和排便时。疼痛程度较心绞痛更剧烈，多伴有大汗、烦躁不安、恐惧及濒死感，持续数小时或数天，休息和服用硝酸甘油不见缓解。

2）胃肠道症状：疼痛剧烈时常伴恶心呕吐、上腹胀痛，肠胀气也较为常见。严重者可发生呃逆。

3）心律失常：多发生在起病 1～2d，24h 内最多见。室性心律失常最多见，尤其是室性期前收缩，如室性期前收缩频发（每分钟 5 次以上），成对出现或呈非持续性室性心动过速，多源性或落在前一心搏的易损期时（R on T），常为心室颤动的先兆。

4）讲解 PCI 手术：冠状动脉内支架术（PCI）是介入性治疗，是目前治疗冠心病的重要手段。它可以使心肌血管再造，改善心肌再灌注，PCI 术已成为非手术治疗冠心病的重要方法。介入路径：①股动脉路径，股动脉比较粗大，穿刺成功率高。缺点是术后卧床时间长，穿刺相关并发症发生率较高，如出血、血肿、假性动脉瘤、动静脉瘘和腹膜后血肿等。②桡动脉路径，术后压迫时间短，无需卧床，患者不适感较股动脉路径轻，而且并发症较少，因此逐渐成为目前 PCI 治疗的首选路径。

4. 康复技术指导

运动康复的选择时机：心肌梗死后过去 8h 内没有新发或再发胸痛，无明显心力衰竭失代偿征兆，过去 8h 内没有新发心律失常或心电图改变，心肌损伤标志物水平没有进一步升高，体温、血压基本正常，静息状态下心率 <110 次 / min。分Ⅲ期进行康复运动。

1）Ⅰ期（股动脉路径）康复需要在医护人员监护下运动，其步骤有：

第 1 天，被动运动，自主翻身；床边椅子坐、立，床边坐便。

第 2 天，床边坐位热身、床旁站立、行走。

第 3 天，床旁站立热身，大厅行走 5～10min，每日 2～3 次。

第 4 天，站立热身，大厅行走 5～10min，每日 3～4 次；上一层楼梯。

2）Ⅱ期（出院早期门诊康复）：出院后 1～6 个月、术后 2～5 周开始施进行。

Ⅱ期康复内容有：①每周 3～5 次心电血压监护下的中等强度运动。一般临床评估，心肺运动试验及危险分层，纠正不良生活方式。用药管理，常规运动康复（有氧训练、抗阻训练、柔韧性训练）、协调训练、平衡训练等，每次持续 30~90min，共 3 个月左右，3 个月内运动康复次数为 36 次，3 个月后根据患者心肺运动储备功能调整运动处方。②日常生活指导，恢复工作等能力指导等。Ⅱ期康复目的是提高患者日常生活及运动功能，采取综合措施控制危险因素，增加了患者的信心，减少了抑郁、焦虑等不良心理，促进患者尽快回归社会。③Ⅱ期康复期间需要根据危险分层进行选择性、非持续性的心电、血压监护下的中等强度运动。

3）Ⅲ期（院外长期康复）：是Ⅱ期康复的延续，时间为门诊康复后或心血管事件 1 年后至终身。内容包括：运动康复、危险因素控制、循证用药、定期复诊等。Ⅲ期康复的目标是巩固Ⅱ期康复成果，控制危险因素，改善或提高体力活动能力和心血管功能，形成健康的生活习惯，恢复发病前的生活和工作。

（三）康复护理健康教育

1. 改变生活方式的教育　①合理膳食：宜摄入低热量、低脂、低胆固醇、低盐饮食，多食蔬菜、水果和粗纤维食物，如芹菜、糙米等。避免暴饮暴食，注意少量多餐。②控制体重：在饮食治疗的基础上，结合运动和行为治疗等综合治疗。③有氧运动：运动方式以有氧运动为主，注意运动的时间和强度因病情和个体差异而不同，必要时需要在监测下进行。④戒烟。⑤减轻精神压力：逐渐改变急躁易怒的性格，保持平和的心态，可采取放松技术或与他人交流的方式缓解压力。要养成良好的生活习惯，起居要有规律，科学安排时间，保证充足睡眠，注意劳逸结合，量力而行，不要过于劳累，以免加重病情。

2. 用药指导　按时、按量服药，严禁自行减量、停药。药物是医生根据病情状态开具的，告知患者药物的作用。服药时要用白开水服药，茶、牛奶等服药可能会降低药效。多种药物一起服用，可能会有相互作用。药物的增加或减少要得到主治医生的同意。定期复查，根据化验、检查指标，遵医嘱调整药量。

3. 运动康复　运动康复是 PCI 术后心脏康复的核心内容，运动康复中最重要的第一步是运动康复教育。急诊 PCI 患者的康复教育一般在 PCI 术后住院期间进行，择期 PCI 患者应该在术前就开始进行康复教育。康复教育是对提高 PCI 患者运动康复的参与度至关重要。PCI 术后康复：病情稳定患者住院后术前和术后 24h 进行，病情不稳定者根据病情变化情况术后进行。

4. 预防疾病及康复中注意事项

（1）PCI 术后风险依然存在，PCI 不能逆转或减缓冠脉粥样硬化的进程；支架术后再狭窄、支架术后血栓形成、心力衰竭、心律失常、猝死等。为此预防疾病再发，要教育患者改变不良的生活方式，坚持药物治疗，坚持康复运动。

（2）运动注意事项：穿着宽松、舒适、吸水性好的衣服；运动前后不宜过量饮水，避免增加心脏和胃的负担；运动后不易立即洗热水澡，以防血管扩张，出现头晕等不适，可先用毛巾擦干汗，休息15min后可以淋浴。

（3）运动康复的步骤：①准备活动，主要目的是预热，即让肌肉、关节、韧带和心血管系统逐步适应训练期的运动应激。②训练活动，指达至训练强度的活动，中低强度训练的主要目的是达到最佳外周适应；高强度训练的目的在于刺激心肌侧支循环生成。③结束活动，主要目的是冷却，即让高度兴奋的心血管应激逐步降低，适应运动停止后的血流动力学改变。提高患者参与度，使PCI术后心脏康复效益最大化。

（4）按运动处方确定运动强度后，要求循序渐进，逐步达标，注意运动安全。一般按心脏手术后康复训练程序，结合病情逐日增加到预定的运动强度。

（5）运动处方中，一定要注意个别对待，强调个性化运动处方，应做到处方服从患者。在制订康复方案时根据个人的需要与可能拟定个体化的运动处方。

（四）教育评价

健康教育干预实施后患者能认识PCI术后知识及治疗；患者及家属了解、认识CPI术后康复治疗的重要性；主动积极参与康复治疗、康复训练；能讲述清除高危因素，控制高血压、高血脂、肥胖、糖尿病、吸烟的重要性；建立健康生活习惯，积极预防及控制疾病危险因素；掌握运动疗法的技术及运动中注意事项；能复述出院后注意事项及继续康复训练的重要性。

（五）出院教育

1. **康复治疗延续的重要性** PCI术只能解决心肌缺血症状，不会改变患者本身血管的粥样硬化进程，因此其并非是一种根治血管狭窄的方法。目前研究证实高血压、糖尿病、吸烟、高脂血症、肥胖等危险因素参与了心脏冠状动脉的硬化、狭窄、闭塞的发生发展，因此患者经冠脉支架植入术治疗仅仅是对其治标而未治本。冠脉支架植入后如果不控制干预这些危险因素，其再发新的冠脉血管病变以及支架内再狭窄的风险是非常高的，并非像部分患者所想的那样，冠脉支架植入后就根治冠心病了，无需再服药彻底甩掉"药罐子"的错误认识。术后不少患者还存在生活质量下降，心理和社会适应能力差等问题。通过出院康复健康教育，使患者坚持术后心脏康复训练，改变不良的生活习惯，有效改善患者的心功能指标和生活自理能力，降低患者心血管事件发生率。

2. **出院康复健康教育目标** 通过康复治疗及健康教育，使患者及家属能了解疾病的危险因素，提高对于疾病的认识，改善生活方式，预防减少疾病复发、提高生活质量。通过住院期间的健康教育以及出院后的出院指导、家庭访视、电话随访、短信提示、集中辅导等方式，强化患者术后在院外漫长康复过程中的自我管理，强调患者个体是疾病自我管理的中心，患者本身即具有责任和能力进行自我管理。

3. 出院康复健康教育及预防

（1）危险因素的控制

1）饮食治疗：包括减少饱和脂肪酸和胆固醇的摄入量，减轻体重和增加适当的体育锻炼。三者结合不仅能降低血脂浓度，还可减低血压和改善糖耐量，恢复胰岛功能，减少冠心病的发病率。饮食要少食多餐，限制动物脂肪及含胆固醇食物的摄入，肥胖者要限制食量，控制并减轻体重。

2）出院教育：按医嘱定期来门诊复查、评估，制订运动处方，按时完成门诊 36 次 II 期康复内容。

3）合理安排工作和生活：注意规律生活，保持乐观情绪，避免过度劳累和情绪激动，注意劳逸结合，保证睡眠充足，戒烟限酒，减少危险因素。

4）指导患者控制和减少诱发因素：控制血压、血糖、血脂，教育患者选择健康的生活方式，合理安排饮食，保持规律生活，情绪稳定，良好的睡眠习惯，坚持康复运动。强化患者对疾病的认识，并指导患者保持良好的生活方式与生活规律，积极预防术后再狭窄、支架内血栓形成、疾病复发。

（2）用药指导：CPI 术后抗凝、降脂服药是终身的。指导患者出院后遵医嘱服药，不要擅自增减药量，自我监测药物的不良反应。

（3）定期心血管门诊随诊，复查心电图、血糖、血脂等。出现不适，随时就诊。外出时随身携带急救药。

（郑彩娥）

| 第六节 | 冠状动脉旁路移植术后患者的康复健康教育 |

》》一、疾病简述

（一）定义

冠状动脉旁路移植术也称冠状动脉搭桥术（coronary artery bypass grafting，GABG）是用其他血管从近端大血管越过冠状动脉有狭窄病变的部位以供血管狭窄远端的心肌组织，改善血供、收缩功能及消除症状。术后可以消除或缓解心绞痛，减少心肌梗死的发生。GABG 对于大部分位于心段的节段性病变是一种重要的治疗手段。

（二）病因

冠状动脉是心脏的供血动脉，因心肌不停地舒张、收缩，耗氧较多。冠状动脉壁有粥样硬化斑块产生，使冠状动脉管腔狭窄后会影响心肌供血。

动脉硬化是一种全身性的疾病，累及的动脉有主动脉、颈静脉、冠状动脉及下肢动脉，或有多处同时存在。冠心病大部分的因素是后天性的，高血压、高血脂、糖尿病、吸烟、不运动和工作压力大，这些都是导致冠心病的危险因素。

（三）冠状动脉分型

左右冠状动脉分布的范围有些差异，根据冠状动脉后降支的来源，分为三种冠状动脉类型：

1. 来源于右冠状动脉者称为右优势型，占 75%。

2. 来源于回旋支者称为左优势型，占 15%。

3. 均衡型占 10%。

（四）临床表现

冠状动脉硬化常见的表现是因管腔狭窄而产生的供血不足的症状，也可产生动脉瘤。临床表现常见有胸闷、心悸、气急等，严重后果可有心绞痛及心肌梗死。心绞痛在劳累、情绪激动、饱餐、受凉等诱因时心脏负荷增加，表现为缺血性疼痛；心肌梗死即在已狭窄的基础上有痉挛或血栓形成产生心肌缺血坏死，表现为心前区胸骨后严重而持久的心绞痛，疼痛剧烈，呈难受的压榨、窒息或烧灼感，伴烦躁、大汗、恶心、呕吐等。二者还可导致心律失常，最严重的是心室纤颤，死亡率很高。

》》 二、疾病特点

冠状动脉搭桥术需要体外循环、气管插管，创伤大，术后康复慢，术后并发症多。为此，术后康复尤为重要。

冠状动脉分左右冠状动脉，动脉粥样硬化是冠心病病理过程的基础，动脉壁由内膜、中膜、外膜三层构成，冠状动脉粥样硬化是发生在内膜的病变。冠心病猝死是心肌缺血最严重的结果，世界卫生组织公布的心肌梗死猝死危险因素，包括冠状动脉大分支主干突然为新鲜血栓闭塞、心肌耗氧量增加、冠状动脉主干突发痉挛、自主神经失调、心肌传导系统突发功能障碍等。有研究发现，90% 的心肌梗死可由 9 个可测可控的因素所引发：血脂异常、吸烟、高血压、糖尿病、腹性肥胖、心理社会因素、蔬菜水果摄入不足、缺乏锻炼以及饮酒过多。

➤➤ 三、心理特点

冠脉搭桥患者术后经历抑郁、焦虑等不良情感体验，患者常因对疾病不了解、误解和担忧导致情绪障碍，需要从心理上帮助患者重新认识疾病，同时了解精神心理障碍对心脏疾病发生的影响，恢复自信。做搭桥手术的患者，对冠心病和搭桥手术了解的并不多。如果患者对所患疾病不了解，对手术以及手术后的一些常见问题不熟悉，不仅会增加患者对手术的陌生、恐惧感，也会产生对手术后治疗、护理等一系列问题的担忧，对患者术前、术后的心理产生非常大的不利影响。正确的心理干预能够帮助患者更好地与社会建立关联，树立信心，尽早恢复社会角色功能。

➤➤ 四、康复健康教育程序

（一）康复健康教育评估

1. **身心状况**　了解患者疾病的临床表现、类型、目前主要存在的健康问题；心功能状况、有无心绞痛、并发症等；了解患者及家属心理情况，有否家族史、遗传因素，家庭经济情况；了解患者及家属对疾病的态度及对康复的需求等。

2. **能力的评估**

（1）评估患者的身体功能现状；冠状动脉造影，评估搭桥术前、术后冠状动脉改变情况。运动心肺功能评定，评估患者心肺功能储备以及搭桥术后有氧运动能力。

（2）评估患者肌力、肌耐力、关节活动度以及平衡能力；评估冠状动脉搭桥后的通畅率，明确康复治疗禁忌；对患者进行心功能分级、危险分层。

3. **对康复知识学习的需求**　了解患者及家属的文化程度、学习能力及对疾病的认识程度；患者及家属是否了解疾病发展过程，是否清楚疾病发生的原因、诱因及日常生活方式与疾病的关系；合理用药的重要性及注意事项；了解患者及家属对康复治疗重要性的认识；了解患者及家属对康复治疗、康复知识学习、掌握的要求。

（二）住院教育

1. **康复治疗的重要性**　冠脉搭桥术后早期康复活动对患者术后顺利恢复很有帮助，对于老年患者尤其重要。冠状动脉搭桥术后康复锻炼的目的是促进心功能恢复，预防肺部、消化道等各器官并发症发生，使患者尽快恢复正常生活。同时在极量运动中可增加最大功率，在相同负荷亚极量运动时，自感劳累强度下降，运动锻炼后可承受更大的运动强度。

冠脉搭桥术后积极主动的康复锻炼能扩张冠状动脉，增加心肌供血。因为血流加速能在一定程度上预防冠脉桥的狭窄和闭塞，使循环功能改善，促进切口愈合，改善肾脏灌注，减轻水钠潴留。活动量增加既能促进肺功能恢复，预防深静脉血栓形成，避免长期卧床容易导致的直立性低血压，还能改善血液流变学状态，减轻神经体液性的过度反应等。

2. **康复健康教育目标** GABG 术后进行康复运动能进一步使冠状动脉扩张，增加心肌血流量，提高心肌供血及储备力。GABG 术后康复运动能使冠状动脉血流速增加，流量增大，可保持冠状动脉搭桥后的通畅率，减少管壁内血栓形成，改善心功能，维持手术的长久疗效。通过康复健康教育达到以下目标：

（1）术前教育使患者了解手术目的、过程、注意事项。

（2）术前控制血糖，停止吸烟，限制盐、糖、饱和脂肪酸的摄入。

（3）通过康复健康教育，使患者明白术前预康复的重要性，指导耐力性训练及呼吸、有效咳嗽、运动训练指导及心理调整。

（4）通过康复健康教育，使患者按运动处方进行逐步渐进的耐力提高训练，康复运动。

（5）通过康复健康教育，使患者懂得 GABG 只能解决病变部位的症状及其对心脏的影响，并不能阻止动脉硬化的发展。术后通过康复运动，康复教育，可促使患者自觉控制促使动脉硬化的高危因素，真正达到冠状动脉搭桥术的预期效果。

3. **康复健康教育内容**

（1）讲解疾病

1）什么是冠状动脉搭桥术？"搭桥"，就是取患者自身其他部位的血管，例如大隐静脉、桡动脉或者乳内动脉。作为"桥"，为心脏供血开辟一条新的通道，跨越冠状动脉的狭窄部位，与远端血管吻合，使主动脉内富含氧和营养物质的血液绕过狭窄部位，达到远端，使狭窄远端缺血的心肌重新得到血液供应，从根本上解决了心肌缺血的问题。

2）冠脉搭桥术对缓解心绞痛有"立竿见影"的效果。根据患者术前的情况不同，许多患者在接受冠状动脉搭桥术后几天，便能上下楼梯。术后 1~2 个月，能胜任轻便工作。术后 3~4 个月基本复原。

3）手术适应慢性稳定型心绞痛、不稳定型心绞痛、左主干冠状动脉病变及心肌梗死后仍有心绞痛发作的患者。患者心内科治疗效果不佳，通过 GABG 及手术后康复运动可消除或缓解心绞痛，减少心肌梗死的发生率，延长寿命。

（2）解释疾病症状及存在问题：冠状动脉搭桥术可以快速缓解患者心绞痛、显著改善心脏缺血区域供血，避免心肌梗死的发生，手术有效性和安全性高。

1）冠状动脉搭桥手术，是目前国际上公认的外科治疗冠心病最有效、最可靠的方法，手术成功率可以达到 98% 以上，有效的缓解患者心绞痛，提高患者的活动能力，改善生活质量，并且减少心肌梗死、恶性心律失常和猝死的发生，延长患者的生存寿命。

2）搭桥手术以后是不是就不会再犯心绞痛了呢？冠脉搭桥手术只是解决了患者当前心肌缺血的问题，并没有完全治愈冠心病，也并不能阻止冠状动脉粥样硬化的进一步发展。也就是说，搭桥手术以后，原先没有发生狭窄的血管以及所搭的桥血管都有再次发生狭窄或者堵塞的可能，从而导致心绞痛复发。

3）发生再狭窄的时间间隔因人而异，主要与患者是否合并其他基础疾病，以及冠状动脉本身病变的程度有关，极少数患者术后数月就可能发生再狭窄，而绝大多数患者可以延长至数年甚至数十年。

4）无论支架或者搭桥，都不是一劳永逸的方法。因此，冠脉搭桥手术后仍然需要长期服药。针对冠心病的易患因素，例如吸烟、过量饮酒、肥胖、高血脂、糖尿病、高血压等进行积极的控制，可以有效预防冠心病的进一步发展，避免心绞痛复发。

5）手术后早期，积极预防胸骨松动和切割：①术后指导患者正确的咳嗽方法，咳嗽时患者要将双手捂在前胸，双上臂夹紧胸廓，咳嗽的同时胳膊用力夹紧，可以减轻咳嗽动作对胸部切口的冲击。②术后早期患者躺下、坐起来，一定要有家人帮助，家属一只手握住患者的双手，置于患者胸前，另一只手放在患者颈部靠下的位置，患者的双手同时握住家属的手，对称用力，帮助患者坐起来，躺下亦然。③如果活动时有骨擦感，限制上肢的用力活动，同时把胸带打得更紧，原则上感觉到吸气时发紧，但不影响呼吸就可以。

6）腿部肿胀：搭桥患者腿部取完血管后，会有不同程度的肿胀，需要 2～3 个月时间恢复。手术早期，卧床时患者需要将下肢抬高以促进下肢静脉回流，减轻下肢肿胀，促进切口愈合。或者使用医用弹力袜，在下地活动时穿上，卧床后脱下，避免长时间穿戴。

（3）明确康复意义和目标：即使做过冠状动脉搭桥手术，解除部分血管狭窄堵塞病变，但心脏另外的血管有可能还存在狭窄，需要治疗。同时一部分心肌可能在冠脉搭桥术前已经发生缺血损伤，所以在规范使用药物、支架或搭桥同时，不要忘记开展心脏康复。心脏康复中的运动有独特的、药物和支架／搭桥不能替代的、独立的对慢性病有效的、附加的预防和治疗效果，也就是运动搭桥——代偿性侧支循环建立。

（三）康复治疗及训练健康教育

1. 讲解康复治疗及训练项目

（1）第Ⅰ阶段（ICU）的康复指导

1）生命体征平稳后第以等张性低强度（1.5～2.5METs）康复活动为宜。进行主动或被动的上、下肢各关节屈伸运动，床上坐起 2～3 次／d，早期下床。

2）GABG 后穿有弹性长裤以防止大隐静脉摘除后肢体的水肿，并减轻伤口的疼痛，预防静脉血栓形成。

3）轻击背部，鼓励患者以腹式呼吸为主的深呼吸，掌握咳嗽、排痰方法，用力咳嗽、排痰，以利减少呼吸道并发症。

（2）第Ⅱ阶段普通病房康复指导

1）术后 5～7d 继续上、下肢屈伸、上肢举过头活动，自行饮水、进食。

2）床边坐椅子，站立，自行上厕所。

3）床边步行，每日 1～2 次，强度 2.5～4 METs，循序渐进，逐步增加运动时间及步行距离。

4）术后 1 周，走廊步行，达到每次步行 200m，日常生活达到自理。

5）参照心肌梗死术后住院期间康复程序进行康复训练。

（3）第Ⅲ阶段康复机构康复指导

1）病情稳定，伤口愈合，康复机构康复治疗，一般手术后 3～4 周。

2）康复运动方式：医疗步行、功率自行车、平板运动仪、医疗体操。

3）通过心肺功能评定，制订个体的康复运动处方，按康复运动程序进行康复运动。

（4）第Ⅳ阶段心脏术后复原维持期的康复教育指导

1）继续康复训练，随着心功能逐渐恢复，在康复医生的指导下，可增加运动量及运动时间，避免过重体力活动和过度疲劳。

2）建立健康的生活习惯，消除高危因素，控制高血压、高血脂、肥胖、糖尿病、吸烟。这也是康复治疗的重要内容，目的是控制动脉粥样硬化的发生与发展，提高手术的疗效。

2. 康复技术指导 冠脉搭桥术后的康复训练可以从以下方面逐步进行：

（1）进行吹瓶训练：频率较术前减少，每日 3～4 次，每次 10～15min。在此期间要鼓励患者进食高蛋白、高热量饮食，促进体力恢复和手术切口愈合，以便使患者有足够的体力和良好的身体状况来配合训练。

（2）指导下床活动：术后 24h 后在患者体力允许情况下，协助患者逐步从坐于床上到坐于床边，直到离床行室内短距离步行；72h 后活动量加大，可沿病房走廊步行，注意开始速度要慢，随着体力和心功能改善，逐渐加快步行速度。每日 3 次，每次 200～400m。

（3）活动上肢：包括上肢伸屈运动、上举及适当的扩胸运动。活动时有骨擦感，则避免做扩胸运动。上肢运动可以减缓关节僵硬、预防胸壁强直和胸壁肌肉萎缩，减轻肩背部疼痛和胸部压迫感。

（4）鼓励患者生活自理：包括洗脸、刷牙、自己进餐和大小便等，这些日常生活作能帮助患者恢复肢体协调性，在一定程度上增加了运动量，而且能增加患者的自信心。

（5）恢复期：通过心肺功能评估开展柔韧性、抗阻训练，恢复心肺功能，提高生活质量。若是微创手术患者，所有康复方案均应前移。

（四）康复健康教育

1. 饮食指导 饮食是一个可以纠正的危险因素。注意控制高脂血症的发生是预防和减缓冠状动脉或术后再堵塞的重要措施之一。

（1）优质蛋白质补充：每天保证鸡蛋1个、瘦肉50g、鱼肉50g和适量豆制品，以利伤口早日愈合。

（2）低脂饮食：膳食中应限制动物脂肪的摄入，采用植物油烹调，降脂食品首选豆制品，黑木耳有抗血小板凝聚、降低血脂和阻止血胆固醇沉积的作用。要严格控制脂肪和胆固醇的摄入。多食鱼肉，内含不饱和脂肪酸，有防止动脉硬化的作用。动物内脏、脑、蛋黄、鱼籽等要少食用，其胆固醇含量较高。

（3）水果和蔬菜中含有丰富的维生素、钾、镁，这些物质可维持心肌的营养和脂类代谢，维生素可减少胆固醇在肠内的吸收，有利于预防冠心病，还可以防治便秘。食物纤维主要来源有粗粮、芹菜、豆芽、草莓、菠萝等。

（4）低钠饮食：低钠饮食应少吃加盐或熏制的食品；罐头制食品都以少吃为宜。

（5）饮食要少量多餐，避免过饱，不饮浓茶、含咖啡的饮料。忌食胀气的食物如生萝卜、干豆类，以免肠胃胀气影响心脏活动。

（6）忌食用兴奋神经系统的食物：如酒、浓茶、咖啡等。

2. 用药指导 冠脉搭桥手术只是解决了患者当前心脏缺血的问题，缓解了心绞痛。并没有改变冠心病的致病因素，如肥胖、高血脂、糖尿病等因素。因此，搭桥术后仍需要长期规律服药，如终身服用阿司匹林；根据血脂控制情况需要长期服用降脂药；控制好血压、血糖；硝酸酯类需要服用3个月，根据术后症状恢复情况继续服用或停药；倍他乐克有时也需要长期服用等。药物调整剂量或者停药需要到医院复查，由医生调整，切勿自行停药。药物治疗是冠心病的基础治疗，需要长期坚持。手术只能解决缺血症状，不能遏制全身动脉硬化的发展，所以要做好合理的术后调养，并长期服药，才能确保手术效果。

3. 康复中注意事项

（1）术后运动早期要在心电监测下进行，根据心肌缺血情况调整运动量。教育患者不能自行增减运动量，运动时间，严格按康复程序。

（2）康复运动中或后出现异常心电图（EKG）变化，心动过速，血压波动过大要减少运动量或暂停康复运动。

（3）每次康复运动前后测血压、心率（脉率）、运动后即刻监测血压、心电图并做记录。

（4）教会患者康复运动（恢复期）前先热身运动 5~15min（医疗体操），康复运动结束时做整复运动，原地活动，伸展四肢 5~10min。

（5）胸骨的愈合需要 3 个月，在运动中应该避免胸骨受到压迫，注意是否出现疼痛和气短、疲劳或感到异常的心脏跳动，如心率和节律有明显变化，如果这些症状出现，应立即停止活动并到医院就诊。

（五）教育评价

患者能认识疾病；患者及家属了解、认识冠状动脉搭桥术后康复治疗的重要性；能主动积极参与康复治疗、康复训练；能讲述消除高危因素，控制高血压、高血脂、肥胖、糖尿病、吸烟的重要性；冠状动脉搭桥术后建立健康生活习惯，积极预防及控制动脉粥样硬化；掌握运动疗法的技术及运动中注意事项；能复述出院后注意事项及继续康复训练的重要性。

（六）出院教育

1. 康复治疗延续的重要性　冠状动脉搭桥手术，解除部分血管狭窄堵塞病变，另外血管有可能还存在狭窄；同时一部分心肌可能在冠脉搭桥术前已经发生缺血损伤，所以在搭桥后需要继续延续康复治疗，规范使用药物。术后不少患者还存在生活质量下降，心理和社会适应能力差等问题。通过出院康复健康教育，使患者坚持冠状动脉搭桥手术后心脏康复训练，改变不良的生活习惯，有效改善患者的心功能指标和生活自理能力，降低患者心血管事件发生率。

2. 出院康复健康教育目标　通过康复治疗及健康教育，使患者及家属能了解疾病的危险因素，提高对于疾病的认识，改善生活方式，预防减少疾病复发、提高生活质量。通过住院期间的健康教育以及出院后的出院指导、家庭访视、电话随访、短信提示、集中辅导等方式，强化患者术后在院外漫长康复过程中的自我管理，对于有高危因素的人群，应定期进行心肺功能检测，以尽可能早期发现冠心病并及时予以干预。

3. 出院康复健康教育及预防疾病复发

（1）重点介绍动脉粥样硬化的易患因素，指导患者如何预防及控制脉粥样硬化，强调调节饮食，做到低盐、低糖、低脂肪，控制体重，戒烟，坚持运动重要性。

（2）做好出院指导，讲解控制疾病高危因素的重要性，重建良好的日常生活方式，按出院运动方案进行活动锻炼。

（3）遵医嘱用药：不能自行停药、增减药物剂量，教会患者服药注意事项及自数脉搏的方法。

（4）避免诱发因素、预防疾病再发及控制并发症。

1）改变以往不好的生活习惯，比如熬夜、抽烟、喝酒等。

2）注意伤口的保护，避免感染。注意术后胸骨的愈合。

3）对冠状动脉搭桥术的过程有充分了解，克服恐惧心理，积极配合治疗，正规用药，坚持康复锻炼，一定能取得满意的效果，提高生活质量，回归正常生活。

（5）定期复查：术后 3 个月、6 个月、1 年后均要来院复查 1 次。如有不适，及时就医。冠脉搭桥术后应坚持复查：冠脉搭桥术后患者必须定期进行心脏科门诊检查，若有胸闷、胸痛等症状，应及时就诊。建议：每年住院 1～2 次，系统正规复查。

（郑彩娥）

第七节　心脏瓣膜置换术后患者的康复健康教育

▶▶ 一、疾病简述

（一）定义

心脏瓣膜置换术是采用由合成材料制成的人工机械瓣膜或用生物组织制成的人工生物瓣膜替换的手术，简称换瓣。生物瓣中心血流，具有良好的血流动力学特性；血栓发生率低，不必终身抗凝，但因其寿命问题多数患者面临二次手术；机械瓣具有较高的耐力和持久性等特性，临床应用广泛，但机械瓣患者必须终身抗凝治疗。

（二）病因

心脏瓣膜病指多种原因引起单个或多个瓣膜结构的功能或结构异常，导致瓣膜口狭窄或关闭不全。病因有先天性、风湿性、感染性、退行性、外伤性等，但以风湿性最多见。

（三）临床表现

1. 术前表现

（1）二尖瓣狭窄合并关闭不全临床表现：活动后呼吸困难、咯血、端坐呼吸、心悸乏力、肝肿大、下肢水肿，甚至胸腔积液、腹腔积液等。

（2）三尖瓣狭窄合并关闭不全临床表现：体循环静脉淤血，如胃肠道淤血、食欲下降、腹胀、腹腔积液及下肢水肿等。

（3）主动脉瓣狭窄关闭不全临床表现：活动后的呼吸困难、端坐呼吸或夜间阵发性呼吸困难，心肌缺血的症状及活动时胸痛、晕厥。

2. 术后表现

（1）手术治疗：无论是瓣膜成形术或瓣膜替换术，都是针对减少瓣口对血流动力学机械影响，需在病变产生症状但没有风湿活动、心力衰竭或严重疾病时进行。术后可出现头晕、心慌、心跳加快或因动脉栓塞导致的偏瘫综合征。

（2）伤口疼痛：心脏瓣膜置换手术后患者，由于手术范围大，创伤重，胸骨被锯开，切断的肌纤维较多，术后需留置气管插管、颈静脉管、桡动脉等插管、心包纵隔管等多种管道，患者伤口疼痛明显。

（3）并发症：由于疼痛强迫的体位易使患者肌肉紧张、疲劳，从而影响局部肌细胞氧供，肌细胞内糖原减少，体内乳酸增加，导致肌痛、疲劳、全身不适而导致失眠，失眠又可导致体力不足影响康复训练。现有微创手术，患者术后伤口小，并发症少。

（4）术后发生出血、心律失常、感染、低心排综合征等。

》》 二、疾病特点

风湿病因是因甲型溶血性链球菌引起的一种变态反应性的全身性疾病，可有全身、关节及心脏等的病变，常反复发作。在心脏的 4 个瓣膜中风湿病变的多发部位是二尖瓣，其次是主动脉瓣。二尖瓣、主动脉瓣病变首先使左心失代偿，病变过程可以从 2～3 年到 10 余年。因瓣膜病变引起的血流动力学影响严重到不能适应患者的生活、工作需要而出现明显症状者须进行心脏瓣膜置换手术治疗。

心脏瓣膜置换术后行深呼吸及用力咳嗽、变换体位、锻炼四肢等康复训练措施均会使受伤的胸廓随之运动，伤口受到牵拉，致使疼痛加剧，因此患者会自动限制胸廓活动，不敢深呼吸、用力咳嗽，可导致肺不张、低氧血症、高二氧化磷血症等并发症，从而影响了循环功能、内分泌功能和免疫功能等。

》》 三、心理特点

（一）创伤和应激

心脏瓣膜置换术对患者的机体及心理，都有巨大的创伤和应激，需要相当长的时间康复。患者的术后心态对早期康复有重要的影响，一些患者有不同程度的焦虑和抑郁，容易产生悲观心理。针对患者的具体心理问题，主动沟通，排除患者的心理压力。让患者得到心理支持，增加他的安全感，有利于病情的早日康复。

（二）焦虑和恐惧影响康复训练的信心

心脏瓣膜置换术后，患者活动后心悸气促等症状不能立即消失，有时反而加重，而且术后24～72h容易出现各种心律失常、电解质紊乱、低心排出量综合征等并发症。这些都可引起患者对手术结果的怀疑。而漫长的恢复过程，沉重的经济负担及需终身服用抗凝药物等问题，尤其是剧烈的疼痛更增加了患者焦虑、恐惧感。

（三）不良情绪影响患者康复训练信心

不良情绪会影响患者对疼痛的感受，降低疼痛阈，加重疼痛，疼痛程度也会随焦虑情绪增加而增加，直接影响患者的休息和睡眠，而睡眠不足，又会加重患者的焦虑、恐惧，两者相辅相成，形成恶性循环，严重地影响了患者康复训练的信心。

良好的社会支持系统、术前、术后充分的心理护理有助于患者建立良好的心理防御机制，使用放松技术和暗示疗法可缓解患者的焦虑和恐惧等消极情绪。

》》四、康复健康教育程序

（一）康复健康教育评估

1. 身心状况评估

（1）了解患者心脏瓣膜置换术前疾病状况、术后主要存在的健康问题，有否头晕、心慌、心跳加快或因动脉栓塞导致的偏瘫综合征。

（2）评估伤口疼痛情况：疼痛是心脏双瓣膜置换术后最突出、最首要的护理问题，被认为是影响睡眠的主要因素。根据疼痛分级评定。

（3）患者及家属心理情况，有否焦虑、恐惧心理，对康复的需求等。

2. 能力的评估

（1）术后评定：评定术后心肺功能，根据评定结果制订运动处方。

（2）评估患者的身体功能现状，评估患者心肺功能储备以及术后有氧运动能力。

（3）评估患者肌力、肌耐力、关节活动度以及平衡能力，明确康复治疗禁忌，对患者进行危险分层。

3. 对康复知识学习的需求 患者及家属是否有焦虑、恐惧心理，是否了解术后需抗凝治疗。了解患者及家属的文化程度、学习能力及对心脏瓣膜病的认识程度；了解患者及家属对术后康复治疗重要性的认识。

（二）住院教育

1. 康复治疗的重要性 心脏瓣膜置换术是治疗中晚期风湿性心脏病的主要方法。该手术切除患者自身病变的瓣膜换上人工制造的瓣膜，从而达到治疗目的。虽然手术可使大多数患者恢复良好的心功能，但并非意味着可以解除警戒。通过术后系统的、有针对性的健康指导，使患者了解相关知识，增强自我保健的意识和能力。告知患者心脏瓣膜替换后，并不是治疗的结束，而是术后心脏功能维护及抗凝治疗的开始；康复健康教育可以提高患者的生活质量，减少并发症的发生。

2. 康复健康教育目标

（1）心脏瓣膜术后康复治疗、康复护理、健康教育帮助患者体内各器官的早期康复及训练已纠正血流动力学的心脏尽快适应当前的工作。

（2）尽早恢复心脏功能，供给机体各器官以充分氧气、营养。

（3）缩短术后恢复期，减少因手术损伤及卧床引起的肌肉张力下降，适用性萎缩和静脉血栓形成等并发症。

（4）尽早达到生活自理及早日恢复活动能力和工作能力。

3. 康复健康教育内容

（1）讲解疾病：心脏瓣膜置换术是根本解决瓣膜病的很好手段，能有效地解决瓣膜病变所致的循环动力学改变，能明显改善患者生活质量。术前指导患者认识了解手术的必要性是为了恢复心脏功能，必须将有严重病变的瓣膜切除，换上人造的心脏瓣膜以恢复其生理功能，从而解除或改善症状，恢复劳动能力，提高生活质量，甚至挽救生命。介绍术前、术后配合要点，取得合作，同时减轻患者恐惧、焦虑情绪，提高手术成功率。

实施人工心脏瓣膜置换术后患者各系统的功能受到不同程度的影响，患者康复治疗的时间比较长。早期康复干预能减少患者相关并发症的发生，缩短术后恢复期，促进患者早日康复，提高患者生活质量。尤其是术后头 3 个月是康复的重要阶段，一般从服药、康复活动、饮食、预防并发症等方面进行健康教育管理。

1）服药：了解服用抗凝药的必要性。机械瓣膜不是人体本身的组织，血液容易在其周围发生凝固，因此一般在置换术后第 2 天就开始服用，并须终身服药。服药的依从性直接关系到患者长期的预后。术后早期以静脉用药代替口服用药，以免加重肠胃损害。术后恢复期患者则要每天按时、按量正确服药。除抗凝药外，需要长期服药的药物包括强心利尿药、补钾药、抗心律失常药等。还要定期监测凝血酶原时间（PT），并调整用药剂量，保证抗凝的稳定。

2）早期康复活动：患者术后要早期活动，活动量根据患者心功能评定来制订，以便在恢复期增强患者体质。心脏手术后体力恢复 4～6 周，6 周内不宜提重物，胸骨愈合大约 3 个月，拔除气管插管后协助床上肢体被动运动，比如放松肌肉的运动，慢慢抬胳臂高于您的头部，或耸耸双肩再放松。指导床旁站立、床旁活动、离床活动，每次 5～10min，每天活动 4 ~ 6 次。根据患者活动后的感觉，无不气短、心悸等心脏不适可适当增加活动量，活动时心率是静息时心率的 1.2 ~ 1.5 倍以内。

3）预防并发症和感染：预防肺部并发症和严重的心律失常，预防呼吸道和泌尿系统的感染等，一旦发现要及时就医控制病情。

4）饮食：人工瓣膜置换术后患者胃肠道水肿，食欲减退，可吃一些喜欢的可口、有营养的食物，以蛋白质为主，少食多餐，多吃香蕉、橙子等含钾高的水果。根据患者的情况给予静脉高营养配制，或者流质饮食，逐渐过渡到软食和硬食。注意增加营养摄入，补充维生素和粗纤维，防止便秘。不可过多或长期食用含维生素 K 丰富的食物，如菠菜、胡萝卜、猪肝、西红柿、菜花、鲜豌豆等，限制饮酒、不酗酒。

（2）解释疾病症状及存在问题：心脏瓣膜病变呈进行性加重，早期可无明显的临床症状，中重度病变可出现左心功能不全或右心功能不全的临床症状，表现有不同程度的呼吸困难、咳嗽、咳痰、疲乏无力、脚肿、活动后心悸、气短、发绀、咯血等症状。手术治疗无论是瓣膜成形术或瓣膜替换术都是针对减少瓣口对血流动力学机械影响，需在病变产生症状但没有风湿活动、心力衰竭或严重疾病时进行。术后可出现头晕、心慌、心跳加快或因动脉栓塞导致的偏瘫综合征。

（3）明确康复意义及目标：心脏瓣膜置换术是根本解决瓣膜病的很好手段，能有效地解决瓣膜病变所致的循环动力学改变，能明显改善患者生活质量。心脏瓣膜置换术患者病情较重，心功能差，手术复杂，术后恢复较慢，存在着较多的心理问题。通过术后的康复治疗、康复护理，医护人员的健康指导，一般患者愿意都会配合康复运动，可以促进患者心功能尽快恢复。对提高患者的生活质量、术后的康复治疗、护理有一定实用价值和社会效益。

（三）康复治疗及训练健康教育

1. **讲解康复治疗及训练项目**

术前康复指导：

（1）术前教育使患者了解手术目的，准备内容，注意事项。

（2）讲解瓣膜质量、工作原理及使用年限及瓣膜置换后效果。

（3）术前预康复训练：术后如何早期活动，指导训练呼吸运动、咳嗽、排痰动作。术前腹式呼吸训练一日 2 次，每次 10 ~ 20 节拍。有效咳嗽训练，排痰动作指导，先深呼吸 5 ~ 6 次，深吸气后张口浅咳，将痰咳至咽部后迅速咳出，使手术后早期能主动消除呼吸道分泌物。

（4）介绍运动疗法：医疗步行、功率自行车、跑步仪、医疗体操。心脏运动训练含热身运动、康复运动、整复运动三个阶段。

（5）讲解如何抗凝治疗及监测 PT，观察尿量及服用强心剂、利尿剂的指导。

术后康复训练：

术后提高心肺功能的康复训练。通过心肺功能评定，制订运动处方。

第一阶段（住 ICU 期间）：术后 24h 开始，生命体征平稳，在心电监护仪监测下，完成康复锻炼。

（1）深呼吸、腹式呼吸、有效咳嗽　1 次 / 1 ~ 2h，3 ~ 5 遍 / 次，以促进肺复张。

（2）上肢功能锻炼　鼓励患者做上肢被动运动和主动运动，按照手指、腕关节、肘关节、肩关节的顺序，分别做屈、伸、内翻、外翻动作 10 遍，2 次 / d，同时按压、推拿上肢肌肉 3 ~ 5 遍，2 次 / d。

（3）下肢功能锻炼　分别做屈、伸、内翻、外翻动作 10 遍，2 次 / d；护士用力从患者足背沿下肢外侧推至髋关节，自足底沿下肢内侧推至大腿根部，各 3 ~ 5 遍，2 次 / d。

（4）下床活动　顺序：平卧位、支持坐位、坐椅、床边站立、扶床活动、离床活动、散步 50m。

循序渐进，逐渐增加运动量。监测患者运动前后心率、心律、呼吸的变化，若心率较运动前增加 10%，自觉呼吸急促、胸闷，要立即暂停康复锻炼。

第二阶段（术后 4 ~ 7d）：

（1）深呼吸、腹式呼吸、有效咳嗽　1 次 / 1 ~ 2h，5 ~ 10 遍 / 次。

（2）上肢功能锻炼　在第一阶段基础上增加举、握、拉运动，如用手摸前额至枕后、模拟梳头、爬墙等，10 ~ 20 遍 / 次，2 ~ 3 次 / d，并逐渐增加运动量。

（3）下肢功能锻炼　在第一阶段基础上，增加抬、蹬动作，如模拟踩自行车，20 ~ 30 遍 / 次，2 ~ 3 次 / d。

（4）步行　从 100 ~ 200m 逐渐增加步行距离和步行时间。

第三阶段（术后至出院前）：在第二阶段基础上指导患者逐渐增加运动强度，以步行为主，逐步提高步行的速度和距离。

2. 康复技术指导

术前、术后康复护理：

（1）术前康复护理：因胸部手术切口，术后以腹式呼吸为主。术前腹式呼吸训练一日 2 次，每次 10 ~ 20 节拍。腹式呼吸及有效咳嗽训练，排痰动作指导，先深呼吸 5 ~ 6 次，深吸气后张口浅咳，将痰咳至咽部后迅速咳出，使手术后早期能主动消除呼吸道分泌物。术前应用药物减轻肺循环负荷，帮助消除肺内感染、水肿及渗出，预防肺部并发症。

（2）术后 1~2d：在麻醉苏醒循环情况平稳后，开始指导肢体的被动、主动活动，每日 3 次，每次 10~20min。深呼吸运动、吹瓶子或吹球训练，加强呼吸动作，膨胀肺部，改善通气供氧，每日 3 次，每次 10~20min。同时拍背，固定挤压胸壁，以利咳嗽、咳痰。术后 3~5h 可下床活动，顺序：坐椅子—床边站立—扶床活动—离床活动—散步 50m。

（3）术后 3~7d：根据病情下床活动，增加步行距离，上下楼梯 1~2 层。室外活动，逐渐增加活动量。

（4）有肢体偏瘫患者护理：肢体要保持抗痉挛体位摆放，尽早进行肢体功能训练，按偏瘫康复程序进行康复训练，使偏瘫肢体恢复功能。

（5）术后疼痛康复护理：由疼痛产生的痛苦感受往往会增加环境因素、心理压力的刺激，导致患者无法睡眠和疲乏；精神、面部表情欠佳，对术后恢复极为不利。康复训练可改善术后功能贮量，增加肌力，减轻疼痛，消除疲劳，尽快恢复自理能力及运动能力，缩短术后恢复期，明显提高早期生存质量。体谅疼痛给患者带来的痛苦，对疼痛进行评估，及时适量给予患者应用镇痛剂，指导患者咳嗽时用手轻按伤口，妥善固定各种引流管以及翻身的技巧，以减轻患者的疼痛。

（6）术后指导患者用漱口液漱口，清洁口腔每日 3~4 次，积极预防细菌性心内膜炎发生。鼓励努力咳嗽、排痰，协助拍背、深呼吸，预防感冒，预防感染。

（四）康复健康教育

1. 饮食指导

（1）饮食保证营养，以高蛋白饮食为主，如蛋、鱼、虾、牛奶、肉、蔬菜、水果等。切忌暴饮暴食，低盐、服利尿剂时，补充含钾高食品、药物，定期检测电解质。

（2）饮食清淡，少量多餐，每餐不可过饱。少食动物的肝脏和某些豆类。食用补品、减肥食品应请示医生。戒烟限酒，禁饮浓茶。

（3）术后患者非常想喝水，过量饮水又会增加心脏负担，尤其是心功能较差的患者，应控制饮水量，限制液体总量 1.5~2ml/（kg·h），每日均匀分次少量饮入，注意稀饭和汤类的摄入比例。

2. 用药指导

（1）遵从医嘱，口服强心、利尿以及含钾制剂，来巩固心脏功能。

（2）规律抗凝治疗：置换机械瓣的患者需要终身抗凝，置换生物瓣的患者需要至少抗凝 3~6 个月时间。合并房颤的患者甚至需要更长时间。要及时复查血凝指标来指导抗凝，抗凝不足容易引起栓塞，而抗凝过度容易引起出血。

（3）服药要定时，常规每天一次口服抗凝药，每次服药时间应在医嘱时间先后 2h

内；如漏服抗凝药，须补服。

3. 康复中注意事项

（1）坚持抗凝治疗：人工瓣膜主要有两种，生物瓣和机械瓣。由于人工瓣膜对心脏而言是一种"异物"，血液容易在人工瓣膜上凝固，进而导致血栓栓塞（如脑梗死）或人工瓣膜功能障碍。置换生物瓣的患者需口服阿司匹林和氯吡格雷6个月，以后可逐渐停药。换机械瓣的患者以及有房颤的患者，需终身服用抗凝药物（华法林）。换瓣术后的抗凝治疗至关重要，是一项长期而细致的任务。如果抗凝不当容易引发血栓栓塞（抗凝不足）或出血（抗凝过度），严重时会危及患者生命。

（2）康复过程中，患者应时刻保持愉快的心情和乐观、积极的心态，不要急躁，也不要过分担忧。同时，也不要因一时兴起或急于求成，猛然增加活动量或工作负荷，以免造成心功能损害。

（3）预防低心排血量、预防术后并发症至关重要。瓣膜置换术后应严密监测血流动力学变化。做好术后康复护理是患者顺利康复的关键。

（4）早期运动要在心电遥测下进行，可随时发现心肌缺血情况及调整运动量。

（五）教育评价

患者能认识疾病；患者及家属了解、认识心脏瓣膜置换术后康复治疗的重要性；能主动积极参与康复治疗、康复训练；能讲述地高辛、华法林等药物的主要作用及副作用、服用方法；能复述抗凝治疗的重要性；能掌握运动疗法的技术及运动中注意事项；能复述出院后注意事项、就诊指征及继续康复训练的重要性。

（六）出院教育

1. 康复治疗延续的重要性　心脏瓣膜替换手术成功后并不是治疗的完全结束，而是术后心脏功能维护过程的开始。出院后的家庭护理是以使患者康复和获取自我保健知识及能力为目的，它主要包括生活起居、情绪调养、饮食调理、功能锻炼、合理用药及药效观察等。

2. 出院康复健康教育目标　通过康复治疗及健康教育，使患者及家属能了解疾病的危险因素，提高对于疾病的认识，改善生活方式，预防减少疾病复发、提高生活质量。通过住院期间的健康教育以及出院后的出院指导、家庭访视、电话随访、短信、微信提示、集中辅导等方式，强化患者术后在院外漫长康复过程中的自我管理，强调患者个体是疾病自我管理的中心，患者本身即具有责任和能力进行自我管理。

3. 出院康复健康教育及预防

（1）家庭康复及训练原则：出院前通过心肺功能评定，制订出院运动处方。

1）出院继续坚持提高心肺功能的康复训练。指导患者逐渐增加运动强度，以步行为主，逐步提高步行的速度和距离。坚持锻炼、合适的活动量。

2）患者出院时给予康复锻炼指导，指导患者逐渐增加运动强度：出院1周内，快速行走50m，2～3次/d；出院1～2周，快速行走100m，2～3次/d，若自觉呼吸急促、胸闷，立即暂停康复锻炼，稍作休息；以后逐步提高行走的速度和距离。

3）做全身放松运动，如做保健操、散步、听音乐等。

（2）用药指导：换瓣术后血流动力学虽有改善，但出院后一段时间内需继续服用强心利尿药，并要长期抗凝治疗。所以患者出院时，应做好出院后用药指导：

1）口服强心药地高辛前需数脉搏，如少于60次/min要停止用药；用药过程中如有恶心，黄、绿视现象，也应停止用药。停药后上述症状会消失。

2）服用利尿药时要注意观察尿量的变化。若尿量较多，颜色浅并出现软弱无力、恶心、呕吐、腹胀、反应迟钝、嗜睡等症状时，提示血钾低，要注意口服补钾，防止低血钾增加心肌应激性，诱发心律失常。

3）服用抗凝药华法林时要定时定量，每天坚持服用，不能擅自增加或减少华法林的剂量。并指导患者避免使用影响抗凝的药物，如酒精、潘生丁、吲哚美辛、西咪替丁、奎尼丁、维生素K、安眠药及口服避孕药。若出现黑便、血尿、咯血、牙龈出血、头晕、晕厥、偏瘫或突发性胸闷等抗凝过量引起的出血或抗凝不足引起血栓形成时，应立即返院救治。

4）指导患者按医嘱服用地高辛、华法林等药物，并注意药物副作用。机械瓣膜置换术后要终身抗凝治疗，要定期复查PT。根据PT报告调整药物剂量，注意出血情况。服用地高辛前测脉搏，心率<60次/min，停服地高辛。

5）加强对患者及其家属的教育，提高患者用药的依从性，避免服错药、误服和漏服。遵医嘱服药，不擅自停药。按要求监测INR，根据INR调整用药剂量。为患者提供有关用药和监测的手册，提供出血等不良反应的表现、初步处理意见和患者与负责医生的联系方式。

（3）避免诱发因素、预防疾病再发及控制并发症

1）休息与饮食：出院后，患者可根据个人的饮食习惯逐步恢复正常饮食，适当加强营养，以促进伤口愈合。饮食以高蛋白饮食为主，如蛋、鱼、虾、牛奶、肉、蔬菜、水果等，切忌暴饮暴食。低盐、服利尿剂时，补充含钾高食品、药物，定期检测电解质。

2）心脏瓣膜置换术后患者良好的自我保健是保证手术效果、延长术后生存期和提高生活质量的重要环节。要保证充足的睡眠，防止过度劳累。

3）注重口腔卫生，积极预防细菌性心内膜炎发生。注意保暖，预防感冒，预防感染。

（4）复诊指导

1）制订复诊卡，写上复诊时间、就诊医生、联系人及电话号码，定期去医院复查，以便医生及时了解恢复情况，调整治疗方案。告知患者要保管好出院小结，复诊时带好出院小结和各项检查报告，介绍自己的恢复情况、活动量（如能上几层楼、能行走几千米路等）、能从事什么样的工作和体力活动、目前吃什么药、用量和服用方法等，以便医生全面评估现阶段病情，指导下一步治疗。

2）华法林抗凝治疗时 PT 值早期波动较大，出院后定期返回医院检查 PT：开始每周1次，1个月后每2周1次，2个月后每月1次，逐渐延长检查时间。6个月后病情稳定者延长至3个月1次；1年后3~6个月1次；正确记录 PT 的测定值。如有以下特殊情况，应及时复查：

A. 有出血倾向，如牙龈出血、鼻出血、血尿、黑便、皮下瘀斑、月经过多等。

B. 突然晕厥，发生一侧肢体瘫痪或肢体疼痛、发凉、苍白现象。

C. 因遗忘导致不规则服药时，如漏服或多服。

3）出院后每半年、1年、2年返回医院检查心功能和生活质量。同时检查康复运动内容，强化训练指导。

4）定期随访：每一位抗凝治疗的患者，及时发现并发症，及时处理。这是提高心脏机械瓣膜置换术后患者生活质量的重要措施。

（郑彩娥）

第十八章

骨及骨关节系统疾病患者的康复健康教育

颈椎病患者的康复健康教育

一、疾病简述

（一）定义

颈椎病（cervical spondylosis）是一种常见病和多发病。即颈椎椎间盘退行性改变及其继发病理改变累及其周围组织结构（神经根、脊髓、椎动脉、交感神经等），出现相应的临床表现。仅有颈椎的退行性改变而无临床表现者则称为颈椎退行性改变。从疾病顺位和患病率考虑，颈椎病已成为严重的公共卫生问题之一。

（二）病因

1. 颈椎的退行性改变

（1）椎间盘本身及边缘变性。椎间盘由髓核、纤维环和软骨板构成，30岁以后纤维环弹力降低，可产生裂隙，软骨板也有变形，特别是髓核的含水量减少，弹性降低，最后导致纤维化和钙化，整个椎间盘的退化导致椎间隙变窄。

（2）颈椎其他部位退变（小关节、黄韧带、前纵韧带、后纵韧带等）。

2. 慢性劳损

（1）生活习惯不良，如不良睡眠体位。

（2）工作姿势不当，一般与职业有关系。需要低头工作，长期固定于一个姿势体位，导致颈后肌群韧带长期处于紧张状态。

（3）不适当的治疗和体育锻炼。如治疗时用力搬动颈部、锻炼时反复旋转颈部、头过度屈伸等动作，均可导致关节囊松弛，肌肉、韧带损伤，小血管出血，甚至椎间盘突出。

3. 颈部炎症　颈部发炎可直接刺激邻近的肌肉和韧带，致使韧带松弛，肌张力减退，破坏其稳定性。

4. 颈部外伤、颈椎先天性畸形等。

（三）临床分型

1. **神经根型**　以相应颈神经根受压为主。

2. **脊髓型**　多为椎间盘后方突出，椎体后缘骨赘或椎管狭窄压迫脊髓所致。

3. **椎动脉型**　因椎动脉供血障碍而出现以头部症状为主的病变。

4. **交感神经型**　存在一系列交感神经症状。

5. **颈型**　范围以软组织损害为主。

》》 二、疾病特点

颈椎病以颈项僵硬、颈肩背痛、头晕、乏力、头痛、汗多、手臂麻木及恶心等为主要临床症状，严重者可出现四肢麻木、乏力、行走困难，甚至瘫痪。颈椎病的病理基础决定该病具有难治性、迁延不愈、易反复等特点。

（一）神经根型颈椎病

此型颈椎病发病率最高，为临床最常见类型。主要表现为颈部不适，伴有典型的上肢放射痛，疼痛可放射至上臂、前臂及手指。皮肤可有麻木、异样感。臂丛牵拉试验及压颈试验阳性，影像学所见与临床表现相符合。

（二）脊髓型颈椎病

脊髓受压早期，由于压迫多来源于脊髓前方，故临床多以侧束、锥体束损害表现为主。主要表现为四肢乏力、行走持物不稳、步态异常。随着病情加重出现一侧或两侧由下肢向上肢发展的不完全的上运动神经元性瘫痪，表现为肌无力，张力增高、腱反射亢进等症状。X线片上显示椎体后缘骨质增生、椎管狭窄，影像学证实存在脊髓压迫，是颈椎病中致残率最高的一种类型。

（三）椎动脉型颈椎病

椎动脉型颈椎病主要表现为眩晕，眩晕症状多与体位变化有关，多在头颈部过度旋转或屈伸时发生，可伴有恶心、呕吐、视力障碍等症状，可有猝倒发作。旋颈试验阳性；多伴有交感神经症状；X线片显示节段性不稳定或枢椎关节骨质增生。手术前需行椎动脉造影或数字减影椎动脉造影（DSA）。

（四）交感神经型颈椎病

交感神经型颈椎病临床表现为头晕、眼花、耳鸣、手麻、心动过速、心前区疼痛等一系列交感神经症状，X线片颈椎有失稳或退变。椎动脉造影阴性。

（五）颈型颈椎病

颈型颈椎病也称局部型颈椎病，主要临床表现为颈部、枕部及肩胛部疼痛不适，同时伴有颈部活动受限，但不伴上肢放射痛、眩晕或脊髓受压等症状。X线片上可见颈椎生理曲度改变或颈椎不稳。

▶▶ 三、心理特点

长期疾病的折磨，会给患者带来焦虑、紧张、烦躁不安等不良情绪。大多数患者由于自身颈椎结构、功能异常而出现夜晚失眠、精神衰弱等症状。特别是患病时间较长的患者，易在日常生活中产生急躁情绪和悲伤心理，这对颈椎病的治疗会产生不利影响。临床上常见患者情绪良好时，症状减轻；情绪不良时，症状则比平时要严重。因此，颈椎病患者保持良好的情绪特别重要。应鼓励患者保持心胸开阔，凡事不要斤斤计较，宽厚为怀，以乐观的心情去对待事物。培养广泛的兴趣，如阅读、听音乐、从事体育运动，主动与人沟通，在互相交往中得到别人的帮助。

▶▶ 四、康复健康教育程序

（一）康复健康教育评估

1. 身心状况评估

（1）全身：了解患者所患疾病的分型、临床表现、目前存在的影响工作生活的主要问题。

（2）局部：患者疼痛或放射性痛的部位，取何种体位能减轻疼痛；患者四肢的感觉、运动和反射情况。

（3）心理和社会支持状况：患者及家属对该病的认识、心理状态，有无焦虑及焦虑的原因；家庭及社会对患者的支持程度。

2. 能力的评估

（1）评估躯体功能、认知功能、言语（交流）功能、心理功能及社会功能等。

（2）颈椎活动范围评估：采用量角器进行颈椎屈曲、伸展、侧屈及其旋转的具体测量。

3. 对康复知识的学习需求 了解患者及家属的文化程度、学习能力及对疾病的认识程度，是否清楚颈椎病的病因、诱因及日常生活方式与颈椎病的关系；了解康复治疗对颈椎病的重要性及其注意事项。

（二）住院教育

1. **康复治疗的重要性** 由于颈椎病是在颈椎退化基础上发生的，因此应开展康复教育使患者了解颈椎病的预防和保健知识，及时对各种致病因素采取有效的预防措施，对于减少和推迟颈椎病的发生、预防或减少颈椎病的复发具有重要意义。如改善与调整睡眠状态，枕头不宜过高或过低，以保持颈椎的中立位；注意调整桌面或工作台的高度，间断进行自我颈肌等长收缩训练等。

2. **康复健康教育目标** 通过康复健康教育及康复手段减轻或消除因椎间盘退变、椎间盘突出、椎间关节不稳等因素刺激或压迫引起的神经症状和体征。对减压及固定术后患者康复治疗可早期恢复及最大限度维持颈椎活动度，增强颈肌肌力，恢复颈椎稳定性，利于改善或消除颈椎病的相关症状和体征。

3. **康复健康教育内容**

（1）讲解疾病：颈椎病指因颈椎间盘退变及其继发性改变，刺激或压迫相邻脊髓、神经、血管和食管等组织，并引起相应的症状和体征。颈椎病为 50 岁以上人群的常见病，男性多见。好发部位为 $C_{5\sim6}$、$C_{6\sim7}$。

（2）解释疾病症状及存在问题

1）神经根型：多因小关节骨质增生或椎间盘侧后方突出，压迫或刺激神经根所致。发病率约占 60%。上颈椎病变，表现为颈椎疼痛，向枕部放射，枕部感觉障碍或皮肤麻木。下颈椎病变，表现为颈肩部疼痛向前臂放射，手指呈神经根性分布的麻木和疼痛。常有外伤、长时间从事伏案工作和睡眠姿势不当的病史。

2）脊髓型：是由颈椎间盘的突出物刺激或压迫交感神经纤维，反射性地引起脊髓血管痉挛，缺血而产生脊髓损害。早期表现为双侧或单侧下肢麻木，严重者发展至四肢瘫痪、尿潴留、卧床不起。体检可见颈部活动受限不明显，肢体远端常有不规则的感觉障碍、腱反射亢进、肌张力增高和病理反射。

3）椎动脉型：占 10%～15%。短暂阵发眩晕为主要症状，眩晕常与颈部活动有关。有些患者在颈部突然转动时跌倒，但意识大都存在。

4）交感神经型：多数有轻微的颈肩痛等交感神经刺激症状。表现为头晕、头痛、头沉重感、偏头痛、视物模糊、耳鸣、耳聋、心律失常；肢体或面部区域性麻木、出汗异常等表现。

5）局部型：也有称为颈型。主要表现是枕颈部痛，颈活动受限，头偏向固定于一侧。颈部肌肉紧张，有压痛点。

（3）明确康复意义及目标：康复教育是颈椎病康复治疗的重要内容。由于颈椎病是在颈椎退化基础上发生的，因此开展康复教育使患者了解颈椎病的预防和保健知识，及时对各种致病因素采取有效的预防措施，对于减少和推迟颈椎病的发生、预防或减少颈椎病的复发具有重要意义。颈椎病康复治疗目标是缓解症状、恢复功能、预防复发。通过治疗可减轻颈神经根、硬膜囊、椎动脉和交感神经的受压刺激从而减轻症状；解除神经根的粘连和水肿，缓解颈、肩、臂肌痉挛，达到恢复功能的目的。患者通过健康教育可以了解为什么会导致颈椎病、怎样配合治疗，利用人体工效学知识纠正不良坐姿及预防复发。

（三）康复治疗及训练健康教育

1. 讲解康复治疗及训练项目

（1）颈椎病非手术治疗患者的康复治疗：颈型颈椎病原则上均应采用非手术治疗。神经根型颈椎病以非手术治疗为主，95% 以上的患者经非手术治疗可以缓解或痊愈（对于严重疼痛行非手术治疗无效者可手术治疗）。（表 18-1）。

表 18-1　非手术治疗患者的康复治疗参考方案

颈椎病分型	早期(1～4周)	恢复期(5～12周)	注意事项
颈型	药物治疗、围领制动、物理治疗、按摩必要时颈椎牵引及卧床休息	颈部主被动活动训练、颈肌等长收缩训练、悬吊训练	恢复期后坚持颈部活动徒手体操
神经根型	颈椎牵引、药物治疗(含封闭治疗)、物理治疗、轻手法按摩治疗，必要时围领制动、患侧上肢三角巾托起及卧位或半坡卧位休息	颈椎牵引、颈部主动活动训练、颈肌等长收缩训练，允许时行悬吊训练	悬吊训练应在根性疼痛明显缓解后进行。恢复期后坚持颈部活动徒手体操及颈肌等长收缩训练
椎动脉型	颈椎牵引、物理治疗、药物治疗，必要时围领制动及卧床休息	颈椎牵引、颈部主动活动训练、颈肌等长等张收缩训练，必要时围领制动	眩晕严重者应配合服用扩张血管药及中药。注意预防颈性眩晕
脊髓型(轻型)	适度颈椎牵引、物理治疗、药物治疗，必要时围领制动及卧床休息	适度颈椎牵引、颈部被动活动训练、颈肌等长等张收缩训练、颈肌等长等张收缩训练，必要时围领制动	严禁过重手法按摩，有下肢功能受累者需严密观察。无改善者应考虑手术治疗

（2）颈椎病手术治疗患者的康复治疗：症状明显的脊髓型颈椎病患者及病情较重、久治无效或反复发作的其他类型患者需要考虑手术治疗。

1）无明显脊髓损伤的颈椎病手术治疗患者的康复治疗：神经根型颈椎病、椎动脉型颈椎病多无明显脊髓受压症状，其术后康复训练与脊髓型颈椎病不同，主要是维持肢体的正常肌力和关节活动度，增强颈部肌力。

2）脊髓型颈椎病手术治疗患者的康复训练：①术前康复指导，如颈部肌肉的等长收缩、深呼吸、有效咳嗽、轴向翻身、手术卧位等训练。②术后当天以卧床休息为主。麻醉清醒后，待患者生命体征平稳，可耐受的情况下可适量早期进行呼吸功能锻炼。③术后1～7d 功能锻炼以床上训练为主，颈部应以颈围领制动。

（3）常用康复手段

1）颈椎牵引：是颈椎病非手术疗法的主要手段。

2）运动疗法：包括颈椎病医疗体操、医疗体育等。

3）中医疗法：包括按摩推拿疗法、针灸疗法。

4）药物疗法：如服用颈复康冲剂，颈部使用药垫、保健枕等。

5）物理因子治疗：包括电疗、磁疗、超声直流电药物离子导入法等，治疗时需注意防止皮肤灼伤。

2. 康复技术指导

（1）颈椎被动活动训练：包括被动活动度训练和被动活动对抗训练。被动活动度训练是治疗医师扶着患者头部，进行各运动方向的运动，直至患者出现明显疼痛为止，手法应轻柔。被动活动对抗训练是治疗医师扶着患者头部，轻轻转向疼痛侧，直到患者不能耐受，每次坚持 8～10s 后放松。训练要反复进行，直到达到最大伸展，之后反向进行训练，每天重复 2～3 次。有节奏稳定性训练适用于颈型颈椎病的治疗。

（2）颈椎主动活动度训练：AROM 次数以不明显增加患者的疼痛为标准，一般由患者自己进行，必要时由医师指导保护。

（3）颈肌等长等张收缩训练：以手掌的压力为手法阻力与头的一侧对抗 5s，间歇 5s，重复 6 遍，每天 2～3 次。在等长收缩训练基础上也可应用多功能颈椎治疗系统（MCU）进行等长和等张收缩训练，可逐渐增加运动负荷和活动范围，运动次数及负荷以不增加患者颈部疼痛为标准。

（4）医疗体操：是通过颈背部的肌肉锻炼、增强颈背肌肉力量，以保持颈椎的稳定性。常用的医疗体操包括：①左右旋转，取站位或坐位，双手叉腰，头轮流向左、右旋转。动作要缓慢，当转至最大限度时停留 3～5s，左右各旋转 10 次。②伸颈拔背，体位同上。两肩放松下垂，同时颈部尽量上升，拟用头顶球，持续 3～5s，重复 10 次。③颈项争力，体位同上。两手交叉置于枕部，头颈用力向后伸，两手用力阻止后伸，呈对抗相持状态，持续 5～10s，重复 10 次。④环绕颈项，体位同上。颈放松，呼吸自然，缓慢转动头部。顺时针与逆时针方向交替进行，重复 10 次。⑤擦颈按摩，体位同前。两手轮流擦颈部，各 20 ~ 30 次，并用两手拇指或中指点揉有关穴位，如太阳、风池、肩井、曲池、手三里、内关、合谷等。

（5）ADL 训练：训练患者生活自理，参加适当的家务劳动，有计划地进行肌力的训练，使其恢复相应的肌力。尤其是手部活动应着重加以训练，避免肌肉萎缩，从而改善手的功能。

（四）康复健康教育

1. 饮食 颈椎病患者在饮食上无特殊禁忌，但也应摄取营养价值高的食品，如豆制品、瘦肉、谷物、海带、紫菜、木耳、水果、蔬菜等以达到增强体质，延缓衰老的目的，尤其应多食富含维生素 C 的食物。研究表明，维生素 C 具有增强人体免疫力和抗衰老的作用，对预防颈椎病的进一步发展有益。

2. 用药 药物治疗占总体治疗的 15% ~ 20%。医师应告知患者药物治疗是整体治疗的一部分。患者存在严重的疼痛时，应使用适宜足量的镇痛药加以控制，封闭疗法也是康复治疗的有效手段。应用药物治疗控制疼痛和减轻肌肉痉挛有利于改善患者心理状态，配合开展康复训练。

口服药物治疗：主要包括非甾体抗炎药、镇痛药物、肌松药及中成药。在急性期可短期应用类固醇激素。

3. 康复中注意事项

（1）注意围领外固定支具是否固定牢靠，康复训练后颈部有无疼痛，翻身侧卧时头部要垫枕，防止颈椎侧屈。

（2）训练强度与节奏的控制：开始练习时避免过于激烈，强度不要太大，以免拉伤颈部肌肉。训练的节奏由慢到快，动作范围由小到大。训练时若出现不适，如呕吐、头晕、感到麻痹或疼痛，应暂停该项训练，尽快通知医护人员。

（3）颈部肌肉等长收缩训练开始时，应以患者不出现明显疼痛为用力标准，所做次数应逐渐增加，训练时脊柱应保持轴位。

（4）医疗体操训练时应注意：①医疗体操应由医师选择动作和规定运动。②脊髓型颈椎病及椎动脉型颈椎病发作期应当限制运动。③运动应缓慢进行，幅度由小逐步增大，避免快速运动。④骨质增生明显者需慎重进行。

（5）康复训练中的禁忌证：血压不稳，舒张压 >90mmHg 或收缩压 <90mmHg，并有自觉症状者；心功能不全伴心源性哮喘、呼吸困难者；发热，体温高于 38℃；静息状态下，脉搏 >120 次 / min 或心绞痛发作者；体质特别虚弱者；近期曾发生心肌梗死者。

（五）教育评价

患者能掌握颈椎病知识及康复治疗目的；患者及家属了解、认识康复治疗的重要性；能主动积极参与康复治疗、康复运动；建立健康生活习惯，积极预防及控制颈椎病的发生发展；提高患者的生活质量；能演示颈椎病医疗体操的动作、能复述动作要领、目的与注意事项；能复述出院后注意事项及持续康复运动的重要性。

（六）出院教育

1. 康复治疗延续的重要性　颈椎病是机体退行性变为主要原因所引起的疾病。因此，在相当长时间内将难以根除，且随着人类平均寿命的延长，其发病率有升高的趋势。如能重视颈椎病的预防工作，则可使其发病率保持在一个相对稳定的水平上，如何缓解颈椎病的临床症状和预防复发，是当前康复的主要任务之一。

2. 出院康复健康教育目标　随着现代生活节奏的加快与工作环境的单一，颈椎病发病率越来越高，由于大部分颈椎病与工作、生活的姿势不良有关，故而出院康复健康教育目标是预防复发。

3. 出院康复健康教育内容

（1）家庭康复及训练原则：出院后不宜搬重物，忌用爆发力搬物品。注意颈部锻炼，避免空调、风扇直吹颈部，防着凉。保持正确的姿势，长期坐位工作者，保持颈部平直，定时改变姿势，劳逸结合，避免颈部长期屈曲或仰伸。

（2）按需用药

1）镇痛药：疼痛重者可口服芬必得、扶他林等止痛剂。老年人慎用。

2）营养神经系统的药物：常用维生素 B_1 和维生素 B_{12} 肌内注射，也可口服，一般 20d 一个疗程。

（3）避免诱发因素、预防疾病再发及控制并发症

1）避免诱发因素：颈椎病的致病因素是复杂的，但大致分为内因（体内因素）和外因（急慢性外伤）。二者可互为因果，内因是致病的基础，而外因是可以预防的。应从两方面采取措施，以有效降低发病率和防止已治愈者的复发。诱发因素除外伤外，常见的还有落枕、受凉、过度疲劳、强迫体位工作、姿势不良及其他疾病（如咽喉部炎症、高血压、内分泌紊乱等）。

2）预防疾病再发

①指导纠正不良姿势：颈椎病的起病与头部长期所处位置有密切关系，通常伏案或低头位工作者多见。长期伏案工作者，应定时改变头部体位，合理调整头与工作面的关系，不宜长期低头伏案看书或工作，也不宜长期仰头工作，因为两者都可破坏颈椎的生理平

衡，造成颈椎周围的软组织劳损或肌肉韧带和关节囊的松弛而影响颈椎的稳定。工作中注意头、颈、肩、背的姿势，不要偏头耸肩。谈话、看书时要正面注视，不要过度扭曲颈部。

②指导调整桌面或工作台的高度与倾斜度：防止头部长时间处于仰伸状态或屈颈状态，原则上使头、颈、胸保持正常生理曲线标准；还可升高或降低桌面与椅子的高度比例以避免头颈部过度后仰或过度前屈；定制一与桌面成 10°～30° 的斜面工作板，更有利于坐姿的调整。

③指导工间活动：任何工作都不应当长时间固定于某一种姿势，至少每 2h 能够全身活动 5min。对于长期伏案工作者，应在 1～2h 间有目的的让头部向左右转动数次，转动时应轻柔、缓慢，以达到该方向的最大运动范围为准；或行夹肩运动，两肩慢慢紧缩 3～5s，而后双肩向上坚持 3～5s，重复 6～8 次；也可利用两张办公桌，两手撑于桌面，两足腾空，头往后仰，坚持 5s，重复 3～5 次。

3）控制并发症：指导患者在日常生活中注意保护颈椎，避免颈椎受伤、颈髓损伤。在乘坐汽车过程中，应避免打瞌睡，防止急刹车时造成颈椎"挥鞭样"损伤。指导椎动脉型颈椎病伴有颈性眩晕的患者转动颈部时动作要慢，注意安全，避免突发眩晕跌倒，造成损伤。当患者自感颈部不适疼痛时，适当使用颈托保护。

（4）休息与饮食：中医认为胡桃、山萸肉、生地、黑芝麻等具有补肾髓之功，合理地少量服用可起到强壮筋骨，推迟关节退变的作用。

（5）定期复查：定期门诊随访。

（6）注意事项：避免诱发因素，平时加强颈椎病的预防；防止外伤，设法避免各种生活意外及运动损伤；避免长时间颈部吹空调等。

（贾　勤　戴　晶）

第二节　肩关节周围炎患者的康复健康教育

一、疾病简述

肩关节周围炎简称肩周炎，临床表现以疼痛与功能障碍为主要特征。多见于中年人和老年人，50 岁左右易患，因而有"五十肩"之称。如肩关节疼痛持续 3 个月以上仍无肩关节功能障碍，可排除肩周炎。本病有自愈趋势，但病程较长，一般可达 2 年。

（一）病因

肩周炎的确切病因至今尚不清楚。部分患者可有局部外伤史或某些诱因，如慢性劳损、局部受湿受寒等，或继发于肩部软组织及全身性疾病。肩周炎的发病可能与某些代谢障碍或局部循环障碍有关，临床表现可分为三期。了解发病过程，对于防治肩周炎有重要意义。

（二）临床分期

1. **第Ⅰ期** 是肩周炎的急性发病阶段。是由于炎症、疼痛而引起反射性肌肉痉挛等为主要病理变化，而无软组织粘连等不可逆转的病理改变。临床表现以疼痛和肩关节的功能障碍为主要特征，是肩周炎的初期阶段。

2. **第Ⅱ期** 是肩周炎的急性发病过程迁延至慢性的发病阶段。此时肩疼痛的症状减轻，但由于关节周围软组织在炎症反应后发生挛缩、增生、肥厚和粘连等，严重限制了肩关节活动，所以此期为软组织发生器质性病理改变的阶段。

3. **第Ⅲ期** 炎症过程自行消退（如果自然发展的话），病理发展停止。所有的症状得到缓解，如果能坚持锻炼，功能可逐渐得到一定恢复，否则功能往往不会自行恢复。

▶▶ 二、疾病特点

本病发病与年龄相关，40 ~ 70 岁的中老年人易患，发病率 2% ~ 5%。女性多于男性（3∶1），左肩多于右肩。也有少数患者双侧同时发病，但在同一关节很少反复发病。主要表现为肩部疼痛、肩关节活动受限、怕冷、压痛以及肌肉痉挛与挛缩。

常见于厨师、老师、会计、司机及长期从事手工劳动者等。常因肩部损伤、受风寒、偏瘫、外固定而诱发。多数病例为慢性发病。有资料表明，粘连性肩关节囊炎在我国城市的发病率为 8%，在 49 岁以上人群中发病率为 20.6%。本病是一种自限性疾病，临床表现起病缓慢，病程较长，病程一般在 1 年以内，较长者可达到 1 ~ 2 年，但预后良好。

▶▶ 三、心理特点

抑郁、情绪低落等心理因素与肩周炎的发生有一定关系。相当一部分肩周炎患者有情绪不稳及精神创伤史；或有因长期患病，社会、经济压力大而心情郁闷的情况。对痛觉比较敏感，即痛阈较低的人往往容易患肩周炎。

肩周炎主要表现为肩部疼痛难忍及功能受限，有时患者会表现出焦虑和紧张，为疾病预后担忧。此时护理人员应主动与患者进行沟通，了解倾听患者内心的想法，安慰患者，做好疾病知识的宣教，增加患者对疾病的认知，鼓励患者接受规范化治疗，树立康复的决心和信念。

》》 四、康复健康教育程序

（一）康复健康教育评估

1. 身心状况评估 患者的精神状态，有无其他系统的疾病如高血压、糖尿病、贫血，有无心肺肝肾等器官的系统性并发症；患者肩部急、慢性损伤史及疼痛的性质和程度；患者和家属对该病的认识、心理状态、有无焦虑、紧张等不良情绪。

2. 能力的评估

（1）疼痛的评估：可使用视觉模拟评分法（VAS）、数字疼痛分级法（NRS）、主诉疼痛程度分级法（VRS）等评估患者的疼痛情况，在患者可承受范围内进行康复治疗。

（2）肩关节功能评估：可使用美国肩肘外科评分（ASES）、牛津大学肩关节评分（OSS）对肩关节功能恢复情况进行评定。

3. 对康复知识学习需求 入院后由护士对患者和家属进行文化程度、疾病认知及康复知识的评估，进行知识宣教，详细告知患者肩周炎的相关知识及康复措施。

（二）住院教育

1. 康复治疗的重要性 肩关节周围炎的疼痛和关节活动功能障碍，可造成生活自理困难，疼痛可影响患者生活质量。通过康复治疗可治愈、缓解，减轻肩周炎给机体带来的不良影响，提高患者生活质量。

2. 康复健康教育目标 通过健康教育，患者掌握肩周炎康复知识。患者能积极参加康复治疗，缓解疼痛和促进肩关节活动功能的恢复，预防并发症，改善肩关节活动范围促进生活自理。

3. 康复健康教育内容

（1）讲解疾病：肩周炎是一类引起盂肱关节僵硬的粘连性关节炎。表现为肩关节周围疼痛，肩关节各个方向主动和被动活动降低，影像学检查除骨量减少，无明显异常。它起病缓慢，病程较长，肩部疼痛可为阵发性或持续性，急性期疼痛剧烈，夜间加重，部分可向前臂或颈部放射。肩关节活动受限以外展、外旋、后伸障碍显著，久则产生粘连挛缩。

（2）解释疾病症状及存在问题

1）肩关节疼痛：主要表现为肩关节周围疼痛，可放射至三角肌附着点下缘，甚至可达肘关节。可在肩峰下、肩前方，相当于肱二头肌肌腱处，冈上肌及小圆肌缘处有压痛。其疼痛逐渐加重，肩关节活动时疼痛更剧烈，随着肩关节活动障碍程度加重，疼痛反而减轻。在日常生活活动中，如开门、提物、穿衣等动作中诱发严重的疼痛，持续 30s 左右。

晚间疼痛较重，可在熟睡中痛醒，需起床主动活动肩关节才能缓解疼痛，此可能为熟睡中肌痉挛缓解，出现肩关节不随意活动而牵扯到粘连纤维所致。

2）肩关节活动障碍：三角肌出现萎缩，肩关节活动受限，而且常以肩带活动增强代偿肩关节活动的不足。活动范围以外展和内旋受限为主，其次为外旋，肩关节屈曲受累常较轻。由于肩关节外展、内旋、外旋受限，因而常严重影响日常生活活动。

（3）明确康复意义及目标：肩关节周围炎的疼痛和关节活动功能障碍，可造成生活自理困难，疼痛可影响患者生活质量。通过康复治疗可治愈、缓解肩周炎给机体带来不良影响，提高患者生活质量。肩周炎康复目标是减轻疼痛，预防并发症，改善肩关节活动范围，促进生活自理，同时使患者掌握肩周炎康复知识及日常生活注意事项。

（三）康复治疗及训练健康教育

1. 讲解康复治疗及训练项目

（1）早期：疼痛症状较重，功能障碍往往是由于疼痛造成的肌肉痉挛所致。所以治疗主要是以解除疼痛，预防关节功能障碍为目的。缓解疼痛可采用药物治疗以及吊带制动和外敷药物、肌内贴布等方法，使肩关节得以充分休息。本期一般不宜过早采用推拿、按摩方法，以防疼痛症状加重，使病程延长。一般采取一些主动训练，保持肩关节活动度，在急性期过后方可推拿按摩，以达到改善血液循环，促进局部炎症消退、松解粘连的目的。

（2）冻结期：本期关节功能障碍是其主要问题，疼痛往往由关节运动障碍所引起。治疗重点以恢复关节运动功能为目的。采用的治疗手段可以用理疗、推拿、手法松动等多种措施，以达到解除粘连，扩大肩关节运动范围，恢复正常关节活动功能的目的。针对功能障碍的症状，严重的肩周炎患者必要时可采用麻醉下大推拿手法，撕开粘连。这个阶段，应坚持肩关节功能锻炼。除了被动运动之外，患者应积极主动地配合，开展主动运动。

（3）恢复期：以消除残余症状为主。主要以继续加强功能锻炼为原则，增强肌肉力量，恢复在前期已发生适用性萎缩的肩胛带肌肉，恢复三角肌等肌肉的正常弹性和收缩功能，以达到全面康复和预防复发的目的。

2. 康复技术指导

（1）正确睡眠体位：选择适应颈椎生理解剖结构的枕头，一般长度为 40～60cm，或超过自己肩宽 10～16cm 为宜。理想的睡眠体位应该是使头颈部保持自然仰伸位，胸部及腰部保持自然曲度，双髋及双膝略呈屈曲状。仰卧时，枕头的高度应与其人的拳头等高，这一高度能使后脑部分与床面微微离开，可在患侧肩下放一薄枕，使肩关节呈水平位，如此可使肌肉、韧带及关节获得最大限度的放松与休息。健侧卧位时，在患者胸前放置一普通枕头，将患肢放置上面。一般不主张患侧卧位，以减少对患肩的挤压。避免俯卧位，因为俯卧位既不利于保持颈、肩部的平衡及生理曲度，又影响呼吸道的通畅，应努力加以纠正。

（2）对功能障碍者指导功能锻炼

1）下垂摆动练习：躯体前屈位，使患臂自然下垂，注意将肩关节周围肌腱放松。其放松的标志是：当推动该臂时出现自然摆动，则表明已松弛。在此体位下做前后、内外绕臂摆动练习，幅度可逐渐增大。此练习宜坚持较长时间，直至手指出现发胀、麻木为止。此时记录摆动时间。直腰休息片刻（可做患臂随意活动），然后手持重物 1～2kg，再按原体位做同样时间的前后、内外、绕动摆动，每天两次。亦可在俯卧位下进行，即将患肩垂于床外，然后做放松摆动或提物摆动练习。

2）上肢无痛或轻痛范围内的功能练习：爬肩梯、用体操棒或吊环等，用健侧带动患侧的各轴位练习。每次 10～15min，每天 1～2 次。在此类活动中必须注意：只允许在无痛或轻痛范围内活动，因为疼痛常可反射性地引起或加重肌肉痉挛，从而对功能恢复不利；由于肩关节粘连，活动常以肩带活动作替代，为此宜用压肩带，使肩带活动尽可能减少在每次活动以后不引起疼痛加重为宜。

（3）配合手法松动治疗护理：肩关节松动术可改善血液循环、减轻肌痉挛、松解关节粘连等，患者在行此治疗时，身体完全放松，感到舒适，实施者抓握和推动关节切忌手法粗暴，不应引起疼痛，做完后患者立即进行主动活动，否则常不能收到预期的效果。

（4）保护肩关节：在同一体位下避免长时间患侧肩关节负荷过重；维持良好姿势，减轻对患肩的挤压；维持足够的关节活动度范围和肌力训练；在疼痛时要注意局部肩关节的休息，防止有过多的运动；在疼痛减轻时，尽量使用患侧进行 ADL 技能的训练。

（四）康复健康教育

1. 饮食 给予均衡饮食，增强体质，忌食肥腻食物；少食海味，有些海鲜含嘌呤高，被身体吸收后，在关节中形成尿酸盐结晶，使关节炎的病情加重；忌饮酒、咖啡、浓茶。

2. 用药

（1）消炎止痛剂：对于疼痛剧烈者，可适当选择应用。应尽量选择胃肠道不良反应较小的药物，以非甾体抗炎镇痛药为例，尽可能选择环氧酶-2（COX-2）抑制剂，如美洛昔康、塞来昔布等。

（2）肌松药：本病早期以肌痉挛为主，故可酌情选用肌松药，如鲁南贝特、乙派立松等。

（3）封闭：以 1% 普鲁卡因 2～5ml 加醋酸泼尼松 0.5～1ml，或其他针剂局部封闭，每周 1 次，共 2～3 次。

（4）中药：活血化瘀、通经活络、散寒祛湿药对症治疗；中药包局部湿热敷。

3. 康复中注意事项 遵循循序渐进原则，动作范围宜逐渐增大；如一动作完成后感肩部酸胀不适，可稍休息后再做下一动作；每一动作应缓慢且不应引起疼痛。

（五）教育评价

通过康复健康教育，患者能掌握肩关节周围炎知识及康复治疗目的，患者及家属了解、认识康复治疗的重要性；能积极主动参与康复治疗、康复运动，让关节功能得以恢复，满足日常生活需求；能建立健康生活习惯，积极预防及控制肩关节周围炎的发生发展；掌握肩周炎医疗运动的动作要领与注意事项并能演示。

（六）出院教育

1. 康复治疗延续的重要性 肩周炎患者出院后最有效的治疗是自我锻炼。日常生活用健侧，适当配合患侧。每日渐次正确有效的运动，防止和解除粘连，舒经活血，改善局部血循环，防止肌肉痉挛，增强和改善肌肉的功能，对于治疗肩周炎有明显的疗效。

2. 出院康复健康教育目标 坚持运动训练，防止肌肉痉挛，增强和改善肌肉的功能，及时治疗相关疾病。

3. 出院康复健康教育内容

（1）家庭康复及训练原则

1）爬墙练习：患肢上举尽量用力向上爬墙。每日争取多向上数一道砖缝，逐渐可锻炼抬高患肢，直至正常。

2）划圆法：患肢划圈动作应像太极拳一样，缓慢、深长，不能用暴力运动上肢，以免造成肩袖断裂。划圈分为竖圈、横圈两法。竖圈为前后方向竖着划圈，横圈为上下左右方向划圈，类似太极拳中的云手动作。每次可顺时针方向或逆时针方向各划 15～20 圈，也可根据自己的体质逐渐加量。每日练习 3～5 次。

3）拉轮练习：在墙或树上安滑轮，并穿过一绳，两端各系一小木棍，重复拉动锻炼。

4）梳头动作：双手交替由前额、头顶、枕后、耳后，向前、纵向绕头一圈，类似梳头动作，每组可 15～20 次，每日 3～5 组。

5）屈肘甩手：背部靠墙站立或仰卧于床上，上臂贴身，屈肘，以肘部为点进行外旋活动。展翅站立，上肢自然下垂，双臂伸直，手心向下缓缓向上用力抬起，到最大限度后停 10s 左右，然后回到原处，反复进行。

6）站立牵拉：自然站立，在患侧上肢内旋并后伸姿势下，健侧手拉住患侧手或腕部，逐渐向健侧和上方牵拉。

7）头枕双手：仰卧位，两手十指交叉，掌心向上放于头后部（枕部），先用两肘尽量内收，然后再尽量外展。

8）旋肩：站立，患肢自然下垂，肘部伸直，患臂由前向后划圈，幅度由小到大。

（2）按需用药：遵医嘱继续服用消炎镇痛药和肌松药。

（3）避免诱发因素、预防疾病再发及控制并发症：注意保暖，夏天睡觉时不要露肩吹风，不要在潮湿的地方睡觉，注意季节变化，适时添加衣被，以防受风寒湿邪侵袭；工作劳逸结合，避免肩部长时间不动，体育运动只能够掌握正确的姿势。防止肩关节因负荷过重或活动度过大引起损伤。

（4）休息与饮食：合理饮食，保证营养均衡，补充钙质及含蛋白质丰富的食物，增加机体的抗病能力。避免过度饮食致使身体肥胖，勿偏食；工作劳逸结合，坚持体育锻炼，增强体质，如练体操或打太极拳等。

（5）定期复查：定期门诊随访。

（6）注意事项：肩周炎可能与某些营养代谢或局部循环障碍有关。局部外伤、某些诱因如劳损、局部受损、受寒等均易导致该病，尤其因肩外原因而使局部长期不动或少动更易产生肩周炎。因此工作要劳逸结合，保护关节不受风寒，注意夏季夜晚不要在窗口、屋顶睡觉，防止肩关节长时间地受冷风吹袭。肩关节劳损或损伤后应及时治疗，以免遗留后遗症。老年人应每日做各种体育锻炼，如体操、扩胸器锻炼、举哑铃、太极拳等。

（贾　勤　戴　晶）

第三节　类风湿关节炎患者的康复健康教育

》》 一、疾病简述

（一）定义

类风湿关节炎（rheumatoid arthritis，RA）是一种病因未明的慢性、以炎性滑膜炎为主的系统性疾病。其特征是手、足小关节的多关节、对称性、侵袭性关节炎症，经常伴有关节外器官受累及血清类风湿因子阳性，可导致关节畸形及功能丧失。病程缓慢迁延，起伏不定。反复发作可逐渐造成关节畸形、强直。

（二）病因

本病病因尚不清楚，可能与遗传、感染、性激素等有关。类风湿关节炎的病理主要有滑膜衬里细胞增生、间质大量炎性细胞浸润，以及微血管的新生、血管翳的形成及软骨和骨组织的破坏等。

（三）临床分类

临床主要分为急性发作型、间歇发作型、隐袭型、非典型发作型、人 Still 病型。临床表现分为四级：

Ⅰ级：功能完好，能无困难地进行各种活动。

Ⅱ级：虽有单个或多个关节不适或功能受限，但仍能完成日常生活活动。

Ⅲ级：功能受限，不能完成正常工作或仅能完成部分生活自理能力丧失或仅保留极少部分。

Ⅳ级：大部分或完全失去活动能力，患者长期卧床或依赖轮椅，生活不能自理。

》》 二、疾病特点

类风湿关节炎是一种全身多发性、非特异性关节炎症，属于全身性结缔组织疾病的一种。病程缓慢迁延，反复发作可逐渐造成关节畸形、强直，还可累及关节以外的部位，如浆膜、心、肺、眼等。一般病程发展缓慢，但常可急性发作，主要有晨僵、关节受累、关节畸形、体重减轻、发热、类风湿结节。多系统受累、Felty 综合征等表现。受累关节依次为手、腕、膝、肘、足、肩、髋，往往是双侧对称。80% 的患病年龄为 20～45 岁，女性多于男性。

》》 三、心理特点

多数类风湿关节炎患者病程长、病情反复，且患肢疼痛明显，部分患者甚至丧失劳动、自理能力，导致其心理压力大，从而表现出抑郁、烦躁、焦虑及相关躯体化症状。而长期存在心理问题可影响组织、器官、系统功能，降低免疫力，致使患者关节疼痛、肿胀等症状加重，丧失治疗信心，形成恶性循环。护士应引导其合理宣泄不良情绪，帮助其消除不良心理阴影，疏导患者心理障碍，改善其心理应对能力。并为其争取家庭社会支持，帮助患者消除孤独感，使其乐观面对病魔，增强康复信心。

》》 四、康复健康教育程序

（一）康复健康教育评估

1. **身心状况评估** 患者的精神状态，有无其他系统的疾病，如高血压、糖尿病、贫血，有无心肺肝肾等器官的系统性并发症；评估患者各个关节的活动度；疼痛的性质和程度；患者和家属对该病的认识、心理状态、有无焦虑、紧张等不良情绪。

2. 能力的评估

（1）自理能力评估：根据患者自理能力程度及受限的项目，提供相对应的健康教育指导。同时评估时应分辨患者实际可达到的能力程度和患者自认为的能力，并分析原因，进行相应的康复指导。

（2）关节功能评估：评估患者关节病变临床表现体征及关节外表现。受累关节疼痛、肿胀及功能障碍程度，有无关节僵直及活动受限的情况。关节外有无风湿性结节、类风湿血管炎、肺部病变等脏器系统受累的表现。

3. 对康复知识学习需求　入院后由护士评估患者和家属受教育程度，对疾病的认知及康复知识的需求，以及认知能力。

（二）住院教育

1. 康复治疗的重要性　控制疼痛，控制炎症，维持和改善肌力、耐力和活动，防止和矫正畸形，保持日常生活活动能力的独立性，帮助患者达到最大可能的正常生活。

2. 康复健康教育目标　让患者了解自己的病情及康复治疗的目的和重要性等，调整心态、学会自我心理调节，避免不良情绪，树立与疾病长期斗争的信念。

3. 康复健康教育内容

（1）讲解疾病：类风湿关节炎是一种以慢性、对称性、多关节炎为主的全身性自身免疫性疾病。其特点是关节痛和肿胀反复发作逐渐导致关节破坏、强直和畸形，是全身结缔组织疾病的局部表现，是致残率较高的疾病。特征性的病理变化为非特异性的滑膜炎症。

（2）解释疾病症状及存在的问题

1）全身症状：通常起病缓慢，有乏力、纳差、全身肌肉痛、体重减轻、低热和手足麻木刺痛等症状。

2）局部症状：常表现为对称性的多关节炎，表现为关节肿胀、疼痛、僵硬及活动受限，关节肿时温度增加，但表皮很少发红。指关节呈梭形肿胀。关节僵硬以晨间起床后最为明显，活动后好转，称为晨僵。晚期可强直和畸形。常见的有手指的鹅颈状畸形，掌指关节向尺侧半脱位和手指的尺侧偏斜，腕、肘、膝、髋等关节强直于屈曲位，严重影响患者的正常活动，甚至生活不能自理。除四肢关节外，颞下颌关节及颈椎也易受累。

（3）明确康复意义及目标：类风湿关节炎是一种慢性疾病。而且久病后可引起关节变形和活动障碍，患者需卧床休息，无法工作，生活自理困难，给家庭、社会造成负担。通过康复治疗，可达到目的：①减轻疼痛，消除炎症。②缓解症状，控制病情发展，维持体力和工作能力。③最大限度保护关节、肌肉功能，预防矫正畸形，防止不可逆的骨关节改变。④提高生活自理能力，适应慢性病生活。积极预防并发症。通过康复治疗、护理延缓疾病进展、减少残疾，提高生活质量。

（三）康复治疗及训练健康教育

1. **讲解康复治疗及训练项目**　根据炎症的不同时期来选择康复治疗和护理的方法。急性期的治疗重点是使关节休息，避免关节负重，合理使用物理治疗；亚急性期主要是维持关节活动度的训练，包括主动、被动活动；慢性期的治疗在于预防和矫正畸形，可通过体力锻炼、增加关节活动度和增强肌力、耐力等手段来实现。

2. **康复技术指导**

（1）正确功能位：在急性期，固定夹板每日可以使用 24h，这对不能起床的患者尤为重要，但必须防止压疮。固定夹板常用于急性期或手术后，但不能长期使用，否则将妨碍关节的活动功能。保持良好的功能位：腕背屈 40°～ 45°，手指微屈，这样可防止以后的强直和挛缩，并使其保持良好的握力。若仅为腕部病变，则夹板可保持于功能位，减少炎症，防止发生尺侧偏斜。对无法纠正的畸形，夹板无效。当情况改善后，应缩短夹板固定时间。如类风湿病变侵犯到颈椎，可用软的颈围将头固定于中间位，在睡眠和活动时（如上街、乘车等）尤为重要。当踝关节和足部亦受累时，可采用矫正鞋加以保护，并早期下床活动。长腿夹板可保护膝关节于全伸位，并使踝关节保持于直角和轻度内翻位。如已有屈曲挛缩，则需用系列夹板，同时进行功能锻炼，以矫正畸形。系列夹板包括对合石膏夹板。当功能改善后，每 7～10d 要更换一个更合适的夹板。

（2）维持关节功能：对受累关节应在能够承受的疼痛范围内，进行主动活动练习，以维持正常关节的功能。在急性期可做轻柔的被动活动，每日宜进行 3～4 次，每次活动不同的关节。方法：对肘、掌指关节和近侧指间关节做主动和主动助力活动，包括屈伸、桡侧屈、尺侧屈。主动活动可在温水（漩涡浴）中同时进行。若进入亚急性期，可逐步增加主动活动和轻柔的主动和被动牵引练习。

（3）耐力和肌力训练：进行轻柔抗阻练习，用最大肌力 1/2～2/3 以上阻力训练，增强肌力。在不引起疼痛的范围内进行短时间练习，并和休息交替进行。

方法：对肘、腕、掌指关节和指间关节进行主动活动，对肘关节的伸屈、掌指关节的屈伸和近侧指间关节伸展进行被动牵引，应缓慢小量进行。

（4）日常生活能力训练指导：鼓励患者自行完成穿衣、进食、洗漱，个人卫生处理，站立、步行。可使用改变结构的生活用具，如增大、增长的手柄，自来水推动式开关，扶手、搭扣等。

（四）康复健康教育

1. **饮食**　合理饮食，戒烟限酒，进食富含蛋白质、维生素、钙、铁，清淡、易消化、非辛辣、刺激性的食物。既要营养丰富，纠正贫血，又要避免出现超高、肥胖，因为体重每减轻 1kg 能减轻髋关节负重 3～4kg。

2. **用药** 非甾体抗炎药（NSAIDs）如阿司匹林、吲哚美辛、萘普生等。改变病情，抗风湿药物，如氨甲蝶呤、金制剂等；免疫抑制剂，如环磷酰胺、来氟米特等；肾上腺皮质激素慎用于关节内注射；中成药，如雷公藤、白芍总苷等。

3. **康复中注意事项** 当软组织紧张所致关节活动受限，首先应当进行被动的关节牵张，再用主动关节活动范围训练；如无关节活动受限，用保持关节活动范围的主动训练；当关节生物力学状态良好时，先用等长收缩，继之用等张收缩以加强肌力训练。避免训练过量，如训练后疼痛超过 2h，出现过度疲劳、虚弱无力现象加重，原有关节活动度减少，关节肿胀增加均视为运动量过度，应当进行适当调整。运动后疼痛如经夜间休息能恢复，表明运动量是合适的。每次运动后，必须有适量的休息。

（五）教育评价

通过康复健康教育，患者能认识掌握类风湿关节炎知识及康复治疗目的；患者及家属了解、认识康复治疗的重要性；能积极主动参与康复治疗、康复运动；能建立健康生活习惯，积极预防和控制类风湿关节炎的发展；通过治疗与护理，患者疼痛得到有效控制，疼痛主诉减少，患者生活质量提高；掌握运动疗法的技术及运动中注意事项；能复述出院后注意事项及继续康复运动的重要性。

（六）出院教育

1. **康复治疗延续的重要性** 锻炼必须持之以恒方能发生效力，能够使患者长期自我护理，控制疾病的进一步发展，减轻躯体疼痛，提高整体的生命质量。

2. **出院康复健康教育目标** 在保护关节基础上，遵循循序渐进、由少到多的原则，帮助患者减轻疼痛，促进关节功能恢复。

3. **出院康复健康教育内容**

（1）家庭康复及训练原则

1）进行某一工作时，尽可能让各病变关节轮流交替参加，避免关节过度使用。取物时，以掌心、前臂同时将物件托起，使重量分布于掌心和手臂，减少病变关节的负重。用手握持瓶或壶把手时，前臂和手应成一线，避免掌指关节、腕关节尺侧偏。开启瓶盖时，用腕力，右手开瓶盖，左手关瓶盖。

2）拿取物件时，采用"抱"的方式，即将所拿物贴近身体，挺直腰背。物品越接近人体重力线，重臂越短，越省力安全。对关节产生扭转力少，对关节损伤的机会也越少。

3）髋关节病变，尽量减少上下楼梯活动，因对髋关节应力较大；膝关节病变避免快走。当负重关节疼痛加重时，多数为长期站立、快走或行走在不平整场地所致，应避免。手指关节受累时，尽可能采用粗柄、大把手用具。如用粗杆笔方便抓握，同时可减轻手指负担。多个关节受累时，尽可能使用最大的病变关节。

（2）按需用药：药物治疗疗程长，有副作用，要按医生指导方法和注意事项按时服药，不能随便停药、换药、增减药物用量，避免药物严重副作用，才能达到缓解疾病的效果。

（3）避免诱发因素、预防疾病再发及控制并发症：由于患者有关节炎或关节疼痛，往往会带来日常生活动作能力低下，户外活动减少，社交能力降低。因此，适当的运动锻炼是非常重要的。

（4）休息与饮食：工作和休息劳逸结合，合理饮食，重视保护关节，合理使用关节，这样可以减轻关节炎症及疼痛，减轻关节负担，避免劳损，预防关节损害及变形，减少体能消耗。

（5）定期复查：定期门诊随访。

（6）注意事项：积极预防各种诱发因素，如预防和控制感染；避免受风、受潮、受寒，关节处要注意保暖，不穿湿衣服、湿鞋、湿袜等。夏季不要贪凉、空调不能直吹、不要暴饮冷饮等，秋冬季节要防止受风寒侵袭，注意保暖最重要的。

（贾　勤　戴　晶）

第四节　髋关节置换术后患者的康复健康教育

▶▶ 一、疾病简述

（一）定义

人工全髋关节置换术（total hip replacement，THR）是用特殊的人工材料制成人工股骨头和髋臼代替人体本身已病变或损坏的髋关节。目前临床广泛应用。

（二）病因

常见的病因包括：①原发性或继发性髋关节骨关节炎。②股骨头缺血性坏死。③类风湿关节炎累及髋关节。④强直性脊柱炎累及髋关节。⑤髋部创伤性骨折。⑥髋关节肿瘤。⑦血友病性髋关节炎等多种疾患。

（三）临床分类

股骨头置换术；全髋关节置换术；髋关节表面置换术。

▶▶ 二、疾病特点

髋关节置换患者术后常出现以下症状：疼痛、长期制动会导致肌肉萎缩、骨质脱钙、关节僵硬、肌力减退、下肢水肿等。人工髋关节置换术是一个创伤较大的手术，手术对象多为高龄患者，常合并内科疾病，术后并发症较多，常见术后并发症包括手术部位感染、下肢深静脉血栓、人工假体脱位、假体松动等。因此需严格制订个性化的康复方案。康复程序包括术前教育、术前及术后康复训练（肌力训练、关节活动度训练、本体感觉训练、运动感觉综合训练等）。

▶▶ 三、心理特点

由于患者曾长期遭受疾病折磨，体质相对较弱，老年患者往往有较多基础疾病，如高血压、糖尿病等，手术本身创伤较大，心理上可出现焦虑不安、悲观失望等情绪，如不及时处理，可导致手术失败，甚至危及生命。

护理人员可以主动与患者进行沟通交流，了解患者的想法，及时对其进行针对性的心理疏导，尽可能改善其精神压力和心理负担，缓解恐惧不安、焦虑、烦躁等情绪，通过对其进行细致周到的服务和人性化关怀，使其始终保持乐观向上、积极主动的态度，进而提高其配合意识和行为。同时也可以主动将治疗成功的案例分享给患者，树立康复的信念和决心。

▶▶ 四、康复健康教育程序

（一）康复健康教育评估

1. **身心状况评估** 患者的精神状态；有无其他系统的疾病，如高血压、糖尿病、贫血，有无心肺肝肾等器官的系统性并发症；患者个人的兴趣爱好、性格特征、智力水平、处事方法、康复欲望和要求、家庭成员及其关系、经济状况等，尤其重要的是，患者对疾病和生活的态度。

2. **能力的评估**

（1）自理能力评估：根据患者自理能力程度，提供相对应的健康教育指导。同时评估时应分辨患者实际可达到的能力程度和患者自认为的能力，并分析原因，进行相应的康复指导。

（2）肢体功能评估：根据 Jill Dawson 于 1996 年提出的人工髋关节置换术后评价系统——牛津髋关节评分（Oxford Hip Score，OHS）和西安大略和麦克马斯特大学（Western Ontario McMaster University Osteoarthritis Index，WOMAC）骨关节炎指数评分来评估患者肢体功能情况。

3. **对康复知识学习需求**　入院后由护士对患者和家属进行文化程度、疾病认知及康复知识的评估，进行知识宣讲，详细告知患者人工髋关节置换术的相关知识及康复措施。

（二）住院教育

1. **康复治疗的重要性**　良好的康复治疗对于术后提高患者生活质量和延长假体的使用寿命有着至关重要的影响，评价手术的成功与否主要是评价患者术后功能恢复的程度，术后康复是逐渐使身体的功能达到一个理想的状态，可以减少术后并发症。

2. **康复健康教育目标**　减少术后并发症的发生；训练和加强关节周围的肌群，重建关节的稳定性，改善置换后关节的活动范围，保证重建关节的良好功能；加强对置换关节的保护，延长关节的使用寿命；改善和纠正患者因长期疾病所造成的不正常步态和姿势，恢复日常生活自理能力，提高患者术后生活质量。

3. **康复健康教育内容**

（1）讲解疾病：向患者及其家属介绍髋关节置换术的手术方案和康复措施，达到良好的沟通，取得患者及家属的积极合作。

（2）解释疾病症状及存在问题

1）全身性反应：由于关节置换手术损伤较大，可引起不同程度的全身性反应，影响人体各个系统，包括中枢神经、呼吸、血液、消化、内分泌及肌肉骨骼系统等，这些反应一般可通过"内环境调整"而逐步恢复。

2）局部症状：①疼痛，因手术等造成的创伤，患者会感受到较为剧烈的急性疼痛，后期因被动活动关节使部分挛缩的肌肉伸展而出现疼痛，可实施药物、理疗等治疗措施。②长期制动会导致肌肉萎缩、骨质脱钙、关节僵硬、肌力减退，同时由于局部血流缓慢，静脉壁损伤和血液高凝状态，易引起深静脉血栓的形成。③当患者开始下肢负重和行走时，会出现下肢水肿，其原因除少数由于手术并发静脉血栓形成外，多数系因整个下肢肌肉的失用性及反应性萎缩，使血管张力降低，下肢静脉回流缓慢，导致静脉压高，淋巴液瘀滞。④常见并发症，血栓形成及栓塞、术后感染、假体下沉、假体松动、假体柄断裂、异位骨化、假体脱位、术后髋关节疼痛等。

3）介绍术后康复方案和应避免的动作及体位，进行心理指导以消除患者对康复的畏难情绪。指导患者正确使用髋关节置换术后的辅助装置，包括手杖、拐杖、助行器等。介绍术后可能存在的并发症，如感染、关节不稳、脱位、假体松动、磨损、断裂等以及相应的处理措施，缓解患者的紧张不安情绪，降低手术创伤的应激反应。

（3）明确康复意义及目标：向患者及家属讲解置换关节和术后功能锻炼的重要性，讲解渐进式功能锻炼的时机、要领，使患者能正确进行功能锻炼。康复治疗目的：促进患者解除疼痛，恢复体力，增强肌力，恢复关节的活动度，保持关节稳定性，防止出现关节僵硬和肌肉萎缩，避免出现长期卧床并发症（如静脉血栓、尿路感染、压力性溃疡、坠积性肺炎等），学会使用辅助装置行走，恢复日常生活动作的协调性，提高生活质量。

（三）康复治疗及训练健康教育

1. 讲解康复治疗及训练项目

（1）术前功能训练指导（预康复）：为患者接受手术做好体能上的指导，为术后康复训练做准备。

1）训练引体向上的动作，平卧或半卧，患肢外展中立，健侧下肢屈膝支撑于床面，双手拉住吊环，使身体整个抬高，臀部离床，停顿 5～10s 后放下。

2）肌力训练：①等长收缩训练（踝泵）：踝关节背屈，绷紧腿部肌肉 10s 后放松，再绷紧、放松。②等张收缩训练：做直腿抬高、小范围的屈髋屈膝活动，小腿下垂床边的踢腿练习，直腿抬高时要求足跟离床 20cm，空中停顿 5～10s 后放松。

3）关节活动训练：指导其健肢、患足的足趾及踝关节充分活动，患肢屈膝屈髋时，髋关节屈曲度小于 45°，并避免患髋内收、内旋。

4）指导正确使用拐杖：准备合适的双杖，使拐杖的高度及中部把手与患者的身高、臂长相适宜，拐杖的底端配橡胶装置（防滑），拐杖的顶端用软垫包裹（减少对腋窝的直接压力）。对术前能行走者训练其掌握使用方法，练习利用双拐和健腿的支撑站立，以及在患肢不负重状态下行走。

（2）术后早期（术后当日至 5d 内）

1）体位：人工全髋关节置换术后必须保持患肢外展中立位。术侧肢体下方垫软枕，使髋关节稍屈曲，两腿间可放软枕或三角垫，穿防外旋鞋。搬动和移动患者时应将整个髋关节抬起，不能只牵拉抬动患肢。床头柜应放在手术侧，以免患者向对侧翻身而使术侧髋关节置于外旋体直位。当侧卧于健侧，两腿必须用软的大枕头相隔，避免髋关节超过 45°～60° 屈曲，发现患肢短缩，应立即与医生联系，及时摄片检查是否脱位。

2）早期训练：术后当日即可进行患肢自足背开始的向心性按摩，足趾、足踝关节主动、被动伸屈练习，术后第 2 天进行腘绳肌、股四头肌、臀大肌和臀中肌等长收缩练习，以保持肌肉张力。术后第 2～3 天（有引流管患者拔除引流管后），脱去防外旋鞋，便可进行髋膝关节屈伸练习、髋关节伸展和旋转练习以训练髋关节活动度。屈伸练习逐渐由被动向主动加辅助，到完全主动练习过渡。CPM器辅助被动训练，开始的最大活动角度定为40°，此时髋关节活动范围为25°~45°，以后每日增加5°~10°，每日可训练3~4h，至术后1周左右。髋关节旋转训练包括伸直位和屈髋位，屈髋位练习时双手拉住床上支架做上身轻度左右摇摆，注意臀部不能离床。上肢肌力练习，以便日后能较好地使用拐杖。

（3）术后中期（术后5d~2周）：术后5d左右，患者体力已有所恢复，逐步开始由卧到坐、由坐到站、由站到行走的训练，训练的主要目的是恢复ROM，进一步提高肌力，练习独立坐起和扶拐行走。训练方法以主动和抗阻力训练为主。

1）卧位练习：髋关节半屈曲位主动或主动抗阻力屈髋练习。主动直腿抬高能同时训练髋关节ROM和肌力，但宜在术后7d后进行。仰卧位或健侧卧位髋膝关节伸直情况下进行髋关节内收外展运动（抗阻或不抗阻）。仰卧屈膝双下肢外展位进行膝关节靠拢和分开运动锻炼髋关节内外旋，注意术中髋关节外旋位不稳定的患者要避免做外旋动作。另外可分别做主动辅助屈髋练习、抗阻力伸髋练习、主动伸膝练习和髋关节外展和内收练习，俯卧侧卧位伸髋练习等。

2）坐位练习：术后5~6d，教导和协助患者把术侧肢体移近床边，靠近床沿放下后坐起，坐起时双手后撑，髋关节屈曲不超过80°。术后6~8周，患者以躺、站或行走为主，坐的时间要短，每次限0.5h，每日练习4~6次。坐位时进行伸髋、屈髋练习和屈髋位内外旋练习。

3）立位练习：术后6~7d，练习由坐到站的位置，并进行扶拐立位练习。术侧下肢后伸练习髋关节伸展，骨盆左右摇摆练习髋关节内收外展。患肢垫高屈髋屈膝，上身前倾加大髋关节屈曲范围，并通过调节板凳高度训练屈髋；站立位时进行健侧下肢前后移动，练习术侧髋关节内外旋功能。

4）步行练习：术后假体为骨水泥固定者在步行器或拐杖帮助下练习，2~3d后可逐步负重行走。非骨水泥固定者手术后1周在不负重情况下扶双拐练习行走。保持挺胸伸腰，上下楼梯要求健侧先上，术侧先下。

（4）术后恢复期（术后2周以后）：此期加强患髋外展、外旋和内收功能锻炼。让患者坐在椅子上，伸直健侧下肢，在双上肢的帮助下，屈膝屈髋将患肢小腿置于健侧肢体膝前，一手握住患肢足底，另一手放于患膝内侧轻轻向下按压，并逐渐屈曲健侧肢体膝关节。在术后2~3周开始踏车训练，调整车速、时间及具体高度。训练走斜坡、上下楼梯等，进一步增强肌力和ROM，加强平衡力和协调力，提高ADL。

2. **康复技术指导** 针对老年患者的特点，采取视频教育、动作示范、图文资料等方法，患者及陪护可以一边观看一边模仿，护士在旁指导，及时纠正错误动作，不断强化，以提高康复依从性和效果。训练过程中询问患者感受，如有无疼痛不适，若出现头晕、乏力、胸闷等异常情况应立即卧床休息，保证患者安全，避免训练不当造成患者跌倒、假体脱位、骨折等意外发生。

（1）术后第 1d：必须保持外展中立位。当日即可进行腿部肌肉的按摩，足趾、足踝关节主动、被动伸屈练习。

（2）术后第 2d：开始加强腿部肌肉（如股四头肌、臀大肌、臀中肌等）的等长和等张收缩训练及髋关节的被动训练。被动训练常用 CPM 器辅助。其活动范围可随时调节并逐步增加，活动速度应缓慢、均匀。一般将 CPM 开始的最大活动角度定为 40°，此时髋关节活动范围为 25°～45°，以后每日增加 5°～10°，每日可训练 3～4h。至术后 1 周左右，CPM 最大活动角度为 90°，髋关节活动范围为 25°～85°，此时可停用 CPM，而以主动活动为主。

（3）术后第 2～3d：可进行髋膝关节屈伸练习、髋关节伸展和旋转练习，以训练髋关节活动度。屈伸练习逐渐由被动向主动加辅助过渡，到完全主动练习。髋关节旋转练习包括伸直位和屈髋位，屈髋位练习时双手拉住床上支架做上身轻度左右摇摆，臀部不能离床。

（4）术后 5d～2 周：可进行由卧到坐、由坐到站、平地步行的练习。

（四）康复健康教育

1. **饮食**　早期患者应充分摄取蔬菜、蛋类、豆制品、水果、鱼汤等食物，禁食酸辣、油腻、燥热、骨头汤、肥鸡等过于滋补的食物。中期应以促进局部微循环以及损伤组织的自我修复为护理原则，可酌情增加钙质的吸收，多食用骨头汤、鸡汤、动物肝脏等食物，满足机体对于高营养物质的吸收。后期继续食用高营养食物，适当增加黑木耳、洋葱、生姜、大蒜、鱼、西红柿、山楂等食物摄取量，进一步消除体内淤血，提高血液循环状态。

2. **用药**　指导抗凝药使用目的和方法和注意事项，皮下注射低分子肝素，术后 12～24h 或硬膜外腔导管拔除后 4～6h 开始使用，连续使用 5～7d；或口服 X_a 因子抑制剂，术后 6～10h 或椎管内麻醉患者拔除导管后 6～10h 开始。若伤口引流出血性液体量较多或有出血倾向患者，需遵医嘱调整抗凝剂剂量或停用抗凝剂。

3. **康复中注意事项**

（1）功能锻炼必须遵循个体化、渐进性、全面性的原则。

（2）接受髋关节置换术后的患者需避免不当活动造成假体脱位，包括屈髋不能超过 90°，髋关节的内收不能超过中线，髋关节不能外旋。

（3）告知患者避免坐矮凳或沙发，坐椅子或使用马桶时避免髋关节屈曲超过90°，严禁如厕时使用蹲坑，不可弯腰拾物。

（4）要求患者3个月内做到双腿不交叉，不盘腿，侧卧时两腿之间放置枕头保持患肢外展，不屈身向前。可以站立位患髋外展、后伸锻炼，加强臀部肌力，增加髋关节的稳定性。

（5）应避免进行的运动，如打球、登山、跑、跳；谨慎参与的运动，如户外骑车、跳舞、打乒乓球；适宜的运动，如散步、游泳、打保龄球、骑固定的自行车。

（五）教育评价

患者能说出髋关节置换术相关知识要点，熟练掌握渐进式功能锻炼方法，并按时进行锻炼；遵医嘱保持卧位，卧床期间无并发症；能述说术后日常生活中的注意事项；能复述出院后注意事项及继续康复运动的重要性。

（六）出院教育

1. **康复治疗延续的重要性**　目前我国大部分护理工作的重点仍主要强调住院期间，患者出院后缺乏可利用的医疗资源，仍以回家康复为主。患者术后2周拆线出院，护理人员为其讲解出院后注意事项及康复训练的持续性，强调术后功能锻炼对于巩固手术效果的重要意义，反复向患者及其家属讲解避免错误姿势。

2. **出院康复健康教育目标**　患者出院时做好出院宣教，告知患者及家属髋关节置换术后出院的康复注意事项，并使其能够掌握，以获得良好的家庭支持，提高患者功能锻炼的依从性和院外锻炼频率，预防术后并发症的发生。

3. **出院康复健康教育内容**

（1）家庭康复及训练原则：出院后继续进行俯卧位髋关节伸展训练、侧卧位髋关节外展练习、直腿抬高及单腿平衡练习、残余髋屈拉伸练习，并逐步提高其抗阻力强度，延长训练时间以提高肌肉耐力。必须使用拐杖至无疼痛及跛行时方可弃拐。让患者定做一个多级木阶梯，其高度为120cm，一般以4~5个台阶为宜，最低台阶高度为20cm，台阶间距为10cm。嘱患者回家后将患足置于台阶上，于屈膝、屈髋位进行压腿练习，并根据自己的实际情况，逐渐升高台阶级数，直到髋关节屈曲活动范围接近或达到正常为止。术后3周让患者坐在椅子上，伸直正常侧下肢，屈膝屈髋将患肢小腿置于正常肢体膝上前侧，一手握住患肢足底，一手放于患膝内侧轻轻向下按压，并逐渐屈曲正常侧肢体膝关节，这个动作同时包含了髋关节的屈曲、内收和外旋，使患者能够自如地穿鞋袜。

（2）按需用药：出院后继续应用抗凝血药，预防VTE；出院后有疼痛者应继续口服镇痛药；睡眠障碍者服用镇静催眠药。

（3）避免诱发因素、预防疾病再发及控制并发症：注意预防和及时控制感染，以防细菌血运传播造成感染。减少人工关节的磨损和防止跌倒，患者最好终生使用单手杖，避免重体力劳动和剧烈运动，避免在凹凸不平或过于光滑的地面行走，家居地面干爽，过道无杂物堆放以防跌倒，鞋底宜用软胶，不穿高跟鞋和鞋底过滑的拖鞋等，座椅高度要适中，不宜坐矮椅或跪下或蹲下。

（4）休息与饮食：教育患者出院后多饮水、食含钙丰富的食物。告诫患者术后 6~8 周内避免性生活，性生活时要防止术侧下肢极度外展，并避免受压。

（5）定期复查：指导患者出院后定期到骨科门诊复查，即术后 1.5~2 个月第 1 次、术后 4 个月第 2 次、术后 1 年第 3 次，以后每年复查 1 次。

（6）注意事项：术后易致髋关节脱位的体位在日常生活中应注意避免，包括髋关节屈曲内收内旋位自坐位站起；双膝并拢双足分开身体向前倾斜取东西；髋关节过度屈曲内收内旋位，如穿鞋动作、翘二郎腿、坐凳或厕所坐桶过低而出现身体前倾姿势；术侧髋关节伸直内收外旋位，如向健侧翻身时的动作。

（贾　勤　李　俊）

第五节　全膝关节置换术后患者的康复健康教育

▶▶ 一、疾病简述

（一）定义

人工全膝关节置换术（total knee arthroplasty，TKA）指应用人工材料制成的假体来替代膝关节，从而改善各种膝关节毁损病变所致的疼痛、活动受限、关节畸形，以重建一个接近正常功能的关节。

（二）病因

1. **骨关节炎**　主要是由关节软骨的磨损引起的。因为存在关节炎症，膝盖及周围组织会出现疼痛。

2. **运动磨损**　跑步过度，膝盖的软骨很容易被磨损得消失。

3. **其他原因**　肥胖、年龄过大，再加上吸烟，久坐不动。

（三）临床分类

假体根据固定方式分为骨水泥固定和非骨水泥固定两类，前者较常用。

➤➤ 二、疾病特点

在许多国家每年全膝关节置换的数量甚至已经超过全髋关节置换。TKA 目前已成为治疗各种疾病导致膝关节毁损病变的重要手段。患者常出现以下症状：疼痛、关节功能障碍及全身症状。会引起血压骤升，发生脑血管意外、心力衰竭等。这与手术损伤较大，高龄患者居多，患者情绪波动，麻醉诱导等因素有关。关节置换术的康复治疗很重要，因为术后康复的目的不仅是增加患者的活动及日常生活功能，还要最大限度地减少术后并发症，使患者回归社会，重返工作。

➤➤ 三、心理特点

研究发现，患有骨关节炎和退行性脊柱病变的患者，焦虑和抑郁的发病率高于普通人群。患者对治疗的期望与其生活、工作和心理要求有关，并且影响患者对医疗结果的评估和满意度。

拟行人工全膝关节置换术的患者以老年人为主，由于治疗时间长，反复发作，常常又合并有其他基础疾病，患者情绪往往烦躁、消极，对治疗缺乏信心，对生活失去信心，治疗的依从性降低。若不及时解决，会影响手术治疗效果和术后康复。主动与患者进行沟通交流，了解患者的心理想法，及时对其进行针对性的心理疏导，对于患者的需求及时给予满足，告知患者与该病相关的健康知识，增加患者对疾病的认知，消除其不良的想法，多向患者讲解一些比较成功的案例，增加患者治疗的信心，让患者放松心情，保持良好的心态，促进病情的恢复。尽可能避免或减少其精神压力和心理负担，缓解恐惧不安、焦虑、烦躁等情绪。

➤➤ 四、康复健康教育程序

（一）康复健康教育评估

1. **身心状况评估**　患者的精神状态；有无其他基础系统的疾病，如高血压、糖尿病、贫血，有无心肺肝肾等器官的系统性并发症；患者的体型和 BMI，受限的关节活动度；患者个人的兴趣爱好、性格特征、智力水平、处事方法和康复欲望。

2. **能力的评估**

（1）自理能力评估。

（2）肢体功能评估：根据美国膝关节学会评分（American Knee Society Score，AKSS）、牛津膝关节评分，全面评估膝关节各方面情况。

3. **对康复知识学习需求**　入院后由护士对患者和家属进行文化程度、疾病认知及康复知识的评估，进行知识宣讲，详细告知患者人工膝关节置换术的相关知识及康复措施。

（二）住院教育

1. 康复治疗的重要性　为了真正恢复关节的功能、提高日常生活能力并延长人工髋关节的使用寿命，患者必须坚持术后的康复训练。膝关节置换术后经过康复治疗才能缓解疼痛，提高肢体的功能状态，维持关节的稳定性，恢复关节功能，减少卧床时间，避免长期卧床带来的肌肉萎缩、关节僵硬、感染、深静脉血栓等术后并发症。

2. 康复健康教育目标　减少膝关节置换术后的并发症，特别是深静脉血栓等并发症，增加患者信心，进行适当的心理康复，克服手术后的疼痛造成的困难，早期功能康复，缩短住院时间。

3. 康复健康教育内容

（1）讲解疾病：TKA 是一种治疗膝关节疾病的成熟技术，它能有效缓解晚期膝关节病变引起的疼痛，极大地提高患者的生活质量，已广泛应用于严重的膝关节疼痛、不稳、畸形所致的膝关节功能缺损，影像学检查有明显的异常表现，经非手术治疗无效或效果不显著者。但 TKA 也有禁忌证，包括：①关节近期感染或活动性感染（除外已控制的感染）。②败血症、脓毒血症或全身系统感染等。③膝关节恶性病患。④膝关节痛性融合（多由治疗交感神经营养不良加以外科治疗并无帮助）。入院后，护理人员应详细向患者讲解膝关节置换术的目的、手术方法及术后康复程序、注意事项，同时介绍成功病例，使其积极配合治疗和护理。

（2）解释疾病症状及存在问题：全膝关节置换术能够有效解除关节疼痛，纠正畸形，恢复关节功能，但术后也有出现各种不适症状和各种并发症的可能。

1）全身症状：TKA 手术损伤较大，高龄患者居多，由于心情波动、麻醉诱导和手术操作等因素，会引起血压骤升，发生脑血管意外、心力衰竭等。

2）局部表现：①疼痛，关节置换术后，由于手术等创伤，患者会感到较为剧烈的术后急性疼痛。②关节功能障碍，术后短期的关节制动和疼痛使关节活动受限制，并进一步影响患者的日常生活活动能力。③感染，是人工关节置换术后极为严重的并发症，如术前牙龈炎、扁桃体炎等感染灶引起的血源性感染；术中植入物未严格消毒灭菌、手术区污染；术后伤口引流管引流不畅，治疗护理时未严格按照无菌操作原则。④关节挛缩，多为屈曲挛缩，常见原因是体位不当或早期未行关节活动，使得关节不能有效伸展，长期处于屈曲状态，术前有关节挛缩者术后更易发生。

（3）明确康复意义及目标：膝关节是人体中较大的关节，运动功能要求高，且容易损伤，而且损伤后较难自行修复，出现疼痛，活动受限，行走不便，影响功能。人工膝关节置换术的目的是解除疼痛，恢复行走能力，这就要求膝关节具有良好的稳定性，关节恢复正常的活动范围，关节面能承受行走甚至跳跃的压力，肌肉群有良好的肌力提供活动的动力，因此，患者术后必须进行康复治疗和功能训练。患者要掌握人工全膝关节置换术后渐进的功能训练方法，掌握日常生活中注意事项，积极配合康复训练，才能使置换的膝关节恢复正常功能的目标。

（三）康复治疗及训练健康教育

1. 讲解康复治疗及训练项目

（1）术前指导：双下肢肌肉的等长收缩，直腿抬高、踝泵运动、助行器行走练习等训练。为适应术后训练做准备。

（2）术后早期：此期训练目的是减少并发症，促进伤口愈合，防止肌肉萎缩，改善ROM，增强肌力。肌力增强训练方法根据肌力情况选择。

1）术后当日：抬高患肢，保持中立位，防止患肢外旋压迫腓总神经引起麻痹。术后当日即可主动或被动踝关节伸屈及旋转运动。使用静脉泵或患肢穿弹力袜促进血液循环。

2）术后第1天：开始进行股四头肌等长收缩练习，尽力背屈踝关节，尽量伸膝，使髌骨向近端牵拉，持续 5～10s，每小时可做 50 次。

3）术后第2～3天：拔除伤口引流管后，进行膝关节持续被动活动。方法是从 0°～40° 开始，逐日增加 5°～10°，每天 2～3 次，每次 1h，有的学者主张术后第1天开始CPM 活动，每日连续活动 12h。

4）CPM 锻炼的同时进行主动膝关节屈伸活动，训练屈伸肌肌力。辅助主动膝关节屈伸活动、随意主动膝关节屈伸活动和抗阻力主动膝关节屈伸活动。膝关节屈伸训练可取仰卧位、俯卧位及屈膝坐位。

（3）术后中期（术后 4d～2 周）：锻炼的首要目的是 ROM，至少达到 90°，其次是肌力恢复训练。

1）继续 CPM 训练和主动膝关节伸屈训练。

2）仰卧位抗阻和不抗阻的直腿抬高锻炼，主要锻炼股直肌，坐位主动伸膝练习，主要锻炼股中间肌及内、外侧肌。

3）使用骨水泥的患者，术后 2～7d 可以开始练习下地行走，不用骨水泥者推迟至术后 5～6 周。正确的行走姿势是扶双拐，抬头挺胸收腹，站立位伸膝屈髋。迈出第一步，站稳后身体略前倾，再迈出另一条腿。如关节不稳，可带膝关节支具。对术前有较为严重屈膝畸形的患者，夜间仍用石膏托固定于伸膝位至术后 4～6d。

4）训练髋关节活动度和髋部肌力，健侧肢体及上肢、背、腹部肌肉肌力，恢复体力。

（4）术后晚期（术后 2 ~ 6 周）：此期以增强肌力为主，继续保持 ROM。利用徒手、滑车、重锤、沙包或摩擦力、浮力、流体阻力进行主动抗阻力运动。还有屈膝坐位起立、下蹲起立、上下楼梯、静态自行车等生活功能训练和其他 ADL 训练、作业治疗、理疗等。

2. **康复技术指导** 康复过程中遵循个体化，全面训练和循序渐进的原则。站立、行走、负重活动在术后膝关节功能康复中极为重要，各分为几个阶段：站立分为拄拐健肢站立、拄拐患肢部分负重、拄拐患肢安全站立、拄拐患肢完全负重，去拐患肢完全负重站立等阶段；行走则分为拄拐健肢行走、拄拐患肢部分负重、拄拐患肢完全负重、去拐患肢负重安全行走、患肢完全负重行走等阶段。

（1）心理康复教育：术前向患者讲解手术方式，术中配合要点，减轻患者心理压力，增强术后康复信心，主动参与康复训练。

（2）术后教育：告知术后卧位，讲解患肢抬高的意义及睡眠时固定支具要求。

（3）术后渐进式活动示范，指导被动、主动活动方法。教育患者掌握 TKA 术后日常生活中的注意事项。

（四）康复健康教育

1. **饮食** 手术后第一阶段的饮食以清流食为主，患者可进白米汤、藕粉、果汁、蛋花汤、去油瘦肉汤等。第二阶段，进食牛奶、豆浆、酸奶、鸡蛋羹等流食。如果患者没有不良反应，则可进入第三阶段的饮食，进食蛋糕、馄饨、蛋花粥、面包、菜泥、肝泥、龙须面等。5 ~ 6d 后，患者可进食软饭、肉类、馒头等，遵循高热量、高蛋白、高维生素、低脂肪、易消化的原则。

2. **用药** 术前 30min 应用抗生素，术后给予患者抗凝剂预防血栓，术后采取多模式镇痛方法：静脉镇痛泵持续镇痛、定时口服消炎镇痛药如塞来昔布、静脉推注或肌内注射镇痛药物、外用止痛贴剂等，以达到无痛休息、无痛睡眠、无痛康复的目的。

3. **康复中注意事项** 行 TKA 患者以老年人居多，并且术后疼痛等原因常常影响康复依从性，影响康复锻炼效果，医护人员应多注意观察，及时解决相关问题，提高锻炼的依从性。部分患者可能会出现对人工关节呵护过度，应帮助患者转变思想，积极参与到康复锻炼中。康复训练应由轻到重，由易到难，由被动到主动，坚持循序渐进，持之以恒。训练时在旁指导，家属协助，加强看护，注意安全，避免跌倒。

（五）教育评价

患者能认识疾病；患者及家属了解、认识膝关节置换术及术后康复治疗的重要性；能掌握膝关节置换术后的功能训练的方法；能复述出院后、日常生活中的注意事项，就诊、复诊及继续康复训练的重要性。

（六）出院教育

1. 康复治疗延续的重要性 TKA 术后康复护理是一项长期、系统的治疗过程，能否坚持运动锻炼是决定骨关节功能恢复的重要影响因素。临床实践中，由于患者家庭经济情况不同，医院根据床位周转需要，绝大多数患者术后住院时间较短，术后 2～3 周，患者伤口愈合，病情平稳，即可出院。其术后康复主要以居家为主，因此出院后的康复训练尤为重要。

2. 出院康复健康教育目标 减轻膝关节疼痛，改善膝关节功能，避免各种并发症的发生，早日恢复正常行走功能。

3. 出院康复健康教育内容

（1）家庭康复及训练原则：出院前患者需要学会锻炼的方法及了解注意事项，出院后要严格按计划执行肌力和 ROM 训练，训练过程中出现疼痛、肿胀等异常情况应及时与医务人员联系。保护关节的要点是保持正确的姿势，减轻对关节的压力，避免同一姿势长时间负荷减少疼痛，维持正常的关节和骨的力线。在疼痛时避免继续负重。

（2）按需用药：出院后继续应用抗凝血药预防 VTE；有疼痛者应继续口服镇痛药，睡眠障碍者服用镇静催眠药。

（3）避免损伤及预防并发症：行走训练时，应注意在转身时要通过小步来完成转身动作，避免扭转膝关节。在家中选择一个有靠背、有扶手、患者可以轻松坐下并站起的椅子，这样有利于对假体的保护。禁止反复挤压和撞击负荷过重的娱乐活动和运动，如跑步、登山、打太极拳、各种球类、攀岩、滑雪、跳伞等。患者可进行一些无撞击、非暴力性的运动，如骑功率车、长距离行走、游泳等。

（4）休息与饮食：康复锻炼要适量，以不感到疲惫为宜，避免激烈活动。生活中适时休息，劳逸结合，保持足够的睡眠，急性疼痛时减少活动。日常多进富含蛋白（瘦肉、蛋、鱼类）及纤维素的食物和新鲜蔬菜、水果。糖尿病患者应控制血糖水平，避免进食高糖食物。

（5）定期复查：患者术后 4 周、12 周、24 周、1 年及以后每年 1 次门诊复查，定期对其进行随访及评估，适时调整训练方案。

（6）注意事项：保持理想的体重，以减轻膝关节的负担；术后半年内避免爬山、走远路、提重物等。如果活动后出现关节肿胀，必须减少活动次数，可给予热敷帮助消肿，如关节出现红、肿、热、痛，应及时到医院就诊。

（贾　勤　李　俊）

第六节　腰椎间盘突出症患者的康复健康教育

一、疾病简述

（一）定义

腰椎间盘突出症（lumbar disc herniation，LDH）指腰椎间盘的纤维环变性破裂髓核组织突出压迫和刺激神经根或马尾神经所引起的一系列症状和体征。是引起腰痛和下肢痛最常见的疾病。

（二）病因

1. **椎间盘退变是根本原因**　腰椎间盘在脊柱的运动和负荷中承受巨大的压力。随着年龄的增长，椎间盘逐渐发生退变，纤维环和髓核的含水量逐渐下降，髓核失去弹性，纤维环逐渐出现裂隙。在退变的基础上，劳损积累和外力的作用下，椎间盘发生破裂，髓核、纤维环甚至终板向后突出，严重者压迫神经产生症状。

2. **损伤**　积累损伤是椎间盘退变的主要原因。反复弯腰、扭转等动作最易引起椎间盘损伤，故本病与职业有一定关系。驾驶员长期处于坐位和颠簸状态，及从事重体力劳动者，因过度负荷，均易造成椎间盘早期退变。急性的外伤可以作为椎间盘突出的诱发因素。

3. **妊娠**　妊娠期间整个韧带系统处于松弛状态，而腰骶部又承受比平时更大的应力，增加了椎间盘突出的风险。

4. **遗传因素**　有色人种本病的发病率较低。小于 20 岁的青少年患者中约 32% 有阳性家族史。

5. **发育异常**　腰椎骶化、骶椎腰化和关节突不对称等腰骶部先天发育异常，使下腰椎承受异常应力均会增加椎间盘的损害。

（三）临床分类

腰椎间盘突出症的分类方法较多，各有其根据及侧重面。根据其突出程度及影像学特征，结合治疗方法可做如下分类：

1. **膨出型**　纤维环有部分破裂，但表层完整，此时髓核因压力向椎管内局限性隆起，但表面光滑。这一类型保守治疗大多可缓解或治愈。

2. **突出型**　纤维环完全破裂，髓核突向椎管，但后纵韧带仍然完整。此型常需手术治疗。

3. **脱出型**　髓核穿破后纵韧带，形同菜花状，但其根部仍然在椎间隙内。需手术治疗。

4. **游离型** 大块髓核组织穿破纤维环和后纵韧带，完全突入椎管，与椎间盘脱离。需手术治疗。

5. **Schmorl 结节及经骨突出型** 前者指髓核经上下软骨板的发育性或后天性裂隙突入椎体松质骨内；后者是髓核沿椎体软骨终板和椎体之间的血管通道向前纵韧带方向突出，形成椎体前缘的游离骨块。这两型临床上无神经症状，无需手术治疗。

二、疾病特点

腰椎间盘突出具有反复发作、迁延不愈的特点。研究证实变性的椎间盘上的神经末梢对疼痛敏感，加之患者局部炎症进一步加重了疼痛，严重影响患者日常生活、学习和工作，降低了患者生活质量。据研究报道，中国的腰椎间盘突出症的发病率为18.0%，近年来随着生活节奏的加快和生活压力的增大，该病的发病率有逐渐上升的趋势，以往发病率最高的人群主要集中于运动员、体力劳动者、司机、教育工作者当中。现在，腰腿痛已扩散到各行各业，是导致患者劳动能力丧失常见的原因之一。

三、心理特点

腰椎间盘突出症临床表现为腰痛，压迫相应神经导致下肢疼痛、麻木和发胀不适感等，严重的患者卧床翻身时疼痛难忍，有的不能自行卧床，焦虑和抑郁的发生率均较高。国内外一些研究表明，抑郁的发生率为35.1%~40.8%，焦虑的发生率约35%，严重影响患者的生活质量。

由于疾病本身带来的身体创伤及痛苦，有时甚至丧失某种功能，从而影响了人的自我形象及自我概念，加上疾病对生活、工作、事业、家庭、经济等多方面的影响，使患者产生焦虑、恐惧、悲伤、生活无意义等负性情绪。患者心理的创伤远远大于机体器官功能的损害，容易对生活失去信心，治疗的依从性降低。

医护人员可以主动与患者进行沟通交流，了解患者的内心想法，及时对其进行针对性的心理疏导，对于患者的需求及时给予满足；告知患者与该病相关的健康知识，增加患者对疾病的认知，消除其不良情绪；多向患者讲解一些比较成功的案例，增加患者治疗的信心和决心。

》》四、康复健康教育程序

（一）康复健康教育评估

1. 身心状况评估

（1）患者焦虑情况：采用 SAS 量表进行评估。

（2）患者抑郁情况：采用 SDS 量表进行评估。

（3）生活质量：采用健康调查简表（SF-36）评估患者，该量表包括 8 个维度，躯体疼痛、生理功能、生理职能、精力、精神健康、社会功能、情感职能、总体健康。36 个条目，各个领域的评分为 0 ~ 100 分，分数越高，表明功能越好。

（4）疼痛：采用疼痛数字评分法，将疼痛程度用 0 ~ 10 这 11 个数字表示，0 表示无痛，1 ~ 3 轻度疼痛（疼痛不影响睡眠），4 ~ 6 中度疼痛，7 ~ 9 重度疼痛（不能入睡或者睡眠中疼醒），10 表示剧痛。

2. 能力的评估

康复评定包括躯体功能、心理功能及社会功能等三个方面。躯体功能：包括人体发育姿势、关节活动、肌张力、肌肉力量、平衡和协调、步行功能、心肺功能等；心理功能：包括行为、智力、人格、情绪等；社会功能：包括社会交流、人际交流、组织和策划能力。

3. 对康复知识学习需求

评估了解患者及家属的文化程度、学习能力及对疾病的认识程度；了解患者及家属对康复治疗重要性的认识；了解患者及家属是否希望通过学习康复治疗以减轻临床症状，改善运动能力及日常生活自理能力，减轻精神压力，提高生活质量；了解患者及家属是否希望了解整个康复程序与康复措施。

（二）住院教育

1. 康复治疗的重要性

各种类型的腰椎间盘突出症实施手术后并不是该病症治疗的结束，术后的康复对评估手术的疗效，巩固手术的效果起到举足轻重的作用，忽视康复治疗可导致手术的失败，甚至椎间盘再突出。最佳的康复护理方法能缓解临床症状，促进受损神经恢复，从而提高临床疗效，减轻患者疼痛，改善生活质量，降低复发率。康复护理对患者进行调理，使其树立信心，提高配合治疗的依从性；使肌强度和耐力增加，防止肌肉萎缩；改变患者不正确的生活习惯，矫正坐位、站立、取物及携带重物的不良姿势，使腰椎生理屈度恢复正常。所以康复护理对于患者的手术疗效、后期康复和生活质量有十分重要的作用。

2. 康复健康教育目标

要对患者进行一些针对性的健康教育和心理疏导，使其对腰椎间盘突出症有一个正确的认识，同时为其提供一些实用的健康教育信息并及时解答患者迫切需要了解的问题。帮助患者机体恢复，并引导患者以积极健康的心态去面对疾病和出现的并发症，有效消除焦虑和抑郁等不良现象。同时嘱咐家属对患者进行积极的鼓励和支持，增强其恢复的信心。

3. 康复健康教育内容

（1）讲解疾病

1）解剖及生理知识：使患者了解人体腰椎正常的生理变化及病理改变，并且认识腰椎稳定系统的重要作用，能够主动维护脊柱的生理功能；教会患者判断 LDH 发生、发展过程中的主要临床表现，做到早发现、早处理，防止病情的逐步恶化，为后期的康复提供有利条件。

2）人体力学知识：护理教育的重点之一是教会患者如何避免使原有症状加重的方法。如对活动后症状加重的患者，发作期应指导患者取舒适位卧硬板床休息，症状缓解后应教授患者起床、下床、站立、下蹲等活动的正确姿势，使之达到减轻疼痛促进康复的作用。向患者解释各种不同姿势对腰椎负荷的影响，如躯干前屈时，腰椎负荷最大；坐位时正常使用支撑器具可有效地减低腰椎载荷，但仍超过放松直立位；仰卧时脊柱的负荷最小，同时垫高下肢维持髋、膝关节屈曲时，腰肌松弛，能进一步减轻负荷。

3）避免预防诱发因素：延缓或逆转椎间盘变性的进程和防止腰部损伤是预防 LDH 的关键。因此，首先应要求患者纠正不良生活习惯，如戒烟、戒酒、避免肥胖；其次，坚持适当的体育锻炼，保持机体的良好状态，增强对环境的适应能力，预防风、寒湿的侵袭；再次，应教给患者必要的运动和劳动保护措施，避免不良的行为和工作习惯，如搬重物时减小腰椎载荷的最有效方法就是将物体尽量靠近身体，弯腰时屈膝、屈髋。

（2）解释疾病症状及存在问题

1）疼痛：大多数患者有腰痛且为首发症状，当神经根受到刺激，疼痛放射至下肢，引起坐骨神经痛，典型的坐骨神经痛是从腰骶部向臀部、大腿后外侧、小腿外侧至足部，呈放射痛。在腹压增加时疼痛加重。高位腰椎间盘突出表现为股神经的损害。

2）感觉异常：是突出的椎间盘压迫本体感觉和触觉纤维引起的。少数患者自觉下肢发凉、无汗。

3）肌无力、肌萎缩：较重者可伴有下肢肌萎缩，以𧿹趾背伸肌力减弱多见。

4）马尾综合征：椎间盘向后正中突出或髓核脱出时可压迫马尾神经，患者可出现会阴部麻木、刺痛，大小便功能障碍，阴茎勃起障碍，足下垂，双侧坐骨神经疼痛等。

5）腰椎活动受限，腰椎侧凸。

6）跛行：减痛步态，缩短患肢支撑相，以避免足跟着地震动疼痛及坐骨神经牵拉。

7）压痛：椎间隙、椎旁压痛，受累神经分支或神经干也可出现压痛。

8）直腿抬高试验及加强试验：对腰椎间盘突出症敏感性较高。

9）股神经牵拉试验：意义同直腿抬高试验，用于 $L_{2\sim3}$ 和 $L_{3\sim4}$ 间盘突出的检查。

（3）明确康复意义及目标：随着医学科学的发展，康复在 LDH 治疗及护理中的作用受到越来越多的重视。康复通过综合、协调地应用医学、社会、教育和职业的措施，对患者进行训练和再训练，使其活动能力达到最高水平。现代康复以功能训练、全面康复、重返社会为指导原则，目的在于减少残疾和残障的影响，促使残疾者或残障者实现社会一体化，即提高生活质量，恢复独立生活、学习和工作的能力。

（三）康复治疗及训练健康教育

1. 讲解康复治疗及训练项目

（1）指导患者积极控制疼痛和压力：人的心理影响与疾病有密切关系，不同的心理反应产生的情绪，对于疾病的预后和康复效果也各有所异。积极愉快的情绪，对人体生命活动能产生良好的作用，从而充分发挥身体的潜在力量，提高训练的积极性，可使康复获得满意的效果。因此，在强调功能恢复的同时，重视镇痛和提高患者控制疼痛及压力的能力，加强护理宣教已经成为康复过程中重要的一环。

（2）躯干肌力训练：不仅应作为 LDH 患者的治疗方法，还应该作为预防 LDH 的措施之一。因为锻炼不仅能有效缓解疼痛，而且可增强腰背肌力量，还能改善腰背部的柔韧性和调整局部肌肉的肌张力。两方面的共同作用加强了脊柱关节的稳定性，特别对脊柱的外平衡起到较好的保护和加强作用，有助于恢复脊柱的生理曲度及椎体位置，延缓退行性改变。尤需指出，运动锻炼时医护人员应就训练方式、时间、强度和频率等给予具体的指导，因为只有精确的、特异性的肌群训练才能达到最佳的康复效果。

（3）术后康复训练的时间：术后康复的开始时间与手术方式有关，其中微创手术患者的康复可相对早期进行。引起腰椎屈伸或旋转的运动，其开始时间应相对后置，而呼吸训练、上下肢训练则可以早期进行。术后早期，应在保证手术部位稳定及不影响愈合的前提下，进行维持性康复训练。

（4）健康教育对提高腰椎间盘突出症患者康复情况大有裨益，可舒缓患者的心理状态，规范患者行为、帮助功能恢复、减少术后不良反应等。健康教育不仅可以使患者避免在理疗时出现情感和精神方面的问题，而且还可以激发患者自身的潜能，增强其治疗的信心，以此来减轻术后的消极反应，避免出现并发症。

2. 康复技术指导

（1）腰椎牵引护理对策：在进行牵引之前，须告知患者牵引注意事项及其作用意义，牵引前排空膀胱。护理人员遵医嘱，与患者配合，正确佩戴牵引带，确保牵引重量不可过重，大约占比患者体重的 30% 左右，牵引时间为每次 25min，每天 1 次，保证牵引时间不可过长。

（2）康复操指导

1）锻炼上肢肌：采用举哑铃的方式进行练习；根据患者耐受程度，加减上肢练习力度。

2）深呼吸运动：锻炼上肢的同时，指导患者进行腹式缩唇呼吸训练，屏气 3s，而后放松上肢并采用缩唇呼气，以上操作为 1 组，5 ~ 10 组 / 次。

3）有效咳嗽：患者卧床静养期间，需予以翻身拍背，进行一次有效咳嗽，观察患者是否排除分泌物，并对下次排痰护理方式进行调整。

4）腹部运动：平卧位，双手掌根部用力，顺时针按摩脐周，10 ~ 20 组 / 次。

5）锻炼股四头肌肌力：平卧位，双侧股四头肌等长收缩，保持 5s。10 ~ 20 组 / 次。锻炼屈伸踝关节：平卧位，屈伸双下肢踝关节，保持 5s，并旋转踝关节，10 ~ 20 组 / 次。屈伸膝关节：平卧位，屈伸双下肢膝关节，10 ~ 20 组 / 次。

（四）康复健康教育

1. **饮食** 腰椎间盘突出症患者的饮食应以营养丰富的清淡食物为主，适当补充蛋白质，如奶制品、蛋类、豆制品、动物的肝肾、鱼、鸡肉等；适量的钙和维生素 D，防止骨质疏松；少量食醋，超标的醋会发生脱钙和软化骨骼现象。同时多吃当季新鲜瓜果蔬菜，预防便秘。不能吸烟喝酒。告知其合理饮食对于疾病康复的重要性。人体上半身重量的 75% 由椎间盘核中的水支撑，水不仅承载着体质量的压力，还承受着肌肉运动对关节的拉力，是所有关节的润滑剂；只有饮用足够的水，配合各种腰椎运动，在椎间盘里制造出真空，才能有效避免椎间盘干燥、纤维化，减轻腰腿痛。

2. **用药**

（1）非甾体抗炎药：治疗颈肩痛的药物品种很多，可根据病情选用，选用时应注意药物的不良反应。如布洛芬，每次 0.2g，口服，每日 3 次。

（2）抗痉挛药：作用于中枢神经系统，可使痉挛的肌纤维松弛从而镇痛，改善压迫症状，如乙哌立松，每次 50mg，每日 3 次。

（3）维生素类：可选用维生素 B_1、B_{12}，口服或肌内注射。

（4）中成药：根据病情需要可选用根痛平冲剂、天麻杜仲胶囊、追风透骨丸及风湿骨痛胶囊等。

3. **康复中注意事项** 康复干预的过程中根据患者恢复情况和耐受程度，个体化、循序渐进地进行康复训练。

（1）在进行运动之前，要做好充分的准备活动。

（2）在运动中，应合理安排腰部运动量，运动量应由小到大，循序渐进，并在运动中有一定时间的间歇，以避免腰部过度疲劳。

（3）注意运动姿势，在腰部负荷较大的体育运动中，应加强腰部保护措施。腰部损伤应及时、正确治疗。

（五）教育评价

经过康复治疗和健康教育，应定时进行教育评价，通过腰椎间盘突出症患者知识问卷来评定其对腰椎间盘突出症患者知识的知晓情况，患者能否坚持循序渐进地进行康复训练。评价腰椎间盘突出症疼痛等身体状况的改善，评价其康复功能训练项目的掌握程度等。

（六）出院教育

1. 康复治疗延续的重要性　由于患者日常生活习惯和行为方式等会对治疗效果和复发率产生直接影响，必须指导患者在进行长期功能康复训练的基础上强化自我护理。指导延续护理是利用信息化工具，通过电话、信函、电子邮件、上门随访等方式，在护士和患者乃至家庭成员间建立有目的的互动，以促进和维护患者的健康，其主要通过成立专业的延续服务小组、创建患者个人档案、健康宣教、心理指导和定期回访等方式，对患者康复期间出现的各种问题进行有效解决，使其遵医行为得到改善，减少腰椎间盘突出症的复发率，促进康复。因此，进行科学而有效地功能锻炼对疾病的康复至关重要。

2. 出院康复健康教育目标　对患者疾病知识的理解、掌握程度进行评估，同时了解其对临床治疗和护理工作的期望值，对其日常生活中不良生活行为等进行全面掌握，以此为依据，制订个性化的饮食、体位、治疗、休息、康复锻炼及心理等方面的个性化延续护理计划。提高患者对自身疾病的认知，培养其主动的康复意识，以免疾病反复发作。

3. 出院康复健康教育内容

（1）家庭康复及训练原则：关于运动疗法的介入时机，因急性腰骶神经根病和急性腰痛康复运动治疗 3 周时开始。亚急性或慢性病程的患者，应尽早开始运动治疗。理想的运动方案应结合可以改善心血管功能的规律锻炼及针对躯干和臀部的肌力训练，其中腹肌的训练尤为重要。步行、游泳、低冲击性的有氧运动都是较好的，坚持进行加强腰背肌和腹肌力量的锻炼，根据个人情况可以添加快速行走、慢跑、乒乓球等平缓的有氧运动，半年内避免剧烈运动及重体力劳动。保持正确的坐、站、卧姿，避免保持同一姿势超过 1h，经常更换体位。每周运动 3～4 次为宜，间隔时间不宜超过 3d，循序渐进并能持之以恒。

（2）按需用药：根据医嘱，按需用药。

（3）避免诱发因素、预防疾病再发及控制并发症：告知患者日常生活中不能久坐久站，经常调整坐姿，以免损伤腰椎。

（4）休息与饮食：腰椎间盘突出症患者的饮食应以营养丰富的清淡食物为主，适当补充蛋白质，如奶制品、蛋类、豆制品、动物的肝肾、鱼、鸡肉等；适量的钙和维生素 D，防止骨质疏松；摄入食醋过量会导致骨骼脱钙和骨骼软化。多吃当季新鲜瓜果蔬菜可预防便秘。告知患者日常生活中不能久坐久站，经常调整坐姿，以免损伤腰椎。

（5）定期复查：患者出院后第 1 周首次回访，之后的 6 个月每个月回访 1 次。回访方式包括患者复诊、电话回访、网络回访和到家回访等。在回访的过程中应了解患者身体恢复情况和患者对疾病相关知识及自我保健知识的掌握程度，督促患者严格执行延续护理方案中合理休息、饮食等各个项目，叮嘱患者如发现不适及时携带相关病历资料就诊，纠正患者不良习惯，及时对患者的遵医行为和康复情况进行评估并记录。如果在出院后有腰部或双下肢疼痛加剧之感，要及时同医生取得联系或来院检查，提醒其出院后第 1、3、6 个月时来院复查。

（6）注意事项：经过一段时间的康复治疗，大多数人能够恢复原来的工作，但在工作中应尽量避免增加腰部负荷的工作，如搬扛重物等，指导患者正确抬放重物的方法，家中物品的摆放位置适宜，避免过高或过低。根据患者的职业给予个体化腰椎保护措施的指导。在休息时间，尽可能地平卧，使腰部能得到休息。此外应尽可能地进行热水浸浴，以促进腰部的局部血液循环，同时还要多做些体操和散步。在运动方面，应鼓励做使腰部负担减轻，而且具有强化肌力作用的游泳运动，游泳有助于矫正姿势和强化肌肉，对治疗腰痛有相当大的帮助。

（贾　勤　周　琴）

第七节　四肢骨折患者的康复健康教育

》》一、疾病简述

（一）定义

四肢骨折指因外伤或疾病破坏骨结构完整性的创伤性骨科疾病，是临床上较常见的一类骨折疾病，常伴随肌肉、肌腱、韧带、血管、神经、滑膜及皮肤损伤，直接导致关节周围组织和关节内粘连，肌肉、肌腱挛缩，骨化性肌炎而遗留肿胀、疼痛、功能障碍。

（二）病因

病因可分为创伤性骨折、病理性骨折和疲劳骨折三大类。创伤骨折指骨骼本身没有问题，当受到的外力超过骨头本身的承受能力时发生折断；病理性骨折指骨骼本身存在病变，骨头强度受到了影响，当受到轻微的外力时也可发生骨折，常见的病理性骨折包括转移癌、特殊内分泌患者、骨质疏松等；疲劳骨折指骨头本身没有问题，受到的外力也不大，但长期反复受力可造成骨折。

（三）临床分类

1. 上肢骨折

（1）肱骨干骨折（fracture of the shaft of the humerus）：指发生在肱骨外髁颈以下 1 ~ 2cm 至肱骨髁上 2cm 之间的骨折。肱骨干中、下 1/3 交界处后外侧有一桡神经沟，此处骨折容易损伤桡神经。肱骨中段骨折因容易伤及肱骨滋养动脉，骨折后不愈合率较高。

（2）肱骨髁上骨折（supracondylar fracture of humerus）：指肱骨干与肱骨髁交界处发生的骨折。常发生于 10 岁以下的儿童，为关节囊外骨折，根据骨折的暴力与损伤机制不同，可以分为伸直型和屈曲型，以伸直型最为常见，约占 95%。功能预后一般较好，但常易合并神经、血管损伤及肘内翻畸形。

（3）尺桡骨干双骨折（fracture of the ulna and radius）：治疗较为复杂，预后差，常引起肘屈伸和前臂旋转功能障碍。

（4）桡骨远端骨折（fracture of the distal radius）：常见类型有 Colles 骨折和 Smith 骨折。前者较多见，骨折远端向背侧移位；后者，骨折远端向掌侧移位。

2. 下肢骨折

尽量缩短卧床时间，尽早采用坐位，尽早进行患肢不负重、部分负重及全负重的站立训练和步行训练，何时开始负重需根据骨折的类型、内固定手术的方式及骨科医生的随访情况决定。

（1）股骨颈骨折（fracture of the femoral neck）：多见于老年人，骨折不愈合率高，且有可能发生股骨头缺血坏死及塌陷的不良后果。

（2）股骨干骨折（fracture of the shaft of the femur）：多见于青壮年和儿童，多由强大的直接或间接暴力造成。由于肌肉附着后的牵拉作用，很少有无移位的股骨干骨折；上 1/3 骨折时，骨折近端因髂腰肌、臀中肌及外旋肌牵拉而屈曲、外展、外旋，骨折远端内收并向后上方移位；中 1/3 骨折时，骨折近端除前屈外旋外无其他方向移位，远端往往有重叠移位，并易向外成角；下 1/3 骨折时，骨折远端受腓肠肌牵拉后向后倾斜移位，可损伤腘窝部血管和神经。

（3）胫腓骨干骨折（fracture of the tibia and fibula）：以青壮年和儿童居多，多由直接暴力引起，常合并神经、血管损伤，临床上应注意观察足背动脉搏动及足背、足趾的感觉和运动情况。骨折部接近踝关节时，更易后遗踝关节功能障碍。胫腓骨中下段血液供应差，骨折愈合慢，固定期较长，功能影响也大。

》》二、疾病特点

1. 全身表现

（1）休克：对于多发性骨折、骨盆骨折、股骨骨折、脊柱骨折及严重的开放性骨折，患者常因广泛的软组织损伤、大量出血、剧烈疼痛或并发内脏损伤等而引起休克。

（2）发热：骨折处有大量内出血，血肿吸收时体温略有升高，但一般不超过 38℃，开放性骨折体温升高时应考虑感染的可能。

2. 局部表现　　骨折的局部表现包括骨折的特有体征和其他表现。

3. 骨折的特有体征

（1）畸形：骨折端移位可使患肢外形发生改变，主要表现为缩短、成角、延长。

（2）异常活动：正常情况下肢体不能活动的部位，骨折后出现不正常的活动。

（3）骨擦音或骨擦感：骨折后两骨折端相互摩擦撞击，可产生骨擦音或骨擦感。

以上三种体征只要发现其中之一即可确诊，但未见此三种体征者也不能排除骨折的可能，如嵌插骨折、裂缝骨折。一般情况下不要为了诊断而检查上述体征，因为这会加重损伤。

》》三、心理特点

四肢骨折患者由于骨折直接影响患者的活动能力，极易让患者产生恐惧、消极、排斥、焦躁等方面负面情绪，直接影响患者的治疗进程和治疗效果。骨折不仅要忍受疼痛、学习、生活的改变，还因其意外创伤的突发性、毫无预警性等特点，会对其心理造成巨大影响，主要表现在疼痛引发的焦虑情绪、与原有熟悉的社会环境（家庭及学校）脱离而踏入陌生环境（医院）造成的恐惧等情绪。焦虑和抑郁是创伤后患者最常见的心理问题。

》》四、康复健康教育程序

（一）康复健康教育评估

1. 身心状况评估

（1）全身及局部状况：包括患者的生命体征、精神心理状况的评估以及局部疼痛、皮肤颜色、肢体肿胀、感觉等方面的评估。

（2）关节活动度：包括受累关节和非受累关节活动度评价。

（3）肢体长度及周径：评估肢体长度可了解骨折后有无肢体缩短或延长，在儿童骨折愈合后期是否影响生长发育。肢体的周径有助于判定肢体水肿、肌肉萎缩的程度。

（4）疼痛：采用疼痛数字评分法，将疼痛程度用 0～10 这 11 个数字表示，0 表示无痛，1～3 轻度疼痛（疼痛不影响睡眠），4～6 中度疼痛，7～9 重度疼痛（不能入睡或者睡眠中疼醒），10 表示剧痛。

（5）心理功能：包括行为、智力、人格、情绪等。

2. 能力的评估

（1）肌力：着重评估受累关节周围肌肉的肌力。

（2）ADL 能力及劳动能力：对上肢骨折患者重点评估生活能力和劳动能力，对下肢骨折患者着重评估步行、负重能力。

3. 对康复知识学习需求 了解患者、家属的文化程度、学习能力及对骨折的认识程度，是否了解骨折的常见诱因及治疗原则，是否清楚治疗的方式和配合的要求；是否掌握预防骨折及其他自我保健的方法。

（二）住院教育

1. 康复治疗的重要性 四肢骨折多因外伤引起，发病突然，病程长。大多数骨折患者在门诊治疗固定后会选择回家康复，常因缺乏相应的康复护理知识，不知道如何居家护理和功能锻炼，导致骨折愈合缓慢，甚至导致治疗失败，因此健康教育在骨科显得尤为重要。临床研究表明，对四肢长骨骨折患者采用适当健康教育措施，能够有效提高患者临床康复效果，减少并发症发生率，促进患者骨折部位尽早愈合，提高四肢长骨骨折患者治疗效果与生活质量。

2. 康复健康教育目标 要对患者进行一些有针对性的健康教育和心理疏导，使其对四肢骨折有一个正确的认识，同时为其提供一些实用的健康教育信息，并及时解答患者迫切需要了解的问题。帮助患者机体恢复，并引导患者以积极健康的心态去面对疾病和出现的并发症，有效消除焦虑和抑郁等不良现象。同时嘱咐家属对患者进行积极的鼓励和支持，增强其恢复的信心。

3. 康复健康教育内容

（1）讲解疾病：四肢骨折最特征性的临床表现在于它的局部改变，即受伤部位的肿胀、疼痛、功能障碍，以及骨折的专有体征，即伤肢畸形、反常活动、骨摩擦音和骨摩擦感。骨折最容易忽视的是它的全身表现，即休克和体温的改变。其实这两者在骨折的处理过程中非常重要，比如多发骨折或骨盆骨折就很容易出现大出血或并发内脏损伤而导致的休克，如不及时发现和处理，往往会导致患者死亡。而体温的升高则要警惕感染的出现。让患者了解人体四肢正常的结构及功能；教会患者判断疾病过程中并发症的主要临床表现，做到早发现、早处理，防止病情的逐步恶化，为后期的康复提供有利条件。

（2）解释疾病症状及存在问题

1）疼痛：这是外伤性炎症反应所致，疼痛反射易造成肌肉痉挛，妥善固定后疼痛可减轻或逐渐消失。因疼痛反射引起的交感性动脉痉挛而致损伤局部缺血，也会加重局部的疼痛。若有持续性剧烈疼痛，且进行性加重，是骨筋膜室综合征的早期症状，超过骨折愈合期后仍有疼痛或压痛，提示骨折愈合欠佳。

2）局部肿胀和瘀斑：骨折后，骨髓骨膜及周围软组织内的血管破裂出血，在骨折周围形成血肿，同时软组织水肿，患肢发生肿胀。持续 2 周以上的肿胀，易形成纤维化，有碍运动功能的恢复。表浅部位的骨折或骨折伴有表浅部位的软组织损伤，可出现紫色、青色或黄色的皮下瘀斑。

3）畸形：骨折端移位或骨折愈合的位置未达到功能复位的要求可出现畸形，有成角畸形、旋转畸形、重叠畸形（缩短畸形）等。若畸形较轻，则不影响功能（如成角畸形不超过 10°）。

4）关节粘连僵硬：长时间不恰当的制动，可造成关节粘连乃至僵硬。制动使关节囊和韧带缺乏被动牵连，逐渐缩短，引起关节活动受限。损伤后关节内和周围的血肿、浆液纤维渗出物和纤维蛋白的沉积和吸收不完全，易造成关节内和关节周围组织的粘连，加重关节活动受限。

5）肌肉萎缩：骨折后肢体失用，肌肉主动收缩减少，必然会导致肌肉萎缩。疼痛导致反射性抑制脊髓前角运动神经元的兴奋性，神经冲动减少，神经轴交流减慢，均可影响肌肉代谢而引起肌肉萎缩。

6）潜在并发症：骨折后常见的并发症有周围血管功能障碍、周围神经受损外伤性骨性关节炎、骨折部位感染、肺部及泌尿道感染、骨筋膜室综合征、脂肪栓塞和压疮等。①周围血管功能障碍：因外固定过紧、软组织肿胀压迫、骨折移位压迫血管、止血带应用时间过长、不当的手法复位对血管的牵拉挤压等可引起周围血管功能障碍，表现为皮肤发绀、患肢肿胀加重、肢体末梢疼痛、皮温降低以及感觉和运动功能障碍。肱骨外科颈骨折易损伤腋动脉，肱骨干中下 1 / 3 交界处骨折易损伤肱动脉。②周围神经损伤：锐器伤、撕裂伤、火器伤等可直接损伤周围血管神经；牵拉伤、骨折断端的挤压或挫伤、手术及手法治疗不当引起医源性损伤等亦可引起周围神经受损；锁骨骨折易损伤臂丛神经；肱骨干中下 1 / 3 交界处骨折易损伤桡神经；肱骨近端骨折易损伤腋神经；肱骨髁上骨折易损伤正中神经；尺骨鹰嘴骨折易损伤尺神经；腓骨颈部骨折易损伤腓总神经。③骨筋膜室综合征：由骨、骨间膜、肌间隔和深筋膜组成的骨筋膜室内的肌肉和神经因急性缺血而引起的一系列病理改变。主要为不同程度的肌肉坏死和神经受损，从而引起相应的症状和体征，多见于前臂掌侧和小腿。骨折后血肿和组织水肿使其室内压力增高，若不及时诊断和处理，可迅速发展为骨筋膜室综合征，引起坏死甚至坏疽，造成肢体残疾。如果有大量毒素进入血液循环，可致休克、心律不齐、急性肾衰竭。

（3）明确康复的意义和目标：对四肢长骨骨折患者进行功能锻炼指导的目的是恢复肢体良好的运动及承重功能，协助患者最大限度地恢复日常功能。因此应对患者进行正确指导，使患者了解功能锻炼的重要性并积极主动配合医护人员的工作，预防骨质疏松、肌肉萎缩、关节僵硬等并发症的发生，降低致残率。

（三）康复治疗及训练健康教育

1. 讲解康复治疗及训练项目

（1）上肢骨折

1）肱骨干骨折：复位固定后，患肢悬吊于胸前，肘屈曲90°，前臂稍旋前，尽早进行指、掌、腕关节主动运动，并进行上臂肌群的主动等长收缩练习，禁止做上臂旋转运动。固定2～3周后，在上臂扶持下行肩、肘关节的主动和被动运动，增加关节活动度。6～8周后加大活动量，并做肩关节旋转活动，以防止肩关节僵硬或萎缩。

2）肱骨髁上骨折：骨折处理后3～4d即可进行站立位的肩部摆动练习和指、掌、腕关节的主动运动，1周后增加肩关节主动屈伸及外展练习，并逐步增大运动幅度。早期，伸展型肱骨髁上骨折可开始做肱二头肌、旋前圆肌静力抗阻力练习，暂缓肱三头肌和后旋肌群的主动收缩练习，屈曲型骨折患者则应做肱三头肌静力收缩，暂缓肱二头肌和旋前圆肌的主动收缩。骨折愈合后进行必要的关节活动度练习，做全范围的肩关节活动和肘关节屈伸、前臂旋转练习。训练及护理中需要严密观察患肢远端有无血运障碍以及感觉异常，及早发现血管损伤并发症，并及时处理，避免前臂肌肉缺血性坏死。

3）尺桡骨干双骨折：复位固定后早期，练习肩和手部活动。用力握拳，充分屈伸手指，减少前臂肌群的粘连，上臂和前臂肌肉做等长收缩练习；站立位时前臂用三角巾悬吊胸前，做肩关节前、后、左、右摆动和水平方向的画圈运动。2周后开始行肘关节屈伸运动，频率和范围逐渐增加，但禁忌进行前臂旋转运动。骨折临床愈合后开始全面进行肩、肘、腕关节的屈伸训练，着重作前臂旋转的活动度和肌力练习。也可行用手推墙动作，对骨折断端间产生纵向挤压的应力刺激，促进骨折愈合。

4）桡骨远端骨折：复位固定后即指导患者进行用力握拳充分伸展五指等手指、掌指关节的主动屈伸运动和前臂肌群的等长收缩练习，全面活动肩、肘关节。2周后，开始腕关节屈伸和桡侧偏斜活动及前臂旋转活动的练习。先轻度活动，若无不适，再逐渐增加活动范围和强度。解除外固定后，充分练习腕关节的屈伸、尺侧偏斜、桡侧偏斜、前臂旋转活动度等，并加强肌力训练。

（2）下肢骨折

1）股骨颈骨折：加压螺纹钉内固定手术者，原则上术后第 1 天做患肢各肌群的等长收缩练习，第 2～3 天即可起床活动，并允许患肢负重。1 周后进行髋部肌群的等张练习、髋及膝关节的屈伸运动。3～4 周后可完全恢复原有的社会生活。做牵引治疗的患者，早期床上练习与内固定相同，但负重要晚，伤后 4 周解除牵引，开始练习在床边坐，患肢不负重步行，伤后 3 个月逐步增加患肢内收、外展、直腿抬高等肌力及关节活动度练习，逐步开始负重练习。

2）股骨干骨折：股骨干骨折内固定术后，第 1 天即可开始肌肉等长练习及踝泵运动，术后第 3 天，疼痛反应减轻后，开始床上足跟滑动练习以屈伸髋、膝关节，膝下垫枕增加膝屈曲姿势体位，做主动伸膝练习，可逐步增加垫枕的高度。术后 5～6d 可扶双拐或助行器，患肢不负重行走，术后 2～3 周内逐渐负重，根据患者的耐受程度而定。术后 2 个月左右可进展至单手杖完全负重行走。

3）胫腓骨干骨折：术后当天开始足、踝、髋的主动活动度练习，股四头肌、胫前肌、腓肠肌的等长练习，膝关节保持中立位，防止旋转；术后 3～5d，可带外固定物做直腿抬高练习和屈膝位主动伸膝练习；术后 1 周，增加踝屈伸和内、外翻抗阻练习，并可增加踝屈伸活动度的功能牵引，同时开始下肢部分负重的站立和步行练习。

2. **康复技术指导** 根据骨折的病理及愈合过程，功能锻炼通常分三期进行：

（1）第一阶段（伤后 1～2 周）：这一阶段肢体肿胀、疼痛、骨折断端不稳定，容易再移位，因此，早期功能锻炼的重点是消肿止痛、保护骨折部位、预防肌肉萎缩，条件许可者增加关节活动度。具体方式主要有抬高患肢、冰敷、骨折远端的向心性按摩和主动活动。

（2）第二阶段（伤后 2 周～3 个月）：此期局部肿胀已经消退，疼痛消失，软组织的损伤已逐步趋于修复，骨折端日趋稳定，而外固定仍未拆除。这一期康复目的是减轻肌肉的进一步萎缩，促进骨折愈合。训练方式除继续进行患肢肌肉的等长收缩和未固定关节的伸屈活动外，还可在健肢或治疗师的帮助下，逐步开始骨折局部上、下关节的石膏内活动，以及与骨折移位相反方向的活动。

（3）第三阶段（伤后 3 个月～1 年以上）：此期骨折端已稳定，能耐受一定的应力，外固定已拆除，患肢的肌肉和关节得以进行更大范围的训练。训练目的是扩大关节各方向的活动范围，恢复肌力，增加肢体运动功能，促进生活和工作能力的最大限度的恢复。训练方式以抗阻活动和加强关节活动范围为主，再加上肌力恢复训练，其中运动疗法是最重要的方法，辅以适当的理疗，也可装配支具、扶拐、手杖、轮椅等作为必要的功能替代。

（四）康复健康教育

1. 饮食 给予高蛋白、高维生素、含钙丰富的食物，以利于骨折愈合。指导长期卧床患者正确的床上大小便方法，并告知其多进食膳食纤维，防止便秘，忌高脂饮食，防止血液黏滞度过高。

2. 用药 进行常规疼痛相关知识教育，并观察用药前后患者疼痛症状的变化。开放性骨折患者应尽早口服抗生素治疗并于 8h 内给予清创，注射破伤风疫苗。

（1）个体化镇痛：①评估，包括患者对疼痛的耐受度、体质、年龄、药物过敏史等。针对评估结果进行针对性的疼痛相关知识教育；根据患者的个体差异及对疼痛耐受程度的不同，制订个体化镇痛方案。②镇痛，以减轻患者对疼痛的恐惧，避免出现不良的心理刺激。③呼吸训练，呼吸训练是一种非药物止痛方法，它可通过降低焦虑程度，减轻肌肉收缩引起的疼痛，提高痛阈值，迅速有效地减轻焦虑并帮助患者控制术后疼痛。术前教会患者进行有节律的缓慢的呼吸训练、腹式呼吸。训练前应尽可能创造安静的环境，帮助患者取舒适体位，让患者练习。

（2）中医疗法：可采用患肢艾灸，使用温和灸 2 次 / d，配合轻手法穴位按摩，并使用穴位电极片电针法以疏通经络，温经散结；给予舒经活血，消肿止痛的膏药避开术部贴敷于患肢肿胀处，以达到活血化瘀、消肿止痛的目的。

3. 康复中注意事项 叮嘱患者尽量选择宽松的裤子，避免外物卡压患肢，影响静脉回流；禁用热水袋，防止烫伤。

（五）教育评价

经过康复治疗和健康教育，应定时进行教育评价，通过骨折患者知识问卷来评定其对患者知识的知晓情况，患者能否坚持循序渐进地进行康复训练。评价骨折疼痛等身体状况的改善，评价其康复功能训练项目的掌握程度，患者是否能进行正确的功能锻炼，出现并发症时是否能及时发现和处理。

（六）出院教育

1. 康复治疗延续的重要性 由于该病患者需要长期治疗，因此可能引发相关并发症。康复延续治疗康复中较为重要的组成部分，其可以减少并发症的产生，提高患者的肢体功能恢复速度。通过与患者保持积极有效的沟通，能够全面了解患者的病情、日常家庭护理等情况。同时进行家庭访视后，与患者面对面交流，能够准确评估其病情恢复进展，并掌握其关节活动度、肌肉萎缩等并发症发生的信息。另外，针对患者的饮食、肢体功能训练、用药等进行适时指导，使患者感受到医护人员关爱的同时，还能够纠正其家庭护理不当行为，使其快速康复。

2. 出院康复健康教育目标 患者治疗后出院时，应指导教育患者保持良好生活习惯，注重身心健康。健康教育可以减少患者潜在的危险因素，是防治疾病、降低骨折等有效手段。患者的健康教育目标主要包括相关骨折认知程度、有效运动方式、合理的营养摄入、规律用药的执行力、心理疏导、肢体功能锻炼、自我观察和护理能力的提高等。

3. 出院康复健康教育内容

（1）家庭康复及训练原则：根据患者病例资料制订健康档案和康复计划，嘱患者严格按照计划进行康复训练。

（2）按需用药：肢体恢复正常功能需要较长的时间，告知患者遵医嘱服药的重要性，以及用药治疗时可能出现的不良反应，切勿急躁；争取家属配合，监督患者按时按量用药，了解其不良反应的发生情况。

（3）避免诱发因素、预防疾病再发及控制并发症：告知患者注意安全。老年患者应预防骨质疏松症，保证钙和维生素 D 的充足。

（4）休息与饮食：在家中保持良好的生活习惯，并时刻注意身心健康，在轻松愉悦的情况下工作、生活。食用脂肪含量低的食物，多吃纤维含量多的食物同时每日要适量喝水，保持排便顺利；让患者多进食富含维生素、纤维素、蛋白质的饮食，避免食用高油、高盐、辛辣、刺激饮食。指导患者避免剧烈的肢体活动，防止骨折移位、断裂。四肢骨折患者也应及时补充蛋白质、钙质及多种维生素，提高患者的营养水平，每日定时晒太阳，加快重建骨骼。

（5）定期复查：一般患者术后 1、3、6 个月骨科随访 X 线摄片，了解骨折愈合情况。若有石膏外固定者，术后 1 周复诊，确定是否需更换石膏，调整石膏的松紧度。进行功能锻炼者，需每 1～2 周至康复科随访，由专业人员给予功能训练的指导，了解当前的训练状况及功能恢复情况，及时调整训练方案。

（6）注意事项：遵医嘱定期复查，告知患者如何识别并发症。若患者肢体肿胀或疼痛明显加重，骨折远端肢体感觉麻木、肢端发凉，夹板、石膏或外固定器械松动等，应立即到医院复查并评估功能恢复情况。

（贾　勤　周　琴）

415

第八节 骨质疏松症患者的康复健康教育

一、疾病简述

（一）定义

骨质疏松症（osteoporosis，OP）是由多种原因导致的骨量低下及骨微细结构破坏，极易造成脆性骨折的常见的全身性骨骼疾病。该病各年龄期均可发生，但常见于老年男性和绝经后女性。其特点是骨矿物质和骨基质呈等比例减少。骨强度主要取决于骨矿密度和骨质量两个因素，骨强度的降低使骨骼在遭受外力时容易发生骨折。

（二）病因

国内外学者近年来研究发现，原发性骨质疏松症病因与内分泌因素、遗传因素、营养状况、物理因素、生活方式及心理状况等均有相关性。继发性骨质疏松症指任何影响骨代谢疾病、药物及其他明确原因导致的骨质疏松。

（三）临床分类

骨质疏松症可分为原发性骨质疏松症和继发性两类。其中原发性骨质疏松症又可分绝经后骨质疏松症（Ⅰ型）、老年骨质疏松症（Ⅱ型）和特发性骨质疏松症（包括青少年型）。Ⅰ型骨质疏松症常发生在女性绝经后 5~10 年内；Ⅱ型骨质疏松症常指 70 岁以后发生的骨质疏松；特发性骨质疏松症主要指发生于青少年。

二、疾病特点

骨质疏松症是一种与增龄相关的骨骼系统疾病。具有发病率高、危险因素复杂、严重并发症等特点。其临床表现和体征主要是疼痛，其次为身长缩短、驼背、骨折及呼吸系统障碍。初期常无症状，随病情进展，患者会出现骨痛、脊柱变形，严重时发生脆性骨折等后果。随着人口老龄化日趋严峻，骨质疏松症发病率不断上升，为此，骨质疏松症已成为我国重要的公共健康问题。骨质疏松性骨折是骨质疏松症最严重的并发症，是骨质疏松症患者致残或致死的主要原因，严重影响患者的身心健康。据预测，至 2050 年，我国骨质疏松性骨折患者数将达 599 万，相应的医疗支出高达 1 745 亿元。早期预防和治疗可有效防止或延缓并发症的发生和进展。骨质疏松症的防治措施主要包括基础措施、药物干预和康复治疗。

▶▶ 三、心理特点

骨质疏松症引起的疼痛、驼背、骨折等不良后果，不仅严重影响患者的生活质量，而且也造成患者严重的心理障碍。骨质疏松症通常见于老年患者，极易发生脆性骨质导致躯体功能障碍，使患者常感到担忧、焦虑、恐惧等不良心理情绪。有研究显示，长期的心理压力也会影响骨质疏松，主要体现在 3 个方面：①长期心理压力引起一些生理变化，导致骨质疏松。②长期心理压力引起饮食、运动和睡眠异常，导致骨质疏松症。③骨质疏松又可诱发焦虑、抑郁、社会作用的丧失和社会孤立状态。因此，在治疗疾病过程中，也应重视和关注骨质疏松症患者的心理状况，及时给予相应的指导，促进身心康复。

▶▶ 四、康复健康教育程序

（一）康复健康教育评估

1. 身心状况评估

（1）基于 DXA 骨密度测定的诊断：DXA 骨密度测量是目前通用的骨质疏松症诊断指标。对于儿童、绝经前女性和 50 岁以下男性，判断其骨密度水平建议用同种族的 Z 值表示，Z 值 =（骨密度测定值 − 同种族同性别同龄人骨密度均值）/ 同种族同性别同龄人骨密度标准差。将 Z 值 ≤ − 2.0 视为低于同年龄段预期范围或低骨量。对于绝经后女性、50 岁以上男性，建议参照 WHO 推荐的诊断标准，基于 DXA 测量结果表示：骨密度值低于同性别、同种族健康成人的骨峰值 1 个标准差及以内属于正常；降低 1 ~ 2.5 个标准差为骨量低下（或低骨量）；降低等于和超过 2.5 个标准差为骨质疏松；骨密度降低程度符合骨质疏松诊断标准，同时伴有一处或多处脆性骨质为严重骨质疏松。

（2）疼痛的评估：采用数字疼痛评估表、目测类比评定、简化 Mcgil 疼痛问卷等评估方法。

（3）心理状况的评估：使用 SAS、SDS 量表等。

（4）生活自理能力的评估：主要评估下肢步行、负重等功能状况的评定。

（5）身体形态和活动能力的评估：身体形态的评估，脊柱、四肢关节活动范围评估，步态、平衡能力的评估，心肺功能的评估。

2. 能力的评估　康复评定包括躯体功能、心理功能及社会功能等三个方面。躯体功能：包括人体发育姿势、关节活动、肌张力、肌肉力量、平衡和协调、步行功能、心肺功能等；心理功能：包括行为、智力、人格、情绪等；社会功能：包括社会交流、人际交流、组织和策划能力。

3. 对康复知识学习需求　评估了解患者及家属的文化程度、学习能力及对疾病的认识程度；了解患者及家属对康复治疗重要性的认识；了解患者及家属是否希望通过学习康复治疗以减轻临床症状，改善运动能力及日常生活自理能力，减轻精神压力，提高生活质量；了解患者及家属是否希望了解整个康复程序与康复措施。

（二）住院教育

1. 康复治疗的重要性 骨质疏松症患者常因疼痛、骨折及长期卧床导致睡眠障碍、活动功能减退、负性情绪，如果缺乏专业的干预治疗，势必进一步加重病情的恶化。康复治疗应涵盖患者疾病的全过程，并且让患者融入整个康复治疗过程，可有效提高患者的治疗依从性，缓解负性情绪，改善肢体运动功能，提高生活质量，因此骨质疏松症患者进行康复治疗至关重要。临床研究表明，对老年骨质疏松性髋部骨折患者运用全方位健康教育和全程延续的康复指导，能够有效提升患者疾病认知度和补钙、饮食、运动认知，提高遵医行为，减轻疼痛，减少并发症，重塑信心，提高生活质量。

2. 康复健康教育目标 尽早对骨质疏松症患者进行全方位健康教育和针对性康复指导，康复健康教育应贯穿整个疾病的治疗和康复过程，并鼓励患者全程参与，强化患者对疾病相关知识、饮食、运动、用药、生活方式、辅助器具、心理疏导等综合康复健康措施的认识，充分满足患者获取健康信息的需求，帮助患者恢复自信心，提高遵医行为，纠正不良生活方式，提高骨密度。促进康复，减少严重并发症的发生。

3. 康复健康教育内容

（1）讲解疾病：骨质疏松症是一种受遗传因素和非遗传因素交互作用的复杂疾病。60%～80%的峰值骨量取决于遗传因素。非遗传因素主要包括环境因素、生活方式、疾病、药物等。骨质疏松症及其骨折也受多重危险因素的影响，临床上应重视骨骼的健康，做到早识别、早诊断、早防治，降低骨折等并发症的发生率。2017年版新指南将骨质疏松症的危险因素分为不可控因素和可控因素。其中不可控因素包括性别、年龄、种族、脆性骨折家族史；可控因素包括不健康生活方式（吸烟、酗酒、过多饮用咖啡、体力活动少、日照不足等）、影响骨代谢的疾病（内分泌系统疾病、血液系统疾病、胃肠道疾病、风湿免疫性疾病、心肺疾病、神经肌肉疾病、慢性肾脏病等）、影响骨代谢的药物（糖皮质激素、抗癫痫药物、芳香化酶抑制剂、促性腺激素释放激素类似物、抗病毒药物、噻唑烷二酮类药物、质子泵抑制剂和过量甲状腺激素等）。

（2）解释疾病症状及存在的问题

1）骨痛：疼痛是骨质疏松症最常见的症状，可出现于腰背部疼痛或全身骨痛。疼痛通常在翻身、起坐及长时间行走后出现，久坐、久站时加剧，夜间、劳累或负重活动时加重，并可能伴有肌痉挛、肌无力，严重时活动受限。

2）脊柱畸形：椎体压缩性骨折引起患者身高压缩、驼背等脊柱畸形。严重骨质疏松症导致胸腰椎压缩性骨折，影响多个脏器功能，尤其是心肺功能，严重时可出现胸闷、气急、呼吸困难、发绀等症状。

3）骨折：脆性骨折是骨质疏松症的严重后果，其中髋部骨折最常见、最严重，具有较高的病死率及致残率。据文献报道，老年髋部骨折 1 年死亡率在 20% ~ 30%，主要死于肺部感染、压疮和深静脉血栓等并发症。

（3）明确康复意义就目标：康复治疗对于骨质疏松性骨折患者至关重要，早期开始进行针对性的康复治疗，能防止关节畸形和肌肉萎缩，加快肢体功能的恢复，降低致残率，并预防肺炎、压疮、静脉血栓等并发症，提高生活质量，减轻经济负担，恢复自信心。

（三）康复治疗及训练健康教育

1. 讲解康复治疗及训练项目

（1）基础治疗：包括建立良好生活方式（膳食管理、运动管理、充足日照、戒烟、戒酒、戒咖啡、避免滥用影响骨代谢的药物），摄入钙剂、维生素 D 等骨健康基本补充剂。

（2）药物治疗：按作用机制分为骨形成促进剂、骨吸收抑制剂和传统中药。

（3）康复治疗

1）运动疗法：应遵循个体化、循序渐进、长期坚持的原则。主要包括慢跑、游泳、体操、跳绳、负重练习、全身振动训练等。

2）物理因子治疗：脉冲电磁场、体外冲击波、全身振动、紫外线等物理因子治疗可增加骨量；超短波、微波、经皮神经电刺激、中频脉冲等治疗可减轻疼痛；对骨质疏松骨折或者骨折延迟愈合可选择低强度脉冲超声波、体外冲击波等治疗以促进骨折愈合；神经肌肉电刺激、针灸等治疗可增强肌力、促进神经修复，改善肢体功能。联合治疗方式与治疗剂量需依据患者病情与自身耐受程度选择。

3）作业疗法：包括指导患者正确的姿势，纠正不良生活方式。

4）康复工程：选择合适的拐杖和助行器等辅助用品，帮助行动不便者提高行动能力，减少跌倒发生。脆性骨折患者可佩戴矫形器，以减轻疼痛，矫正姿势，预防再次骨折。

2. 康复技术指导

（1）平衡训练

1）平衡软踏半蹲：①坐在训练球上，上身稍微前倾。②双脚与髋同宽，脚踏在平衡软踏上。③背部挺直，收紧腹部，肩膀往后往下。④呼气，蹲起至臀部离开健身球。⑤吸气，缓慢回到开始姿态。⑥ 10 ~ 15 次为一组，重复 2 ~ 3 组。

2）平衡软踏站姿躯干转动：①双脚与肩同宽站立于平衡软踏上。②直臂持软式重力球于体左前方，目视软式重力球。③背部挺直，收紧腹部，肩膀往后往下。④呼气，躯干转向左前方，保持目视软式重力球。⑤吸气，缓慢回到开始姿态。⑥ 10 ~ 15 次为一组，重复 2 ~ 3 组。

（2）压缩性骨折康复训练方法

1）五点支撑：患者仰卧于木板床上，用头部、双肘及双足撑起全身，使背部尽力腾空后伸。

2）三点支撑：患者仰卧于木板床，双臂置于胸前，用头部及双足撑起全身。

3）拱桥支撑：患者仰卧于木板床上，双手及双足撑起全身呈拱桥状。

4）飞燕点水：此动作患者采取俯卧，先是上肢后伸，头与背部尽量后仰，而后下肢并拢后伸，全身翘起，仅腹部着床，呈一弧形。

（四）康复健康教育

1. **饮食**　加强营养，合理膳食，选择富含钙、维生素 D 的食物，适量食用大豆及其制品，奶及其制品，建议每日不少于 300ml 的奶及 30 ~ 50g 的大豆或坚果。此外，多摄入富含维生素 C 乳糖的食物，以促进钙的吸收。控油、限盐，每日食物油控制在 25 ~ 30g，食盐不超过 6g。

2. **用药**　指导患者遵医嘱骨质疏松治疗。

（1）钙剂：中国营养学会建议成人每日钙推荐摄入量为 800mg 元素钙，50 岁及以上人群每日钙推荐摄入量为 1 000 ~ 1 200mg；推荐成人维生素 D 摄入量为 400U（10μg / d）；骨质疏松症患者防治的推荐剂量为 800 ~ 1 200U / d。

（2）双膦酸盐类：是临床上应用最广泛的抗骨质疏松症药物，可有效抑制破骨细胞功能、抑制骨吸收。其中阿仑膦酸钠应在早晨空腹时以 200ml 清水服用，服药后 30min 内不能平卧和进食。

（3）降钙素类：能抑制破骨细胞的生物活性，减少破骨细胞数量，减少骨量丢失，增加骨量，还能明显缓解骨痛。

3. **康复中注意事项**　康复护理干预过程中应根据患者恢复情况和耐受程度，个体化、循序渐进地进行康复训练。

（1）训练前应充分评估患者，运动前后做好准备工作，经常查修器械、设备，确保患者安全。

（2）注意掌握用药的安全，如服用抑制骨吸收的药物期间不加钙剂，停药后方可给钙剂，有血栓疾病和肾功能不全者禁用。

（3）患者运动期间要自我感觉评估，当感觉疲劳时，应减少运动量或立即休息；学会自测脉搏：心率 = 170 - 年龄；控制一次运动持续时间在 20 ~ 60min，至少每天 1 ~ 2h 的户外体育锻炼。患者进行平衡训练时，须有家人陪同能随时提供保护，若平衡能力较弱，可在平地进行。

（4）日常起居维持正确姿势：如卧姿、坐姿、站姿合适。伴有骨质疏松压缩性骨折的患者，必须争取在骨折畸形愈合前（伤后 3 ~ 6 周以内），完全达到治疗要求。

（五）教育评价

经过康复治疗和健康教育，应定时进行教育评价，通过骨质疏松知识问卷来评定其对骨质疏松症知识知晓情况，定时复查骨密度、营养状况、疼痛等身体状况，评价其康复功能训练项目的掌握情况等。

（六）出院教育

1. **康复治疗延续的重要性**　骨质疏松症是一种慢性疾病。治疗漫长而持久，随着各大医院快速康复计划的实施，患者住院时间明显缩短，防治场所主要在社区和家庭。患者出院后不能获得正确及时的康复治疗，遵医依从性较差，功能锻炼意识薄弱，急症就诊率及再住院率增高。因此，开展康复治疗的延续护理对骨质疏松症患者意义重大。

2. **出院康复健康教育目标**　提高遵医行为，合理饮食，坚持康复锻炼，建立正确的生活习惯。

3. **出院康复健康教育内容**

（1）家庭康复及训练原则：坚持户外运动、日光照射，可进行游泳、太极拳、健骨操、八段锦等运动，循序渐进，避免劳累，锻炼时要注意安全，避免危险运动。

（2）按需用药：遵医嘱按时按需用药，指导自我监测药物的疗效及副作用。

（3）避免诱发因素、预防疾病再发及控制并发症：保持合适的体重，避免肥胖或营养不良；做好预防跌倒的居家安全，教育患者改变姿势时动作应缓慢，下床活动时穿防滑鞋，衣着合身，借助扶手和助行器，避免攀高取物等；保持良好的脊柱和关节健康，预防骨质疏松症的并发症。

（4）休息与饮食：疼痛患者，应睡硬板床休息 1 周左右，可有效缓解疼痛。合理膳食，均衡营养，少摄入咖啡、浓茶，多补充富含异黄酮类食物和高蛋白食物，增加含钙丰富的食物及有利于钙吸收的维生素 C、维生素 D、维生素 A 等食物。戒烟、戒酒。

（5）定期复查：定期门诊复查，不适随诊。

（贾　勤　李淑燕）

第九节

骨科围术期患者快速康复健康教育

一、疾病简述

（一）定义

快速康复外科（enhanced recovery after surgery，ERAS）指在围术期采用一系列经循证医学证据证实有效的优化措施，以减轻手术患者的创伤应激反应，减少术后并发症，有效促进术后患者快速康复。国内 ERAS 的临床应用于 2007 年，近两年来已进入快速发展阶段，循证医学和临床实践结果均证实了 ERAS 理论的有效性和安全性。

（二）临床分类

骨科围术期临床上大致可分为 4 大类：关节外科快速康复、创伤骨科快速康复、脊柱外科快速康复及骨肿瘤外科快速康复。

二、快速康复外科特点

ERAS 在骨科的应用有其独有的特点，因骨科手术多涉及肌肉、骨等血供丰富的组织，手术创伤较大，导致术中、术后出血往往较多。此外，骨周围组织的神经分布非常丰富，再加手术的创伤会加重围术期的疼痛。骨科围术期功能锻炼的早期开展有利于肢体功能的快速康复，同时减少相关并发症的发生。而有效的疼痛管理有助于骨科术后功能锻炼的顺利实施。

1. **强调多学科协作的必要性**　ERAS 的核心理念是患者快速康复，涉及有关围术期处理的多个学科和环节，贯穿从患者入院至出院的全过程，任何单一学科不可能独立完成。ERAS 路径包括患者入院前、术前、术中及术后处理等多项内容，必须打破学科界限和壁垒，以多学科合作为基础，建立包括外科、麻醉、护理、营养等专业人员团队，借鉴国外的先进经验，开展专业性培训，提高对 ERAS 路径的认知水平和执行能力。

2. **重视对特殊问题的个体化处理**　实施 ERAS 应克服急功近利、拔苗助长的浮躁心态，不能为了 ERAS 而 ERAS，导致其流于形式甚或适得其反，不仅不利于患者康复，反而阻碍康复进程。应兼顾医院特别是患者的具体情况，如有无内科基础疾病、手术复杂性、潜在并发症等，选择性应用相关路径。临床实践中不可一概而论，更不可一种模式，应坚持在一般原则指导下个体化地实施 ERAS 路径。

三、快速康复外科患者心理特点

骨科围术期患者常有心理疾患，尤其是创伤骨科，由于严重创伤打击、相关知识的缺乏、心理需求的改变等导致患者围术期焦虑、恐惧、抑郁等，心理压力也同时增加。围术期的应激反应，不利于术后的恢复。产生的心理疾患主要由于疾病状态导致机体不适及患者对预后的担忧所致，而骨科术后患者的康复过程是循序渐进的，这也是影响到患者治疗信心的重要原因。因此如何有效促进患者的快速康复及改善患者的治疗信心成为康复重点干预的内容。ERAS 倡导整体结合个体化健康宣教，消除患者的顾虑，增强治疗的信心，取得良好的配合。

四、康复健康教育程序

（一）康复健康教育评估

1. **身心状况评估**　评估患者的意识、认知、营养状况、身体功能、并存疾病（高血压、糖尿病等），评估疼痛及肢体康复情况、心理活动情况及形成血栓的风险等。

2. **能力的评估**

（1）日常生活活动能力评估：以 Barthel 指数来评估患者的日常生活活动能力，主要有进食、洗澡、修饰、穿衣、大小便控制、如厕、床椅转移、平地行走、上下楼梯等方面，每项分值 0 ~ 15 分，总共 100 分。

（2）运动功能评估：主要包括关节活动范围的评估、肌力的评估、肌张力的评估、步态和平衡功能方面的评估。

3. **对康复知识学习需求**　了解患者、家属的文化程度、学习能力及对 ERAS 的认识程度；是否了解 ERAS 的治疗原则；是否清楚 ERAS 治疗的方式和配合的要求；患者是否意识到快速康复对术后恢复的重要性，从而建立良好的早期康复锻炼的依从性。

（二）住院教育

1. **康复治疗的重要性**　快速康复治疗是基于循证医学的证据，优化围术期的治疗方法和护理措施，减轻手术患者生理和心理的应激程度，降低围术期的并发症，提高治疗效果，促进术后快速康复，缩短住院时间，节省医疗费用，提高患者的满意度。

2. **康复健康教育目标**　骨科手术后早期进行康复功能锻炼对机体的恢复至关重要。快速康复治疗主要是缓解负性情绪、充分镇痛、早期活动、促进肠功能恢复、正确循序渐进地进行肢体功能锻炼等，达到早日康复的目标。

3. **康复健康教育内容**

（1）讲解疾病：骨科手术因周围组织血供比较丰富，导致术后创伤较大，术中、术后出血较多，术后疼痛较重，术后肢体功能锻炼更重要等特点。临床比较常见的骨科手术主要有四大类：包括创伤骨科手术、脊柱外科手术、关节外科手术、骨肿瘤外科手术等。

（2）解释疾病症状及存在问题：以脊柱外科为例，脊柱疾患以老年人居多，随着人口老龄化加速发展，脊柱退变性疾病患者逐年增加。

1）疼痛：神经源性疼痛是脊柱疾病疼痛最重要的类型。脊柱术后疼痛包括切口周围疼痛与神经根性疼痛，与其他类型骨科手术相比疼痛程度更重。

2）畸形：脊柱畸形类型众多，较特殊的畸形是特发性脊柱侧弯。

3）功能障碍：包括脊柱功能障碍和性功能障碍。

4）心理疾患：长期疼痛、畸形及功能障碍严重影响患者的心理健康。

（3）明确康复意义就目标：快速康复治疗对骨科围术期患者的康复有着重要的意义，通过术前、术中、术后多学科团队的优化管理，有效缓解术后应激反应，减少术后并发症，正确实施功能锻炼，促进机体加速康复。

（三）康复治疗及训练健康教育

1. **讲解康复治疗及训练项目** 个体化康复训练策略是患者肢体功能早期恢复的关键。患肢康复主要分为早期和后期两个阶段的康复治疗。

（1）早期康复治疗

1）伤口肿痛时运用理疗等方法促使肿痛消退，促进伤口早日康复。

2）早期应以最慢速度及最适宜的度数进行术后关节持续的被动运动。

3）骨折的周围肌肉进行等长收缩训练，不能带动关节运动。

4）骨折患者待骨折部位稳定后及时取下外固定物，做关节无负荷的主动运动，以尽早恢复关节的功能。

5）髋关节置换术后的患者主动做踝关节背伸趾屈和股四头肌等长收缩锻炼。

6）脊柱外科术后患者早期行足趾屈伸、踝泵运动等适应性训练及腹横肌锻炼等脊柱稳定性训练。

7）心肺功能的训练：吹气球、鼓腮、深呼吸等锻炼。

（2）后期康复治疗

1）运动锻炼：指导患者运用器械行大量的主动训练，以提高各关节的活动度及肌肉力量。

2）功能锻炼：邻近肢体关节的牵拉训练及步行训练。

2. 康复技术指导

（1）围术期术前康复技术指导

1）术前饮食、戒烟、注意事项健康教育指导。

2）术前预康复：使患者掌握术后康复的知识、技能，早日主动参与康复。①讲解手术全程及手术中的配合。②讲解什么是等长收缩、等张收缩、足趾屈伸和踝泵运动，并指导如何做。③讲解指导关节置换术后、骨折患者等体位管理、离床活动。④指导深呼吸、缓解疼痛、使用辅助器具、日常生活活动注意事项。

（2）围术期术前康复技术指导，具体康复训练的技术指导见第六篇第十八章相关内容。

（四）康复健康教育

1. 饮食

（1）术前营养支持：评估患者的营养状况，及时补充营养。对于潜在营养不良患者，通过饮食或静脉输入等方式增加营养，保证 1～1.5g／（kg·d）蛋白质的摄入；严重营养不良者，应达到 2g／（kg·d）的优质蛋白质，并给予高热量、高维生素饮食。

（2）术前禁食：ERAS 理念是术前 8h 可进食固体食物，术前 6h 可进食牛奶等含脂肪、蛋白质的流质，术前 4h 可进食稀饭等碳水化合物半流质，术前 2h 可饮用清亮含糖液体。术后麻醉清醒后，若无恶心、呕吐等不适，口腔护理后饮用少量的温开水，如无不适，即可进食稀饭、藕粉、麦片等碳水化合物半流质，再逐渐过渡至正常饮食。

2. 用药
术前对于有感染的患者，及时给予抗菌药物治疗；术后给予止血、止吐、抑酸、抗凝、补液等对症治疗。

3. 康复中注意事项
康复干预过程中应根据患者恢复情况和耐受程度，个体化、循序渐进地进行康复训练。训练前应充分评估患者，运动前后做好准备工作，经常检查助行工具和设备，确保患者安全。

（五）教育评价

评价患者对 ERAS 的了解，对 ERAS 策略的目的和关键目标是否熟悉；有否认知预康复，认知术前训练、早期活动的配合情况；掌握疼痛控制情况；康复各阶段可能出现的问题和应对策略掌握情况；预设出院标准掌握情况等。

（六）出院教育

1. 康复治疗延续的重要性
随着微创外科技术的不断进展和快速康复外科的加速发展，患者住院时间明显缩短。为此，出院后的延续康复治疗和护理对术后出院后患者变得尤为重要，而快速康复外科理念也非常重视出院后的随访和监测。有研究表明，术后出院患者迫切需要专业的指导和监督，若患者及家属不能准确理解与正确执行，将严重影响疾病的预后与康复。

2. **出院康复健康教育目标** 提高遵医行为，合理饮食，按时服药，坚持康复锻炼及日常生活中注意事项。

3. **出院康复健康教育内容**

（1）家庭康复及训练原则：出院后继续正确的患肢康复功能锻炼，配合全身关节运动，注意训练时避免剧烈运动，防止损伤。髋关节置换术后1个月内不应过多下床行走，主要进行屈髋外展和伸膝锻炼，以防止术侧肢体水肿。

（2）按需用药：遵医嘱按时按需用药，指导自我监测药物的疗效及副作用。

（3）避免诱发因素、预防疾病再发及控制并发症：出院后坚持功能锻炼，长期卧床的老年患者，应积极预防深静脉血栓形成、压疮、坠积性肺炎等并发症；下床活动时注意安全，预防跌倒；增强营养，纠正贫血；避免着凉，预防感染。

（4）休息与饮食：生活有规律，定时康复锻炼，但避免剧烈，劳逸结合。饮食应适当增加粗纤维食物，多饮水，保持大便通畅。

（5）定期复查：遵医嘱按时复诊，若有不适及时随诊。

（6）注意事项：正确使用康复器具，按时服用止痛药物，正确地进行康复功能锻炼。

（贾　勤　李淑燕）

第十九章

神经系统疾病患者的康复健康教育

第一节 脑卒中患者的康复健康教育

》》一、疾病简述

（一）定义

脑卒中（stroke）是一种突然起病的脑血液循环障碍性疾病，又称脑血管意外。指有脑血管疾病的患者，因各种诱发因素引起脑内动脉狭窄、闭塞或破裂，造成急性脑血液循环障碍，临床上表现为一次性或永久性脑功能障碍的症状和体征。

（二）病因

1. **血管性危险因素** 脑卒中发生的最常见原因是脑部供血血管内壁上有小栓子，脱落后导致动脉栓塞，即缺血性卒中。也可能由于脑血管或血栓出血造成，为出血性卒中。冠心病伴有房颤患者的心脏瓣膜容易发生附壁血栓，栓子脱落后可以堵塞脑血管，也可导致缺血性卒中。其他因素有高血压、糖尿病、高血脂等。

2. **性别、年龄、种族等因素** 研究发现我国人群脑卒中发病率高于心脏病，与欧美人群相反。

3. **不良生活方式** 通常同时存在多个危险因素，比如吸烟、不健康的饮食、肥胖、缺乏适量运动、过量饮酒和高同型半胱氨酸；以及患者自身存在一些基础疾病，如高血压、糖尿病和高脂血症。这些都会增加脑卒中的发病风险。

（三）临床分类

1. **短暂性脑缺血发作** 颈内动脉缺血表现为突然肢体运动和感觉障碍、失语、单眼短暂失明等，少有意识障碍。椎动脉缺血表现为眩晕、耳鸣、听力障碍、复视、步态不稳和吞咽困难等。症状持续时间短于 2h，可反复发作，甚至一天数次或数十次。可自行缓解，不留后遗症。脑内无明显梗死灶。

2. 可逆性缺血性神经功能障碍　与短暂性脑缺血发作基本相同，但神经功能障碍持续时间超过24h，有的患者可达数天或数十天，最后逐渐完全恢复。脑部可有小的梗死灶，大部分为可逆性病变。

3. 完全性卒中　症状较短暂性脑缺血发作和可逆性缺血性神经功能障碍严重，不断恶化，常有意识障碍。脑部出现明显的梗死灶。神经功能障碍长期不能恢复，完全性卒中又可分为轻、中、重三型。

4. 按病变部位分类　蛛网膜下腔出血、脑出血和脑梗死。脑梗死又分为动脉粥样硬化性血栓性脑梗死、脑栓塞、腔隙性梗死、出血性梗死。

》》二、疾病特点

脑血管疾病的发病率、死亡率和致残率很高，它与恶性肿瘤、心脏疾病是导致全球人口死亡的三大疾病。脑卒中属急性脑血管病，多分为缺血性脑卒中和出血性脑卒中，前者为脑梗死所致，后者包括脑出血和蛛网膜下腔出血所引起的神经功能障碍。

1. 发病率高　全国每12s就有1人发病。"老年病"年轻化，我国40岁以上人群中有1 242万人现患或曾患脑卒中，卒中发病率呈持续上升的趋势。据预测，2030我国脑血管病事件的发生率比2010年将提高约50%。

2. 死亡率高　在我国每年约130万患者死亡原因为脑血管疾病，每21s就有人死于脑卒中，脑卒中在中国居民死亡原因中排名第一。

3. 致残率高　脑卒中导致患者的运动功能、言语功能、吞咽功能、感觉功能、认知功能、大小便功能和自主神经功能、面神经功能产生障碍，70%～80%的患者产生残疾，影响独立日常生活。

4. 复发率高　在我国有13.2%的急性缺血性脑卒中患者在1年内会复发，在首次发作卒中的人群中，60%的患者有较高复发风险。

5. 经济负担重　脑卒中的发病率、死亡率、患病率都在上升，随之而来的是日益沉重的疾病负担。

》》三、心理特点

偏瘫患者在发病初期由于偏瘫突然发生，坚持否认病情，情绪激动、急躁阶段康复的欲望极为强烈。对此期间的患者要给予安慰疏导，消除其急躁情绪，使其正视病情，积极配合训练。面对较长时间的康复治疗，肢体功能障碍仍未得到完全恢复，患者常感到悲观、失望、情绪低落，对预后缺乏信心。另外患者可因认知障碍而受影响，表现为易怒、顽固、挑剔、不耐心、冲动、任性、淡漠或过于依赖他人。这种行为使患者的社会适应性较差，甚至环境也可增加其孤独感和压力。临床常见脑卒中后抑郁、焦虑情绪。

四、康复健康教育程序

（一）康复健康教育评估

1. 身心状况评估　了解患者的个人史、现病史既往史以及主要临床表现、有无并发症以及患者心理状况和社会支持系统等。

2. 能力的评估

（1）运动能力评估：采用 Brunnstrom 的"恢复六阶段"理论对运动模式进行评估；用肌力分级表对肌力进行评估；应用改良 Ashworth 评定法来评估患者的痉挛情况；采用量角器或线测量法，评估患者关节受限程度。

（2）言语能力评估：采用中国康复研究中心失语症检查法。

（3）感觉能力评估：通过测定患者的触觉、痛觉、温度觉、冷觉等评估浅感觉；通过测定患者的位置觉、运动觉、震动觉等评估深感觉；通过测定患者的皮肤定位觉、两点辨别觉、实体觉、图形觉、其他大脑皮质觉等进行复合觉的评估。

（4）认知能力评估：简易精神状态量表等。

（5）吞咽能力评估：颈部听诊、洼田饮水试验、标准吞咽功能评估等。

（6）日常生活能力评估：功能独立性量表、改良 Barthel 量表、生活质量量表等。

（7）排泄能力评估：通过患者病史、临床检查、尿流动力学检查、B 超等来评估患者的排尿、排便功能。

3. 对康复知识学习的需求　评估患者及照护者对康复知识学习需求情况。评估了解患者及家属的文化程度、学习能力及对疾病的认识程度；了解患者及家属对康复治疗重要性的认识；了解患者及家属是否希望通过学习康复治疗，改善运动能力及日常生活自理能力，减轻精神压力，提高生活质量；了解患者及家属是否希望了解整个康复程序与康复措施。

（二）住院教育

1. 康复治疗的重要性　脑卒中后患者留有后遗症，生活不能自理。康复治疗有益于改善运动能力、日常生活能力，减轻后遗症状，改善患者情绪，提高其自信心，尽快回归家庭、回归社会。同时也可以减轻家庭经济负担，节约医疗成本。

2. 康复健康教育目标　通过健康教育使患者及家属基本了解疾病相关知识，认识到康复训练的重要性，提高依从性；熟悉在日常生活中的自我护理，使患者自理能力提升，重建生活信心；使患者及家属意识到心理健康的重要性，积极调动患者社会支持系统，以增强患者治疗信心及自尊自信。

3. 康复健康教育内容

（1）讲解疾病

1）脑卒中是导致我国居民死亡的头号杀手，脑卒中给患者遗留不同程度的功能损伤，包括运动功能、吞咽功能、言语功能等方面障碍。国内外大量研究已经证实，脑卒中的治疗效果与救治时间密切相关，因此，要加强和提高社区居民、脑卒中高危人群及相关医务人员的脑卒中的认知，并强调脑卒中紧急医疗救治的重要性。

2）脑卒中的发病因素复杂，目前可知脑卒中发病与不健康生活方式如吸烟饮酒、缺少运动锻炼等以及高血压、血脂异常、糖尿病、心房颤动、吸烟、超重肥胖、卒中家族史及既往卒中、短暂性脑缺血发作有关。通过定期体检、自我监测来控制高危因素，做好疾病预防。

（2）解释疾病症状及存在问题：发病时，常突发单侧肢体或面部感觉沉重、麻木，反应迟缓，口角歪斜，平衡性极差，失语或言语模糊，交谈困难，视物模糊或单侧凝视，吞咽呛咳，意识障碍等。多在体力活动或精神激动时发病，多数在数小时内发展至高峰。急性期常见的主要表现有头痛、头晕、呕吐、脉搏减弱、意识障碍、大小便失禁等，主要并发症有肩关节半脱位、肩痛和肩手综合征、直立性低血压、深静脉血栓、肺部感染、泌尿系感染、压疮、痉挛和关节挛缩、骨质疏松和骨折等。病情稳定后留下偏瘫、失语、偏盲等多种后遗症，生活不能自理。

（3）明确康复意义及目标：通过康复训练，有益于脑卒中残存细胞兴奋性提高，开拓新的脑神经通路，提高脑神经恢复速度，有益于降低致残率。促使患者生活质量提高，促进患者回归家庭与社会。康复目标是消除或减轻疾病后遗症状及并发症，改善患者功能，降低残疾程度；提高患者日常生活能力水平，为能早日回归家庭与社会提供支持。

（三）康复治疗及训练健康教育

1. 讲解康复治疗及训练项目　向患者讲解常用康复治疗及训练项目，并积极引导患者主动参与训练。临床上对于脑卒中是采用综合康复治疗的模式，以物理治疗、作业治疗、语言和言语治疗、矫形器辅助为核心，辅以中医按摩、针灸及心理治疗等方法。训练项目包括运动功能训练、平衡能力训练、吞咽功能训练、语言训练、日常生活活动能力训练、感觉功能训练、认知功能训练、心理调适。

2. 康复技术指导

（1）抗痉挛体位摆放：目的是阻止患病后痉挛模式，防止关节挛缩、变形，促进肢体良好功能状态的保持。

1）健侧卧位：头部置于软枕上，健侧在下，患侧在上，胸前放置软枕，患侧上肢肩关节前屈不超过90°，充分前伸放于软枕上，将患侧肩胛骨向前上方拉出，肘和腕关节保持自然伸展，前臂旋前，腕关节背伸，手心向下。患侧下肢髋、膝关节屈曲呈迈步状放置在身体前方的软枕上，患足给予良好支持。健侧上下肢自然舒适放置。

注意事项：手腕呈背伸位，防止手屈曲在枕头边缘，造成手部和上肢的肿胀与疼痛。患足置于软枕上，保持功能位，避免足下垂。

2）仰卧位：头下垫枕，面朝患侧。患侧肩胛骨和骨盆下垫一枕头，使肩上抬前挺和骨盆向前伸；肩关节外展，肘、腕伸展，置于枕上，掌心朝上，手指分开；患侧下肢微屈，膝下方垫枕，患侧髋下、臀部、大腿外侧放垫枕防止患侧下肢处于外展外旋位。健侧肢体自然、舒适摆放。

注意事项：尽量减少仰卧位的时间，因其受紧张性反射和迷路反射的影响，使骶尾部、足跟和外踝等处发生压疮危险性增加。避免被子压在足上，预防足下垂。避免使用过高的枕头。

3）患侧卧位：头部患侧置于软枕上，上颈段轻度前屈，躯干轻度后旋，后背垫靠软枕以防躯干后仰；将患侧肩胛骨向前上方拉出，避免盂肱关节受压和肩胛骨后缩，上肢前伸，肘关节伸直，前臂旋后，掌心向上，腕关节自然背伸，指关节伸展。患侧下肢髋关节伸直，膝关节微屈，踝关节保持背屈90°。健侧上肢自然放置于体侧，防止过度压迫患肢。

注意事项：此侧卧位躯干应稍稍后仰，偏瘫侧肩部略向前伸，避免偏瘫侧肩部过多承受身体压力而引起疼痛。手心不应放置任何东西，避免因抓握反射的影响而引起手内肌的痉挛。

4）床上坐位：摇起床头支撑背部帮助患者脊柱伸展、躯干坐直，将软枕垫在患侧大腿外下方，防止下肢外展、外旋。膝盖下方垫枕，保持膝盖微屈。双侧上肢伸展位放在床前桌上。

5）轮椅坐位：臀部尽量向后坐，躯干靠近轮椅靠背。髋、膝、踝关节于椅面和轮椅踏板保持90°，保证无内收或外展、外旋。患侧前臂旋后置于轮椅桌上。

（2）偏瘫患者的体位转换

1）翻身：辅助下向健侧翻身，将患侧下肢放于健侧下肢上，翻身时健肢带患肢一起翻转。由健手将患手拉向健侧。辅助者在患侧辅助抬起患者的肩胛、骨盆，翻身至健侧。

自主向患侧翻身，将患侧上肢外展防止受压，健侧下肢屈曲踩在床上，头转向患侧，健侧上肢带动患侧上肢通过摆动使健侧肩上抬，上肢向患侧转，健侧下肢用力蹬床，将身体转向患侧。

自主向健侧翻身，双手十指相扣交叉握手上举（患侧拇指在上），健侧下肢置于患侧腿下方，架起患侧下肢，健侧腿蹬床，同时转头，健侧上肢带动患侧上肢通过摆动转肩，完成翻身动作。

2）坐起：辅助下坐起，患者的健侧脚置于患侧脚下方，将患侧手放到辅助者肩上，辅助者扶住患者的双肩。辅助者扶起患侧肩，同时患者用健侧肘撑起躯干。患者将双下肢放至床沿边，伸展关节，坐起。

自主坐起，双手十指相扣交叉握手（患侧拇指在上），双腿交叉，健侧腿置于患侧腿的下方，用健侧腿将患侧下肢移至床边，同时颈部前屈，躯干转向健侧。双腿放至床沿下，健手松开患手。健侧肘于体侧撑起身体，抬头，手肘伸展坐起。

3）站起：辅助站起，患者双足平放于地面，患足在前。辅助者用膝盖顶住患者的患侧膝盖，双手抓住患者腰部。患者躯干前倾、重心前移，在辅助者帮助下伸髋、伸膝慢慢站起。

自主站起，患者双脚着地，患足跟平放于地面上。双手十指相扣交叉握手（患手拇指在上），双上肢向前充分伸展，身体重心前移。当双肩向前超过双膝时，双足蹬地，伸展髋关节和膝关节，站起。

4）转移：辅助下患者进行床 - 轮椅转移，患者坐于床边，双足平放置于地面上。轮椅置于患者健侧，与床成45°角，手刹制动，卸下近床侧轮椅的扶手，移开轮椅脚踏板。辅助者面向患者站立，双膝微屈，腰背挺直，双足立于患足两边，辅助者用膝部抵住患者的患侧膝盖，患者双手交叉十指相握（患者拇指在上），环抱于辅助者颈部，辅助者引导患者躯干向前倾，嘱患者双足蹬地站立，直至臀部离开床面。辅助者引导患者移动至轮椅椅面前，慢慢坐于轮椅上。

（3）坐位平衡、站位平衡训练：患者取坐位，抬头挺胸，保持头颈部直立，躯体注意无扭转，左右均对称，保持负重与两侧臀部相等，双上肢自然垂放。通过双下肢负重、健患腿依次负重、床轮椅转移等训练练习站立位平衡。训练最终要求达到即使受到外力作用也能迅速调整平衡保持不倒的他动态平衡。

（4）步行训练

1）患侧下肢负重训练：训练者双手扶住患者髋部，让患者尽量站直，并用患腿负重；健腿向前跨出半步或踏在前方的矮凳上。

2）训练患腿向前迈步：患者站立，并尽量站直，用健手扶栏杆；训练者在患侧后方，一手扶稳患者髋部，另一手帮助患脚先向后退一小步，再向前迈一小步。

3）在侧方帮助患者行走：训练者站在患侧，一手握住患手使其掌心向前；另一手放在患侧腋下；帮助患者缓慢行走，并纠正异常姿势。

4）在后方帮助患者行走：训练者站在患者身后，双手扶住患者髋部，并让其站直；在抬起健侧下肢时，协助患者用侧下肢站稳，并将身体重心缓慢前移；在抬起患侧下肢时，协助患者将患侧髋部向前、向下转动。

及时纠正异常走路姿势。之后进行复杂的步行训练以及耐力、稳定性的训练，如减重步行跑台训练。上下楼梯时采取上楼梯时健肢先上，患肢后上，下楼梯时患肢先下，健肢后下原则进行训练。必要时采取辅助器具练习步行，谨防跌倒。

（5）呼吸训练：强化呼吸肌运动控制功能为基础的核心稳定性训练，有益于显著提高机体平衡功能及运动控制能力。患者在治疗师的指导下，每天进行 3 组、每组 3～5 次的胸廓训练。同时每天进行 3 组、每组 3 次的腹肌训练及腹斜肌训练。

（6）日常生活能力训练

1）摄食与饮水：取坐立位进食，偏瘫手放置于桌板上保护患侧肩关节。健手辅助患手进食，使用防滑器皿，小口进食，防止呛咳，单侧忽略患者要防止单侧漏食。吞咽障碍者可采用间歇管饲法进食，早期开展吞咽障碍训练。进食完毕后保持半卧位 0.5～1h，避免食物反流。

2）穿衣指导：选择纯棉、宽松衣物，上衣最好穿开衫，裤子选择松紧裤。先穿患侧，后穿健侧；先脱健侧，后脱患侧。选择舒适透气、防滑性能好的平底鞋，避免系带鞋子。

3）清洁修饰指导患者健手辅助患手：梳头、洗脸、剃须，洗澡时在专业淋浴用椅下放置防滑垫，水温不可过高，谨防烫伤，必要时家属陪护。

4）如厕：卫生间需安装扶手，禁用蹲便。学会使用轮椅到卫生间，掌握床 - 轮椅转移、体位转移等方法。

（四）康复健康教育

1. **饮食**　选择低盐、低脂、高热量、高维生素、易消化的食物。应小口进食，避免过热、过硬、刺激性强的食物。不应催促患者进食，将食物完全咽下后再进食第二口，避免进食速度过快发生呛咳。进食完进行温水漱口避免口腔感染。

2. **用药**　脑卒中患者每次吃的药物种类较多，可以使用药品分装盒，按日期依次摆放，防止误服和漏服。

3. 康复中注意事项

（1）密切关注患者心理状态，如有异常及时与医生沟通，防止患者出现过激自残甚至自杀行为。

（2）安全护理：训练时注意保护患者安全，防跌倒坠床；了解药物的不良反应，遵医嘱按时服药；做好皮肤清洁工作，防止压疮。

（3）训练进度与频率在不影响病情治疗的情况下，康复训练越早开展越好。一切以适量为原则，不可急功近利，造成肢体损伤。

（五）教育评价

患者及家属能认识疾病，了解、认识康复治疗的重要性；能主动积极参与康复治疗、康复训练；能讲述清楚高危因素，控制高血压、糖尿病、脑动脉硬化、高脂血症、心脏病、肥胖症以及吸烟、饮酒的重要性；能建立健康生活习惯，积极预防及控制脑卒中危险因素；掌握床上正确体位—床上运动—坐起训练—坐位平衡训练—站位平衡训练—步行训练各个阶段训练的运动要领方法及注意事项；能复述出院后注意事项及继续康复训练的重要性。

（六）出院教育

1. 康复治疗延续的重要性　脑卒中的康复治疗是数年甚至长达终身的过程，在住院期间完成二级治疗后，更多的时间是在社区、家中进行三级治疗。坚持康复治疗的无缝隙链接锻炼，有易于效果的提升，更快速度地促进患者达到最佳生活状态，预防疾病再次复发。

2. 出院康复健康教育目标

（1）学会我护理，定时监测血压血糖情况并进行记录，遵医嘱按时服药。

（2）学会识别再复发症状，防止并发症，如有不适不可延误及时就诊。

（3）建立良好生活习惯，早日回归家庭与社会。

3. 出院康复健康教育内容

（1）家庭康复及训练原则：目前没有明确康复治疗终止时间，一般认为即使到达平台期仍要坚持康复锻炼，达到康复效果。无不适自我症状为宜，避免过度锻炼造成二次损伤。以患者康复收益与耐受程度为训练标准。

（2）按需用药：脑卒中患者大都患有高血压、高血糖，需要终身服药来控制血压血糖情况。如果发生低血压、低血糖情况，应停止相关药物服用，及时就诊。有问题及时与医生沟通，避免延误病情。

（3）避免诱发因素、预防疾病再发及控制并发症

1）血糖：糖尿病与卒中发病率密切相关，是脑卒中的独立高危因素。脑卒中长期血糖管理目标是控制糖化血红蛋白、控制血糖。

2）高血压：是脑卒中的最主要危险因素。应遵医嘱按时服药，定时监测血压。饮食方面注意清淡少盐，保持心情愉悦，避免情绪大起大落。对高于目标血压的患者，应及时控制血压在理想范围。

3）血脂控制：脂肪是人体主要热能来源之一，但含量过高会引起动脉粥样硬化，产生心脑血管疾病。长期积极控制血脂，有益于动脉粥样硬化的预防，同时减少脑卒中的发生。在改变不良生活方式血脂控制无效的基础上，使用药物。

4）体重控制：肥胖者患脑卒中概率高于体脂正常者。体重指数（BMI）正常值为 $18.5 \sim 23.99 kg / m^2$，超过 $24 kg / m^2$ 是过重，高于 $28 kg / m^2$ 是肥胖，超过 $32 kg / m^2$ 是非常肥胖。

5）生活方式改变：戒烟戒酒，早睡早起，保持良好心情，建立良好心理素质。加强运动，1 周运动 $3 \sim 4$ 次，有氧运动与无氧运动相结合，每次 30min，如有疼痛不适及时就诊。

6）并发症防治：①预防肺部感染，定时翻身拍背、促进自主咳嗽及有效排痰；进食应选择软食小口进食，食团较小且易消化，伴吞咽困难者使用吸管进行饮水。及时清理口腔分泌物，保持呼吸道通畅，降低发生肺水肿的危险。②脑卒中患者常伴有大小便失禁症状，患者及家属应加强护理，及时清理，预防失禁性皮炎的发生。③防治发生肩 - 手综合征：做患肢肩部和手部的主动、被动活动。需要时佩戴肩托。

（4）休息与饮食：早睡早起减少熬夜，每天保证 8h 充足睡眠时间。每天保证足够饮水量。每天食用盐量低于 6g，食物多样，粗粮细粮搭配，多食用新鲜水果蔬菜，每天进食牛奶或豆制品。

（5）定期复查：脑卒中康复时间漫长，患者要做好心理准备，及时记录血压血糖控制情况，定期体检，医生根据功能恢复情况、血压血糖控制情况等对康复治疗方案进行调整，患者要增加依从性，不可盲目自行用药或调整锻炼方案。

（6）注意事项：改正不良嗜好，消除诱发因素，预防卒中再复发。注意训练安全，防止跌倒、坠床。保持排便通畅，脑出血患者不可用力排便防止颅内压升高。做好自我管理，按时服药。

（吕慧颐　韩　燕）

第二节

帕金森病患者的康复健康教育

一、疾病简述

（一）定义

帕金森病（Parkinson's disease，PD）又称为震颤性麻痹。是一种常见的神经退行性疾病，本病好发于中老年人，男性多于女性。据估计，我国帕金森病患者当前已超过200万，其中65岁以上人群发病率约为1.7%。

（二）病因

帕金森病的病因现在还不是很清楚。目前公认其病因是神经细胞的退行性变，主要病变部位在黑质和纹状体。由于黑质细胞数量逐渐减少、功能逐步丧失，致使多巴胺减少，从而引起帕金森症状。根据动物实验和流行病学的结果认为帕金森病与遗传也有一定的关系。

（三）临床分类

运动障碍性疾病（movement disorders）又称锥体外系疾病（diseases of extrapyramidal system），主要表现随意运动调节功能障碍，肌力、感觉及小脑功能不受影响。运动障碍疾病源于基底节（basal ganglia）功能紊乱，通常分为两大类：肌张力增高运动减少；肌张力降低运动过多。前者以运动贫乏为特征，后者主要表现为异常不自主运动。

二、疾病特点

帕金森病的主要病理学特征是在黑质中多巴胺能神经元细胞死亡，黑质纹状体通路退化。帕金森病的临床特点包括静止性震颤、肌强直、运动迟缓、姿态步态异常为主的运动症状，以及嗅觉减退、便秘、流涎、出汗异常、睡眠行为异常和抑郁等非运动症状。帕金森病的特有表现包括面具脸、搓丸手、机器人步伐、写字过小征。

三、心理特点

帕金森病患者普遍存在紧张、焦虑、抑郁、恐惧、沮丧、行为退化、冷漠孤僻等心理变化。而且，当前帕金森病尚无明确的治愈方式，只能采取对症治疗。患者感到康复无望，从而产生紧张、恐惧等负性情绪，常表现为易哭、否定自身价值，对自身造成的家庭负担感到内疚、自责。

四、康复健康教育程序

（一）康复健康教育评估

1. **身心状况评估** 了解患者的现病史、既往病史、疾病家族遗传史、主要临床表现、有无并发症以及患者心理状况和社会支持系统等。

2. **能力的评估** 采用统一帕金森病量表（UPDRS）、韦氏帕金森病评定量表、帕金森病生活质量问卷等评估方法对患者日常生活活动能力、情绪状态、生活质量、运动状况等指标进行评估，动态了解患者的运动及非运动能力状况。了解患者及家属的文化程度及学习和接受知识的能力。

3. **对康复知识学习需求** 评估了解患者及家属的文化程度、学习能力及对疾病的认识程度；了解患者及家属对康复治疗重要性的认识；了解患者及家属是否希望通过学习康复治疗以减轻临床症状，改善运动能力及日常生活自理能力，减轻精神压力，提高生活质量；了解患者及家属是否希望了解整个康复程序与康复措施。

（二）住院教育

1. **康复治疗的重要性** 康复治疗对于患者可提高其自理及运动能力，进而提升患者自尊与自信。对于家庭社会方面可减轻家庭及社会经济负担、人力负担，节约医疗成本。

2. **康复健康教育目标** 通过健康教育使患者及家属基本了解疾病相关知识，认识到康复训练的重要性，提高依从性；熟悉在日常生活中的安全防护、判断药物副作用等，使患者自理能力提升；使患者及家属意识到心理健康的重要性，积极调动患者社会支持系统，以增强患者治疗信心及自尊自信。

3. **康复健康教育内容**

（1）讲解疾病：帕金森病是一种渐进性中枢神经疾病。病因未明，可能与年龄老化、环境因素、遗传因素有关。多发于中老年人。帕金森病患者的病情呈持续性进展，静止性震颤、肌强直、运动迟缓及姿势步态异常是本病的主要特征，严重时造成生活能力丧失。

（2）解释疾病症状及存在问题

1）静止性震颤：从一侧上肢开始，呈现有规律的拇指对掌和手指屈曲的不自主震颤，手指的震颤呈搓丸样动作。随病程进展，震颤可逐步涉及下颌、唇、面和四肢。

2）肌强直：从一侧的上肢或下肢近端开始，逐渐蔓延至远端、对侧和全身的肌肉，类似弯曲软铅管的感觉，故称铅管样肌强直。

3）步态不稳：步伐逐渐变小变慢，起步困难，欲起步却不能迈出，双足黏在地面，呈凝滞步态状，起步后呈慌张步态状。因姿势反射障碍，患者被绊后容易跌倒，摔伤。

4）运动迟缓：患者随意动作减少、减慢。表情呆板，笑容出现和消失减慢，又称面具脸；手指精细动作很难完成，字越写越小，称写字过小征。

5）其他：常见为自主神经症状，如便秘、流涎、出汗异常等。部分患者伴有言语、认知、吞咽障碍，约半数患者伴有抑郁症和睡眠障碍。

（3）明确康复意义与目标：帕金森病属慢性进展性疾病。对患者的身心均可造成伤害，最终影响患者的生活质量。康复的目标是积极治疗、预防并发症并采取各种促进身心健康的措施，以控制或减缓疾病的继续发展，减轻患者的运动及非运动功能障碍，最大限度地恢复患者生活自理能力，增强安全意识，改善语言、认知、吞咽障碍，提高睡眠质量，预防及缓解便秘，缓解患者焦虑、抑郁情绪等，从而提高生活质量。

（三）康复治疗及训练健康教育

1. 讲解康复治疗及训练项目　采用综合康复治疗的模式，以物理治疗、作业治疗、语言和言语治疗、矫形器辅助为核心，辅以中医按摩、针灸及心理治疗等方法。训练项目包括肢体功能训练、饮食指导、用药指导、日常生活活动能力训练、语言训练、吞咽训练、认知功能改善、心理调适。

2. 康复技术指导

（1）放松训练和腹式呼吸训练：在安静环境，放暗灯光，舒适体位，闭上双眼，进行深而缓慢的呼吸。经鼻吸气，吸气时腹部鼓起，用口呼气，呼气时腹部放松，每次训练 5～15min，每天 2～3 次。

（2）运动疗法

1）平衡功能训练：患者站立双足与肩同宽，在尽可能维持平衡的状态下进行前、后、左、右 4 个方向重心转移训练。

2）步态训练：训练前督促患者身体站直，双眼平视前方，起步时足尖抬高，足跟着地后再使脚尖着地；患者的跨步幅度尽量加大，同时辅助患者进行转弯练习，并根据患者具体情况进行个体化的训练方法，如跨越障碍物的训练等。

3）关节及肢体功能训练：加强患者的肌肉伸展活动范围，牵引缩短或僵直的肌肉，增加关节功能稳定性。每次 15～30min，每天 3～5 次。

4）手部精细动作训练：主要指导患者进行手的技巧性和四肢的精细性协调训练。将两手心放在桌面上，作手指分开和合并动作，以及握掌和屈伸动作每组 10～20 次，每天 3～5 组。

（3）日常生活功能训练：指导患者进饮食、穿脱衣、坐站姿及体位转换、平地行走及上下楼梯等，加强上肢活动及上下肢配合训练，不断提高生活自理能力，提高生活质量。

（4）语言功能训练：让患者有意识的大声说话，尽量发音准确，注意口形、舌的位置和面肌表情。鼓励患者平时积极参与人与人之间的语言交流，还可进行唱歌、朗读等训练。

（5）吞咽功能训练

1）口腔颜面部肌肉放松训练：指导患者进行唇舌运动，如张口、闭嘴、吸吮、鼓腮、呲牙以及伸舌、卷舌、环绕等动作。

2）颈部放松训练：颈部的前屈、后伸，及左、右旋转、侧屈和耸肩运动。

3）构音训练：反复训练发 / k /、/ i /、/ e / 音，音量由大到小再由小到大交替改变。

4）摄食训练：培养良好的进食习惯，最好定时、定量。进食时，采取坐位或高卧位，颈部前屈 30°，从小量开始，并指导反复吞咽、空吞咽等代偿方法。

（6）认知障碍的康复训练：早期认知改变限于执行功能下降、视空间障碍、记忆力下降、定势转换能力下降。晚期认知障碍主要表现为痴呆。

1）注意力训练：听口令拍手，由治疗师统一发布口令，听到口令患者拍手，观察并记录患者的反应时间；找数字游戏，分给患者 10 张卡片，卡片上标注不同数字，治疗师说出数字，患者抽出相应的卡片，观察并记录患者的反应时间。

2）记忆力训练：治疗师带领患者进行最简单的诗词学习，并要求患者学习后背诵。记录患者记忆的时间，并对患者的背诵表现进行评分。

3）处理问题能力训练：给患者一份报纸，让患者从报纸中找到要求的信息，记录患者找到所需内容的时间；给患者假设情景，如排列"起床、洗漱、吃早饭"的顺序，根据患者的表现评分。

（7）心理调适：半数以上帕金森病患者存在焦虑、抑郁情绪，这与其运动能力、日常生活活动能力降低及出现语言、吞咽等障碍有关，帕金森病属慢性病，终身治疗会增加家庭的经济负担及家属的生活负担，使患者更为沮丧，因此要鼓励患者早期开展康复训练及治疗，积极参与社交活动，并调动患者社会支持系统，鼓励患者重拾信心，重返社会。

（四）康复健康教育

1. **饮食**　给予患者高热量、高维生素、高纤维素、低盐、低脂、适量优质蛋白且易于消化的饮食，并戒烟、限酒。进食时坐位或半坐位，少食多餐，缓慢进食，对咀嚼及吞咽功能障碍患者，应选用鸡蛋羹、面片等半流质软质饮食，给予患者足够的进食时间。对于进食困难、饮水呛咳者要根据患者情况考虑留置胃管或经胃造瘘鼻饲饮食，以防止误吸、窒息或吸入性肺炎。

2. **用药**　药物治疗是帕金森病的最主要治疗手段。用药原则遵循：从小剂量开始，逐步缓慢加量直至有效维持。常用药物包括抗胆碱能药物、金刚烷胺、复方左旋多巴、多巴胺受体激动剂等，遵医嘱指导患者按时服药。

3. 康复中注意事项

（1）注意安全：地面保持干燥、防滑，最好穿鞋底摩擦力大些的平跟鞋；卫生间应安装门把手、浴凳及防滑垫；日常物品放于易取之处；给予患者助行器，如手杖可帮助患者限制前冲步态和维持平衡；存在吞咽功能障碍者，应告知患者吞咽障碍可能存在的潜在风险，教会患者和家属正确的吞咽方法及海氏急救法。

（2）功能训练注意事项：功能锻炼越早越好，运动时间及运动量应因人而异，从一项训练过渡到另一项训练应缓慢进行，避免跳跃式运动。运动时动作要轻柔、缓慢，注意安全，避免碰伤、摔伤等事故发生。后期患者没有自主运动能力时，可依靠家属帮助进行被动运动，以尽早恢复一定的自主运动。康复锻炼应循序渐进，及时给予患者表扬、鼓励，康复效果不要急于求成，以免产生失望、抑郁心理。

（3）药物不良反应：抗胆碱能药物如苯海索。主要不良反应包括恶心、呕吐、眩晕、疲倦、视物模糊、口干、便秘、小便困难等。若出现症状不可迅速停药，应缓慢减量，以免症状恶化。遵医嘱定时、定量服药，注意药物不良反应。

（4）注意患者心理支持：对于老年患者应调动家属及配偶给予患者更多的关怀与支持，减轻患者孤独感与偏执心理，缓解患者焦虑情绪，鼓励患者进行力所能及的康复训练，以提高患者生存质量；对于中年患者医务人员及家属应维护其尊严，使患者尽快适应社会及家庭地位转变的不适心理，鼓励其积极参与并坚持功能康复训练，帮助患者重塑信心，使其重返社会。

（5）活动与休息：鼓励患者进行适当锻炼及参与日常生活运动如打太极、散步、自行进食、穿脱衣等，以改善身体的活动能力并延缓肢体功能障碍的发展；卧床患者进行被动运动，以防止关节僵硬和肢体挛缩，从而提高患者生存质量。

（6）并发症的预防

1）外伤：常见外伤原因为跌倒，应保证患者生活环境无障碍物，穿防滑鞋子，行走时有辅助器具支撑；其他外伤还包括热水器烫伤、锐器刺伤等，应避免让患者单独使用此类物品。

2）感染：患者由于不自主运动及震颤，出汗多，因此皮肤易受刺激，而降低抵抗力，易发生皮肤破损并继发感染，因此帮助患者保持皮肤卫生，衣服勤换洗，卧床患者勤擦洗并给予皮肤按摩，以改善皮肤血液循环，增强抵抗力。

3）压疮：针对长期卧床及肢体运动不便的患者易发生压疮，应做到勤翻身、勤擦洗、勤整理、勤更换、勤观察。

（五）教育评价

通过康复健康教育，患者和家属了解帕金森病的相关知识，掌握帕金森病的治疗方法；患者和家属了解、认识帕金森病是终身疾病，康复治疗的重要性；能主动积极参与康复治疗、康复运动；能讲述坚持运动的重要性，在康复治疗中能得到配偶或家庭成员的帮助与支持；掌握运动疗法的技术及运动中注意事项，提高患者的生活质量；能复述出院后注意事项及继续康复运动的重要性。

（六）出院教育

1. 康复治疗延续性的重要性 帕金森病属慢性进展性疾病，需终身治疗。持续的康复训练能帮助患者改善运动功能及提高包括语言、吞咽、穿脱衣等项目的日常生活能力，可使患者参与到力所能及的日常活动和工作中，从整体上提升患者的自尊自信及生存质量。

2. 出院康复健康教育目标 帕金森病是终身性疾病，使患者及家属意识到出院后坚持康复训练对稳定病情十分重要；使患者及家属学会在日常生活中如何做到安全防护、饮食方法正确及结构合理、大便通畅、睡眠质量提升、正确判断药物副作用等，使患者提升自理能力；调动家庭及社会支持系统，重视患者心理健康，从整体上提高患者生活质量；使患者回归社会，重建正常人际关系。

3. 出院康复健康教育内容

（1）家庭康复及训练原则：劳逸结合，活动量以患者能耐受、不产生疲劳为度，不宜采取剧烈活动。

（2）按需用药：遵医嘱用药，从小剂量开始逐渐缓慢加量直至有效维持。最佳服药时间为餐前30min或餐后1h。服药过程中要仔细观察肌强直、震颤等临床症状的改善程度以及用药后的不良反应情况。一旦出现药物不良反应时，及时就诊。

（3）避免诱发因素、预防疾病再发及控制并发症：帕金森病的病因诊断尚不明确，流行病学调查显示，长期接触某些工业化学品、杀虫剂、除草剂等是帕金森病发生的危险因素，因此应避免接触。帕金森病为终身性疾病，尚无治愈措施，因此应结合康复训练及药物治疗、饮食治疗等方法以预防疾病加重。帕金森病的常见并发症，包括外伤、感染、压疮等，应帮助患者保持皮肤清洁，增强机体免疫力，训练及生活中注意安全活动，以预防并发症的发生。

（4）休息与饮食：合理安排运动及休息时间，保证充足睡眠，睡眠障碍者可适当给予镇静催眠药物。给予患者高热量、高维生素、高纤维素、低盐、低脂、适量优质蛋白且易于消化的平衡膳食，嘱患者戒烟、限酒；食物宜切成小块、磨碎以便于吞咽；对于吞咽障碍或呛咳患者，不可勉强进食，可采用留置胃管或经皮胃造瘘间歇性管饲。

（5）定期复查：帕金森病无法根治，病程长达数年至数十年，按医嘱定期复诊至关重要。指导患者及家属及时进行康复效果的评定，适时调整康复方案，发现症状加重时，应及时就诊。

（6）注意事项：出院后需注意保持大便通畅，由于迷走神经背核的损害，久坐、活动量减少会引起便秘，因此平时须注意养成定时排便的习惯，强化排便放射，坚持运动；同时应注意多吃蔬菜、新鲜水果，多饮水，必要时可适当使用软化剂，尽量避免使用缓泻剂。

（吕慧颐　韩　燕）

第三节　周围神经损伤患者的康复健康教育

》》一、疾病简述

（一）定义

周围神经损伤主要由于各种原因引起的受该神经支配的区域出现感觉障碍、运动障碍和营养障碍。

（二）病因

周围神经损伤的原因可分为：①牵拉损伤，如产伤等引起的臂丛损伤；②切割伤，如刀割伤、电锯伤、玻璃割伤；③压迫性损伤，如骨折脱位等造成的神经受压；④火器伤，如枪弹伤和弹片伤；⑤缺血性损伤，肢体缺血挛缩，神经亦受损；⑥电烧伤及放射性烧伤；⑦药物注射性损伤及其他医源性损伤。

（三）临床分类

周围神经损伤的种类较多，常见的周围神经损伤包括臂丛神经损伤、腋神经损伤、肌皮神经损伤、正中神经损伤、桡神经损伤、尺神经损伤、股神经损伤、坐骨神经损伤、腓总神经损伤。

》》二、疾病特点

周围神经指中枢神经（脑和脊髓）以外的神经，包括 12 对脑神经、31 对脊神经和植物性神经（交感神经、副交感神经）。周围神经损伤常致支配区域感觉障碍、运动障碍和营养障碍。明显外伤导致的周围神经损伤相对容易诊断。但是，周围神经的慢性损伤表现不典型，常常被医生误诊，也不被患者重视。一旦等到症状严重时，损伤已到晚期，错过了最佳治疗窗口期，导致效果不佳，甚至是相关功能的完全丧失，最终可引起严重的肢体功能障碍，甚至留下终身残疾。常见表现包括上肢下垂、手部小肌肉全部萎缩、三角肌肌萎缩（方形肩）、猿掌畸形等。

》》三、心理特点

周围神经损伤疾病发病突然，对患者内心形成巨大冲击，患者常因难以接受而产生震惊、愤怒等情绪。肢体功能障碍甚至残疾的发生使患者自尊心增强，猜疑心加重，甚至出现心理性休克及反常行为。同时因患者对治疗各种手段、原理、作用以及操作不了解，也会产生恐惧或依赖心理。

》》四、康复健康教育程序

（一）康复健康教育评估

1. **身心状况评估**　了解患者的现病史、既往病史、疾病家族遗传史；了解患者生活史（生活地、生活方式、饮食方式）、个人史（性别、年龄等），了解患者目前主要临床表现及有无并发症；了解患者心理状况及社会支持系统（包括家庭组成、经济状况、文化教育背景等）等。

2. **能力的评估**　运用巴氏指数英国医学研究会 BMRC 神经损伤修复综合评价标准、感觉神经传导速度（SNCV）、运动神经传导速度（MNCV）、焦虑 / 抑郁自评量表等对患者日常生活活动能力、运动状况、情绪状态、生活质量等指标进行评估，动态了解患者的运动及感觉状况；了解患者学习及接受知识能力；对康复措施的依从性；对疾病程度的判断力；对并发症的预防力。

3. **对康复知识学习需求**　了解患者及家属的文化程度；对疾病相关知识的认知程度；现康复技术的了解程度；学习的需求度及学习能力；对康复治疗重要性的认识；对康复治疗、康复知识学习、掌握的要求。

（二）住院教育

1. **康复治疗的重要性**　康复治疗可以帮助患者恢复运动及感觉功能，提高患者日常生活自理能力及工作能力，增强患者治疗信心及积极性，提升患者自尊与自信。对于家庭社会方面，可减轻家庭及社会经济负担、人力负担，促使患者重回社会，提高社会生产力。

2. 康复健康教育目标　通过健康教育使患者及家属基本了解疾病相关知识，认识到康复训练的重要性，提高依从性；熟悉在日常生活中的安全防护、辅助器具使用、诱因预防等，使患者自理能力提升；使患者及家属意识到心理健康的重要性，积极调动患者社会支持系统，以增强患者治疗信心及自尊自信。

3. 康复健康教育内容

（1）讲解疾病：周围神经指中枢神经以外的神经，周围神经损伤常导致相应神经支配区域出现感觉障碍、运动障碍和营养障碍，通常是轴突损伤。损伤的原因包括牵拉性损伤、压迫性损伤、缺血性损伤、火器伤、电烧伤及放射性烧伤、药物注射性损伤等。周围神经损伤后该神经支配的靶组织（皮肤、肌肉和骨关节）出现疼痛、挛缩、痉挛、麻木或瘫痪等症状和体征，以致肢体出现功能障碍。也常合并骨、关节、血管、肌腱等损伤，进一步严重影响肢体功能，然而四肢神经损伤，只要及早处理得当，多数可获得较好的疗效。

（2）解释疾病症状及存在的问题

1）臂丛神经损伤：主要表现为神经根型分布的运动、感觉障碍。臂丛上部损伤表现为整个上肢下垂，上臂内收，不能外展外旋，前臂内收伸直，不能旋前旋后或弯曲，肩胛、上臂和前臂外侧有一狭长的感觉障碍区。臂丛下部损伤表现为手部小肌肉全部萎缩而呈爪形，手部尺侧及前臂内侧有感觉缺失，有时出现霍纳综合征。

2）腋神经损伤：运动障碍，肩关节外展幅度减小。三角肌区皮肤感觉障碍。角肌萎缩，肩部失去圆形隆起的外观，肩峰突出，形成方形肩。

3）肌皮神经损伤：肌皮神经自外侧束发出后，斜穿喙肱肌，经肱二头肌和肱肌之间下行，并发出分支支配上述三肌。终支在肘关节稍上方的外侧，穿出臂部深筋膜，改名为前臂外侧皮神经，分布于前臂外侧皮肤。肌皮神经受伤后肱二头肌、肱肌及前臂外侧的皮肤感觉障碍。

4）正中神经损伤：第1、2、3指屈曲功能丧失；拇对掌运动丧失；鱼际肌萎缩，出现猿掌畸形；示指、中指末节感觉消失。

5）桡神经损伤：桡神经损伤为全身诸神经中最易受损伤者，常并发于肱骨中段骨折。主要表现为伸腕力消失，而"垂腕"为典型表现；拇外展及指伸展力消失；手背第1、2掌骨间感觉完全消失。

6）尺神经损伤：第4和第5指的末节不能屈曲，骨间肌瘫痪，手指内收外展功能丧失，小鱼际萎缩变平，小指感觉完全消失。

7）股神经损伤：运动障碍，股前肌群瘫痪，行走时抬腿困难，不能伸小腿。感觉障碍，股前面及小腿内侧面皮肤感觉障碍。股四头肌萎缩，髌骨突出，膝反射消失。

8）坐骨神经损伤：踝关节与趾关节无自主活动，足下垂而呈马蹄样畸形，踝关节可随患肢移动呈摇摆样运动。小腿肌肉萎缩，跟腱反射消失，膝关节屈曲力弱，伸膝正常。小腿皮肤感觉除内侧外，常因压迫皮神经代偿而仅表现为感觉减退。小腿或足底常伴有跳痛、麻痛或灼痛。

9）腓总神经损伤：垂足畸形，患者为了防止足趾拖于地面，步行时脚步高举，呈跨越步态；足和趾不能背伸，也不能外展外翻；足背及小趾前外侧感觉丧失。

（3）明确康复意义及目标：虽然多数周围神经损伤无法治愈，会留有不同程度运动及感觉障碍。然而结合周围神经损伤的临床表现及疾病特点，通过康复最大限度的帮助患者消除或减轻疼痛，预防与解除肌肉肌腱挛缩、关节僵硬，防止肌肉萎缩，增强肌力，帮助患者改善运动功能及恢复感觉功能，减轻或纠正残疾，最终恢复患者的生活和工作能力，如自行走路、进食、刷牙洗脸、上下楼梯等。

在周围神经损伤早期，康复目标主要是及早消除炎症、水肿，促进神经再生，防止肢体发生挛缩畸形。在损伤的恢复期，康复目标是促进神经再生，恢复神经的正常功能，矫正畸形。增强肌力，促进运动功能的恢复。后期使患者最大限度地恢复原有的功能，恢复正常的日常生活和社会活动，重返工作岗位或从事力所能及的工作，提高患者的生活质量。

（三）康复治疗及训练健康教育

1. **讲解康复治疗及训练项目**　给患者讲解周围神经损伤的康复训练应贯穿整个治疗过程，越早开始越好，因为神经损伤的治疗具有一定的时效性，损伤后时间过长，神经中板结构包括运动中板和感觉中板会发生蜕变，纤维化、瘢痕化。错过最佳治疗时机，即使进行了有效的神经修复，可能也达不到预期有效的治疗结果。康复目标是防治并发症，促进神经再生，保持肌肉质量迎接神经再支配，促进运动与感觉功能的恢复，最终改善患者的生活与工作能力。康复治疗包括物理疗法、推拿按摩、运动疗法、作业治疗、感觉训练、矫形器的应用以及其他治疗。

2. **康复技术指导**

（1）病因治疗：及时去除致病因素，以减轻对神经的损害，如为神经压迫采取手术减压、营养代谢障碍者补充营养，纠正代谢障碍。

（2）物理疗法：超短波、毫米波、蜡疗等可改善循环，促进水肿吸收，缓解疼痛；低中频电疗、激光治疗等有消炎、促进神经再生的作用。用温水浸浴、漩涡浴，可以缓解肌肉紧张，促进局部循环，松解粘连。在水中进行被动运动和主动运动，可防止肌肉挛缩。

红外线照射损伤部位可扩张血管，加强局部的组织代谢和神经营养。电针治疗较适用于神经失用、神经轴索中断轻症及神经修复术后。只要能尽早、及时并坚持有效地治疗，多能取得明显疗效。

（3）运动疗法：在周围神经损伤的康复中占有非常重要的地位，应注意在神经损伤的急性期，动作要轻柔，运动量不能过大。①保持功能位：周围神经病损后，为了预防关节挛缩，保留受累处最实用的功能，应将损伤部位及神经所支配的关节保持良好的姿位。②肌力训练：当患者肌力Ⅰ级时，可以做等长收缩和助力收缩；肌力在Ⅱ级以上可进行助力收缩和去除重力下主动运动；当肌力达到Ⅲ级时可以进行抗阻运动，同时进行速度、耐力、灵敏度、协调性和平衡性的训练。抗阻运动方法有渐进抗阻运动、短暂最大负载等长收缩训练、等速训练。运动疗法的原则是大重量、少重复。

（4）推拿按摩：根据病情不同部位，可运用不同手法。沿神经走行方向按摩、叩击，2~3次/d，既可促进血液循环，又能了解神经生长情况。

（5）作业治疗：根据功能障碍的部位及程度、肌力及耐力的检测结果，进行有关的作业治疗，比如ADL训练、编织、打字、木工、雕刻、缝纫、刺绣、泥塑、修理仪器、文艺和娱乐活动等。

（6）感觉训练：开始时，采用患者能耐受的轻柔触觉刺激，待患者适应后，逐渐增加刺激强度，最终使患者能够耐受较强的触觉刺激而不产生疼痛。感觉训练时间不宜过长，次数不宜过多，以每日训练10~15min为宜。

（7）矫形器的应用：夜间睡眠时可以佩戴相应的功能位支具，预防和矫正关节畸形、挛缩，通过限制关节的异常活动，维持关节的正常活动范围，稳定关节；保护损伤神经支配的肌肉，防止拮抗肌挛缩，提高肢体功能；动力性夹板可以提供或帮助瘫痪肌肉运动。佩戴支具的患者应定时观察佩戴处局部的皮肤颜色，防止长时间受压，引起皮肤破溃或形成压疮。

（四）康复健康教育

1. 饮食　给予高蛋白、高热量、高维生素饮食，卵磷脂可以保护及修补神经；维生素及矿物质：维生素A、B、E和硫胺素（B_1），治疗神经炎及神经痛；钙螯合剂：协助神经冲动的传导；蛋白质：维持神经功能。避免咖啡、汽水、香烟等刺激物。

2. 用药　神经生长因子（NGF）：B族维生素（B_1、B_6、B_{12}）。

3. 康复中注意事项

（1）避免诱发因素防止疾病复发：常见诱发因素包括过度劳累、寒冷、创伤等。指导患者适当休息，生活中注意劳逸结合，注意防寒，天气变化时及时添加衣物，日常生活中注意保护，防受伤。

（2）注意安全：日常生活中注意患肢的保护，禁止过度伸缩动作，防止二次损伤；周围神经损伤患者存在感觉功能障碍，日常生活中应注意防烫伤、冻伤、灼伤等；运动功能障碍的患者应注意防跌倒，日常用物放于易取之处，适时给予辅助器具的使用。

（3）心理支持：适时的心理支持可帮助患者消除焦虑、恐惧、孤独、自怜等负性情绪。医护工作者应主动与患者协调、沟通患者病情及所需采取的医疗护理措施，在取得患者配合和理解的基础上，满足患者了解病情的需要，适当地为患者提供角色榜样，以提高患者恢复疾病的信心，并提高训练积极性。鼓励患者家属向患者提供包括心理、精神及物质上的支持，使患者缓解负性情绪，安心脱离社会其他角色功能，全身心投入患者角色，积极参与并坚持功能康复训练，重塑信心，提升日常生活能力，重返社会与工作。

（五）教育评价

通过康复健康教育、康复治疗，患者及家属能了解周围神经损伤，认识康复治疗的重要性，学习并掌握康复方法、注意事项及出院后继续家庭康复的重要性。

（六）出院教育

1. **康复治疗延续的重要性**　周围神经损伤影响患者运动及感觉功能障碍，患者可致终身残疾，因此需坚持康复训练。持续的康复训练能帮助患者改善运动功能，促进感觉的恢复，从而提高日常生活能力。可使患者参与到力所能及的日常活动和工作中，从整体上提升患者的自尊自信及生存质量。

2. **出院康复健康教育目标**　使患者及家属意识到出院后坚持康复训练对稳定病情十分重要；使患者及家属学会日常生活中安全防护、避免诱因、正确饮食及规律用药等，使患者提升自理能力；调动家庭及社会支持系统，重视患者心理健康，从整体上提高患者生活质量；使患者回归社会，重建正常人际关系。

3. **出院康复健康教育内容**

（1）家庭康复及训练原则：劳逸结合，活动量以患者能耐受、不产生疲劳为度，不宜采取剧烈活动。

（2）按需用药：常用药物为 B 族维生素（B_1、B_6、B_{12}），B 族维生素用来治疗各种原因引起的多发神经炎，有炎性脱髓鞘病变，还会使用肾上腺皮质激素，应注意观察用药后的不良反应，观察有无胃部疼痛不适和黑便。慎用安眠镇静药，因其可产生呼吸抑制，以免掩盖病情或加重病情。

（3）避免诱发因素、预防疾病再发及控制并发症：常见诱发因素包括过度劳累、寒冷、创伤等，应注意预防，以防疾病复发。周围神经损伤病损部位不同，可能导致并发症的差异。临床常见并发症多为长期卧床引起的压疮、坠积性肺炎、深静脉血栓等，关节损伤还可导致肢体瘫痪和关节畸形等并发症的出现，因此应注意预防及对症治疗。

（4）休息与饮食：合理安排运动及休息时间，保证充足睡眠。给予患者高蛋白、高热量、高维生素、易消化饮食。

（5）定期复查：按医嘱定期复诊至关重要。指导患者及家属及时进行康复效果的评定，适时调整康复方案，发现症状加重时，应及时就诊。

（6）注意事项预防并发症的护理：此类患者往往感觉及表达迟钝，要全方位关怀患者，注意患者居室的温湿度及通风采光，根据天气变化等增减被褥衣服预防感冒。采取合理安全的室内、户外运动训练方式，并督促协助落实床上主动、被动功能训练，加强肌肉、关节、肢体的按摩，延缓各类并发症的发生。

（吕慧颐　郜　雅）

第四节　脊髓损伤患者的康复健康教育

一、疾病概述

（一）定义

脊髓损伤（spinal cord injury，SCI）是由于各种致病因素引起脊髓结构和功能损害，造成损伤水平以下脊髓功能障碍，包括感觉和运动功能障碍，反射异常及大、小便失禁等相应的病理改变，也就是常见的四肢瘫（颈段脊髓损伤）、截瘫（胸、腰段脊髓损伤），是一种严重致残性损伤。

（二）病因

脊髓损伤的原因过去以战伤、煤矿事故为多，近年来交通事故、工农业劳动、自然灾害、意外事故等急剧增加，而运动外伤与日常生活中的损伤亦引起了人们的注意。

1. **外伤**　交通事故、坠落、跌倒等，有时伴有脊柱骨折、脱位，有时不伴有脊柱损伤而为单纯脊髓损伤。

2. **脊柱、脊髓发生的肿瘤及血管畸形。**

3. **分布到脊髓的血管阻塞、脊髓的炎症。**

4. **脊髓被压迫**　脊髓韧带骨化、椎间盘突出、变形性退行性脊柱疾患等。

5. **其他疾病**　先、后天畸形、脱髓性变性疾病、代谢性疾病、脊柱结核等。

（三）分类

1. 按损伤的部位分类

（1）四肢瘫：指由于脊髓腔内脊髓神经组织的损伤造成颈段运动、感觉功能的损害和丧失。四肢瘫引起上肢、躯干、大腿及盆腔脏器的功能损害，不包括臂丛病变或椎管外周围神经的损伤。

（2）截瘫：指椎管内神经组织的损伤造成脊髓胸、腰或骶段的运动、感觉功能损害或丧失，其上肢功能完好，不包括腰骶丛病变或椎管外周围神经的损伤。

2. 按损伤的程度分类

（1）不完全损伤：如果发现神经损伤平面以下包括最低位骶段保留部分感觉或运动功能，这种损伤为不完全损伤。骶部感觉包括肛门黏膜皮肤连接处和深部肛门的感觉，运动功能检查是用手指肛检确定肛门外括约肌的自主收缩。

（2）完全性损伤：指骶段感觉、运动功能完全消失。

3. 按脊髓功能损害分级　见表 19-1。

表 19-1　ASIA 脊髓功能损害分级

	功能损害分级	临床表现（体征）
A	完全性损害	在骶段无任何运动或感觉功能保留
B	不完全性损害	损伤平面以下包括骶节段（$S_{1～s}$）还存在感觉功能，但无运动功能
C	不完全性损害	损伤平面以下存在运动功能，并且大部分关键肌的肌力小于 3 级
D	不完全性损害	损伤平面以下存在运动功能，并且大部分关键肌的肌力大于或等于 3 级
E	正常	运动和感觉功能正常

≫≫ 二、疾病特点

脊髓损伤到目前为止，各种研究和治疗方法，都未能达到使脊髓的损伤效应逆转、脊髓再生、功能恢复的目的。康复医学的发展，康复训练技术的应用，使脊髓损伤患者的功能障碍得到了显著的改善和代偿，提高生活质量，使他们回归家庭，重返社会变成了现实。脊髓损伤后可出现以下功能障碍：

1. **运动障碍**　表现肌力、肌张力、反射的改变。

2. **感觉障碍**　主要表现脊髓损伤平面以下感觉（痛温觉、触压觉及本体觉）的减退、消失或感觉异常。

3. **括约肌功能障碍** 主要表现膀胱括约肌和肛门括约肌功能障碍，表现为尿潴留、尿失禁和排便障碍。

4. **自主神经功能障碍** 表现为排汗功能和血管运动功能障碍。

5. **颈段损伤** 四肢瘫、胸、腰段脊髓损伤（截瘫）。

6. **日常生活活动能力障碍** 严重影响生活质量。

≫≫ 三、心理特点

脊髓损伤的患者因伤残造成的生活、工作和活动能力的障碍和丧失，产生悲观、焦虑、急躁或绝望情绪，疾病康复受到严重影响。患者经历的心理过程有以下 5 个阶段：

1. **震惊阶段** 由于患者情感麻木，思维反应迟钝，所以周围人的关心和安慰，可以给患者积极的支持。

2. **否认阶段** 患者有一个适应、领悟的过程，逐渐接受残疾的现实。

3. **抑郁或焦虑反应阶段** 截瘫患者有自杀意念。抑郁期患者一般都有自卑心理，无法正确评价自己的价值，对残疾生活过分悲观。

4. **对抗独立阶段** 该期患者的情况比较复杂，心理障碍的关键是与所处社会环境之间协调不当，在行为上表现不适应，对治疗易产生抵触情绪。利用社会支持系统共同做好心理康复。

5. **适应阶段** 心理适应期最突出的心理障碍是患者面对新生活感到选择职业困难。多数患者已无法从事原来的工作，需要重新选择。

在实际康复过程中心理表现 5 个阶段的划分也不是绝对的，不是所有的患者都经过全部五个阶段，有的患者跨过某一阶段，直接进入另一个阶段，有些患者具有相连两个阶段的心理行为特点。

≫≫ 四、康复健康教育程序

（一）康复健康教育评估

1. **心理、社会状况评估** 脊髓损伤患者因有不同程度的功能障碍，患者会产生严重的心理负担及社会压力，对疾病康复有直接影响。要评估患者及家属对疾病及康复的认知程度、心理状态、家庭及社会的支持程度。

2. **能力的评估**

（1）运动能力评估：用肌力评定量表对肌力进行评估；应用改良 Ashworth 评定法来评估患者的痉挛情况；采用量角器或线测量法，评估患者关节受限程度。

（2）日常生活能力评估：功能独立性量表、改良 Barthel 量表、生活质量量表。

（3）排泄能力评估：通过患者病史、临床检查、尿流动力学检查、B 超等来评估患者的排尿、排便功能。

3. 对康复知识学习需求 了解患者及家属的文化程度、学习能力及对疾病的认识程度；患者及家属是否了解疾病发展过程，是否清楚疾病带来的残疾、后遗症等与生活的关系；康复治疗的重要性及注意事项；了解患者及家属对康复治疗、康复知识学习、掌握的要求。

（二）住院教育

1. 康复治疗的重要性 康复治疗有益于改善运动能力、日常生活能力、减轻后遗症状、改善患者情绪、提高其自信心、尽快回归家庭回归社会。同时也可以减轻家庭经济负担、节约医疗成本。

2. 康复健康教育目标 通过健康教育使患者及家属基本了解疾病相关知识，认识到康复训练的重要性，提高依从性；熟悉掌握在日常生活中的自我护理及管理，使患者自理能力提升，重建生活信心；使患者及家属意识到心理健康的重要性，积极调动患者社会支持系统，以增强患者治疗信心。

3. 康复健康教育内容

（1）讲解疾病：脊髓损伤可以是完全性也可能是不完全性损伤。完全性脊髓损伤造成损伤脊髓平面以下所有功能的消失，患者终身瘫痪。不完全性脊髓损伤的患者可于受伤后即表现为不完全性瘫痪，也可能最初为脊髓休克，患者出现弛缓性瘫痪，脊髓休克过后脊髓功能有部分恢复，但患者仍表现为不完全性瘫痪。截瘫患者可表现多方面的生理功能改变。损伤后按损伤平面造成一系列功能障碍，例如，运动障碍，表现为肌力、肌张力、反射的改变；感觉障碍，脊髓损伤平面以下感觉（痛温觉、触压觉及本体觉）的减退、消失或感觉异常；括约肌功能障碍，膀胱括约肌和肛门括约肌功能障碍，表现为尿潴留、尿失禁和排便障碍；自主神经功能障碍，表现为排汗功能和血管运动功能障碍；颈段损伤，四肢瘫；胸、腰段脊髓损伤，截瘫以及日常生活活动能力障碍，严重影响生活质量。

（2）解释疾病症状及存在的问题：脊髓损伤可造成终身残疾，生活不能自理，需要有人照料，产生许多并发症。例如，长期卧床，局部皮肤受压产生的压疮，由于小便失禁造成的泌尿系感染，长期不站立引起的骨质疏松甚至骨折，骨关节长期不运动引起的挛缩固定、肌肉萎缩、痉挛和疼痛、髋关节和膝关节周围的异位骨化、下肢静脉血栓等。脊髓损伤通过康复治疗、功能训练，减少并发症；使用假肢、辅助器，能使患者重新站起来；康复治疗、功能训练能发挥最大残存功能，达到生活自理，回归社会、家庭。

（3）明确康复意义及目标

1）完全性脊髓损伤患者的康复目标为维持残存功能，并学会如何在以后的生活中防止并发症（意即如何适应新的生活方式）。

2）不完全性损伤患者康复目标的设定则需针对其想要重获的功能，因为对患者而言，部分功能的恢复更有可能。

3）短期目标应根据患者的现有情况每周制订一次。长期目标的制订则需参照评定结束后患者的主观愿望，每两周评价一次，如果没有达到目标，就要继续治疗或调整原定目标。

（三）康复治疗及训练健康教育

1. 讲解康复治疗及训练项目　向患者讲解常用康复治疗及训练项目，并积极引导患者主动参与训练。临床上对于 SIC 是采用综合康复治疗的模式，以物理治疗、作业治疗、矫形器辅助为核心，辅以中医按摩、针灸及心理治疗等方法。训练项目包括运动功能训练、平衡能力训练、日常生活活动能力训练、神经源性膀胱训练、神经源性肠训练、心理调适。

2. 康复技术指导

（1）关节活动范围（ROM）的训练

1）急性期关节活动范围的训练：急性期以维持伤前正常的关节活动范围为目标，此时瘫痪为弛缓性，故暴力操作易引起软组织的损伤，有可能形成异位骨化。缓慢活动关节。

2）离床期关节活动范围的训练：离床期脊柱骨折部位已经稳定，训练坐起。关节活动度训练。

3）回归社会准备期关节活动范围的训练：此期的患者即将出院，出院后的健康管理则由患者自己去完成，与排泄及皮肤管理的方法相同，有必要指导患者自己去进行关节活动范围的训练。

（2）肌力增强训练：按照各个时期进行肌力增强训练。

1）急性期肌力增强训练：此时的训练在于预防卧床期间产生的肌力下降。训练时以不引起疼痛为准，行等长运动及左右对称性运动。

2）离床期肌力增强训练：离床期要积极进行肌力强化训练，有助于获得各种动作，脊髓损伤者要达到用上肢支撑体重，需要有足够的肌力来达到肩及肘关节的稳定。方法有：胸腰髓损伤者用铁哑铃等行逐渐增强训练；颈髓损伤者用重锤、滑轮、橡皮带或康复治疗师的徒手阻力法，行坐位训练及支撑动作；或驾驶增加负荷的轮椅，反复地进行动作训练，以达到肌力的增强。

3）回归社会准备期的肌力增强训练：此期患者身边动作已能自理，乘坐轮椅的时间已增长，与入院初期相比已大不相同。训练内容有一对一动作训练及由各种运动而提高肌力及耐力，应积极参与集体训练并与其他患者进行竞争。

（3）翻身、支撑、起坐、坐位、移动训练

1）翻身动作训练：①抓住床栏和床单而使上半身强力旋转，完成翻身动作。②不抓物品的翻身方法：交叉两下肢→施行肘伸展，双上肢向翻身相反方向水平旋转→肘伸展，双下肢努力向翻身方向摆动，旋转→继上身而旋转骨盆，完成翻身。变俯卧位时，先旋转上身，用双肘撑住，然后再旋转骨盆及下肢，完成到俯卧位的翻身动作。

2）支撑动作训练：支撑动作的必要条件，上肢要有充分的肌力，尤其肩胛带周围的肌力是必需的。四肢瘫者中，斜方肌在使躯干上提时起重要作用，支撑使躯干前倾则三角肌等肩关节屈肌群起重要作用。支撑动作是预防压疮和自己变换姿势和位置的基本动作。

3）截瘫者支撑动作训练：手撑在大粗隆的侧方，肘伸展，肩胛带下掣，抬起臀部。开始训练时用支撑台，完成上提动作。然而在抬起状态下，臀部向左右前后活动，臀部能高抬后练习向高处转移，此时为保护臀部皮肤，要把垫子铺在台上。膝手位（即匍匐爬位）进行骨盆控制的练习，有助于上肢肌力及平衡能力的改善。

4）四肢瘫者的训练：四肢瘫者中，将失去的姿势予以恢复的能力很重要。运动开始时仅能做些残存能力小的动作，为提高姿势复原的能力，在垫上，轮椅上向前后、左右破坏平衡，然后做恢复姿势的训练。

5）起坐动作训练

截瘫患者起坐动作的训练：①仰卧位将头抬起。②头颈部屈曲的同时肩部伸展与内收使肘呈支撑位。③用单侧肘移动体重并伸展对侧肘。④手撑在后方承重，另一侧肘亦伸展，用两手支撑。

翻身起坐的方法：截瘫者的翻身起坐训练①利用反作用进行动作，准备向翻身相反方向摆动上肢。②上肢用大力气向翻身侧摆动并翻身。③用翻身侧的肘支撑体重，然后在躯体转动时以对侧的手支撑。

四肢瘫痪者的坐位训练：颈髓损伤者坐位训练将头抬起30°开始，如有不适，立即回到仰卧位。轮椅坐位训练为得到稳定性，为对应直立性低血压，多使用高靠背轮椅。

四肢瘫者起坐训练：①抓住几根绳的起坐方法，利用右前臂将绳子卷起，拉起躯干的同时，左肘靠近躯干并拉起身体，手移向躯干近处，上半身拉成直角；放下绳子，手撑于床面，双手支撑躯干。②抓住床栏的起坐方法，翻向右侧的前臂事先拉住床栏，翻身到半侧卧位，左手背屈钩住床栏，用双上肢用力拉起上身，屈伸头颈部，利用反作用将右肘的位置慢慢地移蹭向下肢侧。

6）移动与转移动作训练

A.截瘫者的训练：坐位移动（支撑动作中的移动）：在支撑状态下上抬臀部，向前后左右移动，亦可用此方法上下阶梯。

B.轮椅与床之间的转移：①轮椅与床斜对着放，不使用扶手，向轮椅垫的前方移动，在轮椅座位上横向移动。②臀部旋转向床上移动，康复治疗师站在患者的前方辅助及指导。

C.四肢瘫者的训练：肱三头肌残存者臀部上提的动作不充分时，如同截瘫者将轮椅斜向接近，亦可指导在下肢屈曲位完成转移动作。

（4）坐位平衡训练：截瘫者在无靠背的情况下能保持轮椅的坐位，四肢瘫者，躯干的动态平衡难以维持，因而对四肢瘫者要调整轮椅坐垫及靠背的角度与高度，以得到稳定姿势的坐位。

（5）站立训练：病情较轻的患者经过早期坐位训练后，无直立性低血压等不良反应，即可在康复治疗师指导下进行站立训练。训练时应注意协助患者保持脊柱的稳定性，协助配戴腰围训练站立活动。患者利用电动起立床进行站立训练，从倾斜20°开始，逐渐增加角度。

（6）步行训练：伤后完成上述训练，或佩戴矫形器后进行。先在平行杠内站立，后在平行杠内行走训练。可采用迈至步、迈越步、四点步、二点步方法训练，平稳后移至杠外训练；用双拐来代替平行杠，方法相同。训练结束，可获得独立的站立和行走功能。

（7）ADL能力训练：指导和协助患者活动、就餐、洗漱、更衣、排泄、移动、使用家庭用具等。对于手不能抓握的患者，需要配合必要的辅助器具。

（8）假肢、矫形器、辅助器具使用训练：在PT师、OT师指导下，熟悉并掌握其性能、使用方法和注意事项，监督保护患者完成特定动作，发现问题及时纠正。

（四）康复健康教育

1.**饮食** 给予足够热量的多纤维素食物，及时补充训练时机体消耗的能量；多吃蔬菜、水果，减少便秘；多食酸性食物，多饮水；少食高脂肪和碱性食物；防止长骨脱钙和尿路结石形成。

2.**用药** 患者每次吃的药物按日期依次摆放，防止误服和漏服。

3.**康复中注意事项**

（1）患者功能训练必须医护、家属和患者三位一体参与整个训练计划，让家属介入训练，为患者回归家庭创造条件。把家属纳入健康教育对象，教育家属掌握基本康复知识和训练技能，懂得每一项训练的意义和重要性，防止并发症发生和二次残疾。

（2）在训练中，应从易到难、循序渐进、持之以恒，逐渐从被动运动过渡到主动运动，从替代护理过渡到自我护理的模式。

（3）压疮的预防：以各种方法减轻身体受压部位的压力，及时变换体位，间隔不得超过 2h。脊髓损伤翻身困难的患者可采用翻身床、气垫床和沙床。翻身前后要对压疮多发部位的皮肤观察。翻身动作要轻柔，不可拖拽。翻身后要注意整理床面，使之平整无杂物。保持皮肤的清洁与干燥。为减少骨突部位的受压，可用软枕、泡沫塑料块、海绵等物品架空骨突部位，避免压力过于集中。对患者家属进行预防压疮的教育，向家属讲解护理要领和皮肤护理常识。

（4）防止意外：训练过程中，要注意安全，防止意外损伤。对直立性低血压患者，应加腰围，增加腹压。亦可用弹力绷带包扎下肢，改善静脉回流，增加回心血量。

（5）泌尿系统的康复治疗注意事项：①早期留置导尿，4～6h 定期开放。②间歇导尿，一昼夜间每 4～6h 导尿 1 次；限制入液量，早、中、晚各 400ml；上午 10 时、下午 4 时、晚上 8 时各 200ml。从晚 8 时至次日早 6 时不饮水；两次导尿间能自动排出 200ml 的尿，且残留尿少于 200ml，可改为每 8h 导尿 1 次。达到平衡后，终止导尿。

（6）排便的处理：饮食应高纤维素、高热量和高营养。排便困难者，可按结肠走行方向按摩，使用轻泻剂或低压灌肠。排便频度以每 2～3d 一次为宜。

（7）下肢深静脉血栓预防：指导患者双下肢被动和主动活动，定时加压，促进血液循环；服用抗凝药物；紫外线照射等。

（8）痉挛的预防：抗痉挛体位的摆放，将肢体置于舒适、不受压、方便活动的功能位置。定时翻身，主动活动，避免患肢长期处于一个固定姿势；手术治疗；药物治疗；减少肌阵挛的强度，增强体力。

（9）骨质疏松的防治：锻炼和补充钙剂。膳食中乳类含钙丰富，经常晒太阳，适量补充含维生素 D 丰富的食物。

（10）并发症的预防：对脊髓损伤并发症的早期预防及康复护理，在其日后的社会生活中具有重要意义。脊髓损伤患者可出现多种并发症，其并发症具有易发性、难治性，并易严重化，甚至变为致命性。

脊髓损伤的并发症很多，主要包括运动系统、呼吸系统、心血管系统、压疮和泌尿系统五个方面的问题。

（五）教育评价

患者能掌握脊髓损伤的知识及康复治疗目的；正视疾病带来的残疾；患者及家属了解、认识康复治疗的重要性；能主动积极参与康复治疗、康复运动；能积极预防和控制并发症的发生、发展，提高生活质量；掌握运动疗法的技术及运动中的注意事项；能复述出院后注意事项及继续康复运动的重要性。

（六）出院教育

1. **康复治疗延续的重要性**　脊髓损伤的康复治疗是数年甚至长达终生的过程。在住院期间完成康复治疗后，更多的时间是在社区、家中进行终生康复训练、治疗。回归社区家庭康复指导使患者不仅提高了在住院期间内的康复效果，而且在结束医院中的康复治疗后，患者能在家庭或社区中继续进行康复训练，并可指导其他人员如何对他进行康复护理。对患者与家属介绍有关脊髓损伤康复护理和康复训练方面的知识与技巧，是患者学会自我管理，回归家庭和社会的根本保障。

2. **出院康复健康教育目标**

（1）指导患者及家属改造家中的条件：以适应轮椅在家中自由通行，帮助患者制订生活自理训练和家中康复训练计划，以保持康复治疗的效果。

（2）指导饮食调节：制订合理膳食计划，保证维生素、纤维素、钙及各种营养物质的合理摄入。

（3）指导学会自我护理

1）教会患者在住院期间学会自我护理，避免发生并发症。

2）嘱患者养成良好的卫生习惯，预防肺部、泌尿系统感染，教会家属搞好大、小环境卫生。患者出院后要定期复查，防止主要脏器发生并发症。

3）掌握大小便管理方法，学会自己处理大小便，高位颈髓损伤患者的家属要学会协助他们处理大小便问题。神经源性肠患者和神经源性膀胱患者康复护理见第五篇第十五章第二、三节。

4）制订一个长远的康复训练计划，教育家属掌握基本康复知识和训练技能，防止二次残疾。

（4）指导心理调适：教育患者培养良好的心理素质，正确对待自身疾病，相信经过系统康复治疗，以良好的心态去面对困难和挑战，充分利用残存功能去代偿致残部分功能，尽最大努力去独立完成各种生活活动，成为一个身残志坚、对社会有用的人。

3. **出院康复健康教育内容**

（1）家庭康复及训练原则：脊髓损伤是可造成终身残疾的严重损伤。现代临床医学和康复医学的发展，使脊髓损伤患者的生存时间明显延长。为此康复训练、康复护理在家庭必须长期坚持。

（2）按需用药，及时就诊，有问题及时与医生沟通，避免延误病情。

（3）避免诱发因素、预防疾病再发及控制并发症

1）脊髓损伤患者随着平均寿命的延长，截瘫患者再入院康复治疗的比例明显升高。研究结果显示，再入院率在伤后 4 年之内最高。再次入院不仅增加患者经济开支，也是影响患者独立生活能力的主要障碍。脊髓损伤患者学习和掌握如何在残疾的状态下生活，学习有关脊髓损伤的基本问题及自己解决问题的方法，了解如何在自己现实的家庭和社区的条件下进行康复训练，更有利于患者长期保持独立生活能力和回归社会。

2）患者及家属的康复健康教育：教育患者和家属 / 陪护并取得他们的合作，应作为一套完整的康复计划的一部分。康复过程的每一步都应同他们进行讨论并对每一项选择的原因作出解释，这能够让患者更深刻地理解损伤及其结局，从而在治疗中更好地配合，还有助于他们以积极的态度解决伤后必须面对的一系列问题。家属是患者的陪护者、监护者和重返社会的支持者，在患者的康复过程中起重要作用。对家属或陪护进行康复技能的健康教育，主要包括疾病的相关知识、康复训练项目、心理护理、日常活动的护理技巧等内容。

教会家属或陪护：①如何进行关节活动度练习。②如何进行安全转移或辅助转移。③如何预防压疮及肺部疾患。④如何管理膀胱功能及预防尿路感染。⑤如何在日常生活活动训练中寻求辅助患者及训练患者之间的平衡。

3）自我观察的教育：患者截瘫部位感觉障碍，出现问题不易发现。因此，应教会患者自我观察，以便及早发现，如压迫部位皮肤的颜色、尿道口是否清洁干燥、大小便外观是否正常、肌肉挛缩的程度是否加重等。

4）皮肤护理教育：脊髓损伤由于卧床时间长，皮肤抵抗力有所减退，要教育患者及家属定时翻身，更换体位，按摩骨突处，保持床单清洁平整，预防压疮形成。做到勤翻身、勤观察、勤按摩、勤换洗。

5）预防肺部并发症教育：为防止呼吸道分泌物淤积，引发肺部感染，教育患者要经常变换体位，翻身拍背，指导患者正确的胸腹式呼吸及有效的咳嗽排痰，痰液排出困难时，采用体位排痰法或进行雾化吸入。

6）预防泌尿系感染教育：教会患者间歇导尿，鼓励患者多饮水，每天 2 000 ～ 2 500ml。为提高患者的自我管理能力，减少尿路感染，提高患者的生活质量，对神经源性膀胱患者进行系统健康教育。

7）肠道的护理教育：指导家属给患者以高纤维素饮食，多食蔬菜、水果，在床上适当增加活动量，促进肠蠕动，指导患者进行顺结肠方向腹部按摩，定时排便，必要时使用缓泻剂，或灌肠等确保肠道畅通，以防便秘。

8）预防失用综合征教育：指导患者保持良好的体位，保持关节的功能位置，预防足下垂，教会患者及家属经常对肢体进行主动和被动活动，以保持关节活动度，防止关节变形、强直、肌肉萎缩；对没有瘫痪的上肢，可利用举哑铃、拉弹簧等方法，增强肌力训练。

（4）休息与饮食：早睡早起减少熬夜，每天保证 8h 充足睡眠时间。每天保证足够的饮水量。每天食用盐量低于 6g，食物多样，粗粮细粮搭配，多食用新鲜水果蔬菜，每天进食牛奶或豆制品。

（5）定期复查：定期复诊，早期发现泌尿系统的感染等并发症，及时就诊。

（6）注意事项：对于需靠轮椅生活的患者，回家后要按无障碍设施的原则对住房进行必要的改造。如安置坐便器、改变床、椅高度（以 40～50cm 为宜）、室内及通道安置简易扶手、去除门槛等。外出交通使用手摇三轮车或部分、完全由手操作的电动三轮车。

（郑彩娥）

第二十章

老年及内分泌代谢等疾病患者的
康复健康教育

》 一、疾病简述

（一）定义

发达国家将 65 岁以上的人群定义为老年人，而发展中国家则将 60 岁以上人群称为老年人。老年疾病指老年期所罹患的疾病或多发的疾病。

（二）临床分类

老年疾病有以下 3 个特点：

1. 老年疾病是中青年可发病而老年人患病率明显增高的慢性疾病，原因是老年期机体各种组织的老年性变化及其修复能力的减弱，导致组织、器官等功能减弱，在老年期多发，如高血压、高脂血症、动脉硬化、冠心病、糖尿病、脑卒中、慢性阻塞性肺病、肿瘤等不同专业相互渗透的疾病。

2. 老年疾病是老年人在器官老化基础上发生、与退行性改变相关的疾病，为老年人所特有，如骨关节疾病、钙化性心脏瓣膜病、老年期痴呆、骨质疏松及白内障等疾病。

3. 老年疾病是衰老使机体功能减退而引起的疾病，如老年人肺炎等感染性疾病。

》 二、疾病特点

1. **多数老年人患有慢性病**　流行病学调查发现，我国老年人群中慢性病患病率为 76% ~ 89%，且发（患）病率随年龄增大而升高，其患病率是全人群的 3 倍以上。从发病趋势和流行病学资料表明，我国老年人常见的慢性疾病，有高血压、冠心病、脑血管病、恶性肿瘤、糖尿病、慢性阻塞性肺病、白内障和前列腺增生等，不同地区和不同人群每种疾病的患病率有所不同。

2. **多因素致病**　老年人由于机体老化、免疫功能下降、器官和组织功能衰退，任何一种因素都可能引起老年人发病，多数情况下并不能明确病因，有时甚至难以分清是自然衰老还是独立的疾病。

3. **多数症状和体征不典型**　由于老年人机体形态改变和功能衰退，反应性减弱，对于疼痛和疾病的反应会变得不敏感，故病症容易被忽略；很多老年人同时患有多种疾病，一种疾病的症状可能被另一种疾病所掩盖；很大一部分老年病为慢性退行性疾病，有时生理变化与病理变化很难区分。这样的疾病一般早期变化缓慢，在很长的一段时间内可无症状，但疾病发展到一定阶段，器官功能处于衰竭的边缘，一旦发生应激反应，病情可在短时间内迅速恶化。

4. **多病共存**　老年人一体多病非常普遍。由于老年人机体功能衰退、脏器功能降低、免疫功能低下、代谢平衡被破坏、认知功能下降和肢体活动障碍等病理生理特点，一体多病十分常见，有的甚至一个脏器就同时存在几种病变。

5. **多脏器衰竭和多系统功能障碍**　由于老年人抵抗力低下，极易发生感染或多病共存，常常伴有多脏器功能衰竭或是多系统功能障碍。

6. **多种老年综合征的表现**　老年综合征包括跌倒、痴呆、尿失禁、晕厥、谵妄、失眠、疼痛、帕金森病、抑郁症等，老年病患者一种疾病可能会有几种老年综合征的表现，而不同的疾病也会有同一种老年综合征的表现，这些都给老年病的诊断带来一定的困难，从而导致治疗难度的加大。

7. **多重用药和药物的不良反应**　老年病患者通常是多病共存，有时还伴有多脏器的衰竭或多系统功能的障碍，因此多重用药和联合用药是非常普遍的。然而多重用药和联合用药除本身会使药物的毒副作用和相互作用风险加大外，又因老年人代谢水平下降，出现药物不良反应的机会大大增加。

》》三、心理特点

老年人随着年龄的增长，机体各系统组织器官的生理功能衰退，导致机体调节功能下降，适应能力减退，抗病能力低下，易患各种老年人的常见病、多发病。其中威胁老年人健康的主要内科病，有脑血管病、心血管病、慢支、肺气肿、糖尿病、癌症等；另外老年痴呆、抑郁等大大降低了老年人的生活质量。

老年人工作了几十年，从不同的岗位上退下来，由于生活环境、社会地位、经济条件的变化，导致心理状态复杂。他们中绝大部分人患有老年慢性病，甚至合并两种以上疾病，有些老人还经受丧偶的沉重打击，往往使他们产生情绪低落、悲观、恐惧、孤独、紧张、易激动、固执、任性等各种各样的心理状态。老年人的心理变化指心理能力和心理特征的改变，包括感知觉、智力和人格特征等。

四、康复健康教育程序

（一）康复健康教育评估

1. **身心状况评估**　了解患者的疾病类型、临床表现；目前由于疾病带来的主要影响生活、工作的健康问题等；了解患者及家属心理情况，是否家族史、遗传因素、家庭经济情况；对康复的需求等。

2. **能力的评估**　了解患者及家属的学习能力，包括年龄、文化程度、视力、听力、记忆力、反应速度、疾病状态等。

3. **对康复知识学习需求**　了解患者及家属的文化程度及对疾病的认识程度；患者及家属是否了解疾病发展过程，是否清楚疾病发生原因、诱因及日常生活方式与疾病的关系；合理用药的重要性及注意事项；了解患者及家属对康复治疗重要性的认识；了解患者对康复治疗、康复知识学习、掌握的要求。

（二）住院教育

1. **康复治疗的重要性**　康复治疗有助于帮助老年人日常生活的健康管理，增强体质；在患病时减轻病情，缩短病程，减少后遗症，防止或减轻可能发生的功能障碍；在老年患者功能障碍形成后，帮助患者发挥其残留功能与代偿功能，使老年人在尽可能的范围内保留生活的自理能力，尽可能参与社会生活，提高生活和生命的质量。

2. **康复健康教育目标**　提高患者及家属对疾病和相关康复训练的认识，调动老年人的主观能动性，使其能积极配合康复治疗的实施，并进行自我管理，自觉执行康复治疗方案；通过健康教育使患者及家属知道早期康复治疗的重要性，帮助患者尽早痊愈康复。

3. **康复健康教育内容**

（1）讲解疾病：进入老年期后，人的各种生理功能、形态结构及心理上均会因机体的老化而出现一系列不同程度的衰退变化，表现为反应迟钝、适应性及抵抗力降低，机体易受体内外各种因素的影响而产生疾病。

（2）解释疾病症状及存在的问题：老年疾病常同时存在，往往一个系统发生异常又可导致其他系统的异常，如高血压、动脉硬化、糖尿病常发生于一体，有时各种症状同时表现出来，有时因老年人敏感性低，表现为病情重而症状轻，且病程长，各种并发症多，常导致生活自理能力下降，给老人躯体、心理都会带来变化。

（3）明确康复意义及目标：老年人慢性病多，残疾率高，往往失去生活自理能力。因此，康复的意义在于减缓躯体和脏器衰老的进程，改善日常生活活动能力，提高生活自理程度，减少发生久病卧床和老年痴呆的机会，减轻老年人对家庭的负担和对社会的压力，充实其精神生活，提高其生活质量。

（三）康复治疗及训练健康教育

1. **运动疗法**　运动疗法是预防残障、改善机体功能障碍、提高患者生存能力的科学的康复训练方法。在老年康复训练中，应针对老年人不同致残性疾病的特点，制订训练方法及运动处方。如合理安排老年糖尿病患者适宜的有规律的体育锻炼及耐力运动，并且长期坚持可增加体内各种酶的活性、改善肌细胞的氧化代谢能力；加速极低密度脂蛋白的降解；改善患者体内葡萄糖的稳定性等使血糖降低。又如针对老人易跌倒的特点，宜在改变体位时注意缓慢地平衡练习和各关节柔软性练习，增强下肢肌力练习和行走等有氧运动练习等，这些练习还可提高心肺功能。

2. **理疗**　理疗是应用各种电、光、磁、冷、热等物理学因素，通过直接作用引起局部组织发生生理、生化改变，或通过神经反射、体液途径以及经络穴位等间接作用调节全身状态。这种治疗方法简单、经济、奏效快，副作用小，易于被社区大多数老年人所接受。

3. **其他**　老年致残性疾病的功能障碍可有不同的表现，作业治疗、言语治疗、心理治疗等多种康复训练方法适于不同的老年患者。

（四）教育评价

患者能认识掌握老年疾病知识及康复治疗目的；患者家属了解、认识康复治疗的重要性，能积极参与康复治疗、康复运动，能讲述养成日常良好生活习惯的重要性；自我监测技能和保健能力训练，提高生活质量；掌握运动疗法的技术及运动中注意事项；能复述出院后注意事项及继续康复运动的重要性。

（白姣姣　王俊思）

糖尿病患者的康复健康教育

一、疾病简述

（一）定义

糖尿病（diabetes mellitus，DM）是由遗传和环境因素互相作用引起的胰岛素分泌和作用缺陷导致的一组以血糖升高为特征的代谢异常综合征。因胰岛素分泌和作用缺陷导致碳水化合物、蛋白质、脂肪、水和电解质等代谢紊乱，随着病程延长，出现心血管、肾、眼、神经等组织器官的慢性进行性病变、功能减退及衰竭；重症或应激时可发生糖尿病酮症酸中毒、高渗性昏迷等急性代谢紊乱。

（二）病因

不同类型的糖尿病其病因不同，即使在同一类型中也存在差异性。概括而言，引起糖尿病的病因可归纳为遗传因素及环境因素两大类。发病机制可归纳为不同病因导致胰岛 β 细胞分泌胰岛素缺陷和外周组织胰岛素利用不足，而引起糖、脂肪及蛋白质等物质代谢紊乱。

（三）临床分型

1. **1 型糖尿病**　患者多突然发病，原因是胰岛 β 细胞破坏，导致胰岛素绝对缺乏，有酮症趋向。多数患者空腹血糖高，需依赖胰岛素治疗，发病年龄常在 30 岁以下。

2. **2 型糖尿病**　指从以胰岛素抵抗为主伴胰岛素相对不足到以胰岛素分泌不足为主伴胰岛素抵抗所致的各种原因的糖尿病。自身胰岛素水平可正常、增高或降低，在正常情况下不发生酮症。

3. **其他特殊类型糖尿病**　病因学相对明确，如胰腺炎、库欣综合征、糖皮质激素、巨细胞病毒感染等引起的一些高血糖状态。

4. **妊娠糖尿病**　妊娠过程中初次发现的任何程度的糖耐量异常，均可认为是妊娠糖尿病。

二、疾病特点

糖尿病的临床特征可归纳为糖、脂肪及蛋白质代谢紊乱症候群和不同器官并发症及伴发病的功能障碍两方面表现。本病起病缓慢，早期可无症状，在某些应急情况下发病，或以急慢性并发症就诊，如酮症酸中毒性昏迷、肢体发麻，皮肤瘙痒等，典型的呈"三多一少"症状。

我国糖尿病以 2 型糖尿病为主，1 型糖尿病及其他类型糖尿病少见。糖尿病呈慢性经过，久病可引起多个代谢系统的损害，主要表现在大小血管及神经病变的基础上，出现冠心病、高血压、脑血管病变、肾脏病变、眼部并发症、神经病变、糖尿病足、糖尿病皮肤病变等。严重者可并发糖尿病酮症酸中毒、糖尿病高渗性非酮症昏迷、低血糖性休克等。其中，糖尿病酮症酸中毒表现为糖尿病症状加重、呼吸深大而快、有烂苹果味、脱水，严重者神志改变甚至昏迷。

》》 三、心理特点

糖尿病患者容易产生焦虑、抑郁、治疗排斥等负性情绪，在患病的不同时期，心理状态有很大不同。开始发病时，有的紧张、焦虑，有的不以为然。经过治疗，如果病情好转、血糖正常，多数患者会松懈，导致病情反复；而当病情恶化，特别是合并各种慢性并发症时，则会产生恐惧、消极态度，失去信心。

》》 四、康复健康教育程序

（一）康复健康教育评估

1. **身心状况评估**　了解患者疾病的临床表现类型，目前存在的主要健康问题，如饮食、血糖控制情况、有无并发症等；了解患者及家属心理情况，是否家族史、遗传因素、家庭经济情况；对康复的需求等。

2. **能力的评估**　了解患者及家属的学习能力，包括年龄、文化程度、视力、听力、记忆力、反应速度、疾病状态等。

（1）血糖的评估

1）症状加随机血糖在 11.0mmol／L 及以上。随机指一天的任意时间，而不管上次进食时间。

2）空腹血糖在 7.0mmol／L 及以上（需要另一天再次证实）。空腹的定义指至少 8h 没有热量的摄入。

3）糖耐量试验（OGTT）餐后 2h 血糖在 11.1mmol／L 及以上。OGTT 必须是 WHO 规定的 75GS 复合法，症状不典型者，需另一天再次证实。

（2）活动能力的评估：评估患者心肺功能储备以及有氧运动能力；评估患者肌力、肌耐力、关节活动度以及平衡能力；明确康复治疗禁忌；对患者进行危险分层。

3. **对康复知识学习需求**　了解患者及家属的文化程度、学习能力及对疾病的认识程度；患者及家属是否了解疾病发展过程，是否清楚疾病发生原因、诱因及日常生活方式与疾病的关系；合理用药的重要性及注意事项；了解患者及家属对康复治疗重要性的认识；了解患者对康复治疗、康复知识学习、掌握的要求。

（二）住院教育

1. **康复治疗的重要性** 系统专业的康复训练有助于患者控制血糖，纠正高血糖和高血脂等代谢紊乱，促使糖、蛋白质、脂肪的正常代谢；消除高血糖所引起的症状；防治各种急性并发症和心血管、肾脏、眼、神经系统的慢性并发症；改善糖尿病患者的生活质量。

2. **康复健康教育目标** 提高患者及家属对疾病和相关康复训练的认识，使其知道糖尿病是慢性疾病，需终身治疗，积极配合康复治疗的实施，并进行自我管理，自觉地执行康复治疗方案；通过健康教育使患者及家属知道饮食控制和运动治疗的目的及重要性，使患者体重恢复或接近正常水平并保持稳定，以延缓和减轻糖尿病并发症的发生和发展；帮助患者了解各种糖尿病并发症，尽可能避免各种并发症的发生，或发生时能及时发现和处理，防止其进一步发展。

3. **康复健康教育内容**

（1）讲解疾病：糖尿病是一种由遗传因素和环境因素相互作用而引起的临床综合征。由于胰岛素分泌绝对或相对不足，以及靶组织细胞对胰岛素敏感性降低，引起糖、蛋白质、脂肪、水和电解质等一系列代谢紊乱，临床上以高血糖为主要标志。

（2）解释疾病症状及存在的问题：本病起病缓慢，早期可无症状，在某些应急情况下发病，或以急慢性并发症就诊，如酮症酸中毒性昏迷、肢体发麻，皮肤瘙痒等，典型的症状为"三多一少"（多尿、多饮、多食和体重减轻）。

1）多尿：包括排尿次数及尿量的增多。每日排尿 3 000～4 000ml，多的达 10 000ml。由于血糖浓度升高，大量葡萄糖从肾脏排出，引起尿渗透压增高，阻碍水分在肾小管的重吸收。

2）多饮：由于多尿而失去水分，因而口渴多饮。

3）多食：尿中丢失大量的葡萄糖，加上体内葡萄糖利用障碍，引起饥饿，易多食。

4）消瘦：由于机体不能充分利用葡萄糖，使脂肪和蛋白质分解加速，消耗过多，体重下降。若有多尿症状，体内水分的丢失会更加重消瘦症状。

（3）明确康复意义及目标：在糖尿病的康复治疗中，应以控制高血糖为主要治疗目标。这对有效控制各种慢性并发症的发生和发展有重要意义，糖尿病康复治疗的目标是：消除以高血糖等代谢紊乱引起的各种症状；纠正糖代谢紊乱，控制高血糖，使血糖降到正常或接近正常水平；控制疾病的发展，减少患者的致残率和病死率；通过糖尿病的康复教育，使患者掌握糖尿病的防治知识，进行必要的自我监测技能和保健能力训练，提高患者的生活质量。

（三）康复治疗及训练健康教育

1. 讲解康复治疗及训练项目　糖尿病的康复一般采用综合性治疗措施，包括一般处理、饮食治疗、运动治疗、药物治疗、糖尿病教育和自我血糖监测。其中起直接作用的是饮食疗法、运动疗法和药物治疗三个方面，糖尿病教育和血糖监测是保证这三种治疗发挥正确治疗作用的手段。

（1）1型糖尿病的治疗原则：以胰岛素治疗为主，同时配合饮食治疗，适当运动锻炼。

（2）2型糖尿病的治疗原则：首先应侧重于改善日常生活方式，实施饮食控制和运动疗法，有效地控制血糖。若效果不明显时则应考虑使用口服降糖药或胰岛素增敏剂。

2. 康复技术指导

（1）心理指导：终生严格的饮食控制是糖尿病基本的治疗措施之一，患者常感到似被剥夺了生活的权利和自由，易产生悲观情绪。应注意患者的情绪反应，向患者说明积极的生活态度对疾病康复的重要性，通过介绍疾病知识，解释清楚饮食是糖尿病治疗的关键。同时，应重视家属的督促与鼓励作用，教会患者及家属根据患者的口味，用饮食交换法配制糖尿病食谱，坚持长期饮食控制，提高患者治疗疾病的信心。

（2）饮食指导：饮食治疗应以控制总热量为原则，低糖低脂、适量蛋白质、高纤维素、高维生素饮食。饮食治疗应特别强调定时、定量。

1）计算总热量：首先根据患者性别、年龄、理想体重 [理想体重（kg）＝身高（cm）－105]、工作性质、生活习惯，计算每天所需总热量。成年人休息状态下每天每千克理想体重给予热量 25～30kcal，轻体力劳动 30～35kcal，中度体力劳动 35～40kcal，重体力劳动 40kcal 以上。儿童、孕妇、乳母、营养不良和消瘦、伴有消耗性疾病者每天每千克体重酌情增加 5kcal，肥胖者酌情减少 5kcal，使体重逐渐恢复至理想体重的 ±5%。

2）食物组成：总的原则是高碳水化合物、低脂肪、适量蛋白质、高纤维膳食，其中碳水化合物占饮食总热量的 50%～60%，脂肪不超过 30%，肾功能正常的患者蛋白质占 10%～15%，其中优质蛋白质超过 50%。提倡低血糖指数食物，胆固醇摄入量应在每天 300g 以下，多食富含膳食纤维的食物。

3）主食的分配：应定时定量，根据患者生活习惯、病情和配合药物治疗安排。对病情稳定的糖尿病患者可按每天 3 餐 1/5、2/5、2/5 或各 1/3 分配。

4）其他注意事项：①超重者忌吃油炸、油煎食物，炒菜宜用植物油，少食动物内脏、蟹黄、虾子等高胆固醇食物。②戒烟限酒。③每天食盐摄入量 <6g。④严格限制各种甜食，包括各种食用糖、糖果、甜点心、饼干及各种含糖饮料等。可使用非营养性甜味剂，如蛋白糖、木糖醇、甜菊片等。对于血糖控制接近正常范围者，可在两餐间或睡前加食水果，如苹果、橙子、梨等。⑤每周定期测量体重 1 次，及时调整饮食方案。

（3）康复运动指导：运动可以增加肌肉对葡萄糖的利用率，使血糖浓度降低，减少胰岛素或降糖药物的剂量；同时，中等强度的运动锻炼可以提高机体的免疫功能，能增加个人体质，对肥胖者而言，还有利于减轻体重。糖尿病运动疗法主要适用于轻度和中度的 2 型糖尿病患者，肥胖型 2 型糖尿病是最佳适应证，对稳定期的 1 型糖尿病患者进行适当的运动锻炼可以促进健康和正常发育。

1）运动的方式：有氧运动为主，如快走、做广播操、练太极拳、打乒乓球等。如无禁忌证，每周最好进行 2~3 次抗阻运动（两次锻炼间隔 ≥ 48h），锻炼肌肉力量和耐力。研究表明，联合进行抗阻运动和有氧运动可获得更大程度的代谢改善。

2）运动时间：最佳运动时间是餐后 1h，每次 30~60min，每天 1~2 次，每周运动 3~5d。

3）运动强度：合适的运动强度为活动时患者的心率达到个体 60% 的最大耗氧量（心率 =170 – 年龄），持之以恒，循序渐进，肥胖患者可适当增加活动次数。

4）注意事项：①运动前评估糖尿病的控制情况，根据患者具体情况决定运动方式、时间以及运动量。②运动中可携带饼干或糖果，以防低血糖备用。③在运动中若出现胸闷、胸痛、视物模糊等应立即停止运动，并及时处理。④运动后应做好运动日记，以便观察疗效和不良反应。⑤运动前后要加强血糖监测。⑥运动禁忌证：空腹血糖 >16.7mmol / L、反复低血糖或血糖波动较大、有 DKA 等急性代谢并发症、合并急性感染、增殖性视网膜病变、严重肾病、严重心脑血管疾病等情况下禁忌运动。

（4）口服用药指导

1）促胰岛素分泌剂

①磺脲类：主要作用是刺激胰岛素的分泌，其降糖作用有赖于尚存的相当数量有功能的胰岛 β 细胞组织，亦可增强靶组织细胞对胰岛素的敏感性。常用药物有格列本脲、格列吡嗪、格列齐特、格列喹酮等。最常见的不良反应为低血糖，尤其需注意老年患者和肝肾功能不全者。

②格列奈类：主要药理作用是刺激胰岛素的早时相分泌而降低餐后血糖，具有吸收快、起效快和作用时间短的特点。常用药物有瑞格列奈和那格列奈。常见不良反应是低血糖和体重增加，但与磺脲类药物相比，发生频率较低、程度较轻。

2）双胍类：主要作用是抑制肝脏葡萄糖的输出，也可改善外周组织对胰岛素的敏感性，增加对葡萄糖的摄取和利用。常用药物有二甲双胍和格华止。常见不良反应有腹部不适、口中金属味、恶心、腹泻等。

3）α-葡萄糖苷酶抑制剂：通过抑制碳水化合物在小肠上部的吸收而降低餐后血糖，适用于以碳水化合物为主要食物成分和餐后血糖升高的患者。常用药物有阿卡波糖和伏格列波糖。常见的不良反应为胃肠道反应，肝功能异常者慎用。

（5）胰岛素指导：主要适用于1型糖尿病，以及2型糖尿病经糖尿病饮食及口服降糖药物未获得良好控制者。

1）未开封胰岛素应放于冰箱2～8℃冷藏保存，已开封胰岛素在常温下可使用28～30d，无需放入冰箱，但应避免过冷、过热、太阳直晒等。

2）使用混合胰岛素时，先抽取短效胰岛素再抽取中效胰岛素。

3）注射部位包括腹部、大腿外侧、上臂外侧和臀部外上侧。在腹部，应避免以脐部为圆心、半径1cm的圆形区域内注射。不同注射部位吸收胰岛素速度快慢不一，腹部最快，其次依次为上臂、大腿和臀部。

4）每次注射部位应轮换而不应在一个注射区几次注射；注射部位不能按摩，以免加速胰岛素吸收而引起低血糖。

5）注射要定时，注射30min内一定要进餐，避免剧烈运动。

（四）康复健康教育

对目前我国糖尿病高发现状，开展糖尿病教育是防治糖尿病的关键。一方面是教育正常人群提高糖尿病防治知识，降低发病率；另一方面通过对患者传授糖尿病知识，调动患者及其家属的主观能动性，使他们学会应用这些知识很好地控制影响糖尿病病情因素，同时让患者认识糖尿病的可防性和可治性，控制血糖，减少并发症的发生与发展。

1. 认识糖尿病是一种终身性疾病，需要长期坚持严格控制血糖，患者应正确对待自己的疾病，树立康复信心。

2. 建立健康、有规律的生活方式，注意劳逸结合，保持情绪稳定。

3. 告知患者及家属糖尿病饮食原则和基本方法，如三餐热量分配比例、热量计算方法等，并指导患者及家属运用食品交换法，选择适合食物。

4. 介绍口服降糖药的种类、服用方法、不良反应及注意事项，胰岛素正确注射的方法，出现低血糖的处理方法，并强调严格按医嘱服药，不要擅自停药或加药。

5. 鼓励适量规律运动，从小运动量开始，循序渐进，并告知运动方式的选择、强度及运动中的注意事项。

（五）教育评价

患者能掌握糖尿病知识及治疗目的；患者及家属了解、认识康复治疗的重要性；能主动积极参与康复治疗、康复运动；能讲述坚持控制饮食的重要性；能建立健康的生活习惯，积极预防及控制血糖；掌握运动疗法的技术及运动中注意事项；自我监测技能和保健能力训练，提高患者的生活质量；能复述出院后注意事项及继续康复运动的重要性。

（六）出院教育

1. 康复治疗延续的重要性　糖尿病患者长期血糖升高可致器官组织损害，引起脏器功能障碍以致功能衰竭。在这些慢性并发症中，视网膜病变可导致视力丧失；肾病变可导致肾衰竭；周围神经病变可导致下肢溃疡、坏疽、截肢和关节病变的危险；自主神经病变可引起胃肠道、泌尿生殖系及心血管等症状与性功能障碍；周围血管及心脑血管并发症明显增加，并常合并有高血压、脂代谢异常。如不坚持防治与康复，将降低糖尿病患者的生活质量，寿命缩短，病死率增高。患者可致终身残疾。因此需在家庭长期坚持饮食治疗、康复运动，控制血糖，预防延缓并发症，从整体上提升患者的自尊、自信及生存质量。

2. 出院康复健康教育目标　糖尿病患者的康复健康教育目标是使患者能像正常人一样积极地生活，能自己处理日常生活事物；能掌握低血糖或感染发生的表现及处理方法；能够正确掌握监测血糖、尿糖的方法；增进患者的自理程度，保存现有的功能或延缓功能衰退，提高生活质量；保持血糖正常或趋于正常水平。出院康复健康教育使患者及家属意识到出院后坚持康复训练对稳定病情十分重要；使患者及家属学会日常生活中安全防护、避免诱因、正确饮食及规律用药等。

3. 出院康复健康教育内容

（1）家庭康复及训练原则：劳逸结合，坚持运动，活动量以患者能耐受、不产生疲劳为度，不宜采取剧烈活动。

（2）按需用药：不擅自停药或增减药物。

（3）康复健康教育内容

1）告知患者及家属血糖控制的重要性，了解血糖控制的目标范围。

2）推荐简单、方便的血糖仪，指导患者及家属正确测量血糖的方法，并做好血糖日记的记录。

3）指导皮肤及足部护理，预防各种感染，保持皮肤清洁，避免损伤。

4）指导患者选择宽松、透气的鞋子，避免过紧、过窄、过小的鞋。适合的鞋子长度为在脚长基础上增加 1cm，鞋跟高度 ≤ 2cm；鞋子前端有足够的空间以避免足趾之间过度挤压，前脚掌处应有 0.5 ~ 1cm 的缓冲垫；穿上鞋子时相对宽松，鞋边不应凸起；松紧适宜，应有鞋带或魔术贴用来调节，防止脚向前滑；鞋子应包裹脚跟，鞋底具有防滑功能。

（4）休息与饮食：合理安排运动及休息时间，保证充足睡眠。坚持控制饮食，坚持运动锻炼，运动时注意安全，避免剧烈运动。按饮食治疗方案进食。

（5）定期复查：按医嘱定期复诊至关重要。定期到医院检查咨询，特别要注意血糖、眼底及下肢局部皮肤的变化，及早识别并发症的发生。

（6）注意事项

1）预防低血糖，告知患者及家属低血糖的危害以及当出现低血糖的症状，如疲乏无力、面色苍白、饥饿感、心悸、出冷汗、头晕等，意识清醒者应立即口服含糖食物，如糖水、橙汁、糖果、点心等；意识不清者应立即就近送往医院。

2）外出时携带疾病卡，包括患者姓名、住址、联系电话、疾病诊断、目前用药名称及剂量等，以便抢救时参考。

（白姣姣　王俊思）

第三节　肥胖症患者的康复健康教育

》》一、疾病简述

（一）定义

肥胖症（obesity）指体内脂肪堆积过多和分布异常，当进食热量多于消耗量，多余的物质转化为脂肪存于体内，体重增加，是一种多因素相关的慢性代谢性疾病。体重超过标准体重 10% 称为超重，体重超过标准体重 20% 或者体重指数（BMI）$\geq 25 \, kg / m^2$ 时称为肥胖症。流行病学统计显示，肥胖症威胁着世界大约 13% 的人的健康，我国成年人超重和肥胖症比例分别为 30.1% 和 11.9%，肥胖已成为全球严重的公共健康问题之一。

（二）病因

病因可能与遗传、饮食、生活习惯、运动量、内分泌系统、神经精神因素等有关。继发性肥胖症与致病因素有关。单纯性肥胖可能与以下因素有关：

1. **遗传因素**　肥胖与遗传因素有一定关系。有研究提示：父母体重正常者，子女肥胖的发生率为 10%；父母中一人肥胖者，子女肥胖发生率为 50%；父母均肥胖，其子女肥胖发生率为 70%。

2. **热量摄入过多或消耗过少**　人体体重的维持与热量的摄入和消耗之间的平衡有

关，当摄入量超过消耗量时可引起肥胖。一般情况下，摄入过多与食欲亢进有关，消耗过少与运动减少有关。

3. 饮食习惯　以食肉、多油脂饮食为主的人容易肥胖，以清淡饮食为主的人不易发生肥胖。

4. 情绪因素　心理因素对食欲有很大的影响，各种消极情绪变化，如焦虑、抑郁都可能会使患者产生无饥饱感，控制不好饮食，导致肥胖。

（三）临床分类

临床上按患者有无明显的内分泌与代谢疾病分为三类：

1. 单纯性肥胖　单纯性肥胖最常见，约占95%。主要由遗传、营养过度引起。

2. 继发性肥胖　继发性肥胖占2%~5%。是由内分泌紊乱或代谢障碍引起的一种疾病。

3. 药物引起的肥胖　药物引起的肥胖约占2%。药物引起的副作用，如肾上腺皮质激素、吩噻嗪类等药物。

▶▶ 二、疾病特点

肥胖患者主要为体内脂肪含量过多，体态臃肿，行动迟缓。由于体重过增，患者稍活动或体力劳动后易感疲劳乏力、换气困难、气促，有时呈疲倦、嗜睡状。重度肥胖患者加重心脏负担，引起左心肥大、高血压，多食、食欲亢进，易造成消化系统、内分泌系统紊乱，易患胆结石、脂肪肝、糖尿病、痛风等疾病。

肥胖作为一种疾病对人身心健康有一定危害，如肥胖人群中患高血压、冠心病、糖尿病和某些癌症的发病率明显增高，生活质量下降，寿命缩短。控制体重可以减少疾病的并发症，提高生活质量，延长寿命。

▶▶ 三、心理特点

肥胖症患者往往行动不便，同时伴有气急、关节痛、水肿、肌肉酸痛等不适症状。躯体不适对肥胖症患者正常的社会功能产生影响，而社会功能受损和主流审美的批判又使他们易产生自卑、焦虑、抑郁、负疚感等不良心理情绪。肥胖症患者存在不同程度的认知偏差、抑郁情绪和其他相关心理问题。肥胖症或超重患者，尤其是女性，对于体重的过度高估和对外貌的过度关注，常使她们形成消极、歪曲的认知，患者常责怪自己肥胖，自我评价过低，最终出现社交回避和焦虑等。

四、康复健康教育程序

（一）康复健康教育评估

1. **身心状况评估**　了解患者的临床表现、类型。目前由于肥胖带来的主要影响生活、工作的健康问题等；了解患者及家属心理情况，有否日常生活习惯因素、家庭经济情况；对康复的需求等。

2. **能力的评估**　了解患者及家属的学习能力，包括年龄、文化程度、视力、听力、记忆力、反应速度、疾病状态等。

（1）体重评估

1）根据标准体重值及脂肪层所占的百分比，将肥胖分为轻度、中度和重度。

正常成人标准体重：标准体重（kg）＝身高（cm）－100（身高155cm以下者）

标准体重（kg）=[身高（cm）－100]×0.9（身高在155cm以上者）

2）体重指数（body mass index，BMI）评估。中国成年人体重指数（BMI）分级标准：

正常范围：18.5～23.9 kg/m²。

超重：24.0～27.9 kg/m²。

肥胖：≥28.0 kg/m²。

（2）活动能力的评估：评估患者心肺功能储备以及有氧运动能力；评估患者肌力、肌耐力、关节活动度以及平衡能力；明确康复治疗禁忌。

3. **对康复知识学习需求**　了解患者及家属的文化程度、学习能力及对疾病的认识程度；家属及患者是否了解肥胖过程，是否清楚肥胖发生的原因、诱因及日常生活方式与疾病的关系；康复治疗的重要性及注意事项；了解患者及家属对康复治疗、康复知识学习、掌握的要求。

（二）住院教育

1. **康复治疗的重要性**　肥胖是一种慢性疾病，常伴随着糖尿病、高血压、冠心病等疾病，也会带来社会偏见。系统专业的康复训练有助于患者减肥，控制体重，达到理想体重，减少各种并发症及肥胖相关疾病的发生，提高生活质量，延长寿命。

2. **康复健康教育目标**　提高患者及家属对肥胖症和相关康复训练的认识，使其积极配合康复治疗的实施，并进行自我管理，自觉地执行康复治疗方案；通过健康教育使患者及家属知道控制体重的重要性，使患者体重恢复或接近正常水平并保持稳定，预防及减少各种并发症的发生。

3. **康复健康教育内容**

（1）讲解疾病：肥胖是由于机体内生化和生理过程改变而导致脂肪组织积聚。当人体进食热量多余时，多余热量以脂肪形式储存于体内，其量超过正常生理需要量，且达到一定值时逐渐演变成肥胖症，肥胖症就是体内脂肪堆积过多的状态，是一种多因素的慢性代谢性疾病。

（2）解释疾病症状及存在问题：肥胖患者主要表现为体内脂肪含量过多，体态臃肿，行动迟缓。由于体重过增，患者稍活动或体力劳动后易感疲劳乏力、换气困难、气促，有时呈疲倦、嗜睡状。重度肥胖患者加重心脏负担，引起左心肥大、高血压，多食、食欲亢进，易造成消化系统、内分泌系统紊乱，易患胆结石、脂肪肝、糖尿病、痛风等疾病。

（3）明确康复意义及目标：肥胖作为一种疾病对人身心健康有一定危害，如肥胖人群中患高血压、冠心病、糖尿病和某些癌症的发病率明显增高，生活质量下降，寿命缩短。为此要减肥控制体重，可以减少疾病的并发症，提高生活质量，延长寿命。制订理想体重目标：

1）治疗轻度肥胖患者，使其恢复到正常体重。

2）控制中度肥胖患者，使体重逐渐向轻度肥胖靠拢。

3）减少重度肥胖患者的体重，减少各种并发症发生，提高生活质量。

（三）康复治疗及训练健康教育

1. 讲解康复治疗及训练项目

（1）合理安排饮食：全面合理，一日三餐要有主食，肉禽、鱼、奶、水果相搭配。减少热量供应，少吃糖、油腻食物，多活动。严格控制进餐时间，三餐外不加零食，热量安排为早25%、中40%、晚30%～35%。增加纤维素饮食，蔬菜要保持新鲜。

（2）坚持体育锻炼：是预防肥胖的有效手段，可以改善心脏功能，促进心脏侧支循环的形成和发生，增强呼吸系统的抵抗能力。

（3）心理康复：理解肥胖者，鼓励他们战胜疾病的信心，克服恐惧心理。

（4）行为疗法指导：行为疗法又称行为矫正疗法，是运用条件反射的原理，通过错误行为的矫正，达到减肥的方法。

2. 康复技术指导 在机体健康不受影响情况下，使机体的能量平衡长期保持在一种负平衡状态。为达到目的，一方面可以减少食物能量摄入，另一方面增加能量消耗。康复指导着重在适当减少饮食的量与质，加强康复运动来实现减肥。

（1）心理支持：肥胖的发生与心理社会因素密切相关。而超重和肥胖形成后又会引起一些心理症状，尤其焦虑、抑郁等负性情绪反应。通过心理支持鼓励患者减肥，促进患者的遵医行为，明白坚持长期饮食、运动控制的重要性，提高患者治疗疾病的信心。

（2）运动减肥：肥胖症患者的体育锻炼应长期坚持，并根据患者的年龄、性别，肥胖程度及爱好选择适合的运动方式。提倡有氧运动，如快步走、打太极拳、慢跑、游泳、跳舞、做广播体操、登山、参加球类活动等。以中等强度的体力活动为宜，运动心率一般应达到 170 − 年龄（次 / min）。运动应循序渐进，先由小运动量开始，再逐步增加。运动量宜每天累计达到 8 000 ~ 10 000 步，每周 2 ~ 3 次抗阻力肌肉锻炼，每次 20min。指导患者充分利用一切增加活动的机会，鼓励多步行，减少静坐时间等。运动过程中如出现头晕、胸闷或胸痛、呼吸困难、恶心等，应停止运动。

（3）饮食减肥指导：核心原则是使患者能量代谢处于负平衡状态。控制总进食量，采用低热量、低脂肪饮食。应注意平衡膳食原则，保证蛋白质、碳水化合物、脂肪、维生素和膳食纤维等营养素的合理摄入。在平衡膳食中，蛋白质、碳水化合物和脂肪提供的能量比应分别占总能量的 15% ~ 20%、60% ~ 65% 和 25%。不在睡前进食，不吃零食，每天测体重，并记录。

（4）药物治疗：减重药物具有很强的专业性，必须在专科医生的指导下才能应用，并要严格掌握适应证。目前仍缺乏能满足各项理想标准的减重药物。应在评估药物的益处与风险基础上，选择一些具有确定疗效和不良反应相对较少的药物用以减重治疗，如奥利司他、芬特明、利拉鲁肽等。奥利司他是首个美国 FDA 批准的非处方减重药，也是欧盟唯一可以用于减重的药物，可以用于肥胖的长期治疗。

（5）针灸减肥：指以中医学经络理论为指导，以针刺指定经络腧穴，实现机体阴阳平衡、脏腑和谐、气血通畅、疏通经络，进而达到减肥目的的一种治疗方法。但存在无统一取穴处方、无统一针刺手法等不足之处。

（四）康复健康教育

1. 强调不能盲目减肥，要做到科学减肥，长期减肥易致营养不良。必须顺应机体自身特点，要做到既减肥又不伤身。要因人、因地制宜选择运动方式和方法。

2. 运动注意事项

（1）运动时要注意检查场地和设施是否安全，运动时宜穿运动服和运动鞋。

（2）进食后不宜立即运动，运动后也不宜立即进食，适合在运动前和运动后 1h 进食。

①运动前应做好充分的准备活动，活动关节，防止肌肉拉伤；运动后要进行肌肉伸展运动，防止运动后肌肉酸痛，促进机体功能状态的恢复。

②运动过程中如出现头晕、气急、胸部压痛感等，应停止运动，出现饥饿感、心慌、出冷汗、四肢乏力等症状，应警惕低血糖的发生。

③运动减肥应循序渐进，由易到难，运动负荷由小到大，保证安全性的情况下进行。运动要持之以恒，才能达到减重的目的。

（3）饮食减肥：应注意进食量的减少要逐步进行，进食的速度要尽量慢，不能采用饥一餐、饱一餐的方法减肥，尽量少食甜食，控制热量和脂肪的摄入。

（4）肥胖预防：改变不良的生活方式，饮食习惯，鼓励多运动，坚持体育锻炼。妇女在怀孕期，小儿出生后1岁至青春期避免过度进食。提高对危险因素、危险人群的识别，加强医疗监督，减少肥胖症的发生。

（五）教育评价

患者能认识掌握肥胖症知识及康复治疗目的；患者家属了解、认识康复治疗的重要性，能积极参与康复治疗、康复运动，能讲述养成日常良好生活习惯的重要性；能建立健康生活习惯，积极预防及控制肥胖症的发生发展；提高生活质量；掌握运动疗法的技术及运动中注意事项；能复述出院后注意事项及继续康复运动的重要性。

（六）出院教育

1. 康复治疗延续的重要性 运动减肥是一个长期的过程，需要有目的、有计划地进行。出院延续康复减肥，在具体设计运动处方时应参考肥胖者每天日常生活活动的能量消耗，将其总量的10%作为每日运动量，再转换成具体运动种类及时间，实施后再根据疗效及反应康复指导，督促患者应长期坚持运动才能维持减肥效果。

2. 出院康复健康教育目标 肥胖患者的康复健康教育目标是使患者能减轻体重，像正常人一样积极地生活，能自己处理日常生活事物；在实施运动减肥计划的过程中，患者能注意饮食调整，在满足机体营养需要的基础上，尽量减少热量的过多摄入。通过康复健康教育，患者认知减肥的运动方式以有氧运动为主，结合抗阻力量练习，在增加能量消耗的基础上，达到理想体重。

3. 出院康复健康教育内容

（1）家庭康复及训练原则：劳逸结合，坚持运动，活动量以患者能耐受、不产生疲劳为度，不宜剧烈活动。

（2）按需用药：不擅自停药或增减药物。

（3）康复健康教育内容：出院康复健康教育使患者及家属意识到出院后坚持康复运动、控制饮食对减轻体重十分重要；使患者及家属学会日常生活中安全防护、避免诱因、正确饮食及规律用药等。

1）教育患者认识饮食治疗的重要性：饮食治疗是肥胖症康复的重要措施；合理安排饮食，要求总热量满足人体的需要量；各营养素之间要有合理的比例；必须含有无机盐类、人体必需的微量元素和维生素等辅助营养的物质。根据营养学的要求，按照每个人的生活习惯和生活水平，合理安排每日所需能量的食谱。

2）肥胖的预防教育：肥胖的病因与遗传、饮食、生活习惯、运动量、中枢神经系统、内分泌等因素有关。通过开展健康教育，使人们对肥胖症有正确的认识，改变不良的生活方式、饮食习惯及不合理膳食结构，鼓励人们多进行运动，坚持体育锻炼。

3）减肥应持之以恒，肥胖患者对治疗效果的期望和现状常有冲突，减重效果不能达到"理想身材"，告知患者康复治疗后，体重减轻 5% ~ 15% 是减重合理目标。目前认为，只要将科学运动与合理的饮食控制结合起来，坚持不懈，一定能达到强身健体、去脂减重的效果。

（4）减肥注意事项

1）长期减肥易导致营养不良：长期不加调整的节食，对某些食品一味的忌口，使营养物摄入不足，导致营养不良，出现明显的消瘦、乏力、肌肉萎缩等症状。

2）快速减肥有害身体健康：要想保持减肥效果，必须顺应机体自身的特点，要做到既要减肥又不伤身体。减轻体重不可操之过急，有些肥胖者为了减肥不吃主食，饿着肚子坚持运动，这样不但不利于减轻体重，还可损害健康。

3）调整生活方式：使肥胖症康复治疗能长期坚持下去，如安排适当的作息时间，以利于运动治疗的进行。因人、因地制宜选择运动方式和方法，利于长期坚持。

（白姣姣　王俊思）

第四节 良性前列腺增生症患者的康复健康教育

》 一、疾病简述

（一）定义

良性前列腺增生症（benign prostatic hyperplasia，BPH）是前列腺基质和腺体增生的一种病理改变，可导致良性前列腺体积增大及膀胱出口梗阻。该病是引起中、老年男性发生排尿障碍最为常见的原因。主要表现为组织学上的前列腺间质和腺体成分的增生，解剖学上的前列腺增大、下尿路症状为主的临床症状以及尿动力学上的膀胱出口梗阻。

（二）病因

1. **年龄**　年龄是前列腺增生发生的一个重要因素，在组织学上 BPH 的发病率随着年龄的增加而增高，在临床症状上 BPH 的发病率日益增高，而且发病年龄日趋于年轻化，男性自 35 岁起前列腺会出现不同程度的增生，多数 BPH 患者在 50 岁左右开始出现临床症状，60 岁男性其发病率 > 50%，80 岁时高达 80% 以上。

2. **激素失衡**　随年龄增长而出现睾酮、双氢睾酮及雄激素水平的改变和失去平衡，也是前列腺增生的重要病因。有研究发现在青春期前行睾丸切除的人不发生前列腺增生。前列腺增生患者切除睾丸，可出现增生的上皮细胞凋亡、腺体萎缩，甚至尿路梗阻症状也可以消除。这些都说明有问题的睾丸与良性前列腺增生症有密切的关系。

3. **生活方式**　良性前列腺增生症与居民不良的生活方式、不洁的性生活、失调的饮食结构密切相关。

（三）临床分期

1. **Ⅰ期（刺激期）**　主要临床表现是尿频，以夜尿频数为主，轻度排尿困难及尿道、会阴部不适等尿路刺激症状，残余尿很少（50ml 以下），最大尿流率降低不明显。

2. **Ⅱ期（残余尿发生期）**　排尿困难进行性加重，残余尿量增加（50～150ml），排尿用力，最大尿流率明显降低，排尿时间显著延长，尿流图呈多波形曲线。在这个时期，很多诱因（劳累、遇寒凉、憋尿、饮酒、性交等）均可引起尿潴留的发生。由于残余尿的增加，诱发尿路感染的机会增多，故还常伴有排尿痛，使尿频加重。

3. **Ⅲ期（膀胱扩张伴尿闭期）**　此期残余尿量可达 150ml 以上，甚至数百毫升，膀胱扩张，膀胱功能处于失代偿状态，排尿困难更为严重，常可发生充溢性尿失禁、输尿管反流、肾功能受损、排尿踌躇、细弱无力，有时需外力辅助排尿。

严重的尿频可使患者失眠，生活质量下降。尿路感染还可进一步加重，并加快肾功能损害，甚至出现尿毒症而危及生命。

≫≫ 二、疾病特点

良性前列腺增生症病程发展缓慢，早期可无症状。而随着梗阻程度加重，病变发展速度加快，合并感染及膀胱结石，症状才逐渐加重。前列腺分内外两层，内层围绕尿道，可分为前叶、左右两侧叶、中叶和后叶五部分，常见的病变在两侧叶和中叶。增生的前列腺使后尿道狭窄、弯曲、伸长，造成排尿困难。

≫≫ 三、心理特点

良性前列腺增生症患者病程较长，而且不易治愈，严重影响生活质量，患者痛苦难言。长时间可引起心情忧郁或性格改变。由于前列腺增生患者主要表现为尿急、尿频、夜尿及急迫性尿失禁等，严重影响患者日常生活及社交，患者自信心下降，存在挫败感，容易产生情绪低落，且患者常担心尿道出现梗阻或者症状加重，常有焦虑情绪，对患者的生活质量、心理等产生负面影响。

》》四、康复健康教育程序

（一）康复健康教育评估

1. **身心状况评估** 了解所患疾病的临床表现，目前主要存在影响工作、生活健康问题；是否知道前列腺增生症的临床表现，昼夜小便次数等，了解患者及家属心理情况，有无日常生活习惯因素、遗传、家庭经济情况、对康复的需求等。

2. **能力的评估** 了解患者及家属的学习能力，包括年龄、文化程度、视力、听力、记忆力、反应速度、疾病状态等。

3. **对康复知识学习需求** 了解患者及家属的文化程度、学习能力及对疾病的认识程度；患者及家属是否了解所患前列腺增生症的发展过程，是否清楚疾病发生原因、后果等与疾病的关系，康复治疗的重要性及注意事项，了解患者及家属对康复治疗、康复知识学习、掌握的要求。

（二）住院教育

1. **康复治疗的重要性** 良性前列腺增生症是一种进行性加重的疾病。不仅在生理上严重影响着患者，在心理上也给患者带来较大困扰，系统专业的康复训练有助于患者更好地了解疾病，树立应对的信心，同时通过掌握康复训练技术缓解疾病相关临床症状带来的不适，控制疾病的发展，提高生活质量。

2. **康复健康教育目标** 提高患者及家属对良性前列腺增生症和相关康复训练的认识，使其能正确认识和应对疾病相关临床症状带来的不适，积极配合康复治疗的实施，并进行自我管理，自觉地执行康复治疗方案；通过健康教育使患者及家属知道预防疾病的方法以及如何控制疾病发展，缓解症状。

3. **康复健康教育内容**

（1）讲解疾病：良性前列腺增生症的发生发展是多种因素共同作用的结果，一般认为，前列腺增生与年龄、炎症、生长因子、激素内分泌、基因表达及变异等有关，其中年龄和有功能的睾丸是本病发生发展的明确因素，代谢综合征引起的代谢紊乱在 BPH 发展中也起加剧作用。

（2）解释疾病症状及存在问题：病程发展缓慢，早期可无症状。取决于梗阻程度、病变发展速度以及是否合并感染，随着梗阻程度加重，病变发展速度加快，合并感染及膀胱结石，症状将逐渐加重。

1）尿频：常常是前列腺增生患者最早出现的症状，且逐渐加重，尤其是夜尿次数增多。

2）进行性排尿困难：进行性排尿困难是前列腺增生最重要的症状，发展常很缓慢，有时被认为是老年人的自然现象而不引起注意，轻度梗阻时，排尿迟缓、断续，尿后滴沥。梗阻加重后排尿费力，射程缩短，尿线细面无力，终呈滴沥状。

3）尿潴留：在排尿困难的基础上，如遇到受凉、饮酒、劳累等诱因而引起腺体及膀胱颈部充血水肿时，即可发生急性尿潴留。患者膀胱极度膨胀，疼痛，尿意频繁，辗转不安，难以入眠。

4）尿失禁：当膀胱内积存大量残余尿时，由于膀胱过度膨胀，膀胱内压力增高至超过尿道阻力后尿液可随时自行溢出，即充盈性尿失禁，夜间熟睡时，盆底肌肉松弛，更易使尿液自行流出而发生遗尿。

5）其他症状：合并感染时，可有尿频、尿急、尿痛等膀胱炎现象。有结石时症状更为明显，并可伴有血尿。长期排尿困难导致腹压增高，可发生腹股沟疝、脱肛或内痔等。

（3）明确康复意义及目标：良性前列腺增生症是常见的中老年男性疾病。其发病率与年龄的增长成正比，多产生不适症状，严重影响中老年人的健康和工作、学习、生活质量。通过对良性前列腺增生症的康复治疗，可以使患者熟练掌握预防疾病的相关知识，控制疾病的发展，缓解症状，提高患者生活质量。

（三）康复治疗及训练健康教育

1. **讲解康复治疗及训练项目** 康复治疗通常以非手术疗法为主。常用的康复手段包括运动疗法、物理治疗、传统治疗及日常生活指导。

2. **康复技术指导**

（1）心理指导：良性前列腺增生症患者病程较长，可引起心情忧郁或性格改变。对患者进行发病机制、康复目的及康复程序的教育，康复治疗中效果较好的典型病例介绍。适时做心理康复消除紧张心理，树立康复的信心，积极参加康复训练。

（2）康复治疗指导

1）运动疗法：步行，每日 3 次，每次 30min，每分钟 40 步左右。

2）局部按摩：按摩腹股沟，伸直手指，用手小鱼际侧按摩两侧腹股沟，以局部发热为标准，每日 50 次。局部按摩，将左手掌放于右手背上，以右手掌按顺时针方向按摩下腹部膀胱处，以局部发热为标准，每日 30 次。按摩足底，每晚睡前热水泡脚 5min 后，用拇指或中指指腹从跟骨内侧，到足底中心涌泉穴，再到第 3 趾关节，来回按摩 30 次。

3）尿液扩张法：每次排尿前，用拇指、示指和中指上下压迫阴茎根部，使尿液滞留在膀胱至被压迫的尿道之间，使之产生内压，10s 后突然放开手指，使尿液冲出。

4）清洁导尿法：用于对有严重尿潴留患者。操作前首先要清洁双手及会阴部皮肤，尤其是尿道口要彻底清洗，患者取坐位或半坐位，一手拿无菌或清洁导尿管，另一手提起阴茎约与皮肤成 60° 角，将导尿管缓慢插入尿道 20 ~ 22cm，见尿后再插入 1 ~ 2cm，待尿排出后，再把导尿管慢慢拔出。

（3）手术治疗：经药物等治疗后不能改善症状造成尿频、尿急、排尿困难、急性尿潴留、尿失禁、血尿等，须手术治疗。

1）术前训练在床上大小便，其目的是使患者有一个适应习惯的过程，有利于术后的早期康复。定时让患者在床上进行大小便的意念训练，然后医务人员协助及听流水声的诱导下在床上进行排尿与排便。

2）术后保持切口清洁，严密观察病情变化及生命体征的监测，保持引流导尿管的固定及通畅，用 0.02% 呋喃西林进行膀胱冲洗，每天 2 次，应严格无菌操作，检查气囊有无漏水破裂，防止导尿管脱出，同时观察引流液的颜色。

3）膀胱功能训练：为维持膀胱正常的收缩和舒张功能，对留置尿管的患者，每 2 ~ 3h 开放尿管 1 次，开放时嘱患者做排尿动作，主动增加腹压或用手按压下腹部，使尿液排出睡眠后导尿管持续开放，隔 10 ~ 15d 进行膀胱功能评估，及时拔除导尿管，以减少后遗症。

4）术后康复运动：术后因卧床制动时间长易诱发压疮、血栓性静脉炎等，应定时翻身，进行四肢关节的主动和被动运动，防止关节僵直和肌肉萎缩。

5）排便训练：术后最早出现的症状是便秘，指导患者选择适当的排便时间，创造良好的排便环境。手法按摩：以脐部为中心做腹部环行按摩，方向：右下腹—右上腹—左上腹—左下腹，同时早期下床活动和腹部运动。

（四）康复健康教育

1. **日常生活须知教育** 吸烟、饮酒、久坐、劳累和进食辛辣、高脂肪食物等，可使前列腺淤血加重，故应予避免，因此要求患者戒烟、戒酒。作息有规律，避免过度劳累不要久坐，防止受凉，多吃新鲜蔬菜和水果。

2. **康复治疗的教育** 步行、慢跑、按摩两侧腹股沟和前列腺局部按摩等，都有助于促使前列腺处的静脉回流，增强膀胱逼尿肌和尿道括约肌的收缩能力。按摩足底可反射性地增强泌尿系统多脏器的自我调节功能。尿液扩张法可扩张尿道腔，从而改善尿道梗阻症状。

3. **卫生康复教育** 保持会阴部清洁，勤换内裤，以避免皮肤和尿路感染。有尿意应及时排尿，憋尿会造成膀胱过度充盈，使膀胱逼尿肌张力减弱，导致排尿困难，容易引起急性尿潴留。如发生急性尿潴留，应及时去医院检查，必要时予间歇导尿或自己清洁导尿。

4. **坚持长期康复锻炼** 在整个康复程序中，重点教育、指导、督促患者完成训练计划。这是一项较长期艰苦的工作，要求患者出院后仍坚持康复训练，持之以恒，循序渐进。鼓励患者坚持长期康复锻炼，以达到康复的效果。

（五）教育评价

患者能掌握疾病的知识及康复治疗目的：患者及家属了解、认识康复治疗的重要性，能主动积极参与康复治疗、康复运动；能讲述养成日常良好生活习惯的重要性；能建立健康生活习惯，积极预防和控制良性前列腺增生的发生、发展，防治并发症；提高生活质量；掌握各种疗法的注意事项及继续康复治疗的重要性。

（六）出院教育

1. **自我监测**　若出现尿线逐渐变细排尿困难或阴囊肿大、疼痛、发热等，应及时就诊。

2. **饮食指导**　高蛋白质、高维生素、粗纤维、易消化饮食，禁烟酒，忌辛辣刺激性食物；保持大便通畅，术后 1 个月内避免用力排便，必要时遵医嘱使用缓泻剂或开塞露。告知多饮水，每日 2 000ml 以上，防止尿路感染。

3. **活动与休息**　术后 1～2 个月内避免提重物、用力排便、久坐、骑自行车等活动，防止出血；术后 3 个月内禁止性生活；尿失禁患者继续盆底肌训练至排尿正常。

4. **留置膀胱造瘘管护理**　保持造瘘管引流通畅，避免扭曲受压、堵塞；观察尿色、性状及尿量；定时更换引流袋。

5. **定期随访**　3 个月到半年复查 1 次。BPH 随访的目的是评估疗效、尽早发现和治疗相关的不良反应或并发症。

（白姣姣　王俊思）

第二十一章

外伤及手术后患者的康复健康教育

颅脑损伤患者的康复健康教育

》一、疾病简述

（一）定义

颅脑损伤（traumatic brain injury，TBI）指致伤外力作用于头部，导致头皮、颅骨、脑膜、脑血管和脑组织发生机械性改变，从而引起暂时性或永久性的神经功能受损，常见意识障碍、记忆缺失及各种神经功能障碍。

（二）病因

导致颅脑损伤的原因主要见于交通、建筑等意外事故，其次为自然灾害、爆炸、火器伤、跌倒及各种锐器、钝器伤等。

（三）分类

颅脑损伤可以分为闭合性损伤和开放性损伤两类。

1. **闭合性损伤** 头皮、颅骨和硬脑膜三者中至少有一项保持完整，脑组织与外界不沟通。

2. **开放性损伤** 头皮、颅骨和硬脑膜三者均有破损，颅腔与外界沟通，即为脑组织不仅可因暴力的直接作用产生原发性损伤，如脑震荡、脑挫裂伤、原发性脑干损伤和弥漫性轴索损伤，还可在原发性损伤的基础上产生脑水肿、颅内血肿、脑移位和脑疝等继发性脑损伤，其症状和体征是在伤后逐步出现或加重，严重程度并不一定与原发性损伤的严重程度一致。

》二、疾病特点

颅脑损伤是创伤中发病率仅次于四肢的常见损伤，其死亡率和致残率均居各类创伤首位。不同类型的颅脑损伤发病机制不尽相同，但均表现为脑组织及脑血管的直接或间接病理生理改变，如神经纤维断裂、神经通路传导障碍、神经细胞功能丧失及脑缺血、颅内血肿、脑水肿、颅内压增高等。

颅脑损伤时大脑皮质常常受累，因而是导致认知功能障碍的重要原因，可出现意识改变、记忆力障碍、失用症、失认症、忽略症、体象障碍、皮质盲、大小便障碍、自主神经功能障碍、面肌瘫痪、延髓麻痹、失用综合征、误用及过用综合征及其他脑神经功能障碍等情况。昏迷是颅脑损伤后的常见症状之一。虽然总的说来颅脑损伤导致的昏迷持续时间多属短暂，但有些患者可以长期昏迷不醒，有些还可以演变为植物状态。

》》 三、心理特点

颅脑损伤患者表现心理和社会行为障碍，包括抑郁心理、焦躁心理、情感障碍及行为障碍等。患者康复期焦虑、抑郁、躁狂等心境障碍性疾病风险远远高于其他系统疾病，这些不良情绪直接影响患者功能训练效果。颅脑外伤后，患者的行为模式和人际关系发生显著而持久的改变，心理的变化大都经历震惊期、否认期、抑郁期、努力期。各个时期也交错出现，常见症状为疲劳、沮丧、注意力分散、厌倦、睡眠紊乱、食欲缺乏、思考能力下降及反复出现死亡想法等。表现为孤僻、固执、以自我为中心、偏执、多疑、多虑、易激惹、易与人争吵和行为不检点。认知缺陷，常有遗忘、注意力集中困难。幼稚夸张性言语增多且难以控制。

》》 四、康复健康教育程序

（一）康复健康教育评估

1. **身心状况评估** 损伤患者因有不同程度的功能障碍，患者会产生严重的心理负担及社会压力，对疾病康复有直接影响。要评估患者及家属对疾病及康复的认知程度、心理状态、家庭及社会的支持程度。

2. **能力的评估**

（1）运动能力评估：用肌力评定量表对肌力进行评估；应用改良 Ashworth 评定法来评估患者的痉挛情况；采用量角器或线测量法，评估患者关节受限程度；评估肢体运动、感觉情况，了解颅脑损伤的发生发展情况。

（2）日常生活能力评估：功能独立性量表、改良 Barthel 量表、生活质量量表。

（3）排泄能力评估：通过病史、临床检查、尿流动力学检查、B 超等来评估患者的排尿、排便功能。

（4）评估记忆能力：评估思维及解决问题能力。

3. 对康复知识学习需求 了解患者及家属的文化程度、学习能力及对疾病的认识程度；患者及家属是否了解疾病发展过程，是否清楚疾病带来的残疾、后遗症等与生活的关系；康复治疗的重要性及注意事项；了解患者及家属对康复治疗、康复知识学习、掌握的要求。

（二）住院教育

1. 康复治疗的重要性 颅脑损伤常遗留有不同程度的神经功能障碍，诸如意识、运动、感觉、言语、认知功能、排便排尿等方面的障碍。这些障碍都可以影响患者的生活和工作，给患者及其家庭带来痛苦和困难，同时也给国家造成很大负担。因此，对颅脑损伤患者进行早期和积极的康复治疗，使患者受损的功能得以最大限度地恢复和代偿是很重要的。

2. 康复健康教育目标 颅脑损伤后患者特别是中、重度颅脑损伤，通过康复健康教育，使患者早期参与康复训练，提高中枢神经系统的可塑性，可较好的挖掘损伤的修复潜力，提高患者损伤后各种后遗症的恢复率、存活率、生活质量。同时对家属开展康复健康教育，使家属了解康复程序，督促、指导患者进行康复。

（1）短期目标：尽最大限度提高患者的觉醒能力，防止各种并发症。

（2）长期目标：最大限度地促进患者功能的恢复，提高生活质量，使患者最大限度地回归家庭、回归社会。

3. 康复健康教育内容

（1）讲解疾病：脑外伤患者，特别是重型患者的自然病程可能相当长，甚至影响终身。脑外伤的康复期比其他获得性损伤和神经系统疾病的康复时间更长。因此，外伤治疗体系必须认识到康复治疗的长期性。要正确认识脑外伤的自然病程，在不同阶段采用个体化的康复治疗和服务措施，避免不必要和无效的治疗手段。脑损伤后所致的残疾种类繁多，诸如意识障碍、智能障碍、精神心理异常、运动障碍、感觉障碍、语言障碍，以及视觉、听力和嗅觉障碍。

（2）解释疾病症状及存在问题：颅脑损伤患者可因损伤部位和伤情轻重不同而出现多种多样程度不同的神经功能障碍和精神异常，轻者如头痛、眩晕、失眠、烦躁、记忆力减退，重者如意识障碍、智能障碍、感觉障碍、言语障碍和精神心理异常。有些患者甚至长期昏迷不醒，或呈植物状态生存。颅脑损伤能引起的神经功能障碍和精神异常可成为长久性障碍。有些患者由于伤后处理不当，如昏迷和瘫痪患者因未能重视合理体位、体位的维持和及早进行活动，可导致关节肌肉萎缩、挛缩和畸形而出现二次损害。

颅脑损伤可造成终身残疾，生活不能自理，需要有人照料，产生许多并发症。例如长期卧床，局部皮肤受压产生的压疮，由于小便失禁造成的泌尿系感染，长期不站立引起的骨质疏松以至骨折，骨关节长期不运动引起的挛缩固定、肌肉萎缩、痉挛和疼痛、髋关节和膝关节周围的异位骨化、下肢静脉血栓。

（3）明确康复意义及目标

1）康复意义：颅脑损伤给患者带来严重损伤，并给家庭及社会带来较大负担，通过采取各种康复治疗措施预防残疾或减轻残疾的程度，最大限度恢复和提高其功能，满足患者生存所需要的功能，减轻患者的痛苦，减轻家庭和社会的负担。

2）康复目标：颅脑外伤后康复治疗的主要目的是预防并发症，促进功能恢复，使其具有较好的独立生活能力。通过实施各种相应的康复治疗措施，调控其心理状态，防治各种并发症，最大限度地降低死亡率、致残率，最终使颅脑外伤后患者少依赖或不依赖别人，生活自理，重归家庭和社会。

（三）康复治疗及训练健康教育

1. 讲解康复治疗和训练项目　向患者讲解常用康复治疗及训练项目，并积极引导患者主动参与训练。临床上对于颅脑损伤患者是采用综合康复治疗的模式，以物理治疗、作业治疗、矫形器辅助为核心，辅以中医按摩、针灸及心理治疗等方法。训练项目包括促醒治疗、运动功能训练、平衡能力训练、日常生活活动能力训练、认知训练、心理调适等。

2. 康复技术指导

急性期的康复治疗及训练项目：颅脑损伤的康复要从急性期开始介入，颅脑损伤患者的生命体征稳定，特别是颅内压持续 24h 稳定在 2.7kPa（20mmHg）以内，即可进行康复治疗。急性期早期康复预防术后并发症，如挛缩、压疮、异位骨化及肠道和膀胱功能障碍等问题。康复治疗技术包括综合促醒治疗和康复运动。

康复目标：稳定病情，控制并预防并发症，提高觉醒能力，促进功能康复。

（1）促醒治疗：是颅脑损伤康复的首要任务，决定了康复治疗的结局。严重颅脑损伤的恢复首先从昏迷和无意识开始，应用各种神经肌肉促进和刺激方法加速其恢复的进程，帮助患者苏醒，恢复意识。

1）综合感觉刺激治疗：对于生命体征稳定，颅内无活动性出血患者应早期进行综合感觉刺激促醒治疗。给予患者听觉、视觉、味觉、触觉刺激及关节挤压刺激等各种感觉传入促进意识水平的改变，可以让患者听其喜欢的歌曲、音乐和广播等；给予各种味觉及嗅觉刺激；肢体按摩和被动运动，刷擦、拍打、挤压、冷热刺激皮肤等对大脑有刺激作用；针灸、按摩刺激头部和躯干的穴位可促进感觉及运动恢复。

2）电刺激促醒治疗：正中神经电刺激（MNS）治疗无创地由周围神经引入中枢神经系统，增强脑电活动，使脑干网状上行系统及大脑皮质保持兴奋状态，同时神经电刺激信号可通过脑干网状结构和纹状体到达脑的血管舒张中枢，引起脑血管扩张，提高脑病灶的局部血流量，从而起到改善患者意识水平的作用。

（2）运动疗法：早期运动、离床预防并发症。

1）正确体位摆放：能有效预防和减轻肌肉弛缓或痉挛带来的异常模式，预防关节半脱位等并发症的发生。原则：头的位置不宜过低，以利于颅内静脉回流；患侧上肢保持肩胛骨向前、肩前屈、肘伸展，下肢保持髋、膝关节微屈和踝关节中立位。目前多主张采用患侧卧位或健侧卧位，少采用仰卧位。

2）关节被动活动：可维持肌肉和其他软组织的弹性，防止挛缩或关节畸形，在患者生命体征稍稳定后，即可为昏迷或不能做主动运动的患者进行瘫痪肢体被动关节活动范围的训练。活动顺序应从近端关节至远端关节，各关节要进行各方向的运动，每个动作各做3~5次，每天2次。

3）床上体位转移：变换体位以预防压疮发生。每2h变换一次体位的同时，还应使用气垫床，密切观察受压皮肤颜色变化，并避免皮肤破损。

4）尽早活动：一旦生命体征稳定，神志清醒，应尽早鼓励患者进行深呼吸、肢体主动运动、床上活动和坐位、站位练习。可应用起立床对患者进行训练，逐渐递增起立床的角度，使患者逐渐适应，预防直立性低血压、骨质疏松及泌尿系统感染，治疗时应注意观察患者呼吸、心率和血压的变化。

（3）排痰训练：每次翻身时，用空掌从患者背部肺底部向上拍打至肺尖部，帮助患者排痰，并指导患者作体位引流排痰，以保持呼吸道通畅，预防肺部感染。

（4）物理因子疗法：对弛缓性瘫痪患者，可利用低频脉冲电刺激疗法增强肌张力、兴奋支配肌肉的神经，以增强肢体运动功能。另外对高热患者可以采用冰毯、冰帽治疗。

（5）高压氧治疗（HBO）：对于生命体征稳定，颅内无活动性出血，无未处理的脑疝、脑室外引流，无严重肺损伤及脑脊液漏的重型颅脑创伤后意识障碍患者应早期进行高压氧治疗。研究显示，HBO可显著增加脑组织氧分压、改善脑组织代谢及降低颅内压，同时HBO可以明显降低死亡率和改善6个月功能预后，并未发现肺和脑组织氧中毒的发生，并且HBO开始时间越早效果越佳。高压氧治疗，可每日1次，每次90min，10次为一个疗程，可连续数个疗程。

（6）中医康复方法

1）针灸治疗：促醒选用头部腧穴，如百会、四神聪、神庭等。采用提插泻法，留针后接电针仪加强刺激。其他可选用醒脑开窍针刺法，选穴以阴经和督脉为主。主穴取内关、人中、三阴交。辅穴：极泉、委中、尺泽。配穴：吞咽困难加取风池、翳风；手功能障碍加取合谷；言语障碍加取廉泉、金津、玉液。行针手法以泻为主。

2）推拿治疗：对患肢进行早期推拿可促进血液、淋巴液回流，同时又是一种运动感觉刺激，有利于促进运动功能的恢复。推拿手法主要选择揉法、滚法、推法、拿法等放松类手法；具体操作时要轻柔、缓慢、有节律地进行，不宜用强刺激手法。

（7）预防并发症：中度及重度的颅脑损伤患者不管其意识状态如何，在急性期卧床的一般康复治疗措施均适合，并不因此导致病情加重。康复治疗预防肢体关节挛缩、压疮、肺部感染、尿路感染、静脉血栓等并发症的发生，有助于促进功能障碍的恢复。

3. 恢复期的康复治疗及训练项目 颅脑损伤的急性期过后，即进入恢复期，时间一般为伤后 2 年内。恢复期患者病情相对稳定，发病后 6 个月内是康复治疗和功能恢复的最佳时期，但 6 个月后功能仍可进一步恢复。在此期内康复治疗应全面介入，重点改善患者的运动、言语、认知功能障碍，提高患者的 ADL 能力。

康复目标：减少患者的定向障碍和言语错乱，提高记忆、注意、思维、组织和学习能力；最大限度的恢复感觉、运动、认知、言语功能和生活自理能力，提高生存质量。

（1）运动疗法：恢复期的运动治疗主要是进一步改善和加强患者感觉和运动功能；训练各种转移能力、姿势控制及平衡能力，尽可能使患者达到日常生活活动自理。主要采用神经发育促进技术及运动再学习技术如床上运动、翻身训练、坐起训练、坐位训练、站起训练、站位训练、步行训练等。通过训练，促进神经功能的恢复，使颅脑损伤患者重新恢复机体的平衡、协调及运动控制功能。

（2）认知功能训练：处于恢复期的患者一般都具有一定的认知能力。除有运动功能障碍外，常伴有记忆困难、注意力不集中、思维理解困难和判断力降低等认知障碍，认知功能训练是提高智能的训练，应贯穿在治疗的全过程。可根据认知障碍程度不同（RLA 分级标准），制订相应的康复治疗计划。

早期（Ⅱ、Ⅲ）：对患者进行躯体感觉方面的刺激，提高觉醒能力，使其能认出环境中的人和物。

中期（Ⅳ、Ⅳ、Ⅳ）：减少患者的定向障碍和言语错乱，进行记忆、注意、思维的专项训练，训练其组织和学习能力。

后期（Ⅶ、Ⅷ）：增强患者在各种环境中的独立和适应能力，提高在中期获得的各种功能的技巧，并应用于日常生活中。

1）改善患者自知力的康复训练：在颅脑损伤（尤其是额叶损伤）的恢复早期，患者常缺乏自知力，否认疾病，拒绝治疗。本阶段首先恢复患者的自知力：①改善患者对自身缺陷的察觉。②改善患者的感知功能。③改善患者判断行为是否成功的知觉。④改善患者对现存缺陷和远期目标之间差距的认识。

2）注意障碍的康复训练：①猜测作业训练。②删除作业训练。③时间感训练。④数目顺序训练。训练要从简单到复杂，可将整个练习分解为若干小节，分节进行训练，最后再逐步联合训练。如每次记忆正确时，应及时地给予鼓励，使其增强信心。

3）思维障碍的康复训练：颅脑损伤可引起推理、分析、综合、比较、抽象、概括等多种认知过程的障碍，常表现为解决问题的能力下降。对于这些患者，训练其解决问题的能力就是改善其思维障碍的有效方法。

4）感知障碍的康复治疗：感知指大脑将感觉信息综合为概念的认知能力。感知障碍主要表现为各种失认症和失用症。感知障碍康复训练的方法是采用反复多次的训练，通过给予患者特定的感觉刺激，使大脑对感觉输入产生较深影响，从而提高感知能力。

5）失认症的康复训练：①单侧忽略训练法。②视觉空间失认训练法。③ Gerstmann 综合征训练法。④触觉失认（失实体觉）训练法。

6）失用症的康复训练：①结构性失用。②运动失用。③穿衣失用。④意念性失用。⑤意念运动性失用。常启发患者的无意识活动以达到恢复功能的目的。

（3）药物治疗：临床常用的药物有以下几类：谷氨酸受体阻断剂、ACHE 抑制剂、GABA 环型衍生物、钙拮抗药和健脑益智类中药。

（4）作业治疗：主要包括患侧上肢被动活动、主动活动、上肢操、球训练、手指灵活性协调性训练、ADL 训练等。增强上肢肌力、维持关节活动度、改善上肢及手的功能，并可以辅以辅助具，帮助患者维持原有的功能独立性活动水平，使能够独立穿脱衣、进食、饮水、如厕、洗漱、做饭、接打电话、书写、外出购物，职业活动，以达到最大限度的生活自理，并为回归家庭、回归社会做好准备。

（5）言语治疗：言语是人类特有的复杂的高级神经活动。颅脑损伤者言语障碍的特点是损伤程度重，失语和构音障碍常同时存在，治疗难度大，50% 左右为命名性失语，早期多表现为言语错乱。患者全身状况稳定，坐位时间至 1~2h，即可开始训练。

4. **后遗症期的康复治疗**　后遗症期一般指发病 2 年以上，部分患者经过临床处理和前期康复治疗后，各种功能已有不同程度的改善，但仍遗留诸如偏瘫、痉挛、关节畸形、认知言语障碍等部分功能障碍，常停留在某一水平或进行性加重，进入后遗症期。

康复目标：进一步改善和提高患者的运动、言语、认知功能，使其学会应付功能不全状况，学会用新的方法代偿功能不全，增强患者在各种环境中的独立和适应能力，对患者进行精神上和职业上的康复训练，为能顺利重返工作、社会和家庭打好基础。

（1）继续强化康复训练：继续加强日常生活能力、认知、言语等障碍的功能训练，以维持或促进功能的进步，防止功能的进一步退化。

（2）矫形支具与轮椅训练：通过矫形支具及辅助器具的使用，加强健侧肢体的功能训练，增强其代偿功能。

（3）强化复职前训练：颅脑损伤的患者大部分是青壮年，其中不少在功能康复后尚需重返作岗位，部分可能要转变工作性质。因此，当患者的运动功能、认知功能等基本恢复后，应同时进行就业前的专项技术技能的训练，包括驾车、电脑操作、汽车修理、机械装配和货物搬运等。

（4）心理支持：患者由过去健康的身体、正常的工作及生活，突然转变为肢体功能障碍，需要他人照顾，心理上面临巨大的压力和打击，常表现出消沉、抑郁、悲观和焦虑，甚至会产生轻生的念头及其他异常的行为举止，医务人员工作需认真负责，尊重患者，理解患者，避免使用伤害性语言，以免加重患者的猜疑和痛苦。对患者进行行为矫正疗法，建立健康行为，使患者能面对现实，学会放松，逐渐学会生活自理，融入社会。

（四）康复健康教育

1. 饮食健康教育

（1）加强营养，进食高热量、高蛋白、维生素丰富的健脑食物，如豆类、禽蛋类、奶制品、蔬菜水果、粗粮、动物肝肾脏、花生、核桃、葵花籽、黄花菜、枣等，避免低蛋白血症，提高机体免疫力，促进伤口愈合及神经组织修复和功能重建。宜少食多餐，勿暴饮暴食，禁烟酒，禁食辛辣、生冷刺激性食物，勿饮浓茶、咖啡、可乐等兴奋大脑的饮料。

（2）昏迷患者有胃管的应鼻饲流食以保证营养的供给，鼻饲营养时应少量多餐，每次鼻饲量 200ml 为宜，所提供的热量宜根据功能状况和消化能力逐步增加，以维持正氮平衡。有上消化道出血的患者应禁食，以免加重上消化道出血。如患者有呕吐，应侧卧位、头偏向一侧，避免呕吐物进入气管，引起窒息及吸入性肺炎。

2. 用药健康教育 向患者家属解释药物的治疗作用、剂量、用法、时间及可能出现的和常见的不良反应。如某些患者需服抗癫痫药物，因其碱性较强，口服可引起胃肠道反应，告知家属应饭后服药或与牛奶同服，并严格遵照医嘱，不能随意停药、更改药物剂量。

3. 康复中注意事项

（1）早期康复中的注意事项：仔细观察患者全身情况及体温、脉搏、呼吸、血压的变化；对合并有多脏器损伤病情不稳的患者暂缓康复治疗；康复治疗时切忌暴力活动患者的肢体以免发生肌肉拉伤、骨折、关节脱位等情况发生。

（2）恢复期康复中的注意事项：患者进行感知认知及言语训练时避免时间过长引起的疲劳；对一些兴奋性异常增高的患者避免进行有损伤性的作业活动，如雕刻、剪纸；对视力差和有共济失调的患者避免使用细小的活动工具和操作材料，如贴花、缝纫等。

（3）后遗症期康复中的注意事项：此期患者残留的各种功能障碍恢复较慢，会导致焦虑、忧愁、痛苦等不良情绪，担心自己成为家庭的负担和累赘，丧失生活的信心。因此，积极争取家庭的配合，尽早开始详细计划的家庭训练方案，长期耐心坚持，从易到难循序渐进，必可收到良好效果。

（五）教育评价

患者能掌握颅脑损伤的知识及康复治疗目的；正视疾病带来的残疾；患者及家属了解、认识康复治疗的重要性；能主动积极参与康复治疗、康复运动；能积极预防和控制并发症的发生、发展，提高生活质量；掌握运动疗法的技术及运动中的注意事项；能复述出院后注意事项及继续康复运动的重要性。

（六）出院教育

1. **康复治疗延续的重要性**　很多患者最终的训练康复中心就是自己的家里，在国内很多社区的医疗设施简陋，更谈不上有训练康复中心和专业的培训教师了，很多颅脑损伤的患者在家中错过了功能锻炼恢复的最佳时间节点，落下了终身的残疾。因此，有效的家庭及社区康复训练护理是提高重型颅脑损伤患者功能恢复重要环节。

2. **出院康复健康教育目标**　提高家庭参与训练的意识与能力，取得患者及家属的配合，使其了解基本的康复知识和训练技能，并懂得其意义和重要性。保证患者在家庭中得到长期、系统、合理的训练，使其早日回归家庭和社会。

3. **出院康复健康教育内容**

（1）家庭康复及训练原则：颅脑损伤是可造成终身残疾的严重损伤。现代临床医学、急救医学和康复医学的发展，使颅脑损伤患者的生存时间明显延长。为此康复训练、康复护理在家庭必须长期坚持。

1）告知出院不是训练结束，而是康复训练的继续。康复训练过程艰苦而漫长（一般1～3年），或终身伴随，需要有信心、耐心、恒心，应在康复医生指导下循序渐进。详细交代出院后的康复训练计划及方法，提醒家人在训练中耐心细致，循循善诱，切忌急躁，教育患者主动参与康复训练，并持之以恒。

2）保持大便通畅，避免用力排便，注意保暖，预防感冒，避免用力咳嗽，使颅内压增高；指导患者保持情绪稳定，避免不良情绪刺激，以预防疾病再发。

3）鼓励患者日常生活活动自理；嘱咐患者定期回院复查，评估康复效果。获得有效的社会支持系统，包括家庭、朋友、同事、单位等社会支持。

（2）指导按时遵医嘱服用药物，不可擅自减量、增量或停服药物，有问题及时与医生沟通，避免延误病情。

（3）避免诱发因素、预防疾病再发及控制并发症。

1）告知患者要规律生活，注意休息，适当运动，劳逸结合，保证充足的睡眠，避免过度劳累和过度用脑。

2）把家属纳入健康教育对象，教育家属掌握基本康复知识和训练技能，懂得每一项训练的意义和重要性，防止并发症发生和二次残疾。对患者家属进行预防压疮的教育，使家属掌握皮肤护理常识。

3）心理康复贯穿整个病程始终，指导家属了解患者心理动态，给予心理支持，最大限度发挥患者潜在能力，提高功能训练的水平，改善生活质量。

4）防止意外：训练过程中，要注意安全，防止意外损伤。对直立性低血压患者，应加腰围，增加腹压。亦可用弹力绷带包扎下肢，改善静脉回流，增加回心血量。

4. 定期随访，注意全身情况，如有不适尽早诊断和治疗，定期去医院复查。

（王　波）

第二节　截肢后患者的康复健康教育

》》 一、疾病简述

（一）定义

截肢（amputation）指通过手术将失去生存能力、没有生理功能、威胁人体生命的部分或全部肢体切除，包括截骨（将肢体截除）和关节离断（从关节处分离）两种。

（二）病因

截肢的原因主要有严重的创伤、烧伤、冻伤造成的肢体坏死，肢体血液循环障碍疾病，肢体出现严重感染，肿瘤及糖尿病足，神经系统疾病，先天性畸形和发育异常以及断肢再植后无功能的肢体。在发达国家，最常见的原因是动脉粥样硬化闭塞性疾病和糖尿病的并发症，其次是创伤、肿瘤。在我国，外伤是截肢的主要原因，近年来因血管疾病而截肢者逐渐增加。

（三）临床分类

临床上按截肢部位将截肢分为两大类：上肢截肢和下肢截肢。上肢截肢又主要包括肩胛带截肢、肩关节离断、上臂截肢、肘关节离断、前臂截肢、腕关节离断、掌骨截肢、指骨截肢；下肢截肢主要包括半骨盆截肢、髋关节离断、大腿截肢、膝关节离断、小腿截肢、足部截肢。

➤➤ 二、疾病特点

1. **幻肢痛患病率高**　幻肢痛患病率高达 75%～80%。幻肢痛是一种能够持续多年的慢性状态，通常在截肢后第 1 周出现，也可发生于截肢多年之后，同时有研究表明随着时间的推移幻肢痛并不会减弱，反而有不断加重的趋势。

2. **残端伤口恢复情况直接影响康复进程**　出血会造成患者失血，血肿会延迟残端伤口的愈合，也容易继发感染，同时伤口深部有异物存在也会影响伤口的愈合。伤口愈合不良会延迟残端包扎、塑形及假肢穿戴的时间。

3. **假肢的佩戴可提高患者生存质量**　假肢的穿戴可逐步提高患者的日常生活自理能力及步行能力，提高患者生存质量。

➤➤ 三、心理特点

截肢不仅给患者带来躯体的伤害，也严重影响着患者的心理健康。截肢是对身体的一种严重损伤，当意外创伤患者从健康状态突然经历截肢的巨大打击时，会产生心理应激，严重者会出现对生活态度、情感宣泄、自身价值、理想抱负等方面的远期人格改变。有研究显示近 1/3 的创伤患者会发展为如创伤后应激障碍综合征等精神疾病。由于患者肢体缺失，造成活动受限，同时外形改变，容易引起患者产生抑郁、自卑等心理，造成外出、娱乐、运动等社交能力下降。

抑郁情绪是截肢患者常见的症状，由于肢体的伤残，对今后生活没有确定感，患者会感到成为家人的负担，自责内疚。同时截肢患者由于失去部分肢体，造成身体上的缺陷，会表现出沉默寡言，忧郁寡欢，不愿与人交往。手术前期由于无法保留肢体而必须接受截肢手术，患者会出现一系列的心理变化，如焦虑不安、沉默少语、情绪烦躁、易怒等。康复健康教育是截肢及假肢治疗康复的重要环节。通过康复健康教育，能使患者在心理上得到医护治等专业人员的心理支持，同时专业知识的讲解能缓解患者康复期间的未知感和疑虑。

四、康复健康教育程序

（一）康复健康教育评估

1. 身心状况评估　实施健康教育前，应全面评估患者的身心状况。

（1）评估患者的一般情况：包括性别、年龄、体重、身高、职业、家庭支持情况、医疗保障情况；了解患者的活动情况、疼痛情况、心理状态，及患者的自理能力、是否存在跌倒、压疮等风险，主要目的为了解患者的接受能力和存在的康复问题，以便于提供有针对性的健康教育。

（2）心理状况评估：应重视对患者心理状况的评估，患者的心态、情绪、心理适应能力直接影响患者对健康教育内容的接受程度。

2. 能力的评估

（1）自理能力评估：根据患者自理能力程度及受限的项目，提供相对应的健康教育指导。同时评估时应分辨患者实际可达到的能力程度和患者自认为的能力，并分析原因，进行相应的康复指导。

（2）肢体功能评估：应同时评估残肢和正常肢体的功能，包括运动功能（肌力、关节活动度）、感觉功能的评估。上肢主要评估对假肢的控制能力，下肢则评估维持站立和行走的主要肌群。关节活动度主要检查髋、膝等关节的活动范围，关节有无挛缩等畸形。

3. 对康复知识学习需求　通过评估了解患者及家属的文化程度、学习能力及对疾病的认识程度；了解患者及家属对康复治疗重要性的认识；了解患者及家属是否希望通过学习及康复训练，改善运动能力及日常生活自理能力，减轻精神压力，提高生活质量；了解患者及家属是否希望了解整个康复程序与康复措施。根据患者的需要提供相应的有针对性的健康教育。

（二）住院教育

1. 康复治疗的重要性　系统专业的康复训练有助于预防和减轻肢体肿胀，促进损伤组织的愈合，预防关节粘连、肌肉萎缩，同时康复期间的训练是以使用假肢为中心，重建失去肢体的功能，防止或减轻截肢对患者造成的不良影响程度，使患者最终回归家庭与社会，康复效果直接影响并发症的发生率、是否能够穿戴假肢、社会参与能力及后期的生存质量。

2. 康复健康教育目标　健康教育的特定目标为改善对象的健康相关行为。断肢（指）再植的健康教育目标可分为短期目标和长期目标。

（1）短期目标：提高患者对疾病和相关康复训练的认识；患者掌握肢体肿胀、残肢痛和幻肢痛等并发症发生时的处理方法；患者掌握穿戴假肢的正确方法；提高患者康复训练的依从性；缓解患者焦虑等情绪；提升患者的住院满意度。

（2）长期目标：提高步行能力，最大限度地代偿缺失肢体的功能，患者日常生活自理能力得到提高，心理、社会和智能得到重建，提高生存质量。

3. 康复健康教育内容

（1）讲解疾病：应向患者讲解跟自己病情有关的知识，以提高患者对疾病的认识程度。主要应包括疾病主要临床症状，相关并发症，相关实验室检查及专科检查项目，康复治疗目的，康复训练方法及注意事项，药物的作用、服用方法、不良反应，不同阶段的康复护理方法等；康复护理方法又主要包括了康复护理评估、残肢体位指导、关节活动度及肌力训练，心理护理、残端塑形护理、潜在并发症的护理、穿戴假肢的康复护理等。

（2）解释疾病症状及存在问题：向患者解释截肢后临床常见及可能会出现的症状，并结合患者自己的症状体征解释其发生原因，及可能存在的问题。截肢后的远端肢体形成残端，由于术中止血不彻底、组织处理不当、血管结扎线脱落等可造成残端出血或血肿，可能会出现伤口不愈合或者出血。残端感染多见于开放性损伤，糖尿病患者，术后伤口延迟愈合以及佩戴假肢后残端皮肤未及时清洁等。残端血液循环不佳、佩戴假肢时局部受压过久或压力过大、伤口愈合不良、局部瘢痕组织过多、伤口局部残留异物等是造成残端窦道和溃疡的主要原因。残肢关节挛缩主要原因有术后残肢长期处于不合适的体位、未行残留关节功能训练、术后残肢关节没有合理固定、术后疼痛、瘢痕、肌肉痉挛、手术后残肢原动肌和拮抗肌肌力不平衡等。残肢痛早期可能与局部出血、感染、包扎过紧有关；后期主要由骨质增生、瘢痕形成、神经残端组织再生形成神经瘤等引起。有研究显示75%的患者截肢后数天就可出现幻肢痛，但也有少数患者在截肢后数月或数年后才开始出现。

（3）明确康复意义及目标：让患者了解康复治疗及训练的意义及目标有助于提高患者康复治疗的积极性。截肢后的康复目标也分为短期目标和长期目标。短期目标主要为改善残肢关节活动度，增强残肢肌力，增强残端皮肤弹性和耐磨性，消除残端肿胀，增强全身体能；穿戴假肢后，假肢侧能单腿站立，不使用辅助具能独立行走，能上下台阶、左右转身等。长期目标为穿戴假肢后，提高步行能力，减少异常步态，跌倒后能站立，日常生活能够自理。

（三）康复治疗及训练健康教育

1. 讲解康复治疗及训练项目 向患者讲解常用康复治疗及训练项目，有利于缓解患者的焦虑情绪，并引导患者主动参与治疗过程。临床上针对截肢患者的康复治疗及训练项目主要分为3种：物理治疗、作业治疗、心理治疗。物理治疗主要包括运动治疗、器械治疗和手法治疗。

（1）常采用的运动治疗项目有关节活动度训练、肌力训练技术（主动等张运动、等长运动、抗阻运动、被动运动）和有氧耐力运动。

（2）常采用的器械治疗手段包括电疗（如经皮电刺激 TENS 疗法、中频电疗法、超短波疗法等）、光疗（偏振红外线疗法、紫外线治疗等）、磁疗（脉冲电磁场）、水疗、石蜡疗法。

（3）常用的手法治疗为传统手法治疗；作业治疗以镜像疗法、日常生活活动能力训练、社会参与能力以及穿戴假肢的训练为主。可根据疾病的不同时期、全身情况及残端恢复情况来具体选择治疗项目。

2. 康复技术指导

（1）保持合理的残肢体位：由于残端肌肉力量不平衡，患者往往不自觉地采取不良体位，很容易导致关节屈曲位挛缩。同时由于肢体失平衡，往往会引起骨盆倾斜和脊柱侧弯。这些变形一经固定，将对其假肢的设计、安装以及步态、步行能力带来严重影响。因此，早期保持患肢的功能位，避免容易出现的错误体位是非常重要的。

1）上肢截肢：选择健侧卧位休息，平卧位休息时避免残肢垫高，将残肢向外伸展，可以将腰部垫高以减轻残端肿胀；对前臂截肢者，站立位时肘关节应保持在45°屈曲位。

2）下肢截肢：膝下截肢者残肢的膝关节处于伸直位，膝上截肢者髋关节保持伸直位，且不要外展，以防髋关节发生屈曲外展畸形；不可在大腿或膝下垫枕头，不可屈膝躺在床上，不可屈膝坐在轮椅上或把残肢放在拐杖的手把上。

（2）残端的皱缩和定形：为了改善远端的静脉回流，减轻肿胀，拆除缝合线后即用弹力绷带包扎，预防和减少过多的脂肪组织，促进残肢成熟定形。包扎时从远端向近端包扎，远端紧、近端松，以不影响远端血液循环为宜。保持每4h重新包扎1次，夜间也不要解掉绷带。

（3）残肢训练：包括关节活动度训练和增强肌力训练两方面。遵循尽早进行、循序渐进的原则。上肢截肢患者假肢的操作经常依靠肩胛胸廓关节的运动来完成，肩关节离断、上臂截肢的患者若未及时进行关节活动度训练，往往会造成肩胛胸廓关节挛缩，导致患者假肢操作训练困难。大腿截肢患者常发生髋关节屈曲、外展、外旋位挛缩，影响行走和站立功能。小腿截肢者易发生膝关节屈曲挛缩。因此，术后关节活动度训练应有针对性地加强肩胛胸廓关节活动度训练，髋关节后伸、内收训练，膝关节伸直训练。采取主动运动和被动运动相结合的方法，训练中注意防止手法粗暴，加力速度应缓慢，防止关节周围软组织损伤。截肢后残肢肌力训练中也应相应考虑到以上因素，增加肩胛带肌、上肢残存各肌群、髋内收内旋后伸肌群、膝伸肌群的肌力训练，防止关节挛缩和肌肉萎缩。

（4）躯干肌训练：以进行腹背肌训练为主，并辅以躯干旋转、侧向移动及骨盆提举训练。

（5）残端脱敏：通过残端在不同的表面负重和按摩、拍打等方法消除残端痛觉过敏，使残肢能适应外界的触摸和压力，为安装假肢的接受腔做准备。

（6）平衡训练：对于下肢截肢者，需进行坐位平衡、跪位平衡、佩戴假肢后站立位平衡训练。大腿截肢的患者常伴有坐位平衡下降。可让患者坐在平衡板上，双手交叉向前方平举，治疗者让平衡板左右摇晃，诱发患者头部、胸部和双上肢的调整反应。

当患者坐位平衡反应出现后，可进行膝手卧位平衡训练。患者在膝手卧位下将身体重心向患侧移动。当膝手卧位平衡反应出现后，可让患者呈跪位，康复人员双手扶持患者骨盆，同时进行重心左右移动、身体调整反应等各项训练。

（7）幻肢痛的康复护理：①用热的软布包住残肢，这样可以促进血液循环，而血液循环不良是幻肢痛的可能原因之一。②用意念运动控制不存在的肢体。③用意念放松不存在的肢体。④将残肢的肌肉收紧然后慢慢放松。⑤用弹性绷带包扎残肢，或者戴上假肢，短距离散步。⑥戴假肢时有疼痛感者，将假肢取下，稍做调整，过几分钟再穿上，调整假肢可以减轻神经所受的压力。⑦经常改变姿势，不要长时间保持一种姿势。⑧经常自我按摩残肢。

（8）日常生活活动能力训练：根据单侧利手肢、单侧非利手肢、双上肢截肢、下肢截肢的不同特点选择不同的作业治疗方法。单侧利手截肢患者要加强利手更换训练，尽量发挥辅助手的作用，扩大辅助手的适用范围。双上肢截肢后应鼓励患者使用身体其他部位进行协助，如利用下颌部、膝部和牙齿等。下肢截肢者可通过木工作业、脚踏式器具等进行练习。

（四）康复健康教育

1. **饮食**　营养支持对创伤患者伤口的成功愈合十分重要，伤口愈合过程需增加能量和蛋白质的摄入，尤其是本身就有营养不良的患者和处于应激分解代谢状态的患者。多食高蛋白、高钙、高膳食纤维素、高维生素、容易消化的食物，如牛奶、鱼类、蛋类等，以促进伤口愈合。适当进食含脂肪、胆固醇丰富的食物，注意控制体重。截肢后尽量不饮酒，以防伤口感染和酒后发生意外。因糖尿病坏疽截肢患者每天测空腹及餐后 2h 血糖，根据患者血糖水平来调整胰岛素的用量，积极控制血糖。

2. **用药**　如患者截肢伤口愈合缓慢且出现缓慢发热，需根据需要使用抗菌药物，严密观察患者血培养标本阳性检出的病原菌分布和耐药情况及肝肾功能情况。残肢痛和幻肢痛明显患者根据 VAS 疼痛评分进行给药。严密观察患者用药后的反应，并做好记录。使用抗凝血药物期间，适时监测患者凝血功能。

3. 康复中注意事项

（1）评估患者疾病相关情况：在不同的康复阶段评估的侧重点应不同。

1）穿戴假肢前，需了解患者疾病发病的原因及目前的疾病现状，包括截肢的原因、截肢的时间、截肢部位的皮肤情况、截肢肢体的血液循环情况、有无其他疾病等。

2）残端塑形前，检查残端畸形及伤口恢复情况，有无骨突出、外形不良、残留关节有无挛缩畸形、残肢负重力线以及伤口是否存在愈合不良等。

3）穿戴假肢前、穿戴假肢时：穿戴假肢前应评估残端周径情况，可了解残端水肿的情况，判定残肢是否定形以及与接受腔的合适程度，尽量每周测量残肢周径1次，残肢周径连续2周无变化即可判定为残肢定形，可穿戴永久性假肢。穿戴假肢时应评估残端与接受腔的匹配情况，临时假肢接受腔适应程度、假肢悬吊情况、假肢对线、穿戴假肢后的残肢情况、佩戴假肢后的步态等；正式假肢佩戴后残肢情况及日常生活活动完成能力等。以便于进行个体化及全面的康复专科知识指导。

（2）注意保持残端的清洁和卫生：每天用中性肥皂或盐水清洗残肢，勿浸泡；不可在残肢上涂擦霜或油，以免软化残肢的皮肤；也不可擦酒精，以免皮肤干裂。不可在残端上贴胶布，以免皮肤糜烂。

（3）弹力绷带使用注意事项：弹力绷带应每天包扎，每4h松开一次观察皮肤情况，包扎时可在残端留一小窗口以便于观察皮肤情况；包扎时注意远紧近松；弹力绷带应每天清洗，并注意平铺晾干。

（4）佩戴假肢后的残端护理注意事项：每次佩戴假肢训练尽量不超过1h，训练后脱下假肢需观察残端情况，有无皮肤磨损、颜色变化、感觉的变化等。训练后需注意做好残端的卫生清洁工作，保持残端干燥、清洁。

（5）保持适当体重：一般体重增减超过了3kg就会引起接受腔的过紧过松；体重越大，能耗越大，所以不论是从能量消耗，还是从接受腔适合度及功能上讲，控制体重都是非常重要的。

（6）残肢有伤时暂停使用假肢：出现皮损时，应暂停使用假肢，假肢在经常承重的情况下，残肢伤口很难愈合，会促使伤口逐渐加大并造成感染，从而导致长时间不能使用假肢。因此应指导患者当发现残肢皮肤出现湿疹、水疱、囊肿、白癣、皮炎以及残端变色、水肿等异常时应暂停使用假肢并及时告知医护人员进行处理。

（7）注意安全、预防跌倒：合理安排训练和休息时间，既要积极投入到康复训练中去，又不要急于求成，循序渐进，训练中避免跌倒等意外事件发生。

（8）假肢的保养：脱下假肢后需注意观察接受腔的完整性，有无破损和裂缝，以免皮肤损伤。同时定期保养假肢包括连接部件和外装饰套等。脱下假肢后可用沾湿了肥皂水的布，擦拭接受腔的内壁，接受腔完全干燥后，或用 75% 的酒精溶液擦拭。使用假肢时，内穿质地松软的棉袜套以防磨破皮肤，每天更换清洗，当出汗多时，要勤更换。当脱掉假肢时，应立即脱掉袜套，并用肥皂清洗，注意避免褶皱。

（五）教育评价

患者能掌握截肢后的知识及康复治疗目的；正视疾病带来的残疾；患者及家属了解、认识术后康复治疗的重要性；能主动积极参与康复治疗、康复运动；能积极预防和控制并发症的发生、发展，提高生活质量；掌握运动疗法的技术及运动中的注意事项；能复述出院后注意事项及继续康复运动的重要性。评价对截肢患者实施健康教育后的情绪变化情况及并发症发生率。评价有否掌握穿戴假肢、保养假肢、注意事项及生活质量改善情况。

（六）出院教育

1. **康复治疗延续的重要性**　患者穿戴假肢后如适应良好即回到家庭或社区进行康复，穿戴假肢后的站立、行走训练主要在家中和社区进行，因此出院后应继续坚持康复训练，有利于防止相关并发症的发生、提高患者对假肢的适应能力、提高患者生存质量，最终真正回归家庭与社会。

2. **出院康复健康教育目标**　出院康复健康教育的主要目的为：

（1）加强患者对院外康复治疗延续的认识及重视程度。

（2）提高患者出院后康复治疗及训练的依从性。

（3）提高患者对疾病康复知识及护理、康复注意事项的掌握程度。

（4）提高患者门诊随访率。

3. **出院康复健康教育内容**

（1）家庭康复及训练原则：出院后应继续坚持康复训练，主要训练内容为体位摆放、残肢肌力和关节活动度训练、躯干肌训练、加强健侧腿的训练、平衡训练，防止相关并发症的发生。训练原则应根据患者在出院时的功能康复情况而定，总的标准为使残肢恢复实用能力，患者生活自理能力为无依赖，并最终重返工作岗位，回归社会。

（2）按需用药：嘱咐患者出院后要遵医嘱服药，不得随意停止或更改药物，应定时门诊随访，由医师对药物进行调整，不得随意调整和停止。

（3）避免诱发因素、预防疾病再发及控制并发症：患者出院后因穿戴假肢易受接受腔的压迫、摩擦，从而产生残端皮肤破损、角化等，如出现上述情况应及时门诊随访。术后应坚持残肢关节活动训练，预防挛缩。

（4）休息与饮食：出院后应注意休息，保持充足的睡眠，良好的休息有利于保持良好的精神状态，恢复精力和体力。饮食上应进食高蛋白、高钙、高膳食纤维素、高维生素等食物，适量进食含脂肪和胆固醇高的食物，满足机体需要的同时注意控制体重。

（5）定期复查：定期门诊复查，主要复查血常规、生化指标、残端伤口、肌力、假肢使用情况、上肢周径及长度测量、关节活动度、感觉功能、血管超生检查、肌电图、骨密度等。

（6）注意事项：出院应注意控制体重，穿戴假肢后应注意对残端皮肤的护理，在假肢的使用过程中预防跌倒，注意对假肢的保养。穿戴假肢的患者应该在取下假肢时将截肢残端缠绕弹力绷带。

（杜春萍　李思敏）

第三节　断肢（指）再植患者的康复健康教育

≫ 一、疾病简述

（一）定义

断肢（指）再植是使完全或者不完全离断的手指血管重新吻合，促进其血液循环的恢复，同时进行骨、神经、肌腱的整复术。目前，临床上治疗断肢（指）的主要方法就是再植手术。

（二）病因

按致伤原因可分为切割离断、撕裂离断、碾轧离断和挤压离断。

1. **切割离断**　主要由锐器造成的损伤，如菜刀、斧头、切割机等所致。其断面整齐、污染较轻，血管、神经、肌腱等重要组织挫伤轻，且多在同一平面，再植存活率较高。

2. **撕裂离断**　离断肢体多为在车祸中发生撕裂，或被高速运转的皮带轮或转轴卷入。特点是组织损伤广泛，血管、神经、肌腱从不同平面撕脱，再植成功率低，功能恢复较差。

3. **碾轧离断**　主要为汽车、火车或机器齿轮碾轧造成。受伤部位损伤严重，损伤在同一平面，且离断肢体的一段粉碎，但切除碾轧部分之后，可使断面整齐，在肢体一定的范围缩短后再植，有一定的成功率。

4. **挤压离断**　多为机器、滚石挤压造成。离断面不规整，血管损伤严重，组织污染较重，较容易失去再植的机会。

（三）分类

根据离断程度，断肢（指）可以分为不完全离断和完全离断两种类型。根据肢体离断的性质又可分为切割性断离、挤压性断离、碾轧性断离、撕裂性断离、枪弹断离。

》》 二、疾病特点

由于断肢（指）的原因和损伤程度存在较大的差异，因此再植手术具有一定的难度和风险。断指再植手术后不正确进行康复训练，容易导致患者再植肢体的肌腱粘连、关节僵直以及肌肉萎缩，使患者的手功能基本丧失，最后不得不进行第二次或者第三次手术，最终导致患者终身残疾，使断肢再植手术不再具有意义，因此对断肢（指）再植患者的术后康复训练及健康教育极为重要。

1. **断肢（指）再植成活率高**　目前再植再造的成活率已达到95%，成活率高。再植效果与损伤平面有关　离断的平面越低再植效果越好。

2. **年龄越大，功能恢复越差**　年龄越大神经再生能力越差，也更容易出现关节僵硬。

》》 三、心理特点

1. **抑郁焦虑**　肢体或手指离断伤大多为突然的外伤引起，伤者多为既往身体健康的年轻人。因此大多数患者对突发的意外事件缺乏一定的心理准备，更是无法接受可能致残的最终结局。断肢（指）再植术后患者常由此而产生抑郁、焦虑等一系列心理问题。

2. **创伤后应激障碍**　创伤后应激障碍指由异乎寻常的、威胁性或灾难性心理创伤导致的延迟出现和长期持续的精神障碍。主要表现为反复出现闯入性的创伤性体验、持续的高警觉和回避。重大创伤同时给患者带来躯体和精神上的损害，患者在受伤后容易产生创伤后应激障碍，在康复治疗期间，应根据患者家庭、社会背景及个人的心理特点进行合理的心理支持治疗，不断地提高患者自我康复能力，有效利用家庭环境和条件，有计划、有目的地进行康复训练。

》》 四、康复健康教育程序

（一）康复健康教育评估

1. **身心状况评估**

（1）基本情况评估：年龄、性别、民族、文化程度、婚姻状况、家庭经济条件、医疗保险形式、营养状况评估、血栓风险筛查、跌倒风险评估、压疮风险评估。

（2）局部状况评估：上肢周径、上肢长度，皮肤的营养情况、色泽、有无瘢痕、伤口，皮肤有无红肿、溃疡及窦道，手及手指有无畸形、手指的血液循环情况；有否神经、肌腱的损伤及损伤程度。评估上、下肢功能情况。

（3）心理状况评估：运用观察法、访谈法和量表法评估心理状况。

2. 能力的评估

（1）评估内容：主要包括日常生活自理能力、关节活动度、肌力评估。

（2）感觉功能测试：手指触觉、痛觉、温度觉、实体觉测定、两点辨别试验。

（3）灵巧性与协调性测试：常用的三种标准测试方法：① Jebson 手功能测试。②明尼苏达操作等级测试（MRMT）。③ Purdue 钉板测试。

3. 对康复知识学习需求　评估患者疾病康复知识了解情况，是否存在知识缺乏，想要学习的疾病康复知识内容；了解患者期望的学习形式及学习时间的安排，例如可采用发放宣教资料、视频、讲座、一对一讲解等形式进行，也可采用量表的形式进行调查。

（二）住院教育

1. 康复治疗的重要性　断肢（指）再植术是治疗断肢（指）有效的方法，但患者手术治疗效果与患者术后功能锻炼有密切的关系。术后积极的康复锻炼，可以帮助恢复患者断肢的血流，加快其血管的增生速度，促进其血管的吻合，并有助于断肢（指）功能的恢复，提高患者生活质量。

2. 康复健康教育目标　健康教育旨在帮助对象人群或个体改善健康相关行为的系统的社会活动。健康教育的特定目标为改善对象的健康相关行为。

（1）短期目标：提高患者对疾病和相关康复训练的认识；促进康复训练；掌握肿胀、疼痛等并发症发生时的处理方法；提高患者康复训练依从性；缓解患者焦虑等情绪；提升患者的住院满意度。

（2）长期目标：使断肢（指）恢复实用能力，心理、社会和智能的重建，提高生存质量。

3. 康复健康教育内容

（1）讲解疾病：断肢（指）再植术后不同阶段的临床表现也较为不同。可分为三期：Ⅰ期（4周内）：主要为组织的充血、水肿，坏死细胞脱落，胶原细胞增多，在此期主要治疗目的为抗感染、消除肿胀、镇痛，促进损伤愈合。Ⅱ期（5～6周）：组织抗张力逐渐增强，肌腱、骨折逐步牢固，但容易发生粘连，治疗主要目的为解除制动，控制水肿，防止关节僵硬及肌腱粘连。Ⅲ期（7～12周）：关节愈合逐渐成熟，胶原纤维增加，表层与深层纤维组织粘连。治疗目的为增加关节活动范围，增强手的灵敏性及协调性。Ⅳ期（12

周以后）：大部分功能恢复，炎症反应基本消退，神经损伤逐步恢复，主要治疗目的为矫正畸形，恢复手功能，提高生活质量。

（2）解释疾病症状及存在问题：通过向患者解释疾病的症状及存在的问题，能让患者认知自身疾病的康复现状，增加患者对医务人员的信任，同时一定程度上可以缓解患者的焦虑情绪。受离断肢体缺血时间长短及肢体保存情况影响大，断离后的肢体离体时间过长，容易使肢体缺血状况更加严重而发生缺血坏死，恢复血流灌注后也较易发生缺血再灌注损伤，从而不利于断肢（指）再接后的愈合。超过 4~6h 的缺血时间会影响再植成功率和术后肢体功能康复。因此如何对断肢（指）进行保存，直接影响断肢（指）成活率及功能恢复情况。另外再植肢体的功能恢复与康复训练情况直接相关，合理系统的康复训练有利于消除或减轻损伤所致肢体功能上的伤残，让伤肢（指）获得最大的功能恢复。

（3）明确康复意义及目标：通过解释和沟通让患者明确康复的意义及目标不仅能缓解患者的焦虑情绪，同时增加患者康复的信心和信念。

（三）康复治疗及训练健康教育

1. **讲解康复治疗及训练项目**　断肢（指）再植康复阶段主要训练项目包括理疗（超声波治疗、音频治疗）、关节活动度训练、肌力和耐力训练、感觉再训练、作业治疗、ADL 训练、心理治疗。原则上术后 1 周以内，康复训练可暂不介入，术后 2~4 周可采用超短波电疗、紫外线照射、红外线照射等物理疗法及运动疗法、高压氧治疗等方法进行早期康复治疗，主要目的为促进血管扩张、消肿、控制感染。5~6 周后以主被动活动为主，可行蜡疗、日常生活的训练和职业前训练、感觉功能训练防止关节僵硬，肌肉粘连和萎缩；术后 7~12 周以促进神经功能恢复、软化瘢痕、减少粘连、加强运动和感觉训练为主，指导患者进行捡球、写字等主动运动及日常生活的训练和职业前训练。

2. **康复技术指导**

（1）体位指导：良好可靠的术后制动是保证断肢（指）再植成功的关键。术后需绝对平卧位休息 7~10d，抬高制动患肢，保持功能位，略高于心脏水平，以利于静脉和淋巴回流，减轻肿胀。患侧卧位易使患侧血管受压影响患肢的血流速度，禁止患侧卧位。

（2）红外线治疗：一般于术后 7~10d 使用。红外线灯适用于局部，治疗时裸露病变部位，使灯头对准治疗部位中心，40~60W 的烤灯照射，灯距为 40~60cm，以患者有舒适的温热感为宜，每次治疗 15~30min，每日 1~3 次，15~20 次为一个疗程。

（3）紫外线疗法：紫外线可分为 3 段：波长 400~320nm 为长波紫外线，波长 320~280nm 为中波紫外线，波长 280~180nm 为短波紫外线。使用时应注意保护好患者和操作者的眼睛，避免超面积和超量照射。主要治疗作用为杀菌、消炎、镇痛、脱敏、加速组织再生等。

（4）超短波电疗：超短波波长 10cm～1m，频率为 30～300MHz，应用超短波治疗疾病的方法称为超短波疗法，属于高频电疗法的一种，在国内应用广泛。作用于人体时可产生明显的温热效应，作用可深达深层肌肉与骨，使用时如果皮肤感觉障碍及血液循环障碍部位进行超短波温热治疗易致热灼伤，故宜慎用较大剂量治疗。

（5）运动治疗：运动恢复在断肢（指）再植患者恢复和功能重建中起着极为重要的作用，主要包括关节活动技术、软组织牵伸技术、肌力训练技术、神经发育疗法等。运动治疗的目的为改善患者的再植肢体功能，提高适应能力，在实施运动处方时，内容由少到多，程度由易到难，运动量由小到大，使患者逐渐适应。

（6）蜡疗：用加热后的石蜡治疗疾病的方法称为石蜡疗法。是一种良好的传导热疗法。石蜡的热容量大，导热性低，加热后吸热多，保温时间长，冷却时缓慢释放除大量热，可以扩张血管，加强组织血液循环，减轻疼痛，促进炎症浸润吸收，加速组织修复，并可缓解痉挛，同时有利于瘢痕软化。但再植患者皮肤感觉障碍时，应慎用。注意防止烫伤。

（7）日常生活活动能力训练：基本的日常生活活动是按一定的训练顺序：吃饭—洗漱—转移—如厕—脱衣服—穿衣服。要根据患者特殊残疾和局限性、家庭条件等制订训练程序。根据患者的具体情况，指导练习技巧，必要时为患者配置辅助器具。工具性日常生活活动应当教会患者如何进行日常的抓、握、拿、捏、拾等动作，同时学会一些社会生活技巧。

（8）高压氧治疗：早期有效地进行高压氧治疗能提高断肢（指、趾）再植成活率，目前也较多的运用到断肢（指）再植的患者中。高压氧环境下，能迅速增加氧分压改善断肢（指）组织氧供，改善毛细血管通透性、减轻毛细血管的渗出；减轻断肢水肿，减轻组织肿胀对微循环的压迫，改善微循环，提高血氧含量，由于氧分压增高，毛细血管血液内氧弥散半径加大，改善了再植组织细胞的含氧量和氧张力，恢复细胞的氧代谢，阻断创伤导致的缺氧与变性坏死。患者进入高压氧舱治疗前应向患者解释和说明舱内吸氧的注意事项，严禁患者及家属携带易燃、易爆、挥发性物质进舱，教会患者加压时配合做调压动作，如何使用吸氧面罩等。

（四）康复健康教育

1. **饮食**　断肢（指）再植患者便秘时腹压加大，致使上腔静脉回流受阻，易出现静脉危象，影响再植指的成活，因此断肢（指）再植术后要及时对患者进行饮食指导。创伤及术后需要多进食蛋白质含量高的食物促进伤口的愈合，鼓励多吃鱼、鸡肉、牛肉、蛋及豆制品等，注意补充维生素、铁、钙，纠正贫血，促进骨折愈合。应多食新鲜蔬菜水果、多饮水，保持大便通畅，禁食刺激性食物及含咖啡因的饮料。同时应禁止吸烟和避免被动吸烟，易导致手部血管发生痉挛，手部血液循环良好是再植成功的关键。

2. **用药**　断肢再植术后常规应用解痉抗凝药，使吻合口的血管保持通畅。少数患者可能出现鼻出血、牙龈出血、血尿及便血等情况，应密切观察使用药物后产生的不良反应，向患者及家属指导相关抗凝药物的正确使用方法及不良反应、应对措施，让患者及家属了解抗凝药物的相关知识，如有出血等，立即告知医护人员进行处理。为预防血管痉挛，可能会使用解痉药物，例如山莨菪碱等，如滴注过快，将引发排尿困难或者脉搏增快等现象，应密切观察患者用药后的反应。

3. **康复中注意事项**

（1）环境与温度：病房保持空气流通，控制探访人员，低温与寒冷最易引起血管危象，每间病室内均有空调配置，室温控制在 24～26℃。

（2）康复治疗时间：应在再植成活后立即开始，循序渐进，不可操之过急，在不同时期应用不同的康复治疗方法，并要不间断地进行直到手功能恢复为止。

（3）治疗操作中要注意理疗的时间和红外线距患肢的距离，因患肢再植后感觉尚未恢复，容易造成热烧伤。

（4）功能锻炼应循序渐进，逐步增加活动度和活动量，并注意保护再植部位，康复训练需要在康复治疗师指导下进行，关节活动幅度过大可发生肌腱断裂，过小则达不到锻炼的目的。在训练中，屈指功能＞伸指功能，伸腕功能＞屈腕功能，拇指功能和腕关节的稳定至关重要，需要建立好的虎口和对掌功能，而腕关节不稳直接影响手指功能和抓握能力。

（5）断肢再植术后需要注意观察患者的生命体征、皮肤温度、尿量变化、意识表情、毛细血管的充盈时间、组织张力等。密切观察患者有无呼吸困难、咳嗽等症状，观察患者的眼底、皮下等有无血点，一旦发现，应及时告知医生给予抢救。另外，应向患者说明再植肢体的感觉恢复需要一定的时日，在肢体功能尚未完全恢复之前，应注意患肢的保护，防止患肢（指）被冻伤或者烫伤，否则一旦发生将很难愈合。

（五）教育评价

患者能掌握断肢再植术后的知识及康复治疗目的；正视疾病带来的残疾；患者及家属了解、认识术后康复治疗的重要性；能主动积极参与康复治疗、康复运动；能积极预防和控制并发症的发生、发展，提高生活质量；掌握运动疗法的技术及运动中的注意事项；能复述出院后注意事项及继续康复运动的重要性。评价断肢（指）再植患者实施健康教育后患者的情绪变化情况及并发症发生率、生活质量改善情况。

（六）出院教育

1. 康复治疗延续的重要性　肢体或手功能的恢复并不是简单的组织修复过程，而需要一个长期科学系统的康复锻炼过程。而院外持续的康复治疗是对患者院内康复效果的维持，直接影响患者的预后和生活质量，应向患者说明持续康复治疗的重要性，并加强患者院外坚持康复训练的依从性。同时可开展随访计划，督促和评价患者院外康复训练的情况。

2. 出院康复健康教育目标　出院康复健康教育的主要目的为：

（1）加强患者对院外康复治疗延续的认识及重视程度。

（2）提高患者出院后康复治疗及训练的依从性。

（3）提高患者对疾病康复知识及护理、康复注意事项的掌握程度。

（4）提高患者门诊随访率。

3. 出院康复健康教育内容

（1）家庭康复及训练原则：出院后应坚持继续康复治疗和训练，预防继发畸形，增加肢体活动范围和肌力，加强感觉功能的再训练。训练原则应根据患者出院时功能康复情况而定，总的目标为使断肢（指）恢复实用能力，最终重返工作岗位，回归社会。

（2）按需用药：嘱咐患者出院后要遵医嘱服药，不得随意停止或更改药物，按时门诊随访，由医师对药物进行调整，不得随意调整和停止。

（3）避免诱发因素、预防疾病再发及控制并发症：避免主动和被动吸烟、寒冷刺激，防止引起血管痉挛。为了防止后期出现肌肉萎缩、感觉功能障碍，出院后应到专门的机构，在康复治疗师的指导下进行科学系统的康复训练。

（4）休息与饮食：出院后应注意休息，保持充足的睡眠，良好的休息有利于末梢血液循环；多饮水、多进食含蛋白丰富的食物，注意补充维生素、铁、钙，纠正贫血，多食蔬菜、水果等膳食纤维含量丰富的食物，预防便秘。禁止食用过酸过辣的刺激性食物。适量食用含脂肪和胆固醇高的食物，以防减慢血液流速。

（5）定期复查：定期到医院检查断肢（指）再植功能恢复情况，复查项目主要包括血常规、生化检查、肌力、上肢周径及长度测量、关节活动度、感觉功能、血管超声检查、肌电图、再植肢体 X 线片等检查。

（6）注意事项：断肢（指）再植后大部分患者再植肢体会出现畏寒的症状，应注意保暖，防止冻伤。有感觉功能障碍的患者应避免解除热、冷、锐器物品，避免使用小把柄的工具，抓握物品不宜过度用力，使用工具部位应经常更换，经常检查受压部位情况。

（杜春萍　梅松利）

<table>
<tr><td>第四节</td><td>手外伤患者的康复健康教育</td></tr>
</table>

一、疾病简述

(一)定义

手外伤康复是在手外科的诊断和处理的基础上,对于功能障碍的各种因素,采取相应的物理治疗、运动疗法、作业治疗以及手夹板、辅助器具等手段,使伤手恢复最大限度的功能,以适应日常生活活动和工作、学习,是手外科不可缺少的一个部分。

(二)病因

引起手外伤的原因很多,创伤的类型也较多,以压砸和切割最多。而手外伤后遗留的功能障碍与创伤的类型有密切的关系,如切割伤易伤及神经、肌腱、血管等,但切面较整齐,组织破坏量较少,早期修复后遗留功能较轻,而压砸、撕脱等损伤,软组织、神经、血管等损伤较大,骨折严重,组织损伤量多,愈合后功能障碍较严重。

(三)手外伤分类

1. 皮肤软组织损伤。

2. 骨折又分腕骨骨折、掌骨骨折及指骨骨折。

3. 肌腱损伤又分屈肌腱损伤、伸肌腱损伤。

4. 神经损伤又分正中神经损伤、尺神经损伤、桡神经损伤。

二、疾病特点

手外伤的特点是起病急、损伤重,复合伤居多,如粉碎性骨折、开放性损伤,常合并神经、肌腱、血管损伤,严重者预后较差。受伤者男性居多,年龄结构轻。

由于手的解剖较为复杂,除了轻度的皮肤裂伤、软组织损伤及单处骨折外,很多手外伤都很容易遗留功能障碍,从而严重影响患者的日常生活和工作,特别是严重的手外伤,将直接影响患者的生存发展以及社会自尊。

手外伤术后常常引起局部组织肿胀、疼痛、强直、骨质疏松等。长时间的肿胀极容易引起肌腱、韧带、关节囊的粘连、挛缩;组织缺损、肌肉萎缩、瘢痕挛缩等,易造成感觉和运动功能障碍、肌力及握力下降、失用综合征等。

三、心理特点

多数发生手部外伤的患者,一般常是突然发生,患者毫无思想准备,尤其是伤势较为严重的患者，如断指或断肢者，对患者的前途、家庭、恋爱、生活、人际交往等产生较大影响。患者易出现情绪低落、悲观厌世、焦虑、抑郁、烦躁等心理反应。且受伤者多数为青壮年，是家里主要劳动力，患者受伤后家里负担较重，患者的认知和思维扭曲，患者易出现情绪低落、悲观厌世、焦虑、抑郁、烦躁等负性心理。不良的情绪对于康复护理的实施和康复治疗的效果有直接关系。护理人员应多了解患者的心理健康状况及情绪变化，多与患者交流，进行心理疏导，鼓励患者积极参与康复训练，早日康复。

》》四、康复健康教育程序

（一）康复健康教育评估

1. 身心状况评估

（1）一般情况评估：包括评估患者的性别、年龄、民族、文化程度、职业、营养状况、饮食、过敏史、功能活动、意识、感知、睡眠、疼痛等方面。

（2）专科情况评估：了解患者受伤经过、术前情况、手术部位和类型，伤口情况、局部肿胀程度，受伤手的血液循环情况，患肢有无骨折、脱位，有无神经、血管、肌腱损伤，关节活动范围及肌力情况。

（3）心理功能评估：手外伤患者的躯体因素和心理因素相互作用，不良的情绪将直接影响患者接受健康教育的效果。评估患者对疾病的适应模式和认知能力，如对疾病是感到惧怕还是绝望，患者目前最关心的问题是什么。

2. 能力的评估

（1）日常生活活动能力：关注患者现存的能力而不是丧失了的能力，这样有助于建立患者的自信心。当患者做某些活动有困难时，全面、准确的了解患者的障碍情况，并进行活动分析，以明确患者的需要，有针对性的提供帮助。

（2）手功能评估：评估患者运动功能（包括关节活动范围、肿胀和挛缩、肌力、基本动作能力）、感觉功能（包括浅感觉、深感觉和复合觉）、功能性活动能力（包括日常生活活动、灵活性及协调性）等方面，确定患者手功能障碍类型和严重程度，为手功能康复治疗及健康教育计划的制订提供客观的依据。

（3）社会参与能力：由于患者疼痛和日常生活能力的下降，从而导致患者的心理及情绪障碍，易产生焦虑、恐惧等，外出、娱乐、运动等社交能力下降。

3. 对康复知识学习需求 患者的学习及接受能力受个人经历、文化程度、学习能力、疾病特征和治疗因素等多方面的影响，相同疾病的患者可能会有不同程度的需求，而不同疾病的患者可能会有相同的学习需求，在疾病发展的不同阶段患者也会产生新的学习需求。因此，在住院的不同阶段适时了解患者对手外伤疾病的知晓程度，对术后康复知识的掌握情况，以及对手功能恢复的期望等。

（二）住院教育

1. **康复治疗的重要性** 手外伤后由于患肢疼痛或者因骨折导致手部长期制动，缺乏功能锻炼，容易出现各种并发症，如手部慢性疼痛、局部肿胀、粘连、畸形、瘢痕挛缩及肩手综合征等，导致肌肉萎缩、关节僵硬，感觉异常或运动功能障碍。手外伤康复的关键在于正确进行手指活动，早期接受系统的康复治疗，有助于预防和减轻肢体肿胀，促进损伤组织的愈合，预防关节粘连、防范关节僵硬，提高手的灵活性及精细运动的能力，综合改善手功能活动。因此，恰当及时的康复治疗对于手功能恢复尤为重要。

2. **康复健康教育目标** 健康教育旨在通过有计划、有组织、有系统地干预教育活动，帮助人们减少或者消除影响健康的危险因素，自觉采纳有利于健康的行为方式，达到预防疾病、促进健康的目的。健康教育目标一般包括近期目标和远期目标。

（1）近期目标：让患者了解并掌握手外伤康复治疗的有关知识，了解康复治疗与功能锻炼的重要意义；掌握正确的功能锻炼方法，掌握好练习力度及注意事项；预防伤口感染、肿胀、肌腱粘连等并发症的发生；让患者及家属积极参与到康复治疗过程中，指导家属陪伴并鼓励患者，提高患者康复锻炼的积极性和信心。

（2）长期目标：通过康复治疗与健康教育相结合，使患者手功能得到最大限度的恢复，促进生活自理能力的提高，恢复日常生活和工作能力及心理、社会、职能功能重建。

3. **康复健康教育内容**

（1）讲解疾病知识：手外伤是临床常见的外伤，占受伤总数的1/3以上。多为复合性损伤，常同时伴有手部皮肤、皮下组织、骨关节、肌肉、肌腱、韧带、神经、血管损伤。通常又分为骨折、肌腱损伤、周围神经损伤、烧伤和断指再植等。向患者讲解与疾病相关的知识，以提高患者对疾病的认知程度。让患者及家属了解所患疾病的临床表现，手外伤术后可能遗留的功能障碍问题，相关的并发症及预防措施。

（2）解释疾病症状及存在问题：手外伤包括开放性损伤和闭合性损伤。开放性损伤常合并疼痛、出血、肿胀、功能障碍；闭合性损伤由于皮肤完整，皮下组织损伤后肢体严重肿胀，易出现局部血液循环障碍，部分患者可因此导致远端肢体或软组织的坏死。当手部遭受外伤后，功能障碍主要为感觉和运动功能的异常或丧失，主要是因受伤后肢体肿胀、肌腱粘连、关节僵硬、肌肉萎缩、组织缺损和瘢痕挛缩和伤口长期不愈等造成。

（3）明确康复意义及目标（手外伤后康复目标）

1）让患者了解自己的病情及康复治疗的目的、重要性，调整心态，积极配合康复治疗。

2）通过功能锻炼能够缓解手部疼痛，防止术后组织粘连及关节活动度受限，预防肌肉萎缩。

3）使患者熟练掌握预防相关并发症的知识。

4）保持正确的体位，患者日常生活活动能力得到提高，能够适应生活。

（三）康复治疗及训练健康教育

1. **讲解康复治疗及训练项目**　手外伤的治疗通常以外科手术治疗为主，术后康复主要是针对患者手部存在的各种功能障碍进行全面的、系统的、多样化的康复治疗和护理，帮助患者手功能得到最大限度的恢复，尽快适应社会，改善生活质量。功能康复主要包括运动和感觉功能的康复，其中运动功能康复的基础是肌力、关节活动度的康复。感觉功能的康复是手神经外伤后特有的康复内容。康复治疗项目主要包括：

（1）物理治疗：早期使用超短波、红外线等达到消炎、消肿、镇痛，促进创面愈合，后期使用超声波、蜡疗等减轻组织粘连和软化瘢痕。

（2）运动疗法：包括关节活动度训练、肌力训练、关节松动术等。

（3）作业治疗：针对手的功能障碍，进行日常生活活动能力训练，如梳洗、进食、编织、剪纸等训练手的灵活性、协调性。

（4）传统中医康复治疗：内服中药以活血化瘀、消肿。推拿治疗以疏通经络、消肿止痛、松解粘连、软化瘢痕。

（5）高压氧治疗：必要时行高压氧治疗有助于减轻组织水肿，改善组织缺氧，有利于损伤的修复。同时，有利于坏死骨组织的吸收和清除，促进骨痂形成。

（6）康复工程：主要是利用支具来维持或改善患手功能，根据患者损伤关节、手部骨折部位和功能情况制作上肢或手部支具，在手功能康复的各个阶段均可配用合适的支具辅助治疗。

2. **康复技术指导**

（1）体位康复护理指导：遵医嘱指导患者采取正确的体位。手外伤固定时，手指应取屈曲位置轻微握拳的功能位，有利于各种组织的修复，防止手指关节发生僵硬。当患肢肿胀明显时，应用枕头将患手垫起抬高，略高于心脏水平，促进淋巴和静脉回流，以减轻肢体肿胀。同时，避免健指一同固定，手指受伤后，包扎或固定时仅限患指，不可将相邻的健指一同固定，容易发生关节强直，十分危险。

（2）向心性按摩：将患肢抬高，从指尖向心脏方向按摩，以减轻水肿症状，手法由轻到重，循序渐进进行。如果有瘢痕增生，可在瘢痕处揉捏按摩，以促进松解粘连。

（3）压力治疗：指对人体体表施加一定的压力，以预防肢体肿胀和抑制瘢痕增生的一种治疗方法，又称加压疗法。在手外伤中较为常用，常用方法有压力衣加压法和弹力绷带加压法。具体操作方法：根据患者需要加压的位置和肢体形态，经过准确测量和计算之后，利用含一定弹力的尼龙类织物制订成相应的手套或指套穿戴。

（4）手腕部被动关节活动训练技术：通过被动活动手腕部关节来治疗手部关节功能障碍，以改善关节活动度，预防关节水肿和挛缩。腕关节损伤急性期、肿胀渗出明显、骨折未愈合、腕部合并神经肌肉肌腱损伤早期应禁止进行该项训练技术。

（5）手指橡皮网训练技术：手部通过进行橡皮网练习，以缓解肌肉痉挛，指关节挛缩，增强肌腱的屈伸能力，有利于恢复手运动功能。

（6）手部推皮球、拉橡皮筋运动技术：通过推皮球运动可以锻炼屈指、屈拇、拇对掌、对指等功能，拉橡皮筋可以锻炼手指的外展、内收、拇外展、伸掌指等功能。

（7）手部感觉功能训练：感觉功能训练技术是手神经外伤后特有的康复训练治疗项目，感觉训练的恢复顺序依次是保护觉、温度觉、32Hz 振动觉、移动性触觉、恒定性触觉 256Hz 振动觉、辨别觉训练。

（四）康复健康教育

1. **饮食**　手外伤在饮食上未做特殊禁忌，但应注意摄取营养价值高的食物，宜进食高能量、高蛋白、高维生素、粗纤维膳食、含钙丰富的饮食。如新鲜蔬菜、水果、富含维生素 C 的食品，促进骨痂生长及伤口的愈合；豆制品、木耳、谷物、瘦肉等，以增强自身免疫力，增强体质。

2. **用药**

1）正确服用消炎止痛药物，有助于缓解疼痛之后进行规律、有效的康复锻炼，使用消炎止痛药可能会有胃肠道反应等不适，建议饭后半小时再服用。

2）如有使用抗凝药物时（如低分子肝素、利伐沙班），用药后可引起出血，肝肾功能不全或消化道溃疡史、出血倾向的患者慎用，用药后需注意观察有无牙龈出血等倾向。

3）服用中药汤药宜饭后温服；活血化瘀类如三七粉或三七片等应饭后服用。

4）当使用外敷药如六合丹消肿类药物时，应注意包扎的松紧度，指导患者学会观察患肢末梢循环情况，取下敷药后，观察患处局部皮肤是否出现红疹、瘀斑等不良反应。

3. **康复中注意事项**

（1）根据患者的病情需要和手功能情况选择合适的康复治疗项目。

（2）患者进行康复训练必须在医务人员指导下进行。

（3）康复治疗中，功能康复时机尤为重要，部分患者因恢复心理过于急切为此想尽早开展康复训练，这时因告知活动过早易导致血液循环障碍，对组织愈合产生影响；而过晚运动会导致肌腱粘连、关节僵硬等，对手功能恢复产生影响。

（4）康复锻炼过程中注意观察患者伤口愈合情况，有无渗血渗液、红肿等，骨折未愈合时不宜行关节被动活动，合并神经、血管、肌腱损伤部位不宜过早行被动关节活动。

（5）行康复训练时应注意活动度，避免血管、神经、肌腱吻合口断裂，造成二次损伤。

（6）康复训练时尽量考虑实用性和趣味性。

（7）训练过程中，患者应采取正确的体位和姿势，减少或避免代偿运动。

（五）教育评价

患者和家属能够讲述手外伤术后康复治疗方法，掌握手部功能训练方法。能够说出以后运动过程中及日常生活中的相关注意事项，能演示手指的精密动作训练要领，知道长期坚持锻炼的重要性。患者进行日常生活活动和作业能力得到提高，尤其是利用手的能力增强。患者保持良好的心态积极治疗，能够自我调适，认清残障带来的不便，主动适应生活。

（六）出院教育

1. **康复治疗延续的重要性**　告知患者出院后继续进行康复训练计划及坚持训练的重要性，康复训练重在循序渐进与持之以恒，才能发生效力。向患者宣教康复训练是一个长期而缓慢的过程，不能急于求成，以免产生不良后果。坚持必要的运动，保持关节活动度和肌力的训练。

2. **出院康复健康教育目标**

（1）减少导致手功能恢复减慢的原因，以预防肌腱粘连、关节活动度受限。

（2）加强日常生活活动能力及社会参与能力的训练，使患手逐渐恢复实用能力。

（3）重建心理、社会及职能功能。

3. **出院健康教育内容**

（1）家庭康复及训练原则：指导患者回归家庭后应继续坚持患肢的自我康复训练，将康复治疗贯穿于整个治疗过程中，主动、被动活动都应动作缓慢、轻柔，训练时应循序渐进，适当克服疼痛（以刚好感到疼痛但能够忍受为宜），运动次数由少到多，时间由短到长，强度由弱到强，不应加重患者疼痛和肿胀，避免过度训练。指导康复治疗项目及康复过程中注意事项；药物的正确使用方法及不良反应的观察，康复护理指导，包括体位摆放，主、被动运动功能训练方法，矫形器的使用方法及注意事项等。

（2）按需用药：遵医嘱按需用药，自我监测药物不良反应，必要时可继续服用消炎镇痛药，可消除局部炎症和缓解疼痛。营养神经类药物可调节神经系统功能，帮助神经变性的恢复，但可能会有胃肠道不良反应，建议饭后半小时服用。

（3）避免诱发因素，预防疾病再发及控制并发症：指导患者积极预防各种诱发因素，注意劳动安全防护及交通安全等，避免造成再次手外伤的发生。禁止吸烟，吸烟可引起血管收缩、痉挛，影响患肢血运，甚至造成组织缺血坏死。

（4）休息与饮食：出院后加强营养，遵医嘱活动，注意劳逸结合。忌烟酒，不喝咖啡或浓茶。

（5）定期复查：定期到医院复诊，换药、拍片，了解疾病变化，根据骨折恢复情况，确定解除内外固定的时间，如发生并发症，应及时就诊。

（6）注意事项

1）注意讲究卫生，及时修剪指甲，保持周围皮肤清洁、干燥，预防感染。

2）院外仍坚持功能锻炼，改善手部功能。

3）注意营养，有利于神经、血管的修复。

4）神经损伤后感觉未恢复之前，注意保护感觉缺失区域的肢体，避免皮肤烫伤、烧伤、冻伤、撞伤、碰伤等，应采取相应措施预防皮肤损伤。

5）指导患者学会自我调节，鼓励其调适好心理状态，正确面对疾病，积极配合康复训练，利于尽早康复。

（杜春萍　梅松利）

第五节　烧伤患者的康复健康教育

一、疾病简述

（一）定义

烧伤是一种主要由高温引起，或由辐射、放射、电、摩擦或者接触化学品而导致的皮肤或其他器官组织的损伤。烧伤不仅可使皮肤全层受到损害，而且还会伤及肌肉、骨骼和内脏，并可引起神经、内分泌、呼吸、排泄系统的一系列生理改变。

（二）病因

按照致伤原因可分为热灼和吸入性损伤。热灼通常涉及皮肤，表现为：①热力烧伤，包括烫伤、火焰伤和接触烧伤。当皮肤中或者其他组织中的部分或全部细胞被高温液体（烫伤）、高温固体（接触烧伤）、火焰（灼伤）、太阳（晒伤）等破坏时，会发生热力（高温）烧伤。②化学烧伤，由强酸（硫酸、硝酸、盐酸等）、强碱（苛性碱、氨、石灰等）、磷、凝固汽油等化学物品致伤。③电烧伤，主要是高压电流、交流电引起。④放射烧伤，如紫外线、X线、治疗恶性肿瘤的放射线等。⑤吸入性损伤，主要是吸入过热的气体、蒸汽、热的液体或者不完全燃烧所产生的有害生成物所导致的损伤。

（三）临床分类

1. 按烧伤面积计算分类（九分法） 成人各部位体表面积的估计（表21-1）。

表 21-1 成人烧伤各部位体表面积的估计

部位	面积 /%	九分法面积 /%
头	3	
面	3	(1×9)=9
颈	3	
前躯	13	
后躯	13	(3×9)=27
会阴	1	
双上臂	7	
双前臂	6	(2×9)=18
双手	5	
臀	5	
双大腿	21	
双小腿	13	(5×9+1)=46
双足	7	
全身合计	100	(11×9+1)=100

2. 按烧伤严重程度的综合分类

（1）轻度烧伤：总面积在10%以下的Ⅱ度烧伤。

（2）中度烧伤：总面积在11%～30%或Ⅲ度烧伤10%以下。

（3）重度烧伤：总面积在31%～50%或Ⅲ度烧伤11%～20%，或烧伤面积虽未达上述标准，但有下列情况之一者：伴有休克；伴有复合伤或合并伤（严重创伤、冲击伤、放射伤、化学中毒等）；中、重度吸入性损伤。

（4）特重烧伤：总面积超过50%或Ⅲ度烧伤超过20%。

>> 二、疾病特点

烧伤是一种外伤性疾病，急性期以血管通透性增高，组织水肿为主要特征。

严重烧伤由于体表、体腔防御屏障的破坏、全身免疫功能的下降，广泛的坏死组织存在以及自身菌群的侵袭，极易造成感染。生活烧伤发生的主要人群为儿童和老年患者；因为此类人群常驻留家中，且判断和躲避灾难的能力较弱。职业烧伤人群主要为男性；因为男性从事与烧伤高温风险的职业较多，如司机、建筑工人、采矿工、厨师、专业的电工等。

烧伤创面修复过程复杂，参与的细胞和细胞因子种类繁多，经历变性坏死、炎性反应、细胞增殖、基质形成、组织重塑及创面瘢痕的形成等变化过程。创面愈合后形成的瘢痕对皮肤深部组织起到继发的强制固定作用，造成瘢痕挛缩牵拉，严重影响患者的功能活动，特别是关节部位的活动，致残率极高。

>> 三、心理特点

1. 烧伤后由于瘢痕挛缩畸形，严重影响外观形象，特别是五官面颈部烧伤的患者，极度痛苦，继发的心理和情绪问题占比极高，99% 的烧伤患者均存在不同程度的心理障碍，需要医护介入。

2. 烧伤后瘢痕瘙痒症状可高达 87%，小儿为 100%，且在烧伤后 2 周即开始直至瘢痕成熟老化，瘙痒症状方渐渐缓解。此过程一般要持续 1 ~ 2 年，严重影响患者的心理情绪和睡眠。

3. 大面积烧伤患者心理特征

（1）危重期的心理特征：由于此阶段突发飞来横祸的意外伤害，患者大都瞬间丧失应对能力，完全没有心理准备应对所发生的一切，患者表现为出乎意料的镇静与淡漠、寡言少语、对医护的救治无动于衷。

（2）急性期的心理特征：生平第一次要经历复杂的治疗护理和痛楚，逐渐倍感压力，显现多种负性情绪，表现为①恐惧、紧张，烧伤后生命体征的不稳定、体液的渗出、肢体的肿胀、频繁的检查和评估、复杂的治疗和护理，都极易使患者终日惶惶不安，紧张、恐惧。②焦虑、抑郁，因疾病救治、创面的恢复、瘢痕的生长、容貌的毁坏等而面临漫长的修复过程，将对自己的学习、生活、家庭、工作、经济带来不可估量的影响时，会产生焦虑和抑郁。③孤独、寂寞，ICU 独立治疗、与人沟通交流的空间狭小，继而产生遗弃感，孤独难耐，有的患者终日郁郁寡欢。④愤怒，由于意外的伤害，患者开始抱怨命运的不公平。

（3）稳定期的心理特征：因病程较长，病情多变，多次的削痂植皮手术、频繁换药等，使患者担心病情的预后，对瘢痕创面导致的畸形仍然无法接受。部分患者甚至会出现眩晕、否认、痛苦不堪。强烈而持久的心境低落，心理疲惫，不愿与人交流，不愿见人，特别是伤前的同事、朋友和熟人。

（4）回归社区后的心理特征：患者出院后，随着瘢痕的逐渐增生、严重的瘙痒、无法排汗、创面的色素沉着、功能受限，日常生活不能完全自理等因素，严重影响患者的心理；面对他人另类的眼光、社会舆论压力、经济问题、前途无望、自我价值不能体现等，很多患者会出现社交恐惧症、孤单、自卑、无用感，回避与周围人群的接触，少部分患者甚至会萌生自杀念头。

四、康复健康教育程序

（一）康复健康教育评估

1. 身心状况评估

（1）一般情况评估：了解患者的年龄、性别、婚姻状况、职业、生命体征、精神状况、饮食、睡眠、文化程度、既往史、过敏史及本次受伤的时间等。

（2）心理社会评估：了解患者性格、兴趣、嗜好、心理情绪；了解患者对住院及疾病预后的期望值、家庭支持系统、住院经费的来源、陪护照顾的情况；了解患者对治疗护理的依存性、对住院环境和治疗护理有无特殊的要求。

（3）安全风险评估：为确保患者住院期间的安全，避免各种因素造成对患者的再次伤害，应从以下几点进行安全风险评估：①跌倒摔伤；②坠床；③烫伤、冻伤；④皮肤损伤；⑤继发性损伤；⑥自伤、自杀等。

2. 专科评估

（1）瘢痕的评估：烧伤创面经早期的治疗基本愈合后，深度烧伤会留有瘢痕增生，如Ⅰ度烧伤不遗留瘢痕；浅Ⅱ度烧伤不留瘢痕或出现浅表性瘢痕；深Ⅱ度烧伤形成继发性的挛缩性瘢痕；Ⅲ度烧伤可造成严重的瘢痕畸形、关节挛缩，给患者带来很大的痛苦。

（2）残余创面评估：烧伤/创伤的后续治疗中，经常会遇到一些残留的小创面①反复破溃、感染，经久不愈。②伴有不同程度的感染，主要表现为肉芽面上可见斑点状小溃疡。③是由已经愈合的创面破溃发展而来。④患者病史较长或者自行用药史。

（3）瘢痕瘙痒评估：瘢痕瘙痒问题被认为是烧伤康复期所面临的最大的痛苦体验，成人可达 87%，儿童 100%。目前对瘙痒的评估通常借鉴疼痛评估的方法对瘙痒进行程度分级评估，常有数字分级法。0～10 个数字代表不同的瘙痒程度，0 级：无痒感；1～3 级：

轻度瘙痒；4~6 级：中度瘙痒；7~10 级：重度瘙痒。

3. 能力的评估

（1）心功能的评定：烧伤患者早期救治由于长期被迫卧床，造成心肺功能低下。通过心功能的评估，了解患者的心脏功能。

（2）呼吸功能评定：通过肺容积和肺容量测定、通气功能测定、小气道功能测定、呼吸肌功能测定，了解烧伤患者的呼吸功能。

（3）关节活动评定：通过普通量角器和方盘量角器测量关节的角度。

（4）肌力评定：采用徒手肌力检查法（MMT）对肌力进行评估。

（5）平衡能力评定：观察法、量表评定法评估平衡能力。

（6）行走能力评定：双下肢的主要功能是站立、负重和行走。评定烧伤患者的步行能力实质是了解烧伤患者的双下肢功能。

（7）手功能、ADL、职业能力评定。

4. 对康复知识学习需求　烧伤致残比例较高，患者因此对康复治疗护理需求较大，医护人员应了解患者和照顾者的文化程度、学习能力及对烧伤相关知识，如烧伤的定义、深度、瘢痕的分类等掌握程度；康复治疗的措施、目的及流程；对疾病预后的期望等方面。

（二）住院教育

1. 康复治疗的重要性　反复向患者强调在烧伤后早期介入康复治疗是重中之重，目标要达到生活自理，还患者基本的生活权利，继而能参加力所能及的家务劳动，减少对家人和社会的负担。解释烧伤不仅改变外观，影响了功能，还给患者心理上造成极大的创伤，给生活自理、社会交往、恢复工作等各方面留下了诸多后患，要缓解这种不良现象，就要进行功能锻炼，而康复治疗就是最好的手段和保证。运动治疗可以改善关节活动受限，提高心肺功能，增加体力和耐力，改善平衡步行能力等；作业治疗可以增加患者日常生活能力，压力治疗可以缓解瘢痕增长等。

2. 康复健康教育目标

（1）患者和家属能知晓烧伤疾病的相关知识、瘢痕增生的病理过程及导致的后果。

（2）患者和家属能认识到功能的恢复比创面的修复更重要；能认识到早期进行康复治疗及主动参与日常生活活动对功能的恢复是最重要的手段。

（3）患者和家属对各项康复治疗的项目、实施的目的、对功能促进的意义、康复治疗的流程、训练的时间，频次及强度，安全注意事项等都能达到掌握。

（4）积极主动配合医护人员完成各项康复治疗和护理；熟练掌握各项照护技巧，减少替代护理，主动参与日常生活活动，坚持各项自我功能锻炼。

3. 康复健康教育内容

（1）讲解疾病：烧伤患者讲解疾病相关知识主要从以下几个方面来介绍①烧伤的基本知识，介绍烧伤的概念、烧伤原因分类、烧伤的深度、烧伤面积计算、烧伤严重程度的等级划分等。②创面愈合的过程，视创面的深度、面积大小，机体的营养、血供、运动和是否伴随感染、治疗护理的及时和有效性来决定修复时间的长短。③瘢痕形成和消退过程，影响瘢痕形成的因素；Ⅰ度烧伤不遗留瘢痕；Ⅱ度烧伤不留瘢痕或者仅留下浅表性瘢痕；深Ⅱ度烧伤遗留瘢痕；Ⅲ度烧伤可造成严重的瘢痕；介绍瘢痕的主观表现是患者会产生瘙痒和疼痛。

（2）解释疾病症状及存在问题：烧伤后会出现一系列临床症状，有些症状伴随整个康复的全过程，让患者产生不愉快的体验，甚至痛苦不堪。主要表现为：

1）疼痛：烧伤后皮肤完整性受损，各种因素刺激而产生疼痛；烧伤均可导致严重的疼痛，不仅给患者带来痛苦，影响患者的日常生活、情绪和睡眠、康复治疗的顺利进行，带来心理及社会问题，同时烧伤疼痛也会直接影响创面的愈合及功能的恢复，降低疾病的预后。

2）水肿：烧伤后液体在细胞、组织及空腔的异常积聚可形成组织水肿。烧伤后水肿如果持续存在可阻碍皮肤残存活力细胞的营养和摄氧功能，加深创面延缓愈合，还可增加感染的概率、加重瘢痕的硬度、导致局部组织张力增高引起不同程度的疼痛。

3）残余创面：烧伤后期康复过程中会产生一些小创面，创面坏死组织的存在，会成为病原菌生长和繁殖的良好培养基，是病原菌侵入机体的最好途径，轻者会局部溃烂，重则出现创面性的脓毒血症，甚至直接威胁患者的生命。

4）瘢痕：是创面愈合的必然产物，创面在自愈的过程中包括创面回缩，创面渗出，肉芽组织填充覆盖，颜色红且变硬，高出皮肤，出现瘙痒、刺痛，出现外形异常。

5）挛缩畸形：是烧伤后因缺乏组织的延展性且长度不足的病理性瘢痕取代正常皮肤所导致的关节或者解剖活动度下降。持续的挛缩和畸形会造成肌肉、肌腱、血管神经组织的短缩，关节可能因牵拉会出现活动受限，导致患者关节脱位或者半脱位，挛缩也造成患者外在形象发生改变。

6）瘙痒：类似于疼痛，是一种复杂的主观感受，严重影响患者的休息、睡眠、日常生活，甚至会由于过度抓挠加重创面的损伤。瘙痒也严重影响患者的情绪，如脾气暴躁、无故发泄，对治疗护理不配合，有的甚至不能忍受痛苦的瘙痒产生自伤和自杀的念头。

7）色素异常：烧伤导致色素异常，以色素沉着为多见。色素的形成不仅破坏患者的容貌，严重者还可导致患者心理异常，不愿参与社交生活，造成群居障碍、孤独和精神压抑等。

（3）明确康复意义及目标：康复治疗对于烧伤患者至关重要，它虽不能改变烧伤疾病本身带来的损害，治愈烧伤，却可以通过各项康复手段增强患者的肢体功能，改善挛缩畸形带来的关节活动受限，减轻瘢痕的增长，缓解瘢痕疼痛和瘙痒，促进创面愈合，减轻心理负担，让患者恢复自信，尽量摆脱疾病影响，提高生活质量，并最终回归家庭、回归社区和工作岗位。通过康复治疗和训练，逐步实现以下康复目标：①残余创面能逐步愈合。②挛缩的关节活动能得到改善，肌肉力量能提高。③患者能尽快脱离床面，从卧到坐到站到扶行到独立走。④患者能逐步恢复上肢功能，完成吃饭、穿衣、洗漱、修饰、沐浴、如厕等日常生活自理活动。⑤瘢痕增生能得到缓解或者控制。⑥瘢痕疼痛和瘙痒能逐步减轻，患者的饮食和睡眠得到改善。⑦患者能知晓疾病的相关知识和预后，且能积极面对烧伤后的现实，主动配合各项功能锻炼。⑧患者能掌握各类型的压力用品、瘢痕美容用品、辅助器具、矫形器具等的使用和保养。⑨患者能利用残存的功能借助各类自助具参与日常生活，并规律、科学、积极主动地进行自我功能锻炼。

（三）康复治疗及训练健康教育

1. 讲解康复治疗及训练项目　烧伤物理治疗，如运动治疗、物理因子疗法、作业疗法以及烧伤中医治疗、心理治疗、职业康复治疗、社会康复、康复工程、烧伤美容康复治疗。

2. 康复技术指导

（1）运动治疗技术

1）关节活动训练：被动关节活动训练、主动-辅助关节活动训练、主动关节活动训练、持续被动运动（CPM）。在患者可以忍受疼痛下进行全范围的关节活动，每个关节运动 3～5 次，在活动至末端维持 5～10s，每日 2～3 次。

2）牵伸训练：操作者被动牵伸患者的肌肉、肌腱，使肌肉、肌腱和韧带恢复长度，降低肌肉的张力，达到增加关节活动的训练方法。分为被动牵伸和自我牵伸。每次持续时间 10～20s，休息 10s，每日 1～3 组，每组 10 次。

3）肌力训练：被、主动运动训练；屈伸、左右摆动等训练；抗阻训练、徒手抗阻和器械抗阻。设定阻力大小、确定运动的强度和有效重复次数、间隔的时间等。

4）平衡训练：反复训练直至患者能保持良好的站立位，平衡达到三级。

5）步行训练：恢复烧伤患者实用性步行能力，扩大活动空间。主要的训练方法有：站立训练、平衡杆内步行训练、平地步行训练、上下楼梯训练，做好安全防护，防止摔倒。

（2）物理因子疗法：①电疗；②超声疗法；③光疗、温热疗法。

（3）水疗：是利用水的热效应、压力、成分和机械作用，以不同形式，如擦浴、冲浴、浸浴和水中运动等作用于烧伤患者。一方面有利于创面清理，减少换药疼痛、消除毒素、控制感染；另一方面也可软化瘢痕，并借助水的浮力牵伸和扩大关节活动，增强肌力，提高运动功能的作用。

（4）作业治疗：①压力治疗；②手功能训练；③ ADL 训练等。

（5）体位摆放技术：主要目的是对抗烧伤部位瘢痕收缩所导致的皮肤、肌肉和关节挛缩，预防瘢痕挛缩导致的畸形及运动功能障碍。在实施过程中要视患者不同程度的烧伤情况、烧伤部位来进行体位的摆放。

1）伤后 48h：将患者置于平卧位，休克期后若有头面部烧伤，床头应抬高 30°，可减轻头面肿胀，1 周后恢复平卧。

2）颈部烧伤：颈前部烧伤，应去枕，并在肩后垫一小枕，使头部充分后仰，防止颈部屈曲性挛缩；颈后或两侧烧伤，去枕保持头部中立位即可。

3）腋部、胸部、背部及上臂的烧伤：用三角枕头或支架使肩部处于外展位或外旋约 90° 预防上臂内侧与腋下创面瘢痕挛缩、粘连而导致的肩关节活动障碍。

4）肘部、上肢掌侧烧伤时：肘关节应置于伸展位；上肢背侧烧伤时，肘关节应屈曲 70°～90°，前臂保持中立位。

5）手部烧伤：手的小关节较多，活动强度大，患者伤后因惧怕疼痛而导致腕关节、指间关节屈曲，拇指内收。手掌部烧伤时，手掌、手指应处于伸展位；手背烧伤、宜将腕关节置于掌屈位；手指或手指周围环形烧伤，以腕背屈为主；全手烧伤，将腕关节微背屈，各手指蹼间用无菌纱布隔开掌指关节自然屈曲 40°～50°，指间关节伸直，拇指呈外展对掌位，可采用杯状抓握固定于功能位。

6）臀部及会阴部烧伤：髋部应保持伸直位，双下肢充分外展，预防腹股沟及会阴处瘢痕挛缩而导致的分腿运动功能障碍。

7）下肢烧伤：下肢的前部烧伤，应用三角架或软枕将膝关节屈曲置于 10°～20° 位。若下肢后部烧伤，膝关节保持伸直位，必要时夹板伸直位固定，膝部前侧烧伤应将膝部微屈曲。

8）小腿伴踝部烧伤：踝关节应保持在中立位，对踝部无自主控制的患者可在床尾用厚枕头或穿戴踝足矫形器保持踝关节中立位。防止跟腱缩短而形成足下垂。

（四）康复健康教育

1. **饮食**　烧伤后由于组织的严重毁损，以及剧烈的应激反应，各种神经内分泌因素的影响，机体在糖、蛋白质、脂肪、维生素及微量元素等代谢发生了一系列的变化，组织分解加剧，蛋白质大量丢失，故在患者生命体征基本平稳后要开始评估患者营养物质的需求量，制订合适的营养计划，根据病情进行肠内或者肠外营养以满足机体高代谢的需要。

（1）进食理念：经口进食：经口进食是最好的途径，通过咀嚼既可增加颜面部肌肉活动，又可促进唾液腺的分泌，起到清洁口腔，防止口腔感染；尽早进食：伤后当天即可进食流质 500～1 000ml。主动参与：当患者手功能或者借助辅助器具达到能部分自理进食的情况下，鼓励患者持勺、持筷自我进食，是手功能训练的一项重要内容。

（2）食物种类：指导患者进食高热量、高蛋白、高维生素半流食，如肉汤、鱼汤、肉类、豆制品、新鲜水果、蔬菜等、以促进伤口愈合。多食含糖及淀粉高的食物，以提供足够的热量。多喝水，每日进水 3 000～4 000ml，以补充机体丢失的水分。进食困难的患者，选择不同的饮食种类，如流质、半流质、软食或管饲饮食等。

2. 用药　药物在治疗烧伤疾病过程中起到重要的作用，特别在烧伤救治早期。每种药物都有各自的药理作用及特点，掌握影响药物作用的各种因素，给药的途径、剂量和方法，达到准确而又针对性的给药。通常烧伤用药主要有抑制瘢痕增生、减轻瘙痒疼痛、预防感染、促进创面愈合及淡化色素沉着、营养神经等药物。

3. 康复中注意事项

（1）保护瘢痕皮肤：由于康复治疗需要直接接触患者的肢体，因而治疗师在进行治疗过程时要注意保护患者的新生瘢痕皮肤，抓握力度不要过大，避免产生剪切或扭转肢体的动作造成皮肤破损；此外，对移植区域皮肤特别是跨关节的植皮部位训练应严格遵循医生的意见，避免皮瓣裂开造成手术失败。

（2）预防感染：治疗师对患者进行操作前一定要戴手套方可接触患者的皮肤，各类直接接触患者的仪器要进行消毒处理。残余创面较多的部位应告知医生换药包扎后方实施具体操作。身体有残余创面行水疗的烧伤患者，应严格对水疗池槽进行消毒处理，不能多人共用水池，确保一人一池。

（3）严格遵守训练原则：训练时肢体活动范围应由小到大，训练时间由短到长，强度由弱到强，活动应以患者不感到疲劳和难以忍受的疼痛为宜，避免暴力牵拉；对上肢的训练应围绕增强手的功能利于完成各项日常生活，对下肢的训练应围绕站立和负重以利于患者行走；尽量减少邻近关节的代偿，先恢复患者受限关节的活动范围和幅度，再恢复关节的速度、力量、耐力、协调性和灵敏性。

（4）根据患者功能恢复的情况及时调整训练计划；继续病房延续训练的目的和方法，确保患者在康复治疗外的时间能得到充分利用；对于合并处于急性期病症的烧伤患者要立即停止康复治疗，如心绞痛、冠心病、严重高血压、下肢静脉血栓、脉管炎、呼吸困难及生命体征不稳定、严重的疼痛等现象。

（五）教育评价

患者能了解烧伤的相关知识，了解创面、瘢痕形成与消退的病理生理过程；知晓疾病的症状，如疼痛、肿胀、创面、瘢痕、挛缩畸形、瘙痒以及色素沉着等所导致的危害性；理解康复治疗的目的和治疗护理的意义并能达到积极配合；能正确掌握自我护理的方法和技能如瘢痕皮肤的清洁、止痒、美容护理；创面护理、受限关节的锻炼方法、日常生活能力的训练方法等并主动参与；能了解疾病相关并发症及预防措施；能正视疾病带来的残疾及不良结局；能复述出院后的注意事项及自我功能锻炼的方法和养成良好生活习惯的重要性。

（六）出院教育

1. **康复治疗延续的重要性** 烧伤带给患者的不仅有心理创伤，还有巨大的躯体痛苦，特别是重度烧伤患者常因肌肉萎缩、瘢痕增生、挛缩畸形等引起肢体功能障碍，还将经历长期而痛苦的恢复过程。患者出院后将康复治疗、护理服务延伸到患者家中，可以帮助患者解决出院后所遇到的系列问题。出院前要交代患者每项康复治疗训练的目的、意义和方法、频次、时间，训练的强度、安全防范措施及训练中的注意事项等；出院后随访、监督以帮助患者达到良好的延续锻炼效果，使出院患者获得连续的康复治疗护理支持，缓解心理压力，改善预后，积极面对生活，提高其生活质量。

2. **出院康复健康教育目标**

（1）患者心理状态平稳，能走出社区参与部分社会生活，如购物、户外锻炼等，适应和面对陌生人的眼光和态度。

（2）能获得良好的家庭照顾环境，家庭关系和谐融洽。伴有残障的患者家庭能提供较好的无障碍设施。

（3）患者和照顾者能认识到出院后延续康复功能锻炼的重要性，熟练掌握各项锻炼方法、落实的时间、强度和相关注意事项，并能积极配合完成。

（4）患者和照顾者能掌握体位摆放的方法、残余创面护理、水疱护理；瘢痕皮肤的清洁护理、瘙痒和美容的护理方法和注意事项。

（5）患者能养成良好的生活起居、饮食习惯；能坚持使用压力用品和辅助器具并知晓使用和保养方法。

（6）功能恢复较好的患者能积极主动的参与各类社会生活或重返工作岗位。

3. **出院康复健康教育内容**

（1）家庭康复及训练原则：由于烧伤康复过程漫长，绝大部分患者出院时各项功能并未恢复到满意的状态，如关节活动受限、肌力不足、步行能力差、全身体力耐力差、日常生活活动不能自理等问题，以及解决这些问题的途径就是出院后要继续加强功能锻炼。出院教育告知患者借助哪些器材和辅助用具来完成这些动作，什么时候来完成，每天完成几组，每组完成几次，每个动作要维持多少时间，以及要注意什么等。指导注意事项：训练时动作不宜过快、过量。

（2）按需用药：烧伤患者如果不合并相关并发症，出院后使用最多的是外用药物，如残余创面用药、瘢痕瘙痒用药、瘢痕皮肤保养用药等。无论是哪种途径的用药，在患者出院前告知患者药物的名称、作用、使用目的、用药方法、剂量、时间及不良反应、禁忌证、用药疗效等。尽量达到按需用药，避免过度使用。同时要告知患者药物保存的方法和购置途径。

（3）避免诱发因素、预防疾病再发及控制并发症：烧伤是一种常见的意外损伤，除灾害性事故因素外，多与日常生活及生产活动相关。作为一种意外损伤，多数是可以预防的：①针对小儿烧伤的预防措施：专人看护小孩，不要让孩子离开自己的视线；热水瓶、开水壶、汤盆、热水杯等妥善放置；教育小孩不要玩烟花爆竹等易燃易爆物品；照顾者加强责任心等。②针对老人烧伤的预防措施：老人在使用热水袋和洗澡时，家人应先为其调节好合适的水温，热水袋外面要包绕毛巾进行隔热处理；烧饭时尽量不要让老人使用高压锅，避免不规范使用，导致爆炸。③针对中青年人烧伤的预防措施：加强安全生产教育，严格操作规程可减少烧伤事故的发生；在应用和搬运化学物质时要小心谨慎，做好防护措施，固定、妥善保管；加强职工岗前培训，提高自我保护意识，加强在生产和劳动中的自我防护及职业防治教育；加强工人用电安全知识的教育。

（4）休息与饮食：由于瘢痕增生导致严重的瘙痒，肢体功能障碍、长时间的被动体位、穿戴压力用品的不适以及焦虑情绪的影响，几乎所有的烧伤患者均存在不同程度的睡眠障碍，饮食不佳。建议患者要劳逸结合，在日间要根据自己的功能选择适宜的运动方式，活动强度应以不感到疲劳为止，一旦有疲劳迹象应及时调整时间和变换训练项目或者暂停训练适当休息。

（5）定期复查：建立随访机制，及时了解患者恢复情况；出院1年内建议每3个月复诊1次，后续每半年复诊；如果出现残余创面反复感染，瘢痕瘙痒剧烈难忍，压力用品松软和身体不适应及时复诊。

（6）注意事项：①安全的防范，合理安排运动时间和训练量，避免暴力牵拉，出现继发性损伤；居室地面应平坦走道通畅，避免磕碰、跌倒摔伤；排查居室存在火灾隐患的一切因素，避免再次烧伤。②压力用品的使用和保养，患者出院后在较长时间内会使用压力用品，应指导患者皮肤破损有渗出者，在穿压力衣之前，应用敷料覆盖，避免弄脏压力衣。配置2～3套压力衣，每日替换、清洗；穿脱时避免过度拉紧压力衣。③瘢痕皮肤的护理，保持瘢痕皮肤的清洁，切勿抓挠新生皮肤，出现小水疱不要挤破，让其自行吸收；穿优质宽松纯棉衣裤；床上用品亦选用优质纯棉制品，保持清洁干燥；进行功能锻炼时注意力度，勿拉裂瘢痕皮肤。按照医嘱规范使用瘢痕美容护理产品，防止损伤皮肤。④坚持功能训练，科学、规范的功能锻炼是保证烧伤患者维持并提高现有的关节活动、肌肉力量、平衡步行等功能的基础，因而不能中断。

（李卉梅）

第六节 **重症监护患者的康复健康教育**

随着康复医学的发展，重症患者的康复越来越受到重视，改善患者预后和转归已经成为各国重症监护（intensive care unit，ICU）领域日益关注的问题。严重的创伤、复杂的大手术、严重感染及重要器官功能衰竭，使得患者在重症监护室接受密切监护、治疗和加强护理，但特殊环境、病情危重及卧床制动等因素又给患者带来一系列心理、生理和认知方面的改变，延长了呼吸机撤机时间及ICU住院时间，并严重影响患者的生活质量，给家庭和社会带来负担。一些研究文献显示，早期的康复介入可以减少卧床并发症、减少挛缩，缩短ICU住院时间，并能维持机体良好的功能状态。重症康复健康教育作为早期康复的一部分，在其中发挥着重要的作用。

》 一、重症监护及重症康复的概述

重症监护的定义指一种医疗环境，通常是一个特定的病房，在这里，危重症患者在需要时可以迅速接受治疗并处于加强监护之中。重症监护的患者通常合并一个或多个器官系统的衰竭。重症监护环境可以是加强监护病房（ICU）、高度依赖病房（high dependency units，HDU）或器官特异的如心脏监护病房（coronary care units，CCU）、烧伤监护病房等。重症急性期的临床医疗着眼于机体的结构和功能水平，重点在于维持和恢复解剖结构的完整和生理指标的稳定。

重症康复是患者在ICU救治的过程中，通过康复措施减轻患者的功能障碍和并发症，使者出ICU后其功能和生活能力尽可能恢复到较高水平。重症康复干预着眼于在重症

监护的条件下，改善功能、活动和参与能力，并考虑患者的家庭和职业环境，以及应采取何种措施以保证其安全出院。康复健康教育在 ICU 的实施应重在预防和早期康复介入指导。

》》二、重症监护患者的特点

重症监护患者多由于各种原因导致一个或多个器官系统功能障碍危及生命或具有潜在高危因素，需及时提供全面、系统、持续、严密的医学监护和救治技术。康复介入时需要给予规范的评估，在保证患者安全的条件下进行，并在康复治疗过程中密切的监护，因病情变化可能随时终止。

1. 患者大多处于卧床制动状态，在完全卧床情况下肌力每周降低 10% ~ 15%，卧床 3 ~ 5 周肌力降低 50%，肌肉出现失用性萎缩。由于患者肢体和关节长期制动，或肢体放置位置不当会使肌原纤维缩短，肌肉和关节周围疏松结缔组织变为致密的结缔组织，导致关节挛缩。患者长期非经口喂养致味觉减退、食欲下降、咀嚼肌无力，吸收变差、肠黏膜及腺体萎缩致营养不良，睡眠节奏紊乱。长期镇静和制动可致咳痰能力、肺活量、潮气量、每分通气量及最大呼吸能力下降；直立性低血压、心功能减退、每分输出量减少和静息时心率增加。

2. 危重症患者病情危重、免疫力低下、各种侵入性检查治疗及长期使用抗生素等因素使医院感染机会增加，ICU 的医院感染要比普通病房高出 3 ~ 4 倍。

3. 危重症患者需要给予各种生命支持，身上携带有多种的管道，加之患者容易出现谵妄、躁动等症状和恐惧、紧张、焦虑、悲观等情绪，导致导管滑脱的风险也会随之增加。

以上特点重症监护病房患者的康复健康教育显得尤为重要。

》》三、心理特征

入住重症监护病房的患者病情都十分危重，具有入院急、病情变化快、随时需要抢救等特殊性，且大多数患者缺乏对疾病的了解和对病情的认识，对死亡有恐惧感、对治疗缺乏自信等，以及存在密闭监护环境及与家属分离导致的孤独感，造成一些心理问题，如紧张、焦虑、孤独、恐惧、悲观情绪。有的患者意识到自己有病但不能接受患者角色，有愤怒、焦虑、烦躁、茫然、消极多疑等情绪反应。ICU 病房仪器多，治疗实施复杂，患者应对各种结构复杂的仪器的噪声和报警声容易出现紧张不安、心烦、头痛、幻觉症状。另外，各种侵入性管道和伤口的牵拉都会造成疼痛和不适，导致患者出现失眠、焦虑、易怒等现象。负性的情绪反应和心理可降低患者的抵抗力，出现对治疗的不依从，对早期康复主动配合度差，从而影响康复的进程。护理人员要及时发现和解决患者的心理问题，鼓励患者积极面对疾病，增强康复的信心。

四、重症康复的评估与治疗

（一）颅脑损伤患者康复评估与治疗

颅脑损伤患者入院后 48h 内需进行意识评估，推荐采用脑电图等电生理指标进行评估。持续昏迷的患者建议由多学科团队（multidisciplinary team，MDT）进行评估，以预防并发症，如关节挛缩、营养不良等。意识恢复的患者需要进行肢体运动障碍、吞咽障碍、感觉障碍、言语障碍、肠道及膀胱控制障碍及情绪、心理及神经行为控制等障碍方面的评估。

对于感觉运动功能障碍的患者可以采取物理治疗，面 - 口训练用于重建吞咽功能，言语治疗旨在达到简单的交流，作业疗法用于实现日常生活的自理。对于认知及行为缺陷的患者可采用神经心理疗法。对于颅脑损伤急性期的患者主要使用各种设备进行体位变换及关节的被动活动，采取多模式的感觉运动刺激。对于恢复期的患者主要采取刺激疗法。建议严重脑损伤的患者在入 ICU48h 后即开始康复治疗。

（二）呼吸衰竭患者康复评估与治疗

呼吸衰竭的患者进行早期康复治疗，需要对患者进行以下的评估，具备以下的条件才可进行早期康复治疗：①刺激有反应。②吸入气中的氧浓度分数（fraction of inspiration O_2，FiO_2）≤ 60%。③呼气末正压（positive end expiratory pressure，PEEP）≤ 8cmH$_2$O 和 / 或患者准备撤机；无直立性低血压或无需泵入血管活性药物。

肺康复治疗内容包括运动训练、呼吸训练、咳嗽排痰训练及营养支持、心理治疗等。对呼吸机支持患者实施 ABCDE 集束化管理可以使其早期脱机拔管，减少机械通气时间，减少镇静药物的使用，降低谵妄发生，使患者更早下床活动。集束化管理最早由美国国家健康研究所（NIH）提出，ABCDE 中 A 指唤醒（awakening）、B 指自主呼吸试验（breathing）、C 指协作（coordinated effort）、D 指谵妄的评估（delirium monitoring / management）、E 指重症患者早期活动（early exercise / mobility）。

（三）心力衰竭患者康复评估与治疗

首先应对患者病情的稳定性和康复运动的安全性进行评估，然后由康复师制订运动处方（选择运动方式、运动量、持续时间、频率等），在专业医师的指导下进行。在实施运动康复训练前，应常规进行心肺功能评估，通过评估，客观定量地评价患者的心脏储备功能和运动耐力，准确地测量患者的心脏功能，以作为下一步制订运动方案的主要依据。

运动康复是心力衰竭康复治疗的核心，临床上主要采取三阶段的康复训练。

1. **第一阶段为主动助力训练阶段** 该阶段康复训练是从被动四肢、肩关节、膝关节运动过渡到患者能主动做各关节屈伸运动，同时增加腹式呼吸，各项运动每次 5 ~ 10 遍，上、下午各 1 次。

2. **第二阶段为有氧运动阶段** 该阶段是在第一阶段基础上，患者在床上模拟骑单车运动，运动中监测心率，使运动心率达到靶心率并坚持 20min，上、下午各 1 次，逐渐过渡到患者下床室内行走。

3. **第三阶段为大肌群参与训练** 该阶段以步行运动为主。开始时步行距离以 30m 为限，若活动后心率低于靶心率，则下次步行距离增加到 50m。以此类推，步行距离每次增加幅度为 50m，直至 200m。

（四）高位脊髓损伤患者康复评估与治疗

对高位脊髓损伤患者进行康复评估时，首先掌握患者的全身状态及心理状态，然后以各种方法判明患者的残疾程度，即残存的恢复能力，并判明妨碍恢复的因素，计算两者之差，即可正确判明其恢复潜力。

高位脊髓损伤患者的早期康复主要包括以下六个方面：

1. **呼吸肌训练** 呼吸锻炼先从腹式呼吸开始，逐渐过渡到对膈肌进行抗阻训练；同时训练残存的胸锁乳突肌、斜方肌，补偿胸式呼吸。

2. **膀胱功能训练** 患者早期留置导尿，尽早拔除导尿管，进行尿动力学测定，予间歇导尿，膀胱功能训练，改善膀胱功能，促进尿液排出，减少泌尿系统感染。

3. **排便功能障碍训练** 为帮助结肠内粪便的移动，可以脐为中心按摩腹部，定时到卫生间排便，从身体及精神上刺激排便，建立排便反射。

4. **翻身训练** 患者翻身时注意固定颈椎，身体和头部肢体同时呈直线翻身，避免颈部扭转及强行翻身引起二次损伤。

5. **体位管理** 偏瘫、截瘫患者加强肢体抗痉挛体位的摆放，预防髋关节外旋，防止跟腱挛缩及内翻发生。重症患者病情允许尽早取半卧位、坐位，利于呼吸、排痰。

6. **肌力增强及关节活动度训练** 原则上所有能主动运动的肌肉都应当运动，这样可以预防肌肉萎缩和肌力下降，防止关节僵硬、挛缩等，可应用床边主动、被动康复训练器、电动站立床、超声波、中低频电刺激等。

（五）ICU 获得性衰弱早期康复评估与治疗

ICU 获得性衰弱（ICU-acquired weakness，ICU-AW）徒手肌力检查（manual muscle

testing，MMT）评估患者的肌力。评估患者的病情是否存在早期康复治疗的禁忌证，全面细致地评估患者病情的动态变化，有干预指征时应尽早实施康复治疗。

ICU-AW 的康复治疗主要分为以下五个方面：

1. **关节活动度训练**　对于意识清醒并且有一定肌力的患者建议采用主动的活动度训练方法，主要训练部位除上肢的肩、肘、腕、指和下肢的髋、膝、踝外，同时重视颈部及躯干的活动度训练。

2. **肌力训练**　常用的肌肉功能康复治疗手段，包括肌力诱发训练、肌力分级训练、肌肉电刺激治疗、肌肉按摩、肌肉易化技术等。其训练强度应结合患者病情变化及发展，采取有针对性的治疗。

3. **离床训练**　意识清醒患者可选择床旁坐位训练、坐立训练、身体转移训练、床边行走训练。

4. **呼吸功能训练**　加强呼吸肌尤其是膈肌训练、咳嗽训练、缩唇呼吸训练、腹式呼吸训练和主动呼吸循环技术。

5. **物理因子治疗**　通过刺激神经纤维激活运动神经元，增加肌肉的血流量与收缩力，从而阻止肌肉萎缩，也可使用一定强度的低频脉冲电流，作用于丧失功能的器官或肢体，刺激运动神经，诱发肌肉运动或模拟正常的自主运动来替代或矫正器官和肢体功能，防止肌萎缩。

≫ 五、康复健康教育程序

（一）康复健康教育评估

由于重症监护患者的特殊性，在给患者健康教育之前需仔细评估患者的身心状况、活动和接受能力，以及患者或家属对康复知识需求情况。

1. **重症监护患者身心状况评估**

意识的评估：重症监护患者多有不同的意识水平和意识内容的障碍，以及存在的认知障碍，使用格拉斯哥（Glasgow Coma Scale，GCS）昏迷量表、标准化 5 问题问卷（Standardized Five Questions，S5Q）评分、RASS（Richmond Agitation Sedation Scale）镇静程度评分、COM-ICU（Confusion Assessment Method for Intensive Care Unit）谵妄评估以及简易智能筛查量表（Mini-mental State Examination，MMSE）进行评估，在评估时根据患者情况选择 1~2 项做出判断。

2. **重症监护患者能力的评估**　对于清醒的患者或患者家属，在执行康复健康教育之前，需评估患者的能力，包括患者或家属的文化程度，视力、听力、言语表达、理解能力和书写能力，以及注意力保持的时间，患者肢体的活动能力，以判断其对所宣教知识的理解能力、接受程度和配合程度。患者肢体活动能力可以使用徒手肌力评定法。

3. **重症监护患者对康复知识学习需求的评估**　康复护理需要患者一定程度的主动配合，需通过与患者或家属的交流，了解患者或家属的意愿和对康复知识的需求，从而制订个体化健康教育，但同时需要考虑病情治疗的因素。

（二）康复健康教育

1. **康复治疗的重要性**　由于危重患者的救治需要，患者常处于制动状态，而长时间的制动，可以导致坠积性肺炎和深静脉血栓发生，还导致肌力耐力下降、关节挛缩、失用综合征和 ICU 获得性衰弱（ICU-AW），同时卧床还会对呼吸系统、血管系统产生影响。重症康复的重要措施早期运动通过降低炎症反应，预防胰岛素抵抗及微血管功能障碍，改善重症患者的生活质量和功能状态；减少 ICU 谵妄发生率；并能缩短机械通气时间、ICU/ 医院住院时间；降低死亡率及治疗成本，使得患者早日回归家庭和社会。

2. **重症康复健康教育目标**　重症康复的近期目标包括防止并发症，预防功能退化和功能障碍，缩短机械通气时间和 ICU 住院时间；远期目标是改善患者功能、活动能力和生活质量。需要给患者讲解重症康复治疗的目标，使得患者明确各项治疗的意义，从而能够了解、熟悉或掌握需要配合内容，达到健康教育的目标。

3. **重症患者预防性康复护理健康教育内容**

（1）压疮的预防

1）及时评定压疮风险并去除风险因素、关注营养状况对预防压疮有积极作用。

2）定时翻身或变换体位：卧位时，每 2h 翻身一次或使用脉冲式气垫床或水垫可以延长时间至 3h，保持肢体功能位。坐位时，每半小时用各种方法给坐骨结节区减压。

3）避免皮肤长时间受压，骨突处予以减压保护。可使用软枕、海绵垫等将骨突出部位垫高，特别是后枕部、肩胛部、骶尾部、髋关节、膝关节，以及足跟和内外踝部。

4）对大小便失禁的神经源性膀胱、神经源性肠，早期留置导尿，病情稳定尽早拔管，通过神经源性膀胱、神经源性肠的评估，开展神经源性膀胱、神经源性肠的康复训练。

5）对于压疮高危风险的患者选择良好的坐垫和床垫，除了保证基本营养需求外，还要额外补充蛋白质、维生素和矿物质。

（2）深静脉血栓的预防

1）每日动态评估患者有无肢体忽然肿胀、疼痛、局部皮肤颜色改变等症状体征，一旦出现阳性体征，立即报告医生，遵医嘱行 D- 二聚体检测、静脉超声或静脉造影检查。

2）患者自主踝泵运动和股四头肌收缩运动是预防深静脉血栓简单有效的措施。当患者无法主动运动时，可在康复治疗师的指导下对患者进行肢体的被动运动。

3）每日＞2次的足底静脉泵或间歇气动压力装置治疗有利于促进下肢静脉回流，不推荐使用弹力袜预防深静脉血栓形成。

4）避免在下肢输液等有创操作。

（3）关节挛缩的预防

1）入院后8h内评估患者的关节活动度、肌力、肌张力等状态。

2）早期正确良肢位摆放。避免和减少加重痉挛的不当处理和刺激。

3）对每个关节行小于正常活动度10º的重复被动运动，依据患者病情逐渐增加主动运动。

4）早期功能锻炼时配合使用各种固定性肢体矫形器，预防由于肌力不平衡引起的屈指、拇指内收等畸形。

5）在营养师的指导下制订个体化营养治疗计划，推荐总蛋白摄入量为1.5～2.0g/（kg·d），乳清蛋白优于豆蛋白，并每周补充维生素D 50 000 U。

（4）坠积性肺炎的预防

1）正确的体位管理：病情平稳半卧位、坐位、早日离床行走。

2）防止误吸：使用带有气囊上吸引功能的导管，及时吸引声门下分泌物，有效避免误吸。对吞咽障碍，食管反流、频繁呕吐有明显误吸风险的患者，建议短期留置鼻肠管。

3）保持口鼻清洁：采用带冲洗及吸引功能的专用牙刷做好口腔护理，每天2～4次。及时吸引口鼻腔分泌物。

4）有效咳嗽：是预防肺部感染最有效的方式。刺激被动咳嗽，鼓励自主咳嗽。

5）吞咽障碍：舌、喉部肌肉失衡等吞咽障碍导致的坠积性肺炎是危及颅脑创伤患者生命的高危因素，患者入院时应进行系统的吞咽功能评估，并在言语治疗师的指导下尽早展开吞咽功能训练。

（三）康复训练健康教育

1. 促醒康复健康教育

（1）听觉刺激：进行各项护理操作时将患者视为正常人，呼唤患者姓名并以鼓励、询问语言进行交流；播放患者熟悉喜爱的音乐、广播节目。

（2）视觉促醒：按照昼夜的规律，调节室内灯光的强度，达到刺激患者调节生物钟的目的。在暗室条件下，使用彩灯或瞳孔笔，从不同方位给予患者视觉照射，每次5～10min。用瞳孔笔光刺激患者眼2～3次，每次3～5min。并让患者被动睁眼、闭眼，以不同的光照亮度及色彩刺激患者的视觉反应。

（3）触觉刺激：对患者的四肢和躯干进行拍打、按摩；家属探视时按照头部、胸部、手臂、腹部、腿部的顺序依次进行亲情抚触；用15℃冷水及38℃温水交替刺激患者四肢及躯干皮肤，每天2~3次，每次3~5min。

（4）运动刺激：正确体位摆放，每2h为患者进行翻身拍背，病情稳定时推荐维持坐姿，在康复治疗师的指导下进行肢体功能锻炼。

2. 体位护理健康教育

（1）对无特殊禁忌证的神经重症疾病患者应抬高床头30º~45º。1~2h变换一次体位，以维持良好的血液循环。

（2）脊髓损伤患者抗痉挛体位的摆放：见第六篇第十九章第四节。

（3）偏瘫患者抗痉挛体位摆放：见第六篇第十九章第一节。

3. 关节活动度康复健康教育

（1）患者进行主动运动锻炼关节活动度时，根据患者关节活动受限的方向、程度，选择合适的徒手体操，并设计一些有针对性的动作。

（2）进行主动助力运动时，可选择器械练习、悬吊练习和滑轮练习。根据患者的病情和治疗目的，选择合适的器械和运动方式，讲解各种器械的用法和注意事项。

（3）进行关节被动运动时，可进行关节可动范围运动、关节松动技术和关节牵引等运动方式，针对患者的具体病情，采取合理的运动方式；对患者讲解各种运动方式的原理和要点，进行真人演示和视频教学，以利于患者对所学内容的掌握和巩固。

（4）进行持续性被动活动（continuous passive motion，CPM）时，应早期开始，使用前首先需要确定关节活动范围的大小，根据患者的耐受程度每日或间隔逐渐增加，直到达到关节的最大活动范围。根据病情或手术方式，连续数小时（或24h），或连续30~60min，1~2次/d。

4. 增强肌力与耐力训练健康教育

（1）当患者的肌力为1级或2级时，帮助患者进行主动运动，可采用徒手辅助主动运动、悬吊辅助主动运动、滑板上辅助主动运动。三种方法都应对患者的肌力进行逐步地训练，随着患者肌力的提高，逐渐调节训练方式，增加训练难度。

（2）当患者的肌力达3级以上时，指导患者进行主动运动，训练时采取正确的体位和姿势，将肢体置于抗重力体位，防止代偿动作，对运动的速度、次数及间歇予以适当的指导。

（3）对患者进行抗阻主动运动训练时，采取徒手抗阻主动运动，也可利用哑铃、沙袋、滑轮、弹簧等作为运动的阻力，对患者的肌力进行训练。开始时在轻微阻力下主动运动 10 次，然后加大阻力，使肌肉全力收缩活动 10 次。

（4）进行等长运动时，指导患者全力收缩肌肉并维持 5～10s，重复 3 次，中间休息 2～3min，每天训练 1 次。

（5）进行肌肉耐力训练时，指导患者在较轻负荷下，在较长时间内多次重复收缩。

5. 呼吸功能训练健康教育

（1）腹式呼吸训练：患者取舒适放松的坐位，护理人员将手放置于前肋骨下方的腹直肌上，让患者缓慢地深吸气，肩部及胸廓保持平静，腹部鼓起，而呼气时缓慢经口呼出，同时腹部下陷；重复上述动作 3～4 次后休息。

（2）呼吸肌训练

1）吸气阻力训练：患者手持式阻力训练器吸气，开始训练 3～5min/ 次，3～5 次 /d，以后训练可增加至 20～30min/ 次；随着吸气肌力及耐力的改善，可逐渐增加训练器的阻力。

2）呼气训练：腹肌的训练可采取压沙袋法。取仰卧，上腹部放置 1～2kg 的沙袋，吸气时肩和胸部保持不动并尽力挺腹，呼吸时腹部内陷；沙袋重量逐步增加至 5～10kg，但以不妨碍膈肌活动及上腹部鼓起为宜。

3）胸部扩张运动训练：将手放在欲扩张肺叶对应的胸廓上，患者呼气，操作人员手掌同时向下施压；在患者吸气前瞬间，快速向下向内牵张胸廓，诱发肋间外肌收缩；请患者吸气，并抵抗操作人员双手阻力。

（3）缩唇呼吸训练：用鼻腔缓慢地深吸气后，呼气时将嘴唇紧缩，如吹口哨样，吸气与呼气之比为 1∶2 或 1∶3。

6. 早期活动健康教育 依据患者的意识情况及肌力等级，对患者进行分级化早期活动健康教育。分级化早期活动分为以下 4 个等级：

（1）一级活动：意识昏迷、深度镇静即镇静程度评分（RASS ≤ -3 分）、不能配合者，给予每 2h 翻身拍背和每日 3 次四肢关节被动活动。

（2）二级活动：意识清醒（RASS > -3 分）、能配合完成指令，除按一级活动的方式外，给予床上坐位，每天 3 次，每次 20min，此外还要求患者进行抗阻力关节运动。

（3）三级活动：意识清醒、上肢肌力 3 级以上者，除按二级活动的方式外，给予每日床边坐位。

（4）四级活动：意识清醒、下肢肌力 3 级以上者，除按三级活动的方式外，协助转移至座椅，每日 20min，患者耐受情况下协助步行。

7. 吞咽障碍健康教育　见第五篇第十五章第五节。

8. 神经源性肠患者的康复健康教育　见第五篇第十五章第二节。

（四）其他康复健康教育

1. **饮食**　昏迷、机械通气的患者以及吞咽功能障碍的患者如无禁食医嘱，尽早给予管饲饮食，可采取鼻胃管、鼻肠管、胃或空肠造瘘给予肠内营养乳剂。经口进食的患者根据医嘱要求给予治疗饮食，同时保证营养的摄入，预防误吸的发生。

2. **用药**　严格遵医嘱用药，不得随意减量或停药。根据患者吞咽功能障碍的状况，可采用水剂药物或研碎服用，缓释片或控释片不得研碎服用以免改变药效。

3. **康复中注意事项**　康复是一个漫长而艰巨的过程，需要极大的毅力和耐心，需要患者、家属的全力配合。康复过程中也会出现效果波动，告诉患者要持之以恒，不要懈怠，也要循序渐进，不可操之过急。若出现疼痛、症状波动或出现新的功能障碍，需要及时告知医生、护士和治疗师，及时调整康复治疗方案。

（五）教育评价

参照美国2000年评价标准和分类系统，对患者健康教育实际效果进行以下等级测量：①患者未获取有效的健康教育知识；②患者仅部分获取健康教育知识；③患者获取了所需求的知识；④患者树立健康教育信念；⑤患者养成健康行为。

（六）出院教育

1. **康复治疗延续的重要性**　由于疾病的严重性，患者从 ICU 出院或转出，可能是由于危险因素得到控制，脱离了生命支持设备，病情相对平稳，这并不代表着康复治疗的结束，机体功能还需要继续恢复，往往需要在康复医学科、康复医院继续接受康复治疗，以恢复至最好的功能状态，回归家庭和社会，应告诉患者康复治疗延续的重要性，不可半途而废。

2. **出院康复健康教育内容**

（1）家庭康复及训练原则：活动和训练遵守循序渐进、逐步增加难度的原则，以自己能够耐受的活动量为最适标准，可进行自主活动，也可借助一些工具来进行活动，达到运动锻炼的目的。

（2）按需用药：严格遵照医嘱服药，不可自行停药，注意不同种类药物的服用方法和注意事项。定期复查肝肾功能和电解质，根据医嘱调整用药剂量。

（3）避免诱发因素、预防疾病再发及控制并发症：依据健康教育习得的疾病知识，严格控制疾病的诱发因素，避免加重或诱发疾病的不良行为，改变不良的生活方式，树立积极的健康信念。依据所习得的疾病管理知识，对疾病进行科学规范的管理，通过各种途径获取疾病管理的知识，逐步提高自身的疾病管理行为水平，对各种并发症的诱因和危险因素进行积极的预防和控制。

（4）休息与饮食：除了满足疾病对饮食的限制和要求还有基本的营养需求外，要加强对维生素、蛋白质和矿物质的摄入。养成良好的作息习惯，保证充足的睡眠，逐渐改善自身的生活方式。

（5）定期复查：按医嘱定期到医院进行复查，依据检查结果调整疾病的管理方案。当病情发生不良的变化，及时到医院就诊，调整治疗方案。

（6）注意事项：避免疾病的诱发因素；学会对疾病的自我监测，及时发现病情的变化；运动锻炼的过程中，随时监测自身生命体征的变化，遇到突发情况，采取紧急的处理措施；症状较之前加重，及时去医院就诊。

（辛　霞　黎巧玲）

第二十二章

恶性肿瘤术后患者的康复健康教育

乳腺癌术后患者的康复健康教育

》》一、疾病简述

（一）定义

乳腺癌指乳房腺上皮细胞在多种致癌因子作用下发生了基因突变，致使细胞增生失控，由于癌细胞的生物行为发生了改变，呈现出无序、无限制的恶性增生。乳腺癌是现代女性健康的"致命杀手"，在北京、上海等大中城市中已跃居女性恶性肿瘤之首。

（二）病因

乳腺癌的确切病因尚未完全明了。发病危险因素主要有性别、年龄（发病危险会随着年龄的增大而升高）、月经因素（月经初潮年龄小于 12 岁、绝经年龄大于 55 岁）、遗传、乳腺疾病史、年轻时胸部受到中高剂量电离辐射、生育因素（如初产年龄 ≥ 30 岁）或未曾生育、外源性雌激素包括含有雄激素的口服避孕药物和绝经后妇女应用雄激素替代治疗。此外，乳腺癌的发病还与高脂饮食、饮酒、肥胖、环境等因素有关。目前尚不能完全预防乳腺癌，但可以通过改变某些不良的生活方式及对高危人群的主动干预，降低乳腺癌的发生危险，如加强锻炼、改变生活习惯、哺乳、化学预防（他莫昔芬）等措施。

（三）病理分型

乳腺癌有多种分型方法，目前国内多采用以下病理分型。

1. **非浸润性癌** 此型属早期，预后较好。①导管内癌：癌细胞未突破导管壁基底膜。②小叶原位癌：癌细胞未突破末梢乳管或腺泡基底膜。③乳头湿疹样乳腺癌（伴发浸润性癌者除外）。

2. **浸润性特殊癌** 此型一般分化较高，预后尚好。包括乳头状癌、髓样癌（伴大量淋巴细胞浸润）、小管癌（高分化腺癌）、腺样囊性癌、黏液腺癌、顶泌汗腺样癌、鳞状细胞癌等。

3. 浸润性非特殊癌 约 80% 的乳腺癌为此型。此型一般分化低，预后较差，但判断预后需结合疾病分期等因素。此型包括浸润性小叶癌、浸润性导管癌、硬癌、髓样癌（无大量淋巴细胞浸润）、单纯癌、腺癌等。

4. 其他罕见癌 如炎性乳腺癌。

▶▶ 二、疾病特点

早期乳腺癌往往不具备典型症状及体征，中晚期乳腺癌典型临床症状及体征如下：

1. 乳房内出现无痛性肿块 80% 患者为首发症状，肿块质地硬，形态不规则，边界不清楚。

2. 酒窝征 由于肿瘤牵拉 Cooper 韧带，导致乳房局部皮肤出现凹陷。

3. 橘皮征 乳房局部皮肤出现粗糙、凹凸不平。

4. 乳头 / 乳晕 部分患者出现乳头溢液或乳晕异常。

5. 乳房皮肤 出现脱屑、结痂、溃烂。

6. 淋巴结 患侧腋窝淋巴结肿大。

7. 全身症状 可出现消瘦、疲倦、乏力、低热、食欲差等表现。

▶▶ 三、心理特点

乳腺癌是一种危害妇女身体健康的恶性肿瘤，并对患者及其家庭成员的心理健康造成影响。这些影响贯穿于疾病的诊断、治疗、康复及肿瘤复发的全过程。

1. 乳腺癌患者在诊断确立后，会进入一种应激状态，产生各种情绪反应，如经历震惊恐惧、愤怒怀疑与否认、接受的反应过程，出现焦虑、抑郁悲观失望、失去理智等心理改变和行为上失去理智等。

2. 治疗期间患者存在的心理问题可表现在疾病的症状焦虑、失眠、社交障碍、严重抑郁等方面。手术引起的身体不适（疼痛患肢功能障碍等），化疗、放疗引起的脱发恶心、呕吐、疲劳等，失去乳房、家庭生活被打乱、停止性生活等，给患者造成巨大的心理痛苦。患者可能出现的心理及社会问题，主要有由于乳房的残缺和形体的改变及脱发引起的自尊心受损、受歧视感和自卑感、无助感、自我价值降低、失去女性魅力、性吸引力和性功能下降、回避社会交往。

3. 患者心理问题还与年龄、个体应对方式、社会支持程度和治疗手段有关。如年轻女性比较关心自己的性别吸引力和生育能力以及复发转移、家庭关系、人际关系、工作和事业、经济收入等问题；而老年患者可能更担心的是否会影响自理能力、成为别人的负担、遭到子女嫌弃、离开人世等。有研究显示，与那些表现出接受或无助绝望感的患者相比，采用否认或斗争精神的应对方式的妇女无复发存活率更高。手术方式如乳腺全切除和保乳手术相比，后者较少出现心理和性功能方面的问题。

》》四、康复健康教育程序

（一）康复健康教育评估

1. **身心状况评估**　评估患者的一般情况，包括性别、年龄、婚姻和职业、肥胖、饮食习惯、生活习惯等；评估患者的月经史、婚育史、哺乳史等，以及既往是否患乳房良性肿瘤；了解患者对疾病的认知程度，对手术有何顾虑和思想负担；了解朋友及家属，尤其是配偶，对患者的关心、支持程度；了解家庭对手术的经济承受能力。

2. **能力的评估**

（1）自理能力评估：根据患者自理能力程度及受限的项目，提供相对应的健康教育指导。同时评估时应分辨患者实际可达到的能力程度和患者自认为的能力，并分析原因，进行相应的康复指导。

（2）评估患者上肢功能、肩关节活动度；评估患者的触觉和痛觉、生活质量；评估患者性功能及心理功能。明确康复治疗禁忌，对患者进行危险分层。

3. **对康复知识学习的需求**　了解患者及家属对乳腺癌的认识程度；了解患者对乳腺癌术后管理重要性的认识；了解患者对乳腺癌术后康复治疗技术、康复知识的学习和掌握的要求。

（二）住院教育

1. **康复治疗的重要性**　乳腺癌术后采取及时、有效的康复治疗或锻炼，能有效预防患侧上肢水肿和功能障碍的发生。康复效果直接影响并发症的发生率、社会参与能力及后期的生存质量。

2. **康复健康教育目标**　患者能够积极面对自我形象的改变，并采取措施改善形象；手术创面愈合良好，避免并发症；患者能够掌握并正确运用功能锻炼，促进功能快速康复，提高生活质量。

3. **康复健康教育内容**

（1）讲解疾病：向患者讲解跟自己病情有关的知识，以提高其对疾病的认识程度。主要包括疾病临床症状、相关并发症、相关实验室检查、专科检查项目、康复治疗目的、训练方法与注意事项、药物的作用、服用方法、不良反应和康复护理方法。康复护理方法又包括了康复护理评估、体位指导、关节活动度及肌力训练、心理护理、潜在并发症的护理等。

（2）解释疾病症状及存在问题：乳腺癌的康复包括生理功能恢复、心理状态调整及社会活动能力恢复等。乳腺癌的康复治疗就是在乳腺癌正规治疗时或治疗结束后，帮助患者恢复机体生理功能、调整心理状态、顺利回归社会的过程。向患者解释乳腺癌术后临床常见及可能会出现的症状，并结合患者自己的症状体征解释其发生原因，及可能存在的问题。

1）皮下积液：为乳腺癌术后最常见的并发症，好发于腋下、锁骨下、肋弓上、胸骨旁，与手术创面大、渗出多、止血不彻底、引流不通畅、外包扎受力不均、压力不够等因素有关。预防及处理：施术者重视术中止血方法，尤其淋巴管道应逐个结扎，术毕均匀力度加压包扎，同时负压引流，保持引流畅通。定期检查皮下积液情况，小剂量积液可用注射器穿刺抽吸，大剂量积液反复抽吸效果不明显者可置管负压引流，并加压包扎，包扎松紧度以不影响患者呼吸为宜。

2）出血：与术中止血不彻底、血管结扎不牢固、术后结扎线脱落、引流管放置不当、集束间隙出血等因素有关。胸肌及胸骨旁肋间隙血管穿支是常见的出血位置。预防措施：术中规范操作以降低对肿瘤组织区域神经和血管的损伤；重视小出血点，冲洗创面后检查有无出血潜在灶；内乳动脉止血一般采用常规结扎或缝扎，而腋静脉止血适合结扎以降低血管和神经损伤。

3）皮瓣坏死：与切口张力大、包扎松紧度不合适、皮下积液、皮瓣游离不当、切口选择不科学等因素有关。预防及处理：小创面局部换药多能自行愈合，对大创面者宜采取植皮。预防及处理：游离皮瓣时增加皮瓣张力，术中游离要保持厚度均匀和平滑，尽量保留薄层皮下脂肪组织。缝合切口后如发现皮瓣张力大，应选择植皮或转移皮瓣以降低皮瓣坏死率。

4）上肢淋巴水肿：发生原因①淋巴液回流障碍。②术后放疗或腋下粘连导致上肢静脉回流受阻。③清扫腋下淋巴结时不慎损伤头静脉。预防及处理：术中注意对腋窝血管和周围神经的保护；降低对头静脉和腋静脉的牵拉挤压；解剖腋窝时采取锐性分离以减少组织损伤及上肢水肿；术后配合肩关节功能锻炼以减轻水肿程度。

5）腋窝血管和神经损伤：腋窝淋巴结清扫是乳腺癌改良根治术的重要环节，解剖腋窝时极易损伤腋静脉。肿瘤和淋巴结转移灶极易浸润胸背神经以及胸长神经，因此术中误伤神经概率也较高。术中应重视锐性分离技术及规范的分离皮瓣操作技术，避免过度向下牵引，降低腋静脉损伤。

6）淋巴漏：主要为清扫淋巴结过程中对毛细淋巴管没有结扎或者电烧结痂脱落所致。一旦发生，应保持引流管通畅，适度加压外包扎，长者持续数月，最终均能痊愈。

7）切口感染：为少见并发症，与无菌观念不强导致切口污染、换药不及时、抗生素使用不合理等因素有关。预防及处理：无菌操作、及时彻底清创、应用有效抗生素等。

（3）明确康复意义及目标：对乳腺癌术后患者实施康复训练，可以降低术后并发症的发生率，缩短住院时间，减少住院费用，缓解经济负担。对于乳腺癌术后患者的康复治疗不但要针对术后，更重要的是在术前以及回归社会家庭的康复治疗。通过康复治疗及健康教育，使其了解乳腺癌的发病因素、高危因素，消除或缓解紧张、恐惧等心理，改善患者功能障碍，提高患者的生活质量。

（三）康复治疗及训练健康教育

1. 讲解康复治疗及训练项目　向患者讲解常用康复治疗及训练项目，有利于缓解患者焦虑情绪，引导患者主动参与治疗过程。临床上针对乳腺癌术后患者的康复治疗及训练项目主要是患侧上肢功能锻炼，包括手部及腕部功能锻炼、肘部功能锻炼、颈部功能锻炼、肩胸部功能锻炼、穴位按摩等，可根据疾病的不同时期、全身情况及恢复情况来具体进行。

2. 康复技术指导

（1）徒手淋巴回流操作技术：由受过专业培训的淋巴水肿治疗师操作。患者平卧位，沿体表淋巴系统分布和淋巴回流途径使用固定打圈、旋转技术、铲形技术、压送技术等手法进行淋巴引流。具体操作方法如下：让患者平躺，做深呼吸—打开淋巴结包括颈部淋巴结—激活患侧腋窝淋巴结及患侧腹股沟淋巴结—用固定圆手法打开腋窝间分水线及患侧腋窝与患侧腹股沟间的分水线—用旋转与固定圆手法清空健侧象限—将患侧象限淋巴引流到健侧—做 M 式呼吸（M breathing），并手法放松患者腰肌—按摩放松患肢三角肌—用固定圆手法将手臂前侧的淋巴液引流到外侧—用铲形技术将手臂内侧和后侧的淋巴液引流到外侧—用压送技术将淋巴液引流到肩部—采用拇指固定圆技术将手部淋巴液引流到腕部—用压送技术将淋巴液引流到肩部—最后将肩周淋巴液往颈部淋巴结、健侧腋窝淋巴结及手术同侧腹股沟淋巴结引流—手法治疗结束后再次做深呼吸。

（2）低弹力绷带包扎操作技术

材料准备：低延展性弹力绷带。

皮肤准备：用亲肤性乳液按摩患肢，使肢体变得滋润。

体位准备：患者坐位，患肢下方衬垫支撑。

操作方法：

1）套管状衬垫：衬垫长度为手背到肩膀长度的 2 倍。用管状衬垫套在患肢上，从手到肩膀避免折叠，末梢为大拇指留洞。

2）手指包扎：以手腕部为锚，用绷带反复环绕手指，直到手指被均匀包绕。

3）患肢包扎：①用10cm宽的软绵衬垫以50%的重叠率缠绕患肢，衬垫末端剪裁一直径2～3cm小孔，方便拇指穿过。②用15cm宽的软绵衬垫从肘下向上肢近端缠绕，直到患肢肩膀水肿处截止，肘部用折叠好的泡沫衬垫保护。③用6cm宽的压力绷带加压包扎，在手腕缠绕一圈固定绷带始端，然后从手背绕到手心再到手背。重复一次上述步骤。④在手掌部位8字加压包扎，患者肌肉收缩拳头紧握，顶在治疗者腹部，使用8cm宽的压力绷带进行8字加压包扎，从腕部一直到肘下方。⑤使用10cm宽的绷带反方向8字加压包扎，从肘下方一直到腕部。⑥把内衬的管状绷带末端翻折在压力绷带外面，用胶带固定绷带末端。通常完成加压包扎的患肢前臂需5层绷带，上臂需3层绷带。

（3）术后上肢康复功能锻炼方法：渐进式康复操锻炼原则，适可而止，以不疼痛、不疲劳为准，避免剧烈运动，既能有效进行锻炼又不影响伤口愈合。注意活动力度，由远到近，由简单到复杂，循序渐进，坚持3～6个月。适量配合全身运动，有利于精神状态恢复。根据乳腺癌术后患者的生理变化特点，康复操分为以下3个阶段：

1）早期（术后2周内）

第一节握拳运动（术后24h）：握松拳。

第二节手腕运动（术后48h）：准备同上，上下活动腕部，配合内外旋转运动。

第三节前臂运动（术后第3d）：上下屈伸前臂。

第四节肘部运动配合呼吸运动（术后第5d）：肘部以腰为支撑，手臂抬高放至对侧胸前，两侧交替进行。同时可配合深呼吸运动，用鼻缓慢深吸气，用口呼气。吸气时应感到胸廓扩张，呼气时应感到胸部放松。

第五节抱肘运动（术后第7d）：健侧手握患侧手肘部，抬高至胸前。

第六节松肩运动（术后第9d）：往前、往后旋转肩部。

第七节上臂运动（术后第10d）：上臂抬高尽量与地面平行。

第八节颈部运动（术后第11d）：两手叉腰，头颈往前、后、左、右及双向旋转。

第九节体转运动（术后第12d）：左右旋转上体，手臂前后摆动。

第十节抬肩运动（术后第14d）：健侧握患侧手腕至腹前，抬高至胸前平屈，尽力前伸。

2）中期（术后3个月内）

第一节收展运动：双手向两侧展开45°左右两手向斜下于腹前交叉，重复展开。

第二节侧推拉运动：健侧握患侧手腕至胸前平屈，向患侧推、健侧拉。

第三节甩手运动：双前臂向前平举，双臂由前向下后方摆动，双前臂向前上摆动至头后侧。

第四节扩胸运动：两手抬至胸前平屈，向两侧用力展开，恢复至平屈。

第五节侧举运动：两手侧平举，屈肘与肩同宽，恢复至侧平举。

第六节上举运动：健侧握患侧手腕至腹前，拉至胸前平屈，上举过头。

第七节环绕运动：健侧手握患侧手腕，从胸前由患侧向上环绕上举再向健侧向下环绕交替。

第八节腹背运动：双手放至肩部，向上侧举于头两侧，弓步，弯腰双手伸直下垂。

第九节体转运动：双手臂向上举，一手叉腰，同时向后旋转，目光随另一手平移。

第十节整理运动：原地踏步，双手前后摆动。

3）后期（术后3个月开始，并配合游泳、乒乓球等体育运动）

第一节热身运动：脚与肩同宽，双手臂配合吸气、呼气上下做环绕动作。

第二节甩头运动：左右甩头。

第三节抬头运动：低头，双手抬至胸前。抬头，双手相握拳至头顶，配合前后垫脚动作。

第四节伸臂运动：左右移重心，手臂依次上升，配合抬头动作。

第五节侧腰运动：侧腰肌，低头含胸，缓慢起立后，双肩向后环绕。

第六节转腰运动：左右移重心转腰，手臂弯曲。

第七节环绕运动：双手臂大环绕，左右移重心。

（四）康复健康教育

1. 饮食 ①增加每天水果蔬菜摄入量及种类，限制动物脂肪的摄入。每天食入400～800g时令蔬菜及2个新鲜水果。②每天吃600～800g粗谷、豆类、坚果、根、块茎，避免吃精制糖、红肉，脂肪限制在能量需要的15%以内。③尝试使用草药和香料代替盐。

2. 用药 乳腺癌术后用药包括止痛药和放化疗药物、以及内分泌治疗药物。用药一定要遵医嘱，不可擅自减药、停药。并且应及时记录与反馈药物副作用，及时报告医生。

3. 康复中注意事项

（1）徒手淋巴回流操作技术的注意事项：要求施加压力适度，避免压力过大造成淋巴管痉挛，速度为1次/s，每个区域重复5～7次，频率为1次/d，每次引流时间为30～45min，3d为1个疗程，每3周为1个疗程，连续4个疗程，分别在术后第2、5、8、11周进行。

（2）低弹力绷带包扎操作技术的注意事项：通常在患者做完徒手淋巴回流之后，立刻进行绷带包扎来维持手法引流的效果。绷带包扎注意压力均匀适中，通常从肢体远端到近端自动产生递减的梯度压力差，从而将淋巴液由远心端向近心端引流。为了实现该梯度差只需要采用等间距的 8 字绷带包扎法即可。绷带包扎时注意包扎时间及松紧度，密切关注患者肢体末梢循环情况，出现不适感应立刻尝试活动包扎好的肢体。如果活动后症状仍不缓解，需立即取下绷带并做按摩放松。

（3）术后上肢康复功能锻炼方法的注意事项

1）术后锻炼须尽早，避免关节发生粘连、僵直、固定。

2）锻炼时应遵从循序渐进原则，不可急功近利。

3）患者发生骨骼转移时，应避免大幅度剧烈运动防止骨折发生。

4）当伤口愈合差、皮下积血积液、皮片粘合不佳、发生大范围皮片坏死时，康复训练应延迟进行。

5）锻炼过程中患者出现以下情况，须立即停止锻炼并向医生汇报：感到虚弱无力、失去平衡、疼痛加剧、上臂沉重加剧、头痛头晕、视物模糊、麻木不适、出现异常水肿或水肿加重等。

（五）教育评价

患者能认识乳腺癌，减轻乳腺癌患者负性心理；患者及家属了解、认识乳腺癌术后康复治疗的重要性，能主动积极参与康复治疗和训练；能正确掌握康复治疗方法及注意事项；机体功能快速康复以及生活质量提高。

（六）出院教育

1. 康复治疗延续的重要性　乳腺癌患者承受着生命威胁和形体改变的双重压力，因此出院后应继续坚持康复训练，有利于防止相关并发症的发生、提高患者生活信心，提高患者生存质量，最终真正回归家庭与社会。

2. 出院康复健康教育目标　加强患者对院外康复治疗延续的认识及重视程度；提高患者出院后康复治疗及训练的依从性；提高患者对疾病康复知识及护理、康复注意事项的掌握程度；提高患者门诊随访率。

3. 出院康复健康教育内容

（1）家庭康复及训练原则：出院后应继续坚持康复训练，主要训练内容为患肢功能活动训练，以防止相关并发症的发生。训练标准应根据患者在出院时的功能康复情况而定，总的标准为使患肢恢复实用能力，患者能生活自理且不影响生活质量。

（2）按需用药：出院前与医生进行有效沟通，树立正确的用药意识，正确掌握严格按照原则用药，保证用药的完整性及连续性。

（3）避免诱发因素、预防疾病再发及控制并发症：经常自查乳房，禁烟限酒，坚持锻炼，控制体重，遵医用药，注意劳逸结合，保持心境平和，定期来院检查。

（4）休息与饮食：出院后应注意休息，保持充足的睡眠，良好的休息有利于保持良好的精神状态，恢复精力和体力。每天应限制脂肪摄入，蛋白质来源需多样化，避免盐腌、腌制和熏制食品，注意食物成分，摄入低热量食物，多吃富含纤维素的食物，考虑买有机食品。

（5）定期复查：早期乳腺癌患者术后应定期随访，以了解患者生存状况，评估疾病是否复发转移、治疗依从性、不良反应等。①随访时间：术后（或结束辅助化疗后）第1~2年每3个月随访1次，第3~4年每4~6个月随访1次，第5年开始每年随访1~2次。②随访内容：最新病史、常规体格检查、乳腺影像学检查（乳腺X线钼靶摄影每年1次）、妇科检查和骨密度检查。③随访不仅重视癌症监测，还应关注任何晚期治疗相关并发症、心理社会问题及职业问题。

（6）注意事项

1）与患者充分沟通，以下情况可考虑生育：①乳腺原位癌患者手术及放疗结束后。②淋巴结阴性的乳腺浸润性癌患者手术后2年。③淋巴结阳性的乳腺浸润性癌患者手术后5年。④需要辅助内分泌治疗的患者，在受孕前3个月停止内分泌治疗，直至生育哺乳结束再继续内分泌治疗。

2）乳腺癌患者生活中注意：①保持正常体重，避免肥胖，体重指数在18.5~25kg/m²，体重波动在5kg以内为宜。②坚持日常锻炼，每天进行适当体育运动，坚持每周18~27MET。③忌烟忌酒，慎用保健品；忌食蜂蜜、蜂王浆等含雌激素高的食物，忌食高脂肪饮食。④经常做抚触患侧上肢动作，由远及近。⑤旅行时携带带轮的轻便旅行箱，用健侧手臂提拉行李。

（朱世琼）

第二节　喉癌术后患者的康复健康教育

》》一、疾病简述

喉癌（cancer of the larynx）是耳鼻咽喉科常见的恶性肿瘤之一。分原发性和继发性两种。原发性喉癌指原发部位在喉部的肿瘤，以鳞状细胞癌最为常见。继发性喉癌指来自其他部位的恶性肿瘤转移至喉部，较为少见。喉癌占全身恶性肿瘤的 1.2%～1.6%，占头颈恶性肿瘤的 3.3%～8.1%。我国北方发病率较高，南方发病率较低。

（一）病因

喉癌的发生目前尚无确切病因，可能是多种因素共同作用导致，主要有吸烟、饮酒、空气污染、职业因素、病毒感染、性激素、微量元素缺乏、放射线等。

（二）类型

喉癌中鳞癌占 90% 以上，原位癌占 6%～9%，腺癌罕见。喉癌根据喉的三个解剖部位分为三型：

1. **声门上型**　声门上型喉癌多见于会厌处，大多为外生型肿瘤，向前经甲会皱襞及会厌软骨小孔侵入会厌前间隙，向两侧可经杓会皱襞及四方膜侵犯下咽梨状窝。声门上组织内淋巴管丰富，管径较粗，肿瘤容易经淋巴管向颈淋巴结转移。

2. **声门型**　声门型喉癌多生长在声带膜部，可以侵犯声门旁间隙，导致声带固定。

3. **声门下型**　声门下型喉癌容易全周生长，造成呼吸困难。

（三）喉癌的治疗及预后

喉癌的根治性治疗只有采用放疗或手术治疗，或两者综合治疗。化学治疗除个别病例外，根据目前现有的化疗药物及应用方式，对喉癌无根治疗效。对早期病变，近年来临床经验证明，应用激光治疗可以取代放疗或喉裂开手术。治疗方案的应用选择，在医师正确指导后，可以由患者决定。

喉癌是头颈部肿瘤中较多见的肿瘤。在我国北方，已是多于鼻咽癌而占第一位的头颈部肿瘤。治疗效果较好，总的 5 年生存率在 60%～70%。近年来国外报告后环状软骨上部分切除术对 T_3、T_4 的治疗可以达到 80%～90% 的生存率。国内经验相似。目前看来喉部分手术的极限是保留一个活动的杓状软骨和环状软骨，做些局部修复，可以在不降低生存率的条件下保存喉功能。

二、疾病特点

喉癌是头颈肿瘤中治愈率最高的疾病。如早期发现、早期治疗，5 年生存率在 90% 以上。但是喉癌为恶性肿瘤，易复发。喉癌术后患者呼吸改道，语言沟通障碍和佩戴气管套管等引起自我形象受损；出院后要长期带管、面临失声及吞咽困扰，社会交往受限。

三、心理特点

喉癌患者多对诊断充满恐惧，对手术缺乏信心，有诸多疑虑，担心手术能否治愈，担心术后不能讲话等。有的患者干脆拒绝手术。因此喉癌患者多表现为对疾病及语言沟通障碍、呼吸道适应障碍、吞咽功能障碍的恐惧和焦虑。另外，部分患者需要长期住院治疗及康复，缺少家庭照顾等原因，使之产生孤独感，表现为性格孤僻、沉默寡言、忧郁寡欢、悲观消极等，甚至有轻生的念头。

四、康复健康教育程序

（一）康复健康教育评估

1. 身心状况评估

（1）评估患者的一般情况：包括性别、年龄、体重、身高、职业、医疗保障情况；了解患者既往的生活习惯、不良嗜好、既往史、家族史。现在营养状况，有无呼吸困难，重要脏器的功能，判断对手术的耐受力。

（2）心理社会评估：评估患者有无痛苦、抑郁、焦虑等心理障碍等；评估患者的人际关系与环境适应能力；评估患者对疾病的认知以及对疾病的态度，对手术方式、手术效果、术后暂时或永久性失声的知晓度。评估患者的社会支持系统是否健全有效。

2. 能力的评估

（1）自理能力评估：根据患者自理能力程度及受限的项目，提供相对应的健康教育指导。在评估时应分辨患者实际可达到的能力程度和患者自认为的能力，并分析原因，进行相应的康复指导。

（2）喉部功能评估：这些直接关系到康复训练方法的选择，通过评估可了解患者对康复训练的接受能力。主要包括语言沟通功能、发音功能、呼吸适应功能、吞咽功能等的评估。

3. 对康复知识学习需求 了解患者及家属对喉癌的认识程度；了解患者对喉癌管理重要性的认识；了解患者对喉癌康复治疗技术、康复知识的学习和掌握的要求。

（二）住院教育

1. 康复治疗的重要性 喉癌术后患者呼吸改道，语言沟通障碍和佩戴气管套管等引起自我形象受损，出院后患者喉需要长期带管、面临失声及吞咽困扰，社会交往受限。因此喉癌术后采取及时、有效的康复治疗或锻炼，能有效预防并发症的发生，提高患者的生活质量，十分有必要。

2. 康复健康教育目标 避免并发症，改善言语沟通障碍，促进功能快速康复，提高患者生活质量。

3. 康复健康教育内容

（1）讲解疾病：部分喉切除术的患者发音功能受影响，仍能讲话，呼吸一般不会改道，生活大致正常。全喉切除患者的生活改变较大，不但失去讲话功能，且须在颈前下方正中做气管切开造口将呼吸改道，患者往往需经 2～3 个月后才能逐渐适应生活。应向患者讲解与自己病情有关的知识，以提高患者对疾病的认识程度。包括讲解疾病的主要临床症状、相关并发症，相关实验室检查及专科检查项目，康复治疗目的、训练方法及注意事项，药物的作用、服用方法、不良反应，康复方法等。

（2）解释疾病症状及存在的问题：向患者解释喉癌术后临床常见及可能会出现的症状，并结合患者的症状体征解释其发生原因，及可能存在的问题。

1）手术后伤口出血：喉癌手术后 12h 内伤口出血是由于手术中血管处理不当，常要回手术室打开伤口重新止血。手术后晚期出血（1 周以后）多为伤口感染或咽瘘造成动脉破裂，情况严重，应急诊止血。止血时要保持呼吸道通畅，随时吸出呼吸道分泌物及血液。

2）颈部伤口感染多源于小的血肿、积液或线头异物。预防的重点为加强抗生素应用，保持充分的负压引流。有条件时尽量减少丝线的使用，改用各种人造可吸收线。

3）气管切开护理、吸痰均要严格无菌操作，并加强口腔卫生。

4）部分喉切除术后可发生不同程度的误咽。杓状软骨和会厌软骨切除后、喉上神经切除或损伤、声门关闭不良等，均可导致食物误入气管引起呛咳，严重可导致吸入性肺炎。早期误咽可保守治疗，去除气管套管和鼻胃管，锻炼进软食，有助于尽快恢复吞咽和发音功能。教会患者"三咽法"即深吸气，进食小团软食，分两次吞咽，然后咳嗽后再吞咽。头偏向非手术侧有助于吞咽。软食较液体更容易吞咽，85%～90% 的患者经过进食训练能恢复正常进食。

（3）明确康复意义及目标：对喉癌术后患者实施康复训练，可以降低术后并发症的发生率，缩短住院时间，减少医疗费用，缓解经济负担。对于喉癌术后患者的康复治疗不但要针对术后，更重要的是在术前以及回归社会家庭的康复治疗。通过康复治疗及健康教育，使患者及家属能了解喉部肿瘤的发病因素、高危因素，消除或缓解紧张、恐惧等心理，改善患者功能障碍，提高患者的生活质量。

（三）康复治疗及训练健康教育

1. **讲解康复治疗及训练项目**　向患者讲解常用康复治疗及训练项目有利于缓解患者焦虑情绪，并引导患者主动参与治疗过程。临床上针对喉癌术后患者的康复治疗及训练项目主要有言语沟通功能锻炼、呼吸适应功能锻炼、吞咽功能锻炼、心理社会功能锻炼等。可根据疾病的不同时期、手术方式、全身情况及恢复情况来具体进行。

2. 康复技术指导

（1）语言沟通障碍康复指导

1）术后语音训练：喉癌术后语音训练由简单到复杂，难度逐层递增，先教会患者发音，用手堵住套管口，全喉患者训练语音时一只手按住气管造瘘口，使声音集中，从单音节字开始练习发音，逐渐增加到双音节字。也可先读数字，然后再过渡到词组、短句、自然交流或对话，直至完全掌握发音方法。指导患者语音训练要反复练习，努力提高发音清晰度及响亮度，教会患者将呼吸与发音配合协调，逐步改正发音所出现的漏气现象。对发音效果不佳者，也可指导其使用非语言技巧，如用写字板、读口型或手势等，指导患者学会正确发声，能用简单的手语纸、笔与外界进行信息和情感交流。

2）食管言语训练：食管发音的原理是患者经过训练，将空气咽入食管，一定量的空气储存在食管内，在气体未进入胃之前，借助胸内压力，运用环咽肌的收缩，缩小的食管上端和下咽部的黏膜形成振动源，以嗳气的形式使振动源发生振动而产生基音，经构音器官的加工就可以形成语言，即食管音。食管发音被认为是无喉者交流的最佳方法，也是全喉切除术后恢复发音最便捷的方法。患者先学习控制主动吸入食管的空气使其慢慢嗝出，学习将空气吞咽入食管中，会随意贮气后，再要练习如何有效地控制缓慢放出空气。当患者能够单字发音后，开始训练如吃饭、喝水等生活用语，以提高发音清晰度。掌握食管发音的时间因人而异，练习食管发音需要耐心与毅力，通常食管发音训练要经过半年至1年的刻苦训练才可说话自如，正常与人交流。

3）安装人工发音装置：电子人工喉是一种有各式型号的手握式装置，它的发音原理是将电子喉的末端放于患者颈部，利用气管内气体的振动，使体外人工发音装置发音，再经构音气管加工成语音。电子喉发音成功的关键是选择最佳位置的传音点，一般选择皮肤柔软、没有瘢痕及肿胀组织的地方，舌骨窝、颈上部和面颊部是首选地方。

（2）呼吸适应功能障碍康复指导

1）单纯放疗患者，可因肿瘤压迫或喉水肿，而引起呼吸不畅，甚至窒息，随时备好气管切开包、吸痰器及氧气等急救措施。

2）喉癌术后保持气管切开处畅通是关键，气管切开后改变了正常的呼吸生理机制，失去了鼻、咽、喉三大器官对外界空气的加温、加湿和净化作用，易致气管堵塞、呼吸道感染等并发症。术后24~48h内需及时抽吸出套管内血液、渗液及气管分泌物，保持呼吸道通畅，防止窒息。①及时吸净呼吸道分泌物：根据患者有无呼吸困难、痰鸣音、肺部啰音等情况给予吸痰。②保持室内空气新鲜、温度及湿度适宜。气管切开套管口遮盖生理盐水湿纱布，阻挡尘埃及湿化空气。③根据分泌物的多少、黏稠度及呼吸情况，每日定时清洗和消毒内套管。④注意湿化气道，遵医嘱定时经套管滴入药液、雾化吸入等，也可采用持续气管内泵滴液，让化痰药物均匀滴入气管内，以稀释痰液便于咳出。⑤防止套管滑脱：指导患者及家属不得自行拔管，避免体位变换过于频繁。护理人员经常检查套管的位置，两侧纱布带固定应合适以杜绝套管滑脱的发生。

（3）吞咽功能锻炼：从喉咽黏膜基本恢复时开始，鼓励患者每隔 3h 做吞咽动作，吞咽时可将少量唾液缓慢下咽。同时进行吞咽功能的训练：吞咽时喉上提，呼吸暂停，使喉入口关闭，食管与呼吸道分开，以促进吞咽功能的恢复。早期活动可帮助吞咽肌群尽早恢复直辖动作。待患者完全经口进食进水无呛咳时，可拔除鼻饲管。注意防止因喉功能不良导致的呛咳，使患者对进食形成畏惧心理而影响吞咽练习。

（4）心理社会功能康复指导：全喉切除后，在一段时间内会失去部分或全部的发音功能，患者因失语无法用言语来表达自己的行为和意愿，与外界沟通发生障碍，患者常表现出情绪低落、悲观烦躁、易怒，或听天由命的心理，丧失主观能动性，甚至产生轻生念头。医护人员应主动关心，及时了解患者的需求和心理状态，并教会和鼓励患者用手势或书面形式表达自己的意愿和要求；动员家属积极与医院、医护人员配合，减轻患者的心理压力；在恢复期积极鼓励患者参加适量的集体活动，为其提供一个相互交流、彼此支持的环境，使其逐步回归社会。

（四）康复健康教育

1. 饮食 术前加强营养补充高蛋白高热量饮食，进食困难者可静脉高营养，有利于术后伤口的愈合。术后避免进食酸辣刺激、过热、过硬的食物，禁烟酒。饮食上合理搭配，多进食高蛋白、高维生素饮食，嘱患者多饮水，保证充足的机体需要量。开始进食时，嘱患者细嚼慢咽，部分喉切除者进黏稠食物，防止误咽。应鼓励大胆进食，有利于重新建立喉括约肌功能。用未手术侧进食和吞咽时用手堵住气管套管有利于减少呛咳。

2. 用药 遵医嘱，按需用药，并注意药物不良反应。

3. 康复中注意事项

（1）对术后暂时或永久失去发音能力，术前应备好纸笔、写字板，也可训练手势来表达需要。

（2）渐进式康复锻炼原则，不能操之过急，并且训练时应注意个体差异，要考虑患者的年龄、体质及患者对疾病的态度。

（3）加强患者的心理护理，吞咽训练是一个持久的过程，患者可能因咳嗽或训练效果不明显，咳嗽而产生沮丧、畏惧的心理，进而放弃训练，与家属共同做好患者的心理护理。

（4）喉癌为恶性肿瘤，易复发。要告知患者定期复查的重要性；做好患者的健康宣教，做到自我检查、早发现、早治疗。

（五）教育评价

患者能认识喉癌，减轻患癌对心理的影响；患者及家属了解、认识喉癌术后康复治疗的重要性，能主动积极参与康复治疗及训练；能正确掌握康复治疗方法及注意事项；机体功能快速康复以及生活质量提高。

（六）出院教育

1. 康复治疗延续的重要性　通过发音、吞咽等训练尽可能地使患者与他人交流的能力得到恢复，最大限度地降低其沟通障碍，使之融入家庭、社会中。患者出院后，采用门诊随访、电话联系等方式对患者的喉腔形态、发音等情况进行持续跟踪，及时了解患者的恢复进度与心理情况，重视其主观意愿与感受，提升其生活质量。

2. 出院康复健康教育目标　加强患者对院外康复治疗延续的认识及重视程度；提高患者出院后康复治疗及训练的依从性；提高患者对疾病康复知识及护理、康复注意事项的掌握程度；提高患者门诊随访率。

3. 出院康复健康教育内容

（1）家庭康复及训练原则：教会患者气管切开自我护理方法，并备有书面材料。协助患者参加食管发音训练班，加入无喉协会等。通过每日多次、少量进食，耐心、坚持不懈的努力和练习，绝大多数患者可以恢复正常饮食，拔除气管套管，恢复喉的协助吞咽功能。

（2）按需用药：遵医嘱，按需用药，注意观察药物不良反应。

（3）避免诱发因素、预防疾病再发及控制并发症：虽然喉癌的病因尚不十分明了，但喉癌与吸烟之间的关系已被肯定。绝大多数喉癌患者都有长期吸烟的历史。喉癌的发生还与多种职业因素有不同的相关性，接触石棉和镍后发病率也较高。因此，预防喉癌的发生要从以上的因素着手。戒除烟酒，在有危险因素的环境中工作要注意劳动防护等。

（4）休息与饮食：出院后应注意休息，保持充足的睡眠，良好的休息有利于保持良好的精神状态，恢复精力和体力。合理调配饮食，多进食高蛋白、高维生素饮食，进黏稠糊状饮食，防止误咽。气管切开后患者不能屏气，影响肠蠕动，应多吃新鲜蔬菜水果等预防便秘。

（5）定期复查：出院后 1 年内需分别于第 1、3、6、12 个月复查 1 次，1 年后每年复查 1 次。注意观察病情变化，教会患者简单的自我触摸颈部的方法，如发现颈部有包块、呼吸困难、吞咽困难等不适，及时就诊；遵医嘱做好放疗、化疗等综合治疗，注意血象改变情况，如有异常，及时就诊。

（6）注意事项：①教育患者避免说话过多，产生疲劳，可采用其他方式交流，使喉得到休息。②禁烟酒。③禁止游泳、淋浴，防止窒息。④嘱患者注意保暖，出门时气管造瘘口应适当遮挡，预防感冒并发肺炎。⑤保持口腔清洁，养成每日早晚刷牙、饭后漱口的好习惯。

（朱世琼）

第三节　结直肠癌术后患者的康复健康教育

▶▶ 一、疾病简述

（一）定义

结直肠癌统称为大肠癌，是消化道常见的恶性肿瘤。发病部位依次为直肠、乙状结肠、盲肠、升结肠、降结肠、横结肠。直肠癌中，低位直肠癌约占 3/4，绝大多数癌肿可在直肠指检时触及。

（二）病因

结直肠癌的病因至今尚未明了，与下列因素有关。

1. **遗传因素**　患结直肠癌的危险在普通人群为 1/50；患者第一代亲患癌的危险升高 3 倍，为 1/17；一代亲中如有 2 人患癌，则危险升至 1/6。这种家族遗传性在结肠癌比直肠癌更为常见。

2. **饮食因素**　高动物蛋白、高脂肪和低纤维饮食是大肠癌高发的因素。

3. **大肠非癌性疾患**　如慢性溃疡性结肠炎、息肉病、腺瘤等。腺瘤可以癌变，直径 1cm 者癌变率 0.9%，直径 2.5cm 以上有 12% 癌变。

4. **寄生虫病**　我国资料表明，有 10.8% ~ 14.5% 的晚期血吸虫病变并发肠癌。在埃及，大肠癌合并曼氏血吸虫病占 12.5% ~ 17.34%。

5. **其他**　环境因素与大肠癌有关，缺钼地区大肠癌多，石棉工人大肠癌亦多。

▶▶ 二、疾病特点

手术治疗是根治结直肠癌的最有效的方法，凡适合手术的患者，应及早行手术切除治疗。部分患者的根治术需在腹壁作永久性造瘘，改变排便途径常不易为患者接受，成为患者手术后主要的康复问题。

结直肠癌的手术术式往往根据癌瘤部位、病变浸润及转移范围、是否伴有肠梗阻等，同时结合患者全身情况决定手术方式和切除范围。常用的结肠癌手术方式包括：①右半结肠切除术，适用于盲肠、升结肠和结肠肝曲癌肿。②左半结肠切除术，适用于横结肠脾曲、降结肠、乙状结肠癌肿。③横结肠切除术，适用于横结肠肿瘤。④乙状结肠切除术，适用于乙状结肠癌。

常用的直肠癌手术方式包括：①直肠肠管完全切除及永久性人工肛门手术。②保留排便控制功能的直肠切除术。

》》三、心理特点

进行结直肠癌根治术的患者最大的心理障碍是术后永久性人工肛门不卫生，会妨碍生活，妨碍与他人接触，甚至为此拒绝手术。术后患者未熟练掌握使用粪袋的方法以致粪便泄漏、臭气外逸，时患者往往十分苦恼、烦躁、紧张、发窘，这时要继续做好心理工作，具体指导，帮助解决实际问题。

肠造口患者身体外形上的改变，影响了患者的社交、日常生活、心理等，有研究发现带有肠造口的患者抑郁征兆更明显、群居能力更差、空虚问题更大，尤其是男性患者。有的人甚至对生活感到悲观失望，对前途失去信心，导致患者日常生活、社会交往行为障碍。

》》四、康复健康教育程序

（一）康复健康教育评估

1. **身心状况评估** 评估患者的年龄、文化程度、婚姻状况、睡眠、皮肤、既往史、家族史、遗传史，此外还要了解患者肿瘤的位置、大小、检查结果、手术过程、大小便的频率、性状、量等。如需行肠造口还要了解患者的职业、视力及手的灵活性。了解患者有无发热和低血压，排便习惯，有无腹痛、腹胀、肛门停止排气排便、血便等表现。评估患者有无贫血引起跌倒的危险，评估患者对结直肠癌的心理承受能力，有无焦虑、恐惧、抑郁等心理问题。

2. **能力的评估**

（1）自理能力评估：根据患者自理能力程度及受限的项目，提供相应的健康教育指导。同时评估时应分辨患者实际可达到的能力程度和患者自认为的能力，并分析原因，进行相应的康复指导。

（2）评估患者的身体功能状态：评估患者胃肠功能、排尿功能和术后性功能情况；有肠造口者评估肠造口情况。评估患者家庭经济承受能力及支持程度。这些直接关系到康复训练方法的选择，通过评估可了解患者对康复训练的接受能力。

3. 对康复知识学习需求 了解患者及家属的文化程度、学习能力及对疾病的认识程度；了解患者及家属对康复治疗重要性的认识；了解患者及家属是否希望通过学习及康复训练，改善胃肠、排尿功能及生活自理能力，减轻精神压力，提高生活质量；了解患者及家属是否希望了解整个康复程序与康复措施。

（二）住院教育

1. 康复治疗的重要性 手术是结直肠癌的主要治疗手段。手术部位、手术方式等对周围神经的损伤易导致患者出现胃肠功能紊乱、排尿功能障碍和术后性功能障碍，肠造口使排便方式改变，容易导致患者出现心理社会功能障碍和皮肤护理问题。良好的术后康复可以减少功能障碍的发生，有效提高患者的生存质量。

2. 康复健康教育目标 术后肠造口患者身体外形上的改变，影响了患者的社交、日常生活、心理等，因此术前应向患者充分说明手术的必要性和术后康复的措施，解除其顾虑，使之能密切配合手术与术后康复。患者的心理未发生改变或变化小；患者营养状况得到维持或改善；避免并发症，缩短住院天数，减少住院费用，促进肠道功能快速康复，提高患者生活质量。

3. 康复健康教育内容

（1）讲解疾病：患者胃肠手术后恶心、呕吐的发生率高达 70%～80%，超过 90% 的腹腔手术患者都会发生一定程度的腹腔粘连。主要表现为与排便相关的腹痛或腹部不适，排便习惯改变（便秘或腹泻）。低位直肠前切除可能造成排便控制问题和其他肠道功能紊乱，术后炎症反应、吻合口狭窄、感觉减退和去神经作用都可能造成排便控制功能的损伤和排便习惯不规律。排尿功能障碍和性功能障碍是直肠癌术后常见并发症。结直肠癌患者术后表现为尿潴留，同时切口疼痛导致暂时性的排尿困难，严重影响患者的生活质量。向患者讲解跟自己病情有关的知识，相关并发症，相关实验室检查及专科检查项目，康复治疗目的、训练方法及注意事项，药物的作用、服用方法、不良反应，康复护理方法等，以提高患者对疾病的认识程度。

（2）解释疾病症状及存在问题：向患者解释结直肠癌术后临床常见及可能会出现的症状，并结合患者的症状体征解释其发生原因，及可能存在的问题。

1）肠梗阻在结肠癌并发症中较为常见。患者在进食后伴有腹胀、恶心、呕吐、便秘等征象时，应考虑合并肠梗阻的发生。结肠癌合并肠梗阻主要为机械性肠梗阻和功能性肠梗阻。因此要观察排气是否通畅，有无腹胀、恶心、呕吐等不适。当发现肠梗阻症状时，禁食、行胃肠减压术、静脉补液。观察患者出现腹胀、呕吐等症状，给予 3～4 周保守治疗可缓解。

2）吻合口瘘是结肠癌手术较为严重的并发症之一，左半结肠Ⅰ期手术的发生率较高。常出现突然上腹部剧烈疼痛、压痛、反跳痛、腹壁紧张并且伴有发热症状。

3）部分患者会出现排尿障碍，应尽早拔除尿管后，观察排尿情况，必要时行间歇导尿。

（3）明确康复意义及目标：对肠癌术后患者实施康复训练，可以促使各种功能障碍的恢复，缩短住院时间，减少医疗费用，缓解经济负担。对于肠癌术后患者的康复治疗不但要针对术后，更重要的是在术前以及回归社会家庭的康复治疗。通过康复治疗及健康教育，使患者及家属能了解肠癌的发病因素、高危因素，消除或缓解紧张、恐惧等心理，做好术后三级预防，减少并发症及复发率，提高患者的生活质量。

（三）康复治疗及训练健康教育

1. **讲解康复治疗及训练项目**　向患者讲解常用康复治疗及训练项目有利于缓解患者焦虑情绪，并引导患者主动参与治疗过程。临床上针对直肠癌术后患者的康复治疗及训练项目主要有胃肠功能锻炼、排尿功能及性功能锻炼、心理社会功能锻炼、肠造口护理指导等，可根据疾病的不同时期、全身情况及恢复情况来具体进行。

2. **康复技术指导**

（1）胃肠功能紊乱康复指导

1）指导患者通过早期进食、嚼口香糖、早期离床活动来促进肠蠕动功能恢复，同时可以减少术后呼吸系统、血液系统相关并发症的发生。

2）盆底肌功能训练：①盆底肌训练，患者可取平卧、坐位或站立位三种姿势进行训练。训练时下肢、腹部及臀部肌肉放松，自主收缩耻骨、会阴及肛门括约肌。以平卧位为例，方法如下：患者将双腿分开，平静呼吸，进行肛门会阴收缩并上提盆底肌肉，收缩 10s，放松 10s，每次 10 组，每天 5～10 次。持续训练 3 个月至半年，长期坚持的运动训练效果更佳。盆底肌训练在结直肠术后 2 周左右开始。②生物反馈治疗，利用生物刺激反馈仪进行盆底肌功能评估，测量盆底肌最大肌电压及盆底肌持续收缩 60s 的平均肌电压，根据评估结果进行生物反馈电刺激治疗结合盆底肌功能训练。在生物反馈模式下，根据生物刺激反馈仪反馈的结果，指导患者主动收缩盆底肌的方法及强度，持续治疗时间 15min。生物反馈电刺激治疗每疗程 10 次，预定疗程每周至少 5 次，共 3 个疗程。并嘱其回家后辅以盆底肌训练。

（2）心理社会功能康复指导：由于肠造口术引起排便方式的改变，对患者的心理和自尊有明显的影响，很多患者不愿接受。因此要主动介绍术后适应过程，使其认识到造口术只是将正常的排便渠道由肛门移至腹部，对消化功能影响不大。术后学会自我护理及正确选用造口器材，可以正常的生活和工作。同时向患者介绍经历相同手术，术后恢复好的造口病友与其交谈，开展造口探访，让患者亲眼看到造口患者能重返社会健康地生活，增强患者对手术的信心，从而积极主动的面对现实。

（3）排尿功能和术后性功能康复指导

1）排尿功能训练：患者早期采用留置导尿的方法处理，当患者进入恢复期，应尽早拔除导尿管，进行膀胱功能训练、间歇性导尿，促进膀胱功能恢复。

2）性生活：针对性功能障碍患者应实施心理、药物和行为治疗，器质性阳痿的老年人可以考虑行阴茎假体植入，常可使患者及其伴侣感到满意；造口者性生活前应检查造口袋的密封性，排空或更换造口袋，也可以行造口灌洗后，使用迷你袋、造口栓、有色造口袋可以显著提高患者信心。

（4）肠造口康复护理指导

1）造口护理流程：要培训造口患者正确选择造口护理用品和更换造口袋，以保证良好的黏贴效果，同时保持造口周围皮肤的健康。标准的造口用品更换流程包括 RCA 三个基本步骤，即移除、检查、佩戴。移除：正确的移除技巧将确保移除造口产品时不损伤造口黏膜及周围的皮肤。检查：每次更换造口底盘需要检查排泄物的颜色、性状、量，造口的大小、颜色、有无溃疡，检查黏胶及黏胶覆盖下的皮肤有无破损、浸渍，如需要可使用镜子查看。底盘黏胶被腐蚀，造口周围皮肤上有排泄物或皮肤浸渍时，须及时更换造口袋。佩戴：合理的选择造口用品、正确的产品佩戴将确保造口底盘紧密的黏贴在造口周围，保护皮肤，防止排泄物渗漏到皮肤上而引起的皮肤浸渍，必要时可选用一些造口护理辅助用品，如造口粉、皮肤保护膜、防漏膏、腰带等。

2）造口灌洗：指导永久性结肠造口患者进行结肠灌洗，训练有规律的肠道蠕动，养成定时排便的习惯。方法：①连接灌洗装置，在集水袋内装入 500～1 000ml 37～40℃温开水。②将灌洗头插入造口，使灌洗液经灌洗管道缓慢进入造口内，灌洗时间 10～15min。③灌洗液完全注入后，在体内尽可能保留 10～20min。④开放灌洗袋，排空肠内容物。在灌洗期间注意观察，若患者感腹胀或腹痛时，放慢灌洗速度或暂停灌洗。可每日 1 次或每 2 日 1 次，时间应相对固定。为便于观察，造口袋应尽量为透明材料袋。注意观察造口处皮肤颜色、血运的情况。

（5）锻炼和运动：造口术后不妨碍适当的锻炼和运动，提高身体素质。早期建议从散步开始，逐渐增加活动量。可进行有氧运动及中等强度的阻力运动。避免屏气、举重、剧烈活动。活动时可佩戴造口腹带，预防造口旁疝的发生。

（6）工作：造口术后随着体力的恢复，患者已掌握自我护理的方法，可恢复原来的工作。如果是肿瘤患者，放疗和化疗结束后再工作。术后1年内避免重体力劳动。

（四）康复健康教育

1. **饮食** 肠蠕动恢复后进食，由流质饮食逐步过渡到普食。进食高热量、高蛋白、易消化的清淡少渣饮食。尽量避免易产气的食物和易引起臭味的食物，如大葱、韭菜、大白菜萝卜、胡瓜、汽水、豆类、洋葱、大蒜、巧克力、咖喱、姜、啤酒等。平时可多食用一些乳酪，及富含叶绿素的蔬菜等。

2. **用药** 遵医嘱，按需用药，并注意观察药物不良反应。

3. **康复中注意事项**

（1）注意观察大便次数、性状；注意观察肠造口及周围处的皮肤，指导正确使用造口袋。

（2）行肠造口患者，术前讲解造口相关知识；术后教会患者自我护理肠造口。

（3）造口术后避免可使腹内压增高的一切运动和活动，如长期咳嗽应及时治疗，长期便秘、前列腺肥大引起的排小便困难或长期腹痛导致腹肌紧张者易形成疝气或脱垂，需及时处理。

（4）要密切观察引流液的情况，若患者进食后出现粪性液体，应考虑吻合口瘘的原因，禁食、给予肠外及肠内营养，维持水电解质平衡和蛋白量。注意术后10d内禁止灌肠，1周内必要时口服液状石蜡20～50ml帮助排便。

（5）注意患者的心理变化，鼓励及支持患者参与各种社会活动和正常交往，积极配合功能锻炼，缓解各种消极情绪。

（五）教育评价

患者能正确认识结直肠癌，减轻患癌的负性心理；患者及家属了解、认识结直肠癌术后康复治疗的重要性，能主动积极参与康复治疗及训练；能正确掌握康复治疗方法、造口护理方法及注意事项；机体功能快速康复以及生活质量提高。

（六）出院教育

1. **康复治疗延续的重要性** 结直肠癌患者患病导致生活质量严重下降，因此出院后应继续坚持康复训练，能有效预防相关并发症的发生、提高患者生活信心，提高患者生存质量，最终真正回归家庭与社会。

2. **出院康复健康教育目标** 加强患者对院外康复治疗延续的认识及重视程度；提高患者出院后康复治疗及训练的依从性；提高患者对疾病康复知识及护理、康复注意事项的掌握程度；提高患者门诊随访率。

3. 出院康复健康教育内容

（1）家庭康复及训练原则：渐进式原则、持之以恒；适当活动，避免重体力劳动和增加腹内压的因素，预防造口旁疝和造口脱垂。

（2）按需用药：遵医嘱，按需用药，注意观察药物不良反应。

（3）避免诱发因素、预防疾病再发及控制并发症：让患者了解什么是结直肠癌，导致结直肠癌的致癌因素有哪些，如何做到早期预防和早期发现，使人们自觉选择健康的生活方式并长期保持。不要抗拒直肠指检，直肠指检是诊断直肠癌最直接、最重要的方法。

（4）休息与饮食：出院后应注意休息，保持充足的睡眠。良好的休息有利于保持良好的精神状态，恢复精力和体力。进食高蛋白、高热量、易消化的清淡少渣食物，养成良好的饮食习惯。造口患者避免食用洋葱、鱼类、蛋类、大蒜、豆类、芝士等易产生臭味的食物。适量进食膳食纤维食物，少吃辛辣刺激食物，多饮水。

（5）定期复查：出院后2年内每3～6个月复查1次，2年后每年复查1次。行放化疗者，定期检查血常规，出现白细胞和血小板计数明显减少时，应及时医院就诊。

（6）注意事项

1）出现腹痛、腹胀、便血、肛门或造口停止排气排便等及时就诊。

2）指导患者正确使用造口产品，出现造口出血、皮肤黏膜分离、狭窄、脱垂等到造口门诊就诊。

3）造口患者穿衣服不宜太薄，过于透明，尤其是用一些厚大的造口袋时。洗澡时，可用造口袋覆盖造口或拿开造口袋，以淋浴方式来清洗身体及造口。

4）造口患者可以适度参加体育活动，如乒乓球、桌球、羽毛球、网球、保龄球等，甚至游泳。

（朱世琼）

第四节　肺癌术后患者的康复健康教育

》》 一、疾病简述

（一）概述

肺部肿瘤分为良性及恶性肿瘤。常见肺部肿瘤中，肺癌是最常见的肺部原发恶性肿瘤，其发病率和病死率目前已居世界之首，同时肺也是许多其他部位恶性肿瘤最常见的转移部位。目前认为靶向治疗、手术治疗是控制肺肿瘤原发灶或转移灶最有效、最重要的方法。肺叶切除术是治疗肺部疾患的一个重要手段，适用于周围性肺癌、局限于肺叶内的不可逆病变。

（二）病因

肺癌居癌症死因的第一位，主要有以下病因：

1. **吸烟**　是肺癌的重要危险因素，吸烟者肺癌死亡率比不吸烟者高 10 ~ 13 倍。

2. **职业致癌因子**　包括石棉、无机砷化合物、二甲醚、铬及其化合物。

3. **饮食因素**　饮食中长期缺乏维生素 A，饮食中胆固醇摄入过多。

4. **其他原因**　病毒的感染、真菌毒素（黄曲霉素）、机体免疫功能低下、内分泌失调以及家族遗传等因素对肺癌的发生可能也起一定的综合作用。

（三）分型

肺癌起源于支气管黏膜上皮，肺癌的分布情况右肺多于左肺，上叶多于下叶。

1. **按病理组织学分类**

（1）鳞状细胞癌：是肺癌最常见的类型，约占 50%。近年来有下降趋势，约占肺癌的 30%。多起源于较大支气管，分化程度高低不一，但生长发展较为缓慢，早期的鳞状细胞癌手术切除效果较好。通常经淋巴转移，到晚期才发生血行转移扩散。

（2）腺癌：约占肺癌的 50%。多起源于较小支气管。早期一般没有明显症状，虽然生长较慢，但容易发生血行转移。

（3）未分化癌：一般起源于较大支气管，少数起源于较小支气管。未分化癌又可分为大细胞癌和小细胞癌。小细胞癌较多见，恶性程度高，癌肿转移较早，15% ~ 30% 的患者在就诊时就有淋巴转移和血行转移，预后最差。

（4）肺泡细胞癌：发病率最低。女性多见。起源于肺泡前的细支气管的上皮细胞，又称为细支气管癌。淋巴和血行转移发生都较晚，但对放疗和化疗均不敏感，预后较差。

2. **按肺癌生长部位分类**

（1）中央型肺癌：发生于肺段支气管口以上的较大支气管的癌肿靠近肺门，称为中央型肺癌，占 70% ~ 75%。

（2）周围型肺癌：发生在肺段支气管以下较小支气管的癌肿，称为周围型肺癌，约占 30%。

》》二、疾病特点

肺癌的手术方式多是肺叶或一侧全肺切除，手术切口较大，切断的肌肉多，术中还需使用肋骨撑开器强行将肋骨撑开。因此，肺癌手术后的患者会出现咳嗽无力、气道分泌物潴留、肺不张、肺炎、肩关节强直、脊椎侧弯等一系列临床症状。术后肺功能障碍胸腔积液（积血）、气胸、肺水肿、肺栓塞等并发症。

肺癌切除术后患者由于创伤较大且疼痛难忍，导致患者呼吸困难，呼吸肌功能减弱、肺容积和肺活量减少等因素，致使气道纤毛清除功能明显受损，导致不能自行有效清除呼吸道分泌物而容易引起肺部并发症。降低术后并发症是手术成功的有力保证，有效的排痰是肺切除术后的关键。

≫ 三、心理特点

肺癌患者特有的心理障碍是术后胸部切口大、切口痛，对呼吸、咳嗽的顾虑较大，影响呼吸道分泌物的排出和肺功能的恢复。由于疾病的影响，患者常易产生绝望心理，采取拒绝服用药物，不配合治疗的态度。加之患者对手术不了解，并担心手术能否成功，术前心理压力大，情绪紧张、焦虑、恐惧，情况严重者甚至失眠。另外，部分患者需要长期住院治疗及康复，缺少家庭照顾等原因，使之产生孤独感，表现为性格孤僻、沉默寡言、忧郁寡欢、悲观消极等，甚至有轻生的念头。

≫ 四、康复健康教育程序

（一）康复健康教育评估

1. **身心状况**　了解患者围术期的情况；了解患者术后身体功能状况以及有无并发症等；了解患者对疾病以及手术的了解程度、合作程度等；了解患者及家属心理情况；了解患者家庭对疾病、手术的态度及家庭经济状况；了解患者及家属对肺术后康复的需求。

2. **能力的评估**　评估患者的身体功能状态；评估患者呼吸系统功能储备以及有氧运动能力；评估患者肌力、肌耐力、关节活动度以及平衡能力；明确康复治疗禁忌；对患者进行危险分层。

3. **对康复知识学习需求**　了解患者及家属的文化程度及对疾病的认识程度；了解患者及家属对术后康复治疗重要性的认识；了解患者及家属是否希望通过学习康复治疗改善运动能力及提高日常生活自理能力，减轻心理精神压力；了解患者及家属是否希望了解整个康复程序与康复措施。

（二）住院教育

1. **康复治疗的重要性**　肺癌术后由于创伤较大且疼痛难忍，导致患者呼吸困难，减少了患者肺活量及潮气量，延长患者的住院时间及监测时间。进行康复治疗可以提高患者肺活量及潮气量，降低并发症发生率。

2. **康复健康教育目标**　通过康复治疗帮助患者降低肺部感染情况及监护时间和住院时间，减轻患者的疼痛，促进肌肉收缩，提高肺活量和潮气量，增加肺部血液循环，改善肺膨胀及肺部呼吸功能。尽可能恢复患者身心健康，改善呼吸功能，减轻病痛，提高生存质量，延长生命。

3. **康复健康教育内容**

（1）讲解疾病：肺部肿瘤是我国发病率及死亡率均较高的恶性肿瘤之一。主要治疗方法是以手术为主。术后患者易发生肺部感染等并发症。早期筛查肺部肿瘤时，特别注意重度吸烟、有恶性肿瘤的病史、接触职业污染的高危人群，早期发现及时进行治疗，延长生存时间。

（2）解释疾病症状及存在问题：肺部肿瘤的早期症状一般有咳嗽、咯血、胸背痛、喘鸣和原因不明的发热等。一旦肿瘤累及到胸膜，会有胸痛的改变；如果再发展，会出现胸膜的病变，产生胸腔积液。肺癌术后患者因肺功能进行性减退，严重影响患者的生活质量。

（3）明确康复意义及目标：对肺癌术后患者实施康复训练，可以增加患者的肺活量与潮气量，降低肺部感染的发生率，缩短患者住院时间及监护时间，减少医疗费用，缓解患者经济负担，延缓疾病进展，提高生存质量。对于肺癌术后患者的康复治疗不但要针对术后，更重要的是在术前以及回归社会、家庭的康复治疗。通过康复治疗及健康教育，使患者及家属能了解肺部肿瘤的发病因素，高危因素，消除或缓解紧张、恐惧等心理，减少并发症，提高患者的生活质量。

（三）康复治疗及训练健康教育

1. **讲解康复治疗及训练项目**

（1）术前根据患者的具体情况做出相应的护理措施，训练患者有效排痰、做好口腔护理等。

（2）保持呼吸道通畅：有效清除呼吸道分泌物，实施有效地排痰是首要措施。

（3）保持口腔清洁：口腔清洁贯穿整个围术期，目的是消除和预防气道感染。

（4）提高患者肺活量及潮气量，降低并发症的发生。

（5）疼痛管理：术后缓解疼痛能减轻肺功能的损害，防止术后肺部的并发症。

（6）呼吸肌的锻炼：呼吸肌力量减弱、耐力降低是肺癌手术后的重要原因之一。恢复呼吸肌的功能是肺癌术后康复治疗的重要内容。常用的方法是腹式呼吸。此外，全身运动，如步行、登楼梯、体操等均可增强全身肌肉力量，提高通气储备。

（7）营养支持：常规给予高蛋白、高热量、低碳水化合物，以及适量多种维生素和微量元素的饮食，必要时做静脉高营养治疗。

（8）心理康复：因手术以及术后造成呼吸困难、丧失生活自理能力等因素。患者容易产生自卑、焦虑等情绪。应制订个性化的健康宣教和心理护理干预。

2. 康复技术指导

（1）心理康复：术前向患者及家属介绍疾病的相关知识和相关的治疗措施，减少患者忧虑感，减轻其心理压力；鼓励患者勇敢面对现实，积极配合医生的治疗方案，树立战胜疾病的信心。术后应及时给予心理疏导，指导患者摆脱不良情绪，教会患者表述不适、焦虑等不良因素，鼓励家庭和社会的支持则使患者能从容面对现实，以增强战胜疾病的信心。心理治疗要贯穿于康复治疗的始终。

（2）术后早期的康复技术：①腹式呼吸训练，患者麻醉苏醒后取卧位，将患者床头抬至45°角，将双臂叠放至脐部，缓缓地吸气使腹部鼓起，再缓缓地呼气，尽量将气完全呼出，吸与呼的时间比为1∶2或1∶3。②辅助痰液排除，有效的排痰是肺切除术后的关键，患者进行排痰时身体应向前倾，尽量深呼吸且屏气3s，然后帮助患者拍打背部，患者先连续轻咳，然后进行短而有力的咳嗽，可将痰液排出。③肘关节运动，肘关节弯曲至手指可触碰肩部，再将手臂伸直，屈肘90°回旋至掌心朝上，肘关节回旋至手背朝向患者。④肩关节活动，取仰卧位，手臂放置身体两侧，肩关节外屈90°并回旋，手指向上，然后前臂伸直，肩关节前屈，伴肘关节屈曲，可使手掌触碰头部。⑤膝关节活动，去卧位，双腿伸直，将下肢抬高，大腿尽量屈向腹部，小腿尽量朝向大腿后屈，复位。⑥髋关节活动，取卧位，双腿伸直，将下肢抬起，做分腿和并腿动作。⑦疼痛护理，剧烈疼痛也是肺癌术后患者的典型特征之一。当患者出现典型剧烈的疼痛症状时，可采取放松疗法等方案，转移患者注意力，减轻患者对疼痛的感觉，增加对疼痛的耐受力。

（3）术后稳定期的康复技术：根据患者一般情况，适当增加活动量，提高活动速度等。①肌肉松弛训练：肺癌术后患者常因疼痛、焦虑和恐惧，使辅助呼吸肌群处于紧张状态，组织耗氧量增加，进一步加重缺氧，产生恶性循环。这一训练通过放松紧张的辅助呼吸肌群，尤其是放松肩部和颈部的辅助呼吸肌，减少不协调呼吸，降低呼吸肌耗氧量，缓解呼吸困难症状，提高呼吸效率。②缩唇呼气法：缩唇呼吸是提高支气管内压最简单的方法。其通过增加呼气时的阻力，增加肺泡内气体排出，减少肺内残气量，从而可吸入更多的新鲜空气，缓解缺氧症状。③运动疗法：肺癌术后患者在康复期主要采用有氧训练和医疗体操，包括上、下肢训练及呼吸肌训练。训练方案应结合患者个体情况、兴趣和环境，并且简单易行又不昂贵，如呼吸操、太极拳、散步、游泳、爬山、上下楼梯、踏车等。训练强度因人而异，以自感劳累为运动强度指标，一般每周训练 2 ~ 3 次，每次持续运动 20 ~ 30min。全身运动锻炼可增强四肢肌力和耐力，减少了代谢和通气的需要，有助于缓解呼吸困难和提高机体免疫力。

（四）康复健康教育

1. **饮食** 受疾病以及放、化疗的影响，患者的不良反应较大，常对患者自身的营养状况产生很大影响，患者迅速消瘦，甚至恶病质。应根据患者的生理和饮食特点，配合营养师制订单独的饮食护理方案，鼓励其进食低脂、低盐、富含优质蛋白、维生素、碳水化合物和富含粗纤维的食物，防止发生便秘。

2. **用药** 药物治疗可以缓解肺部疾病的症状，改善健康状况和运动耐力。应在医护人员指导下遵医嘱用药，用药物过程中如出现恶心、呕吐、颜面潮红、烦躁、皮肤瘙痒、皮疹等，应立即告诉医护人员。

3. **康复中注意事项**

（1）活动：根据具体情况安排适量活动，坚持康复运动。

（2）疾病预防：肺部肿瘤的预防胜于治疗，主要分为三级预防：①一级预防针对健康人群，主要包括不吸烟，远离二手烟污染，尽量避免室外空气污染，营养均衡，保持乐观、积极的生活态度，提高心理适应力等。②二级预防早诊断、治疗，尤其针对高危人群最好能每年定期全面体检，有条件的行 CT 检查。如出现刺激性咳嗽、血痰和咯血等症状应及时医院就诊。③三级预防即康复性预防，肺癌患者应遵医嘱按期到医院复查。

（3）保持呼吸道的通畅，维持基本的氧合和通气，保持有效咳嗽和排痰。

（4）注意患者的心理变化，鼓励及支持患者进行力所能及的各种社会活动和正常交往，积极配合功能锻炼，缓解各种消极情绪。

（五）教育评价

患者能认识肺部肿瘤的知识及治疗；患者及家属了解、认识康复治疗、饮食治疗的重要性，能主动积极参与康复治疗、康复训练；能积极预防及控制肺部肿瘤的危险因素，能建立健康的生活习惯；掌握腹式呼吸动作要领及运动训练的技术与运动中注意事项，能复述出院后注意事项及继续康复训练的重要性。

（六）出院教育

1. **康复治疗延续的重要性** 肺癌术后患者预后及疗效不确定，部分患者需要进行长期的放疗或化疗等治疗，严重影响着患者的日常生活。通过住院期间的健康教育以及出院后的家庭访视、电话随访、短信提示、集中辅导等方式，强化肺癌术后患者的康复。

2. **出院康复健康教育目标** 通过康复治疗及健康教育，使患者及家属掌握了解肺部肿瘤的发病因素，高危因素，消除或缓解紧张、恐惧等心理，增加患者的肺活量与潮气量，降低肺部感染发生率，缩短患者住院时间及监护时间，缓解患者经济负担。

3. 出院康复健康教育内容

（1）家庭康复及训练原则：肺癌术后康复时间较长，康复活动应量力而行，其难度、强度和量都应循序渐进。运动时和运动后均不该出现明显气短、气促或剧烈咳嗽，如果出现与平常不同的变化，例如刺激性干咳、胸痛、疲劳、乏力、头晕等，应暂停训练，并及时就诊。

（2）按需用药：应在医护人员指导下，严格遵医嘱用药，如出现恶心、呕吐、颜面潮红、烦躁、皮肤瘙痒、皮疹等不良反应，应立即就医。

（3）避免诱发因素、预防疾病再发及控制并发症：①告诫患者戒烟，注意保暖，少去人群拥挤的地方。减少感染的机会。②合理安排膳食，加强营养，少食多餐，保持大便通畅。

（4）休息与饮食：缓解期和恢复期，根据一般情况，指导患者合理的活动和休息，避免耗氧量较大的活动，并在活动中增加休息。鼓励患者进食低脂、低盐、富含优质蛋白、维生素、碳水化合物和富含粗纤维的食物，防止发生便秘。

（5）定期复查：定期到呼吸门诊随访，出现病情急性加重时应及时去医院就诊，外出随身携带急救药。

（6）注意事项：家庭内应备有抗生素、痰液溶解剂、止痛药物，提高患者的自我保护意识，做好预防措施。

（朱世琼　滕立英）

第二十三章

儿科疾病患者的康复健康教育

第一节　腹泻患儿的康复健康教育

一、疾病简述

（一）定义

腹泻病是一组由多病原、多因素引起的大便次数增多和大便性状改变为特点的消化道综合征。是我国婴幼儿最常见疾病之一。一年四季均可发病，但秋夏季发病率最高。发病年龄以 6 个月至 2 岁多见，其中 1 岁以内者占半数。严重者可引起水、电解质和酸碱平衡紊乱。婴幼儿腹泻是造成营养不良和生长发育障碍的一种常见原因。所以，我们应加强腹泻患儿的康复健康教育。

（二）病因

引起婴幼儿腹泻的主要病因为感染性及非感染性原因。肠道内感染因素可由病毒、细菌、真菌、寄生虫引起，其中以病毒最常见。非感性因素主要由于喂养不当、过敏性腹泻及天气突然变化、腹部受凉等都可诱发消化功能紊乱而引起腹泻。

（三）临床分型

临床上按病因分为感染性腹泻及非感染性腹泻。按病程长短可分为急性腹泻、迁延性腹泻、慢性腹泻。

二、疾病特点

不同病因引起的腹泻常各具临床特点和不同临床过程。连续病程在 2 周以内的腹泻为急性腹泻，病程在 2 周至 2 个月为迁延性腹泻，2 个月以上为慢性腹泻。

1. **急性腹泻**

腹泻的共同临床表现

（1）轻型：常由饮食因素及肠道外感染引起。起病可急可缓，以胃肠道症状为主，表现为食欲不振，偶有溢乳或呕吐，大便次数增多，但每次大便量不多，稀薄或带水，呈黄色或黄绿色，有酸味，常见白色或黄白色奶瓣和泡沫。无脱水及全身中毒症状，多在数日内痊愈。

（2）重型：多由肠道内感染引起。常急性起病，也可由轻型逐渐加重、转变而来。除有较重的胃肠道症状外，还有较明显的脱水、电解质紊乱和全身感染中毒症状。

2. **迁延性和慢性腹泻**　病因复杂。感染、食物过敏、酶缺陷、免疫缺陷、药物因素、先天性畸形等均可引起，营养不良的婴幼儿最常见。小儿慢性腹泻的症状：一是胃肠道症状包括食欲低下、常有呕吐，严重者可吐咖啡色液体；腹泻频繁，大便次数增多及性状改变；二是营养物质吸收不良的表现，比如消瘦、贫血、体重减轻，以及生长发育障碍。

》》三、心理特点

患儿在住院期间对陌生的环境和治疗方法缺乏了解和认知，会出现恐惧心理；家长易因过度紧张而出现焦虑情绪。因此，医务人员应当给予患儿更多的关心和爱护，与患儿及家属建立友好、信任的医患关系，消除患儿及家长的紧张感，让家长在陪护与照料过程中，能够及时消除患儿焦虑与恐惧的心理，激发患儿良好的情绪，争取患儿的配合，以达到最佳的治疗效果。

》》四、康复健康教育程序

（一）康复健康教育评估

1. **身心状况评估**　评估患儿神志、生命体征等；仔细观察粪便性状；评估患儿体重、前囟、眼窝、皮肤黏膜、循环状况和尿量等；评估脱水程度和性质，有无低钾血症和代谢性酸中毒等症状；评估家长对疾病的心理反应、患儿家庭的居住环境、经济状况、卫生习惯等。

2. **能力的评估**　评估家长及患儿对疾病的认识程度、文化程度、饮食及护理知识掌握情况等。

3. **对康复知识学习的需求**　了解患儿及家长的文化程度，学习能力及对疾病的认识程度；了解患儿及家长对康复治疗重要性的认识，了解患儿及家长对康复知识学习、掌握的要求。

（二）住院教育

1. 康复治疗的重要性 通过康复治疗调整饮食，预防和纠正脱水，合理用药，加强护理并配合中药、推拿、艾灸等中医治疗，促进疾病恢复，减少并发症的发生。

2. 康复健康教育目标

（1）家长了解腹泻的病因、潜在并发症以及相关的康复治疗措施。

（2）家长掌握出入水量的监测及脱水表现的观察。

（3）家长能对患儿进行合理喂养，恢复正常体重。

（4）家长学会中医保健方法，促进疾病恢复。

3. 康复健康教育内容

（1）讲解疾病：腹泻病是由多病原、多因素引起的一种疾病。是造成小儿发育不良或迟缓的重要原因，严重时甚至引起死亡。小儿腹泻是儿科的一种常见疾病，其临床症状为小儿每天排便超过 3 次，质地稀薄，状如水样。引起小儿腹泻的病因复杂多样，如饮食因素、滥用药物、过敏等因素，究其自身原因，主要是小儿的发育系统不成熟，比较脆弱，防御功能差，因此有外来刺激时，容易造成消化系统紊乱而导致腹泻。

（2）解释疾病症状及存在问题：轻型腹泻一般无脱水及全身中毒症状；重型腹泻多由肠道内感染引起，除较重的胃肠道症状外，还有明显的脱水、电解质紊乱及全身中毒症状。

（3）明确康复意义及目标：①康复意义，早期加速康复，避免急性腹泻未彻底治愈或治疗不当、迁延不愈而导致慢性腹泻。②康复目标，短期目标为缩短患儿住院天数；改善患儿的临床症状；长期目标是教会家长康复方法，学会日常保健手法。

（三）康复治疗及训练健康教育

1. 讲解康复治疗及训练项目 向患儿及家属讲解常用康复治疗及训练项目有利于疾病的恢复。临床上通过超声波腹部理疗、穴位贴敷、腹部按摩、中药灌肠等中西医结合的方法，促进经络疏通，气血调和、强壮脏腑功能、改善脾胃功能等作用，促进胃肠功能恢复，促进内脏器官功能改善，有效增强治疗效果，缩短止泻的时间，促进患儿病情的改善和机体抵抗力的提高。

2. 康复技术指导

（1）超声波腹部理疗：主要针对腹泻、腹胀和腹痛的患儿，通过多种治疗方式，如超声、电疗、热疗、灸疗、穴位疗、负压拔罐等方式疏通经络，活血化瘀，促进血液循环，增强机体免疫力的作用。超声波腹部理疗的主要作用是消除腹部炎症，促进腹部炎症的吸收，恢复胃肠功能。在治疗过程中患儿取平卧位或半坐卧位，避免过度活动，注意观察温度的传导，避免烫伤。

（2）穴位贴敷：药物直接作用于体表穴位，通过经络的贯通运行，简单方便，常用治疗的穴位，包括天枢、大肠俞、上巨虚、三阴交、关元、中脘、足三里等。每次贴敷 4 ~ 6h，每日 1 ~ 2 次。贴敷过程中，注意观察局部皮肤，如出现局部瘙痒、气泡等局部反应，需暂停贴敷。

（3）腹部按摩：患儿取仰卧位并屈膝，护理人员四指并拢以患儿脐部为中心，顺时针按摩，每次 10 ~ 20min，每日 1 ~ 2 次，适度用力以腹部发热为宜。可起到健运脾阳，和胃理肠的功效。应在饭后 1h 进行，不宜在空腹或餐后立即进行。

（4）中药灌肠：经肠道给药，使药物直达患处，减少药物在肝脏中的代谢，提高患儿肠内局部血药浓度，且可以根据其中医辨证随证加减药物，使治疗更具个体化和针对性，减少对消化道的刺激。操作过程中注意观察患儿面色、呼吸及心率的情况，防止不良反应的发生。

（四）康复健康教育

1. **饮食**　指导家长应用科学的饮食护理，帮助患儿减轻胃肠道负担，恢复消化功能，利于疾病康复。母乳喂养者可减少哺乳次数，缩短每次哺乳时间；人工喂养者可喂以等量米汤、稀释的牛奶或其他代乳品，随着病情的稳定和好转，逐步过渡到正常饮食；因辅食添加不当而引起腹泻患儿应暂停辅食，继续母乳喂养；疑为双糖酶缺乏者，指导暂停乳类，改为豆制品、淀粉类代乳品或发酵奶，或去乳糖配方奶粉；过敏性腹泻患儿回避过敏食物或选择水解蛋白配方饮食；肠黏膜受损患儿可选择要素饮食，应用的浓度和量视患儿临床状态而调整。

2. **用药**　遵医嘱定时定量给患儿用药，不宜自行停药或加减剂量。腹泻用药主要有：控制感染药；肠道微生态疗法，抑制病原菌定植和侵袭，控制腹泻；肠黏膜保护剂能吸附病原体和毒素；补锌治疗，对于急性腹泻患儿指导加强锌的摄入。

3. **康复中注意事项**　急性腹泻，除上述康复治疗外，应配合体液疗法进行治疗，防止并发症。

（五）教育评价

家长了解腹泻的病因、潜在并发症以及相关的康复治疗措施；掌握出入水量的监测及脱水表现的观察；家长掌握合理喂养，饮食调整的方法；家长了解中医辅助治疗方法。

（六）出院教育

1. **康复治疗延续的重要性**　防止不当护理措施使急性腹泻迁延不愈，导致迁延性腹泻或是慢性腹泻。

2. **出院康复健康教育目标**　家长掌握中医辅助治疗保健手法；合理喂养；养成良好

的卫生习惯；合理用药。

3. 出院康复健康教育内容

（1）家庭康复及训练原则：建议病情改善后适当进行户外活动，加强身体锻炼，以提高机体免疫能力和抵抗能力。在天气变化时，应及时添减衣服。多晒太阳，注意补钙和补充维生素 D，以预防腹泻的发生。

（2）按需用药：正确用药是治疗感染性腹泻的主要方法。向患儿及家长介绍药物的种类、治疗效果、服用剂量以及服用时间，并详细解释可能出现的不良反应，使患儿能够主动配合治疗，按时、按量服用药物。

（3）避免诱发因素、预防疾病再发及控制并发症：出院后注意饮食及手卫生，避免再次感染；不可滥用抗生素，以免加重菌群紊乱及微生态平衡；过敏性肠炎引起的腹泻需要规避易致敏饮食 3~6 个月。

（4）休息与饮食：指导合理喂养，提倡母乳喂养，避免在夏季断奶，按时逐步添加断乳期食物、防止过食、偏食及饮食结构突然变动。

（5）定期复查：迁延性和慢性腹泻常伴营养不良和其他并发症，指导家长定期复查。

（李 洁 赵 宁）

第二节　肺炎患儿的康复健康教育

》》 一、疾病简述

（一）定义

肺炎（pneumonia）指不同病原体及其他因素（如吸入羊水、过敏等）所引起的肺部炎症。临床上以发热、咳嗽、气促、呼吸困难和肺部固定湿啰音为主要表现。严重者可出现循环、神经、消化系统的相应症状。

（二）病因

肺炎是婴幼儿时期的常见病。一年四季均可发生，以冬春寒冷季节及气候骤变时多见。多由急性上呼吸道感染或支气管炎向下蔓延所致。

（三）分类

肺炎的临床诊断分类主要依据病理形态、病原体和病程等，目前常用分类法如下：

1. **病理分类**　支气管肺炎、大性肺炎和间质性肺炎等。儿童以支气管肺炎最常见。

2. **病原体分类** 感染性肺炎，如病毒性肺炎、细菌性肺炎、支原体肺炎、衣原体肺炎、原虫性肺炎、真菌性肺炎等；非感染因素引起的肺炎，如吸入性肺炎、坠积性肺炎、嗜酸性粒细胞肺炎等。

3. **病程分类** 大部分肺炎为急性过程，发病时间在 1 个月以内称为急性肺炎。有营养不良、佝偻病等并发症及免疫缺陷的患儿，病情容易迁延，病程在 1 ~ 3 个月者，称为迁延性肺炎；超过 3 个月者称为慢性肺炎。

4. **病情分类** 轻症肺炎（以呼吸系统症状为主，无全身中毒症状）、重症肺炎（除呼吸系统严重受累外，其他系统也受累，全身中毒症状明显）。

5. **肺炎发生的地区分类** 社区获得性肺炎（community acquired pneumonia，CAP），指无明显免疫抑制的患儿在院外或住院 48h 内发生的肺炎；院内获得性肺炎（hospital acquired pneumonia，HAP），指住院 48h 发生的肺炎，又称医院内肺炎（nosocomial pneumonia，NP）。

≫ 二、疾病特点

2 岁以下的婴幼儿多见，起病大多急，发病前数日多数患儿有上呼吸道感染。常伴有呼吸系统的症状和体征，重症除全身症状及呼吸系统的症状加重外，常出现循环、神经、消化等系统的功能障碍，出现相应的临床表现。小儿重症肺炎可合并心肌炎、心力衰竭；弥散性血管内凝血。国内学者研究表明：肺炎的发生、发展与肺部炎症反应、细胞炎症因子水平有关，抗炎因子与促炎因子的失衡能造成机体产生炎症联级反应，进一步加剧疾病的发生、发展。

≫ 三、心理特点

年长儿童及家长可能存在恐惧焦虑或对肺炎疾病相关知识缺乏，不了解疾病的发展及预后，产生焦虑不安等心理。

≫ 四、康复健康教育程序

（一）康复健康教育评估

1. **身心状况评估**

（1）健康史及治疗经过：详细询问发病情况，发病前是否有麻疹、百日咳等呼吸道传染病，有无过敏性疾病病史及有无诱因及相关因素；询问出生时是否足月顺产，有无窒息史；生后是否按时接种疫苗，患儿生长发育是否正常，家庭成员是否有呼吸道疾病病史，是否有长期吸入性药物史。

（2）评估体温、呼吸、咳嗽、咳痰等症状。有无呼吸增快、心率增快、两肺呼吸运动是否一致；有无气促、端坐呼吸、鼻翼扇动、三凹征及唇周发绀等症状和体征。通过血气分析了解血氧饱和度水平和血液酸碱平衡状态，为诊断和治疗提供依据。

（3）评估患儿及家长是否存在焦虑、恐惧及对疾病的认识程度，了解患儿父母文化程度、家庭经济情况及社会支持系统。

2. **能力的评估**　评估患儿自理能力，既往是否有住院的经历，了解父母的文化程度、对本病的认识程度及照护能力等。患儿自理能力评估：①婴幼儿缺乏表达能力。②年长儿童评估其参与自我照护能力，能够配合医护人员进行肺部功能训练等。

3. **对康复知识学习的需求**　患儿家长希望从患儿饮食、用药及生活等多个方面学习，使其能够以良好生理状态面对治疗，并促使其自身免疫力及抵抗力得到提升。

（二）住院教育

1. **康复治疗的重要性**　康复治疗通过有效咳嗽、胸部排痰、体位引流、呼吸功能的指导训练技术，有效缩短病程，减少住院时间，减少并发症的发生。

2. **康复健康教育目标**　患儿气促、发绀症状逐渐改善以致消失，呼吸平稳；患儿能顺利有效地咳出痰液，呼吸道通畅；患儿体温恢复正常；患儿住院期间能得到充足的营养；患儿不发生并发症或发生时得到及时发现和处理。

3. **康复健康教育内容**

（1）讲解疾病：提高家长认知，讲解发病原因、治疗及护理要点。

（2）解释疾病症状及存在问题：讲解常见临床表现，如发热、咳嗽、呼吸增快、呼吸困难等征象，结合患儿特点及家长需求扩展相关内容；重点讲解及示范康复治疗及训练内容；根据病程给予相应指导。

（3）明确康复意义及目标：小儿肺炎是一种高发性的呼吸系统疾病，治疗难度大，周期较长，若不及时治愈会出各种并发症，影响其正常的生长发育，更有甚者威胁其生命健康。给予正确的康复健康教育，使患儿能更快、更好地康复。

（三）康复治疗及训练教育

运动可以促进气体交换，改善肺功能，运动过程中心率加快，心输出量增加，改善心功能，提高机体能量储存，改善和维持体力，增加运动耐力。

1. **讲解康复日常训练项目**　指导能够配合的年长儿童进行有效咳嗽，讲解排痰过程中的配合方法和要点，体位引流的注意事项等。教会家长正确的叩背手法，及时清除呼吸道分泌物，讲解有效咳嗽训练的意义和目的，避免情绪紧张。

2. 康复技术指导

（1）有效咳嗽指导训练：指导患儿取坐位或半卧位，保证舒适和放松，屈膝，上身前倾，双手抱膝或在胸部和膝盖上置一枕头并用两肋夹紧，缓慢深吸气后短暂屏气 3s，关闭声门，增加胸内压；用力收腹，两手抓紧支持物（脚和枕），做爆破性咳嗽，将痰液咳出；一次吸气可连续咳嗽 3 声。停止咳嗽后缩唇将余气尽量呼出。然后再缓慢深吸气，重复以上动作，连续做 2～3 次后，休息和正常呼吸几分钟再重新开始，必要时结合叩背。

（2）叩背：患儿取坐位或侧卧位，叩击部位垫薄毛巾，操作者将手背隆起，手掌中空成杯状，手指弯曲，拇指紧靠示指，依靠手腕的力量，掌指关节屈曲 120°，指腹与大小鱼际着落，有节奏均匀地从肺底自下而上，由外向内轻轻叩打，不使患儿感到疼痛为宜。每个部位 2～5min，80～120 次 / min。使用振动排痰仪器，按说明书操作，低频冲击力可到达小支气管，有垂直力和水平力，易于痰液的排出。振动排痰机每日可进行 2～3 次，每次 5～15min，若操作中出现呼吸困难与发绀，立即停止，给予吸痰吸氧。

（3）体位引流：适用于支气管 - 肺疾病有大量痰液的患儿。一般安排在清晨或餐后 2h。采用触诊、叩诊、听诊等方法判断患儿肺部需要引流部位。引流过程中鼓励患儿深呼吸及有效咳嗽，并辅以叩背，每次引流 15min，每天 1～2 次；引流中防止坠床，护士应守护床旁，注意患儿反应，若出现头晕、面色改变、发绀及呼吸困难、出汗、脉搏细速、疲劳等立即停止。

（4）呼吸功能训练：常用技术包括缩唇呼吸训练、前倾体位和控制性腹式呼吸。指导患儿呼吸功能训练可提高动脉的氧分压，促进患儿呼吸功能恢复，改善肺通气。缩唇呼吸训练法指协助患儿取端坐位，将口唇缩成吹口哨状，吸气时让气体从鼻孔进入，宜稍屏气片刻再行缩唇呼气，每次呼气持续 4～6s。吸气和呼气时间比为 1∶2。每天练习 3～4 次，每次 15～30min。腹式呼吸训练先闭口用鼻深吸气，吸气至不能再吸时稍屏息 2～3s，然后缩唇缓慢呼气，腹部尽量回收，缓缓吹气达 4～6s；同时双手逐渐向腹部加压，促进横膈上移；也可将两手置于肋弓，在呼气时加压以缩小胸廓，促进气体排出。

（四）康复健康教育

1. **饮食**　肺炎患儿康复时间与家长对肺炎饮食调护的认知程度存在密切的关系。患儿饮食应以营养均衡、丰富为原则，并根据患儿口味制订食谱。补充营养及水分，给予足量的维生素和蛋白质，少量多餐。婴儿哺喂时应耐心，每次喂食须将头抬高或抱起，以免呛入气管发生窒息。对重症患儿应准确记录 24h 出入量。

2. **用药**　痰液黏稠不易咳出者，可先用雾化吸入祛痰药如沐舒坦、糜蛋白酶等稀释痰液，或应用支气管舒张剂，必要时先吸痰再雾化。了解抗炎药物、雾化药物的作用及不良反应，雾化吸入后清洁面部，饮水或漱口。

3. 康复中注意事项 保持环境舒适、洁净，室内定时通风，室温保持 18～22℃，湿度 60%，尽量减少烟尘对呼吸道黏膜的刺激。合理安排膳食，按需用药，保证足够的睡眠。注意康复训练中的评估和效果观察。康复训练过程中出现生命体征的变化及时停止。

（五）教育评价

经健康教育及康复治疗患儿症状得到明显改善；患儿得到合理充足的营养；患儿未发生并发症或并发症得到及时发现及处理；患儿及家长掌握疾病治疗和护理知识。

（六）出院教育

1. 康复治疗延续的重要性 儿童肺炎的预后受多种因素影响，年长患儿并发症少、预后好，婴幼儿则病死率较高。因此，出院患儿的康复治疗至关重要。通过电话随访等方式及时了解患儿状况，给予针对性的康复指导。定期复查，如患儿遇到紧急情况应及时到医院就诊。

2. 出院康复健康教育目标 患儿及家长掌握护理知识，能够做到学以致用，使患儿在疾病早期得到及时控制，并能解决疾病康复护理中存在的问题。

3. 出院康复健康教育内容

（1）家庭康复及训练原则：随着电子技术的发展，儿童室内活动时间增多，应有效管理儿童室内游戏时间，并鼓励儿童多了解有趣的户外活动项目，进而增加户外活动时间，这种方式一方面可以增加患儿与其他孩子的交流，一方面利于儿童成长。同时，患儿家属还应合理指导患儿户外活动，也利于促进患儿及家属交流及成长。

（2）按需用药：根据患儿的病情指导患儿正确用药，对于服药困难的患儿可以分多次给药，服药喂水不宜过多，避免发生呕吐。

（3）避免诱发因素、预防疾病再发及控制并发症：详细向患儿及其家长介绍小儿肺炎发病因素及临床症状，强化日常生活管理，并保证室内干净，以降低诱发因素，提高患儿及其家长保健意识。教会家长处理呼吸道感染的方法，使患儿在疾病早期能得到及时控制。对有营养不良、佝偻病、贫血及先天性心脏病的患儿应积极治疗，增强抵抗力，减少呼吸道感染的发生。

（4）休息与饮食：告知患儿家长合理地为患儿安排饮食，让其多食用高蛋白、高热量且易消化的食物，保证营养摄入均衡。让患儿多吃水果和蔬菜，多吃富含维生素 A 和维生素 C 的食物。禁食凉性、刺激性食物，尽量改善食物口味，提高患儿食欲。注意粗纤维食物及粗粮的合理搭配，确保患儿营养均衡，进而提升患儿依从性及自觉性。

（5）定期复查：根据患儿的病情恢复情况，遵医嘱定期复查。

（6）注意事项：叮嘱患儿家属做好日常护理，帮助患儿改正不良的卫生习惯。同时，在高发病季节，应减少患儿进行室外活动时间，并根据天气增减衣物，注意保暖。

（李 洁 崔 丹）

第三节　支气管哮喘患儿的健康教育

》一、疾病简述

（一）定义

支气管哮喘（bronchial asthma）简称哮喘。是由嗜酸性粒细胞、肥大细胞和 T 淋巴细胞等多种细胞参与的气道慢性炎症性疾病。支气管哮喘全球防治倡议（Global Initiative for Asthma，GINA）2014 版对哮喘的定义进行了重要的更新，将哮喘定义为一种以慢性气道炎症为特征的异质性疾病；具有喘息、气促、胸闷和咳嗽的呼吸道症状病史，伴有可变的呼气气流受限，呼吸道症状和强度可随时间而变化。

（二）病因

尚未完全清楚。遗传过敏体质（特异反应性体质）与本病有密切的关系。多数患儿有婴儿湿疹、过敏性鼻炎或 / 和食物（药物）过敏史，部分患儿伴有轻度免疫缺陷。常见的致病因子有室内外变应原，食入过敏原，药物和食品添加剂，呼吸道感染病原体，运动或大哭、大笑、生气或惊恐等极度情绪，空气寒冷、干燥，强烈气味（被动吸烟）、化学制剂等都与哮喘发作有关。

》二、疾病特点

哮喘典型症状是反复喘息、气促、胸闷或咳嗽，呈阵发性反复发作，以夜间和晨起为重。婴幼儿起病较缓，发病前 1 ~ 2d 常有上呼吸道感染；年长儿大多起病较急，且多在夜间发作。发作前常有刺激性干咳、喷嚏、流泪、胸闷等先兆症状，随后出现咳嗽、喘息，接着咳大量白色黏痰，伴有呼气性呼吸困难和喘鸣声。重者烦躁不安，面色苍白，鼻翼扇动，口唇及指甲发绀，呼吸困难，甚至大汗淋漓，被迫采取端坐位。婴幼儿在哭闹或玩闹后出现喘息或喘鸣音，或仅有夜间和清晨的咳嗽。儿童慢性或反复咳嗽有时可能是支气管哮喘的唯一症状，即咳嗽变异性哮喘（cough variant asthma，CVA），常在夜间和清晨发作，运动可加重咳嗽。哮喘发作一般可自行或用平喘药物后缓解。若哮喘严重发作，经合理应用缓解药物后仍有严重或进行性呼吸困难者，称作哮喘危重状态（哮喘持续状态）。随着病情变化，患儿由呼吸严重困难的挣扎状态转为软弱无力，甚至死于急性呼吸衰竭。反复发作者，常伴营养障碍和生长发育落后。

》》 三、心理特点

1. **紧张、焦虑** 哮喘初次发作时，由于突然发病，病状明显，患儿极度呼吸困难而不能平卧，甚至影响患儿饮食、睡眠和正常的语言交流；而且患儿对本病缺乏足够的了解和心理准备，往往产生紧张、焦虑。

2. **烦躁、恐惧** 因哮喘多在夜间发作，患儿自觉呼吸困难、胸闷、被迫坐位、张口呼吸、发绀、大量出汗、易疲劳；哮喘持续发作时，支气管舒张剂均无效，致使患儿筋疲力尽，有濒死感。患儿易表现出烦躁、恐惧，对各项检查和治疗缺乏耐心和信心，过于担心疾病预后。

》》 四、康复健康教育程序

（一）康复健康教育评估

1. **身心状况评估** 了解患儿有无湿疹、变应性鼻炎等其他过敏性疾病病史，或哮喘等过敏性疾病家族史，疾病的诱因及家长是否因担心疾病预后、学习、生活、经济情况等问题而有焦虑和恐惧情绪。并根据患儿具体情况，包括了解诱因和以往发作规律，与患儿及家长共同研究，提出并采取一切必要的切实可行的预防措施，包括避免接触变应原、防止哮喘发作、保持病情长期控制和稳定。

2. **能力的评估** 哮喘患儿因年龄较小，接受知识度较低，在哮喘病症认知方面存在一定不足，加上家长无法随时关注患儿的生活、运动情况，存在一定护理盲区；评估患儿及家长对哮喘的认识程度和需求，是否了解疾病的诱因、体征、急性期救护等。

3. **对康复知识学习的需求** 大多数患儿家长希望了解与患儿疾病治疗、生活等方面相关的各种知识，对疾病的预防复发、症状的控制和护理、家庭护理等几方面有很大的需求，达到预防和控制哮喘发作，使去医院就诊的次数最低限度，保证患儿能参加正常活动，尽量减少因病误工误学的时间，提高儿童的生活质量。

（二）住院教育

1. **康复治疗的重要性** 通过对患儿及家长进行哮喘基本防治知识的教育，调动其对哮喘防治的主观能动性，提高依从性，避免各种触发因素，巩固治疗效果，提高生活质量。

2. 康复健康教育目标

（1）让哮喘患儿及其亲属对哮喘防治有一个正确、全面的认识和良好的依从性，坚持治疗，不轻信虚假广告，不中断治疗，严防乱投医。

（2）使哮喘患儿及其亲属具有自我控制疾病的能力，预防各种触发因素，及早控制哮喘发作，减少发作次数，减轻发作程度。

（3）使患儿肺功能维持或接近正常水平，提高生活质量，让其参加正常的活动、学习、游戏及体育活动，享受健康生活。

（4）使药物不良反应发生率降至最低。

3. 康复健康教育内容

（1）讲解疾病：支气管哮喘是发病率最高的儿童慢性疾病之一。其反复发作的咳、喘、呼吸困难给患儿及家长造成了巨大的心理、经济压力。大部分学龄前喘息儿童预后良好，其哮喘样症状随年龄增长可能自然缓解，对这些患儿必须定期（3~6个月）重新评估，以判断是否需要继续抗哮喘治疗。

（2）解释疾病症状及存在的问题：①支气管哮喘的病因及诱发哮喘发作的各种因素。②哮喘加重的先兆、发作规律及相应家庭自我处理方法，制订哮喘行动计划；哮喘行动计划以症状或峰流速或二者结合作为判断病情的标准。③自我监测，掌握PEF的测定方法，记哮喘日记。应用儿童哮喘控制问卷判定哮喘控制水平，选择合适的治疗方案。掌握哮喘发作的征象、应急措施和急诊指征。④了解药物吸入装置使用方法及药物不良反应的预防和处理对策。

（3）明确康复意义及目标：通过专业的哮喘护理培训与指导，提高患儿及家长对自我护理知识、技能的掌握程度，从根本上控制患儿病情。

（三）康复治疗及训练教育

哮喘的治疗要坚持长期、持续、规范、个体化治疗原则。治疗包括：急性发作期主要是快速缓解症状，如平喘、抗炎治疗；慢性持续期和临床缓解期主要是防止症状加重和预防复发，如避免触发因素、抗炎、降低气道高反应性、防止气道重塑，并做好自我管理。

1. 指导呼吸运动加强呼吸肌的功能　在执行呼吸运动前，应先清除呼吸道分泌物。①腹部呼吸运动方法：平躺，双手平放在身体两侧，膝弯曲，脚平放；用鼻连续吸气并放松上腹部，但胸部不扩张；缩紧双唇，慢慢吐气直到吐完；重复以上动作10次。②向前弯曲运动方法：坐在椅上，背伸直，头向前向下低至膝部，使腹肌收缩；慢慢上升躯干并由鼻吸气，扩张腹部；胸部保持直立不动，由口将气慢慢吹出。③胸部扩张运动：坐在椅子上，将手掌放在左右两侧的最下肋骨上；吸气，扩张下肋骨，然后由口吐气，收缩上胸部和下胸部；用手掌下压肋骨，可将肺底部的空气排出；重复以上动作10次。

2. **介绍用药方法及预防知识** 指导家长给患儿增加营养，进行户外活动，多晒太阳，增强体质，预防呼吸道感染；指导患儿及家长确认哮喘发作的诱因，避免接触可能的过敏原，去除各种诱发因素（如避免寒冷刺激、避免食入鱼虾等易致过敏的蛋白质等）；教会患儿及家长对病情进行监测，辨认哮喘发作的早期征象、发作表现及掌握适当的处理方法；教会患儿及家长选用长期预防与快速缓解的药物，正确、安全用药（特别是吸入技术），掌握不良反应的预防和处理对策；在适当时候及时就医，以控制哮喘严重发作。

3. **建立哮喘患儿档案制订长期防治计划** 定期（1~3个月）随访。随访内容包括检查哮喘日记、检查吸药技术是否正确、监测肺功能。评估哮喘控制情况，维持用药情况，指导治疗哮喘管理中通过评估、治疗和监测来达到并控制哮喘。初始治疗以患儿哮喘的症状为依据，部分患儿可以采用强化初始治疗方案，治疗方案的调整以患儿的哮喘控制水平为依据，包括准确评估哮喘控制、持续治疗以达到哮喘控制，以及定期监测哮喘控制及药物的副作用这样一个持续循环过程，直至停药观察。

（四）康复健康教育

1. **饮食** 结合患儿个体差异进行饮食指导，嘱家长为患儿准备适宜的饮食，避免摄入过量盐，禁止食用刺激气道的辛辣食物，用药期间避免食用海鲜类产品以免诱发过敏反应；嘱家长喂食患儿足量水分，以稀释痰液，同时增加新鲜蔬菜、水果的摄入量，满足机体需求并预防大便干燥；规范患儿饮食，避免暴饮暴食。

2. **用药** 哮喘治疗药物可分为控制药物和缓解药物两大类。可通过吸入、口服或其他肠道外（静脉、透皮等）给药，其中吸入给药直接作用于支气管平滑肌，平喘作用快，通常数分钟内起效，疗效可维持4~6h，是缓解哮喘急性症状的首选药物，适用于所有儿童哮喘。

3. **康复中注意事项**

（1）鼓励患儿坚持每日定时测量PEF、监测病情变化、记录哮喘日记。

（2）注意有无哮喘发作先兆，如咳嗽、气促、胸闷等，一旦出现应及时使用应急药物以减轻哮喘发作症状。

（3）坚持规范治疗：病情缓解后应继续使用长期控制药物规范治疗，定期评估哮喘控制水平，适时调整治疗方案，直至停药观察。

（4）控制治疗的剂量和疗程：单用中高剂量吸入性糖皮质激素者，尝试在达到并维持哮喘控制3个月后剂量减少25%~50%。单用低剂量吸入性糖皮质激素能达到控制时，可改用每日1次给药。联合使用吸入性糖皮质激素和长效β_2受体激动药者，先减少吸入性糖皮质激素约50%，直至达到低剂量吸入性糖皮质激素才考虑停用长效β_2受体激动药。

有相当比例的 < 6 岁哮喘患儿的症状会自然缓解，因此对此年龄儿童的控制治疗方案，每年至少要进行两次评估以决定是否需要继续治疗，经过 3 ~ 6 个月的控制治疗后病情稳定，可以考虑停药观察，但是要重视停药后的管理和随访。呼出气一氧化氮（fractional exhaled nitric oxide，FeNO）、气道高反应性（AHR）监测等气道炎症和功能评估，对儿童哮喘药物调整和停药评估，分析治疗效果有一定帮助。应选择合适的时机调整控制药物的剂量和疗程，避免在气候变化、呼吸道感染、旅行等情况下进行。

（5）根据患儿具体情况，包括了解诱因和以往发作规律，与患儿及家长共同研究，提出并采取一切必要的切实可行的预防措施，包括避免接触变应原、防止哮喘发作、保持病情长期控制和稳定。

（6）并存疾病治疗：半数以上哮喘儿童同时患有变应性鼻炎，有的患儿并存鼻窦炎、阻塞性睡眠呼吸障碍、胃食管反流和肥胖等因素。这些共存疾病和因素可影响哮喘的控制，需同时进行相应的治疗。对于肥胖的哮喘儿童，建议适当增加体育锻炼，减轻体重。

（五）教育评价

能有效控制哮喘症状，维持正常的活动能力；减少哮喘发作的风险，减少肺损伤及药物不良反应；家长或患儿能掌握哮喘发作的注意事项及预防哮喘发作的方法。

（六）出院教育

1. 康复治疗延续的重要性　通过有效的哮喘防治教育与管理，建立医患之间的良好关系，可以实现哮喘临床控制。许多危险因素可引起哮喘急性加重，被称为触发因素，包括变应原、病毒感染、污染物、烟草烟雾及药物等。通过临床变应原测定及家长的日常生活观察寻找变应原，尽可能避免或减少接触危险因素，以预防哮喘发病和症状加重。减少患儿对危险因素的接触，可改善哮喘控制并减少治疗药物需求量。

2. 出院康复健康教育目标

（1）达到并维持症状的控制。

（2）维持正常活动水平，包括运动能力。

（3）维持肺功能水平尽量接近正常。

（4）预防哮喘急性发作。

（5）避免因哮喘药物治疗导致的不良反应。

（6）预防哮喘导致的死亡。

3. 出院康复健康教育内容

（1）家庭康复及训练原则：强化体育锻炼，根据患儿具体情况制订有针对性、个性化、人性化的运动方案，选取适当的运动方式，合理安排运动时间，使患儿体质增强。

（2）按需用药：在儿童哮喘的长期治疗方案中，除每日规则地使用控制治疗药物外，根据病情按需使用缓解药物。吸入型速效 β_2 受体激动剂是目前最有效的缓解药物，是所有年龄儿童急性哮喘的首选治疗药物。

（3）避免诱发因素、预防疾病再发及控制并发症：向家长解释哮喘相关知识及诱因、注意事项，帮助患儿养成良好生活习惯，纠正生活方式，指导正确遵医嘱用药，强调药物的有效性、安全性，告知家长每天坚持测量峰流速值，正确写哮喘日记，远离能引起哮喘的诱因。

（4）休息与饮食：指导家长合理安排患儿饮食，注意营养均衡，告知多食用高维生素、高蛋白、高纤维的食物，使机体免疫力提高。

（5）定期复查：监测病情，指导治疗，有效地控制哮喘的发作。

（6）注意事项：要坚持长期、持续、规范、个体化治疗原则。

（李　洁　崔　丹）

第四节　1 型糖尿病患儿的康复健康教育

➤➤ 一、疾病简述

（一）定义

糖尿病（diabetes mellitus，DM）是由于胰岛素绝对或相对缺乏引起的糖、脂肪、蛋白质代谢紊乱，致使血糖增高、尿糖增加的一种病症。儿童糖尿病易并发酮症酸中毒而成为急症，其后期伴发的血管病变，常累及眼及肾脏。糖尿病并发的心脑血管疾病以及糖尿病肾病、肾衰竭是患儿死亡的主要原因。

（二）临床分型

糖尿病的临床分型：①胰岛素依赖型（IDDM），即 1 型糖尿病。98% 儿童期糖尿病属此类型，必须使用胰岛素治疗。②非胰岛素依赖型（NIDDM），即 2 型糖尿病。儿童发病甚少。③其他类型，包括青年成熟期发病型糖尿病、继发性糖尿病（如胰腺疾病、药物及化学物质引起的糖尿病）、某些遗传综合征伴随糖尿病等。

➤➤ 二、疾病特点

起病急剧，多数患儿常因感染、饮食不当或情绪激惹而诱发。典型症状为多尿、多饮、多食和体重下降，即"三多一少"。但婴儿多饮、多尿不易被察觉，很快可发生脱水和酮症酸中毒。学龄儿可因遗尿或夜尿增多而就诊。年长儿可表现为精神不振、疲乏无力、体重逐渐减轻等。约有40%患儿首次就诊即表现为酮症酸中毒，常由于急性感染、过量进食、诊断延误或突然中断胰岛素治疗而诱发，且年龄越小者发生率越高。酮症酸中毒患儿除多饮、多尿、体重减轻外，还有恶心、呕吐、腹痛、食欲缺乏，并迅速出现脱水和酸中毒征象：皮肤黏膜干燥、呼吸深长、呼气中有酮味，脉搏细速、血压下降，随即可出现嗜睡、昏迷甚至死亡。酮症酸中毒时可出现呼吸深长、脱水症和神志改变。病程长，血糖控制不佳，则可出现生长落后，智能发育迟缓、肝大，成为 Mauriac 综合征。晚期可出现蛋白尿、高血压等糖尿病肾病表现，最后致肾功能衰竭，还可导致白内障和视网膜病变，甚至失明。

三、心理特点

由于糖尿病是一种难治的终身性疾病，当患儿知道自己需要长期治疗时往往会产生焦虑心理。对疾病的恢复失去信心，对医生的话缺乏兴趣。伴随疾病的发展出现如视网膜病变致视物模糊、高血压、糖尿病足、糖尿病肾病、酮症酸中毒等并发症时更会产生恐惧心理。尤其对于儿童来说，他们可能会十分无助，有些儿童甚至还认为患糖尿病是父母遗传的结果，将愤怒和恐惧的情绪发泄到父母身上。

四、康复健康教育程序

（一）康复健康教育评估

1. **身心状况评估** 了解患儿有无糖尿病家族史，询问发病前有无遗尿、乏力、消瘦等情况，既往是否诊断过此病，是否进行过糖尿病治疗及相应的用药情况。了解患儿有无多尿、多饮、多食、体重下降等状况，评估患儿有无呼吸深长、呼吸中有无酮味等糖尿病酸中毒的表现，有无皮肤弹性差、眼窝凹陷等脱水的表现。了解尿液检查、血糖检测、糖耐量试验、糖化血红蛋白等的检查结果。评估患儿及家长是否了解本病治疗的长期性、艰巨性，及家长是否因担心疾病预后、学习、生活、经济情况等问题而有焦虑和恐惧情绪。评估患儿及家长对糖尿病的认识程度和需求。

2. **能力的评估** 糖尿病是一种尚不能根治但可以良好控制的终身性的疾病，这就要求患儿必须具备与糖尿病终身相伴的知识和能力。掌握了这种知识和能力，才能够控制好病情，像正常人一样生活和学习。患儿必须学会饮食控制、运动疗法、血糖监测、胰岛素治疗。护士应帮助患儿及家长熟悉各项治疗及护理措施，并提供有效的心理支持。

3. **对康复知识学习的需求** 1型糖尿病患儿需终身接受胰岛素治疗，给患儿及家长带来了很大的困扰，因此饮食及用药就成了患儿及家长关心的重点。通过学习治疗能够消除高血糖引起的临床症状，积极预防并及时纠正酮症酸中毒，纠正代谢紊乱，力求病情平稳，使患儿获得正常生长发育，保证其正常的生活活动；预防并早期诊治并发症。

（二）住院教育

1. **康复治疗的重要性** 目前儿童糖尿病尚无法完全治愈，多需要终身治疗，其预后多与血糖控制情况及是否发生严重并发症相关。患儿经适当治疗后，并在日常生活中注意饮食的调整、预防各种感染以及适当体育运动增强体质后，血糖可控制在正常范围内，并能预防和延缓并发症的发生和发展。糖尿病并发的心脑血管疾病以及糖尿病肾病、肾衰竭是患儿死亡的主要原因。

2. **康复健康教育目标** ①通过糖尿病教育，使患儿掌握糖尿病的防治知识、必要的自我保健能力和自我监测技能。②改善糖尿病患儿的生活质量，使之正常参与社会劳动和社交活动，享有正常人的心理和体魄状态。③保证儿童、青少年的正常生长、发育。④维持糖尿病患儿基本的体能和运动量，提高他们的生活和工作能力。

3. **康复健康教育内容**

（1）讲解疾病，指导家长及患儿严格控制饮食的方法。1型糖尿病是严重威胁青壮年和少年儿童健康的重要疾病。发病年龄较小，起病迅速，"三多一少"等症状明显，常有自发酮症倾向，胰岛素分泌显著下降甚至缺失，需终身胰岛素治疗维持生命。在胰岛素使用过程中应加强对监护人的教育和指导。

（2）解释疾病症状及存在问题

1）婴幼儿完全依赖家长照顾及监护：①不固定的饮食时间、饮食量、活动量，容易出现血糖不稳定，需要频繁进行检测，并调节胰岛素用量。②低血糖更常见。严重低血糖对年幼儿童更有害，因此，如何预防、识别和处理低血糖是教育的重点。

2）学龄儿童有一定的自理能力，需要家长的监督和督促：①了解糖尿病有关知识，适应从家庭到学校的转变。②首先学习帮助父母，继而学会进行胰岛素自我注射和糖尿病监测的技术。③进一步认知低血糖的症状并学会如何自我处理。④学会根据学校的课程，对饮食和运动进行调整。⑤劝告父母逐渐培养患儿的独立性。

3）青春期阶段由于内分泌的紊乱和对治疗的依从性下降，血糖波动较大：①培养与成熟度和理解力相适应的独立性和自我管理的责任感。②青春期患儿懂得糖尿病相关知识预示着良好的自我管理和代谢控制。③顺应性差的患儿随意饮食，运动不规律，易出现血糖忽高忽低，需加强监管。④商讨血糖控制的近期目标、长远目标和首先要解决的问题，并确保这些任务能被患儿理解接收和完成。

（3）明确康复意义及目标：解释每天活动锻炼对减低血糖水平、增加胰岛素分泌、降低血脂的重要性。

（三）康复治疗及训练教育

1. **讲解康复日常训练项目**　1型糖尿病的治疗常规采用胰岛素替代、饮食控制、运动锻炼、血糖监测、健康教育和心理支持相结合的综合治疗方案。其中起直接作用的是饮食疗法、运动疗法和药物治疗三个方面，糖尿病教育和血糖检测是保证这三种治疗正确发挥治疗作用的手段。

2. **康复技术指导**

（1）糖尿病教育：教育是成功处理糖尿病的关键，通过一对一教育、小组课、发放宣传册等多种方式对患儿及家长进行健康教育宣教，取得配合，协调好医务人员、患儿及其家长的关系。糖尿病教育需要根据每个个体的年龄和成熟度进行调整，内容包括疾病知识、饮食运动指导、胰岛素等药物使用方法指导、糖尿病自我监测、糖尿病日记等多方面内容。

（2）血糖监测：目标是发挥主观能动性，使他们能够认真执行治疗计划，仔细监测病情，做好记录，定期复查。遇有如患儿生病、不能正常进餐、运动量明显增加等特殊情况时，家长可及时来医院就诊，保持血糖稳定和防止病情恶化；避免发生糖尿病急性并发症酮症酸中毒、严重低血糖等；防止或延缓并发症的发生，定期进行并发症筛查，及时发现问题并处理。

（3）康复运动指导：运动可以增加肌肉对葡萄糖的利用率，使血糖浓度降低，减少胰岛素或降糖药物的剂量；同时，中等强度的运动锻炼可以提高机体的免疫功能，能增加个人体质，对肥胖者而言，还有利于减轻体重。对稳定期的1型糖尿病患儿进行适当的运动锻炼不但可以降低血糖浓度，减少胰岛素或降糖药物的剂量，同时可以促进健康和正常发育。

1）运动的方式：有氧运动为主，如快走、做广播操、练太极拳、打乒乓球等。运动时间：最佳运动时间是餐后1h，每次30min，每天1~2次，每周运动4~5d。

2）注意事项：①运动前评估糖尿病的控制情况，根据患者具体情况决定运动方式、时间以及运动量。②运动中可携带饼干或糖果，以防低血糖备用。③运动由家长陪同，运动中患儿有不适应立即停止运动，并及时处理。④运动后应做好运动日记，以便观察疗效和不良反应。⑤运动前后要加强血糖监测。

（4）用药指导：医嘱注射胰岛素，不能擅自停药或增减剂量。

1）未开封胰岛素应放于冰箱 2 ~ 8℃冷藏保存，已开封胰岛素在常温下可使用 28 ~ 30d，无需放入冰箱，但应避免过冷、过热、太阳直晒等。

2）注射要定时，注射 30min 内一定要进餐，避免剧烈运动。

3）注射部位包括腹部、大腿外侧、上臂外侧和臀部外上侧。在腹部，应避免以脐部为圆心、半径 1cm 的圆形区域内注射。不同注射部位吸收胰岛素速度快慢不一，腹部最快，其次依次为上臂、大腿和臀部。

4）每次注射部位应轮换，而不应在一个注射区多次注射；注射部位不能按摩，以免加速胰岛素吸收而引起低血糖。

（四）康复健康教育

1. **饮食**　儿童青少年糖尿病的营养治疗既要保证不同生理阶段的生理需要，同时也考虑到儿童心理因素、食欲和口味的需求。其饮食应基于个人口味和嗜好，且必须与胰岛素治疗同步进行，以维持正常血糖和保持理想的体重。饮食治疗的原则：均衡营养、定时定量进餐，适合患儿的生长发育，并控制血糖、血脂水平。食物的能量要适合其年龄、生长发育和日常活动的需要，每日所需总热量等于 1 000+[年龄 ×（70 ~ 100）]，热量成分分配：糖类占总热量的 55% ~ 60%，脂肪占 20% ~ 30%，蛋白质占 15% ~ 20%。全日热量分三餐，早、午、晚分别占 1/5、2/5、2/5，每餐留少量食物作为加餐。当患儿游戏增多时可给少量加餐或适当减少胰岛素的用量。应避免高糖高脂食物，多选择高纤维素食物，烹调以清淡为主。强调定时定量，少量多餐，最好是一日三次主餐和三次加餐。应注意进正餐和加餐的时间要与胰岛素注射及作用时间相匹配。不适宜使用的食品有：高脂肪产品，如油炸食品；高糖食品，如糖果、含糖饮料等；纯淀粉食品，如粉条、凉粉等。蔬菜如黄瓜、西红柿等中的热量很少，可以不限制食用。

2. **用药**　胰岛素用药护理：推荐所有 1 型糖尿病患儿尽早使用强化胰岛素治疗方案。缓解期 1 型糖尿病患儿每日胰岛素总量通常 < 0.5U/（kg·d），青春期前儿童通常需要 0.7 ~ 1.0U/（kg·d）。对儿童和青少年而言，胰岛素的"正确"剂量是达到最佳血糖控制而不引起明显低血糖反应，同时能保障其正常的生长发育。鼓励和指导患儿与家长独立进行血糖和尿糖的监测，教会其血糖测量仪检测末梢血糖值。

3. **康复中注意事项**

（1）运动是一个重要治疗手段，要注意调动患儿的兴趣和积极性，循序渐进，更要长期坚持。需注意若有心肺功能异常或严重高血压者或严重高血糖代谢不稳定者，需根据病情在专家指导下运动，或避免剧烈运动。

（2）教育患儿随身携带糖块及卡片，写上姓名住址、膳食、治疗量、胰岛素注射量、医院名称及负责医师，以便任何时候发生并发症可立即救治。

（3）当采用注射针进行皮下注射治疗时，每次注射应尽量用同一型号的注射器以保证剂量的绝对准确，注射部位可选用股前部、腹壁、上臂外侧、臀部，每次注射需更换注射部位，以免局部皮下脂肪萎缩硬化。根据血糖、尿糖检测结果，每2~3d调整胰岛素剂量1次，直至尿糖不超过"++"。

（4）胰岛素用药注意事项：根据病情发展调节胰岛素剂量。儿童糖尿病有特殊的临床过程，应在不同病期调整胰岛素用量：①急性代谢紊乱期，自症状初现到临床确诊，约数日或数周，一般不超过1个月，除血糖增高、糖尿和酮症尿外，部分患儿表现为酮症酸中毒，需积极治疗。②暂时缓解期，多数患儿经确诊和适当治疗后，临床症状消失、血糖下降、尿糖减少或转阴时，即出现暂时缓解期，此时胰岛β细胞恢复分泌少量胰岛素，患儿对外源性胰岛素的需要量减少，这种暂时缓解一般持续数周，最长可达半年以上。③强化期，经过缓解期后，患儿出现血糖增高、尿糖不易控制现象，必须注意随时调整胰岛素用量，直至青春期结束为止。④永久糖尿病期，青春发育期后，病情渐趋稳定，胰岛素用量亦固定。

（五）教育评价

1. 患儿得到合理充足的营养。

2. 患儿未发生并发症或并发症得到及时发现及处理。

3. 患儿未发生感染。

4. 患儿及家长掌握疾病治疗和护理知识。

（六）出院教育

1. **康复治疗延续的重要性** 糖尿病教育采用多种形式，可以针对共性的问题举办专题讲座，通过糖尿病专科病房或门诊张贴宣传板进行宣教。举办糖尿病儿童家长联谊会，进行经验交流。利用假期举办糖尿病夏令营，让患儿主动参与教育的过程。电话随访和保持联系，如遇到紧急情况可及时向医务人员求救。还可通过视频、激光唱机、电脑游戏等灵活多样的方式开展教育。

2. **出院康复健康教育目标** 患儿及家长掌握护理知识，能够用学到的知识和技能解决自我管理中所遇到的问题，适应糖尿病管理要求。

3. **出院康复健康教育内容**

（1）家庭康复及训练原则：规律运动不仅能够锻炼患儿的心肺耐力，还能促进机体对胰岛素的敏感性，将血糖控制在理想范围。依据年龄及个体化临床症状安排适合患儿的运动量、运动方式和运动时间。而在患儿运动的过程中，还应重点指导有人陪伴及运动前、运动中、运动后测量血糖以避免低血糖的发生，并应随时准备好食品以备低血糖时食用。治疗原则：①消除糖尿病症状。②预防糖尿病酮症酸中毒的发生。③避免发生低血糖。④保证患儿正常生长、发育和性成熟，防止肥胖。⑤早期诊断和治疗并发症及伴随疾病。⑥避免和延缓慢性并发症的发生和发展。⑦长期系统管理和教育，并使患儿和家长学会自我管理，保持健康心理，保证合理的学习和生活能力。

（2）避免诱发因素、预防疾病再发及控制并发症：控制良好的血糖水平有利于提高 1型糖尿病儿童的生存质量。遵循糖尿病饮食有利于维持良好的血糖水平，减少糖尿病并发症的发生，更容易自我满足，提高生存质量。

（3）休息与饮食：结合患儿的年龄、心理和生理特点，重点指导照顾者学会安排个性化的食谱。

（4）糖尿病专科病房或门诊定期复查。

（5）注意事项：未成年人自我管理能力差，易引起多种情绪反应，如情绪低落、焦虑、恐惧、易伤感等，乃至认为前途渺茫，自暴自弃，不配合治疗，因此做好患儿的心理护理很重要。

（李 洁 崔 丹）

第五节　先天性心脏病患儿的康复健康教育

一、疾病简述

（一）定义

先天性心脏病（congenital heart disease，CHD）简称先心病。是胎儿时期心脏血管发育异常而致的心血管畸形，是儿童最常见的心脏病，发病率为活产婴儿的 7‰ ~ 8‰，而在早产儿中的发生率为成熟儿的 2 ~ 3 倍，在死胎中的发生率为活产儿的 10 倍。自 20 世纪 80 年代以来，先心病的介入性心导管术得到发展并成为先心病治疗的重要手段。

（二）病因

任何影响胎儿心脏发育的因素都可以使心脏的某一部分出现发育停滞和异常。先天性心脏病的病因尚未完全明确，目前认为心血管畸形的发生主要由遗传和环境因素及其相互作用所致。其中遗传因素主要包括染色体易位与畸变、单一基因突变、多基因病变和先天性代谢紊乱。环境因素主要是孕早期宫内感染，如风疹、流行性感冒、流行性腮腺炎和柯萨奇病毒感染等；孕妇与大剂量的放射线接触和服药史，如抗肿瘤药、甲苯磺丁脲；孕妇患代谢紊乱性疾病，如糖尿病、高钙血症等；引起子宫内缺氧的慢性疾病；妊娠早期饮酒、吸食毒品等。该病的发生与母体身体素质欠佳、环境恶化等因素密切相关。近两年来，小儿先心病的发生率逐步呈攀升态势。

二、疾病特点

先天性心脏病根据左右心腔或大血管间有无直接分流和临床有无青紫可分为三类：左向右分流型（潜伏青紫型），常见的有室间隔缺损、房间隔缺损和动脉导管未闭等。右向左分流型（青紫型）为先天性心脏病中最严重的一组，常见的有法洛四联症和大动脉错位等。无分流型（无青紫型）如主动脉缩窄和肺动脉狭窄等。临床最常见的先天性心脏病是室间隔缺损。由于患儿年龄小，身体功能发育还不够完全，加之身体抵抗力、免疫力薄弱等原因，导致患儿发病急、病情进展快、预后欠佳。

近 20 年来，随着新的介入材料、技术和治疗理念的出现，介入治疗的病种、范围及操作技术也有所突破，术后监护技术的提高，许多常见的先天性心脏病得到准确的诊断，多数患儿获得彻底根治，先心病的预后已大为改观，先心病患儿的死亡率在逐渐下降。但先天性心脏病仍为儿童因先天发育异常致死的重要原因。

三、心理特点

患儿患先天性心脏病可能导致生长发育落后，正常活动、游戏、学习受到不同程度的限制和影响而出现抑郁、焦虑、自卑、恐惧等心理。家长也可能因本病的检查和治疗比较复杂、风险较大、预后难于预测、费用高而出现焦虑和恐惧等。

四、康复健康教育程序

（一）康复健康教育评估

1. 身心状况评估

（1）营养评估时间：入院 24h 内、术后 3～7d、出院前各评估 1 次，住院时间超过 2 周者应每周评估 1 次。

（2）评估指标：体格测量包括身高或身长、体重、头围、中上臂围及皮褶厚度等；实验室指标包括总蛋白、前白蛋白、视黄醇结合蛋白、C 反应蛋白、血红蛋白、电解质。必要时监测微量元素、叶酸、维生素 B_{12} 等。

（3）评估工具：推荐采用世界卫生组织儿童生长标准曲线，早产儿则推荐采用早产儿曲线图 2013 版（Fenton 2013）。评估人员：经过统一标准培训的相关专业人员。

（4）评估患儿精神状态、生长发育的情况，皮肤黏膜有无发绀及其程度，有无周围血管征，检查有无呼吸急促、心率加快、鼻翼扇动，以及肺部啰音、肝脏增大等心力衰竭的表现。有无杵状指（趾），胸廓有无畸形，有无震颤。

2. 能力的评估

（1）心肺功能的评估。

（2）日常生活能力的评估。

（3）运动功能分级系统、粗大运动功能评定。

3. 对康复知识学习的需求　患儿入院后及时评估家长的需求，家长需要对疾病相关的知识，尤其是疾病发病的原因、手术的预后、术后远期对患儿生活及工作的影响问题的了解及答案。患儿家长对康复治疗重要性的认识；了解患儿及家长对康复治疗、康复知识学习和掌握的要求。

（二）住院教育

1. 康复治疗的重要性　随着医学科学技术的发展，众多先心病患儿得到恰当治疗，存活至成人的复杂先心病患儿日益增多，制订规范的康复程序与规划，有助于先心病患儿由儿童顺利转入成人。连续提供适宜的医疗服务，使其生理功能潜能得到最大挖掘，对先心病患儿进行适时的康复干预，很多患儿能够在术后各项发育中得到提升和改善，成为正常儿童。

2. 康复健康教育目标　家长能够运用获得的知识护理患儿，适当限制活动量，给予充足营养以满足生长发育的需求。患儿不发生感染和并发症，一旦发生并发症家长能够给予及时适当的处理，患儿和家长心理健康，树立好的治疗信心，较好的配合各种诊断检查和手术治疗。

3. 康复健康教育内容

（1）讲解疾病：结合小儿先天性心脏病患儿家长的文化程度，结合小儿先天性心脏病患儿的病情，耐心地向其讲解疾病的成因、临床表现、治疗方法及注意事项等内容，加强患儿家长对疾病的认知能力，提高患儿家长在日常护理患儿及预防疾病复发的能力。先天性心脏病的预后与复杂程度有关，简单型先心病（室间隔缺损、房间隔缺损、动脉导管未闭）出生后病情轻，无血流动力学改变或仅有轻微改变，不影响生长发育或有自愈倾向，可长期随访，或等待自愈，或择期手术或介入治疗，预后较好；复杂型先心病，如法洛四联症，3 岁以内的自然死亡率达 40% ~ 50%，绝大多数原因是肺部血流严重减少和重度缺氧发作，其根治术已有 50 年的历史，手术方法日趋完善，效果也十分理想，但仍有部分患儿术后无法生存。

（2）解释疾病症状及存在问题：①建立合理的生活制度，安排好患儿作息时间，保证睡眠、休息，根据病情安排适当活动量，减少心脏负担。②治疗护理尽量集中完成，尽量减少搬动和刺激患儿，避免引起情绪激动和大哭大闹。③预防感染：注意体温变化，按气温改变及时加减衣服，避免受凉引起呼吸系统感染。

（3）明确康复意义及目标：通过加强对患儿的心理护理、饮食、并发症的预防等，有效增强临床治疗效果，提高患儿生活质量。

（三）康复治疗及训练教育

1. 手术治疗 包括开胸手术和介入手术。开胸手术为主要治疗方式，适用于各种简单先天性心脏病，如室间隔缺损、房间隔缺损、动脉导管未闭等及复杂先天性心脏病。介入手术为 20 世纪发展起来的一种新型治疗方法，主要适用于动脉导管未闭、房间隔缺损及部分室间隔缺损不合并其他需手术矫正的畸形患儿。主要方式为球囊瓣膜成形术、球囊血管成形术、球囊房间隔造口术、未闭动脉导管栓堵术、室间隔缺损封堵术、血管支架等。

2. 运动疗法 依据患儿术后血流动力学及病理状态不同而异：对术前运动耐量正常者，通过运动疗法提高其术后运动极限水平；对术前运动耐量低于正常者，使其运动耐量达到正常水平；对术后仍有明显血流动力学改变者，提供安全运动处方。

（1）进行运动治疗之前需要通过运动评估预测患儿在运动过程中发生风险的水平，即进行症状限制性运动试验，从而得知患儿的活动水平基线，帮助提供个体化的运动处方。

（2）运动类型：包括有氧运动、抗阻运动、柔韧性运动等。有氧运动是运动处方的主体部分，其他提高耐力的运动项目有游泳、登山、骑行。抗阻运动与有氧运动不同，抗阻运动是通过教会患儿用力时呼气、放松时吸气的呼吸方法提高心内膜血供，使骨骼肌的耐力和力量提高，增强运动耐受力。柔韧性运动每周 2 ~ 3 次，总时间 15min 左右，通过每个部位的每次拉伸在无痛感的基础上牵拉肌肉进行训练。运动治疗过程中，要及时观察患儿的病情变化和生命体征，如患儿出现不适可及时处理；同时观察患儿康复训练的进度及对康复的需求，根据其病情调整运动处方。

3. 呼吸功能训练 先天性心脏病患儿常合并其他先天性或后天性器官功能障碍，例如限制性或阻塞性肺疾病、膈肌麻痹、反复肺部感染等肺部疾病，可影响患儿运动耐量，60% 心胸手术患儿会出现呼吸系统问题。先天性心脏病婴幼儿可通过叩背、振荡、吸痰、体位引流等方法排出肺内分泌物，根据患儿的兴趣选择提高患儿呼吸状态的方法，进行深呼吸训练维持通气功能。

4. **心理干预** 先天性心脏病患儿与其照顾者常存在不同程度的心理问题，影响康复的实施效果和成功率。通过语言、态度和行为在精神上给予患儿支持和鼓励，加强心理护理，出院后定期随访和复查，能够改善患儿心理行为状况及社会适应能力。心理干预不仅包括对患儿的心理疏导，还应改善家庭成员的心理状况，充分考虑家庭因素对患儿心理及康复的影响。

（四）康复健康教育

1. **饮食** 母乳是婴儿最佳食品，应鼓励先天性心脏病的患儿实现母乳喂养。在胃肠功能耐受的情况下，可采用母乳添加剂来增加能量密度。在无法母乳喂养的情况下，可根据患儿的年龄和病情及营养状况，胃肠功能状况选择配方奶粉。供给充足营养，注意营养搭配，供给充足能量、蛋白质和维生素，保证营养需要，以增强体质，提高对手术的耐受。喂养困难要耐心喂养，可少量多餐，避免呛咳和呼吸困难，必要时让家长陪护；心功能不全时有水钠潴留者，应根据病情，采用无盐饮食或低盐饮食。年长儿饮食以清淡为宜，严格控制患儿饮食中盐、高脂肪、高胆固醇食物的摄入量，禁食油腻、生冷、腌制等食物，避免不健康饮食加强心脏负担。

2. **用药** 小儿先天性心脏病患儿需要长期服药治疗。对此，护理人员需要向患儿家长讲解不同药物的药理机制，使用方法及常见不良反应、禁忌等，提高用药的安全性和有效性，控制和改善病情。

3. **康复中注意事项** 根据患儿疾病的不同阶段，不同的需要给予相应的技术指导，如婴幼儿喂奶的姿势、术后翻身的方法等；在进行健康教育时应采取"讲"和"看"相结合的方式，即在讲述的同时让家长看健康教育手册，便于记忆。对一些较难理解的知识点，可采取重复、反问等方法来加强理解。在对他们进行健康宣教时应注重介绍展板放置的位置、内容及其优点。

（五）教育评价

康复治疗健康教育使患儿活动量得到适当的限制，能满足基本生活所需；患儿得到充足的营养，满足生长发育的需要；患儿未发生感染；患儿不发生并发症或发生时能被及时发现，得到及时适当的处理；家长能获得本病的有关知识，患儿和家长得到心理支持，较好的配合诊断检查和手术治疗。

（六）出院教育

1. **康复治疗延续的重要性** 可以采用口头宣传，发放健康手册等多种形式，可以针对共性的问题举办专题讲座，采用回授法健康教育提高患儿家长的知识水平。采用手机APP 视频宣教帮助家长更直观的掌握相关知识。

2. 出院康复健康教育内容

（1）家庭康复及训练原则：心脏康复运动训练可改善 CHD 儿童和青少年的身体功能和健康相关生活质量，中高强度的家庭运动训练对于先心病患儿而言也是安全可行的，并可以显著改善其生活质量及运动能力。根据患儿的身体状况开展合适的运动疗法可增加远期生存率。出院后进行延续的家庭运动训练，训练过程中要密切监测心率变化以调整训练强度。为达到更有效和安全的训练效果，应选择适合患儿的运动设备，运动训练时应评估运动设备是否满足实际需求，定期监测血压和心率，并由小儿心脏病专家进行监督指导，根据患儿的训练进度及对运动负荷的耐受性逐渐增加运动强度。

（2）按需用药：将患儿现用药物的名称、用法、用量、注意事项等以条目罗列形式打印成纸质指导材料并发放给照顾者，同时辅以口头明细讲解，耐心解答其用药疑问，帮助其提高用药管理能力。

（3）避免诱发因素、预防疾病再发及控制并发症：告知患儿和家长关于本病的发病原因、治疗方式、以及介入治疗后常会出现的并发症等，预防感染。

（4）休息与饮食：根据患儿的病情和身体状况制订相应的饮食。

（5）定期复查：发放复查指导彩页，详细说明复查频次、复查时间、复查内容、复查时需携带资料等内容。

（6）注意事项：服药的 3h 内尽量避免剧烈运动，介入术后第 1、3、6、12 个月及以后每年常规随访心电图及心脏超声。

（李　洁　崔　丹）

第六节　脑性瘫痪患儿的康复健康教育

》》一、疾病简述

（一）定义

脑性瘫痪（cerebral palsy，CP）简称脑瘫，是一组持续存在的中枢性运动和姿势发育障碍、活动受限症候群。这种症候群是由于发育中的胎儿或婴幼儿脑部非进行性损伤所致。脑性瘫痪的运动障碍常伴有感觉、知觉、认知、交流和行为障碍，以及癫痫和继发性肌肉骨骼问题。

（二）病因

引起脑性瘫痪的病因按时间可划分为三个阶段，即出生前、围生期和出生后。出生前的因素包括遗传因素、母体因素、宫内感染、宫内生长迟缓、绒毛膜羊膜炎和先天性畸形等；围生期因素包括围生期感染、早产、新生儿脑卒中、胎盘功能不全、缺氧缺血、胎粪吸入、Rh 或 ABO 血型不合等；出生后因素包括新生儿脑病、胆红素脑病、感染因素、环境因素中毒及创伤等。流行病学研究表明，70%～80% 的脑性瘫痪与产前因素有关，出生窒息所造成的脑性瘫痪仅占 10% 左右。

（三）临床分型及分级

按运动障碍类型及瘫痪部位分型，包括痉挛型四肢瘫、痉挛型双瘫、痉挛型偏瘫、不随意运动型、共济失调型和混合型；按粗大运动功能分级系统（gross motor function classification system，GMFCS）分级（五级），根据 GMFCS 0～2 岁、2～4 岁、4～6 岁、6～12 岁、12～18 岁的五个年龄段粗大运动功能分级标准，功能从高到低分为 I 级、II 级、III 级、IV 级、V 级。

二、疾病特点

脑瘫儿童的典型特点包括运动功能障碍、持续性姿势及运动模式异常、反射发育异常、肌张力和肌力异常和继发性损伤。运动障碍体现在运动发育的未成熟性、不均衡性、异常性，运动障碍的多样性及异常发育的顺应性。除主要特点外，多伴有不同的功能障碍或共患病，包括视觉障碍、听觉障碍、语言障碍、癫痫、智力障碍、学习困难、孤独症谱系障碍、心理行为异常、饮食困难、胃食管反流、流涎、牙齿牙龈问题、直肠及膀胱问题等。小儿脑性瘫痪虽然是一种非进行性脑损伤综合征，但其功能障碍的程度会随着年龄的增加、个体以及环境条件的变化而发生变化。其预后与脑损伤的程度、是否早期干预、是否采取正确的康复治疗策略、是否实施正确的康复护理、管理及康复预防措施等因素有关。

三、心理特点

儿童的心理发展包括注意的发展、记忆的发展、认知的发展、思维的发展、想象的发展、情绪和情感的发展、意志的发展、个性和性格的发展。这些发展与生物学因素、环境因素和社会因素有关。脑性瘫痪儿童因存在脑损伤，不仅造成肢体运动功能障碍，而且常出现不同程度的情绪障碍、行为异常、自我伤害、认知障碍等，容易产生抑郁、自卑、自闭等心理问题。因此，对脑性瘫痪患儿的心理治疗和教育，对促进其全身心的发育是十分必要的。

》》四、康复健康教育程序

（一）康复健康教育评估

1. 身心状况评估　了解脑瘫患儿目前主要存在的健康问题；有无致残、生活自理能力、有无并发症等；了解患儿及家长心理情况，有无家族史、遗传因素、家庭经济情况以及对康复的需求等。

2. 能力的评估

（1）日常生活活动功能评定：包括个人卫生动作、进食动作、更衣动作、排便动作、器具使用、认识交流动作、床上动作、移动动作、步行动作等部分。根据评定结果提供相对应的康复指导。

（2）身体功能与结构评定：包括肌肉、骨骼、神经反射、感知觉、认知觉、运动功能、言语功能以及神经功能的评定。

3. 对康复知识学习的需求　了解患儿家长的文化程度、学习能力及对疾病的认识程度；患儿家长对康复治疗重要性的认识；了解患儿及家长对康复治疗、康复知识学习和掌握的要求。

（二）住院教育

1. 康复治疗重要性　小儿脑性瘫痪虽然是一种非进行性脑损伤综合征，但其功能障碍的程度会随着年龄的增加、个体以及环境条件的变化而发生变化。其预后与脑损伤的程度、是否早期干预、是否采取正确的康复治疗策略、是否实施正确的康复护理、管理及康复预防措施等因素有关。因此，早期发现异常、早期干预是取得最佳康复效果的关键。

2. 康复健康教育目标　提高患儿家长对脑瘫康复治疗相关知识及方法的掌握度，提高脑瘫患儿康复训练的完成度以及对护理服务的满意度。

3. 康复健康教育内容

（1）讲解疾病：向患儿家长讲解疾病相关知识，提高家长对疾病的认识程度。包括疾病的主要临床症状、相关并发症、相关实验室检查及专科检查项目、康复治疗的目的、康复训练方法及注意事项、药物的作用及副作用等。

（2）疾病症状及存在问题：持续性运动障碍及姿势异常是脑性瘫痪的核心表现，可表现为不同模式，同时伴有肌张力和肌力的改变。

1）典型特征表现为五个方面：①运动功能障碍，早期以运动发育落后为主。②持续性姿势及动模式异常。③反射发育异常，主要为原始反射延迟消失，立直反射及平衡反应延迟出现，痉挛型脑性瘫痪可出现病理反射。④肌张力和肌力异常（牵张反射亢进、关节活动度异常等）。⑤随年龄增长的继发性损伤。

2）运动障碍的特点：痉挛型四肢瘫以锥体系损伤为主，包括皮质运动区及传导束损伤，以全身屈曲模式为主，运动范围变小，抗重力伸展不足，多见拱背坐；痉挛型双瘫以锥体系受损为主，包括皮质运动区及传导束损伤，在脑性瘫痪患儿中最为常见，主要表现为全身受累，双下肢痉挛及功能障碍重于双上肢；痉挛型偏瘫以锥体系受损为主，包括皮质运动区及传导束损伤，非对称性姿势运动模式，主要障碍在一侧肢体；不随意运动型以锥体外系受损为主；共济失调型以小脑受损为主，可存在锥体系及锥体系损伤。

（3）明确康复意义及目标：脑瘫康复的基本目标不是治愈及完全正常化，而是通过医疗、教育、职业、社会、工程等康复手段，使脑瘫患儿在身体、心理、职业、社会等方面的功能达到最大限度的恢复和补偿，力求实现最佳功能状况和独立性，提高生活质量，同其他公民一样，平等享有有各种机会以及参与社会、分享社会和经济发展成果的权利。

（三）康复治疗及训练健康教育

1. 讲解康复治疗及训练项目

（1）物理治疗：包括物理因子疗法和运动疗法。

1）物理因子疗法：包括功能性电刺激疗法的经皮神经电刺激法、神经肌肉电刺激法、仿生物电刺激法等；传导热疗法：石蜡疗法、热袋温敷法、Kenny 湿敷温热法等；水疗法：涡流浴、伯特槽浴、步行浴游泳运动、水中功能训练等；冷疗法；生物反馈疗法的肌电生物反馈疗法、脑电生物反馈疗法、重复经颅刺激等。

2）运动疗法：是采用主动和被动运动，通过改善、代偿和替代的途径，旨在改善运动组织（肌肉、骨骼、关节、韧带等）的血液循环和代谢，促通神经肌肉功能，提高肌力、耐力、心肺功能和平衡功能，减轻异常压力或施加必要的治疗压力，纠正躯体畸形和功能障碍。

（2）作业治疗：指有计划、有针对性地从患儿日常生活、学习、劳动、认知等活动中，选择一些作业，对患儿进行训练，恢复和学习各种精细协调动作，解决生活、学习、工作及社交中所遇到的困难，取得一定程度的独立性和适应性。包括姿势控制、上肢功能训练、促进日常生活动作能力、促进认知功能的发育、促进情绪的稳定和社会适应性、环境改造、感觉统合治疗、辅助器具、矫形器、移动工具的使用等。

（3）言语治疗：包括日常生活交流能力的训练、进食训练、构音障碍训练、语言发育迟缓训练、构音器官运动训练、构音训练等。

（4）其他疗法：传统医学康复疗法、马术治疗、多感官刺激、游戏及文体治疗、音乐治疗、虚拟现实康复训练、活动观察训练、任务导向性训练、全身振动训练、限制性诱发疗法、双手协调加强疗法、密集运动训练治疗计划、海豚疗法、核心肌群训练、悬吊运动疗法、沙浴疗法、康复机器人、辐射性体外冲击波疗法、神经干细胞移植、运动想象及镜像疗法或镜像视觉反馈疗法等。

（5）药物及手术治疗；心理康复与教育、职业康复及社会康复。

2. 康复技术指导

（1）姿势管理

1）抱法：①痉挛型脑瘫患儿的抱法，患儿双上肢放在抱孩子者的双肩上，尽可能地环绕其颈部，将患儿两下肢分开置于抱孩子者的腰部或者抱孩子者一手托住患儿的臀部，另一手扶住患儿的肩背部，把患儿头部竖直，与抱孩子者之间保持良好的视觉交流（或头放在抱孩子者的肩部），并侧抱在怀中，将患儿双腿分开在抱孩子者的身体两侧，轻度屈曲外展，达到缓解内收肌痉挛的目的。②不随意运动型脑瘫患儿的抱法，此种类型患儿的抱法原则为在抑制异常姿势的同时设法保持患儿的稳定性。使患儿呈"抱球"姿势，双腿靠拢，髋、膝关节屈曲，抱孩子者两手前伸抱住患儿双膝，头前屈，用胸部抵住患儿头部，防止头颈后仰。此姿势不宜时间过长，可在此姿势下左右摇晃患儿。③屈曲占优势的脑瘫患儿的抱法，第一种方法是患儿背向抱孩子者，使其四肢和脊柱呈伸展状态，抱孩子者一手扶持患儿上侧肢体的上臂，另一手扶持骨盆部位，防止双下肢交叉。第二种方法是抱孩子者一手握住患儿外侧上肢，以手臂托住患儿的肩及另一侧上肢，另一只手臂托住患儿伸展的大腿部。此种姿势利于患儿抬头及伸展四肢和脊柱，便于患儿运用双手取拿物品。④伸展占优势的脑瘫患儿的抱法，方法一：抱孩子者面对患儿，双手伸于患儿腋下，扶持胸部两侧，使患儿头部呈前屈姿势，双上肢伸向前方，从仰卧位抬起身体。方法二：患儿背向抱孩子者，抱孩子者将两臂插入患儿两腋下，双手分别托住患儿的两侧臀部，使患儿双下肢分开。同时用胸部抵住患儿头部，防止头颈后仰。方法三：对年长的、重度角弓反张的患儿，要使其头部、肩部、髋关节及膝关节呈屈曲姿势。首先使患儿侧卧位，抱孩子者以一侧上肢环绕患儿头颈后并托起，手握住患儿一侧的肩部，使其头、肩前屈，另一侧手臂从患儿双下肢之间插入，手掌压住患儿的胸腹部，使患儿双髋关节屈曲后抱起。

2）卧位姿势：①侧卧位，是脑瘫患儿最适合的姿势，特别是非对称性紧张性颈反射（ATNR）的患儿。保持双上肢前伸，两手靠近，髋膝屈曲向前。②俯卧位，适合痉挛型屈曲严重的患儿，但有严重紧张性迷路反射（TLR）姿势反射持续存在时，不宜长时间采用。在患儿胸前放一低枕，使其双臂向前伸出，当患儿头能向前抬起或能转动时，可以抽去枕头。还可通过颜色、声音以及训练手法刺激促进患儿抬头，有利于训练小儿头控制能力。③仰卧位，姿势肌紧张亢进的患儿，可使用吊床，减轻四肢过度伸展，保持头部在中线位置。对严重肌张力增高的患儿，可以使用支撑垫和滚筒，固定头部，弯曲髋部，保持骨盆在中立位。

3）坐位姿势：①床上坐位，家长跪坐在患儿身后，用自己胸腹部顶住患儿腰背部，保持患儿的脊柱正直，防止后凸，用两上肢从患儿双腋下伸向大腿，扶住大腿内侧，将患儿拉向自己，使患儿躯干的重量负荷于其坐位支撑面上，使髋关节保持90°，两下肢分开，膝部伸展。②椅或凳坐位，90°的靠椅，可以限制肩部收缩，使肩部旋前，促进双手放置中线，自由活动，令患儿骑跨在有靠背的椅子上，髋、膝、踝关节屈曲成90°，双手抓住靠背。也可以使用角椅，角椅可以提供头部支撑，防止头部后仰及左右偏斜，保持正中位。

4）跪位（膝立位）姿势：①膝立位，让患儿膝部靠拢，大腿与小腿成90°，髋关节充分伸展，躯干与大腿成直线（180°），家长给予必要的扶持。②单膝立位：患儿取四点支持位，训练者跪坐于其后方。先使患儿向单膝立位转换时欲迈出一侧的下肢和对侧上肢外旋。同时将迈出下肢侧同侧的身体侧方向下方牵拉，使患儿体重负荷移动在这侧下肢，然后促使患儿迈出对侧的下肢呈单膝立位。

5）站立姿势：从患儿后方给予支持，双手扶住其骨盆，使其尽可能双腿直立，头部保持在正中位，上身挺直，髋关节、膝关节尽可能伸直，双腿稍分开，脚掌平放在地面上，双足分开与肩同宽，骨盆保持在中立位上，处于正确的静态站立姿势。在完成静态站立后，逐步在站立时头、躯干、四肢等进行随意活动，并保持相对的平衡，体验正确的站立姿势。

（2）排泄动作训练方法：①正常小儿1岁以后可逐渐使用便盆，当小儿会说话时即可开始应用便盆。2岁左右可以进行如厕训练，4岁左右可独立去厕所排尿和排便。②选用具有稳定性的便盆，便盆的坐面与臀部紧密接触，后面有支持物，患儿坐于上面两足可着地。尚未取得坐位平衡的患儿，在家长协助下使患儿髋关节屈曲位、两下肢分开、肩与上肢尽量向前。

（3）穿、脱衣物的训练方法：穿、脱衣服的顺序因脑瘫患儿的临床表现差别较大，不宜采取统一的训练方法，应根据具体情况具体对待。偏瘫型患儿，遵循患肢先穿后脱的原则。上肢屈曲痉挛的患儿应先对上肢进行缓慢牵伸，再将其带入衣袖。下肢伸直痉挛的患儿，可将训练者双手置于患儿的下腰部并轻轻用力，使其上身前倾，髋、膝屈曲，然后进行衣物的穿着。

（4）洗浴的动作与训练：①婴儿洗浴，由一个人从后侧握持患儿两肩，使肩胛带向前、头前屈，另一人扶持患儿小腿使其髋膝关节屈曲并压住自己的双手，呈完全屈曲位。②年长患儿洗浴，将适合患儿坐的小浴盆放于大浴盆中，患儿坐于其中进行洗浴，确认浴盆内患儿坐位安全。

（5）摄食训练方法：加强口面部肌群运动，帮助患儿做被动开闭颌关节、闭唇、呲牙、噘嘴、鼓腮、咀嚼、空吞咽等动作，协助患儿尽力将舌外伸。咽部冷刺激训练配合吹纸片、微笑、皱眉、鼓腮等运动。加强吸吮训练、喉抬高训练、构音训练等，每周 3～5 次，每次 20～30min。发音训练及吹气训练能改善咀嚼吞咽功能。

（四）康复健康教育

1. **饮食**

（1）食物选择：因脑瘫患儿日常活动受限，其消化吸收能力较弱，指导家长给予高热量、高蛋白及富有维生素、易消化的食物。选择牛奶、豆浆、鸡蛋、酸奶、肉类等富含蛋白质的食物；以米饭、面食、馒头、粥、粉为主食；多吃蔬菜和水果，少吃脂肪肥肉。对存在咀嚼、吞咽功能障碍的患儿，应根据患儿的病情改善情况及功能恢复情况逐步调整患儿饮食，从流质、半流质、软食（米糊、稀饭、面条等）向固体食物（米饭、馒头、蛋糕）过渡。对无力自行吞咽的患儿应采取鼻饲喂养。

（2）进食姿势选择：应根据患儿的自身特点，遵循抑制异常姿势、身体双侧对称的原则，选择最适合的进食体位，可采取抱坐喂食、面对面进食、坐位进食、坐在固定椅子上进食、侧卧位进食及俯卧位进食，不宜采用仰卧位，避免引起窒息或误吸。坐位进食时要调整好桌椅的高度，膝关节屈曲 90°，双足全足着地，小桌板放于胸前，双上肢前伸时能正好放于其上。

（3）进食注意事项：脑瘫患儿能独立用勺、碗进餐时，需要适当对饮食用具进行改良。勺应选用边圆平浅、柄长且粗，必要时可使用带柄的勺或加上特殊的柄。碗、盘以深一些的为好，且在餐桌上放防滑垫，防止患儿在碗中盛取食物时滑动。饮水或喝汤的杯子不宜过大，选用质地柔软且结实的杯子，不要用易碎的玻璃水杯，杯口最好有 V 形缺口，必要时使用双耳杯。

2. **用药** 脑瘫患儿的药物治疗，主要针对脑瘫患儿的并发损害。包括抗感染药物、抗癫痫药物、降低肌张力药物、抑制不自主运动的药物、神经肌肉阻滞剂、各类神经生物制剂等。向家长讲解药物的作用及不良反应。对脑瘫合并癫痫的患儿，应说服家长必须系统治疗，遵医嘱坚持服药，不能自行加药、减药、停药、换药，按时复诊。

3. **康复中注意事项**

（1）加强安全管理：评估影响脑性瘫痪患儿的安全因素，包括跌倒或坠床、窒息、烫伤、压疮等，进行有针对性的安全指导，确保患儿安全。

（2）预防感染：及时添加衣物，合理喂养，注意患儿餐具和个人物品的清洁护理，预防上呼吸道和肠道疾病；定期接种各种疫苗，预防各种传染病，以免影响正常的治疗疗程。

（3）促进患儿心理健康：告知家长给予患儿更多的关爱与照顾，耐心指导，积极鼓励，注意挖掘其自身潜力，使患儿有成就感并不断进步，不可歧视或过于偏爱，以免造成性格缺陷。

（4）家长心理护理：通过疾病相关知识宣教、倾听理解、鼓励安慰等心理疏导方式以及个体或团体形式的技术性减压，帮助家长建立信念系统，激发积极架构。如心理异常较为严重，可请心理医生给予心理干预。

（5）矫形器和辅助用具使用：向患儿及家长说明矫形器使用的必要性，讲解矫形器的作用和使用方法；穿宽松、棉质、柔软且易于穿脱的衣裤；注意清洁皮肤，保持干燥；经常保养矫形器，存放时避免挤压矫形器，对低温热塑材料制作的矫形器存放时要远离热源，发现矫形器有问题时，及时请矫形师解决。

（五）康复健康教育评价

患儿家长能够了解、认知脑瘫的一般知识；能够认识康复治疗的重要性；能主动积极参与康复治疗和康复训练；能掌握患儿日常生活活动训练的内容和方法；家长能掌握纠正异常姿势的正确方法；能掌握预防脑瘫发生和发展的预防知识和措施。

（六）出院教育

1. **康复治疗延续的重要性**　告知家长脑瘫患儿的康复治疗是一个漫长的过程，虽然该疾病是非进展性的，但如果不给予适当的治疗和训练，患儿的异常运动模式反复强化，最终会导致软组织挛缩、关节畸形，丧失生活自理能力。因此，及早干预与持续康复训练至关重要。

2. **出院康复健康教育目标**　家长能够知晓家庭疗育的相关技术和护理方法；能够知晓用药方法及注意事项；知晓复诊时机。

3. **出院康复健康教育内容**

（1）家庭康复及训练原则：指导家长正确的运动疗法的方法和技能、纠正异常姿势的方法及日常生活活动能力的训练与护理。

（2）按需用药：遵医嘱继续用药，注意观察药物不良反应。

（3）避免诱发因素、预防疾病再发及控制并发症。掌握癫痫发作的处理。

（4）休息与饮食：劳逸结合，加强锻炼。指导家长给予高热量、高蛋白及富有维生素、易消化的食物。

（5）定期复查：根据患儿病情及家长对居家康复训练方法的掌握情况，调整复诊时间，促进患儿肢体功能的逐步改善。

（6）注意事项：在进行家庭康复训练时，要尽量取得患儿合作，在患儿情绪好、兴趣高时教一些新的动作并不断强化，但每次训练时间不可过长，内容不要单一。要给予患儿必要的家庭情感支持，并逐步提高患儿的社交能力，在患儿的运动能力及生活活动能力有显著提高时，适时对患儿进行必要的学前及职前教育，为患儿能够回归社会、走向就业打下良好基础。

（李　洁　崔　丹）

第七节　孤独症谱系障碍患儿的康复健康教育

》》一、疾病简述

（一）定义

孤独症谱系障碍（autism spectrum disorder，ASD）是一组以社会交往障碍、言语和非言语交流障碍、狭隘兴趣、刻板行为为主要特征的神经发育障碍性疾病。包括典型孤独症、不典型孤独症、阿斯伯格综合征、孤独症边缘、孤独症疑似等症状。

（二）病因

到目前为止，孤独症谱系障碍（ASD）的病因仍是世界医学的未解难题。学界形成的基本共识是该疾病为多种因素导致，并具有生物学基础的心理发育性障碍，与遗传、母孕期及围生期生物学因素和免疫、脑部结构或功能异常、神经内分泌和神经递质异常等因素具有较高相关性。发病机制当前比较成熟的理论假说是中央统合功能减弱（weak central coherence）学说。

（三）临床主要症状

社会交往障碍、交流障碍、行为方式异常是孤独症谱系障碍最主要的三项临床表现，部分儿童存在感知觉异常、智力和认知缺陷。

》》二、疾病特点

孤独症谱系障碍患儿常共患精神心理、神经发育、躯体或遗传等疾病，其发生率约为正常儿童的数倍。其中，ADHD和智力障碍不仅是孤独症谱系障碍患儿的共患病，还是其患病的高危因素；睡眠问题年幼儿更易出现睡眠阻力增大、睡前焦虑、夜间易醒等，年长儿则易表现为失眠症状；胃肠道问题、进食或喂养问题在孤独症谱系障碍患儿中高发，易造成营养问题；癫痫发作在孤独症谱系障碍患儿中较常见，其高峰年龄段为婴幼儿期和青春期。

》》三、心理特点

在心理模式方面，孤独症谱系障碍患儿在相互注意、情绪知觉、语言运用（语用）、语意促发等方面都有明显障碍；在游戏方面，功能性游戏常有发展迟缓，而象征游戏和社会互动的装扮游戏，则有明显的缺陷。一些神经心理学假说被用于解释孤独症谱系障碍患儿的异常行为，如心灵理论（theory of mind），患儿缺乏对他人心理的认识解读能力，因而出现交流障碍、依恋异常和"自我中心"等行为；执行功能（executive function），指患儿缺乏对事物的组织、计划等能力，从而出现相关的行为混乱、多动等；中枢结合功能（central coherence），指患儿偏重事物的细节而常常忽略整体，即"只见树木，不见森林"，以致行为刻板或具有某些特殊能力。然而，上述假说仍不能完整解释孤独症谱系障碍患儿全部异常行为。

》》四、康复健康教育程序

（一）康复健康教育评估

1. 身心状况评估

（1）生理评估：包括年龄、性别、身高、体重、营养状况、躯体发育情况、有无先天畸形、有无视觉听觉障碍、有无神经系统阳性体征、有无家族史、评估患儿生活自理能力、运动、语言、认知能力，评估家庭支持情况、康复治疗环境等。运动功能是否受限，运动的协调性。推荐选用的儿童发育评估工具包括：丹佛发育筛查测验（DDST）、波特奇早期教育方法发育核查表、Gesell 发育量表、儿童发育里程碑、心理教育评定量表（PEP）等。

（2）心理评估：①认知活动，有无感知觉的异常，是否对痛觉反应迟钝；是否有言语发育迟缓的各种表现，在言语的形式和运用上有无障碍；智力水平如何。②情感活动，有无焦虑、抑郁、恐惧、情绪不稳、易激惹或情感淡漠等异常情绪。③意志行为活动，观察患儿是否对某些非玩具的物品感兴趣，是否对某些物品特别依赖；是否有某一方面的特殊爱好、兴趣和能力，如沉溺于看某个电视节目，或对数字、地名有不寻常的记忆力；有无重复刻板的生活习惯；是否有某些奇怪的行为；是否显得多动；有无冲动攻击、固执违拗等行为。可应用简易婴儿孤独症筛查量表、克氏行为量表、ABC 孤独症行为量表、CARS儿童孤独症评定量表、语言行为评估量表等进行评估。

2. 能力的评估

（1）非语言交流能力：是否会用手势、姿势表达自己的需求；何时会用手指指物品、图片；是否有用非语言交流替代言语交流的倾向；面部表情是否与同龄儿一样丰富。

（2）社会交往能力：何时能区分亲人和陌生人；何时开始怕生；对主要抚养人是否产生依恋；何时用手指点东西以引起他人的关注；是否对呼唤有反应；是否回避与他人的目光对视；会不会玩过家家等想象性游戏；能不能与别的小朋友一起玩及如何与小朋友玩；会不会安慰别人或主动寻求别人的帮助。

（3）认知能力：有无认知能力的倒退；有无超常的能力；生活自理能力如何；有无生活自理能力的倒退。

（4）兴趣行为：游戏能力如何；是否与年龄相当；是否有特殊的兴趣和怪癖；是否活动过多或过少；有无重复怪异的手势动作或身体动作；有无反复旋转物体；有无对某种物品的特殊依恋。

（5）运动能力：何时能抬头、独坐、爬、走路；运动协调性如何；有无运动技能的退化或共济失调。

3. **对康复知识学习的需求**　了解患儿家长的文化程度、学习能力及对疾病的认识程度；患儿家长是否了解疾病的性质、疾病可能出现的原因，以及对康复治疗重要性的认识；患儿家长是否掌握康复训练方法、注意事项，是否能够独立完成。

（二）住院教育

1. **康复治疗的重要性**　孤独症谱系障碍患儿具有极强的可塑性，康复教育和训练是主要干预手段。通过早期发现、早期干预可以最大限度地改善患儿核心症状并尽可能发挥其潜能，减轻残疾程度，促进智力发展和语言发育，提高社会交往能力，掌握基本生活技能和学习技能，改善生活质量，力争使部分患儿在成年后具有独立学习、工作和生活的能力。

2. **康复健康教育目标**　家长能够认识疾病性质，了解疾病原因，有效应对病症，由消极、被动转为积极主动参与；掌握训练方法、注意事项，并能独立操作，与专业人员积极配合，共同训练和教育患儿，学会将各种康复护理技术融入家庭及社会活动中。

3. **康复健康教育内容**

（1）讲解疾病：孤独症谱系障碍（ASD）是一组神经发育性障碍，其核心症状为社会交往障碍及重复、刻板行为和狭隘的兴趣。约有 3/4 患儿伴有明显的精神发育迟滞，部分患儿在智力普遍低下的背景下，智力的某一方面相对较好或非常好。病因尚未阐明，可能与遗传因素、孕期及围生期并发症、神经解剖学、神经生化及免疫学因素有关。

（2）解释疾病症状及存在问题：①社会交往障碍表现为缺乏自发性社会或情感交流动机和行为，如喜欢独自玩耍、缺乏亲子依恋、共享行为及利他行为缺乏；不听从指令、我行我素；多种言语交流行为存在显著缺损，如缺乏目光对视和面部表情、较少运用肢体语言；不能准确判断情景等。②语言障碍表现为语言发育落后或语言倒退，部分患儿表现为言语多，但缺乏交流性质，如重复刻板语言、自言自语和"鹦鹉语言"等。高功能孤独症谱系障碍患儿虽有正常的词汇量及基本沟通能力，但其语用能力差，音量、语调及语速单一，较少使用口语或俗语，不能理解双关语、讽刺、幽默等复杂的语言表达。③狭隘的兴趣和刻板行为表现为患儿易沉溺于某些特殊兴趣中，固执地执行某些仪式行为和刻板动作，这些特殊兴趣和刻板行为并非一成不变。

（3）明确康复意义及目标

1）康复意义：改善核心症状并尽可能发挥其潜能，同时帮助患儿及家庭更有效地应对病症，使患儿能够重返社会。

2）康复目标：以患儿的兴趣和活动为目标，进行技能分解，循序渐进，直到患儿学会并固定下来。短期目标一般设定为 4~8 周，长期目标一般设定为 3~6 个月或更长时间，最终达到最佳生活质量和功能状态。

（三）康复治疗及训练健康教育

1. **讲解康复治疗及训练项目**　康复教育和训练是主要干预手段，其原则为早期长程、科学系统、个体训练、家庭参与。当前获得最多证据支持的方法为应用行为分析法（applied behavior analysis，ABA），此外具有一定循证依据的干预方法还包括作业治疗（occupation therapy，OT）、结构化教育（structured teaching）、人际关系发展干预（relational development intervention，RDI）、图片交换沟通系统（picture exchange communication system，PECS）、游戏治疗（play therapy）、音乐治疗（music therapy）、电脑辅助治疗（computer-assisted therapy，CAT）、综合治疗（comprehensive therapy）、早期介入丹佛模式（early start Denver model，ESDM）、社会故事法、同伴介入法等。近年来，一些综合干预疗法相继提出，研究证明这些综合疗法有较好的疗效。

2. **康复技术指导**

（1）应用行为分析法（ABA）：采用行为主义原理，以正强化、负强化、区分强化、消退、分化训练、泛化训练、惩罚等技术为主，矫正孤独症患儿的各类异常行为，同时促进患儿各项能力的发展。经典 ABA 的核心是行为回合训练法（DTT），其特点是具体和实用。现代 ABA 在经典 ABA 的基础上融合其他技术，更强调情感与人际发展。

（2）作业治疗（OT）：目的是改善患儿对感觉刺激的异常反应，运动协调能力及认知障碍，提高认知水平；培养患儿兴趣，促进其社会交往；提高日常生活活动能力。

（3）结构化教学（teacch）：是根据患儿的学习特点，有组织、有系统的安排学习环境、学习材料和学习程序，按照设计好的结构学习的一种教学方法。其核心概念是结构化和个性化。结构化的基本思想是把教学空间、教学设备、时间安排、交往方式、教学手段等方面进行系统的安排，使教学的各种因素有机整合在一起，全方位的帮助患儿进行学习。个别化指要根据每个患儿的能力和特点，为他们设计一套适合个别需要的教育计划。

（4）人际关系发展干预（RDI）：RDI强调父母的引导式参与，通过父母与患儿之间的各种互动，促进其交流能力，特别是情感交流能力。目前认为共同注意缺陷和心理理论缺陷是孤独症谱系障碍患儿的核心缺陷。共同注意缺陷指患儿自婴儿时期开始不能如正常婴儿一样形成与教育者同时注意某事物的能力。心理理论缺陷主要指患儿缺乏对他人心理的推测能力，表现为缺乏目光接触、不能形成共同注意、不能分辨别人的面部表情等，因此患儿无社会参照能力，不能和他人分享感觉和经验，无法与亲人建立感情和友谊。RDI通过人际关系训练，改善患儿的共同注意能力，加深对他人心理的理解，提高人际交往能力。

（5）音乐治疗：由专门的训练师进行训练。分为两个阶段：第一阶段是治疗的开始阶段，音乐治疗师观察患儿的表现，分析心理，安抚情绪，自然引导，用乐器和音乐与患儿做互动，逐渐建立稳定治疗关系。第二阶段是通过音乐治疗促进其能力的发展。此阶段根据全面评估结果将认知、语言、沟通、身体协调和情绪调控等学习内容和目标融入愉悦的音乐活动当中。音乐治疗方法有音乐即兴、听赏音乐、聆听音乐治疗师遴选的音乐作品、音乐律动练习及音乐游戏，把丰富的训练内容编排到各种游戏中。

（6）游戏治疗：作为一种独立的心理治疗方法已经得到人们的广泛认同。游戏治疗是治疗师以游戏为交流媒介和沟通介质来矫正儿童心理行为障碍的一种治疗方法。孤独症谱系障碍患儿在游戏方面表现出很大的缺陷，游戏治疗是心理治疗的有效手段。

（7）图片交换沟通法：图片交换沟通系统是专门训练孤独症谱系障碍患儿以图片为工具来进行沟通的系统。对于几乎没有或者根本没有语言沟通能力的患儿来说，图片是一种比较好的表达交流的工具。患儿需要学习如何将图片交给沟通对象，告诉对方自己的需求，以满足自己的需求。在训练过程中，可以根据患儿能力发展的情况，适时地增加图片的数量与提高复杂程度。在此基础上教育患儿自发的提出要求，并学习到一定的社会交往技能。

（8）引导式教育：主要以引导和诱发（包括环境设施、学习实践机会和小组成员间的互动）的方式激发患儿学习动机，以娱乐性、节律性意向激发学习兴趣及参与意识，解决他们所面临的实际问题，同时鼓励患儿全面发展。

（9）早期介入丹佛模式（early start Denver model，ESDM）：是一种适用于1～3岁孤独症婴幼儿的早期秘籍干预方法，并可延续至4～5岁的幼儿。该模式融合了最新儿童发展的科学理论和应用行为分析的操作方法，以促进儿童全面发展和建立积极的亲子关系为目标，致力于解决孤独症谱系障碍患儿社交互动缺陷，培养患儿的社交主动性和参与性。

（10）其他干预方法：地板时光疗法、社会故事法、感觉统合训练、听觉统合训练等干预方法都在临床上有所应用。综合干预及持续终生的干预越来越被认可。未来的干预发展方向为注重教学方法、教学环境的自然化、多样化，强调获得技能的跨情境化；注重发挥家长参与和正常同伴介入的作用，强调融合教育；通过患儿的优势能力来克服其弱势能力；另外家长技能培训预计未来会成为干预的主流方法。

（四）康复健康教育

1. **饮食**　应达到饮食摄入均衡，营养状态正常。孤独症谱系障碍患儿多数都存在较为严重的进食行为问题，主要包括对食物的特殊癖好和进餐秩序混乱两个方面，应根据患儿的生活习惯来实施具体可行的训练方案，以行为训练方法为主；克服偏食障碍，排除生理原因和生理疾病，对偏食障碍采用强化的方法来加以纠正，保持膳食营养平衡，多吃杂粮、新鲜蔬菜和水果，尤其是富含纤维素的食物。

2. **用药**　目前尚缺乏针对核心症状的药物，药物治疗仅为辅助性的对症治疗措施，如根据患儿症状使用适量的抗精神病药、抗抑郁药、睡眠障碍改善药物等。使用药物前应向家长说明可能的效果和风险，在充分知情并签署知情同意书的前提下使用。服药时耐心劝导，服药后检查口腔，确保药物服下；按时服药，保证剂量的准确性，以免发生严重的不良后果；服药后注意观察患儿反应，若出现严重的不良反应立即通知医生做相应的处理。

3. **安全**　孤独症谱系障碍患儿极易发生跌倒、坠床、碰伤、误食、走失、自伤等意外，医护人员应指导家长为患儿提供安全、整洁的居室及活动场所，室内严禁存放危险物品。护理过程中要耐心、态度和蔼，避免激惹患儿，减少不良刺激，针对可能出现的暴力、自伤行为，要密切观察活动内容及情绪变化；必要时专人护理，控制活动的区域；患儿情绪处于激动、兴奋时，要将其安置在安静的环境中，给予适当的引导，转移其注意力，及时了解引起兴奋冲动的原因，以避免再次发生。

4. **康复中注意事项**　孤独症谱系障碍患儿的治疗时间长、治愈难度大，应强调由医护人员指导患儿父母共同参与整个干预治疗过程，从而达到训练各种能力的目的。根据其智力水平及现有能力水平，康复训练计划应具体明确，干预措施必须是持续的、有组织、有计划的。每种干预模式都有自己的特点，应根据患儿的自身情况客观地选择合适的综合性干预方法，不同患儿、不同康复阶段进行最适宜的康复训练。

（五）教育评价

患儿家长能够认识疾病，了解、认识康复治疗训练的重要性；能积极主动参与康复治疗、康复训练；能与专业人员积极配合，共同训练和教育患儿；能够正视现实，冷静和理智的接纳疾病，长期坚持不懈的进行训练和教育；能够正确掌握训练和教育方法、知晓注意事项，能够独立操作，了解寻求帮助的途径及方法。

（六）出院教育

1. **康复治疗延续的重要性** 孤独症谱系障碍患儿一般预后较差，需要及时、早期、综合干预及持续终生的干预治疗，其矫治、康复、重归社会是一个艰难复杂的过程。因此，对其康复治疗必须持之以恒，循序渐进。干预时间往往以年计算，亦要求高强度干预，单纯医院治疗并不能满足每一位患儿的康复需求，需要家庭积极参与、教育、福利持续关照、社会接纳等共同因素，促进患儿社会适应能力和社交技巧以达到正常水平。

2. **出院康复健康教育目标** 家长能够承担起教育者的重担，做到接受孩子患病的现实，树立战胜困难的信心，家庭成员能够理解接纳并持续配合医院对孩子的教育训练，改善患儿的核心症状，减轻残疾程度，培养生活自理和独立生活的能力，提高认知水平、社会适应能力和社会交往的技巧。

3. **出院康复健康教育内容**

（1）家庭康复及训练原则：根据患儿能力及病情特点进行训练，从生活自理能力训练、认知训练、社会交往训练、语言训练等方面着重选择患儿最需要的项目，并持之以恒。

（2）按需用药：对症用药原则。作为辅助措施，仅当某些症状突出时，如严重的刻板重复、攻击、自伤、破坏等行为，严重的情绪问题，严重的睡眠问题及极端多动时，才考虑使用药物治疗。家长需了解药物的类别、适应证、安全性与疗效，了解应用剂量、临床效果、副作用等内容，确保用药安全。

（3）避免诱发因素、预防疾病再发及控制并发症。

（4）休息与饮食：保证患儿正常的生活需求，如睡眠、饮食及活动环境等。密切观察进食情况、睡眠情况、大小便次数、形状及量是否正常，并针对出现的问题进行护理干预。保证良好的个人卫生状况，定期洗澡、更衣、理发、修剪指（趾）甲，保持清洁卫生。

（5）定期复查：及时对康复训练效果进行评定，评估各项能力是否有改善。

（6）注意事项：行为干预和特殊训练要长期不懈的进行，家长的态度是患儿康复的关键，家长要承担起教育者的重担，早期发现、早期干预、掌握训练方法，积极参与，训练过程中确保安全，定期复查。

（李　洁　赵　宁）

第二十四章

心理疾病患者的康复健康教育

在临床康复过程中，一般常见的心理学问题有两方面：一是严重疾病的突然打击或长期疾病、活动受限和参与局限性的困扰，导致患者的心理改变；二是中枢神经的直接损害，不仅导致身体的残疾，还可造成精神和心理的病理学改变。前者随医疗康复的进展和适当措施，患者心理逐渐适应环境，缓解症状，或不遗留明显的精神残疾。而后者由于大脑损害出现认知缺陷和精神残疾，往往需要针对性的神经心理学处理和医疗措施，患者才能适应环境，部分需要长期的康复资源支持。在心理康复中需融入多系统健康教育内容。本章主要针对严重疾病和残疾导致患者心理改变的心理康复健康教育。

第一节　心理疾病康复健康教育的目的

心理疾病康复健康教育是应用心理学的原理与方法，通过康复工作者与患者间的密切交往，了解伤、残、病者的心理障碍困扰，并对其中的异常现象或心理障碍表现给予适当的咨询与治疗的一种教育方法。

1. **取得患者的信任**　康复工作者与患者间的高度信任感是心理康复教育成功的关键。要取得患者的信任，就要同患者密切交往，缩短医患间的心理距离。例如，对新入院的患者要注意患者的需求，消除各种紧张因素，使患者安心接受康复训练，积极主动参与康复治疗。

2. **帮助患者熟悉环境**　患者入院后如能很快熟悉医院环境，有亲友陪伴和探视，就会解除对康复的疑虑，消除后顾之忧。通过康复工作者与患者间的良好交往，教育者对患者的疏导，激发患者的信心，克服困难，积极主动地配合治疗。

3. **帮助患者学会自我护理**　在心理康复教育过程中，医生、护士是患者的指导者。

患者在与医护人员的良好交往过程中逐步正确领会康复治疗的目标，积极配合康复医疗和康复护理。使自己的身心处于最佳状态。

残疾者的心理创伤比一般患者重，而且心理障碍也严重，迫切需要心理康复治疗。

第二节　康复对象常见心理

≫ 一、康复对象常见心理反应及应对方式

在康复过程中，由于患者的病情、年龄、性格、人格特点、文化背景及社会环境的影响不同，在残疾或疾病过程中的心理反应也不同。常见的心理反应阶段分为震惊期、否认期、抑郁期、反对独立期及适应期。

1. **震惊期心理**　震惊是对创伤等重大事故的即刻反应，是个体对突然的灾害还没来得及进行心理上的整合、领悟和理解的阶段，尚不知瞬间发生什么事或带来什么后果，表现为情感上的麻木，有的表现无感觉、无反应，一般持续几小时或几天。这种阶段多发生在出事的现场或刚刚入院抢救时。在此阶段，康复工作者应密切注意患者的情绪变化。一般采用解释、安慰、鼓励为主的心理治疗，减轻患者的恐惧不安情绪，也可根据病情适当给予少量镇静药物。

2. **否认期心理**　当患者逐渐领悟到自己身体遭受了巨大伤害，并有终身残疾的可能时，便自觉或不自觉的采取心理防卫机制，即否定作用。患者面对自己伤残或疾病，抱有侥幸心理，对病情产生部分或完全的曲解，以避免心理上的负担和痛苦。否认可以暂时保护患者，使其有时间慢慢接受现实，减轻忧伤、悲痛的情绪。因此，有一段否定时间是必要的。

3. **抑郁期心理**　一旦患者从医生或从周围患者那里了解到或领悟到自己将终身残疾时，心情骤变，极度痛苦和悲哀，表现为心情压抑、沉默、悲观失望、唉声叹气、失眠、食欲下降、哭泣、不愿与别人接触，对生活失去信心，严重者有自杀想法或行为。在这一阶段是心理治疗的重点阶段。主要方法可采取支持疗法，给予温暖，给予希望，让患者看到自己的前途，防止心理崩溃，让患者慢慢度过这一阶段。

4. **反对独立期心理**　患者遇到巨大挫折后，失去自信心，不相信自己能独立，而出现明显的依赖心理。表现为日常生活中自己能完成的任务自己不去做而依靠别人，对康复训练不积极，想依靠单位和社会照顾，不去工作，或事事依靠别人的帮助。在此阶段，鼓

励患者面对现实，走向社会，发挥潜力，多依靠自己。

5. **适应期心理**　随着时间上的推移，大多数患者对身体伤残和疾病逐渐适应，表现为承认自己终身残疾，并在情感上、认知上和行为上愿意采取一定的策略去适应残疾，愿意与周围人来往，力所能及地参加一些工作。在此阶段应鼓励患者正确地应对残疾，积极参加功能恢复和就业前训练，并不断地向他强调人是社会的人，人不能离开社会，鼓励和指导患者勇敢地重返家庭和社会，根据自己的情况，迎接新的生活和工作方式。

❱❱ 二、康复对象常见心理特点

伤残作为一种应激事件，必然引起一系列的心理变化，严重地影响着残疾的程度、治疗措施的进展以及治疗的效果。了解患者的心理变化，准确地掌握其心理状态，对于患者的康复具有重要意义。

伤残后的心理变化过程，一般表现为以下五个阶段：

1. **拒绝承认**　一旦因病，尤其因为意外伤残而造成严重后果，患者很难进入患者角色，拒绝承认自己是伤残患者，因而不愿与别人交往，很难与一般人相处，给治疗造成不便。

2. **愤怒**　认识到伤残后的存在后，怨恨自己命运不好，脾气变得暴躁、愤怒，对任何人都很容易发脾气，抱怨医生医术不高、埋怨护士护理不周、讨厌伙食质量太差等。患者把愤怒作为一种工具，任意使用，随意发泄，有时，还可能移向毫无关系的对象。

3. **讨价还价**　患者已经认识到自己的残疾，求医迫切。常常想，只要将我治愈，要我干啥都行。但仍然认识到自己的残疾不可避免，并可导致功能的缺损。

4. **抑郁**　这是察觉到无力自助、不能保持自己尊严的一种情绪反应，表现为悲观失望、缺乏活力、兴趣索然、愉快感下降等。当这类情绪进一步发展时，在特定条件下，可能产生自杀意念或付诸行动。

5. **接受现实**　在医务人员及亲友帮助下，抑郁状态缓解之后，患者及家属都能接受现实，逐步认清自己能干的或不能干的事，主动解决一些困难，改变了依赖医务人员的心理，逐步达到心理平稳状态。

第三节 常见心理评定

》一、心理评定的意义

在康复医疗过程中。对伤残患者各种心理上的改变进行测量和评定，其意义在于以下两方面。

1. 明确患者的心理异常范围性质和程度，以便估计实施康复的可能性和预后，并为制订心理疾病康复的计划提供依据。

2. 掌握康复医学过程中患者在心理和行为上的反映，以便及时调整康复治疗的方式方法，争取更好的康复效果。

》二、心理评定的手段

心理疾病评定的方法较多，在康复医学中运用的有医学检查方法、心理测量学技术以及其他学科的特殊检测手段等。一般来说，多种方法联合使用，收集的资料更全面，评估结果更具科学性，在医疗康复工作中就更有价值。

1. **自我报告** 通常采用一些有关心理和残疾的固定式报告清单，让患者自己填写。报告内容主要涉及心身问题、以往心理及伤残后的发展情况、社会功能情况等。这种方式对大样本调查和门诊康复咨询较为适用。

2. **收集病史和有关记录** 对致残患者的医疗、工作及生活的记录进行收集、整理和分析，以便发现与残疾或心理有关联的资料。不管记录是何种来源，公开的或非公开的，资料收集者都应严格遵守职业道德，注意保密，保护当事人的权益。

3. **观察法** 有自然观察和标准情境中观察两种。

（1）自然观察：指在日常生活环境中对受检者行为进行观察。可以观察到的行为范围较广，需要较多的时间与受检者接触，观察者要有丰富的临床经验和深刻的洞悉力。

（2）标准情境中观察：也称标准观察。是在特殊的实验环境下受检者对特定刺激的反应。观察是预先精心设计的，按一定程序进行，每个受检者都接受同样的刺激，观察到的结果具有较高的可比性，从某种意义上讲，也更具科学性。

4. **晤谈法** 晤谈是一种有目的的会话，是医生和伤残患者之间进行感情和思想方面的沟通。沟通有言语方面的，如倾听和交谈。也有非语言性的，如表情、手势和姿势。晤谈多用于康复咨询。

5. **心理测验学方法** 包括心理测试和评定表，是康复医学中心理评估的主要标准化手段之一。在康复医学领域大量应用的心理测试和评定表直接来源于心理学领域，在方法上与心理学是一致的。

》》三、心理评估

心理评估很重要，康复健康教育的许多内容、方法与心理测评密切相关，同时进行，能取得较好疗效。

1. 在心理康复健康教育中主要是对患者的焦虑程度态度进行测量（评估）。焦虑测量可采用 ZUNG 焦虑自评量表（SAS）（表 24-1）。该量表共设计 20 个问题，患者可按照指导语要求，自行填写。收回量表后将量表粗分，转化为标准分。标准分大于 50 分者可诊断为焦虑。

表 24-1 ZUNG 焦虑自评量表（SAS）

提问内容	从无或偶尔	有时	经常	持续
1. 我觉得比平时容易紧张和着急(焦虑)	1	2	3	4
2. 我无缘无故地感到害怕(害怕)	1	2	3	4
3. 我容易心里烦乱或觉得惊恐(惊恐)	1	2	3	4
4. 我觉得我可能将要发疯(发疯感)	1	2	3	4
5. 我觉得一切都很好,也不会发生什么不幸(不幸预感)	4	3	2	1
6. 我手脚发抖打颤(手足颤抖)	1	2	3	4
7. 我因为头痛、颈痛和背痛而苦恼(躯体疼痛)	1	2	3	4
8. 我感觉容易衰弱和疲乏(乏力)	1	2	3	4
9. 我觉得心平气和,并且容易安静坐着(静坐不能)	4	3	2	1
10. 我觉得心跳得快(心悸)	1	2	3	4
11. 我因为一阵阵头晕而苦恼(头晕)	1	2	3	4
12. 我有过晕倒发作,或觉得要晕倒似的(晕厥感)	1	2	3	4
13. 我呼气吸气都感到很容易(呼吸困难)	4	3	2	1
14. 我手脚麻木和刺痛(手足刺痛)	1	2	3	4
15. 我因胃痛和消化不良而苦恼(胃痛或消化不良)	1	2	3	4
16. 我常常要小便(尿意频数)	1	2	3	4

续表

提问内容	从无或偶尔	有时	经常	持续
17. 我的手常常是干燥温暖的（多汗）	4	3	2	1
18. 我脸红发热（面部潮红）	1	2	3	4
19. 我容易入睡并且一夜睡得很好（睡眠障碍）	4	3	2	1
20. 我做噩梦	1	2	3	4

SAS 被称为焦虑自评量表，是心理学上的专业名词，是一种焦虑评定的标准，用于测量焦虑状态轻重程度及其在治疗过程中变化情况的心理量表。主要用于疗效评估，不能用于诊断。

焦虑自评量表系是由 William W.K. Zung 编制的，该量表已成为心理咨询师、心理医生、精神科医生最常用的心理测量工具之一。

（1）项目、定义和评分标准：SAS 采用 4 级评分，主要评定项目所定义的症状出现的频度，其标准为："1"没有或很少时间："2"小部分时间："3"相当多的时间；"4"绝大部分或全部时间（其中"1""2""3""4"均指计分数）。

该量表共设计 20 个问题（括号中为症状名称），受测者仔细阅读每一条，按指导语要求自行填写。每一条文字后有四级评分，表示：从无或偶尔；有时；经常；总是如此。然后根据最近 1 周的实际情况，在分数栏 1~4 分适当的分数下划"√"。

收回量表后将量表原始粗分，转化为标准分。标准分大于 50 分者可诊断为焦虑。

（2）适用对象：SAS 适用于具有焦虑症状的成年人。同时，它与 SDS 一样，具有较广泛的适用性。

（3）SAS 的主要统计指标为总分：在由自评者评定结束后，将 20 个项目的各个得分相加即得原始分，再用原始分乘以 1.25 以后取得整数部分，得出标准分，表示焦虑的程度。焦虑标准分总分低于 50 分者为正常；50~60 分者为轻度，61~70 分者是中度，70 分以上者是重度焦虑，标准分越高，症状越严重。

SAS 评定量表不仅可以帮助诊断是否有抑郁症状，还可以判定抑郁程度的轻重。< 50 分无抑郁，50~59 分轻度抑郁，60~69 分为中到重度抑郁，> 70 分重度抑郁。因此，一方面可以用来作为辅助诊断的工具，另一方面也可以用来观察在治疗过程中抑郁的病情变化，用来作为疗效的判定指标。但是，此评定表不能用来判定抑郁的性质，所以不是抑郁症的病因及疾病诊断分类用表。

2. ZUNG 抑郁自评量表（SDS）（表 24-2）

抑郁自评量表（Self-rating Depression Scale，SDS）是含有 20 个项目，分为 4 级评分的自评量表，原型是 W.K.Zung 编制的抑郁量表（1965）。其特点是使用简便，并能相当直观地反映抑郁的主观感受及其在治疗中的变化。主要适用于具有抑郁症状的成年人，包括门诊及住院患者。此量表对严重迟缓症状的抑郁，评定有困难。同时，SDS 对于文化程度较低或智力水平稍差的人使用效果不佳。

抑郁自评量表使用简便，能相当直观地反映患者抑郁的主观感受及其在治疗中的变化，目前已广泛应用于门诊患者的粗筛、情绪状态评定以及调查、科研等。

SDS 不需要经专门的训练即可指导自评者进行相当有效的评定，而且它的分析相当方便。在一定程度上能够了解被调查者近期心境，可应用于心理咨询门诊中。

如用于评估疗效，应在开始治疗或研究前让自评者评定一次，然后至少应在治疗后或研究结束时再自评一次，以便通过 SDS 总分变化来分析自评者的症状变化情况。在治疗或研究期间评定，其时间间隔可由研究者自行安排。

表 24-2　ZUNG 抑郁自评量表（SDS）

	偶有	有时	经常	持续
1. 我觉得闷闷不乐,情绪低沉(抑郁)	1	2	3	4
2. 我觉得一天之中早晨最好(晨重夜轻)	4	3	2	1
3. 我一阵阵哭出来或想哭(易哭)	1	2	3	4
4. 我晚上睡眠不好(睡眠障碍)	1	2	3	4
5. 我吃得和平常一样多(食欲减退)	4	3	2	1
6. 我与异性密切接触时和以往一样感到愉快(性兴趣减退)	4	3	2	1
7. 我觉得我的体重在下降(体重减轻)	1	2	3	4
8. 我有便秘的苦恼(便秘)	1	2	3	4
9. 我心跳比平时快(心悸)	1	2	3	4
10. 我无缘无故地感到疲乏(易倦)	1	2	3	4
11. 我的头脑和平常一样清楚(思考困难)	4	3	2	1
12. 我觉得经常做的事情并没困难(能力减退)	4	3	2	1
13. 我觉得不安而平静不下来(不安)	1	2	3	4

续表

	偶有	有时	经常	持续
14. 我对将来抱有希望(绝望)	4	3	2	1
15. 我比平常容易生气激动(易激怒)	1	2	3	4
16. 我觉得做出决定是容易的(决断困难)	4	3	2	1
17. 我觉得自己是个有用的人,有人需要我(无用感)	4	3	2	1
18. 我的生活过得很有意思(生活空虚感)	4	3	2	1
19. 我认为如果我死了,别人会生活得更好些(无价值感)	1	2	3	4
20. 平常感兴趣的事我仍然照样感兴趣(兴趣丧失)	4	3	2	1

（1）适用范围：本量表可以评定抑郁症状的轻重程度及其在治疗中的变化，特别适用于发现抑郁症患者。其评定对象为具有抑郁症状的成年人。

（2）评分方法

1）在自评者评定以前，一定要让受测者把整个量表的填写方法及每条问题的含义都弄明白，然后做出独立的、不受任何人影响的自我评定。填写时，要求受测者仔细阅读每一条，然后根据最近1周的实际感觉，在适当的数字上标记。

2）如果评定者的文化程度太低，不能理解或看不懂SDS问题的内容，可由工作人员逐条念给他听，让评定者独自做出决定。

3）评定时，应让自评者理解反向评分的各题，SDS有10项反向项目，如不能理解会直接影响统计效果。

4）评定结束时，工作人员应仔细检查一下评定结果，应提醒自评者不要漏评某一项目，也不要在相同一个项目上重复评定。

（3）记分方法：若为正向评分题，依次评为1、2、3、4分；反向评分题则评为4、3、2、1。待评定结束后，把20个项目中的各项分数相加，即得总粗分（X），然后将粗分乘以1.25以后取整数部分，就得标准分（Y）。

SDS总粗分的正常上限为41分，分值越低状态越好。标准分为总粗分乘以1.25后所得的整数部分。我国以SDS标准分≥50为有抑郁症状。小于50分无抑郁，50～59分为轻度抑郁，60～69分为中度抑郁，大于70分为重度抑郁。

3. 注意事项

（1）SDS主要适用于具有抑郁症状的成年人，它对心理咨询门诊及精神科门诊或住院精神患者均可使用。对严重阻滞症状的抑郁患者，评定有困难。

（2）SDS 评定量表不仅可帮助诊断是否有抑郁症状，还可以判断抑郁程度的轻重。因此，既可用来作为辅助诊断的工具，也可用来观察在治疗过程中抑郁的病情变化，用来作为疗效的判定指标。

（3）关于抑郁症状的分级，除参考量表分值外，主要还是要根据临床症状的程度来划分，量表分值仅能作为一项参考标准而非绝对标准，不能用来判断抑郁的性质、病因及疾病诊断分类用表。

（杨艳萍　蒋莉莉）

第四节　常见心理疗法及康复健康教育

一、精神分析疗法

精神分析疗法是弗洛伊德创立的，又称心理分析疗法。以心理动力学理论指导的治疗方法。目前临床应用较多的方法如下：

1. **自由联想**　要求患者不要有任何顾虑和约束地把浮现在脑子里的任何想法全部说出来。

2. **阻抗**　是自由联想中潜意识机制的表现，医生要帮助患者逐渐克服自由联想的阻力，使自由联想能充分把潜意识中正负两方面的心理活动暴露出来。

3. **移情**　是患者在治疗中把治疗者当作发泄的对象，是患者通过和治疗者的接触，把儿童期潜意识移情到治疗者身上，掌握移情分析是治疗成功的关键。

4. **梦的分析**　弗洛伊德认为梦是潜意识欲望的象征，分析梦是进入潜意识的捷径。

5. **解释**　对患者的自由联想内容和梦的潜意识意义进行解释，帮助患者理解和解决内心冲突。

二、行为治疗

行为治疗，应用行为分析和行为矫正是一套互相关联的，用于临床评价、治疗和预防疾病的技术。可用于解除行为、情绪和认知上的不适与失能，并加强个体的功能储备。行为矫正和应用行为分析源于 Thorndike 和 Skinner 的工作，涉及器械性学习和操作条件化。

1. **学习或再教育理论**　通过学习或再教育，可以获得良好行为或摒弃不良行为。

2. **操作条件反射学说**　条件反射分为两种，即传统（反应性）条件反射和操作（工具性）条件反射。操作性条件反射的实验表明，行为的后果可以直接影响该行为的增多或减少，增多者称为正性强化，减少者称为负性强化。根据这一原理，可使行为朝着预期目标改变。临床应用行为治疗的适应范围较广，如神经症、人格障碍、酒或药物依赖、心身疾病、不良习惯、精神发育迟滞等。主要治疗方法如下：

（1）系统脱敏法：主要用于治疗恐怖症。让患者按事先设计的恐怖事物分级列表，逐渐地暴露脱敏。

（2）骤进暴露法：适用于恐怖症、惊恐发作和强迫症。基本方法是鼓励患者接触引起恐怖或焦虑的情景，一直坚持到紧张感消失。

（3）逐步松弛法：适用于广泛性焦虑、恐怖症、紧张性痛、入睡困难等。方法是首先让患者把身体局部肌肉强力收缩，然后令其放松，从中体验放松的舒适感觉。

（4）厌恶疗法：是通过一定的惩罚来消除不良行为。惩罚可以引起厌恶体验，借此可以用来消除诸如嗜酒、同性恋、露阴癖等不良行为。

（5）模拟疗法：又称示范法。通过模仿示范行为，可以逐步消除儿童的恐怖症、孤独症、口吃等行为障碍。

三、危机干预

危机指人们为实现重大生活目标时受阻，这种障碍在一定时间内，通过一般方法难以消除，继之出现精神崩溃或沮丧时期，许多试图解决问题的努力都流于失败。此时，要首先从心理上给予及时而应急的帮助，如明确责任接替，动员家庭和单位支持，降低其警觉和痛苦水平，必要时可使用药物。

四、生物反馈疗法

生物反馈疗法是在行为疗法的基础上发展起来的一种治疗技术，认为人体内部的神经系统调节可以通过反复学习训练达到一定程度的随意控制。生物反馈是把生理反应，如肌肉张力、心率或手指温度，向自身显示，使人对某一特定生理反应的控制力得以增加。

临床应用于治疗神经症中的焦虑症、恐怖症或心身疾病中的紧张性头痛、心律失常、支气管哮喘等。

基本治疗方法是利用生物反馈仪，把患者相关的生理活动记录下来，然后转化成声或光之信号，大脑利用这些反馈的信号信息，学习调整或控制自己身体的生理或心理功能。主要方法有：①肌电生物反馈训练。②皮肤电阻生物反馈训练。③皮肤温度生物反馈训练。④脑电生物反馈训练。

》》五、支持疗法

1. **临床应用** 支持性心理治疗是一种最基本的心理治疗。适用范围广，如各种原因所致的心理危机、心理创伤、各种类型的神经症等。

2. **治疗方法** ①细心倾听。②解释指导。③鼓励支持。④控制训练，恢复患者的自信心。

》》六、认知疗法

是根据认知影响情绪和行为的理论假设，通过认知行为技术来改变患者的不良认知，矫正不良行为的心理治疗方法。认知疗法原则认为，一个人的情绪或行为反应均与认知有连带关系。认识过程导致错误观念是以行为和感情为中介，不同认知产生不同情绪反应。适应不良行为和情感是适应不良认知的结果。若能改变对人、对事物的错误认知，则可矫正改善其情绪行为。

认知疗法有一套认知程序，共分为以下四个过程：

1. **求助动机，认知重建** 更改或修整患者曲解的认知，给其估计矫正所能达到的预期效果，让患者自我监测思维、情感和行为，重新评价，更改看法，以便重新建立自己的认知。如一个人车祸后留下下肢跛行的后遗症，便产生强烈的无助感，认为自己是别人的负担，长期处于闷闷不乐、抑郁、焦虑的状态中。而认知策略是帮助患者重新评价自己，更改自己不如别人的看法，即为认知重建。

2. **帮助患者在治疗时建立每日活动计划表** 患者因无望、缺乏动机，整天卧床，痛苦回忆过去和思索今后前途、命运，更加抑郁。这时应让患者活动起来，并按计划循序渐进，由易而难，逐渐增加活动量和复杂性，提高患者对生活的兴趣，无形中改变生活态度。

3. **医患互换角色** 医师扮演患者角色的目的是发现患者认知歪曲和解决问题的方法，并布置家庭作业，让其从认知歪曲变为合理思维，建立新的认知，重新评价自我。

4. **不良行为模式被适应模式所取代** 患者一旦改变认知，其行为必然发生改变，逐渐被适应模式所代替。治疗每周1次，3个月为一个疗程。

》》七、心理疾病康复教育原则

1. **交往原则** 心理疾病康复教育是医患的一种人际交往过程，包括护士与患者、患者与患者、护士与患者家属等的人际交往。这些交往在某种程度上是为了交流感情，协调关系，满足患者的心理需求，以消除患者孤独、寂寞之感。护士在这些交往中是中心人物，起着活跃和调节各种人际之间的关系、融洽各方面的"桥梁"作用。

2. **服务原则**　心理疾病康复教育是在人道主义道德原则的指导下为患者服务。随着医学模式的转变，由以"疾病"为中心转变为以"患者"为中心的整体医疗，其范畴是以医院为中心而兼顾社会、家庭、社区等全方位的综合性服务。

3. **启迪原则**　心理疾病康复教育过程中，教育必须对患者身心康复给予启迪，诱导患者进行自我疏泄，同时给患者一些积极的暗示作用。包括恢复健康的希望、修身性的启示、心理冲突的疏泄。启迪的作用在于开发患者的心理能动性、治疗的积极性（如暗示疗法等）。

4. **应变原则**　在心理疾病康复教育过程中必须有灵活的应变能力。包括：①观察病情缜密、严谨认真、一丝不苟。②处理方法多样，因人而异，因地制宜。③语言表达亲切而富有艺术性。因此，教育者除熟练掌握康复医学知识、康复训练技巧外，还应掌握有关人文科学、社会科学知识。以便更多地了解患者，与患者进行良好的交往，使心理康复教育工作具有一定的灵活性。

▶▶ 八、心理疾病康复常见教育方式

1. **支持性心理康复教育**　教育者用良好的言语，热情、和蔼及真诚的态度与患者交谈、安慰、支持、劝解、疏导和调整环境等，常以个别谈话的方式进行。

2. **启发性心理康复教育**　列举典型病例向患者宣传康复的疗效，让康复成绩显著的同类残疾病友进行现身说法，使之从中得到启发，激励其对生活的信心。

3. **集体心理康复教育**　以集体讨论加工休会、交谈、听讲的方式进行，从康复医学的角度，对患者暗示、鼓励和相互支持。

4. **开展文娱活动**　创造轻松愉快气氛。使患者克服孤独感和自卑感，增加社交能力。

▶▶ 九、对不同心理状态患者的心理康复教育

1. **心理上否认残疾的患者**　要耐心开导，让其正视现实，对残疾有正确的认识。

2. **有忧郁情绪的患者**　一方面采用疏导的方法，诱导其倾述自己的苦衷，以达到改善情绪的目的，另一方面鼓励其参加各种治疗和活动，让患者比较忙碌，可以使其更快地解脱悲痛情绪。

3. **有焦虑、愤怒的患者**　要耐心地做好解释工作，使紧张的情绪得到放松，在康复训练时要循序渐进，以免因急于求成而发生意外。

4. **有依赖心理的患者**　要耐心地讲明康复训练的重要性，鼓励其积极锻炼，力争做到生活自理或部分自理。

（杨艳萍　蒋莉莉）

<table>
<tr><td>第五节</td><td>常见心理疾病患者的康复健康教育</td></tr>
</table>

一、焦虑心理康复健康教育

（一）概述

焦虑一般为没有明确客观对象和具体内容的提心吊胆和惊恐不安。除焦虑情绪外，还有显著的自主神经症状，如头晕、心悸、胸闷、口干、尿频、出汗、震颤等和肌肉紧张，以及运动性不安。其基本特征为泛化和持续的焦虑，并非局限于任何特定的外部环境。女性多见，病程不定，但趋于波动并成为慢性。焦虑症的焦虑症状是原发的，起病缓慢，常无明显诱因的焦虑情绪并非由有实际的威胁所致，其紧张、恐惧的程度与现实处境很不相称，并常为此感到十分痛苦。

焦虑分为可彼此转化的 3 种形式：

1. 现实焦虑 是对现实存在的威胁、灾难和危险情况所表现出的焦虑，一般反应有惊慌、躲避和恐惧，或是愤怒与攻击。

2. 生存焦虑 来源于生物进化过程中与自然相关的人类生存的普遍性经验，如婴儿失去母爱会产生焦虑。

3. 神经症性焦虑 产生于内心深处无法克服的冲突体验。恰当的焦虑有积极的一面，可以催人向上，激发人的潜能，而焦虑的无能体验则被认为是病理性的。

（二）焦虑特征

1. 惊恐障碍（panic attack） 基本特征为反复发作的严重焦虑状态，有濒死感、窒息感或失控感，以及严重的自主神经功能紊乱症状。典型表现为突然出现的强烈恐惧感，似乎即将死去或失去理智，感到心慌、胸闷、胸痛，胸前区压迫感，喉头阻塞感、窒息感，自觉透不过气而过度换气，手指至面部、四肢麻痹，部分有头晕、多汗、手抖、站立不稳、胃肠道不适等自主神经症状，以及运动性不安。发作时间一般在 5～20min，很少超过 1h，可自行缓解。发作后症状消失。惊恐发作时有剧烈的心跳加快和呼吸急促症状，常去急诊科或心脏科就诊，寻求紧急帮助。

2. 广泛性焦虑症（generalized anxiety disorder） 基本特征为广泛和持续的焦虑表现，为经常或持续的、无明确对象或固定内容的紧张不安，或对现实生活中的某些问题过分担心或烦恼，常伴有自主神经功能亢进，运动性不安和过分警惕。

（三）康复护理及健康教育

1. 用药护理 焦虑症状严重的患者有坐立不安、注意力不集中和接触困难，故不能深入交谈。这种情况下应配合使用抗焦虑药物，减轻患者焦虑，以便于沟通。比较常用的有苯二氮草类（地西泮）等，药物的种类、剂量及用药时由医生决定。用药的同时注意药物的疗效和不良反应。

2. 行为疗法　行为疗法或冲击疗法对各种焦虑症都有良好的治疗效果，同时配合反应防止技术，可以减轻或消除患者的回避行为。

3. 心理康复

（1）一般护理：为患者提供安静舒适的环境，减少外界的刺激。病室内物品尽量简单、安全，必要时要专人陪护患者。随时观察患者的躯体变化，必要时遵医嘱给予药物对症处理。对有自杀、自伤、冲动、不合作的要给予限制，并动态观察患者的病情变化。

（2）建立良好的治疗性人际关系：这是心理康复的基础，只有在医患之间彼此尊重和信任的情况下，医护人员的说服和指导才能达到既定的目标。医护人员要以热情、平易近人的态度对待患者，对患者的病态行为予以接纳，可使患者有安全感。但焦虑患者希望有人陪伴，容易对人产生依赖心理。应注意不要把患者的依赖当成信任，避免形成依赖关系，要指导患者认识到自己的性格缺陷，改变自己的行为方式。

（3）耐心倾听叙述：鼓励患者以口头表达方式疏导其内在焦虑。焦虑患者的表现之一是反复叙述自己的不适，反复要求医生、护士解答他们的问题。尽管已对患者进行了解释、保证，但患者仍不放心。此时医护人员应理解患者的担心、求助的心情，耐心倾听患者的叙述，使患者感到护士是在认真的、诚心的帮助他，从而增加对护士的信任。医护人员应知道患者的叙述过程就是他宣泄的过程，在宣泄的过程中有助于缓解焦虑的情绪，有助于使患者认识到自己的缺陷，从而寻求解决问题的方法。医护人员在倾听患者叙述过程中要注意分析焦虑情绪的症结所在，帮助患者寻找解决问题的途径。在倾听中还需运用非语言的沟通技巧传达关怀，让患者感觉护士愿意与他共同面对焦虑，而不致使患者认为自己是孤军奋斗。

（4）应用正确的沟通方式：患者发生焦虑时，医护人员表现应镇静，以沉着、冷静、坚定、简明扼要的方式与患者沟通，协助其减轻焦虑。与患者沟通解释时，为了便于理解，避免单纯使用医学术语，注意语言的科学性、艺术性、肯定性。不能为取得暂时性的效果而妄加评论，也不能表现出似是而非的态度，否则会适得其反，导致患者失去对医护人员的信任。解释的目的是使患者减轻焦虑，而减轻焦虑则必须让患者领悟到其担心的问题并不存在，缺乏客观依据，是个体性格的缺陷所致。要让患者懂得减轻焦虑最行之有效的办法不是靠外力，而是要调动自己的心理防御机制，培养良好的性格，接受焦虑并以建设性的方式面对焦虑。

（5）扩展生活领域及兴趣范围：鼓励呼气患者参加各种活动，指导其适当发泄过多精力，并转移其意力，这样才有利于患者将焦虑控制在可以耐受的限度之内。可建议患者每日进行，打球等健身活动，也可与兴趣相同的病友一起聊天、下棋、看电视等。

（6）教会应用松弛疗法：身体松弛可排除紧张和压力，选择安静、灯光微弱的地方，采取舒适的体位，让患者闭上眼睛聆听护士的指令，从脸部开始，首先绷紧脸部肌肉，使其紧缩在一起，然后慢慢放松，同一部位可重复多次。用同样的方法可让身体各肌肉群放松，顺序为：脸部、肩膀、手臂、手掌、背部、腹部、腿、脚趾。以上均以收缩后放松的原则进行，直到患者感到放松、毫无紧张感，并能舒适地休息时为止。

》》 二、抑郁心理康复健康教育

（一）概述

抑郁症是一组常见的精神疾病，属于情感性精神障碍范围。情感性精神障碍是以显著而持久的情感或心境改变为主要特征的疾病。抑郁症是以情感或心境低落为主，伴有相应的认知和行为改变，一般呈发作性，往往有复发倾向，间歇期精神状态基本正常，预后良好。根据抑郁症的患病率调查，1984年美国学者研究显示重症抑郁发作为1.3%～4.6%。

（二）抑郁临床特征

抑郁症的表现可分为核心症状、心理症状群与躯体症状群3个方面。

1. **核心症状**　抑郁症的核心症状，包括心境低落、兴趣缺乏和乐趣丧失，诊断抑郁症时至少应包括此三种症状中的一种。

（1）情绪低落：患者体验到情绪低落、悲伤。情绪的基调是低沉的、灰暗的，患者常常诉说自己心情不好，高兴不起来。在情绪低落的基础上患者可感到绝望、无助与无用。

（2）兴趣缺乏：指患者对各种以前喜好的活动（如文艺、体育活动、业余爱好等）缺乏兴趣。典型者对任何事物无论好坏都兴趣索然，离群独居，不愿见人。

（3）乐趣丧失：指患者无法从生活中体验到应体验到的乐趣。

以上三种症状互相联系，可以在一个患者身上同时出现，互为因果。但也有不少患者只以其中某一二种症状表现突出。

2. **心理症状群**　抑郁症包含许多心理学症状，可分为心理学伴随症状（焦虑、自责自罪、精神病性症状、认知症状以及自杀观念和行为、自知力不全或缺乏）和精神运动性症状（精神运动性迟滞和激越等）。

（1）焦虑：焦虑与抑郁常常伴发，而且经常成为抑郁症症状之一。

（2）自责自罪：患者对自己既往的一些轻微过失或错误痛加责备，认为自己的作为让别人感到失望，给家庭、社会带来了巨大的负担或损失。

（3）精神病性症状：主要是妄想和幻觉，如罪恶妄想、无价值妄想、虚无妄想、被害妄想以及幻听等。

（4）认知症状：注意力和记忆力下降。

（5）自杀观念和行为：抑郁症患者半数左右会出现自杀观念。轻者感到活着没意思，重者感到生不如死，主动寻找自杀的方法，并反复寻求自杀。抑郁症患者最终有 10% ~ 15% 死于自杀。个别患者会出现扩大性自杀，可在杀死数人后再自杀，导致极严重的后果。

（6）自知力不全或缺乏：有部分抑郁症患者自知力完整，主动求治。存有自杀倾向者缺乏对自己当前病态的清醒认识。伴有精神病性症状者自知力不完整或完全丧失的比例较高。

（7）精神运动性迟滞和激越：患者在心理上表现为思维发动的迟缓。同时会伴有注意力和记忆力下降。在行为上表现为运动迟缓，言行减少，严重者可达到木僵程度。激越的患者则相反，大脑持续处于紧张状态，在行为上则表现为烦躁不安，紧张激越，有时甚至不能控制自己的行为，但又不知道自己因何烦恼。

3. **躯体症状群**　睡眠紊乱是抑郁状态最常见的伴随症状，也是很多患者的主诉；患者食欲紊乱，主要表现为食欲下降和体重减轻；性功能紊乱，表现为性欲减退至完全丧失；精力丧失，表现为无精打采，疲乏无力；昼重夜轻，情绪低落在晨间加重；非特异躯体症状，如疼痛、周身不适、自主神经功能紊乱等。

4. **儿童期、老年期抑郁症的特点**

（1）儿童期抑郁症：指发生在儿童期持续的心情不愉快，以抑郁情绪为主要特征的精神疾病。儿童抑郁大多源于家庭生活事件，父母对子女的期望值过高，达不到父母所期望的目标，以及家庭结构的不完整、父母感情不和或离异、缺乏家庭温暖等，导致儿童出现抑郁情绪。抑郁症儿童往往感到孤独，认为没人能理解他们，因而表现出不愉快的情绪、兴趣减少、自我评价低、语言减少、动作迟缓、行为的退缩、激惹性增高、好发脾气、恐惧不安、悲观厌世，甚至出现自杀企图，同时伴有失眠（insomnia）、食欲减退和躯体不适感。儿童的抑郁症一般起病较急，持续时间短，预后较好。由于儿童的表达方式随着年龄增长而变化，儿童抑郁症有许多特殊的行为，如行为易冲动、不被父母所理解、孤独寂寞，整天沉湎于遐想或虚幻的世界里，当他们的幻想过于离奇时就有可能是抑郁情绪的表现，因为儿童还不具备和成人一样能全面用语言表达复杂情绪体验的能力。异常的行为是情绪不佳的反应，这一点常被忽略。

（2）老年期抑郁症：老年期抑郁症指首次发病在老年期，以持久的抑郁心境为基础，临床上以焦虑症状为突出特点，主要表现为情绪低落、沮丧、行动迟缓以及躯体不适感。一般而言，老年期抑郁症病程比青壮年要长，间歇期较短，有的呈迁延病程，多数患者的疗效不满意，预后较差。老年期抑郁症与遗传关系不密切，多数患者是以各种躯体不适主诉到综合医院就诊。患者的主诉与临床躯体检查结果不相符合，各种治疗方法也不能获得明显效果。躯体主诉主要有：心血管系统：心慌气短、心前区不适等；消化系统：腹部胀满、食欲下降、腹痛、腹泻、便秘、体重减轻等；自主神经系统症状：头痛、头晕、心悸、胸闷、气短等以及睡眠障碍。

老年期抑郁症患者较突出的表现是焦虑和过分担心，往往把问题看得复杂化，坐立不安、搓手顿足，反复以躯体不适纠缠家人或医生。由于治疗效果不佳，检查不出严重躯体疾病，易造成家人的厌烦，患者可以在此基础上怀疑家人为摆脱包袱而伤害自己，出现精神病性症状，如被害妄想、关系妄想、疑病妄想等。患者易产生悲观厌世、无助感、无望感，甚至出现自杀企图和自杀行为。老年抑郁症患者自杀与青壮年有所不同，在自杀前顾虑重重，把自己死后的各种可能都已虑及，一旦采取行动，态度坚决，自杀成功率一般比青壮年的抑郁症患者要高。

（三）康复护理及健康教育

1. 用药护理

（1）碳酸锂联合抗抑郁药治疗：碳酸锂要从小剂量开始（0.25g 每天 2 次）逐渐加量。推荐治疗量为 1.0 ~ 1.2g/d，维持量 0.5 ~ 1.0g/d，分 2 ~ 3 次服用。由于碳酸锂的有效剂量与中毒剂量比较接近，用药期间应监测血锂浓度。碳酸锂的早期中毒反应以恶心、呕吐、腹泻等胃肠道症状为主，严重的有抽搐、肌张力增加、意识模糊乃至昏迷。

（2）三环类抗抑郁：如丙米嗪、阿米替林、多虑平等，仍为常用的抗抑郁剂。使用中应注意其对心脏的不良反应，定期检查心电图。

（3）5-HT 再摄取抑制剂：是一类应用广泛、发展较快的新型抗抑郁剂，如氟西汀、帕罗西汀、氟伏沙明等。具有不良反应少、服用简便的优点，但价格较贵。

（4）苯二氮䓬类对焦虑失眠及躯体不适症状明显者可选用，如阿普唑仑 1.2 ~ 2.4mg/d，分 2 ~ 4 次服用。

（5）如伴有幻觉、妄想等精神病性症状，可合并抗精神病药治疗，如舒必利、利培酮等。抗抑郁药能消除抑郁症的情绪低落，并防止复发，但可诱发双相情感障碍，出现躁狂发作。用药过程中需注意观察病情变化，及时了解用药效果，注意防止并发症的发生。

2. 心理治疗
认知行为疗法对抑郁症有较好的疗效。多数研究认为，认知治疗与抗抑郁剂疗效相当，且副作用小，预后较好。一般认为，认知治疗和抗抑郁剂联合应用比单独用其中一种的效果要好。也可进行深入的分析性心理治疗。

3. 心理疾病患者康复护理及健康教育

（1）提供不具压力和刺激的环境：护士应注意为患者选择较安静、合作、精神症状较轻及不合并躯体疾病的患者同住，可减少来自其他患者的影响。

（2）建立良好的护患关系：护士需以和善、真诚、支持、了解的态度，耐心地协助患者，使患者体会到他自己是被接受的，不是像他自己想象的那样没用、没希望。但不要表现得过分同情，否则会加重患者的抑郁情绪。与患者建立关系时，护士可使用非语言沟通方式，如面带微笑、拍拍肩膀、偶尔触摸患者的手等。当患者在说话时应表示努力在倾听，不催促患者回答，使患者有安全感，以助良好护患关系的建立。鼓励患者谈论他的想法和感受，使他能感受到被尊重，并学会自我表达，提高自我价值感。

（3）安排具有治疗作用的活动：结合患者的体力、能力、心理情况并参照其需要，安排一些适当的活动与运动，以帮助患者恢复体力、增加食欲和促进排泄，改善睡眠及发泄不安情绪。活动前应先向患者介绍活动的意义及内容，患者同意后再进行。也可安排与患者职业有关的活动，并鼓励患者积极参与。减少患者独处的机会，以避免陷入退缩的状态。鼓励患者参加娱乐活动，包括打乒乓球、听音乐、唱歌、绘画等，以舒缓内心的不安。

（4）应用支持性心理治疗的技巧：提供心理康复与患者的语言性和非语言性沟通要体现在护理全过程中。时时处处以和善、真诚的言语表达对患者的理解与帮助。当患者拒绝进食时，医务人员可以表示：我来帮助你，如果你不吃饭健康怎么得以保证，你有你的存在价值，对你的家庭很重要……除言语之外，康复护士的行动更为重要。护士耐心督促患者进食或细心喂饭的行动，均能传达个人对的患者理解和接受。带有支持性心理治疗性质的护理行为应不断地在各种护理活动中体现，患者就会逐渐地注意到护士在真心帮助他。在陪伴患者开始活动或运动时，可以试着和患者一起进行，患者会感到容易些，同时体验到被护士理解且有依靠，而增加自信心。在活动中体验到成功而不是失败，可改善患者的情绪，认识到自己生存的价值，进一步对周围产生兴趣，增加与人交往，融入现实中。

（5）在尊重与信任的前提下保护患者：医务人员要以尊重和信任的态度谨慎地观察患者，做好安全护理。首先要及时捕捉自杀行为的先兆，观察患者自杀的各种明示和暗示，如行为突然改变，或说自己将不久于人世及表明有自杀的意图等。医务人员积极采取措施防止患者发生意外是安全护理的目标，以心理支持和环境管理为重点。医务人员首先要和患者建立良好医患合作关系，并持续地关心患者，使其增强归属感和安全感。

在了解患者痛苦经历的基础上，持支持患者的态度与其共同讨论如何面对难题，使患者不致将死视为唯一改变处境的办法。这是预防自杀最直接最有效的方法。同时鼓励患者参加安全的集体活动，不要单纯的限制患者的活动，如此患者能感受到被关心、被尊重。患者在认知和情感方面获得满足，会减轻自杀的意念。其次在环境的管理工作中，保证患者居住环境没有可供自杀的条件和工具。如节假日、中午、夜班护理人员相对少，工作较忙，或是上班者有松懈现象，均为患者可利用的条件。病室内留有危险物品，诸如长绳类、刀剪类、火柴、玻璃器皿、未加管理的管道、失修的门窗等，均有可能成为患者的自杀工具和途径。同时在护理活动中采取各种方式不断取得患者的信任和合作，对患者的自杀观念与行为有所评估，才能取得成功的护理效果。

（6）对患者及家属的健康教育：接受抗抑郁药物治疗一般要 2～3 周至更长时间方能出现显著的临床效果，而不良反应在服药后可能很快出现，指导患者坚持服药，让患者了解到在服药过程中可能先出现睡眠的改善，食欲的增进，然后是精力的恢复，最后才是情绪的改善。让患者对抑郁症的治疗过程有所了解，心理上才能够承受。在指导患者康复的同时还要增进家属对疾病的认识，了解疾病的根源、药物的疗效。引导家属共同面对患者的问题，调整家庭的适应能力，并协助患者安排与适应出院后的生活。家属参与的动机越强，患者的预后越好。

（杨艳萍　蒋莉莉）

第七篇

常见疾病饮食管理康复健康教育

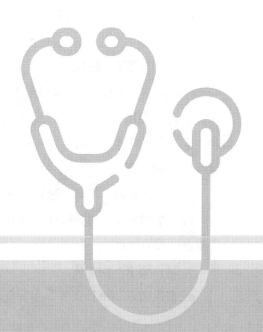

第二十五章

常见特殊饮食和膳食

第一节　常见特殊饮食

一、流质饮食

1. **适用范围**　腹部、胃肠道施行大手术后；准备肠道手术或钡灌肠之前；作为急性腹泻的初步口服食物；营养价值极低，只能短时间采用。

2. **食物选择**　只供应流质食物，且无实质食物，浓度约为普通流质的一半，如米汤、去油鸡汤、稀藕粉、稀米粉等。

3. **制作要求**　可在流质的基础上稀释。

4. **餐次要求**　每日六餐。主餐全量为 400ml/ 餐，加餐全量为 200ml/ 餐。

二、纯糖流质饮食

纯糖流质（全糖流质）即食物只含有碳水化合物，蛋白质含量极低，无脂肪。

1. **适用范围**　急性胰腺炎、急性胆囊炎、胆石症、急性肾炎等患者。此种膳食营养素含量不全，只能短期采用。

2. **食物选择**

（1）适用食物：米汤、米糊、藕粉、杏仁霜、菜汁等。

（2）禁用食物：黑芝麻糊、豆浆、豆腐脑、蒸蛋羹、鸡汤、牛肉汤、肉泥粥等含有脂肪和蛋白质的食物。

3. **制作要求**　同流质。

4. **餐次要求**　每日六餐。主餐全量为 400ml/ 餐，加餐全量为 200ml/ 餐。

三、冷流质饮食

冷流质饮食即各种放凉且无刺激性的流质饮食。

1. **适用范围**　喉部手术后 1 ~ 2d，如扁桃体摘除患者；消化道出血患者也需用适当的冷流质食品。

2. **食物选择**

（1）适用食物：冷牛奶、冷豆浆、冷蛋羹、杏仁豆腐、冰激凌、冰砖、冰棍、不酸的果汁、煮果子水、果汁胶冻等。

（2）禁用食物：热食品、酸味食品及含刺激性香料的食品，防止引起伤口出血及对喉部刺激；还应禁用含动物肉类的流质制品。其原则同流质饮食。

四、少渣半流质饮食

少渣半流质饮食即低膳食纤维饮食。选择低膳食纤维的食物，减少对消化道的刺激，减少粪便量。

1. **适用范围**　慢性结肠炎；结肠、直肠、肛门手术前；肠镜检查前；伤寒病恢复期。

2. **膳食原则**　少量多餐，热能充足，但应注意控制脂肪的摄入。

3. **食物选择**

（1）适用食物

1）主食：雪花粉制做的馒头、面条、面片、面包、松软的发糕等；各种粥类如白米粥、肉末粥、山药粥、南瓜粥。

2）菜类：选用每 100g 蔬菜含膳食纤维素少于 1g 的瓜类、根茎类（如土豆、胡萝卜、冬瓜、西葫芦、茄子等）。

3）蛋类：蒸蛋羹、蛋花汤、卧鸡蛋、煮嫩鸡蛋、松花蛋、咸蛋、蛋糕等。

4）奶类：牛奶、奶酪、酸奶等。

5）肉类：嫩肉丝、肉末、肉丁（猪肉、鸡肉、鸭肉等）、鱼丸、虾丸等。

6）豆类：豆浆、豆腐脑、豆腐丝、鸡蛋烩豆腐、各种腐乳等。

（2）禁用食物：豆粥、粗粮、含粗纤维的蔬菜，如绿叶菜、韭菜、芹菜、藕等；禁用整粒干果、干豆等。

4. **制作要求**　所有蔬菜均要去皮、去籽，切丁或丝（1cm 大小）制软；肉类只给肉丝、肉末等，制作需上浆，即用淀粉浆后用油滑炒，可使肉丝等软嫩（不给肉片）。烹调避免用油煎、炸、爆炒等方法；避免用辣椒、芥末等辛辣刺激调味品。

5. **餐次要求**　每日五餐。

》》五、口腔半流质饮食

1. **适用范围** 口腔疾患、颌面部整形手术后；喉部疾患手术前、后；食管疾患手术前、后；牙不好的老人。

2. **膳食原则** 保证热能充足。食物均切碎制软，入口不需咀嚼即可吞咽。

3. **食物选择**

（1）适用食物

1）主食：馒头、面条、面片、面包、松软的发糕等；各种粥类如白米粥、肉末粥、肉末碎菜粥、碎鸡肉粥、豆沙甜粥、枣泥粥等。

2）菜类：一般蔬菜要切碎制软，有些含粗硬纤维较少的蔬菜。如胡萝卜、菠菜、冬瓜、菜花等制软均可。

3）蛋类：蒸蛋羹、卧鸡蛋、煮嫩鸡蛋、松花蛋、咸蛋、蛋糕等。

4）奶类：牛奶、奶酪等。

5）肉类：肉末（猪肉、鸡肉、鸭肉等）、鱼丸、虾丸等。

6）豆类：豆腐脑、豆腐汤、鸡蛋烩豆腐、各种腐乳等。

（2）禁用食物：米饭、饺子、馅饼、烙饼等粗、硬、不好消化的主食；大块肉类、大块蔬菜、含粗纤维较多的食物（如韭菜、芹菜、藕等）和油炸食品等；口腔科患者禁用西红柿、醋、酸奶等过酸的食物以及蛋花汤、紫菜、虾皮等。

4. **制作要求** 主食应使用易消化，便于咀嚼的食物，如鸡蛋碎小面片、鸡蛋细挂面、碎菜粥、小面包、蛋糕等；所有蔬菜均要剁成碎末（米粒大小）；肉类只给肉末，如肉末豆腐、氽小丸子、肉末茄子等；烹调避免用油煎、炸、爆炒等方法；避免用辣椒、芥末等辛辣刺激调味品。

5. **餐次要求** 每日六餐。

》》六、口腔硬化半流质饮食

口腔硬化半流即禁骨刺饮食。

1. **适用范围** 食管 - 胃底静脉曲张及使用硬化剂治疗的患者。

2. **膳食原则** 食用质软的食物，或经过烹调后变软的食物，避免有骨刺或粗纤维食物成分，划破血管造成消化道出血的危险。

3. **食物选择**

（1）适用食物

1）主食：馒头、面条、面片、面包、松软的发糕等；各种粥类如白米粥、肉末粥、肉末碎菜粥等。

2）蔬菜：选用瓜类、根叶茎类中质地较软的蔬菜，如冬瓜、菜花、胡萝卜、生菜等。

3）蛋类：蒸蛋羹、蛋花汤、卧鸡蛋、煮嫩鸡蛋、松花蛋、咸蛋、蛋糕等。

4）奶类：牛奶、奶酪、酸奶等。

5）肉类：嫩肉丝、肉末（猪肉、鸡肉、鸭肉等）、鱼丸、虾丸等。

6）豆类：豆腐脑、豆腐丝、鸡蛋烩豆腐、各种腐乳等。

（2）禁用食物：主食禁食饺子、馅饼、烙饼等粗、硬、不好消化的食物。不用坚硬、粗糙、油炸、含粗纤维多的蔬菜，如质硬的绿叶菜、芹菜、藕、黄豆芽、脆黄瓜等。禁用带有骨、刺断面的鱼、虾、鸡块、鸭块、排骨等食物，以免引起消化道大出血。

4. **制作要求**　选用质地软、粗纤维含量少的蔬菜，切丁或切丝（1cm 大小）制软。肉类只给肉丝、肉末，制作需上浆，即用淀粉浆后用油滑炒，可使肉丝等软嫩（不给肉片）。烹调避免用油煎、炸、爆炒等方法；避免用辣椒、芥末等辛辣刺激调味品。

5. **餐次要求**　每日五餐。

》》 七、低盐膳食

调整膳食中的钠摄入量，纠正水、钠潴留，达到维持机体水、电解质平衡的目的。

1. **适用范围**　急性肾炎恢复期、慢性肾炎、肾上腺皮质激素治疗的患者、肝硬化有腹腔积液、高血压、心脏病及水肿患者。

2. **膳食原则**　根据 24h 尿钠排出量、血钠、血压等临床指标来调整钠盐的摄入。一般全天不超过 3g 盐。低盐：全日供钠 <2 000mg；无盐：全日供钠 500～1 000mg；低钠：全日供钠 500mg 以下（1g 盐 =393mg 钠；1g 盐 =5ml 酱油）。

3. **食物选择**　禁用各种酱菜、酱豆腐、泡菜、雪里蕻咸菜、川冬菜、榨菜等；咸蛋、松花蛋、腌制的肉类如酱肉、肉肠等；含盐较多的海米、虾皮。

4. **制作要求**　烹调时全天用盐不超过 3g；无盐饮食烹调时不加盐；低钠饮食除烹调时不加盐和酱油外，还要限制加碱的发面食品如馒头、发面饼、加发酵粉制作的饼干、点心等，以及每 100g 含钠高于 50mg 的蔬菜，如油菜、茴香、芹菜、菠菜等。鸡蛋只给白水煮鸡蛋。烹调时为注意色、香、味，可加糖醋或钾盐酱油。

5. **餐次要求**　每日三餐。

》》 八、低脂膳食

减少食物脂肪的摄入，改善脂肪代谢紊乱和吸收不良而引起的各种疾患（按疾病的不同和病情发展情况分为脂肪 50g/d、40g/d、20g/d 和 10g/d）。

1. 低脂膳食（全天总脂肪 50g，膳食医嘱多为低盐低脂普食）

（1）适用范围：糖尿病患者、高血压患者、肝硬化患者。

（2）膳食原则：食物配制以清淡少油，脂肪占总能量的 25% 以下，全日摄入脂肪总量 <50g。

（3）食物选择：

适用食物：各种主食、蔬菜和豆制品；少量瘦猪肉、瘦牛肉、鸡肉（去皮）、鱼、虾、贝类、鸡蛋白等食物。

禁用食物：肥肉、肉汤、填鸭等；高胆固醇者蛋黄限定为每周不超过 3 个，禁食动物内脏、鱼子、肝、肾等；禁用油炸食品及过油食物，如干炸里脊、鸡勾肉、狮子头等。

（4）制作要求：烹调油要选择植物油，全天不超过 25g；炒肉丝、肉片均不用过油，改用过水焯后用少量烹调油翻炒；烹调时多采用蒸、煮、炖、烩、拌等方法。

（5）餐次要求：每日三餐。

2. 低脂膳食（全天总脂肪 40g，膳食医嘱多为低脂半流）

（1）适用范围：该饮食适用于消化科慢性胰腺炎；慢性胆囊炎、胆石症和慢性肝炎、高血脂、冠心病、脂肪肝和肥胖，肝胆术后恢复期。

（2）膳食原则：脂肪占总能量的 20% 以下，总量控制在 40g/d 以下。禁用全脂奶，若当日食用 1 个鸡蛋，则当日使用精瘦肉不超过 50g，里脊肉可食用 100g。

（3）食物选择：适用食物：各种主食和蔬菜；少量瘦猪肉、瘦牛肉、鸡肉（去皮）、鱼、虾、贝类、鸡蛋等食物；可选择炖煮、清蒸等食品，如清炖牛肉白萝卜，余丸子西红柿，虾仁黄瓜及去油肉汤等。

禁用食物：肥肉、肉汤、蛋黄（胆囊炎、胆石症患者）、填鸭等；禁食动物内脏、鱼子、肝、肾等；急性胰腺炎患者禁食粗粮及干豆类；禁用油炸食品及过油食物，如干炸里脊、鸡勾肉、狮子头等。

（4）制作要求：烹调油要选择植物油，全天不超过 20g；炒肉丝、肉片均不用过油，改用过水焯后用少量烹调油翻炒；烹调时多采用蒸、煮、炖、烩、拌等方法。

（5）餐次要求：每日三餐。

3. 低脂膳食（全天总脂肪 20g，膳食医嘱多为低脂饮食）

（1）适用范围：该饮食适用于急性胰腺炎、急性黄疸、急性胆囊炎等术后或缓解期，中度以上肥胖、重度脂肪肝、肝硬化急性期、肝胆术后急性期等。

（2）膳食原则：清淡，少油，易消化，限制脂肪摄入，全天脂肪含量不超过 20g，禁用荤油，牛奶、蛋黄，可适量补充豆制品和鸡蛋白。全日精瘦肉用量不超过 50g，里脊肉用量不超过 100g。

（3）食物选择：适用食物：在口腔半流制作原则基础上选择各种主食和蔬菜；少量瘦猪肉、瘦牛肉、鸡肉（去皮）、鱼、虾、贝类、鸡蛋白等食物；可适量补充豆制品，如豆腐、豆干；所有素菜均应切碎制软，禁用粗纤维蔬菜。

禁用食物：肥肉、肉汤、蛋黄、填鸭等；禁食动物内脏、鱼子、肝、肾等；急性胰腺炎患者禁食粗粮及干豆类；豆腐脑等避免使用油浇汁；禁用油炸食品及过油食物，如干炸里脊、鸡勾肉、狮子头等。

（4）制作要求：烹调油要选择植物油，全天不超过 10g；炒肉丝、肉片均不用过油，改用过水焯后用少量烹调油翻炒；烹调时多采用蒸、煮、炖、烩、拌等方法。

（5）餐次要求：每日六餐。

4. 低脂膳食（全天总脂肪 10g，膳食医嘱多为纯素饮食）

（1）适用范围：急性胰腺炎、急性黄疸、急性胆囊炎、肝胆术后等。

（2）膳食原则：严格限制脂肪摄入，小于 10g/d。食物细软易消化，禁用牛奶、鸡蛋、肉类和豆制品。

（3）食物选择：在口腔半流制作原则基础上只选择植物性食品，不给动物性食品及豆制品，所有素菜均应切碎制软，禁用粗纤维蔬菜。

（4）制作要求：烹调方法应采用蒸、煮、烩、炖、拌、氽等。

（5）餐次要求：每日六餐。

》》九、低蛋白膳食

控制膳食中的蛋白质含量，减少含氮代谢产物，减轻肝、肾负担。

1. **适用范围** 急性肾炎患者、肾衰竭患者。

2. **膳食原则** 常规低蛋白膳食全天蛋白质量在 40g 左右；特殊情况另开医嘱。晚上提供一次加餐可供能量 200kcal。在控制蛋白质摄入量的前提下，提供充足的能量和其他营养素。鼓励患者多进食糖类食品，必要时可采用纯淀粉以增加能量摄入。肾功能不良者，在蛋白质限量范围内，选用含 8 种必需氨基酸丰富的食物，如牛奶、鸡蛋、瘦肉等，使优质蛋白质 >50% 以上；肝功能衰竭患者（一般膳食医嘱为低脂普食，全天脂肪量不超过 40g），应选用含高支链、低芳香族氨基酸的食物，通常以豆类蛋白为主，避免动物类食物。

3. **食物选择**

（1）适用食物：肾脏患者选择动物蛋白丰富的食物，如瘦肉、鱼、鸡肉等；每天可用麦淀粉花样代替部分主食；选择 100g 少于 2g 蛋白质的蔬菜。

（2）禁用食物：肾脏患者禁用干豆类和粗粮。

4. **制作要求** 一般午餐和晚餐中以半荤菜（含半两肉）为主，炒鸡蛋白限两个、炒鸡蛋限 1 个，另加 1～2 个素菜；控制肉类、鱼虾、鸡蛋、豆腐等食物的用量，如午、晚餐半荤菜用肉量为半两、肾脏患者可适当增加烹调油用量以提高能量摄入，但若血脂异常，则需限制油用量。

5. **餐次要求** 每日三餐。

》》 十、低嘌呤膳食

1. **低嘌呤普食（急性发作期）**

（1）适用范围：痛风病急性发作期。

（2）膳食原则：严格限制饮食中嘌呤含量，禁食肉汤、海鲜、干豆类和菌藻类，全天肉量不超过 50g。

（3）食物选择：适用食物：清淡、少油腻；奶类、蛋类及其他含嘌呤低的蔬菜；可选用少量瘦肉、鸡肉等。

禁用食物：含嘌呤高的食物如各种野味、动物内脏、鹅肉、海鲜（海参除外）等；还包括肉汁及各种肉汤等；嘌呤含量中等的鱼、豌豆、扁豆、干豆类、蘑菇、香菇、龙须菜、芹菜、菠菜、菜花、韭菜、芦笋等。

（4）制作要求：一般午餐和晚餐中给半荤菜（含半两肉）和 1～2 个素菜；厨师制作菜肴时应避免用各种肉汤；烹调用油应控制在每人每日 25g；痛风急性期的低嘌呤饮食炒菜只用蛋白。

（5）餐次要求：每日三餐。

2. **低嘌呤普食（缓解期）**

（1）适用范围：痛风病缓解期、高尿酸血症者。

（2）膳食原则：可食用嘌呤含量中等的食物，禁食肉汤、海鲜和干豆类。全天肉量不超过 100g。

（3）食物选择：适用食物：清淡、少油腻；奶类、蛋类及其他含嘌呤低的蔬菜；可选用瘦肉、鸡肉等；豆腐可适量选用。嘌呤含量中等的蔬菜亦可选用，如菜花等。

禁用食物：含嘌呤高的食物如海鲜、肉汁及各种肉汤。

（4）制作要求：厨师制作菜肴时应避免用各种肉汤；烹调用油应控制在每人每日 25g。

（5）餐次要求：每日三餐。

➤➤ 十一、素食

1. **适用范围及要求** 普通素食：多为照顾饮食习惯。食谱中不安排猪肉、牛肉、鸡肉、鱼等，只给予植物性食物，豆制品及蛋、奶。若有其他特殊要求应标注清楚，如可吃鱼虾、不吃豆制品等。

普通纯素食：多为照顾饮食习惯或食欲欠佳、进食困难者。只采用植物性食品，以蔬菜、豆类制品为主。有特殊要求者应标注清楚。

2. **餐次要求** 每日三餐。

➤➤ 十二、高蛋白膳食

平均每日蛋白摄入为 1.2 ~ 2g/kg 理想体重，占总能量的 15% ~ 20%。

1. **适用范围** 蛋白质热能营养不良；慢性肝炎、肝硬化腹腔积液（不伴有血氨升高）；各种消耗性疾病，如结核病、烧伤患者等（可请营养医师评估后，推荐适宜的蛋白摄入量）。

2. **膳食原则**

（1）在供给充足热能的基础上，可通过加餐方式增加膳食中蛋白质含量，但以不超过摄入能量的 20% 为原则，其中蛋、奶、鱼、肉、大豆制品等优质蛋白质应占总蛋白的 1/3 ~ 2/3。

（2）食欲欠佳者可采用高蛋白配方制剂，如酪蛋白、乳清蛋白、大豆分离蛋白制品。

（3）同时应增加维生素 A、胡萝卜素、钙的摄入量。

3. **食物选择** 各种饮食均可选用，推荐食入牛奶、鸡蛋、瘦肉、鱼肉、虾、豆制品等高蛋白食物。

4. **制作要求** 在原饮食基础上，早餐加煮鸡蛋 1 个，晚餐加牛奶 1 杯。

5. **餐次要求** 每日四餐。

➤➤ 十三、高钾膳食和低钾膳食

2000 年中国营养学会制订的居民营养素参考摄入量（DRIs）中提出的钾的适宜摄入量成年人为 2 000mg/d。

1. **适用范围**

（1）高钾膳食：用于纠正低钾血症（血清钾 < 3.5mmol/L）。高钾膳食的钾含量应超

过 80mmol/L（3120mg），适用于防治高血压，可预防由于服用利尿剂而引起的低钾血症。

（2）低钾膳食：用于纠正高钾血症（血清钾 > 5.5mmol/L）。低钾膳食的钾含量应低于 40 ~ 60mmol/L（1 560 ~ 2 340mg），适于因肾脏排钾功能障碍而引起的高钾血症。

2. 食物选择

（1）可根据食物钾的含量加以选择。

（2）除含量外，食物中的钾多集中在谷皮、果皮和肌肉中，且钾易溶于水。故细粮钾的含量低于粗粮，去皮的水果含量低于带皮水果，肥肉的钾含量低于瘦肉，罐头水果或煮水果的钾含量低于新鲜水果。浓菜汤、果汁和肉汤中均含有较多的钾。

3. 膳食原则

（1）高钾膳食：应多选择富含蛋白质的瘦肉、鱼、虾和豆类食品（低蛋白质饮食除外）、粗粮、鲜水果；可用土豆、芋头代替部分主食（土豆、芋头含钾丰富）。

（2）低钾膳食：应少用富含蛋白质的瘦肉、鱼、虾、豆类食品和浓的汤汁、果汁；尽量选用含钾 250mg/100g 以下的食物；将食物置水中浸泡或水煮去汤以减少钾含量。

》》 十四、匀浆膳

匀浆膳（自制）是一种有多种天然食物经捣碎器捣碎并搅拌制成的流质状态的膳食。

1. 分类 匀浆膳可根据患者病情进行调整，分为普通匀浆膳，无糖匀浆膳，低蛋白匀浆膳和低嘌呤匀浆膳等。

2. 特点 匀浆膳应由多种天然食物混合，营养充分、平衡、适当。蛋白质、脂肪、碳水化合物之间比例合理，维生素和矿物质能满足人体所需。

3. 匀浆膳制作方法 根据患者身高、体重、年龄以及以往的饮食习惯，咨询营养医生或技师开具匀浆膳配方，一般制作 1d 的量，分次口服或管饲。

4. 制作流程如下 大米、小米等多加水蒸成稀米饭；肉（如里脊肉、鸡胸脯肉、无刺鱼肉）搅成肉泥，汆成丸子或蒸熟；莲子、干木耳泡开、胡萝卜蒸熟；牛奶煮开，鸡蛋煮熟；绿叶菜洗净后切碎，开水煮 5min（水不要加多），不弃汤。

将制熟后的食物混合，经食物粉碎机或豆浆机等捣碎混匀；加入盐和香油，最后加温开水或菜汤至需要量，混匀，根据每天食用次数，分别装入事先消毒过的容器中，放入冰箱冷藏。每次食用前充分加热、煮透。

5. 自制匀浆膳举例 将大米 100g、小米 100g 蒸成米饭；各种肉泥（猪里脊肉、鸡胸脯肉、鱼肉）共 100g，汆成丸子或蒸熟；木耳 2g，胡萝卜 100g 蒸熟；牛奶 400 ~ 500ml 煮开，鸡蛋 1 个煮熟；绿叶菜 100 ~ 200g 洗净后切碎，开水煮 5min（水不要加多），不弃汤。将制熟后的食物混合，并加入盐 3g、香油 25ml，加温开水或菜汤至 1 500～1 600ml，混匀。经食物粉碎机捣碎后根据每天喂养次数分装入事先消毒过的玻璃瓶或其他消毒过的容器中进行消毒和冷藏。每次食用前充分加热、煮透。

（刘英华　陶　扬　于志盟）

第二节　常见特殊膳食

》》一、糖尿病膳食

1. **适用范围**　糖尿病患者和肥胖减体重患者。

2. **膳食原则**　提供适宜能量，避免食用含糖分高的食物，烹调禁用糖和勾芡，特殊标注主食定量的给糖尿病盒饭。

3. **食物选择**

（1）适用食物：主食可选用莜麦、荞麦、燕麦片、玉米面等花样，粗细搭配，定时定量用餐；副食可选用大豆、豆制品、鱼、虾、瘦肉、奶和每 100g 含碳水化合物低于 14g 的蔬菜，如苦瓜、黄瓜、西红柿、白萝卜、绿叶菜等。

（2）禁用食物：禁用含单糖的甜食；限量食用含碳水化合物较高的蔬菜，如土豆、芋头、藕等。

4. **制作要求**　烹调菜肴不加糖，不勾芡；不用糖醋、煎、炸等烹调方法；主、副食不得随意加量；米饭定量（一碗 1 两）；包子定量半两 1 个，饺子 1 两 5 个。烹调油选择植物油，每人每日 25g。

5. **餐次要求**　每日三餐。

》》二、胃、肠大部切除膳食

1. **适用范围**　胃、肠大部切除后；身体衰弱，消化功能不良但有咀嚼功能者。

2. **食物选择**

（1）适用食物：主食面条只给龙须面及手擀细切面，其他如碎面片、白米粥、鸡泥粥或菜泥粥等；肉类：猪里脊肉、嫩鱼肉，以汆丸子、清蒸鱼的形式制作。加餐可食用蒸蛋羹、嫩豆腐、烤蛋糕片或烤馒头片等。

（2）禁用食物：饺子、饼、牛奶和蔬菜等。可用蔬菜汁烹调。

3. **制作要求**　汆丸子的肉需绞两遍，汆成嫩的金钱小丸子；肉茸的肉需绞三遍。

4. **餐次要求**　每日六餐。

≫ 三、贫血膳食

1. **适用范围**　贫血患者。

2. **膳食原则**　午餐或晚餐时另给一个菜，如含铁丰富的猪肝、血豆腐等原料制作的菜肴。

3. **食物选择**　适用食物：含铁、叶酸、维生素 B_2、维生素 B_{12}、维生素 C、蛋白质等丰富的食品，如猪肝、血豆腐、鸡蛋、瘦肉、蛋黄、枣、芝麻、木耳等。

4. **制作要求**　每日午餐增加一个含铁量高的菜，如炒猪肝或木须肉等。

5. **餐次要求**　每日三餐。

（刘英华　陶　扬　于志盟）

第二十六章

常见疾病康复患者的饮食管理及教育

心力衰竭患者及家属应得到准确的有关疾病知识和管理的指导，内容包括健康的生活方式，平稳的情绪，适当的诱因规避，规范的药物服用，合理的随访计划等。

第一节 充血性心力衰竭康复患者的饮食管理及教育

》》 一、病因及发病机制

充血性心力衰竭指因心肌收缩力减弱，不能将适量的血液排出心脏，造成静脉系统广泛淤血和重要器官供血不足而产生的临床综合征。引起心力衰竭的病因很多，包括心肌梗死、心肌缺血、弥漫性心肌损害（如心肌炎）、扩张型心肌病、主动脉瓣狭窄、肺动脉高压、肺动脉狭窄二尖瓣关闭不全、主动脉瓣关闭不全、三尖瓣关闭不全、房间隔缺损和室间隔缺损以及动脉导管未闭等。还有甲状腺功能亢进、慢性贫血、动静脉瘘、脚气病等。呼吸道感染、心内感染以及严重的全身性感染、心律失常、体力过劳、精神压力过重、情绪激动、妊娠和分娩以及气候的急剧变化也可诱发心力衰竭。某些治疗不当时，如洋地黄用量不足或过量、利尿过度等及贫血或肺栓塞也可导致心力衰竭。

在我国引起充血性心力衰竭的病因以瓣膜疾病居首，其次为高血压和冠状动脉粥样硬化，扩张型心肌病有升高趋势。

当心脏发生心肌病损或长期负荷过重时，心肌收缩逐步减退。早期通过加快心率、心肌肥厚和心脏扩大等进行代偿，调整排血量，以满足机体的需要，这个阶段为心功能代偿期，临床上不出现症状。后期心功能进一步减退。当上述代偿措施已不能维持足够的心排血量时，则出现静脉回流受阻，体内水分潴留、脏器淤血等心力衰竭的临床表现。

❯❯ 二、管理指导

（一）饮食治疗原则

减轻心脏负荷，肥胖体型者宜减轻体重，减轻心脏负担。注意水电解质的调节，预防和减轻心力衰竭及水肿的程度。

（二）饮食管理

减轻心脏负荷，肥胖体型者宜减轻体重，减轻心脏负担，注意电解质调节，预防和减轻心力衰竭及水肿程度。

1. **限制能量摄入** 建议低能量膳食，通常能量供给为 1 500 ~ 1 800kcal，按体重肥胖者每周减体重 0.5 ~ 1kg。

2. **蛋白质** 蛋白质按 1g/（kg·d）供给，全天总量为 50 ~ 70g。心力衰竭较严重时，宜采用 0.8g/（kg·d）。

3. **脂肪** 脂肪注意控制在占总能量 25% 以内，因为脂肪不容易消化，在胃内停留时间较长，使胃饱胀不适。

4. **碳水化合物** 碳水化合物应供给 300 ~ 350g/d。

5. **维生素及矿物质** 应适当多食用鲜嫩蔬菜、绿叶菜汁、山楂、草莓、香蕉、梨、橘子等以补充维生素。用排钾性利尿剂和洋地黄等药物时，选含钾较多食品，如干蘑菇、紫菜、川冬菜、荸荠、红枣、香菜、香椿、菠菜、苋菜等绿叶蔬菜及谷类等食物。

6. **限制钠盐** 为预防和减轻水肿，根据病情选用低盐、无盐或低钠膳食。

（1）轻度限钠：选用低盐膳食；每 1g 食盐含钠 393mg，或相当于酱油 5ml。每天主、副食中含钠量 < 2 000mg。禁用腌制品、酱菜类。

（2）中度限钠：无盐膳食，全天主、副食中含钠量 < 1 000mg；禁用食物同低盐膳食。

（3）严格限钠：采用低钠膳食，烹调时不加食盐及酱油，还应选含钠量 100mg% 以下的食物，全天主、副食含钠量 < 500mg。苏打饼干、碱馒头、含钠饮料、糖果、调味品及挂面、猪肾、海产品、乳酪、奶油等均不用。

7. **限制水分** 心力衰竭伴有水肿时，宜限制液体 1 000ml/d。如果钠摄入量已减少，排出量已增加，则不必严格限制液体摄入量，可供给 1 500 ~ 2 000ml/d，以解除口渴感并使患者舒适为宜。

8. **注意电解质平衡** 充血性心力衰竭中最常见的电解质紊乱之一是钾的平衡失调。由于摄入不足、丢失增加或利尿剂治疗等可出现低钾血症，出现肠麻痹、心律失常、诱发洋地黄中毒等，这时应摄入含钾高的食物。如因肾功能减退，出现高钾血症，则应选择含钾低的食物。

9. **少量多餐** 每天 5～6 餐，防止饱食增加心脏负担、诱发心律失常或心绞痛等不良后果。

>> 三、营养状况评估实施

（一）人体测量

1. **测定体重时的要求** 测定体重时必须保持时间、衣着、姿势等方面的一致性，最好选择晨起空腹，排空大小便后，着内衣裤测定。体重计的感量不得大于 0.5kg，测定前须先标定准确。

体重的评定指标包括：

（1）现实体重占理想体重（ideal body weight, IBW）百分比（%）＝现实体重 ÷IBW×100%。见表 26-1。

表 26-1 现实体重占理想体重（IBW）百分比

结果	体重状况
<80%	消瘦
80%～<90%	偏轻
90%～<110%	正常
110%～<120%	超重
≥120%	肥胖

（2）体重改变（%）＝[平常体重（kg）－实测体重（kg）]÷平常体重（kg）×100%。见表 26-2。

表 26-2 体重变化的评定标准

时间	中度体重丧失	重度体重丧失
1 周	1%～2%	>2%
1 个月	5%	>5%
3 个月	7.5%	>7.5%
6 个月	10%	>10%

（3）体重指数（BMI）=体重（kg）/身高^2（m^2）。见表 26-3。

表 26-3 BMI 的中国评定标准

BMI 值 /(kg·m^{-2})	等级
<18.5	消瘦
18.5 ≤ BMI<24.0	正常
24.0 ≤ BMI<28.0	超重
≥ 28.0	肥胖

体重减少是营养不良最重要的指标之一，但应结合内脏功能的测定指标，如握力、血浆蛋白等。当短期内体重减少超过 10%，同时血浆白蛋白 < 3.0mg/dl 时，可判定患者存在严重的蛋白质热量营养不良。

2. **三头肌皮褶厚度（TSF）** TSF 正常参考值男性为 8.3mm，女性为 15.3mm。实测值相当于正常值的 90% 以上为正常；介于 80%～90% 为轻度亏损；介于 60%～80% 为中度亏损；小于 60% 为重度亏损。

3. **上臂围与上臂肌围**

（1）上臂围（AC）：被测者上臂自然下垂，取上臂重点，用软尺测量。误差不得大于 0.1cm。

（2）上臂肌围（AMC）= AC（cm）– 3.14×TSF（cm）

AMC 的正常参考值男性为 24.8cm，女性为 21.0cm。实测值在正常值 90% 以上时为正常；占正常值 80%～90% 时，为轻度亏损；60%～80% 时，为中度亏损；小于 60% 时，为重度亏损。

4. **腰围和臀围** 目前公认腰围是衡量脂肪在腹部蓄积（即中心型肥胖）程度最简单和实用的指标。患者空腹，着内衣裤，身体直立，腹部放松，双足分开 30～40cm，测量者沿腋中线触摸最低肋骨下缘和髂嵴，将皮尺固定于最低肋骨下缘与髂嵴连线中点的水平位置，在调查对象呼气时读数，记录腰围。臀围测量位置为臀部最大伸展度处，皮尺水平环绕，精确度为 0.1cm，连续测量 3 次，取平均值。

腰臀围比值（WHR）= 腰围（cm）/ 臀围（cm）

中国人腰围标准定为男性 <90cm，女性 <80cm；当男性 WHR 大于 0.9，女性 WHR 大于 0.8，可诊断为中心性肥胖。但其分界值随年龄、性别、人种不同而异。

5. **握力** 先将握力计归零，被测者站直、放松，胳膊自然下垂，单手持握力计，一次性用力握紧握力计（测量过程不能将胳膊接触身体，不要晃动握力计），读数并记录。然后，被测者稍作休息，重复上述步骤，测定 2 次，取平均值（表 26-4）。

表 26-4 握力结果判定

年龄 / 岁	男性 /kg		女性 /kg	
	左手	右手	左手	右手
20 ~ 29	43.0	43.8	26.0	27.0
30 ~ 39	43.6	45.0	27.2	27.4
40 ~ 49	41.1	42.5	26.3	26.4
50 ~ 59	36.0	36.5	21.9	23.7
>60	32.0	32.2	21.1	22.2

（二）人体成分测定

目前人体成分测定方法主要有双能源 X 线吸收法（DEXA）及生物电阻抗分析法（BIA）等，以后者最为简便、常用。需要评估患者肌肉、脂肪百分比等指标时可考虑测量。

（三）生化及实验室检查

1. 血浆蛋白

（1）血清白蛋白：持续的低白蛋白血症被认为是判定营养不良的可靠指标。

（2）血清前白蛋白（PA）：与白蛋白相比，前白蛋白的生物半衰期短，血清含量少，故在判断蛋白质急性改变方面似较白蛋白更为敏感。应注意很多疾病状态可影响血清前白蛋白浓度。造成其升高的因素主要包括脱水和慢性肾衰竭。降低因素包括水肿、急性分解状态、外科手术后、肝脏疾病、感染和透析等。

（3）血清转铁蛋白（TFN）：TFN 在肝脏合成，生物半衰期为 8d，且体库较小，约为 5.29g。在高蛋白摄入后，TFN 的血浆浓度上升较快。TNF 的测定方法除放射免疫扩散法外，还可利用 TFN 与总铁结合力（TIBC）的回归方程计算。

（4）血清视黄醇结合蛋白（RBP）：RBP 在肝脏合成，其主要功能是运载维生素 A 和前白蛋白。RBP 主要在肾脏代谢，其生物半衰期仅为 10 ~ 12h，故能及时反映内脏蛋白的急剧变化。但因其反应极为灵敏，即使在很小的应激反应下，其血清浓度也会有所变化。

胃肠道疾病、肝脏疾病等，均可引起血清 RBP 浓度的降低。因此目前 RBP 在临床的应用尚不多，其正常值标准也未确定。

2. **氮平衡**（NB） 是评价机体蛋白质营养状况的可靠与常用指标。氮平衡的计算要求氮的摄入量与排出量都要准确地收集和分析。氮的摄入包括经口摄入、经肠道输入及经静脉输入，其摄入量均可测定。最好采用经典的微量凯氏定氮法定量，亦可采用一些较新而方便的方法，如化学荧光法等测定。

3. **肌酐 - 身高指数**（CHI） 肌酐系肌肉中的磷酸肌酸经不可逆的非酶促反应，脱去磷酸转变而来。肌酐在肌肉中形成后进入血循环，最终由尿液排出。肌酐 - 身高指数是衡量机体蛋白质水平的灵敏指标，其优点在于：

（1）成人体内肌酸和磷酸肌酸的总含量较为恒定。

（2）运动和膳食的变化对尿中肌酐含量的影响甚微。

（3）经 K40 计数测定，成人 24h 尿肌酐排出量与瘦体组织（LBM）量一致。

4. 在肝病等引起水肿等情况而严重影响体重测定时，因为 CHI 不受此影响，故显得价值更大。

CHI 测定方法：连续三天保留 24h 尿液，取肌酐平均值并与相同性别及身高的标准肌酐值比较，所得的百分比即为 CHI。若 CHI > 90% 为正常；80% ~ 90% 表示瘦体组织轻度缺乏；60% ~ 80% 表示中度缺乏；< 60% 表示重度缺乏。

5. **血浆氨基酸谱** 在重度蛋白质热量营养不良时，血浆总氨基酸值明显下降。不同种类的氨基酸浓度下降并不一致。一般来说，必需氨基酸（EAA）下降得较非必需氨基酸（NEAA）更为明显。在 EAA 中，缬氨酸、亮氨酸、异亮氨酸和甲硫氨酸的下降最多，而赖氨酸与苯丙氨酸的下降相对较少。在 NEAA 中，大多数浓度不变，而酪氨酸和精氨酸出现明显下降。个别氨基酸（如胱氨酸等）浓度还可升高。

体格检查的重点在于发现下述情况：①恶病质。②肌肉萎缩。③毛发脱落。④肝肿大。⑤水肿或腹腔积液。⑥皮肤改变。⑦维生素缺乏体征。⑧必需脂肪酸缺乏体征。⑨常量和微量元素缺乏体征等。

》》 四、营养教育与支持

若经强化营养教育和咨询指导后，患者通过经口摄食仍然不能达到目标营养摄入量，推荐使用肠内营养支持，宜采用高能量密度（1.5kcal/ml）的肠内营养制剂，减少输入的液体总量，有利于减轻心脏负担，同时注意添加谷氨酰胺、ω-3 脂肪酸、维生素 C 和维生素 E 等抗氧化剂和免疫调节剂。

1. 当患者禁忌使用肠内营养支持时只能采用肠外营养支持。建议非蛋白能量 20 ～ 25kcal/（kg·d），糖脂比为 6：4，氮热比为 1g：（100 ～ 150）kcal。肠外营养以中心静脉输注为主，在 24h 内均匀输入，减缓输入速度，减轻心脏负担。肠外营养支持大于 1 周时建议添加谷氨酰胺。

2. 营养支持前后注意密切监测与心脏相关的指标，包括血脂、中心静脉压、水电解质和酸碱平衡、尿量、24h 出入量等。并根据病情及时调整方案。食谱举例见表 26-5。

表 26-5　食谱举例

	周一	周二	周三	周四	周五	周六	周日
早餐	蛋卷	发糕	果酱包	发糕	小馒头	莲蓉包	面包
	蒸蛋羹（半个蛋黄）	蒸蛋羹（半个蛋）	香菇蒸水蛋（半个蛋黄）	煮鸡蛋（半个蛋黄）	蒸蛋羹（半个蛋黄）	煮鸡蛋（半个蛋黄）	蒸蛋羹（半个蛋黄）
		肉松	山药粥	燕麦粥	红薯粥	红豆粥	
			拌洋葱彩椒	拌豆丝娃娃菜	拌腐竹芹菜	拌海带丝香菜	
上午加餐				脱脂酸奶	脱脂酸奶	脱脂酸奶	脱脂酸奶
午餐	鸡汤鸡茸小面片	青菜细切面	小馄饨	菠菜小面片	西红柿龙须面	米饭	小笼包
		芙蓉鸡片	清蒸鳕鱼	鸡肉胡萝卜土豆丁	虾仁西蓝花杏鲍菇	清蒸鲈鱼	萝卜烩牛腩
						清炒小白菜	炝炒圆白菜
下午加餐				苹果	猕猴桃	芒果	火龙果
晚餐	白米粥	花卷	二米粥	素包子	疙瘩汤	烧麦	米饭
	清炒鲜贝黄瓜	烩南豆腐	丸子烩冬瓜	三鲜豆花	蒸白菜鸡肉卷	鸡丝豆芽韭菜	豆腐炖泥鳅
	蒜蓉油麦菜					蒸茄泥	香菇油菜
晚加餐						脱脂牛奶	脱脂牛奶

（刘英华　陶　扬　于志盟）

| 第二节 | 脑卒中康复患者的饮食管理及教育 |

与青年和中年相比，老年人身体功能水平出现了不同程度的衰退，使得老年人患慢性代谢性疾病的风险增高，超重或肥胖、血压高、血脂异常等原因，让老年人成为脑卒中的高危群体，而卒中是导致功能障碍的主要原因。约 26% 年龄在 65 岁及以上的患者在卒中后 6 个月的日常活动仍需依赖他人的照顾，46% 有认知功能障碍。因此，先了解老年人的生理特点和营养需求对于大部分脑卒中康复患者的饮食管理尤为重要。

一、老年人的生理特点

WHO 年龄的划分标准：60 ~ 74 岁为年轻的老年人，75 ~ 89 岁为老年人，90 岁以上为长寿老年人。

由于年龄增加，肌肉萎缩和瘦体组织量减少，老年人能量消耗降低，一般约下降 20% 左右。包括静息能量消耗和食物的特殊动力作用等均降低。

老年人器官系统储备减少、稳态控制能力减弱、遗传和环境因素影响导致的个体异质性增加，出现不同程度的衰退，如消化吸收功能减退、心脑功能衰退、视觉和味觉等感觉敏感度下降。

二、影响老年营养需要的因素

1. **体成分与生理功能的变化**　食欲下降、偏食及饮食不合理、牙齿咀嚼功能减退、口腔牙齿疾病，使能量和蛋白质摄入减少，导致肌肉萎缩；由于钙的流失、维生素 D 摄入缺乏，导致骨密度减低；消化吸收功能减退，导致营养素的吸收利用率降低，还容易出现贫血、免疫功能减退和氧化应激增强；若发生认知功能减退，会影响规律的就餐。

2. **体力活动减少**　老年人多以安静的生活方式为主，活动减少；由于行动不便，社交范围缩小。同时，心理上容易孤独，缺乏社会和家庭的支持。

3. **慢性疾病与药物治疗**　老年人通常患慢性病多，例如糖尿病、高血压、心血管疾病、骨质疏松、齿骨膜崩解、各种消化系统疾病、肥胖以及能量缺乏，都影响了机体对营养素的代谢。部分老年人由于每天需要摄入的药物过多，也会影响他们摄入的食物量。

三、老年人营养现状

1. **"缺乏"与"过剩"并存**　营养缺乏率平均 12.4%，农村 > 城市；贫血患病率

19.6%，农村老人占 1/3；有 32.4% 的老年人超重，53.2% 为城市老年人。

2. "三高"患者飞速增长 约有 49.1% 的老年人患有高血压，6.77% 的老年人患有糖尿病，23.4% 的老年人存在血脂异常。

3. 危险的"失衡" 很多老年人还存在能量和三大营养素的摄入量已达到推荐水平，但微量营养素摄入不足，尤其是维生素 A、核黄素、钙和锌的摄入量远不能满足老人的需要。

》》 四、老年人的营养需求

从上面几点可以看出，老年人膳食需要特别的关注，既可以改善由于生理功能改变和体力活动减少带来的影响，也可以预防慢性疾病的发生和发展。

首先，老年人的饮食要保证食物类型多样化，少量多餐的摄入，保证食物摄入量充足。如果老年人有牙齿缺损，可将食物制作成细软易消化的菜肴。对于有吞咽障碍的老人或高龄老人，可软化食物并适当提高稠度，预防误吸和呛咳。

其次，老年人对身体缺水感受性下降，导致饮水次数减少，易发生便秘。因此，老年人应定时定量、少量多次的主动饮水，首选温热的白开水，每天饮水量至少达 1 500ml。

另外，为了延缓肌肉减少和骨质丢失，老年人应保证足够的能量和优质蛋白质的摄入，维持体重在一个稳定水平，不过度苛求减重。多参加户外活动，让皮肤接收适宜剂量的阳光照射，有利于机体维生素 D 的合成，促进钙的吸收和利用。如果出现矿物质或维生素的缺乏，可考虑在改善膳食结构的同时，适当补充营养制剂，精确管理健康。若出现非自愿的体重下降或进食量明显减少，应主动到医疗机构接受体检和营养咨询。

最后，应当为老年人创造一个积极融入社会的条件，主动参与家人和朋友的活动，鼓励和家人一同进餐，主动参与烹饪，分享生活，增加老人接触社会的机会。

》》 五、脑卒中概述

脑卒中又称中风、脑血管意外，是一种急性脑血管疾病。是由于脑部血管突然破裂或因血管阻塞导致血液不能流入大脑而引起脑组织损伤的一组疾病。包括缺血性和出血性卒中。调查显示，脑卒中已成为我国第一位死亡原因，也是中国成年人残疾的首要原因。脑卒中具有发病率高、死亡率高和致残率高的特点。不同类型的脑卒中，其治疗方式不同。由于一直缺乏有效的治疗手段，目前认为预防是最好的措施。由于脑卒中的发生和转归是多因素的，卒中后脑损害的恢复是建立在人体内环境稳定的基础上，其中机体营养状态直接影响卒中的转归。

》》六、脑卒中营养治疗原则

营养治疗的目的是全身营养治疗，保护脑功能，促进神经细胞的修复和功能的恢复，改善合并卒中发生的营养不良的危害，并避免脑卒中后营养不良的出现。脑卒中者若合并营养不良，其并发症发生率（如肺炎及肺部感染、压疮、胃肠道出血、深静脉血栓及其他并发症）显著高于营养正常者，所以脑卒中合并营养不良是导致不良结局的独立危险因素。若营养不良发生在脑卒中之后，通常和以下因素相关：吞咽功能障碍、味觉受损、认知功能障碍、肢体功能损伤尤其是利手的损伤、需要他人喂养。

脑卒中患者在膳食营养的供给上要求个体化，根据对患者营养状况的评估，对患者的病情轻重、有无并发症、能否正常饮食、消化吸收功能、体重、血脂、血糖、电解质等因素进行详细评估，提出不同的膳食营养治疗方案。在急性期膳食治疗是让患者能渡过危急阶段，为恢复创造条件。恢复期应提出合理膳食的建议，纠正营养不足或营养失调，促进恢复和防止复发。

1. **重症患者的膳食治疗** 重症或昏迷患者在起病的 2～3d 之内如有呕吐、消化系统出血者应禁食，从静脉补充营养。3d 后开始管饲，为适应消化系统吸收功能，开始的几天内以米汤、蔗糖为主，每次 200～250ml，每天 4～5 次。在已经耐受的情况下，给予混合奶，以增加能量、蛋白质和脂肪，可用牛奶、米汤、蔗糖、鸡蛋、少量植物油。

对昏迷、吞咽障碍又有并发症者，应及早留置鼻胃管，供给高能量混合奶或匀浆，保证每天供给的蛋白质达 90～110g，脂肪为 100g，糖类为 300g，总能量 2 500kcal，总液体量 2500ml，每次 200～400ml，每天 6～7 次。管饲速度宜慢些，抬高头部，防止反流到气管内。经济条件许可时，可用肠内营养制剂，每日提供能量 1 500～2 000kcal。

2. **普通患者膳食治疗** 能够经口进食者，每日能量可按（25～30kcal）/kg 供给，体重超重者适当减少。蛋白质按 1.0～1.2g/kg，其中动物蛋白质不低于 20g，包括含脂肪少而含蛋白质高的鱼类、家禽、瘦肉等，豆类每天不少于 30g。脂肪不超过总能量的 30%，胆固醇应低于 300mg/d。应尽量少吃含饱和脂肪酸高的肥肉、动物油脂及动物的内脏等。超重者脂肪应占总能量的 20% 以下，胆固醇限制在 200mg 以内。糖类以谷类为主，总能量不低于 55%，要粗细搭配，多样化。限制食盐的摄入，每天在 6g 以内，如使用脱水剂，或是利尿剂可适当增加。为了保证能获得足够的维生素，每天应供给新鲜蔬菜 400g 以上。进餐制度应定时定量，少量多餐，每天四餐，晚餐应清淡易消化。

》》七、脑卒中营养支持途径

1. **概述** 无论急性或慢性脑血管疾病，在进行营养治疗前都需要对患者的吞咽、咀嚼功能进行评估，了解与摄食有关的吞咽困难分类及措施（表 26-6）。

表 26-6　吞咽功能分类及处理方式

分级	生理	措施
厌食	吞咽和咳嗽反射正常,但将食物含在嘴里不吞咽	调整食物种类及味道
轻度吞咽困难	吞咽和咳嗽反射正常,轻度咀嚼功能异常(同时评估牙齿的状况)	经口进食,给予糊状或无需咀嚼的无渣/低渣的流质饮食
中度吞咽困难	有误吸可能,吞咽和咳嗽反射正常,中度咀嚼困难(同时评估牙齿的状况)	经口进食,给予果冻状或稠糊状食物,减慢进食速度
重度吞咽困难	存在误吸,吞咽和咳嗽反射不足或无,咀嚼功能障碍或无	禁止经口进食,考虑管饲或肠外营养(PN)+肠内营养(EN)

2. 肠内营养管饲途径

（1）概述：肠内营养指营养物质经胃肠道吸收后进入人体的一种营养支持方法，这种途径符合人体生理要求，适用于绝大多数卒中患者。根据使用途径不同又分为口服和管饲两种方式。严格意义来讲肠内营养指经消化道给予各种医用营养品。

肠内营养的优点在于更加符合人体生理要求，食物通过对胃肠黏膜的营养和刺激作用，有利于维持胃肠道黏膜结构和功能的完整性，维持胃肠道黏膜屏障功能，防止肠道细菌移位和减少肠原性感染；同时，肠内营养可刺激胃酸和胃蛋白酶分泌，增加胃肠蠕动和内脏血流，有助于胃肠道黏膜分泌免疫球蛋白，从而维持肠道免疫功能；另外，肠道营养过程中添加膳食纤维，可刺激肠道蠕动，保持正常排便，减少便秘的发生。

为满足肠内营养的需要，置管方式尽量简单、方便，尽量减少对患者的损害，患者舒适和有利于长期带管。肠内营养管饲途径分为两大类：一是无创置管技术：主要指经鼻胃途径放置导管，根据病情需要，导管远端可放置在胃、十二指肠或空肠中；二是有创置管技术：根据创伤大小，再分为微创手术（如经皮内镜下胃造瘘术）和外科手术下的各类造瘘技术。

（2）管饲

1）概述：早期管饲饮食有减少死亡率的趋势，因此应在发病后 1 周内尽早开始管饲饮食。目前认为，卒中急性期首选管饲管营养支持，不支持早期开始胃造瘘饮食；管饲是具有吞咽困难的脑卒中患者最常用的肠内营养管饲途径，具有无创、简便、经济等优点。

其缺点是鼻咽部刺激、溃疡形成、出血、易脱出、堵塞，反流性肺炎等。管饲适用于接受肠内营养时间少于 2～3 周患者；管饲时患者头部抬高 30°～45° 可减少吸入性肺炎的发生。

若卒中患者短期内不能恢复经口进食，4 周后应改为胃造瘘置管，但此项操作必须经过患者同意才可进行，并且要求患者在住院期间及出院后有完备的管理。

2）管饲食物的选择：管饲食物的选择可为匀浆膳及肠内营养制剂，匀浆膳是一种由天然食物经捣碎器捣碎并搅拌制成的流质状态的膳食，可根据患者病情进行调整，分为普通、无糖、低蛋白、低嘌呤等匀浆膳。而肠内营养制剂是厂家预先制作好的固定配比的全营养制剂。

卒中患者应在专业医学人士评估后制订营养方案，若不能耐受整蛋白型肠内营养剂的，可考虑短肽型肠内营养制剂，甚至部分能量需求由肠外营养制剂供给再逐步过渡。

匀浆膳应由多种天然食物混合，营养充分、平衡，三大营养素之间配比合理，维生素和矿物质能满足人体所需。为了达到营养要求，一般匀浆膳能量为 1kcal/ml。根据患者身高、体重、年龄以及以往的饮食习惯，一般制作一天的匀浆膳，分次口服或管饲。

自制匀浆膳相对于肠内营养制剂成本低，对于一般负担不起肠内营养制剂或是对膳食有特殊需求的患者可选用，期制作流程大概如下：大米、小米等多加水蒸成稀米饭；牛奶等煮开；胡萝卜、莲子、鸡蛋等蒸熟；干木耳等泡开后蒸熟；肉类（如鸡胸肉、里脊、无刺鱼肉）搅成肉泥，余成丸子或蒸熟；绿叶菜洗净后切碎，开水煮 5min（水适量，不弃汤）。将制熟后食物混合，经食物粉碎或豆浆机等捣碎混匀，加入盐和香油，最后加温开水或菜汤至需要量，混匀，根据每天食用次数，分别装入事先消毒的容器中至冰箱冷藏。每次食用前充分加热、煮透。

3）肠内营养输液泵：肠内营养输注泵是由电脑控制的输液装置，能够精确控制肠内营养液的输注。以往，管饲或经造瘘进行肠内喂养通常以重力为动力，或采用注射器推注。然而，有些因素诸如很细的输液管，高浓度、黏稠的液体等均能影响液体输注速度；患者体位的改变、输注管扭曲受压等，随时都可能改变滴速；而滴速及营养液黏稠度又影响液滴大小，从而影响输液的速度及总输液量。目前，使用肠内营养输注泵能提供适当压力，以克服阻力保证输液的速度。

输液泵的发展经历由单纯机械泵到机械电脑泵，直至目前最具有人工智能输液泵的演进过程，其功能也由单纯控制输液速度，到附加多种故障自动识别报警功能，包括空气、堵管、液体输完及机器故障报警等；可设置计划输入液体量，并可显示输液速度、已输入的量等；可通过获得近期内输入液体纪录。可减少肠内营养的胃肠不良反应，提高患者对肠内营养的耐受性，也有利于血糖控制，降低误吸的发生，提高患者生存率及对肠内喂养的耐受性。

八、脑卒中食谱制作

以食品交换法为例进行食谱制订，遵循上述营养治疗原则，现以身高 165cm、体重 65kg、卧床、老年女性脑卒中患者为例做一自制管饲食谱：其中，全日用香油 25g，盐 3g，全日能量（1730.6kcal），蛋白质 56.6g（13.6%），脂肪 58.6g（31.6%），碳水化合物 229g（54.8%）（表 26-7）。

表 26-7　脑卒中患者一日管饲食谱举例

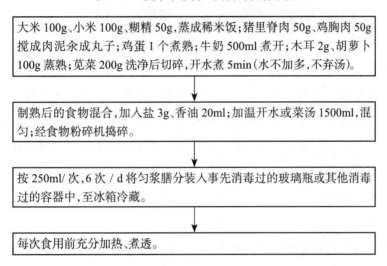

大米 100g、小米 100g、糊精 50g，蒸成稀米饭；猪里脊肉 50g、鸡胸肉 50g 搅成肉泥余成丸子；鸡蛋 1 个煮熟；牛奶 500ml 煮开；木耳 2g、胡萝卜 100g 蒸熟；苋菜 200g 洗净后切碎，开水煮 5min（水不加多，不弃汤）。

↓

制熟后的食物混合，加入盐 3g、香油 20ml；加温开水或菜汤 1500ml，混匀；经食物粉碎机捣碎。

↓

按 250ml/ 次，6 次 / d 将匀浆膳分装人事先消毒过的玻璃瓶或其他消毒过的容器中，至冰箱冷藏。

↓

每次食用前充分加热、煮透。

九、脑卒中患者管饲常见问题及处理

1. **减少或避免应激性溃疡的发生**　在严重的颅脑损伤中可能出现的并发症。临床症状会导致上消化道的出血，严重时可能引起咯血。这是因为胃局部缺血与胃肠血流灌注不足、氧化损伤、胆盐和胰酶的回流，以及微生物的迁徙和消化道黏膜屏障的改变引起的。应在消化道功能允许的状态下及早进行肠内营养支持，并在初期注意肠内营养支持的用量，可采用序贯疗法，由少量多次开始逐步给予肠内营养液。

2. **避免或减少肠内营养的不良反应发生**　对于肠内营养所引起的肠道不良反应的发生，多数专家建议在早期肠内营养支持中可给予低脂肪、低能量密度、高碳水化合物的肠内营养制剂，或直接选用能量密度较低的短肽型肠内营养制剂，等肠道适应（通常 1～3d）后逐步改为整蛋白型肠内营养制剂。

3. 管饲患者在初次使用肠内营养液后反应 有些管饲患者在初次使用肠内营养液后会出现面部发红、心跳加速、潮热出汗、心慌、反胃的症状，多在进食后 1 ~ 3h 内出现，是由于进食后血糖浓度快速增加，胰岛素水平的改变及血管舒缩变化引起的类似于倾倒综合征的反应。建议在每次进食过程中减慢进食速度，管饲时注意放慢推注的节奏，或者使用喂养泵匀速的滴注肠内营养制剂。另外，也可增加进餐的次数，减少每次食物摄取的分量。

（刘英华　陶　扬　于志盟）

| 第三节 | 肿瘤康复患者的饮食管理及教育 |

肿瘤患者经过手术、放化疗、靶向治疗等手段治疗后，癌细胞被杀灭，病情得到控制，逐渐进入康复期。而对于康复期的患者，营养治疗也发挥着重要的辅助治疗作用，是癌症患者康复、提高生存率和生活质量的重要组成部分。康复期的营养治疗要根据患者不同的病情来制订，个体化配餐，要适当增加营养，保证食物多样化，同时各营养素配制比例科学合理，餐次可与正常人相同，也可根据情况灵活增加。

由于肿瘤本身的原因、治疗后不良反应的影响，康复期患者常常不想口服、不愿口服或不能口服。对于存在营养不良的康复期患者，应遵循营养不良的五阶梯治疗模式，首先选择第一阶梯——合理饮食和营养教育干预。若改善营养不良效果不佳，可向上晋级选择第二阶梯——在合理饮食之外进行口服营养补充。若所在阶梯不能满足患者 60% 目标能量需求 3 ~ 5d 时，应依次向上晋级选择第三阶梯——完全肠内营养支持。第四阶梯——部分肠外营养补充性支持肠内营养或第五阶梯——全肠外营养支持。

口服营养补充（ONS）是在除了正常食物以外，补充性经口摄入特殊医学用途（配方）食品，以补充日常饮食的不足。《中国肿瘤营养治疗指南 2015》推荐：经强化营养教育和咨询指导后，通过经口摄食仍然不能达到目标营养摄入量的患者，推荐使用 ONS，它是胃肠功能正常肿瘤患者接受肠内营养的首选途径，对存在营养不良和处于营养不良风险的患者是有益的，ONS 对住院、社区和家居患者均有益，$BMI<18.5kg/m^2$ 的患者比 $BMI>20kg/m^2$ 的患者获益更多。需要注意的是 ONS 制剂不能取代饮食摄入或肠内营养，仅可作为饮食摄入不全或不足的补充。

》》 一、肿瘤康复期营养治疗原则

（一）总能量

恶性肿瘤康复期患者总能量摄入可参考健康人群标准，起始量为 25～35kcal/（kg·d），如已存在营养不良风险，应给予充足能量以避免体重进一步下降。如果患者存在摄入不足情况，则需考虑增加膳食摄入的能量密度。

（二）碳水化合物

对于体重下降并伴胰岛素抵抗的肿瘤患者，若碳水化合物比例较高会加重血糖负荷，增加高血糖所致感染风险。因此碳水化合物供能应控制在总能量的 40% 以下。对于不存在胰岛素抵抗者，可参考一般人群标准，碳水化合物供能占总能量的 50%～65%。碳水化合物来源选择全谷类食物、蔬菜、水果和豆类等，可以降低肿瘤复发风险及合并心脑血管疾病的风险，对超重或肥胖患者利于降低体重。

（三）脂肪

脂肪供能应占摄入能量的 20%～35%。恶性肿瘤患者可更多利用脂肪酸供能。n-3 脂肪酸能够降低炎症反应，减少免疫抑制。如存在体重下降并伴有胰岛素抵抗，可减少碳水化合物的供能比，增加中链甘油三酯供能比，优化糖脂比例。另外，增加单不饱和脂肪可能延长生存时间，高饱和脂肪酸则可能会对生存有不利影响。

（四）蛋白质

提高蛋白质摄入量可增强患者肌肉蛋白质合成代谢。恶性肿瘤康复期患者蛋白质摄入应在 1.0g/（kg·d）以上，若体力活动下降并存在系统炎症状态，蛋白质摄入可增至 1.2～1.5g/（kg·d）。对于肾功能正常者，给予 1.5g/（kg·d）蛋白质是安全的；但如果存在肾功能不全，蛋白质摄入应不超过 1.0g/（kg·d）。优质蛋白质应占总蛋白质的 50% 以上。

（五）营养素补充剂

研究证明，营养素补充剂不能降低肿瘤患者的全因死亡率，但患者出现膳食摄入不足或经检查证实存在某类营养素缺乏或不足时，可经有资质的营养（医）师评估后使用营养素补充剂治疗。

（六）营养支持

对存在营养风险患者应尽早启动营养支持，包括口服营养补充（oral nutrition supplement，ONS）、肠内营养或肠外营养。口服营养补充可提高患者生活质量并增加体质量，对加用 ONS 1 周以上但营养摄入未改善，或摄入量低于推荐量 60% 持续 1～2 周患者，应给予肠内营养或肠外营养。营养支持治疗应遵循阶梯治疗原则，依次进行营养咨询、口服营养补充、肠内营养、部分肠外营养＋肠内营养和全肠外营养。

（七）膳食模式

肥胖和代谢综合征是恶性肿瘤复发的独立危险因素。恶性肿瘤康复期患者也是出现第二肿瘤及其他慢性病的高危人群。大量摄入蔬菜和水果，减少红肉及加工肉类，选择低脂乳制品，主食以全谷物食物为主，选用坚果或橄榄油，有助于提高总体生存率。大量摄入红肉可增加患结直肠癌、乳腺癌及其他恶性肿瘤的风险。而大量摄入蔬菜水果等平衡膳食可降低肿瘤患者心血管疾病风险及全因死亡率。

（八）餐次及烹调方法

肿瘤康复期患者膳食餐次可与正常人相同，也可适当增加餐次，每天 4～5 餐，保证每餐营养素均衡。烹调方法以蒸、煮、炖、拌、烩等方法为佳，避免油炸、油浸、爆炒、熏、烤、腌制等方式。

》二、肿瘤康复期的营养干预方式

对于肿瘤经治疗出院后康复期患者，要充分考虑患者的基础疾病情况，还要结合机体代谢和肿瘤治疗方案。嘱咐患者定期接受营养筛查和营养评估，掌握患者的肿瘤恢复情况及营养状况，无营养不良可针对性进行营养教育和膳食指导，有营养不良患者实施必要的营养治疗，如肠内营养（口服营养补充、管饲营养）、肠外营养（补充性肠外营养、全肠外营养）。

（一）肿瘤康复期的营养教育

不少肿瘤患者进入康复期，还会有抑郁、焦虑等心理障碍、睡眠障碍、食欲改变、食物摄入量减少等问题，有些患者还会长期出现肿瘤治疗不良反应，如恶心呕吐、味觉嗅觉改变等，这些问题会使机体物质代谢紊乱，进一步影响患者的预后康复。因此，要做好营养筛查和评估，利用营养教育解决患者膳食问题，纠正饮食误区，提出科学个性化饮食建议，及时调整膳食方案，并督促患者坚持健康的生活方式，促进疾病康复。

（二）肿瘤康复期的营养治疗路径

采用肿瘤营养治疗的五阶梯治疗原则，尽量经口进食，但由于疾病本身或治疗因素导致摄入量不能满足需要时，可给予添加口服营养补充剂。

（三）肠内营养剂品种

根据患者临床症状以及营养状况，选择不同品种的营养补充制剂。目前，临床使用的肠内营养补充剂品种主要分为两类：

1. **氨基酸型、短肽型肠内营养制剂（要素型）** 要素型肠内营养制剂是氨基酸或多肽类、葡萄糖、脂肪、维生素和矿物质的混合物。此制剂不含残渣或残渣极少，容易吸收，可使粪便量显著减少，但其口感不佳，适合管饲患者使用，也可经口摄食，主要适合胃肠消化和吸收功能部分受损的患者。

2. **整蛋白型肠内营养制剂（非要素型）** 此营养制剂氮的来源是整蛋白或蛋白质游离物，渗透压接近等渗，口感好，具有较强的刺激肠功能代谢的作用，可用于有一点胃肠功能或胃肠功能正常，但不能自主进食患者，口服或管饲均可，是临床上应用最广泛的肠内营养制剂。

（四）肠内营养制剂的应用原则

1. **肠内营养的适应证** 肠内营养应用通常是选择胃肠功能正常的患者，或伴有部分胃肠道功能受损者或意识障碍患者，如：①营养不良患者的术前、术后营养治疗。②严重的创伤、烧伤等高分解代谢的患者。③恶性肿瘤导致的营养不良。④胃肠道消化吸收不良。⑤老年营养不良、厌食症；⑥卒中、昏迷等管饲患者。⑦长期或严重腹泻。⑧口腔、耳鼻喉科术后需流质饮食患者。⑨消化道手术患者等。

2. **肠内营养制剂的禁忌证** ①完全性机械性肠梗阻、胃肠出血、严重的腹腔感染。②严重应激状态早期、休克状态、持续麻痹性肠梗阻。③短肠综合征早期。④高流量空肠瘘，因小肠吸收面积缺失会增加漏出量，重度吸收不良者。⑤持续性呕吐、顽固性腹泻、重度炎症性肠病患者。⑥重症胰腺炎患者急性期。⑦3个月内婴儿、糖尿病或糖代谢异常者、氨基酸代谢异常者不宜使用要素膳。⑧口腔、耳鼻喉科术后需流质饮食患者。

3. **注意事项** 实施肠内营养治疗时，制剂配方不是固定的，应根据患者营养状况、疾病状态、代谢情况以及胃肠功能等针对性做出调整。目前，临床上有恶性肿瘤专用肠内营养制剂，它是以各种营养素为基础，能控制肿瘤细胞代谢的人工合成制品，含脂肪40%～50%、蛋白质18%～21%。因肿瘤组织缺乏降解脂肪的关键酶，导致利用脂肪功能障碍，以依赖葡萄糖酵解而获得能量，此制剂中碳水化合物含量较低，脂肪比例高，进而能减少肿瘤细胞的能量供给。

当存在肠内营养禁忌证时，可采用肠外营养治疗。

》》 三、肿瘤康复期饮食及食谱举例

地中海饮食被认为是目前世界上均衡、健康饮食的典范，对健康具有很大促进作用，而且具有抗癌、调节免疫力的功效，可参照此膳食模式，根据按照肿瘤康复期患者的营养治疗原则和《中国居民膳食指南》，以及患者的基本情况，灵活制订食谱。

以食品交换法为例制订食谱，现以身高165cm、体重63kg的成年男性糖尿病患者，劳动强度为轻体力劳动为例做一介绍。具体步骤如下：

（一）确定总能量

按标准体重计算，以能量推荐量与标准体重相乘为：30kcal×（165 kg－105）= 1 800kcal。

（二）确定主食量

碳水化合物供能占 50%～60%，一般来说主食提供的碳水化合物占绝大多数，约为 50%，故可计算出主食量为：1 800kcal×50%÷90kcal/份 = 10 份。

（三）确定脂肪及烹调用油

总脂肪供能占25%～30%，故膳食中总脂肪含量为：1 800kcal×30%÷90kcal/份 = 6 份。

按照我国居民膳食摄入的结构来看，食材中的脂肪和烹调用油的脂肪大致为各占一半，故烹调用油及坚果等的脂肪应为 2.5 份。

（四）确定蛋白质摄入量及副食量

蛋白质供能占 15%～20%，其中动物性蛋白质应占到 50% 以上。

1. 计算出全天蛋白质供给总量　每克蛋白质供给能量为 4kcal，故全天的蛋白质供给量为：1 800kcal×15%÷4g/kcal = 67.5g。

2. 计算优质蛋白供给量　植物性蛋白质主要来源于主食，故需排除主食中所含蛋白质，根据食品交换份表及食物成分表中的数据，主食的蛋白质含量基本在 8%～10%，且每份主食的生重（干重）约为 25g，故可推算出动物性蛋白质为 47.5g。

3. 计算副食量　按照《中国居民膳食指南》及肿瘤营养治疗的相关指南或专家共识的推荐，每日应保证奶制品 250ml、豆类 25g 左右的摄入。豆类的蛋白质含量约为 9g/份，液体奶的蛋白质含量约为 3%，故可以计算出其他副食提供的蛋白质供给量为 31g。瘦肉、鱼、虾、蛋等蛋白质含量约为 20%，故可推算出全天摄入量约为 31g÷20%=155g，约 3 个食品交换份。可以根据患者的饮食习惯定量选择瘦肉、鱼虾、蛋组成副食。

（五）维生素和矿物质

按照《中国居民膳食指南》及肿瘤康复期营养治疗的相关指南或专家共识的推荐，每日应保证蔬菜 500g 和水果 200g，能量由蔬菜水果中碳水化合物提供。

（六）餐次安排

早、中、晚 3 次正餐能量按 1/5、2/5、2/5 的比例分配。亦可从正餐中分出部分食物，放在两餐之间进行加餐，注意分出的部分食物应主要是主食类、水果类、奶制品类并辅以副食及蔬菜类。

（七）各餐食品交换份安排

根据上述的步骤，确定好每餐的各类食物交换份后，确保每餐各类食物较为均匀分布，各餐食品交换份安排可参考表 26-8。

表 26-8　1 800kcal 肿瘤康复期治疗饮食各餐食品交换份安排

餐次	谷类	蔬菜	水果	鱼禽肉蛋	大豆类	奶制品	坚果	油类	合计
早餐	2	0	0	1	0	1.5	0	0	4.5
早加餐	0	0	0	0	0	0	0	0	0
午餐	3	0.5	1	1	0	0	0	1	6.5
午加餐	1	0	0	0	0	0	0.5	0	1.5
晚餐	4	0.5	0	1	1	0	0	1	7.5
晚加餐	0	0	0	0	0	0	0	0	0
合计	10	1	1	3	1	1.5	0.5	2	20

（八）菜肴安排

菜肴选择要丰富，增加蔬菜、水果、全谷类食物，同时应增加保护性食物摄入，供给平衡膳食，提高机体抵抗力，促进肿瘤的康复。具体食谱可参考表 26-9。

表 26-9　1 800kcal 肿瘤患者康复期食谱举例

食物内容及数量	
早餐	低脂牛奶 250ml 煮鸡蛋 1 个 蒸玉米 1 根 200g 热拌菠菜 150g
午餐	清蒸鱼 100g 烩木耳西芹百合 150g（木耳 50g、西芹 50g、百合 50g） 米饭 75g,烹调油 10g 苹果 200g
中午加餐	面包片 30g,坚果 7g
晚餐	酿豆腐（北豆腐 100g,瘦肉 50g） 清炒西葫芦 200g,烹调油 10g 馒头 75g,小米粥 25g

≫ 四、营养治疗的疗效评价

（一）疗效评价的指标

肿瘤康复期患者营养干预的疗效评价同肿瘤营养治疗通则，注意监测肿瘤有无复发、机体代谢是否正常、营养状况有无改善，指标分为以下 3 类：

1. **快速反应参数** 即实验室参数，如血常规、电解质、肝功能、肾功能、炎症参数（IL-1、IL-6、TNF）、营养套餐（白细胞、前白蛋白、转铁蛋白、游离脂肪酸）、血乳酸等，每周1次。

2. **中速反应参数** 体重测量、人体成分分析、生活质量评估、体能评估、肿瘤病灶评估等，每4~12周评估1次。

3. **慢速反应参数** 生存时间，每年评估1次。

（二）患者的随访

对康复期肿瘤患者制订随访计划，了解并监督其营养治疗膳食执行情况，进行营养状况评估，根据患者康复情况，营养治疗方案做相应调整。随访频次开始可每周1次，之后可逐渐延长到每3个月1次。

》》五、其他应注意事项

（一）肿瘤康复期保健品选择

康复期癌症患者可以适当选择具有免疫调节、抗氧化、抗癌作用的保健品，协助治疗，促进身体康复。在选择保健品时，要基于临床医师或营养医师的建议，进行全面营养评估，而且必须限定在每日膳食推荐量或适宜摄入范围内进食，保证这些制剂不会对身体造成负担损害。

1. **鱼油** 广义的鱼油指鱼体内的全部油脂类物质，主要是从多脂鱼类提取的油脂，包括体油、肝油和脑油，富含 ω-3 多不饱和脂肪酸，对于很少吃深海鱼的患者来说，可以选择鱼油制剂进行补充。

鱼油中的主要生理活性成分是 ω-3 多不饱和脂肪酸，其中的 DHA 和 EPA 的质量分数可达 25%~35%。它可以协调人体的自身免疫系统，降低人体内肿瘤坏死因子和 IL-1 的产生，增加 IL-10 的产生，诱导肿瘤细胞的凋亡。

对于康复期肿瘤患者来说，鱼油是个不错的保健品，尤其是胃肠道肿瘤、高脂血症、记忆力减退及免疫功能低下的患者。一般认为普通人每天 200mgDHA 即可，每天鱼油的安全剂量是 3g，过高会增加出血倾向。购买时建议选择正规大品牌产品。

2. **玛咖** 玛咖属于十字花科独行菜属，具有独特的药理作用、较高的营养价值和保健功效。它具有高蛋白质、高支链氨基酸、高果糖等营养属性，并含有少量的牛磺酸成分，以及具有抗氧化活性的多糖成分。

芥子油作为玛咖中的一种重要活性物质，和其分解产物异硫氰酸酯，被认为可预防肺癌、膀胱癌、食管癌、胃肠癌等多种癌症。康复期癌症患者可根据自身情况，适量服用玛咖类保健品。

3. 螺旋藻　研究证明，低热量、低脂肪高膳食纤维高维生素膳食能抑制肿瘤生长，而螺旋藻属于低脂类食品，胆固醇含量极少，所有的类脂几乎全都是重要的不饱和脂肪酸类，主要成分是γ-亚麻酸、DHA和EPA；它的蛋白质含量高，并且富含维生素和矿物质，具有很高的防癌抗癌作用。

肿瘤康复期患者免疫力较低，容易出现贫血、营养不良等症状，可适当服用此类保健品，辅助改善身体状况。

4. 蜂胶　是蜜蜂从植物花苞及树干上采集的树胶，混入其上颚腺分泌物和蜂蜡等物质而成的一种具有芳香气味的胶状固态物质。主要是有树脂、蜂蜡和脂肪酸、挥发精油、花粉等成分构成。其中的黄酮类物质和咖啡酸酯类物质，具有很强的抗氧化能力，可清除氧自由基，减少脂质过氧化物和脂褐素的生成和沉积，保护细胞膜，调节器官组织功能，具有很好的抗癌功效。

由于蜂胶成分非常复杂，不同种类、不同来源的蜂胶中的活性成分差异很大，因此购买蜂胶产品时一定要认准大品牌、正规厂家生产的蜂胶产品。

5. 姜黄素　姜黄素是中药姜黄的主要活性成分之一，属于多酚类，具有抗癌、抗氧化、抗衰老、保肝护肾等生物活性，并且毒性较小，但稳定性差，生物利用率低，尚未开发为药物。

姜黄素对多种肿瘤细胞的产生、增殖、转移均具有抑制作用，如结肠癌、胃癌、肝癌、乳腺癌、前列腺癌等，但其抗癌作用机制目前还不清楚。在饮食上要注意适量，如果进食过量或方法不当，可能会导致负面影响。

6. 大豆异黄酮　大豆异黄酮具有很多生物学作用，除了可以降低血脂、抗动脉粥样硬化、维持血管弹性、补充雌激素、改善更年期综合征症状以外，还具有抗癌、免疫调节、抑菌抗炎等作用。

但大豆异黄酮发挥其保健作用的同时，其安全性评估也同样值得关注。研究表明，当大豆异黄酮每天的摄入量在87mg范围内时，人体不会产生不良反应。

7. 白藜芦醇　白藜芦醇属于非黄酮类多酚化合物，是植物在遇到真菌感染、紫外线照射等不利因素时产生的植物防御素，对植物本身有保护作用。研究发现，白藜芦醇具有广泛的药理作用，如抗癌、抗炎、抗氧化、抗菌、抗病毒、抗衰老、免疫调节等。此外，它还能减轻多种因素造成的组织损伤及保肝作用。

但不能大剂量补充白藜芦醇，当每天摄入量超过0.5g时，人体就会出现一些不良反应，如腹部不适、腹泻等。所以必须在医生指导下，正确服用相关补充品。

（二）肿瘤康复期常见误区

1. 肿瘤康复期要多休息少运动　运动能调节患者的身心，提高主观能动性。适当的运动不仅能促进机体的新陈代谢，增加血液中免疫细胞数量，尤其是增强中性粒细胞吞噬癌细胞的能力，从而抵御肿瘤的复发，促进疾病康复。

但在参加运动之前，应先请教医生，做一个全面的检查评估，然后根据自身情况，选择自己喜欢的运动。不可盲目增加运动量，造成身体疲劳损伤。康复期，如身体恢复良好，可逐渐增加运动量。在运动过程中，要时刻观察自身状况，防止不良反应；定期复查身体，以便调整运动方案和强度。通过科学运动促进患者康复。

2. 康复期治疗与饮酒两不误　酒中酒精本身不是一种直接的致癌物质，它在体内的代谢产物乙醛会诱发癌症的发生和发展。而且长期饮酒会导致胃酸分泌减少，肠道菌群失调，导致胃肠道黏膜屏障功能降低，通透性增加，易于细菌释放内毒素入血。酒精作为溶剂可增加致癌物质向黏膜渗透，协助致癌物质对于细胞的损伤。另外，酒精会对肠道和胰腺产生毒性作用，导致营养素吸收不良。

过去的研究建议适当饮酒有益于健康，而最近的研究表明，没有对健康有益的酒精摄入量，尤其是对于癌症患者。所以，无论是预防还是治疗康复的角度来说，都不建议饮酒，即使是药酒。

3. 食用大量补品有利于癌症患者康复　很多患者在肿瘤治疗过程中以及治疗后康复期，都会选择食用补品。期望达到增强体质、促进康复的作用。

但首先要知道，补品不能代替正规治疗，而且癌症患者是不能随便服用补品的，在常见的补品中就有一些是不适合患者服用的，如西洋参、胎盘粉、蜂王浆等，含有大量雌激素，会诱发乳腺癌、妇科癌症等激素相关癌症的发生和发展。

患者或其家属由于对自身体质及进补食品性状缺乏了解，往往盲目进补，更有甚者不相信正规治疗而去相信补品的作用，结果非但不能促进康复，反而促使体质下降，耽误治疗。

除了补品外，补充维生素以及鱼肝油、蛋白粉等各种营养素的现象也非常普遍。单一补充某一种营养素时，会加重身体负担，影响另一些营养素吸收。如补充过量的钙，会影响铁的吸收，增加前列腺癌发生的风险。而蛋白粉也有不同的种类，适合不同的人群，而且盲目补充蛋白粉会增加肾脏负担，导致肾功能损伤。

因此，营养均衡很重要，不能自作主张，随意进食补品，一定要咨询医生，根据营养筛查、人体测量、生化指标检测等，决定是否需要进补以及如何进补。

（刘英华　陶　扬　于志盟）

参考文献

[1] 敖铭，吴军，陈建. 2014 年我国烧伤康复发展状况调查报告 [J]. 中华烧伤杂志，2017，33（5）：260-266.

[2] 安宁，刘康，范宝莹，等. 影响四肢骨折患者手术愈合后内固定装置取出困难的危险因素分析及干预对策 [J]. 中华骨与关节外科杂志，2017，10（3）：216-219.

[3] 陈剑飞，李强，谢建平，等. 四肢联动及核心肌群训练在脊髓不完全性损伤患者站立训练中的应用 [J]. 浙江临床医学，2018，20（3）：476-478.

[4] 崔焱，仰曙芬. 儿科护理学 [M]. 6 版. 北京：人民卫生出版社，2017.

[5] 陈怡锡，张焕基，吴奋生，等. 心肺运动试验在心脏康复中的应用及研究进展 [J]. 岭南心血管病杂志，2018，24（3）：355-357.

[6] 蔡雁卿，刘红芸，吴玉玉，等. 延续护理对重度烧伤患者生活质量的影响 [J]. 护理实践与研究，2017，14（13）：44-45.

[7] 陈艳红，孙涛，陈敏. 门德尔松手法联合康复训练治疗帕金森病患者吞咽障碍的疗效观察 [J]. 护理研究，2017，31（7）：864-866.

[8] 邓翔峰，李斯萌，赵春生，等. "八段锦"在慢性心力衰竭患者康复治疗中的应用 [J]. 中国民族民间医药，2019，28（1）：72-74.

[9] 戴微娜. 颈椎病前路手术围术期的护理 [J]. 当代护士（中旬刊），2018，25（9）：73-74.

[10] 邓晓棠. 优质护理干预肩周炎患者的临床观察 [J]. 中国医药指南，2018，16（27）：4-5.

[11] 范淑群，黄贵芹，邹颖珊. 喉癌术后放疗患者的健康教育及其自我护理指导应用 [J]. 中国现代药物应用，2017，11（19）：162-163.

[12] 郭兰，李梅. 心脏康复研究新进展 [J]. 华西医学，2019，34（5）：567-575.

[13] 顾淑芳，于艳艳，张丽敏. 急性心肌梗死患者行冠状动脉介入术后即刻康复训练的效果研究 [J]. 中华护理杂志，2018，53（2）：173-178.

[14] 郭淑亚，杨平，张辉. 体外反搏技术在冠状动脉粥样硬化治疗中的应用效果 [J]. 中华心脏与心律电子杂志，2018，6（04）：199-203.

[15] 高洁，鞠晶昀，徐茜. PNF 上肢和躯干模式对脑卒中偏瘫患者坐 - 站转移能力的效果 [J]. 交通医学，2018，32（04）：37-39.

[16] 黄晓琳，燕铁斌. 康复医学 [M]. 6 版. 北京：人民卫生出版社，2018.

[17] 蒋芳. 健康教育对腹泻患者心理状态、治疗依从性的影响 [J]. 中外医学研究，2018，16（33）：96-98.

[18] 贾杰. 乳腺癌术后感觉障碍的康复评定及治疗现状 [J]. 中国康复理论与实践，2018，24（2）：125-127.

[19] 梁廷波. 加速康复外科理论与实践 [M]. 北京：人民卫生出版社，2018.

[20] 梁丹，白玉龙. 脑卒中后患者日常生活活动能力的康复训练 [J]. 上海医药，2017，38（1）：3-6，110.

[21] 李国彬，李少文，朱展鸿，等 . 慢性心力衰竭的康复研究进展 [J]. 中西医结合心血管病杂志，2019，4（10）：6-7.

[22] 罗金发，倪朝民，刘孟 . 姿势对脑卒中偏瘫患者站 - 坐转移下肢负重及稳定性的影响 [J]. 中国康复医学杂志，2017，32（8）：885-889.

[23] 罗俊，胡军，刘杰，等 . 断肢再植失败原因分析及预防措施的研 [J]. 中国医学工程，2017，25（08）：103-105.

[24] 李文武，吴巍，杨川 . 交锁髓内钉与外固定支架治疗四肢骨折的临床疗效对比 [J]. 医学理论与实践，2017，30（7）：1027-1028.

[25] 路漫漫，鞠宝兆 . 中医外治法在泄泻治疗中应用探讨 [J]. 辽宁中医药大学学报，2017，19（01）：95-97.

[26] 刘娟，黄雪华，刘娅 . 孤独症患儿临床护理干预的研究进展 [J]. 护理学报，2017，24（14）：36-39.

[27] 李勇 . 从最新高血压指南看我国高血压治疗如何破局 [J]. 中华高血压杂志，2019，27（6）：512-515.

[28] 马双莲，薛岚 . 实用肿瘤科护理及技术 [M]. 北京：科学出版社，2018.

[29] 中华医学会心血管病学分会心力衰竭学组，中国医师协会心力衰竭专业委员会中华心血管病杂志编辑委员会 . 中国心力衰竭诊断和治疗指南 2018[J]. 中华心血管病杂志，2018，46（10）：760-789.

[30] 彭昕，胡德英 . 乳腺癌护理手册 [M]. 武汉：华中科技大学出版社，2018.

[31] 潘秀江，吴志宏 . 烧伤康复技术 [M]. 上海：第二军医大学出版社，2017.

[32] 宋福祥，孔祥颖，姜明霞，等 . 基于中国知网数据库对脑瘫儿童康复护理的调查 [J]. 黑龙江医药科学，2018，8（41）：11-12.

[33] 潘秀江，吴志宏 . 烧伤康复技术 [M]. 上海：第二军医大学出版社，2017.

[34] 邵志敏，沈镇宙，徐兵河 . 乳腺肿瘤学 [M]. 上海：复旦大学出版社，2018：830-831.

[35] 唐久来 . 脑性瘫痪康复理念和技术的最新进展 [J]. 中国儿童保健杂志，2017，25（5）：433-436.

[36] 徐云，姚晶，杨健 . 早期介入丹佛模式在孤独症儿童早期干预中的应用 [J]. 中国临床心理学杂志，2017，25（1）：188-191.

[37] 熊凤娟，张萍 . 诱发直肠癌的危险因素与相应预防性护理策略研究 [J]. 护理实践与研究，2018，15（8）：1-3.

[38] 徐波，陆宇晗 . 肿瘤专科护理 [M]. 北京：人民卫生出版社，2018：256-266.

[39] 肖泽敏，左春梅 . 延伸护理干预对促进下肢骨折出院患者快速康复的效果分析 [J]. 世界最新医学信息文摘，2018，18（9）：13-14.

[40] 徐颖，刘喜悦，张虎 . 有氧康复训练对稳定期慢性阻塞性肺疾病患者的康复疗效 [J]. 心肺血管病杂志，2017（11）：893-896.

[41] 吴雪娇，郑洁皎，夏汶，等 . 脑卒中偏瘫患者坐 - 站转移生物力学分析研究进展 [J]. 中国康复理论与实践，2018，（3）：290-295.

[42] 卫敏航，杨燕君 . 城乡原发性高血压患者知识、态度与行为调查 [J]. 慢性病学杂志，2018，19（11）：1522-1525.

[43] 王静雯，丛云清.自我管理模式在原发性高血压患者中的应用 [J].齐鲁护理杂志，2019，25（13）：82-84.

[44] 王丽，许海英，吴晓艳，等.不同辨证分型施护促进腹泻患儿康复的效果观察 [J].山西医药杂志，2018，47（01）：100-102.

[45] 王爱霞，唐起岚，郭丽娜.心理及认知行为干预对脑卒中吞咽障碍患者功能恢复的影响 [J].中国实用神经疾病杂志，2018.21（12）：1373-1378.

[46] 王锡山.中美结直肠癌流行病学特征及防诊治策略的对比 [J].中华结直肠疾病电子杂志，2017，6（6）：447-453.

[47] 王婷，欧阳滢，孙光华，等.综合康复治疗对脑梗死患者运动功能的影响 [J].按摩与康复医学，2018，9（24）：11-13.

[48] 王陇德，刘建民，杨弋，等.《中国脑卒中防治报告 2017》概要 [J].中国脑血管病杂志，2018，15（11）：56-62.

[49] 杨碧珊，刘春龙.引导式教育在我国儿童孤独症康复中的应用价值 [J].按摩与康复医学，2017，8（2）：76-78.

[50] 郁静，胡晓燕.精细化护理对下肢骨折患者术后康复的影响 [J].按摩与康复医学，2018，9（21）：55-57.

[51] 燕铁斌，尹安春.康复护理学 [M].4 版.北京：人民卫生出版社，2017.

[52] 杨娜.星状神经节阻滞配合作业康复治疗脑卒中后肩手综合征的疗效观察 [J].中国疗养医学，2018，08：811-813.

[53] 袁轶娟.晚间强化护理在断指再植者中的应用 [J].齐鲁护理杂志，2018，24（02）：78-80.

[54] 姚新苗.中医骨伤科临床诊疗指南·人工髋关节置换围术期康复专家共识 [J].康复学报，2017，27（4）：1-6.

[55] 宋振华，林夏妃，随燕芳，等.站立桌辅助作业训练在脑梗死偏瘫患者上肢功能训练中的应用 [J].中华物理医学与康复杂志，2018，40（8）：575-579.

[56] 章志超，周芳，乔娜，等.呼吸训练治疗脑卒中后吞咽功能障碍患者的疗效观察 [J].中华物理医学与康复杂志，2017，39（10）：742-746.

[57] 诸葛圆，袁宏伟.康复治疗在慢性心力衰竭病人中的应用 [J].中西医结合心脑血管病杂志，2019，17（10）：1588-1590.

[58] 张黎，赵丽娜.综合性舒适护理对断指再植患者情绪及手指功能恢复的影响 [J].临床医学研究与实践，2018，3（04）：162-163.

[59] 周樊华，甘霖，沈霖，等.原发性骨质疏松症院外健康教育模式现状及思考 [J].中国临床新医学，2018，11（12）：1196-1198.

[60] 祝俊雄，宋纯理.骨质疏松及其骨质的局部药物治疗 [J].中国骨质疏松杂志，2018，24（6）：806-811.

[61] 赵艳君，俞群，汪斐，等.四肢骨折患儿焦虑抑郁情绪及影响因素分析 [J].海军医学杂志，2018，39（1）：75-78+84.

[62]　中国营养学会. 中国居民膳食指南（2016）专业版 [M]. 北京：人民卫生出版社，2017.

[63]　郑彩娥，李秀云. 实用康复护理学 [M].2 版. 北京：人民卫生出版社，2018.

[64]　中国吞咽障碍康复评估与治疗专家共识组. 中国吞咽障碍康复评估与治疗专家共识（2017年版）[J]. 中华物理医学与康复杂志，2017，39（12）：881-892.

[65]　中国康复医学会康复护理专委会. 神经源性膀胱护理指南（2017 年版）[J]. 护理学杂志，2017，46（1）：104-108.

[66]　祖君，吴跃伟. 健康教育护理干预在脑瘫患儿护理中的应用效果 [J]. 河南医学研究，2017，12（26）：4568-4569.

[67]　中华医学会儿科学分会康复学组. 2017 年 JAMA Pediatrics《脑性瘫痪早期精准诊断与早期干预治疗进展》中国专家解读 [J]. 中国实用儿科杂志，2018，33（10）：743-749.

[68]　周青蕊，景玉珍，甘晓燕，等. 音乐治疗对儿童孤独症谱系障碍的康复效果 [J]. 中国初级卫生保健，2017，31（5）：68-76.

[69]　中华医学会骨质疏松和骨矿盐疾病分会. 原发性骨质疏松症诊疗指南（2017）[J]. 中华骨质疏松和骨矿盐疾病杂志，2017，10（5）：413-415.

[70]　郑晓金，李凯，欧凤荣. 结直肠癌相关危险因素研究进展 [J]. 实用药物与临床，2018，21（10）：1196-1199.

[71]　中华医学会神经外科学分会，中国神经外科重症管理协作组. 中国重型颅脑创伤早期康复管理专家共识（2017）[J]. 中华医学杂志，2017，97（21）：1615-1623.

[72]　ARABAMERI E, SOTOODEH M S. Early developmental delay in children with autism：A study from a developing country[J]. Infant Behavior and Development，2015，39：118-123.

[73]　BEKER S, FOXE J J, MOLHOLM S. Ripe for solution：Delayed development of multisensory processing in autism and its remediation[J]. Neuroscience & Biobehavioral Reviews，2018，84：182-192.

[74]　BRYANT J R, HAJJAR R T. Clinical Question：In women who have undergone breast cancer surgery，including lymph node removal，do blood pressure measurements taken in the ipsilateral arm increase the risk of lymphedema[J]. The Journal of the Oklahoma State Medical Association，2016，109（10）：529-531.